VICTIMS
IN EMERGENCY SITUATIONS

VICTIMS
IN EMERGENCY SITUATIONS

Management, Trauma and PTSD,
Pharmacology, Rehabilitation, Innovations

2014

Copyright © 2014 by Ravil Nigmedzyanov and Lev Glaznikov.

Книга издается под редакцией Р.А. Нигмедзянова, Л.А. Глазникова
Book published under the editorship of
Ravil A. Nigmedzyanov and Lev A. Glaznikov

Художники по дизайну Д.И. Горбунов, О.И. Авзалов
Computer design: Denis Gorbunov, Oskar Avzalov

Library of Congress Control Number:	2014913819
ISBN: Hardcover	978-1-4990-5529-0
Softcover	978-1-4990-5530-6
eBook	978-1-4990-5528-3

All rights reserved. No part of this book may be reproduced or transmitted in any form or by any means, electronic or mechanical, including photocopying, recording, or by any information storage and retrieval system, without permission in writing from the copyright owner.

Any people depicted in stock imagery provided by Thinkstock are models, and such images are being used for illustrative purposes only. Certain stock imagery © Thinkstock.

This book was printed in the United States of America.

Rev. date: 08/14/2014

To order additional copies of this book, contact:
Xlibris LLC
1-888-795-4274
www.Xlibris.com
Orders@Xlibris.com
625708

ОГЛАВЛЕНИЕ

PREFACE 9
ОБ АВТОРАХ..11
ВВЕДЕНИЕ 33

ГЛАВА 1   Котенко П.К., Лемешкин Р.Н.
ОРГАНИЗАЦИОННЫЕ АСПЕКТЫ
МЕДИЦИНСКОГО ОБЕСПЕЧЕНИЯ
ПОСТРАДАВШИХ В ЧРЕЗВЫЧАЙНЫХ
СИТУАЦИЯХ 43

ГЛАВА 2   И.П. Миннуллин, Сорокин А.А., Фомин Н.Ф.
Грицанов А.И., Халилюлин Р.И.
ПРОБЛЕМА ПОРАЖЕНИЙ ЧЕЛОВЕКА ПРИ
ВЗРЫВАХ РАЗЛИЧНОГО
ПРОИСХОЖДЕНИЯ.................................128

ГЛАВА 3   Гайдар Б.В., Парфенов В.Е., Свистов Д.В.,
Дикарев Ю.В., Мартынов В.Н., Чернов В.Е.,
Идричан С.М., Руденко В.В., Беляков К.В.
ОРГАНИЗАЦИЯ СПЕЦИАЛИЗИРОВАННОЙ
ПОМОЩИ ПРИ БОЕВЫХ ПОВРЕЖДЕНИЯХ
ЧЕРЕПА, ПОЗВОНОЧНИКА И
ПЕРИФЕРИЧЕСКОЙ НЕРВНОЙ СИСТЕМЫ В
ХОДЕ КОНТРТЕРРОРИСТИЧЕСКИХ
ОПЕРАЦИЙ НА СЕВЕРНОМ КАВКАЗЕ............203

ГЛАВА 4 Глазников Л.А., Дворянчиков В.В., Егоров В.И., Сыроежкин Ф.А., Буйнов Л.Г., Мельник А.М.
МЕДИЦИНСКАЯ ПОМОЩЬ ПРИ ТРАВМАХ ЛОР ОРГАНОВ В УСЛОВИЯХ ЧРЕЗВЫЧАЙНЫХ СИТУАЦИЙ..................260

ГЛАВА 5 Бойко Э.В., Чурашов С.В., Черныш В.Ф.
ПОВРЕЖДЕНИЯ ОРГАНА ЗРЕНИЯ. ОРГАНИЗАЦИЯ МЕДИЦИНСКОЙ ПОМОЩИ 321

ГЛАВА 6 Мадай Д.Ю., Иорданишвили А.К., Мадай О.Д.
БОЕВАЯ И НЕБОЕВАЯ ЧЕРЕПНО-ЛИЦЕВАЯ ТРАВМА, ТЕРМИНОЛОГИЯ, КЛАССИФИКАЦИЯ, ХИРУРГИЧЕСКАЯ ТАКТИКА. 364

ГЛАВА 7 Живолупов С.А., Самарцев И.Н., Коваленко А.П.
МЕДИЦИНСКАЯ РЕАБИЛИТАЦИЯ ПРИ ЗАБОЛЕВАНИЯХ И ТРАВМАХ НЕРВНОЙ СИСТЕМЫ 430

ГЛАВА 8 Снедков Е.В.
БОЕВАЯ ПСИХИЧЕСКАЯ ТРАВМА 476

ГЛАВА 9 Литвинцев С.В., Снедков Е.В., Резник А.М.
БОЕВЫЕ СТРЕССОВЫЕ РАСТРОЙСТВА. УСЛОВИЯ РАЗВИТИЯ, ПАТОГЕНЕЗ, КЛИНИЧЕСКИЕ ПРОЯВЛЕНИЯ, ПОДХОДЫ, К ОКАЗАНИЮ ПСИХИАТРИЧЕСКОЙ ПОМОЩИ 589

ГЛАВА 10 Решетников М.М.
ПСИХОЛОГИЧЕСКИЕ АСПЕКТЫ В ЭТИОЛОГИИ И ПАТОГЕНЕЗЕ ПТСР 644

ГЛАВА 11 Шабанов П.Д.
КЛИНИЧЕСКАЯ ФАРМАКОЛОГИЯ
АНТИГИПОКСАНТОВ И АДАПТОГЕНОВ 739

ГЛАВА 12 Potselueva T, Miner P.M.
ПРИМЕНЕНИЕ НАТУРОПАТИЧЕСКИХ СРЕДСТВ
В ЧРЕЗВЫЧАЙНЫХ СИТУАЦИЯХ
Naturopathic interventions at the
emergency situations 783

ГЛАВА 13 Нигмедзянов Р.А.
ИННОВАЦИИ В РЕШЕНИИ ПРОБЛЕМ
ОКАЗАНИЯ ПОМОЩИ ПОСТРАДАВШИМ В
ЧРЕЗВЫЧАЙНЫХ СИТУАЦИЯХ......................868

Preface

This book is the result of many years of research and field experience of highly qualified specialists who happened to treat victims of local wars, terrorist acts, natural disasters and catastrophes caused by modern technology.

Administering first help in emergency situations is of vital importance because it has impact on future recovery and helps victims to avoid being handicapped, have hopes for a better future professional life.

Unfortunately emergencies happen when you least expect and it is very important to deal with the situation immediately. Training and preparedness of the population, coordination of the humanitarian aid save lives of those who found themselves in those hapless conditions.

Wars are non ending, terrorist acts are becoming more sophisticated, global climate change causes wide scale calamities and technology caused catastrophes have disastrous impact on nature with no recourse.

For that reason we think that one country can not possibly have means and power enough to deal with problems of liquidation of the aftermath of wide scale emergencies. There will be great need in other countries' participation. Existing and very powerful international organizations act within their own framework and it is becoming evident that their activities are not always enough to solve all problems in connection with assisting victims. There is strong necessity in creation of a new international entity that would be able to carry out work on a big scale and coordinate all national and international efforts, deal with different types of humanitarian aid at the site, deliver medical assistance, reconstruction of infrastructure, and rehabilitate victims so that people could return to normalcy as soon as possible.

ОБ АВТОРАХ

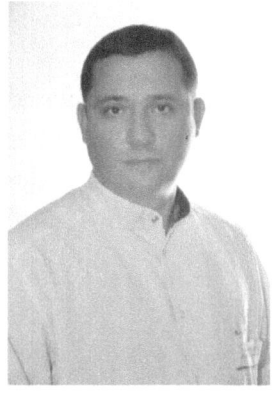

Kirill V. Belyakov, MD graduated from the Kirov Medicomilitary Academy in 2002. Then he served in the Navy. He started to work at the Neurosurgery Faculty of the aforementioned Academy in 2004.

The scope of his scientific interests is connected with combat neurotraumatology, problems of preventing and treating infectious complications of wounds of the nervous system. Kirill V. Belyakov took part in providing specialized neurosurgical care to the wounded in the Georgian-Ossetic conflict.

At present he is the head of one of the clinical neurosurgical departments of the Kirov Medicomilitary Academy.

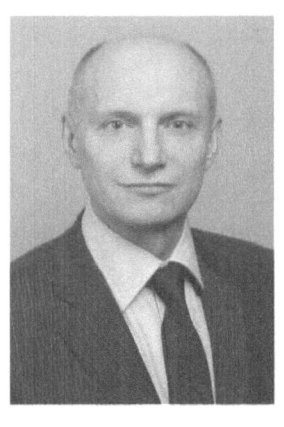

Ernest V. Boiko, Ph.D., M.D., the Russian Medical Corps, graduated from the S.M. Kirov Military Medical Academy, St Petersburg, Russia, with a MD (summa cum lauda), in 1985.

After serving as a submarine doctor and ophthalmologist with the Rusian Northern Fleet, he returned to the Academy to undertake his advanced post-graduate training and earn a PhD degree at the Department of Ophthalmology. Colonel Boiko has enjoyed a distinguished career at the Academy, rising from Lecturer to Head of the Department of Ophthalmology. Currently, he is a

Doctor of Science (Medicine), Professor, and Chief Ophthalmologist of Ministry of Defence of Russia. Colonel Boiko is an Honored Doctor of Russian Federation and Corresponding Member of the Military Medical Academy. He is the author or co-author of 7 books and more than 150 papers including those published in such peer-reviewed journals as *Cornea* and *Graefe's Archive for Clinical and Experimental Ophthalmology*, and an invited speaker at numerous national and international professional meetings.

Professor Boiko's areas of expertise are both anterior and posterior segment surgery (especially in ocular trauma), vitreoretinal and laser eye surgery, ophthalmooncology, infection and inflammation of the eye, and ophthalmoergonomics. He has performed more than 10,000 surgical procedures.

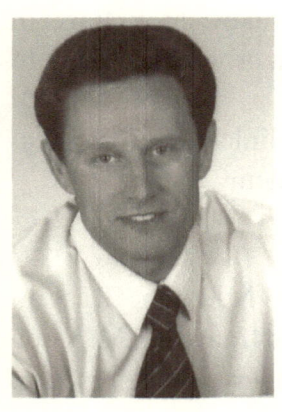

Leonid G. Buynov, MD, PhD, Dr. Sci, Got an education at military-medical faculty of the Saratov medical institute.

Now - the head of the department of medico-valeological disciplines, faculty of health and safety of the Russian state pedagogical university of A.I. Herzen.

Is the prominent specialist in many problems of aviation and space medicine. Now area of scientific interests: research of vestibular dysfunction of operators of dynamic objects; development of means and methods directed on increase of statokinetichesky stability of the person, on improvement of its intellectual working capacity; diagnostics and correction of a functional condition of participants of educational process; studying of features a stress - the induced conditions of the person in the course of adaptation to city megalopolis conditions. Full member of a number of the Russian and International scientific Academies.

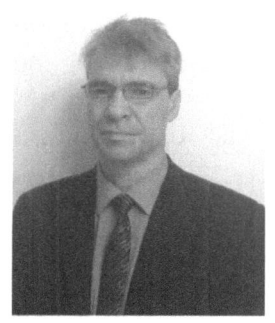
Valery E. Chernov, MD graduated from the Astrakhan Medical Institute in 1988. He worked as a surgeon in some municipal hospitals. He completed a postgraduate course of training in neurosurgery in 1997. Then Valery E. Chernov became a neurosurgeon of the Burdenko Chief Military Clinical Hospital (Moscow). He was appointed the head of the neurosurgical department, attached to the neurosurgical center, in 2009. He took part in providing neurosurgical care during the armed conflict in the North Caucasus.

The scope of his scientific interests includes organization of neurosurgical care during armed conflicts, spine surgery, oncologic diseases of the brain.

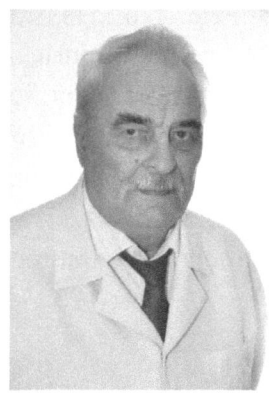
Boris V. Gaidar MD, PhD, Dr.Sci.,Prof. graduated from the Alma-Ata Medical Institute in 1979. He was a neurosurgeon in hospitals of the Central Asian Military District. Beginning with 1984 B.V. Gaidar served at the Kirov Medicomilitary Academy. He became the Chief of the Neurosurgery Faculty and Neurosurgeon-in-Chief of the Russian Ministry of Defence in 1992. B.V. Gaidar was appointed the Chief of the Kirov Medicomilitary Academy in 2000. He took part in organization and providing neurosurgical care during an earthquake in Armenia (1988) and armed conflicts in the North Caucasus. The scope of his scientific interests embraces pratically all major problems of neurosurgery.

B.V. Gaidar is the State Prize (2003) and Russian Federation Government Prize winner (2006). He is an academician of the Russian Academy of Medical Science.

At present B.V. Gaidar is the Professor at the Neurosurgery Faculty of the Kirov Medicomilitary Academy. Has more than 100 scientific works, 4 patents for inventions.

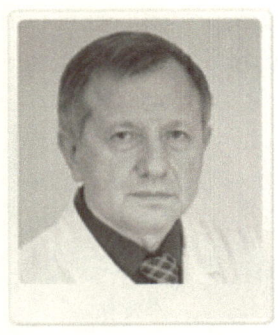

Lev A. Glaznikov, MD, PhD, Dr.Sci. Prof.

Graduated from the Medico-military Academy in St. Petersburg (Russia) in 1975. Since 1979 has been practicing as a doctor of the ENT Department of the same Academy. Professor L.Glaznikovgot an extensive practical experience in a Central military hospital in Afghanistan (1986-89), as well as in leading clinics of St.Petersburg.He is a well known scientist for his investigations in ENT combat injuries, vestibular disfunctions, pathology of hearing. Author of 250 scientific original publications. At present Professor L.Glaznikov is one of the leader of international team of experts working on creation the World Medical Rehabilitation Center (WMRC) the goal of which is development cooperation in the field of rehabilitation those injured in emergency situations.

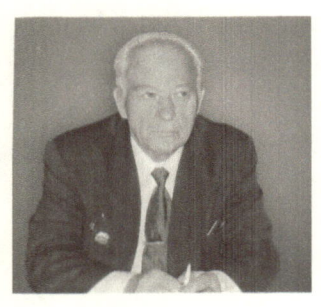

Alexander I. Gritsanov (1936 - 2008) – Ph.D., M.D., bearer of the honorary title of Distinguished worker of Russian Higher School, deputy head of the department of military traumatology and orthopaedics (1977-1984, 1987-1988), head the of department of operative surgery (1988-1993) of the Military Medical Academy of S.M.Kirov (St. Petersburg). Specialist in blast trauma, external fixation of fractures, organization of medical support in armed conflicts. Author of more than 500 scientific papers. Awardee of State award of Marshal of the Soviet Union G.K.Zhukov for his series of works in the field of mine-blast trauma.

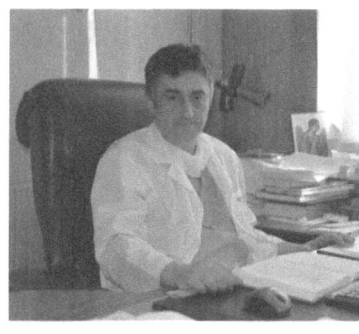

Vladimir V. Dvorianchikov, MD, PhD, Dr. Sci, The Chief of ENT department, Medical Military Academy (Saint-Petersburg, Russia) The Otolaryngologist General of the Army in Russian Federation Graduated from Military Medical Academy (Saint-Petersburg, Russia) in 1990 he served as a medical officer in Navy. Two years later Dr. Dvorianchikov performed his post-graduate research in the academy and worked as an instructor in ENT department. From 1999 till 2000 he took part in military personnel in the peacekeeping mission in Kosovo as otolaryngologist. Since 2011 he became the Chief of ENT department, Medical Military Academy (Saint-Petersburg, Russia). At present, professor Dvorianchikov is a famous ENT specialist in Russia broadminded in different fields of otolaryngology.

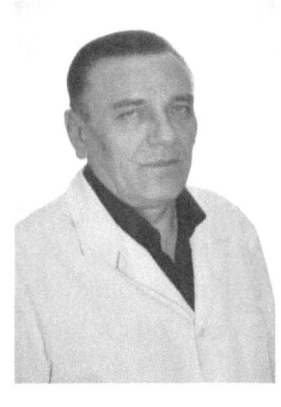

Yuri V. Dikarev MD, PhD, Ass. Prof. graduated from the Kuibyshev Medical Institute in 1980. He was a surgeon in some hospitals of the Privolzhsky Military District. He completed his postgraduate training course in 1998 and became a senior attending medical doctor of the Clinic of Field Surgery of the Kirov Medicomilitary Academy. Then Yuri V. Idrichan was the Assistant Chief of the Neurosurgery Faculty. He took part in organization and providing neurosurgical care during armed conflicts in the North Caucasus.

The scope of his scientific interests embraces neurotraumatology and organization of neurosurgical care in armed conflicts.

At present he is the head of one of the clinical neurosurgical departments of the Kirov Medicomilitary Academy.

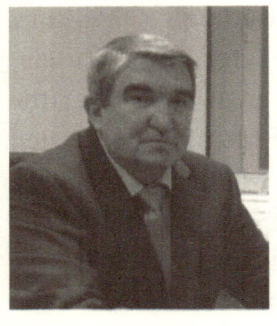

Viktor I. Egorov, MD, PhD, Dr. Sci, Hospital chief otorhinolaryngologist.

Head of the ENT-department of Moscow Regional Scientific Research Clinical Institute n.a. M.F. Vladimirsky. He graduated from the Orenburg Medical Institute in 1977. Clinical residency in otolaryngology in 1980. MD, thesis: "Cochleovestibular disorders: perilymphatic fistula of the labyrinth".

Victor EGOROV is a Honorary Doctor of Russia Federation, the highest category doctor. He is the author of about 260 scientific papers, 4 monographs, 4 research recommendations for physicians, 6 patents. He is specialized in plastic surgery and audiology.

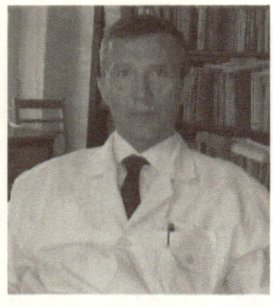

Sergey A. Zhivolupov, MD, PhD, Dr. Sci, has graduated from Military medical academy, NAVY faculty, Saint Petersburg, Russiain 1982 with honor and gold medal.Hetook part in Afghanistan War and was honored with medal "For Military Merit".Nowadays Dr. Sergey A. ZHIVOLUPOV is professor of neurology department, Military medical academy.

His main fields of study are injuries of peripheral nervous system, rehabilitation and neuroplasticity stimulation in patients with diseases of peripheral nervous system, pain and pain treatment.

He has published more than 250 articles and at present leads the Pain center of Ministry of Defense.

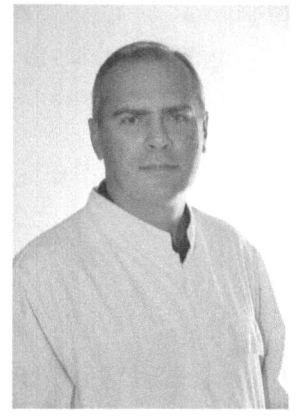

Sergei M. Idrichan, Md, PhD graduated from the Kirov Medicomilitary Academy in 1991 and served as a senior surgeon at the Leningrad Naval Base. He completed his postgraduate training course in neurosurgery in 1997 and began to serve at the Kirov Medicomilitary Academy. Sergei M. Idrichan took part in providing neurosurgical care to the wounded and casualties, who suffered during the armed conflict in the North Caucasus.

His scope of scientific interests is as follows: neurotraumatology, vertebrology and neurooncology.

Sergei M. Idrichan is the Russian Federation Government prize winner. He got it for development and introduction of methods of reconstructive and minimum invasive neurosurgical interventions, performed in posttraumatic craniocerebral pathology under war and peace conditions.

At present he is the head of one of the clinical neurosurgical departments of the Kirov Medicomilitary Academy.

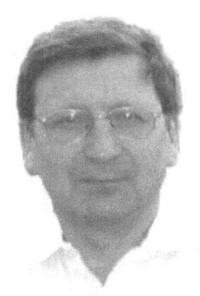

Andrew K. Iordanishvili, MD, PhD, Dr. Sci, Professor, Department of Oral and Maxillofacial Surgery and Dentistry of St. Petersburg Military Medical Academy, Professor, Department of Prosthodontics St. Petersburg Medical Academy of Postgraduate Education, Distinguished Innovator of the Russian Federation.

Main research fields: military dentistry, professional pathology of the oral cavity, dental synosteology, forensic dentistry, gerontostomatology, orthopedic treatment for defects and deformations of the maxillofacial area, chronic infection and odontogenic sensitization of the organism, the optimization of bone reparation, the use of stem cells in dentistry, the history of the national dental health education issues.

Author of over 400 scientific papers, 12 monographs, 4 guides for doctors, 3 lectures and 12 training manuals, 2 discoveries, inventions 2, 24 patents and more than 200 innovations.

He has published over 70 papers on the history of medicine, including the book "Military Dentistry in Russia" (1998) and "Military dentists and oral surgeons Russia" (2000), etc.

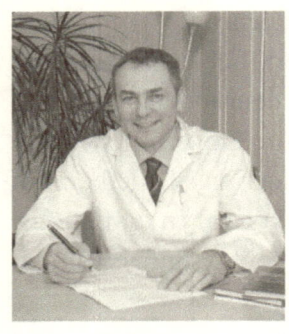

Aleksandr P. Kovalenko, MD, PhD, Neurologist, Assistant professor, Senior Teacher of Neurologist Department of Military medical academy, specialist in the field of rehabilitation of patients with brain injuries of different etiology.

The Head of Botulotoxin therapy centre, participant of Russian-British partnership group of neurology rehabilitation. Dr. Kovalenko has practical experience in National Hospital Neurology and Neurosurgery (London, GB), Royal Liverpool University Hospital, Paracelc's clinic (Cvikau, Germany), Regional Rehabilitation Centers of Great Britain, France (Paris), Portugal (Lisbon).

Dr. Kovalenko is the author of Rehabilitation Center's project for Russian Ministry of Emergency Situations. The author of idea of Rehabilitation Center in Military medical academy. The head of educational program «Rehabilitation in neurology» and «The treatement of Spastisity».

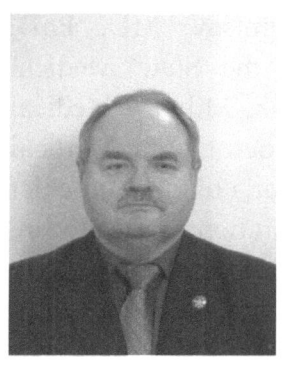
Petr K. Kotenko, MD, PhD, Dr. Sci., Graduated from the Medical-Military Academy in St.-Petersburg, Russia in 1985. He specializes in the field of public health, health service organization, and catastrophe medicine. Chairman of the Department of the Vital Function Safety and Radiation Medicine, Catastrophe Medicine of the Institute of Professional Education "Catastrophe Medicine" of the Ministry of Russian Federation for Civil Defense, Emergencies and Elimination of Consequences of Natural Disasters. He is the author of 230 research and educational works, including 4 textbooks.

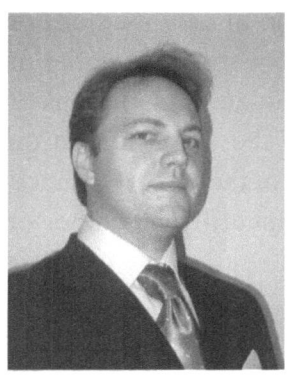
Roman N. Lemeshkin MD, the associate professor department of the organization and tactics of a medical service of Medico-military Academy of S.M. Kirov, the lieutenant colonel of a medical service.

Graduated from the Medico-military Academy in St. Petersburg (Russia) in 2000. Associate professor R. Lemeshkin passed military service at various military-medical positions. Full member of "Russian of geographical society". Specializes on problems (in area) medicine of accidents, mobilization preparation of health care. Scientific and pedagogical experience of 10 years.

The author and the coauthor of 120 printing works, including 2 textbooks, 10 manuals on organizational questions of extreme medicine (medicine of accidents).

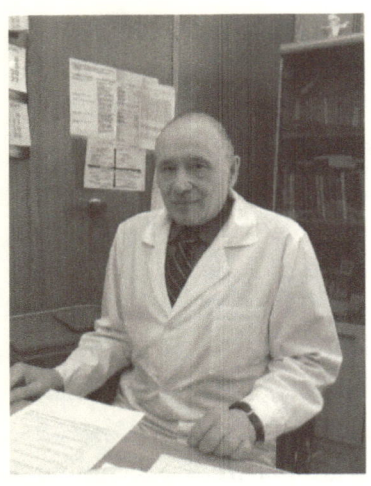

Sergey V. Litvintsev, MD, PhD, graduated from the State Medical Institute in Tomsk, Military Medical Department, Doctor of Medical Sciences, Professor, Physician-in-chief of the State Institution of Healthcare "City Psychoneurological Dispensary #7 with In-patient Clinic" in Saint-Petersburg, Russia. Litvintsev Sergey Viktorovich heads a large city psychiatric hospital where patients are treated with wide range psychiatric disorders. Professor Litvintsev is engaged in teaching activities in various universities of St. Petersburg. He has been working on the organization of mental health care in St. Petersburg, and also participates in the development and application of new methods of diagnosis and treatment of patients with combat stress. Member of the Dissertation Council for doctoral and candidate dissertations of the Military Medical Academy. Member of the Commission on Human Rights in St. Petersburg and a member of the Expert Council under the Anti-Drug Commission in St. Petersburg. The author of 366 published scientific and methodical works.

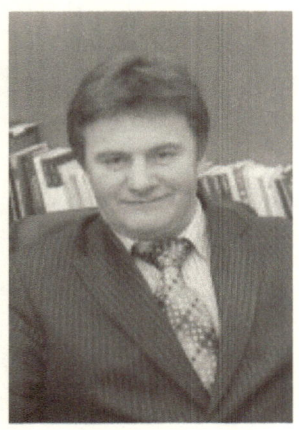

Dmitrii Y. Madai, MD, PhD, graduated from the Army Medical Faculty of the Military Medical Academy .

Head of the Maxillofacial Surgery and Surgical Dentistry Department of the St. Petersburg State University.

Madai Dmitry Yurievich masters modern methods of examination and treatment of surgical patients. On a high technical level performs surgical interventions of different complexity including resection of the jaws, reconstructive maxillofacial surgery using 3-D modeling and microsurgical techniques and other operative interventions.

The author of 7 monographs, 3 textbooks, 290 published scientific and methodical works and 8 patents for inventions. Under his supervision 10 PhD theses were proved.

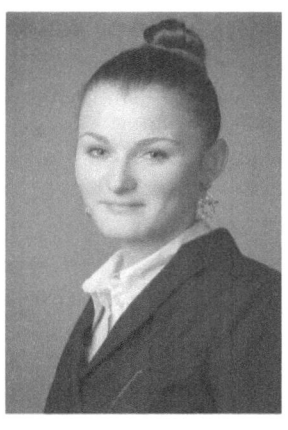

Olga D. Madai Education: graduated from the Faculty of Undergraduate Education and Advanced Training of General Practitioners of the Military Medical Academy named after S. M. Kirov.

She is surgeon of Elizavetinskaya Hospital in St. Petersburg. Olga Madai – a postgraduate student of the Maxillofacial Surgery and Surgical Dentistry Department of St. Petersburg State University. She performs various surgical interventions with endovideo support on a high technical level. She is the author of 12 published scientific and methodical works.

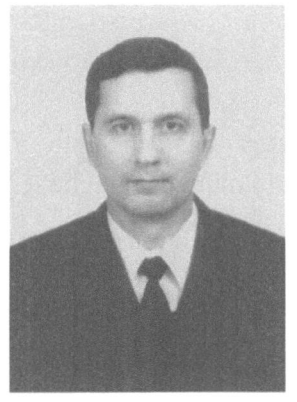

Vladimir N. Martynov, MD graduated from the Tomsk Medical Institute in 1978. He studied neurosurgery at the Kirov Medicomilitary Academy and completed his postgraduate course in 1986. Then he served in one of the hospitals of the North Caucasian Military District. The scope of his scientific interests lies in organization of specialized neurosurgical care in armed conflicts. Vladimir N. Martynov took part in organization and providing neurosurgical care during the armed conflicts in the North Caucasus (1994-2007).

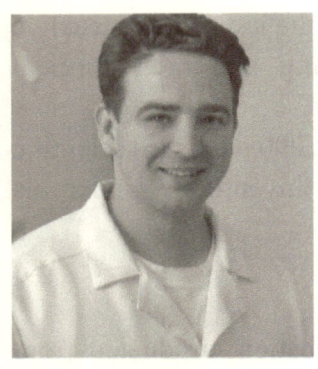

Alexandr M. Melnik, MD, graduated from the Military Medical Academy, Department of the Navy physicians in 1997. In 2000 he defended his thesis for the degree of PhD. From June to September 2002 was involved in providing the medical care to the wounded in the North Caucasus at the military hospital in Mozdok. Since 2003 he has been working at the ENT department of the medical center "Admiralty Shipyards" in St. Petersburg.

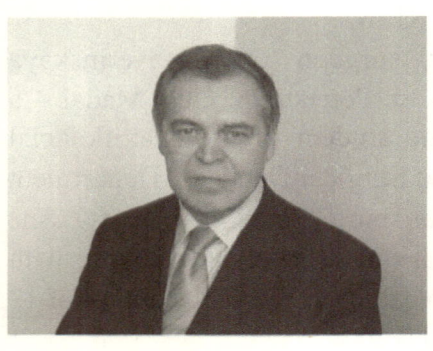

Ildar P. Minnullin, MD, PhD, Dr.Sci, Honorary Doctor of Russia. Graduated from the Medico-Military Academy in St. Petersburg (Russia) in 1973.

Professor I.Minnullin got an extensive practical experience in Central Military Hospital in Afghanistan (1984-1987), during a local military conflict in North Caucas (1998-2001). He is an expert of Red Cross International Organization in the field of combat injuries. He is a well known scientists and doctor for his investigation in surgery of combat injuries, management of surgical care in local military conflicts.

At present Professor I.Minnullin is a Director of Department of Ambulance Service St.Petersburg State University named Djanelidze.

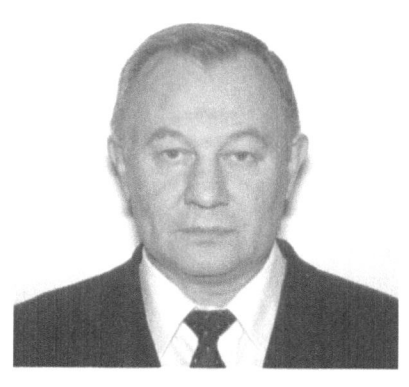
Ravil A. Nigmedzyanov, MD, PhD, Dr. Sci, received his Medical education in Kazan State Medical University. The main direction of his scientific and practical activities is rehabilitative treatment of patients injured in emergency situations, in local armed conflicts and Post- Traumatic Stress Disorder management. Dr. NIGMEDZYANOV got extensive practical experience in a military hospital of Afghanistan, as well as in leading clinics of Kazan, the Republic of Tatarstan, Russian Federation, in EB WHO, Copenhagen. He received his second Higher Education in the Russian Academy of Foreign Trade specializing in Global Economics. At present Dr. NIGMEDZYANOV is a leader of international team of experts working on creation of the World Medical Rehabilitation Center (WMRC) the goal of which is development of cooperation in the field of rehabilitation of those injured in emergency situations.

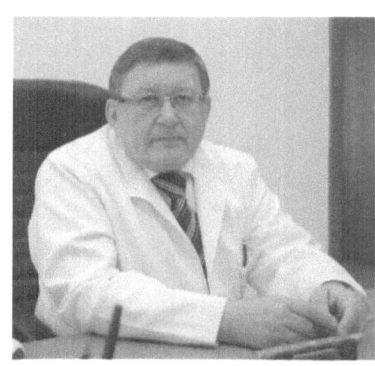
Valery E. Parfenov, MD, PhD, Dr. Sci., Prof. graduated from the Novosibirsk Medical Institute in 1973. Since 1978 he was a senior attending medical doctor in neurosurgical departments of some military hospitals. Then he started his postgraduate training course in neurosurgery and became a lecturer of the Neurosurgery Faculty of the Kirov Medicomilitary Academy in 1987. Later on Valery V. Parfenov was the Assistant Chief and Chief of this Neurosurgery Faculty, the Neurosurgeon-in-Chief of

the Russian Ministry of Defence and the Assistant Chief of the Kirov Medicomilitary Academy responsible for clinical activity.

V.E. Parfenov is the State Prize (2003) and Russian Federation Government Prize winner (2006).

The scope of his scientific interests includes neurooncology, neurotraumatology, surgery of gunshot wounds, organization of multi-field care in hospitals, military neurosurgery.

At present he is the Director of the Saint Petersburg Dzhanelidze Research Institute of Emergency Care, being the state budget organization.

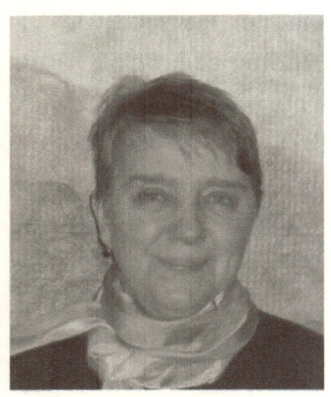

Tamara A. Potselueva, ND, MS, RN

Graduate of St Petersburg University in 1974, Biology.

Doctor of Naturopathic Medicine, Scientist, Registered Nurse, Journalist, Anthroposophic Medicine, Homeopath, certified Reiki Master, Apitherapist, Aromatherapist, Flower Remedies, Herbologist, Folk traditions.

She is practicing in CT, US.

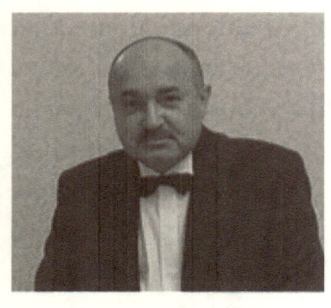

Mikhail M. Reshetnikov, MD, PhD, Dr. Sci,, Honored Scientist or Russian Federation.Graduated from the Military-Medical Academy, a veteran of the Afghan War.Positions held: Rector of the East European Psychoanalytical Institute (St. Petersburg, Russia). All-Russian Council for Psychotherapy and Consulting (Moscow, Russia); European Confederation of Psychoanalytic Psychotherapies, former President (Vienna, Austria); Russian National Branch of the ECPP, President (St.

Petersburg. Russia); Philosophical Department of the St. Petersburg State University - Member of Academic Board. Member of the Advisory Committee of the Ministry of Russian Federation for Civil Defense, Emergencies and Elimination of Consequences of Natural Disasters); Chairman of the All-Russian Council on Psychotherapy and Consultations (Moscow); Member of the World Advisory Council on Psychotherapy and Consultations (Vienna, Austria); Member of the International Organization "Bridge between East and West Psychotherapy" (Rome, Italy, and others). Over a number of years, Dr. Reshetnikov has been included in the top ten list of leading psychotherapists. Three-time winner and seven-time Laureate of the National Psychological Competition "Golden Psyche."

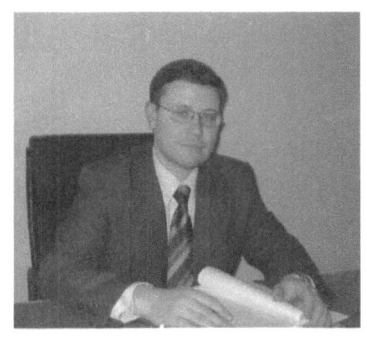

Alexandr M. Reznik, MD, graduated from the Army Medical Faculty of the Military Medical Academy, Candidate of Medical Sciences, Assistant Professor, Head of the Psychiatry Department of the Medical Institute of Advanced Training of Physicians of Moscow State University of Food Production. Reznik Alexandr Mikhailovich masters of examination and modern methods of treatment of schizophrenia, acute psychosis and stress disorders. His scientific researches are devoted to problems of diagnostics and treatment of mental disorders after Chernobyl Disaster and combat stress disorders. The author of 4 monographs, 6 textbooks, 170 published scientific and methodical works.

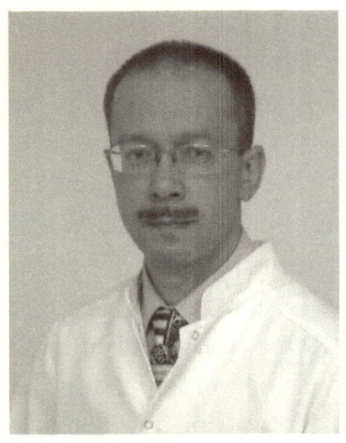
Victor V. Rudenko, MD, graduated from the Kirov Medicomilitary Academy in 1982. He completed his postgraduate course of training in neurosurgery in 1994 and became a senior attending medical doctor of the neurosurgical clinic of this Academy. Victor N. Rudenko retired in 1997. After that he was a neurosurgeon in the Municipal Multi-Field Hospital N 2. Then Victor V. Rudenko was appointed a head of the neurosurgical department of the Russian Vreden Research Institute of Traumatology and Orthopedics.

The scope of his scientific interests includes surgery of combat head injuries, surgery of degenerative-dystrophic lesions of the spine and spinal cord.

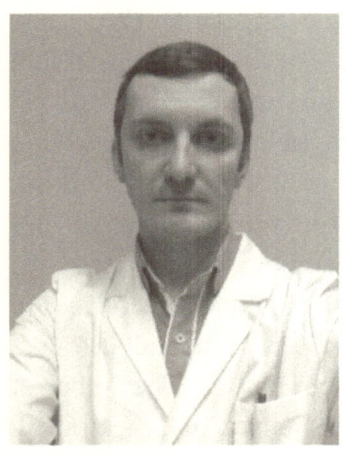
Igor N. Samartsev, MD, PhD, is an honored alumnus of Military medical academy, NAVY faculty, Saint Petersburg, Russia. Nowadays assistant professor of neurology department, member of the Pain center of Ministry of Defense. Author and co-author of more than 100 articles. The main directions of his scientific and practical interestsare injuries of peripheral nervous system, neuroplasticity and pain treatment.

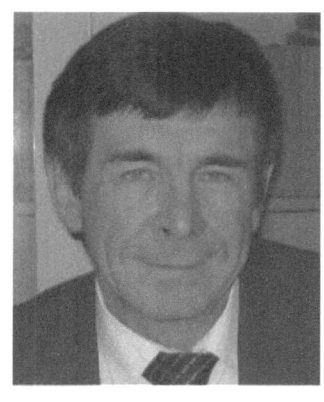
Evgeniy V. Snedkov, PhD, Dr.Sci, graduated from the Chita State Medical Institute and Internship on Psychiatry. He worked as psychiatrist in various institutions of Civil and Military Healthcare. In 1986-1989 he headed the Psychiatric department of the Central Military Hospital in Afghanistan. In 1995 he took part in providing medical support for Russian combat troops in North Caucasus. He is a famous specialist in the area of Combat Psychic Trauma, Post Traumatic Stress Disorder, Endogenous psychosis and Psychopharmacotherapy. He is author of 180 scientific publications. Currently he is professor and consultant in the St.Petersburg St.Nicholas Psychiatric hospital and professor in North-West State Medical University named after Mechnikov I.I.

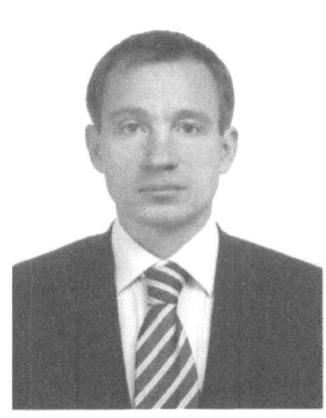
Andrey A. Sorokin, MD, PhD, North-West Federal District representative and chief specialist of the All-Russian Centre for Disaster Medicine "Zaschita" of the Ministry of Healthcare. Member of the commission on disaster medicine of the Ministry of Healthcare of the Russian Federation. PhD in technical sciences, full member of Russian Academy of Medical Technology Sciences. Author of 40 technical inventions in the field of mechanical lung ventilation and analgesia; author of several monographs dedicated to disaster medicine, author of multiple articles and publications. Scientific supervisor of multiple research papers. Member of the educational advisory board on "Biotechnological systems and technology" scientific discipline in St. Petersburg.

Author of educational program "Technical Equipment of Disaster Medicine". Member of public Council of Russian Interior Ministry. Former organizer and participant of various exercise events and conferences in disaster medicine and mobilization preparation of healthcare management bodies. Awardee of "Top Performer in the Healthcare" industry award and several other awards from various Russian Institutions.

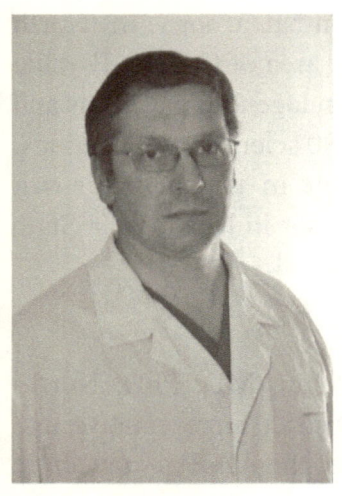

Dmitry V. Svistov, MD, PhD, Prof. graduated from the Kirov Medicomilitary Academy in 1990. He served in troops of the Leningrad Military District. He got specialization in neurosurgery in 1992. After that he worked his way up from a lecturer to the Chief of the Neurosurgery Faculty of the Medicomilitary Academy and Neurosurgeon-in-Chief of the Russian Ministry of Defence. He took part in organization and providing neurosurgical care in armed conflicts in the North Caucasus.

The scope of his scientific interests varies from vascular neurosurgery, neurooncology and neurotraumatology up to organization of neurosurgical care during armed conflicts.

D.V. Svistov is the State prize winner (2003).

At present he is the Chief of the Neurosurgery Faculty of the Kirov Medicomilitary Academy.

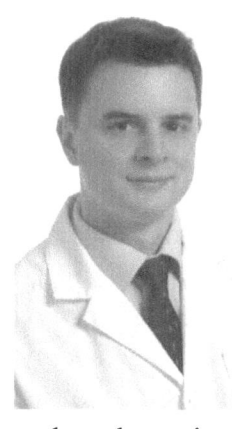
Fedor A.Syroezhkin, MD, PhD. After graduating from Military Medical Academy (Saint-Petersburg, Russia) in 2001 he served as a medical officer at a naval hospital ship.

Since 2004 he had three years of postgraduate research in Military Medical Academy and then worked as an instructor in ENT department for 6 years. His research area is an impairment of hearing, ear surgery and balance disturbances. At present Dr. Syroezhkin is on his doctorate and works on issues of hearing and balance rehabilitation.

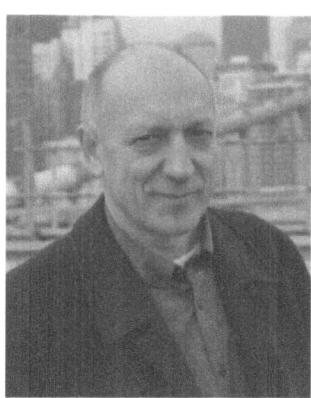
Viktor P. Khomutov, MD, PhD Graduated from the Medico-militatry Academy in St.Petersburg (Russia) in1975. Doctor Khomutov is a surgeon –traumatologist got an extensive practical experience in Central Militatry Hospital in Afghanistan(1987-1989). At present Doctor Khomutov is a leading surgeon-traumatologist of Medical Center for Functional Osteosynthesis in St.Petersburg. He is a well knownscientists and doctor for his investigation in the field of combat injuries. Author of 230 scientific original publications, 13 Patents and Inventions.

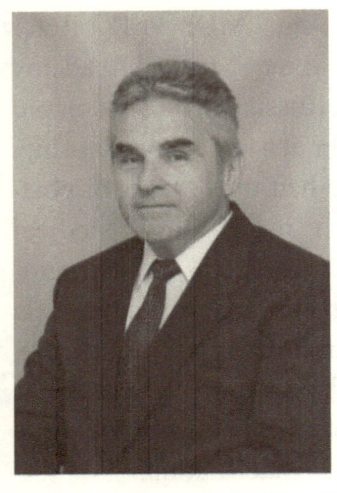
Valery Chernysh, MD, PhD, graduated from the S.M. Kirov Military Medical Academy, St Petersburg, Russia, with a MD, in 1965. His post-graduation duty assignments included various positions from a doctor of the infirmary of training unit to Chief Ophthalmologist of the Russian North Fleet. After studying at Post-Graduate Medical Education Faculty, S.M. Kirov Military Medical Academy, Dr. Chernysh earned his PhD in the Department of Ophthalmology in 1982. From 1982 to 1996, the duties of Dr. Chernysh, then Chief Ophthalmologist of the Russian North Fleet, included lecturing ophthalmology disciplines to interns of the Fleet. After receiving his discharge in 1996 and till now, he has been positioned as Assistant Professor of the Department of Ophthalmology, Military Medical Academy.

The first (Russian) edition of *Eye Burns: Present State of the Problem and New Approaches* co-written by Dr Boiko and Dr Chernysh was awarded the prize at the Intra-Academy Contest of Methodological Works in 2008. In 2011, Dr. Chernysh won the Minister of Defence of Russian Federation Award *For the Series of Theoretical and Practical Works in General and Military Ophthalmology*.

He is board-certified in ophthalmology, Honored Doctor of Russian Federation, and was named one of The Best Doctors in Russia (2006, *Ophthalmology* nomination). Dr. Chernysh is an expert in treating damage to the cornea and war-related ocular trauma and has published more than 100 articles and book chapters.

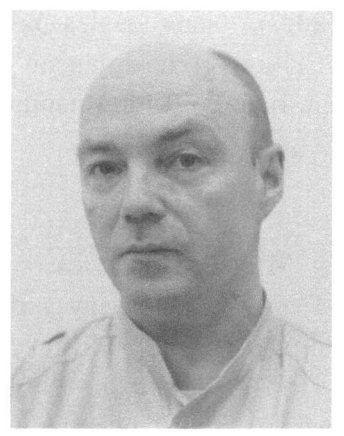
Sergei V. Churashov, MD, PhD, received his Medical education in the Military Medical Academy in St-Petersburg (Russia) in 1990.The main direction of his scientific and practical activities is organization, triage aspects and management of the eye injuries in emergency situations, local armed conflicts.

Got extensive practical experience in the main military hospital in Far East Region (1999-2001) as a chief-ophthalmologist and in the antiterroristic operation on Northern Caucasia (2001).

At present dr. S. Churashov is a professor of Department of Ophthalmology of Military Medical Academy. He is a well known scientist for his investigations in military ophthalmology, ocular trauma, vitreoretinal surgery.

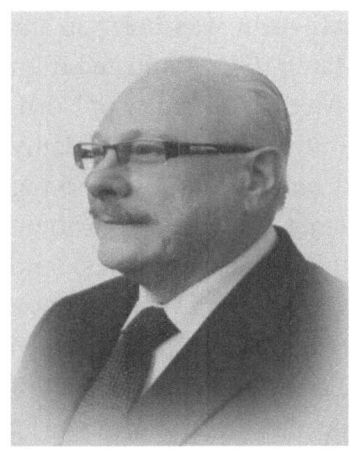
Petr D. Shabanov MD, PhD, Professor of Pharmacology, Head of the Department of Pharmacology in Kirov Military Medical Academy, Head of the Anichkov Department of Neuropharmacology of the Institute of Experimental Medicine of the Russian Academy of Medical Sciences. Prof.. Shabanov is an expert in neuropharmacology, developmental neurobiology, biology of addictions and psychoneuroendocrinology. He is an author of more than 1000 papers including 40 professional and tutorial books, including "Molecular pharmacology of antihypoxants" (2004), "Psychopharmacology" (2008), "Narcology" (2012), "Metabolic correctors of hypoxia"

(2012), "Pharmacology of ionic channels" (2012), "Gangliosides and sialidases in physiological and pathological reactions of the organism" (2014) and more than 30 patents. 12 professors and 40 PhD pupils have prepared under supervision of Prof. P.D. Shabanov.

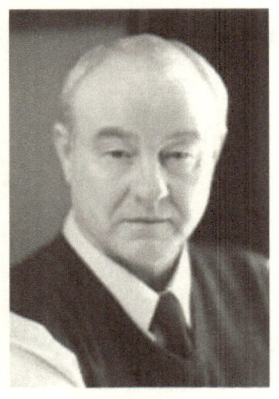

Nickolai F. Fomin - MD, PhD, Professor, Head of the chair of operative surgery and topographical anatomy of the Military Medical Academy (St.-Petersburg). Well known scientist in the field of mechanogenesis, surgical anatomy and morphology of various types of mine-blast injuries. He is an author of more than 400 scientific publications, a head and scientific advisor 28 dissertations research. Awarded the State Prize named after Zhukov for the Cycle of scientific works on mine blast trauma.

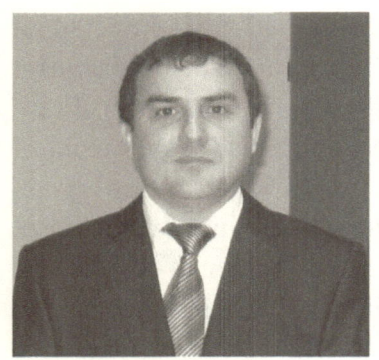

Rustam Khalilyulin was born on the seventh of March 1974, graduated from the General Medicine Faculty of North Ossetian State Medical Academy in 1998 and he is currently working as an assistant in the department of traumatology, orthopedics and military surgery at the Dagestan State Medical Academy. He specializes in medical care organization and surgical trauma. The main subject of his research study is medical assistance to the victims of terrorist acts caused by explosions. He is an author of 46 scientific papers, 3 manuals and 2 inventions.

Введение

Проблема восстановления здоровья и возвращения к полноценной жизни лиц, оказавшихся вовлеченными в стихийные бедствия, техногенные катастрофы, вооруженные конфликты, ставшие жертвами террористических акций, остается актуальной и может быть решена только посредством международной кооперации, взаимодействия национальных и международных сил, с привлечением значительных материальных ресурсов, которыми располагают специализированные международные организации, общественные международные фонды. Государства, где происходят крупномасштабные бедствия, катастрофы, войны не в состоянии самостоятельно обеспечить восстановление разрушенной инфраструктуры, тем более, обеспечить предоставление всем пострадавшим в чрезвычайных ситуациях лицам своевремнной медицинской помощи.

Взаимодействие, координация сил и средств мирового сообщества, проблемы менеджмента в зонах бедствия – задачи, которые необходимо решать прежде всего на межправительственном уровне.

Авторитетные международные организации UN, Red Cross, ICDO, Doctors Without Borders выполняют свои функции в полном объеме, спасая жизни миллионам пострадавших в чрезвычайных ситуациях. Международные организации ведут поиск новых решений в совершенствовании проблем кооперации в зонах бедствия. Одним из положительных примеров является деятельность INSARAG-International Search and Rescue Advisory Group (создана в 1991 г.,руководствуется резолюцией Ген. Ассамблеи ООН 57/150 от 16 декабря 2002 г.)., по инициативе которой более 77 странами подписана Декларация (Hyogo

Declaration - recognition and strengthening of international urban search and rescue operational standards"(Kobe, Japan, 2010).

Существует целый ряд межправительственных, межведомственных соглашений, договоров, которыми руководствуются страны, организации по оказанию помощи пострадавшим в зонах бедствий, обеспечивая наибольшую эффективность в координации и взаимодействии сил средств. Роль Всемирного Банка в оказании помощи государствам, где происходят крупномасштабные катастрофы, бедствия, очевидна. В феврале 2011 г. Всемирный Банк и в The World Bank и Asian.

Disaster Reduction Center (ADRC) (February 16, 2011) Меморандум в целях укрепления сотрудничества и регионального партнерства, в рамках которого более $1,5 млрд. было выделено на обеспечение превентивных мер в борьбе с природными чрезвычайными ситуациями. Отдельные программы Всемирного Банка направлены на изучение проблем глобальных изменений климата, что приводит к крупномасштабным природным бедствиям, количество которых неизменно растет.

Одна из старейших, Международная организация гражданской обороны-МОГО (ICDO - International Civil Defense Organization, Geneva, Switzerland), созданная в 1931 году, способствует укреплению сотрудничества между странами в области защиты населения в любых ситуациях (в условиях ведения военных действий, стихийных бедствий и техногенных катастроф, террористических актов). С 1966г. ICDO получила статус международной, межправительственной организации, «целью которой является объединять и представлять на международном уровне национальные службы гражданской защиты государств-членов Организации, обобщать опыт управления действиями в чрезвычайных ситуациях для повышения эффективности международного взаимодействия в случае бедствий, а также участвовать в распространении Международного гуманитарного права в части, касающейся защиты гражданского населения и оказания ему помощи». В.В.Кувшинов Генеральный секретарь МОГО 27 июня 2013 года избранный на этот пост, имеет более 20 летний опыт работы в международных организациях, оказывая помощь пострадавшим непосредственно в зонах бедствий, катастроф, содействую развитию в различных странах национальной службы гражданской защиты.

Приоритетным в деятельности МОГО, как считает В.В. Кувшинов, является предотвращение катастроф, для этого МОГО осуществляет свою работу по трем направлениям:

- укрепление национальных служб гражданской защиты государств, являющихся членами организации (53 постоянных, 18 государств-наблюдателей, 21 ассоциированных); формирование национальных кадров гражданской защиты; подготовка к защите, предотвращение катастроф, ликвидация последствий; оказание технической помощи, укрепление материальной йбазы структур гражданской защиты;

- пропаганда и распространение знаний о гражданской обороне;

- развитие и укрепление международного сотрудничества в области гражданской защиты.

Конвенция ICDO, которую признала 21 страна, способствует объединению усилий стран по «развитию сотрудничества в области гражданской обороны в сферах предотвращения, прогнозирования, подготовки, непосредственного реагирования и посткризисного управления ситуацией». Действия ICDO направлены также на объединение усилий и взаимодействие с учреждениями и организациями UN для достижения общей цели в гуманитарной области и ликвидации последствий стихийных бедствий. В перспективе получение ICDO статуса специализированного агенства UN. Активная позиция ICDO в налаживании сотрудничества с Европейским Союзюзом, Африканским Союзом, Шанхайской Организацией сотрудничества, БРИКС и с другими региональными организациями будет способствовать эффективному взаимодействию государств в зонах бедствий, в масштабных катастрофах и иных чрезвычайных ситуаций, сопровождающихся масовыми человеческими жертвами; предупреждение и готовность к этим ситуациям позволит сократить количество посрадавших, минимизирует экологические катастрофы и будет способствовать восстановлению благоприятных условий жизни в зонах бедствий.

Статистические данные, представленные ICDO, отражают глобальность и разрушительные действия природных бедствий, в которых только за последние 10 лет были вовлечены 2,7 млн. чел, а 1,1 млн. чел. погибших, разрушения оцениваются в 1,1 трлн.долл.США. При этом даже в развитых странах, отмечается значительный рост количества транспортных средств никак не может соответствовать модернизации старых и строительству новых дорог, что приводит к росту количества пострадавших в автотранспортных авариях; по данным ВОЗ в течение года до 1,5 млн. погибших и до 50 млн. пострадавших, что сопоставимо с человеческими жертвами, возникающими в ходе ведения локальных, порой крупномасштабных вооруженных конфликтов (Glenn R. Shiraldi, 1999).

Крупномасштабные техногенные катастрофы в Ченобыле (1988), Фукусиме (2011), разрушительные последствия урагана «Катрина» (2005), разлив нефти в Мексиканском заливе (2010), самый масштабный теракт в Нью Йорке (2001), не прекращающиеся локальные войны, переходящие в полномасштабные боевые действия в различных странах мира свидетельствуют о необходимости привлечения к оказанию помощи пострадавшим дополнительных сил и средств, которыми обладают военные медицинские формирования.

Следует особо отметить, что участие военной медицины в ликвидации последствий катастроф становится более закономерным, выходит на уровень международного и межгосударственного сотрудничества. По данным И.Быкова (2005), военные медики в период с 1945 года по настоящее время принимали активное участие в ликвидации последствий более чем 130 катастроф и аварий. Военные медицинские формирования отличаются хорошим оснащением, слаженностью во взаимодействии, опытом быстрого развертывания в зонах бедствия полевых госпиталей и необходимой инфраструктуты для обеспечения гуманитарной помощи пострадавшим.

Эффективные и своевременные действия военных медиков при ликвидации последствий землетрясения в Ашхабаде (1948 г.) позволили за короткий период оказать помощь более 50 тыс. пострадавшим с тяжелыми травмами, при этом эвакуировать свыше 7 тыс. тяжелораненых.

Землетрясение и цунами в Юго-Восточной Азии (2004), унесшее жизни сотен тысяч жителей, оказалось разрушительным на территории более 10 тыс.кв.км., где потребовалась гуманитарная помощь и участие военного медицинского контингента из различных стран мира, в том числе, из России. Следует отметить, что координацию взаимодействия военнго медицинского контингента в зонах бедствия осуществляют специалисты ВОЗ и ООН. Реакция мирового сообщества на бедствие в Индийском океане была беспрецедентной. По состоянию на 6 января 2004 года государства мира и международные организации объявили о том, что готовы перечислить жертвам катастрофы более $4,6 млрд.долл. Пожертвования частных лиц превысили $765 млн. По данным ООН финансовую помощь предоставили 46 государств.

Семибальное землетрясение в Гаити, случившееся в 2010 году, унесло жизни более 230 тыс. жителей, ранения получили боле 300 тыс. чел., без крова остались свыше 3 млн. населения, а материальный ущерб составил 5,6 млрд.евро. Мировое сообщество предоставило Гаити свыше $3 млрд. гуманитарной помощи. В оказании помощи населению большую роль сыграли военные подразделения из США.

Вместе с тем, ученые, специалисты различных стран мира вынуждены признать, что далеко не всегда существующие проблемы по возвращению к полноценной жизни пострадавших в чрезвычайных ситуациях можно решить предоставлением только финансовой помощи. Предупреждение чрезвычайных ситуаций, обучение специалистов для оказания помощи и взаимопомощи среди населения, международное сотрудничество специализированных организаций, взаимодействие государственных и общественных организаций и учреждений, безусловно, способствует решению проблемы.

Мы считаем необходимым уделить должное внимание развитию служб по оказанию медицинской помощи населению непосредственно в зоне бедствия, требует совершенствования система взаимодействия международных сил и средств; необходимо дальнейшее соврешенствование полевых госпиталей, где должны применяться экспресс-методы ранней диагностики и лечения, выявление среди пострадавших потенциальных пациентов с ПТСР. Непосредственно в зонах бедствия необходимо оказывать помощь местному населению в восстановлении разрушенной инфраструктуры, прежде всего службы здравоохранения. Большая часть населения в зонах бедствия, среди которых получившие травмы, увечья, заболевания, не представляющие опасность для жизни, к сожалению не получают должного внимания, что в последующем приводит к возникновению у них ПТСР.

Учитывая значительный рост количества пострадавших в чрезвычайных ситуациях с ПТСР, возникающий по причине поздней диагностики, приводит к необходимости поиска методов своевременного выявления признаков развития ПТСР, особенно в острую стадию, непосредственно в зоне бедствия; проблема становится все более актуальной.

Разработанные методы экспресс-диагностики уровня психоэмоционального напряжения и его источников (О.С.Копина, Е.А. Суслова, Е.В.Заикин, 2014) преимущественно среди мирного населения, в конечном итоге позволяют прогнозировать последствие ПЭН и могут способствовать выявлению ПТСР.

Ряд фармацевтических компаний приступили к производству комплектов для личного состава армии Пост травматических стресс тестов, которые позволяют определять психологические расстройства на самой ранней стадии после перенесенного стресса, который в конечном итоге приводит к ПТСР (Neuro-Biotech, 2011, Joan Russo, Wayne Katon, Douglas Zatzick, 2013). Аналогичные комплекты тестов применимы и для гражданского населения с целью раннего выявления и предупреждения развития стресса и депрессий. Как известно, одним из признаков развития ПТСР является желание больного скрыть какие-либо проблемы со здоровьем, что приводит к запоздалым обращениям за медицинской помощью, возникающим осложнениям заболевания, порой необратимого характера(James Campbell, 2013).

Американских солдат обучают распознавать психические расстройства у сослуживцев по программе «цепного обучения», при которой вначале обучаются командиры, затем подчиненные, доступ к этой программе получают и семьи военнослужащих. Первая цель программы - обучить выявлению признаков ПТСР, вторая-разрушить стереотип мысли о том, что военнослужащий потеряет свою должность, наоборот, своевременное получение помощи является проявлением личного мужества и ведет к повышению боеготовности армии в целом. «Более боеспособна армия в

современной войне не та армия, в которой мало военнослужащих с диагносцируемыми психическими расстройствами, а та, в которой налажены своевременное выявление пострадавших и оказание им квалифицированной помощи» (Е.Снедков).

Полицейские и пожарные, люди, для которых исполнение профессиональной деятельности связано с риском для жизни, или сложными климатическими условиями, особенно нуждаются в раннем выявлении признаков ПТСР (Dean Scoville 2013;Andres Gutierres, 2014; Ray Sanchez 2014). К сожалению, таким рискам подвержены и их семьи. Вместе с тем, остается актуальной проблема предупреждения ПТСР.

Как известно, ПТСР имеет генетическую природу. Носители двух вариантов генов ТРН1 ТРН2, влияющих на выработку серотонина, чаще демонстрировали признаки расстройства. В перспективе данные исследования позволят выявлять людей, предрасположенных к ПТСР до того, как они смогут получить травму.

Последствия несвоевременного оказания помощи пострадавшим с ПТСР, имеют социальную значимость. По данным японских ученых, спустя год после аварии, случившейся на АЭС «Фукусима-1», произошедшей 11 марта 2011 года, более 90 тысяч жителей Фукусимы обратились за психологической помощью, в связи с возникшей радиофобией и психическими расстройствами. Однако следует отметить, что население Японии, обладает, характерными для нации, самодисциплиной, навыками самообладания, обучены приемам помощи и взаимопомощи, что в значительной степени облегчает им преодоление последствий стихийных бедствий и техногенных катастроф. Ряд специалистов (Judith Herman, 1992, Dena Rosenbloom, Mary Williams, Barbara Watkins, 1999, Frank Patkinsom 2000, Glenn R. Shiraldi, 1999, Aphrodite Matsakis, 1996) считает, что необходимо обучать мирное население приемами оказания само- и взаимопомощи, уметь настраивать себя на оптимистичный лад, даже в самых кртических ситуациях, что в последующем позволит быстрее адаптироваться, оказавшись в условиях чрезвычайных ситуаций (Frank Parkinson, 2000; Robyn D. Walser, Darrah Westrup, 2007)).

Среди военнослужащих, участвовавших в вооруженных конфликтах, которые по разным причинам не получили своевременной помощи, распространены случаи суицида (Craig Collins, 2012).

Каждый четвертый бездомный в США является ветераном войн. Эта тенденция сохраняется, при этом, ветераны испытывают стойкую алкогольную и наркотическую зависимость. Для любого государства социальное обеспечение ветеранов, возвращение их к полноценной жизни связано со значительными финансовыми расходами, которые могли бы использоваться для решения иных, не менее важных приоблем в обществе, при условии развития профилактических мер, ранней диагностики, последующего лечения и реабилитации пострадавших в чрезвычайных ситуациях с ПТСР.

Как следует из сказанного, проблема выявления и лечения пациентов с ПТСР не может быть решена самостоятельно в каждой стране. Глобальные разрушительные процессы различного происхождения, происходящие в мире с поражающим ростом их количества, приводят к людским потерям, инвалидизации населения, разрушениям в природе, порой необратимого характера. Не вызывает сомнения тезис о необходимости развития международной кооперации в области оказания помощи населению в зонах бедствия, причем помощь должна оказываться прежде всего путем содействия в восстановлении разрушенной инфораструктуры, особенно службы здравоохранения.

В последующем, необходимо продолжить лечение нуждающего в этом населения в специализированных ребалитационных центрах, которые в максимальной степени могли бы способствовать возвращению пострадавших в чрезвычайных ситуациях к полноценной жизни, восстановлению профессиональных навыков.

Деятельность существующих международных организаций, национальные государственные программы по оказанию помощи населению в зонах бедствия и социальные программы для лиц получивших частичную или полную нетрудоспособность вследствие полученных ранений, травм, заболеваний, безусловно имеют весьма

положительные результаты. К сожалению, уровень социального обеспечения населения находится в прямой зависимости от уровня развития экономики и материальных возможностей государства, в этой связи международная кооперация позволит с большей эффективностью использовать имеющиеся ресурсы и оказываемую помощь других стран.

Вместе с тем, существуют резервы в решении проблемы восстановления здоровья пострадавших в чрезвычайных ситуациях, для этого считаем необходимым создание международной организации с участием государственных, частных и общественных организаций и учреждений, международного сотрудничества.

Глава 1

Котенко П.К., Лемешкин Р.Н.
ОРГАНИЗАЦИОННЫЕ АСПЕКТЫ МЕДИЦИНСКОГО ОБЕСПЕЧЕНИЯ ПОСТРАДАВШИХ В ЧРЕЗВЫЧАЙНЫХ СИТУАЦИЯХ

В процессе своего развития человечество постоянно сталкивается с чрезвычайными ситуациями. Взрывной научно-технический прогресс в XIX-XXI вв. наряду с положительными явлениями привёл к возникновению новых угроз в социально-экономической сфере для каждой отдельной личности и для общества и человеческой цивилизации в целом.

Гибнет природа, истощаются ресурсные и энергетические возможности планеты Земля, растёт количество катастроф природного и техногенного характера и масштабы причиняемого ими ущерба. Современная техносфера сформировала такие условия труда и жизни, которые превышают все адаптационные, физиологические и психологические возможности организма человека.

Мир живет в эпоху катастроф. Планетарность масштаба, высочайшая социально-экономическая значимость, глубокое гуманитарное содержание превратили проблему оказания медицинской помощи пострадавшим в чрезвычайных ситуациях в одно из приоритетных направлений государственной политики многих стран мира.

1. Международная система службы медицины катастроф

Международная система службы медицины катастроф представлена Всемирной организацией здравоохранения

(ВОЗ), её региональными бюро и Сотрудничающими центрами ВОЗ по проблемам медицины катастроф и чрезвычайных ситуаций, национальными службами медицины катастроф, а также международными организациями, объединениями государственных, национальных и неправительственных обществ, занимающимися проблемами медицины катастроф в чрезвычайных ситуациях.

1.1 Всемирная организация здравоохранения, её Региональные бюро и Сотрудничающие центры

Всемирная организация здравоохранения (ВОЗ) (WHO – World Health Organization) – агентство Организации Объединенных Наций (ООН), специально созданное для решения ряда международных проблем здравоохранения и охране здоровья населения стран мира. Открыта в Женеве в 1948 г. В состав ВОЗ входят члены 192-х стран мира и 2 ассоциированных члена.

ВОЗ является ключевой организацией в международной системе по вопросам медицинской готовности к ответу на радиационные аварии и в этом отношении тесно сотрудничает с Международным агентством по атомной энергии (МАГАТЭ - International Atomic Energy Agency, IAEA).

Медицина катастроф как научно-практическое направление медицины и здравоохранения оформилось в 1970-х гг., когда во исполнение решения Генеральной ассамблеей ООН был организован Исполнительный комитет ВОЗ по оказанию помощи при стихийных бедствиях (ЮНДРО, 1971), в состав которого входят сектор здравоохранения в чрезвычайных ситуациях и оперативная группа по стихийным и другим бедствиям.

Бюро координатора ООН по оказанию помощи в случае стихийных бедствий (ЮНДРО) расположено в Женеве. Постоянные комитеты (отделы) по оказанию помощи при чрезвычайных ситуациях функционируют во всех региональных бюро ВОЗ.

С 1973 г. в Брюсселе функционирует центр ВОЗ по подготовке к реагированию на ЧС.

Основной задачей проведённого ООН международного десятилетия борьбы со стихийными бедствиями (1989 – 1999) являлось повышение возможностей каждой страны по предотвращению ущерба от стихийных бедствий и катастроф. За эти годы были приведены крупномасштабные мероприятия по ослаблению влияния стихийных бедствий, оценке их риска, разработке методологии их прогнозирования, обеспечению готовности сил и средств к ликвидации их последствий, управлению в период бедствий, подготовке персонала и населения на национальном и местном уровнях, совершенствованию способов и методов спасения людей.

Хиогская декларация, принятая делегатами Всемирной конференции по уменьшению опасности бедствий (18 – 22.01.2005, г. Кобе префектура Хиого, Япония) отмечает, что «…международное сообщество накопило значительный опыт работы по снижению риска бедствий благодаря Международному десятилетию по уменьшению опасности стихийных бедствий и принятой впоследствии Международной стратегии уменьшения опасности стихийных бедствий. В частности, благодаря принятию конкретных мер в рамках Иокогамской стратегии и Плана действий по обеспечению более безопасного мира мы извлекли важные уроки, в том числе выявили существующие пробелы и стоящие перед нами задачи в период после проведения Иокогамской конференции 1994 года. Тем не менее, мы глубоко озабочены тем, что из-за обрушивающихся на мир различных стихийных бедствий сообщества людей продолжают нести непомерные потери: уносятся бесценные человеческие жизни, уничтожаются материальные ценности, люди подвергаться серьезным увечьям, возникают проблемы массового перемещения населения.

Мы убеждены, что стихийные бедствия серьезно подрывают за весьма короткий срок результаты инвестиций в развитие и, следовательно, остаются одним из серьезнейших препятствий на пути к достижению устойчивого развития и искоренению бедности. Мы также отдаем себе отчет в том, что инвестиции в развитие, не обеспечивающие надлежащий учет рисков стихийных бедствий, способны усиливать уязвимость. Поэтому решение проблемы бедствий и уменьшение их опасности с целью создания возможностей для обеспечения и усиления устойчивого развития стран является одной из наиболее важных задач, стоящих перед международным сообществом.

Мы преисполнены решимости добиться сокращения возникающих в результате бедствий людских потерь, а также утрат социальных, экономических и экологических ценностей во всем мире, учитывая важность международного сотрудничества, солидарности и партнерства, а также надлежащего управления на всех уровнях. Мы подтверждаем исключительную важность роли системы Организации Объединенных Наций в деле снижения риска бедствий».

Делегаты Всемирной конференции по уменьшению опасности бедствий, представляющие 168 стран, приняли Хиогскую декларацию, а в качестве руководящего базового документа по уменьшению опасности бедствий в следующем десятилетии - «Хиогские рамки действий 2005 – 2015 годов», в которой сформулирован всеобъемлющий ответ на растущий ущерб от бедствий, от которых страдают люди, их сообщества и национальное развитие в целом. Документ определяет пять приоритетных действий, одним из которых является проводимое на всех уровнях укрепление готовности к бедствиям.

Государства-члены ВОЗ на 58-й сессии Всемирной ассамблеи здравоохранения (июнь 2007), одобрили Международные медико-санитарные правила (2005), которые вступили в силу в качестве международного закона.

В Правилах особо отмечена необходимость реагировать на «чрезвычайные ситуации в области общественного здравоохранения, имеющие международное значение», содержится призыв укреплять системы здравоохранения путем улучшения основных возможностей на национальном уровне и мобилизации коллективных глобальных усилий для преодоления кризисных ситуаций в области общественного здравоохранения, имеющих международное значение.

Меры, рекомендованные в Коммюнике Европейской комиссии по вопросам улучшения координации на уровне ЕС общего обеспечения готовности к чрезвычайным ситуациям в области общественного здравоохранения, а также в Техническом руководстве ЕС по общему планированию готовности (2005), в настоящее время реализуются на политическом и техническом уровнях в государствах-членах Европейского региона ВОЗ при поддержке со стороны Европейского центра профилактики и контроля болезней (ECDC) в форме научных консультаций, методической помощи и подготовки специалистов.

Во всём мире созданы и функционируют 6 Региональных бюро ВОЗ: для стран Африки (Браззавиль, Республика Конго), для стран Америки (Вашингтон, США), для стран Юго-Восточной Азии (Нью-Дели, Индия), Европейское региональное бюро (Копенгаген, Дания), для стран Восточного Средиземноморья (Каир, Египет), для стран западной части Тихого океана (Манила, Филиппины).

Дадим краткую храктеристику Региональных бюро ВОЗ на примере Панамериканской организации здравоохранения (PAHO - Pan-American Health Organization).

PAHO - американское региональное бюро ВОЗ, старейшая из ныне существующих международных организаций здравоохранения. Объединяет 47 стран обоих американских континентов: США, Канада, Аргентина, Чили, Бразилия, Венесуэла, Колумбия, Мексика, Перу, Куба, Эквадор, Гваделупа, Багамские острова, Белиз, Коста-Рика, Уругвай, Боливия и др. Основана в Вашингтоне (1902).

Главные задачи PAHO: улучшение системы обслуживания в сфере здравоохранения, усовершенствование целого ряда национальных программ в области здравоохранения, улучшения здоровья народов Северной и Южной Америки в сотрудничестве с министерствами здравоохранения и другими государственными и международными учреждениями, а также разработка новых, так называемых «hi-tech», медицинских технологий.

> **Дефиниция 1.2 Сотрудничающий центр ВОЗ** - учреждение, назначенное Генеральным директором ВОЗ в качестве части сети межучережденческого сотрудничества, созданной ВОЗ для поддержки ее программ, соответственно, на государственном, межгосударственном, региональном, межрегиональном и глобальном уровнях. Во всех регионах земного шара организованы и успешно функционируют более 120

В соответствии с политикой и стратегией ВОЗ в области технического сотрудничества Сотрудничающий центр ВОЗ также должен принимать участие в укреплении ресурсов в странах в отношении информации, услуг, исследований, обучения в целях содействия развития национального здравоохранения.

В число Сотрудничающих центров ВОЗ, специализирующихся по вопросам готовности к ЧС и оказанию помощи поражённых в процессе их ликвидации входят:

- в Америке - Национальный центр по контролю и предотвращению заболеваний (штат Атланта, США) - по готовности к катастрофам и гуманитарной деятельности (1988); Национальный центр по оперативному управлению при катастрофах и гуманитарной помощи «Экселенс» (Гонолулу, США) - по гуманитарной военно-гражданской кооперации (1997); в Бразилии (Сан-Пауло) - по готовности к катастрофам (1992); в Колумбии (Меделине) и Чили (Сантьяго) - по готовности к чрезвычайным ситуациям и проблемам ликвидации последствий катастроф (1990);

- в Европе – Европейский центр медицины катастроф (Сан-Марино) – по медицине катастроф (1991); Международный центр по миграции и здоровью (Женева, Швейцария) - по проблемам здравоохранения беженцев, покинувших места проживания в результате катастроф (1996); в Амьене (Франция) - по готовности к чрезвычайным ситуациям (1992); Centre Hospitalier Régional Universitare de Lille (Лилль, Франция) – for the Public Health Management of Chemical Ancidents; отдел здравоохранения корпорации развития МИД Италии (Рим) - по готовности к чрезвычайным ситуациям, организации управления при чрезвычайных ситуациях и лечению пострадавших (1987); отдел пластической хирургии и терапии госпиталя Устиони (Палермо, Италия) - по предупреждению катастроф при пожарах и лечению ожогов (1997); Gertner Institute for Epidemiology and Health Policy Research, Ramat-Gan (Израиль) – for Research on Trauma and Emergency Medicine and Emergency Disaster Management; в Российской Федерации - Всероссийский центр экстренной и радиационной медицины им. А.М. Никифорова МЧС России - по проблемам лечения и реабилитации участников ликвидации последствий ядерных и других аварий и катастроф (1995); Всероссийский центр медицины катастроф «Защита» министерства здравоохранения Российской Федерации (Минздрава России) (1996) - по медицине катастроф и чрезвычайным ситуациям, одновременно имеет статус Евроазиатского регионального центра по проблемам медицины катастроф.

- в Азии – департамент профилактической и социальной медицины Всеиндийского института гигиены и общественного здравоохранения (Калькутта, Индия, 1993) - по готовности к катастрофам (1993).

Для выполнения своих функций в рамках Конвенции об оказании помощи в случае ядерной аварии или радиационной аварийной ситуации, ВОЗ создала глобальную сеть Сотрудничающих центров на базе ведущих национальных радиологических учреждений – REMPAN (Radiation Emergency Medical Preparadness and Assistance Network), включающую в себя ведущие научные центры, международные организации и медицинские учреждения США, Великобритании, Японии, Германии, Южной Кореи, Китая, Франции, Венгрии, Армении,

Украины, Белоруссии, России и др., занимающиеся вопросами радиационной защиты, представителями которых являются:

- клиника ядерной медицины Вюрцбургского университета Юлиуса-Максимилиана (Julius-Maximilians-Universitätsklinikum Würzburg), Вюрцбург (Германия) - региональный центр радиационной защиты профессиональных сотовариществ точной механики, электротехники и химии, входящий в сеть 11 региональных центров радиационной защиты ФРГ; входит в сеть международного сотрудничества ВОЗ по радиационной защите (WHO REMPAN) (с 2005);

- Federal Office Protection (BfC) – Bundesamt für Strahlenschutz – Ionising and Non-Ionising Radiation and Health, Satzgitter, Germany;

- институт радиологической защиты и ядерной безопасности (Institute for Radiological Protection and Nuclear Safety, IRSN) (Fontenay-aux-Roses, France) – по радиационной защите;

- Научный центр неотложной радиационной медицины Национального института радиологических наук (Research Center for Radiation Emergency Medicine, National Institute of Radiological Sciences) Чиба, Япония (Chiba, Japan) – по медицине катастроф и гуманитарным акциям, (Emergency & humanitarian action, Radiation, Research policy & development) (2013);

- Научный центр радиационной медицины и ожогов Минздрава Республики Армения, Ереван (с 1997);

- Национальный научный центр радиационной медицины, Киев, Украина - главное научное учреждение Национальной академии медицинских наук Украины и Министерства здравоохранения Украины по радиационной медицине и радиологии, Сотрудничающий центр ВОЗ в сети медицинской готовности и оказания медицинской помощи при радиационных авариях;

- Республиканский научно-практический центр радиационной медицины и экологии человека, Гомель, Белоруссия – целью деятельности является сохранение и улучшение здоровья людей, подвергшихся многокомпонентному и пролонгированному воздействию ионизирующего излучения вследствие Чернобыльской катастрофы, других негативных факторов окружающей среды антропогенного и техногенного происхождения, путем реализации научно-обоснованных мероприятий по сокращению прямых и косвенных потерь общества за счет снижения заболеваемости и смертности.

- Медицинский радиологический научный центр Минздрава России - по проведению научных исследований и подготовке кадров в области радиационной эпидемиологии (1995);

- Всероссийский центр экстренной и радиационной медицины им. А.М. Никифорова МЧС России, Санкт-Петербург («The Nikiforov Russian Center of Emergency and Radiation Medicine» The Ministry of Russian Federation for Civil Defense, Emergencies and Elimination of Consequences of Natural Disasters, ARCERM) - многопрофильное лечебно-диагностическое, научно-исследовательское и образовательное учреждение - Сотрудничающий центр ВОЗ по проблемам лечения и реабилитации участников ликвидации последствий ядерных и других аварий и катастроф (с 1995); центр международной системы медицинской готовности к ядерным чрезвычайным ситуациям «REMPAN» (с 1997). В 1993-1994 гг. Центр участвовал в международных программах ВОЗ «АЙФЕКА» и «Ликвидатор». На базе ВЦЭРМ было проведено Рабочее совещание руководителей и ведущих специалистов Сотрудничающих центров ВОЗ государств-участников СНГ и Балтии (19-20.09.2013);

- Государственный научный центр Российской Федерации федеральный медицинский биофизический центр им. А.И. Бурназяна ФМБА России, Москва - головная научно-исследовательская организация в системе Федерального медико-биологического агентства в области радиобиологии, радиационной медицины, радиационной гигиены и экологии – Сотрудничающий центр ВОЗ в области диагностики и лечения радиационных поражений человека (с 1996);

- Национальный регистр - сектор Медицинского радиологического научного центра Минздрава России, Обнинск

(1986) - Сотрудничающий центр ВОЗ по исследовательской работе и подготовке кадров для радиационной эпидемиологии (1995);

- Уральский научно-практический центр радиационной медицины ФМБА России, Челябинск (1955) - Сотрудничающий центр ВОЗ по дозиметрии, эпидемиологическому наблюдению основного облучённого населения и их потомков, изучению внешней среды в районах радиационного загрязнения.

Национальные службы медицины катастроф

Национальные системы быстрого реагирования на чрезвычайные ситуации стали создаваться в различных странах после ряда крупных химических аварий (г. Севезо, Италия, 1975; г. Аббистед, Великобритания, 1984; г. Бхопал, Индия, 1984 и др.).

Национальная система медицины катастроф США (National Disaster Medical System, NDMS) создана (1984) совместными усилиями Министерства здравоохранения и социального обеспечения, Министерства обороны, Комитета ветеранов, Администрации по управлению страной в кризисных ситуациях, а также органов власти штатов и населённых пунктов. Развёрнутая характеристика NDMS представлена в разделе 1.6.1.

Министерство здравоохранения и социального обеспечения США, ответственное за медицинское обеспечение гражданского населения при возникновении ЧС, во исполнение Директивы Президента США осуществляет также руководство медицинской службой ГО.

Агентство окружающей среды США со второй половины 1980-х гг. ведёт интенсивную работу по созданию системы быстрого реагирования при химических авариях.

Неотложная медицинская служба Франции Service Aide Medicale d' Urgence, SAMU (1956) основана на децентрализованной форме координации спасательных работ. Сигнал о катастрофе поступает сначала в полицию, а затем передается в Центральный совет по организации и помощи службам префектуры. Каждый департамент и крупный населенный пункт имеет специальную систему сил и средств для ликвидации последствий стихийных бедствий или аварий, приводящих к появлению большого числа пострадавших. На каждом из 97 пунктов круглосуточно дежурят терапевты, хирурги, анестезиологи-реаниматологи и средний медицинский персонал. Кроме того, SAMU укомплектована специалистами, постоянно работающими в других учреждениях (медицинских, полицейских, пожарных, транспортных и др.) и прошедшими специальную подготовку по 400-часовой программе.

Важную роль в системе оказания экстренной помощи пострадавшим в результате ЧС, играют формирования добровольных спасателей (secourism, sauver - часто эти два понятия фигурируют одновременно). В специализированных командах скорой медицинской помощи дипломированные спасатели берут на себя функции руководителей таких команд, а медицинский персонал в них выполняет только свои непосредственные обязанности.

Как считают во Франции, цель оказания первой помощи - принятие всех необходимых мер экстренной помощи при угрозе жизненным функциям организма. Дипломированный спасатель должен уметь вывести человека из критического состояния. Хорошо подготовленные спасатели легко включаются в спасательные мероприятия в случае крупных катастроф.

В Германии система скорой помощи при ЧС включает элементы службы медицины катастроф США и Франции. Для оказания помощи населению в ЧС вместе с полицией привлекаются все федеральные и коммунальные службы, пожарные части, а также вспомогательные службы и благотворительные союзы. Единая система защиты в рамках ГО ФРГ (1968) насчитывает свыше 600 тыс. участников для оказания первой медицинской помощи в разных сферах деятельности.

В Великобритании центральным органом, координирующим действия аварийно-спасательной службы в стране, является Министерство внутренних дел.

В составе правительства, помимо МВД, в координации подготовки и проведения аварийно-спасательных работ участвует ведущее министерство, в ведении которого находится район или объект, оказавшийся в зоне бедствия. Наряду с МВД оно информирует о происшествии и ходе ликвидации его последствий правительство, парламент и население. При крупных бедствиях после оценки ведущим министерством масштаба и характера создавшейся в ЧС обстановки Кабинет Министров Великобритании вырабатывает необходимые решения по активизации спасательных работ и оказанию помощи местным властям, соответствующим службам и населению.

В Австрии все санитарные службы (в т.ч. военного министерства) объединены в рамках «Интегрированной санитарной службы». Возможность привлечения армии к работе в очаге катастрофы закреплена в Конституции страны.

В Швейцарии для оказания помощи в случае катастроф создана скоординированная структура, включающая санитарную службу страны, армейскую санитарную службу, общественное здравоохранение, санитарную службу ГО, частные организации.

В Швеции служба неотложной медицинской помощи при катастрофах, аналогично французской, находится в ведении пожарного управления МВД страны.

Национальное управление спасательных служб Швеции (1986) несет ответственность за организацию и обучение муниципальных и спасательных служб коммун, оказывает справочно-консультативную помощь при их работе в экстремальных ситуациях, обеспечивает население всей необходимой информацией и др., руководит аварийными работами спасателей 284 местных органов самоуправления в ЧС.

Медицинские учреждения Швеции в случае ЧС переходят в подчинение командования гражданской обороны соответствующего уровня, способны развернуть

92 стационарных, 90 временных госпиталей и 76 отдельных медицинских пунктов и готовы принять до 200 тыс. пораженных (общая численность населения - 8 млн человек). Для этого на государственных, муниципальных складах и складах коммун созданы соответствующие запасы медикаментов, медицинского оборудования и других материальных средств.

Шведская Ассоциация неотложной медицинской помощи (1975) проводит усиленный курс для службы скорой помощи и спасателей. Цель обучения - выработка навыков оказания помощи пострадавшим при пожарах и взрывах, разрушениях конструкций, оползнях, наводнениях и штормах, дорожно-транспортных происшествиях, радиоактивном заражении местности, утечках нефти и опасных химических веществ.

Система реагирования при возникновении ЧС Бельгии включает 5 центров кризисных ситуаций, укомплектованных профессиональными специалистами и оснащенных необходимыми техническими средствами локализации аварий и спасения людей. Руководит ими МВД Бельгии.

Управление силами и средствами потенциально опасных объектов, а также кризисных центров осуществляется в единой системе информационного обеспечения. Подготовка аварийно-спасательных подразделений и специалистов предприятий в Бельгии организована на базе специального центра, оснащенного необходимым оборудованием и укомплектованного квалифицированными преподавателями. В состав центра входит полигон, созданы учебные места для отработки практических действий в ЧС.

В Бельгии также создана серьезная законодательная база в области предупреждения ЧС и защиты населения. Только в Бельгии принят закон о налогообложении промышленных фирм, эксплуатирующих объекты повышенного риска. Система страхования является действенным экономическим рычагом, повышающим заинтересованность руководителей фирм в обеспечении безопасности своих объектов.

Национальный план при возникновении ЧС Голландии предусматривает использование 20 больниц, каждая из которых располагает бригадой экстренной медицинской помощи в составе хирурга, анестезиолога и двух медицинских сестер. При необходимости эти бригады направляются на место катастрофы и способны оказывают помощь 200 пораженным в час.

Авиамобильное формирование медицинской службы Норвегии (1965), предназначено для оказания помощи иностранным государствам или норвежскому контингенту Вооруженных сил ООН в случае катастроф. Срок готовности формирования к вылету 12 часов.

Систему объединенных сил быстрого реагирования стран Европы составляют подвижные медицинские бригады и отряды, организованные на базе многопрофильных больниц. Их деятельность начинается с предварительной медицинской разведки, проводимой в зоне катастрофы, которая позволяет оценить ситуацию: определить примерное число пострадавших, характер и тяжесть поражений, потребность в конкретных специалистах, медицинском имуществе, медикаментах, перевязочных и других материально-технических средствах.

Служба экстренного медицинского реагирования Израиля состоит из врачей, фельдшеров, парамедиков и волонтеров, которые регулярно (не реже 1 раза в год) проходят тренинги по оказанию медицинской помощи пострадавшим в ЧС. Кроме того, в ликвидации последствий ЧС принимают участие команды Агентства по защите окружающей среды, пожарные, полицейские. Управляет процессом ликвидации последствий ЧС единый центр – Штаб-квартира. Каждая машина скорой помощи в стране оснащена бортовым компьютером, связанным с GPS. Сразу после возникновения нештатной ситуации, на экраны этих компьютеров из Штаб-квартиры поступают сведения о месте расположения и границах зоны ЧС, например очага химического заражения. Все машины скорой помощи, находящиеся в пределах досягаемости незамедлительно съезжаются к границе очага.

В Индии в 2005 г. был принят закон о борьбе со стихийными бедствиями, предусматривающий многоуровневую структуру для ликвидации последствий ЧС, включающую национальный, региональный и местный уровень.

В Российской Федерации создана Всероссийская служба медицины катастроф (ВСМК) - функциональная подсистема единой государственной системы предупреждения и ликвидации чрезвычайных ситуаций, функционально объединяющая службы медицины катастроф Минздрава России, МЧС России, Минобороны России, МВД России, а также медицинские силы и средства ОАО «Российские железные дороги» и других федеральных органов исполнительной власти, предназначенные для ликвидации медико-санитарных последствий ЧС. Отечественная и зарубежная практика последних лет убедительно свидетельствует, что создание высокоэффективной системы оказания экстренной медицинской помощи пострадавшим в ЧС невозможно без активного участия медицинской службы вооружённых сил.

В связи с ослаблением международной напряженности в Европе медицинская служба вооружённых сил стран-участниц НАТО ориентирована на оказание помощи пострадавшим при различных катастрофах. Продолжается совершенствование структуры и деятельности органов медицины катастроф НАТО. Большое внимание уделяется созданию резерва медицинских кадров, лекарственных средств в регионах, где наиболее вероятно возникновение ЧС. Проводятся учения на территории разных стран, что позволяет детально изучить потенциал этих стран во всех областях, ассоциированных с управлением при ликвидации последствий кризисных и ЧС, а также провести анализ эффективности их взаимодействия применительно к конкретным регионам с учетом специфики нанесенного ущерба.

Созданы специальные военно-медицинские формирования по оказанию экстренной медицинской помощи пострадавшим в ЧС, которые должны выдвигаться в зону катастрофы как можно раньше, чтобы составить корпус «профессионалов» для выработки единых организационных принципов с представителями других медицинских структур и спасателями в районе бедствия.

Примером такого специализированного формирования может служить созданный в 1964 г. в Вооружённых силах Франции медицинский отряд быстрого реагирования (EMIR). Численность отряда составляет 75 человек (19 офицеров, 28 сержантов и медицинских сестер и 26 рядовых). Коечная емкость – 100 коек. Запас основного имущества весом 65 т рассчитан на 7 дней автономной работы.

Созданы «военные силы гуманитарной помощи быстрого вмешательства» (1986), предназначенные для быстрого развертывания в целях оказания неотложной медицинской помощи пострадавшим в ЧС, оказания медицинской помощи при массовых бедствиях и эпидемиях, в т.ч. и за пределами страны. Организация этих сил включает три формирования: парашютно-десантные подразделения хирургов и госпитального отделения, подвижный медицинский госпиталь, группу эпидемиологов и средства усиления.

NDMS США предусматривает добровольное объединение сил и средств не только министерства здравоохранения, медицинских учреждений штатов, частных организаций и ведомств действующих в области здравоохранения, но и медицинской службы Вооруженных сил. При этом Управление медицинской координации Вооруженных сил США (Armed Services Medical Regulation Office) планирует активное использование, наряду с терапевтами и хирургами, психиатров.

В армии и на флоте США созданы специальные группы скорой психиатрической помощи, в которые входят психиатры, психологи, социальные работники и другие специалисты.

В Вооруженных силах Германии и ряда других стран предусмотрены специальные воздушно-десантные медицинские роты и воздушно-десантные группы врачебной помощи, которые, помимо своего прямого предназначения, могут быть использованы для оказания наиболее ранней помощи пострадавшим при ЧС.

В армии Великобритании, после вооруженного конфликта на Фолклендских островах (1982), также были созданы полевые психиатрические бригады (Field Psychiatric Teams) для каждой дивизии.

В военных округах и на флотах Российской Федерации в начале 1990-х гг. были развёрнуты отдельные медицинские отряды специального назначения (омедоСпН), которые предназначены для развертывания в районах стихийных бедствий, крупных аварий и катастроф с целью оказания пострадавшим квалифицированной и элементов специализированной медицинской помощи, их временной госпитализации, лечения и подготовки к эвакуации в медицинские учреждения Минздрава России и Минобороны России для последующего окончательного лечения и реабилитации.

Только за последние годы обсуждению теоретических и прикладных вопросов медицины катастроф посвящены ряд международных конгрессов и научно-практических конференций, выпущена серия монографий, учебников и руководств, а также специализированных журналов по проблемам экстремальной медицины и медицины катастроф.

Основные международные организации, объединения государственных, национальных и неправительственных обществ, занимающиеся проблемами медицины катастроф в чрезвычайных ситуациях

Помимо ВОЗ (WHO), основные международные организации, объединения государственных, национальных и неправительственных обществ, занимающиеся проблемами медицины катастроф в чрезвычайных ситуациях, действующие в настоящее время, представлены Международным обществом медицины катастроф (ISDM); Всемирной ассоциацией медицины катастроф и чрезвычайных ситуаций (WADEM); Международной организацией «Врачи без границ» (MSF); Центром менеджмента катастроф и оказания гуманитарной помощи «Экселенс» (Гонолулу, Гавайи); Европейским центром медицины катастроф (CEMEC) (Республика Сан-Марино); Отделом медицины катастроф при госпитале в Амстердаме (Нидерланды); Центром международных систем экстренной медицинской помощи (CIEMS) (Германия); Немецкой службой спасения по воздуху Германии (DRF Luftrettung e.V.); Баварским Красным Крестом; Международной ассоциацией индивидуальной и коллективной защиты (INCOP) (Прага, Чешская Республика); Чешским обществом медицины катастроф и чрезвычайных ситуаций (CSEDM) (Храдек Кралове, ЧР); Азиатским центром уменьшения последствий катастроф (ADRC) (Кобэ, Япония); Азиатским центром готовности к катастрофам (Бангкок, Таиланд); Центром по управлению кризисами МСП (SCMC) при Отделе малых и средних предприятий (ОМСП) Министерства экономики Тайваня и др.

Представим краткую характеристику некоторых из вышеперечисленных обществ, объединений и организаций.

Международное общество медицины катастроф (ISDM) предназначено для координации и объединение усилий по научной разработке проблем медицины катастроф международного масштаба, научных исследований по направлениям неотложной медицинской помощи пострадавшим и их лечению в условиях массовых поражений, разработки учебных программ по медицине катастроф. Организовано в Женеве (1975).

Всемирная ассоциация медицины катастроф и чрезвычайных ситуаций (WADEM) преследует цель улучшения оказания догоспитальной помощи пострадавшим во всём мире при катастрофах. Основана в г. Майнц (Германия, 1976).

«Врачи без границ» (MSF - Medecins Sans Frontieres) – международная независимая некоммерческая медицинская гуманитарная организация, действующая более чем в 70 странах мира. Основана группой французских врачей и журналистов в 1971 г. Удостоена Нобелевской премии мира (1999).

Основная задача MSF - оказание чрезвычайной медицинской помощи населению, пострадавшему в результате военных конфликтов, голода, эпидемий, вынужденной миграции, природных катастроф без какого-либо различия и дискриминации.

Европейский центр медицины катастроф (CEMEC) - международная межправительственная организация, призванная содействовать предотвращению и уменьшению опасности природных и техногенных катастроф путём проведения научных исследований, международного сотрудничества, разработки программ по подготовке специалистов, главным образом среди европейских стран. Основан в 1986 г. под эгидой Совета Европы. Расположен в Сан-Марино.

Основные направления деятельности CEMEC:

- организация учебных курсов по вопросам медицины катастроф для врачей, медицинских сестер, спасателей, ветеринаров, руководящего состава гражданской обороны;

- организация европейских семинаров специалистов в области планирования и координации учебных программ;

- координация на европейском уровне исследований в области медицины катастроф;

- организация «круглых столов» для обсуждения учебных и научно-исследовательских программ;

- публикация различных материалов по специальным вопросам предотвращения и ликвидации последствий бедствий;

- сбор информации и создание соответствующих банков данных;

- создание в сотрудничестве с Католическим университетом (г. Рим) банка библиографических данных.

Международная ассоциация противопожарных и спасательных служб (CTIF) - крупнейшая международная организация, объединяющая в своих рядах на правах действительных членов профессиональных и добровольных пожарных и спасателей 48 стран мира и около 30 фирм, организаций, ассоциаций, физических лиц, работающих в сфере разработки, производства противопожарной техники и оборудования, а также обеспечения общественной безопасности в качестве ассоциированных членов. Создана в Париже (1900). Штаб-квартира находится в Берлине.

Баварский Красный Крест, краевое товарищество Erlangen-Höchstadt (Bayerisches Rotes Kreutz Kreisverband Erlangen-Höchstadt) является наиболее крупной организацией среди добровольных вспомогательных служб. Выполняет две основные функции — это спасательные работы (оказание неотложной медицинской помощи) и транспортировка больных, в. т. ч. и психически больных, в больницы разного профиля с понедельника по пятницу включительно (в выходные дни работают те, кто числится на альтернативной службе). Для региональных крупномасштабных случаев располагает в качестве федерального резерва поездом помощи «Бавария», способным обеспечить оказание помощи примерно 4000 лиц по линии медицинской службы и службы обслуживания, а также 19-тью полностью оснащенными инфекционными госпиталями.

В Баварии также созданы около 7800 добровольных пожарных команд, насчитывающих примерно 348 тыс. пожарных, 6 профессиональных и около 400 заводских и производственных пожарных команд. В их компетенцию входит противопожарная защита и оказание технической помощи в случае катастроф и других ЧС.

Комиссия ООН по защите окружающей среды (United Nations Environment Programme, UNEP) в Европе в 1987 г. начала реализацию проекта по системе действий при промышленных авариях (Awareness and Preparedness for Emergencies at the Local Level, APELL). APELL содержит рекомендации по повышению осведомленности местной общественности о потенциально опасных предприятиях и предназначено для подготовки скоординированных планов реагирования на ЧС.

На уровне Содружества Независимых Государств (СНГ) в соответствии с Соглашением о взаимодействии в области предупреждения и ликвидации последствий ЧС природного и техногенного характера от 22.01.1993 г. и Решением Совета по сотрудничеству в области здравоохранения СНГ от 03.06.1994 г. создан и функционирует Координационный совет государств - участников СНГ по проблемам медицины катастроф, который является специализированным рабочим и консультативным органом Совета по сотрудничеству в области здравоохранения СНГ, обеспечивает или непосредственно выполняет в пределах своих функциональных обязанностей его решения.

В рамках реализации чернобыльской программы ЮНЕСКО были открыты общественные центры для социальной и психологической поддержки облучённого населения: три на Украине, по четыре - в России и Белоруссии. Общественные центры работают с населением по широкому кругу психологических проблем, вызванных аварией. Основные цели, преследуемые общественными центрами психологической реабилитации: 1) состояния психического здоровья всех возрастных и социальных групп общества; 2) поощрение взаимодействия внутри общества; 3) оказание содействия членам общества с целью контроля собственной жизни; 4) развитие социальной ответственности; 5) содействие.

Функционируют и другие национальные и международные ассоциации медицины катастроф.

> **Дефиниция 1.3 Медико-тактическая характеристика очага ЧС -** результаты анализа данных о факторах/условиях, которые оказывают существенное влияние на организацию медицинского обеспечения пострадавших в ЧС, т.е. на количественный и качественный состав сил и средств службы медицины катастроф, их организационное построение и тактику использования.

Факторами/условиями, оказывающими существенное влияние на организацию медицинского обеспечения пострадавших в ЧС, являются:

1) вид, площадь и особенности рельефа местности очага ЧС;

2) уровень и площадь радиоактивного загрязнения, химического и/или биологического заражения территории;

3) величина и структура санитарных потерь (в т.ч. психических нарушений у пострадавших);

4) нуждаемость пораженных (больных) в оказании различных видов медицинской помощи;

5) условия проведения лечебно-эвакуационных мероприятий в зоне ЧС (состояние системы управления территориального здравоохранения, расположенных в зоне ЧС лечебно-профилактических, санитарно-гигиенических, противоэпидемических учреждений и учреждений снабжения медицинским имуществом; потери медицинских сил и средств (выход из строя медицинского персонала, медицинского имущества, оборудования и техники); характер разрушений зданий, сооружений, дорог, мостов;

6) санитарно-гигиеническая и санитарно-эпидемиологическая обстановка, сложившаяся в результате ЧС;

7) нарушение жизнеобеспечения населения в зоне ЧС и прилегающих к ней районах.

> **Дефиниция 1.4 Структура санитарных потерь** - это распределение пораженных (больных): по степени тяжести поражений (заболеваний) - крайне тяжелые, тяжелые, средней степени тяжести, легкие; по характеру и локализации поражений (видам заболеваний).

Величина и структура потерь в ЧС подвержены колебаниям в широком диапазоне, зависят от многочисленных факторов, и, прежде всего, от характера, масштаба и интенсивности действия поражающих факторов ЧС; численности населения в зоне ЧС, плотности и характера его размещения; характера застройки; своевременности оповещения; степени защиты и готовности населения к действиям при угрозе ЧС, уровня подготовки к ликвидации последствий ЧС и др.

При землетрясениях соотношение погибших и раненых в среднем составляет 1:3, а тяжело- и легкораненых близко к цифре 1:10, причем до 70% раненых получают травмы мягких тканей, до 21% – переломы, до 37% – черепно-мозговые травмы, а также травмы позвоночника (до 12%), таза (до 8%), грудной клетки (до 12%). У многих пострадавших наблюдаются множественные травмы, синдром длительного сдавливания, ожоги, реактивные психозы и психоневрозы. Среди раненых преобладают женщины и дети.

Величина потерь населения в ЧС часто значительно увеличивается в результате неправильного поведения людей (паника, неумение укрыться, падение с высоты и др.). Например, при землетрясении 22,5 - 45 % травм возникает вследствие падения конструкций и 55 % - как результат неправильного поведения людей (паника, неумение укрыться, падение).

Пострадавшие с психотическими проявлениями составляют от 1 до 5% от общего числа лиц с психоневрологическими расстройствами в ЧС.

Пострадавшие, на короткое время потерявшие способность к выполнению служебных обязанностей в результате развития у них психических расстройств невротического уровня, только в 10% случаев нуждаются в оказании доврачебной помощи. При расстройствах психотического уровня она необходима 90% пострадавших и первая врачебная - 40% из них. Практически все лица с психическими расстройствами, независимо от степени тяжести клинической картины, нуждаются в доврачебной помощи. Первая врачебная помощь необходима 65% пострадавших с легкими и до 100% - с тяжелыми психогениями. При этом, как показали расчеты, в специализированной медико-психологической помощи нуждаются 25% пострадавших с невротическими реакциями, 75% - с психическими расстройствами средней тяжести и 100% - с тяжелыми. Сроки лечения этих групп различны: до 10 сут. практически для всех пострадавших с легкими психогениями и более 2 мес. - для лиц с реактивными психозами.

Встречающиеся в литературе цифры распространенности психических нарушений при различных ЧС колеблются в широких пределах: от 2 - 10%, до 59 - 75%. Еще более высокие цифры указаны в публикациях последних лет. По данным В.М. Гарнова (1989), у 90% людей, перенесших землетрясение в Армении (07.12.1988), отмечались абортивные психические реакции, возникавшие на фоне измененного сознания, причем в 10% наблюдений развивались психотические состояния. Аналогичные сведения представили A.K.Goenjian и соавт. (1994) при анализе психических расстройств во время землетрясения в Армении. Признаки посттравматической стрессовой реакции зарегистрированы у 80% пострадавших при железнодорожной катастрофе в Башкирской АССР (03.06.1989), в т.ч. у 10% - в тяжелой форме.

В структуре психических нарушений при ЧС, по данным большинства исследований последних лет, отмечается преобладание психогенных расстройств в виде невротических реакций и состояний, психологических стрессовых реакций и, значительно реже, реактивных психозов.

Короткова Н.В. указывает, что посттравматическое стрессовое расстройство (ПТСР) составляет от 10 до 50 % всех медицинских последствий участия в войне. Им по-прежнему страдают 29-45 % ветеранов II Мировой войны, 25-30 % американских ветеранов войны во Вьетнаме; среди получивших боевые ранения и увечья эта цифра достигает 42 %. Установлены данные о деструктивном влиянии ПТСР на последующие поколения, как по причине особых взаимоотношений в семьях ветеранов, так и в результате возможного генетического унаследования приобретённых патологических изменений.

Катамнестический анализ, проведённый R.A. Newman (1964), показал, что только 45% ветеранов, перенёсших «боевое истощение» в Корее (1950 - 1953), спустя 5 лет сохранили трудоспособность.

Эпидемиологические исследования распространенности ПТСР весьма противоречивы: по комбатантам Вьетнамской войны приводится цифра в 15% у ветеранов мужчин и 9% - у женщин, что составляет примерно 470000 человек на начало 1990-х гг. В целом частота ПТСР составляет 0,5% у мужчин и 1,2% у женщин.

Симптомы ПТСР наиболее выражены в период от 3 до 6 мес. после возвращения с войны. В среднем 30% пациентов выздоравливают полностью, у 40-60% сохраняются умеренные или незначительные нарушения и у 10-20% наблюдается переход в тяжёлые хронические формы. При этом ПТСР нередко прогрессирует, затрагивая почти каждый аспект жизни комбатанта, включая работу, межличностные отношения, физическое здоровье, самооценку.

Посттравматическое стрессовое расстройство (ПТСР) составляет от 10 до 50% всех медицинских последствий участия в войне (Armfield F. 1994). Им по-прежнему страдают 30-45% ветеранов II Мировой войны (1939-1945) (Kidson M.A. et al., 1993; Sutker P.B. et al., 1993). 25-30% американских ветеранов войны во Вьетнаме (1965-1975); среди лиц, получивших боевые ранения, эта цифра достигает 42% (Bourne P.G., 1970; Stretch R.H., 1986).

Хронические последствия БПТ в отдаленном периоде среди непосредственно участвовавших в боях ветеранов прослеживаются в 48,7% случаев; среди остальных военнослужащих – в 20% (Снедков Е.В., 1997).

В ряде публикаций подчеркивается также важность изучения психического состояния у непосредственных участников ликвидации последствий ЧС (спасателей, медицинского персонала), которые, по мнению G.T. Pichot и D. Rudd (1991) являются «скрытыми жертвами катастроф». Сообщается, что распространенность и выраженность психических расстройств у спасателей в значительной степени определяется наличием опыта оказания помощи в ЧС. Указывается, в связи с этим, на необходимость заблаговременной подготовки данных специалистов к работе в экстремальных условиях, в том числе психологической.

В структуре входящего потока в омедоСпН среди пострадавших психоневрологического профиля лица с острыми психическими реакциями на стресс, состояниями дезадаптации и переутомления, требующими психологической разгрузки, могут составить до 80%, из них нуждающиеся в лечении в госпитальном отделении - 15% и нуждающиеся в оказании неотложной помощи в условиях психоизолятора - 5%.

На организацию лечебно-эвакуационного обеспечения населения, пострадавшего в ЧС, существенное влияние окажут наличие, степень выхода из строя и состояние учреждений здравоохранения в очаге ЧС, их размещение и возможности, степень неожиданности развития катастрофы, состояние, возможности, готовность к реагированию на ЧС службы медицины катастроф и системы здравоохранения в целом, а также условия, складывающиеся при ЧС.

Так, при землетрясениях происходит разрушение не только жилых домов, зданий различного предназначения, но и инфраструктуры здравоохранения: зданий, где размещены медицинские учреждения, системы жизнеобеспечения: водо-, тепло-, энергоснабжения, транспортных коммуникаций и связи.

При организации медицинского обеспечения населения в ЧС необходимо также учитывать, что любая ЧС с человеческими жертвами в первый период времени неминуемо приводит к более или менее выраженному хаосу, отсутствию первоначальной организации спасения, розыска, оказания первой медицинской помощи и эвакуации пострадавших, к недостатку общего и особенно санитарного транспорта, а также к нехватке медицинских работников, психологическому шоку, который особенно типичен для тяжелых землетрясений.

В зонах (районах) ЧС обычно значительно ухудшается санитарно-гигиеническое и санитарно-эпидемическое состояние, возникает реальная угроза возникновения и роста инфекционной патологии.

1.5 Организация лечебно-эвакуационного обеспечения населения в чрезвычайных ситуациях.

Дефиниция 1.5 Лечебно-эвакуационное обеспечение населения в чрезвычайных ситуациях - часть системы медицинского обеспечения, представляющая собой комплекс своевременных, последовательно проводимых мероприятий по оказанию экстренной медицинской помощи пораженным в зонах чрезвычайных ситуаций в сочетании с эвакуацией их в лечебные учреждения для последующего лечения.

Выделяют три вида систем лечебно-эвакуационного обеспечения населения в ЧС: французскую, англо-саксонскую и смешанную, представленные на рисунке 3.

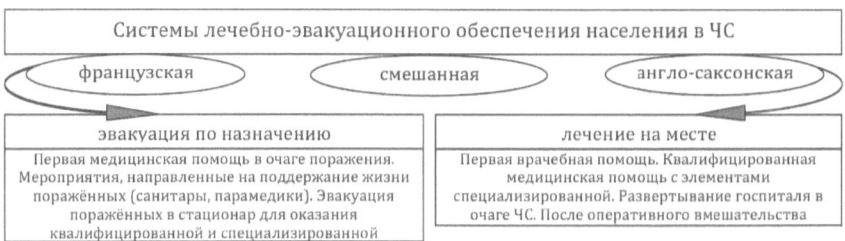

Рис. 3 Виды систем лечебно-эвакуационного обеспечения населения в чрезвычайных ситуациях.

Французская система лечебно-эвакуационного обеспечения населения в ЧС в своей основе имеет принцип эвакуации по назначению и предполагает оказание первой медицинской помощи поражённым непосредственно в очаге поражения путём проведения силами санитаров и парамедиков мероприятий, направленных на спасение и поддержание жизни поражённых, после чего проводится эвакуация поражённых в стационар, где нуждающимся оказывают квалифицированную и специализированную медицинскую помощь.

Англо-саксонская система лечебно-эвакуационного обеспечения населения в ЧС в своей основе имеет принцип лечения на месте и предполагает оказание поражённым первой врачебной помощи, квалифицированной медицинской помощи с элементами специализированной в госпитале, развернутом в очаге ЧС. И лишь после оперативного вмешательства и готовности пострадавших - проведение их эвакуации в клиники для завершения лечения. Смешанная система лечебно-эвакуационного обеспечения населения в ЧС предполагает использование элементов двух вышеуказанных систем в зависимости от медико-тактической обстановки.

Структурно система лечебно-эвакуационного обеспечения населения в ЧС может быть представлена в виде слагаемой трёх подсистем: розыска, сбора и выноса/вывоза пострадавших из очага ЧС; оказания медицинской помощи и лечения; медицинской эвакуации, соотношение и содержание которых представлены на рисунке 4.

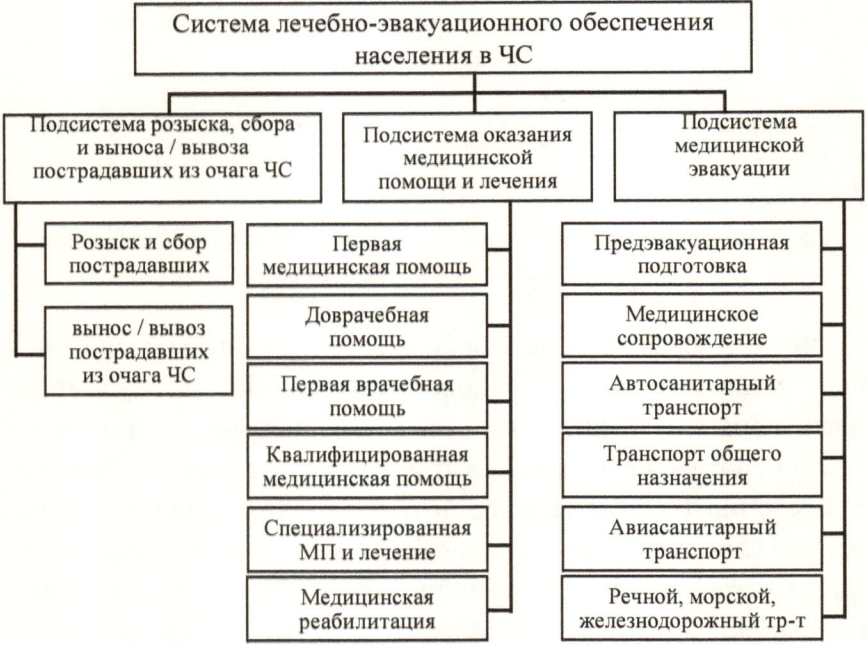

Рис. 4 Структура системы лечебно-эвакуационного обеспечения населения в чрезвычайных ситуациях.

Система лечебно-эвакуационного обеспечения населения в ЧС, принятая службой медицины катастроф, основывается на принципе этапного лечения пораженных с эвакуацией их по назначению.

В ЧС применяют организационные принципы оказания медицинской помощи пораженным исходя из конкретной обстановки в зоне ЧС и учитывая факторы времени и места.

В основу организации лечебно-эвакуационного обеспечения населения в ЧС закладывается двухэтапная система оказания медицинской помощи:

1 – на догоспитальном этапе - своевременное оказание первой медицинской и первой врачебной помощи поражённым в зоне ЧС, проведение медицинской сортировки и осуществление медицинской эвакуации в лечебные учреждения

2 – на госпитальном этапе – оказание квалифицированной и специализированной медицинской помощи и лечение, медицинская реабилитация поражённых за пределами зоны ЧС.

При оказании медицинской помощи и лечении населения, пострадавшего в ЧС, должны использоваться единые методы лечения, при соблюдении строгой преемственности и последовательности лечебно-эвакуационных мероприятий.

Преемственность и последовательность лечебно-эвакуационных мероприятий обеспечиваются:

- соблюдением единых, заранее регламентированных и обязательных для всего медицинского персонала принципов и методов оказания медицинской помощи пораженным и их лечения при различных поражениях в ЧС;

- введением единой формы медицинских документов, сопровождающих пораженного на каждом этапе медицинской эвакуации;

- высокой профессиональной подготовкой медицинского персонала;

- четким непрерывным управлением медицинскими силами и средствами, координацией их действий.

Лечебно-эвакуационное обеспечение населения в ЧС осуществляют следующие формирования службы медицины катастроф Минздрава России:

- бригады скорой медицинской помощи (БСМП) (линейные и специализированные) - предназначены для оказания экстренной медицинской помощи в районе ЧС на догоспитальном этапе;

- бригады экстренной медицинской помощи (БЭМП) (врачебно-сестринские и доврачебные) - имеют основным предназначением усиление службы скорой медицинской помощи на догоспитальном этапе в районе ЧС;

- медицинские отряды (МО), состоящие из бригад экстренной медицинской помощи - предназначены для оказания неотложных мероприятий первой врачебной помощи на догоспитальном этапе;

- специализированные медицинские бригады постоянной готовности (СМБПГ) и бригады экстренной специализированной медицинской помощи (БЭСМП) - входят в состав центров медицины катастроф и предназначены для усиления лечебно-профилактических учреждений, оказывающих квалифицированную и специализированную медицинскую помощь;

- автономные выездные медицинские госпитали (АВМГ) - предназначены для оказания первой врачебной и квалифицированной медицинской помощи в очагах ЧС или в непосредственной близости их.

С целью максимально оперативного выдвижения к месту катастрофы ряд территориальных служб медицины катастроф в своем составе дополнительно развертывают:

- оперативные группы управления (ОГУ);

- санитарную авиацию (СА);

- подвижные комплексы медицины катастроф (ПКМК) на базе автомобильного шасси;

- аэромобильные лечебно-эвакуационные комплексы (АЛЭК) на базе вертолета Ми-17МВ.

Организация розыска, сбора, выноса (вывоза) поражённых в очаге чрезвычайной ситуации

Розыск, сбор, вынос/вывоз поражённых в зонах/очагах ЧС представляет собой наиболее сложный в организационном и техническом отношении процесс.

С объектов/участков поражения эвакуация поражённых обычно начинается автомобилями скорой медицинской помощи, дополнительно прибывшим транспортом лечебно-профилактических учреждений, попутным и индивидуальным транспортом, привлекаемым дорожно-патрульной службой МВД России, спасательных отрядов, а также транспортом объектов экономики и автобаз.

Для выноса и погрузки поражённых привлекается персонал аварийно-спасательных формирований/команд, местное население, военнослужащие.

Места погрузки пострадавших на транспорт выбирают как можно ближе в очаге поражения, вне зоны заражения и пожаров. Для оказания медицинской помощи и ухода за поражёнными в местах их сосредоточения выделяется медицинский персонал из числа персонала скорой медицинской помощи, спасательных отрядов, санитарных дружин до прибытия бригад скорой медицинской помощи и других формирований. В этих местах организуется оказание поражённым неотложной медицинской помощи, проводится их медицинская сортировка, подготавливается погрузочная площадка.

Дефиниция 1.6 Этап медицинской эвакуации — формирования и учреждения службы медицины катастроф, а также другие медицинские учреждения, развёрнутые на путях эвакуации поражённых в чрезвычайных ситуациях и обеспечивающие их приём, проведение медицинской сортировки, оказание установленного вида медицинской помощи, лечение и, при необходимости, предэвакуационную подготовку.

Этапами медицинской эвакуации в системе ВСМК являются медицинские формирования и лечебные учреждения Минздрава России, медицинской службы Минобороны России, МВД России, МЧС России, ФМБА и других министерств, федеральных агентств и служб, развёрнутые на путях эвакуации поражённых из зоны/района ЧС.

Организация работы этапа медицинской эвакуации определяется его положением в системе лечебно-эвакуационного обеспечения населения в ЧС, видом ЧС и медико-тактической обстановкой.

Основные задачи этапа медицинской эвакуации:

- приём, регистрация и медицинская сортировка поступающих поражённых;

- санитарная обработка поражённых, дезактивация, дегазация и дезинфекция их одежды и снаряжения;

- оказание поражённым медицинской помощи;

- госпитализация и лечение;

- временное размещение поражённых, нуждающихся в дальнейшей эвакуации;

- размещение поражённых, нуждающихся в изоляции (инфекционные больные, больные психо-неврологического профиля).

В состав этапа медицинской эвакуации также входят управление, лаборатория, аптека, хозяйственные подразделения и проч.

Виды и объём медицинской помощи

Медицинскую помощь пострадавшим в ЧС оказывают в следующих условиях:

- вне медицинской организации – в зоне/районе ЧС или вблизи ее, а также в транспортном средстве в ходе медицинской эвакуации;

- в стационаре - в условиях, обеспечивающих круглосуточное медицинское наблюдение и лечение пострадавшего, кроме того, в мобильном медицинском формировании и учреждении службы медицины катастроф, развернутом, как правило, в полевых условиях;

- в амбулатории – в условиях, не предусматривающих круглосуточного медицинского наблюдения и лечения пострадавшего в развернутом в полевом госпитале службы медицины катастроф или в стационарном лечебном учреждении.

Основной формой оказания медицинской помощи пострадавшим в ЧС является экстренная медицинская помощь, оказываемая при травмах, отравлениях, состояниях, возникающих в результате воздействия на население поражающих факторов ЧС, представляющих угрозу жизни пострадавшим.

Из числа погибших в зоне смерча в г. Иваново (СССР, 1984) 16 % выжили бы, если бы им своевременно и качественно была оказана первая медицинская помощь при кровотечении, переломах костей и асфиксии.

Ведущими причинами летальности поражённых в 1-2 сутки являются тяжелая механическая травма, шок, кровотечение и нарушение функции органов дыхания, причем 30% из них погибают в течение 1-го часа, 60% - через 3 часа и, если помощь задерживается на 6 часов, то погибает уже 90% тяжелопораженных.

Учитывая характер патологии и степень тяжести травмы, медицинская помощь поражённым в ЧС должна быть оказана как можно раньше.

Расчленение медицинской помощи в системе лечебно-эвакуационного обеспечения населения в ЧС представляет собой объективно необходимый, однако, вынужденный процесс, обусловленный, при определенных условиях, невозможностью оказания исчерпывающей медицинской помощи в зоне/районе ЧС. Для этого проводят эвакуацию пораженных различными видами транспорта в лечебно-профилактические учреждения, расположенные вблизи зоны ЧС или на значительном удалении от нее, туда, где может быть оказана исчерпывающая медицинская помощь и лечение.

Очевидно, что расчленение единого лечебного процесса и выполнение мероприятий различных видов медицинской помощи по мере прохождения пораженным в ЧС этапов медицинской эвакуации отрицательно влияет на его состояние, на течение и исход патологического процесса. В свою очередь, такая организация оказания медицинской помощи увеличивает потребность службы медицины катастроф в силах и средствах. Поэтому при организации лечебно-эвакуационного обеспечения населения в ЧС необходимо максимально сократить количество этапов медицинской эвакуации, которые должны «проходить» пораженные в процессе оказания им медицинской помощи и лечения.

Дефиниция 1.7 Вид медицинской помощи – официально установленный комплекс лечебно-профилактических мероприятий, проводимых при поражениях/заболеваниях населения личным составом аварийно-спасательных формирований и медицинским персоналом соответствующей квалификации в зоне/районе чрезвычайной ситуации и на этапах медицинской эвакуации с использованием необходимого медицинского имущества

В общем плане первые четыре вида медицинской помощи (первая, доврачебная, первая врачебная и квалифицированная) решают аналогичные задачи:

- устранение явлений, угрожающих жизни пораженного или больного в данный момент;

- выполнение мероприятий, направленных на устранение и снижение возникновения и развития тяжелых осложнений;

- проведение предэвакуационной подготовки, обеспечивающей медицинскую эвакуацию пораженных без существенного ухудшения их состояния.

Дефиниция 1.7 Объём медицинской помощи - типовой перечень лечебно-профилактических мероприятий, выполняемых по медицинским показаниям определённым категориям поражённых/больных на данном этапе медицинской эвакуации в рамках установленного вида медицинской помощи в соответствии с конкретными медико-тактическими условиями обстановки и возможностями этапа медицинской эвакуации.

Дефиниция 1.8 Первая медицинская помощь - комплекс медицинских мероприятий, выполняемый на месте поражения преимущественно в порядке само- и взаимопомощи, а также участниками аварийно-спасательных работ с использованием табельных и подручных средств.

Содержание первой помощи зависит от характера полученных поражений.

Основные мероприятий первой медицинской помощи при травмах:

- извлечение пораженных из-под завалов, разрушенных убежищ, укрытий;
- тушение горящей одежды - при ожогах пламенем;
- восстановление проходимости верхних дыхательных путей (удаление из полости рта инородных предметов – выбитых зубов, сгустков крови, комков земли и др.), искусственную вентиляцию легких методом «изо рта в рот» или «изо рта в нос» и др.;
- придание пораженному физиологически выгодного положения;
- временная остановка наружного кровотечения всеми доступными методами (давящей повязкой, пальцевым прижатием сосуда на протяжении, наложением жгута и т.п.);
- непрямой, закрытый массаж сердца;
- введение обезболивающих средств, антидотов и т.д.

- наложение герметической повязки при открытом пневмотораксе;

- наложение повязки на рану при повреждении кожи, ранении мягких тканей, ожоге или обморожении;

- иммобилизация конечностей при переломах и ушибах, обширных повреждениях мягких тканей и ожогах;

- фиксация туловища к доске или щиту при травмах позвоночника;

- обильное теплое питье (при отсутствии рвоты и данных, указывающих на травму органов брюшной полости) с добавлением 1/2 чайной ложки соды и соли на 1 литр жидкости, алкоголя;

- согревание пораженного.

Оптимальный срок оказания пострадавшим первой медицинской помощи - до 20 мин после травмы.

Мероприятия первой медицинской помощи при катастрофах с выбросом в окружающую среду АХОВ:

- защита органов дыхания, зрения и кожи от непосредственного воздействия на них АХОВ путем применения средств индивидуальной защиты, ватно-марлевых повязок, укрыванием лица влажной марлей, платком, полотенцем и т.д.;

- введение антидотов;

- скорейший вынос/вывоз пораженного из зоны заражения;

- беззондовое промывание желудка («ресторанным» способом), дача молока и адсорбентов – при попадании АХОВ в желудок;

- частичная специальная обработка открытых участков частей тела проточной водой с мылом, 2% раствором соды; частичная дегазация одежды и обуви.

Мероприятия первой медицинской помощи при радиационных авариях:

- прекращение поступления радиоактивных веществ внутрь организма с вдыхаемым воздухом, водой, пищей (надевание ватно-марлевой повязки, респиратора, противогаза, вызывание рвоты);

- применение средств профилактики и купирования первичной реакции (при рвоте – парентерально);
- вынос/вывоз поражённого из зоны радиоактивного заражения с целью прекращение внешнего облучения;
- частичная специальная обработка открытых частей тела;
- удаление радиоактивных веществ с одежды и обуви.

Мероприятия первой медицинской помощи при массовых инфекционных заболеваниях в очагах бактериологического (биологического) заражения:
- использование подручных и/или табельных средств индивидуальной защиты (ватно-марлевая повязка, респиратор, комплекты защитной одежды);
- активное выявление и изоляция температурящих больных, подозрительных на инфекционное заболевание;
- приём средств экстренной неспецифической профилактики;
- проведение частичной или полной специальной обработки.

При оказании первой медицинской помощи медицинский персонал использует средства, входящие в индивидуальную аптечку, санитарную сумку: обезболивающие, радиопротекторы, антидоты, антибиотики и др.

> **Дефиниция 1.9 Доврачебная помощь** - вид медицинской помощи, мероприятия которой дополняют первую медицинскую помощь и направлены на спасение жизни пораженных и предупреждение развития осложнений.

Доврачебную помощь поражённым оказывает медицинский персонал (медицинская сестра, фельдшер) с использованием табельного медицинского имущества.

Мероприятия доврачебной помощи (по показаниям):
- искусственная вентиляция легких с помощью S-образной трубки – воздуховода или аппарата типа «АМБУ»;
- надевание противогаза (ватно-марлевой повязки, респиратора) на пораженного при нахождении его на заражённой местности;

- контроль сердечно-сосудистой деятельности (измерение АД, частоты и характера пульса) и функции органов дыхания (частота и глубина дыхания) у пораженного;

- вливание инфузионных средств;

- введение обезболивающих и сердечно-сосудистых препаратов;

- введение и дача внутрь антибиотиков, противовоспалительных, седативных, противосудорожных и противорвотных препаратов;

- дача сорбентов, антидотов и т.п.;

- контроль правильности наложения жгутов, повязок, шин, при необходимости - их исправление и дополнение табельными медицинскими средствами;

- наложение асептических и окклюзионных повязок.

Медицинский персонал, оказывающий доврачебную помощь, также осуществляет контроль за правильностью оказания первой медицинской помощи.

Оптимальный срок оказания пострадавшим доврачебной помощи – 20-30 мин. с момента поражения (Платиновые полчаса).

> **Дефиниция 1.10 Первая врачебная помощь** - вид медицинской помощи, включающий комплекс лечебно-профилактических мероприятий, выполняемых врачами и направленный на устранение последствий поражения, непосредственно угрожающих жизни пораженного, на предупреждение развития осложнений и подготовку пораженного в случае необходимости к дальнейшей эвакуации.

Первую врачебную помощь пораженным оказывают формирования службы экстренной медицинской помощи, развернутые в зонах ЧС и в сохранившихся лечебных учреждениях.

Формирования службы экстренной медицинской помощи развертывают как можно ближе к участкам аварийно-спасательных работ, но в безопасных местах с удобными подъездными путями для автотранспорта. Наиболее целесообразно развертывать их вблизи местных поликлиник и больниц, прекративших работу из-за повреждений зданий. В ряде случаев целесообразно усиливать сохранившиеся лечебные учреждения медицинским персоналом формирований.

Первая врачебная помощь включает мероприятия двух групп:

1 - неотложные мероприятия первой врачебной помощи, невыполнение которых грозит гибелью пораженного или развитием тяжелых осложнений:

- устранение асфиксии (отсасывание слизи, рвотных масс и крови из верхних дыхательных путей; введение воздуховода; прошивание и фиксация языка; отсечение или подшивание свисающих лоскутов мягкого неба и боковых отделов глотки; трахеотомия по показаниям; искусственная вентиляция легких; наложение окклюзионной повязки при открытом пневмотораксе; пункция плевральной полости или торакоцентез при напряженном пневмотораксе);

- остановка наружного кровотечения (прошивание сосуда в ране или наложение зажима на кровоточащий сосуд, контроль за правильностью и целесообразностью наложения жгута или наложение жгута - по показаниям);

- проведение противошоковых мероприятий (переливание кровезаменителей при значительной кровопотере, выполнение новокаиновых блокад, введение обезболивающих и сердечно-сосудистых средств);

- отсечение конечности, висящей на лоскуте мягких тканей;

- катетеризация или капиллярная пункция мочевого пузыря с эвакуацией мочи при задержке мочевыделения;

- проведение мероприятий, направленных на устранение десорбции химических веществ с одежды и позволяющих снять противогаз с пораженных, поступающих из очага химического поражения;

- введение антидотов, применение противосудорожных, бронхорасширяющих и противорвотных средств;

- дегазация раны при загрязнении ее стойкими химическими веществами;

- промывание желудка при помощи зонда в случае попадания химических и радиоактивных веществ в желудок;

- применение антитоксической сыворотки при отравлении бактериальными токсинами и неспецифическая профилактика инфекционных заболеваний.

2 - мероприятия первой врачебной помощи, которые могут быть отсрочены:

- устранение недостатков первой медицинской и доврачебной помощи (исправление повязок, улучшение транспортной иммобилизации);

- смена повязки при загрязнении раны радиоактивными веществами;

- проведение новокаиновых блокад при повреждениях средней тяжести; инъекции антибиотиков и серопрофилактика столбняка при открытых травмах и ожогах;

- назначение различных симптоматических средств при состояниях, не представляющих угрозы для жизни пораженного.

Объем первой врачебной помощи может быть изменён (расширен или сужен) в зависимости от конкретных условий в зоне ЧС, величины и интенсивности входящего потока на этап медицинской эвакуации.

В оказании неотложных мероприятий первой врачебной помощи нуждаются в среднем 25% поражённых.

Оптимальный срок оказания первой врачебной помощи пострадавшим в ЧС - 30 минут – 1 час («Золотой час медицины катастроф») с момента поражения.

> **Дефиниция 1.11 Квалифицированная медицинская помощь** - вид медицинской помощи, включающий комплекс лечебно-профилактических мероприятий, выполняемый квалифицированными врачами (хирургами, терапевтами и др. специалистами) в медицинских формированиях и лечебных учреждениях с целью сохранения жизни пораженным, устранения последствий поражений, предупреждения развития осложнений, борьбы с уже развившимися осложнениями.

Важность своевременного и высококачественного оказания пораженным квалифицированной медицинской помощи определяется главным образом тем, что, во-первых, для значительной части наиболее тяжелопораженных (при повреждениях органов живота, шоке и др.) квалифицированная медицинская помощь является исчерпывающей; во-вторых, мероприятия квалифицированной медицинской помощи наиболее эффективны для предупреждения наиболее тяжелых осложнений (например, инфекционных осложнений), в-третьих, все пораженные при оказании квалифицированной медицинской помощи в результате проведения эвакуационно-транспортной сортировки получают эвакуационное назначение.

Выделяют два вида квалифицированной медицинской помощи: хирургическая и терапевтическая.

По срочности оказания мероприятия квалифицированной хирургической помощи разделяют на три группы:

1 - неотложные мероприятия по жизненным показаниям, отказ от выполнения которых угрожает гибелью пораженного в ближайшие часы;

2 - вмешательства, несвоевременное выполнение которых может привести к возникновению тяжелых осложнений;

3 - операции, отсрочка которых при условии применения антибиотиков не обязательно приведет к опасным осложнениям.

При благоприятной медико-тактической обстановке квалифицированную хирургическую помощь поражённым в

ЧС следует оказывать в полном объеме (выполняются операции всех трех групп). Сокращение объема квалифицированной хирургической помощи осуществляют за счет отказа от выполнения мероприятий 3-ей группы, а при крайне неблагоприятной обстановке - и 2-й группы.

Квалифицированная хирургическая помощь поражённым в ЧС должна быть оказана в первые 6-8 часов.

Квалифицированная терапевтическая помощь имеет своей целью устранение тяжелых, угрожающих жизни последствий поражения (асфиксия, судороги, коллапс, отек легких, острая почечная недостаточность), профилактику вероятных осложнений и борьбу с ними для обеспечения дальнейшей эвакуации пораженных.

Мероприятия квалифицированной терапевтической помощи по срочности ее оказания разделяются на две группы:

1 - мероприятия (неотложные) при состояниях, угрожающих жизни пораженного или сопровождающиеся резким психомоторным возбуждением, непереносимым кожным зудом при поражениях ипритом или грозящих тяжелой инвалидностью (поражение глаз АХОВ и др.);

2 - мероприятия, выполнение которых может быть отсрочено.

При неблагоприятной обстановке объем квалифицированной терапевтической помощи может быть сокращен до проведения мероприятий 1-й группы.

> **Дефиниция 1.12 Специализированная медицинская помощь** - вид медицинской помощи, включающий комплекс лечебно-профилактических мероприятий, выполняемый врачами-специалистами различного профиля в специализированных лечебных учреждениях или отделениях с использованием специального лечебно-диагностического оснащения и оборудования.

В оказании специализированной медицинской помощи будут нуждаться 70% от числа всех пораженных в ЧС. Данную категорию составят пострадавшие с поражением головы, шеи, позвоночника, крупных сосудов, торако-абдоминальная и урологическая группы, ожоговые пораженные, пораженные с острой лучевой болезнью, пораженные АХОВ, инфекционные больные, пораженные с отклонениями психики, пострадавшие с хроническими соматическими болезнями в стадии обострения.

Специализированная, в т.ч. высокотехнологичная, медицинская помощь оказывается в стационарных условиях врачами-специалистами лечебно-профилактических учреждений регионального и федерального уровней, включает в себя диагностику и лечение поражений и состояний, требующих использования специальных методов и сложных медицинских технологий, а также медицинскую реабилитацию.

Различают специализированную хирургическую и терапевтическую помощь.

Основными видами специализированной хирургической помощи, оказываемой пораженным в ЧС, являются нейрохирургическая, офтальмологическая, оториноларингологическая, стоматологическая; травматологическая; торакоабдоминальная; урологическая; комбустиологическая, педиатрическая (хирургическая), акушерско-гинекологическая, нефрологическая, ангиохирургическая, общехирургическая; специализированной терапевтической помощи - токсикологическая, радиологическая, помощь общесоматическим больным, психоневрологическая, инфекционная, педиатрическая (терапевтическая).

На госпитальном этапе системы лечебно-эвакуационного обеспечения населения в ЧС (стационарные лечебные учреждения территориального, ведомственного здравоохранения и клинической базы) обеспечивается оказание квалифицированной и специализированной медицинской помощи пораженным в полном объеме, лечение проводится до окончательного исхода.

Квалифицированная и специализированная медицинская помощь в специализированных лечебных учреждениях часто выполняется одновременно, поэтому нередко трудно провести между данными видами помощи четкую грань.

Высокотехнологичная медицинская помощь, оказываемая пораженным при ЧС, является частью специализированной медицинской помощи и включает в себя применение новых сложных и (или) уникальных методов лечения, а также ресурсоемких методов лечения с научно доказательной эффективностью.

Высокотехнологичная медицинская помощь оказывается медицинскими организациями в соответствии с перечнем видов высокотехнологичной медицинской помощи, утверждаемым уполномоченным федеральным органом исполнительной власти.

> **Дефиниция 1.13 Медицинская реабилитация** – комплекс организационных, лечебных, медико-психологических мероприятий, проводимых в отношении пораженных в ЧС с целью восстановления их трудоспособности.

Элементы медицинской реабилитации входят во все виды медицинской помощи в зависимости от степени тяжести ранения или заболевания.

В зависимости от вида и масштаба ЧС, количества пораженных и характера поражений, наличия сил и средств СМК, состояния здравоохранения регионального и муниципального уровня, удаления от зоны/района ЧС и возможностей лечебных учреждений госпитального типа, способных выполнить квалифицированную медицинскую помощь в полном объёме и элементы специализированной медицинской помощи, могут быть приняты (для всей зона/района ЧС, отдельных секторов и направлений) различные варианты оказания медицинской помощи пораженным в ЧС, представленные на рисунке 5:

- оказание пораженным на догоспитальном этапе только первой медицинской и/или доврачебной помощи;

- оказание пораженным на догоспитальном этапе первой медицинской и/или доврачебной помощи и первой врачебной помощи;

- оказание пораженным на догоспитальном этапе первой, доврачебной, первой врачебной и квалифицированной медицинской помощи в различном объеме.

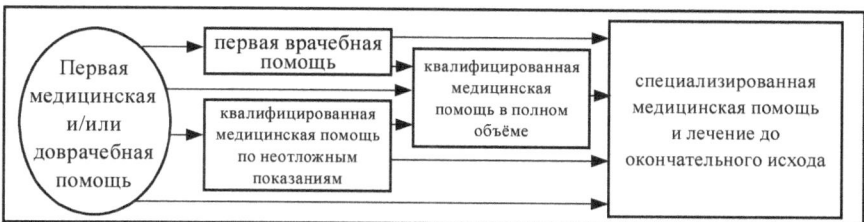

Рис. 5 Варианты организации оказания медицинской помощи населению в ЧС.

Таким образом может быть осуществлён манёвр видом и объёмом медицинской помощи поражённым в ЧС.

Соответственно, при ликвидации медико-санитарных последствий ЧС муниципального и локального масштаба вполне возможно использование принятой в повседневных условиях системы оказания медицинской помощи населению в ЧС (первый из названных вариантов), т.е. систему «лечения на месте».

> **Дефиниция 1.14 Медицинская сортировка** - распределение пораженных на группы по принципу нуждаемости в однородных лечебно-профилактических и эвакуационных мероприятиях в зависимости от медицинских показаний и конкретных условий обстановки.

Медицинскую сортировку проводят специально подготовленные и допущенные к этой работе врачи или сортировочные бригады, имеющие в своем составе врача, в целях обеспечения своевременного оказания максимально эффективной медицинской помощи пораженным и рационального использования медицинских сил и средств.

Методы диагностики последствий поражения, а также тактика проведения медицинской сортировки должны обеспечивать своевременность и преемственность оказания медицинской помощи пораженным на ВСЕХ (!) этапах медицинской эвакуации.

Выделяют два вида медицинской сортировки:

- внутрипунктовая - распределение пораженных по функциональным подразделениям этапа медицинской эвакуации (цель - определить где, в какую очередь и в каком объеме будет оказана медицинская помощь на данном этапе медицинской эвакуации);

- эвакуационно-транспортная - распределение пораженных по эвакуационному признаку (цель - определить необходимость и очередность эвакуации, вид транспорта и положение пострадавшего на транспорте, эвакуационное назначение).

В зависимости от опасности для окружающих, нуждаемости в санитарной/специальной обработке и изоляции пострадавших распределяют на группы:

- нуждающиеся в специальной (санитарной) обработке (частичной или полной);

- подлежащие временной изоляции;

- не нуждающиеся в специальной (санитарной) обработке. Лечебный признак - степень нуждаемости пострадавших в медицинской помощи, очередности и месте (лечебное подразделение) ее оказания.

По степени нуждаемости в оказании медицинской помощи выделяют три группы пораженных:

- нуждающихся в оказании неотложной медицинской помощи;

- не нуждающихся в оказании медицинской помощи на данном этапе медицинской эвакуации (помощь может быть отсрочена);

- пораженные в терминальном состоянии, нуждающиеся в симптоматической помощи, с травмой, несовместимой с жизнью.

Исходя из эвакуационного признака пораженных распределяют на три группы:

- подлежащие эвакуации в другие территориальные, региональные лечебные учреждения или центр страны с учетом эвакуационного предназначения, очередности, способа эвакуации (лежа или сидя), вида транспорта;
- подлежащие оставлению в данном лечебном учреждении (по тяжести состояния) временно или до окончательного исхода;
- подлежащие возвращению по месту жительства (расселения) для амбулаторно-поликлинического лечения или медицинского наблюдения.

> **Дефиниция 1.15 Медицинская эвакуация поражённых в ЧС** – совокупность мероприятий по доставке поражённых из зоны/района ЧС на медицинские пункты и в лечебные учреждения в целях своевременного и полного оказания медицинской помощи и лечения.

Медицинская эвакуация проводится при невозможности оказания полноценной медицинской помощи пораженным в зоне ЧС. Она начинается с выноса/вывоза пораженных из зоны ЧС и завершается с поступлением их в лечебное учреждение.

Для оказания медицинской помощи пострадавшим в ЧС создается эшелонированная группировка медицинских сил и средств.

> **Дефиниция 1.16 Группировка медицинских сил и средств** - организационно, функционально и территориально объединенные в определенную систему различные органы управления здравоохранением, медицинские формирования, подразделения, лечебные и другие учреждения, привлекаемые для выполнения конкретных задач лечебно-эвакуационного обеспечения пострадавших в ЧС.

Группировка медицинских сил и средств создается применительно к конкретной ЧС с учетом условий, влияющих на организацию и оказание медицинской помощи пострадавшим. Она должна обеспечивать оказание всех видов медицинской помощи в оптимальные сроки и в полном объеме.

Элементы группировки могут иметь различную принадлежность (муниципального, регионального и федерального уровней здравоохранения, а также неодинаковую ведомственную принадлежность). Группировка не является жесткой организационной структурой, в зависимости от условий, специфики и объема решаемых задач она может изменяться.

При организации оказания медицинской помощи пострадавшим в результате ЧС применяются три основных типовых варианта группировки медицинских сил и средств. Основными факторами, определяющими тот или иной вариант группировки, являются: место произошедшей ЧС, величина санитарных потерь и число пострадавших, нуждающихся, прежде всего, в оказании стационарной медицинской помощи, структура пораженных, возможности лечебных учреждений муниципального и регионального уровней по оказанию медицинской помощи.

При крупномасштабных ЧС группировка медицинских сил и средств включает силы и средства муниципального, регионального и федерального уровней с определенным количеством входящих в ее состав элементов и эшелонов.

Первый эшелон группировки располагается в пределах зоны (района) ЧС.

Типовой состав первого эшелона группировки может включать в себя следующие элементы: бригады скорой медицинской помощи и службы медицины катастроф; оперативную группу органа управления здравоохранением региона или территориального центра медицины катастроф (ТЦМК); санитарные автомобили (реанимобили) и другие транспортные средства; медицинский пункт, в т.ч. пункт (кабинеты или помещения, оборудованные для работы) для оказания медико-психологической помощи. Кроме того, в отдельных случаях в состав первого эшелона группировки могут входить бригады экстренного реагирования или медицинский отряд быстрого реагирования территориального центра медицины катастроф либо полевой многопрофильный госпиталь ВЦМК «Защита», оперативная группа Минздрава России, в т.ч. ВЦМК «Защита» (Штаба ВСМК).

В первом эшелоне группировки медицинских сил и средств – в зоне ЧС обязательно создается резервный фонд носилок медицинских и средств обогрева (одеяла и т.д.).

Основными задачами первого эшелона группировки являются:

- участие (совместно с аварийно-спасательными и другими формированиями РСЧС) в оказании пораженным первой медицинской помощи;

- оказание экстренной скорой, в т.ч. скорой специализированной, медико-санитарной помощи пораженным при ЧС;

- реализация распределения пораженных по лечебным учреждениям (если для ликвидации последствий ЧС привлекаются несколько больничных учреждений), в которых им предусматривается оказание медицинской помощи и лечение;

- медицинская эвакуация пораженных, нуждающихся в стационарном лечении, преимущественно в ближайшие больничные учреждения;

- оказание медицинской помощи участникам аварийно-спасательных формирований, привлекаемых к ликвидации последствий ЧС;

- оказание медико-психологической помощи пострадавшим, участникам аварийно-спасательных работ и другим лицам;

- координация деятельности медицинских формирований (подразделений), работающих в зоне ЧС;

- контроль за прибытием и деятельностью медицинских бригад (скорой медицинской помощи, службы медицины катастроф), работающих в зоне ЧС;

- обеспечение информацией соответствующих органов управления здравоохранением о медико-санитарной обстановке в зоне ЧС;

- взаимодействие с органами управления и силами других министерств и ведомств, участвующих в ликвидации последствий ЧС, по согласованию совместной деятельности в целях своевременного оказания медицинской помощи пораженным.

В состав второго эшелона группировки медицинских сил и средств входят: муниципальные и региональные больничные учреждения, федеральные лечебные учреждения, дислоцирующиеся на территории данного региона; бригады специализированной медицинской помощи; отделение экстренной консультативной медицинской помощи и медицинской эвакуации; поликлиники; станция (отделение) скорой медицинской помощи; резерв медикаментов и медицинского имущества, содержащийся при больничных учреждениях, ТЦМК и организациях снабжения медицинским имуществом; муниципальный, региональный орган управления здравоохранением ТЦМК.

На базе больничных учреждений могут временно работать БрСМП полевых госпиталей ВЦМК «Защита» или федеральных медицинских учреждений, в т.ч. РАМН, расположенных на территории региона или за его пределами.

На второй эшелон группировки медицинских сил и средств возлагаются следующие задачи по лечебно-эвакуационному обеспечению:

- организация планирования лечебно-эвакуационного обеспечения пораженных в результате ЧС;

- оказание экстренной медицинской помощи, первичной врачебной и первичной специализированной медико-санитарной помощи пораженным в результате ЧС;

- оказание специализированной, в т.ч. высокотехнологичной, медицинской помощи;

- отбор и направление пораженных с наиболее сложной патологией на лечение в федеральные лечебные учреждения;

- согласование вопросов о порядке направления пораженных в федеральные лечебно-профилактические учреждения;

- организация межбольничных переводов пораженных и их медицинской эвакуации;

- подбор и направление БрСМП, медицинских специалистов для работы в медицинских формированиях, учреждениях, привлекаемых для ликвидации медико-санитарных последствий теракта;

- подготовка пораженных, направляемых в федеральные лечебные учреждения, к медицинской эвакуации;

- бесперебойное снабжение медикаментами и необходимым медицинским имуществом медицинских формирований и учреждений группировки медицинских сил и средств первого и второго эшелонов;

- управление медицинскими учреждениями (организациями), формированиями, привлекаемыми к ликвидации медико-санитарных последствий ЧС и координация деятельности прибываемых и работающих на базе больничных учреждений бригад специализированной медицинской помощи из федеральных лечебных учреждений;

- взаимодействие с региональными (территориальными) органами управления, участвующими в ликвидации последствий

ЧС, в интересах своевременного оказания медицинской помощи пораженным и их эвакуации.

Особенностью группировки медицинских сил и средств первого и второго эшелонов является то, что они территориально располагаются в пределах границ одного субъекта Российской Федерации, где произошла ЧС.

При крупномасштабных ЧС в группировке медицинских сил и средств, при необходимости, создается третий эшелон, который представляют в основном медицинские учреждения федерального уровня. В третий эшелон группировки включают многопрофильные и узкоспециализированные лечебно-профилактические учреждения, медицинские центры и научно-исследовательские учреждения, имеющие клиники, подведомственные Минздраву России и РАМН; резерв специализированных коек и медицинских формирований (БрСМП), медицинского имущества Минздрава России для ЧС; Комиссия по предупреждению и ликвидации чрезвычайных ситуаций и обеспечению пожарной безопасности Минздрава России; ВЦМК «Защита» Минздрава России и Штаб Всероссийской службы медицины катастроф; при необходимости другие федеральные медицинские учреждения. Кроме того в состав третьего эшелона могут входить ЛПУ, расположенные на территории соседних субъектов Российской Федерации.

На третий эшелон группировки медицинских сил и средств в ходе ликвидации последствий ЧС возлагаются следующие задачи:

- оказание специализированной, в т.ч. высокотехнологичной, медицинской помощи пораженным, имеющим наиболее сложную патологию (ранения, травмы, заболевания);

- подбор и направление оперативной группы управления, мобильных медицинских формирований (БЭР, полевой многопрофильный госпиталь, БрСМП) и отдельных специалистов здравоохранения из состава федеральных органов управления здравоохранением, в т.ч. ВЦМК «Защита», лечебных учреждений, в т.ч. и РАМН, для работы в системе лечебно-эвакуационного обеспечения пораженных в ЧС, функционирующей в пределах региона;

- участие в отборе пациентов, нуждающихся в оказании специализированной, в т.ч. высокотехнологичной, медицинской помощи, среди пораженных, находящихся на стационарном лечении в больничных учреждениях региона, для перевода их на лечение в федеральные лечебные учреждения;

- организация медицинской эвакуации пораженных преимущественно по воздуху из лечебно-профилактических учреждений региона в федеральные лечебные учреждения (иногда в лечебные учреждения, расположенные на территории других субъектов Российской Федерации);

- организация отправки необходимого медицинского имущества для обеспечения бесперебойной работы лечебных учреждений, медицинских формирований, в т.ч. БрСМП, участвующих в ликвидации медико-санитарных последствий ЧС;

- решение управленческих задач по организации лечебно-эвакуационного обеспечения населения, пострадавшего в результате ЧС;

- управление и координация действий медицинских формирований, лечебных и других учреждений, привлекаемых для оказания медицинской помощи пораженным в ЧС;

- организация взаимодействия с федеральными органами исполнительной власти, организующих выполнение мероприятий, способствующих эффективному лечебно-эвакуационному обеспечению пораженных.

При крупномасштабных ЧС, происходящих в мегаполисах, группировка медицинских сил и средств состоит, как правило, из двух эшелонов.

Задачи и состав первого эшелона группировки в полной мере соответствуют первому эшелону, создаваемому при крупномасштабных ЧС системы организации лечебно-эвакуационного обеспечения. Второй эшелон группировки представляют больничные учреждения (клиники), которые в зависимости от их удаления от зоны ЧС и наличия возможностей по оказанию необходимой медицинской помощи пораженным с учетом имеющейся патологии могут выделяться и образовывать отдельные эшелоны.

При ЧС в мегаполисах пораженные поступают непосредственно в лечебные учреждения, в которых они получают, как правило, исчерпывающую медицинскую помощь, тем самым необходимость в межбольничной эвакуации практически исключается.

Кроме лечебных учреждений в состав второго эшелона группировки входят: станции (подстанции) скорой медицинской помощи; поликлиники; резерв медикаментов и медицинского имущества для ЧС, содержащийся при лечебных учреждениях, ТЦМК и организациях снабжения медицинским имуществом; ТЦМК, орган управления здравоохранением региона (города).

В зависимости от обстановки в состав второго эшелона группировки могут входить другие медицинские учреждения.

При ЧС, сопровождающихся немногочисленными санитарными потерями и при условии, что лечебные учреждения муниципального и регионального уровней в состоянии обеспечить оказание в оптимальные сроки установленные виды медицинской помощи пораженным в полном объеме с учетом имеющейся патологии, состав создаваемой группировки медицинских сил и средств, привлекаемых для ликвидации медико-санитарных последствий ЧС, ориентирован на муниципальный и региональный уровни здравоохранения.

Система лечебно-эвакуационного обеспечения пораженных в ходе ликвидации последствий таких ЧС территориально располагается в пределах границ конкретного субъекта Российской Федерации, а продолжительность ликвидации медико-санитарных последствий ЧС не превышает, как правило, 3 часов.

Создаваемая группировка медицинских сил и средств для организации и оказания медицинской помощи пораженным в ЧС включает в себя, как правило, два эшелона, решающих практически те же задачи, что и при крупномасштабных ЧС. Главным их отличием является то, что в состав эшелонов не входят силы и средства федерального уровня, дислоцированные за пределами данного региона.

К созданию группировок медицинских сил и средств, предназначенных для организации и оказания медицинской помощи пораженным в ходе ликвидации медико-санитарных последствий различных ЧС необходимо приступать заблаговременно (в процессе планирования в подготовительный период) на основе данных прогнозирования вероятных ЧС и окончательно – в ходе принятия решения на ликвидацию медико-санитарных последствий конкретной ЧС.

1.6 Системы оказания медицинской помощи при ликвидации медико-санитарных последствий чрезвычайных ситуаций природного и техногенного характера

1.6.1 Национальная система медицины катастроф США

Основным документом, регламентирующим организацию оказания помощи населению США в ЧС, является Директива о национальной безопасности № 47 (июль 1982).

На государственном уровне за разработку мероприятий и определение общей политики предупреждения и ликвидации последствий катастроф и стихийных бедствий отвечает несколько ведомств, подчиняющихся непосредственно Президенту США. Основным ведомством, которому отводится главная роль при катастрофах, является Federal Emergency Management Agency (FEMA).

Основные задачи FEMA:
- координация деятельности органов гражданской обороны штатов, федеральных министерств и ведомств (министерства энергетики, министерства транспорта и др.) и предприятий частного сектора;

- обеспечение подготовки кадров, обучение населения и распространение информации по вопросам ГО;
- проведение научно-исследовательских работ;
- решение задач по борьбе с терроризмом;
- контроль за использованием электронных средств массовой информации в период чрезвычайного положения;
- взаимодействие с Вооруженными силами.

FEMA, координирует деятельность органов гражданской обороны штатов, федеральных министерств и ведомств (министерства энергетики, министерства транспорта и др.) и предприятий частного сектора. FEMA непосредственно связано с региональными центрами и центрами чрезвычайного реагирования штатов.

Городские центры FEMA тесно взаимодействуют с управлением коммунального хозяйства, школами, воинскими частями, больницами и другими медицинскими учреждениями, в т.ч. и военными, Американским отделением Красного Креста, Армией спасения, страховыми агентствами, пожарными агентствами, окружным следственным отделом, местными радиолюбительскими обществами, транспортными агентствами.

Медицинская помощь населению США в ЧС осуществляется в рамках Национальной системы медицины катастроф (National Disaster Medical System, NDMS), которая входит в состав FEMA. Обеим системам присущи принципы иерархии и деления на зоны.

Основные задачи NDMS США:
- медицинское обеспечение населения в условиях крупных технологических катастроф и стихийных бедствий, когда количество нуждающихся в оказании медицинской помощи превышает возможности лечебных учреждений района;
- планирование организационных, эвакуационных, санитарно-гигиенических и медицинских мероприятий;
- организация отрядов специализированной медицинской помощи и распределение пораженных по госпиталям в случае возникновения бедствия.

Потенциальными случаями функционирования NDMS США являются землетрясения, наводнения, промышленные катастрофы, наплыв беженцев.

NDMS США не предназначена для использования в условиях применения оружия массового поражения.

Реальное функционирование NDMS США может начаться непосредственно после объявления президентом США о ЧС. По просьбе официальных лиц здравоохранения пострадавшего штата это может сделать помощник министра здравоохранения. Губернатор пострадавшего штата может обратиться за федеральной помощью. Министр обороны США может ввести в действие службы национальной безопасности при чрезвычайном положении или в случае войны. Федеральное агентство борьбы с чрезвычайными ситуациями непосредственно развертывает службу медицинской помощи при катастрофах для гражданского населения.

Для координации работы федеральной медицины и быстрого медицинского реагирования в условиях бедствия создается центр поддержки действия NDMS США.

При возникновении ЧС NDMS, на основании санкции Президента США, формирует и отправляет в зону бедствия бригады медицинской помощи при катастрофах (Disaster Medical Assistans Team, DMAT), а при необходимости и соответствующие военно-медицинские силы.

Основная часть DMAT представлена эвакуационно-сортировочными (CSU), «подвижными хирургическими» (MSU) и многопрофильными подразделениями. Каждая DMAT (всего их около 150) насчитывают от 30 до 100 добровольцев из числа медицинских работников (врачи, медсестры, технический персонал лабораторий, рентгенкабинетов и др.), администраторов, снабженцев, прошедших специальную подготовку по курсу «Действия в кризисных ситуациях». Вариант состава DMAT представлен в таблице 3.

Медицинская группа предназначена для оказания неотложной медицинской помощи пораженным в очагах катастроф. В ее состав включены два руководителя организацией неотложной медицинской помощи, два медицинских специалиста по неотложной медицинской помощи, два средних медработника, пять медицинских специалистов (спасателей), два офицера-спасателя и 7 спасателей.

Техническая группа предназначена для технического обеспечения спасательных работ и организации связи. В ее состав включены два руководителя и по два специалиста

В медицинских учреждениях или в центре по ЧС необходимо иметь следующее оснащение на случай катастрофы:

- деревянные щиты для транспортировки пораженных в зоне бедствия. Они сравнительно недороги, если их хранить в медицинском учреждении, то они могут быть использованы для эвакуации больных во время инцидентов в больнице;

- цветные ленты или тяжелые пластиковые листы, с помощью которых можно трассировать зону сортировки пораженных. Пластиковые листы могут быть использованы для прикрытия во время непогоды.

В зону ЧС должно быть доставлено дополнительное оснащение: дизельные или газовые генераторы; прожекторы; фонари с батарейками; переносные рации; баллоны с кислородом; лопаты, топоры, кирки, молотки; емкость с водой; наборы провианта; шерстяные одеяла; шлемы; переносные обогреватели; электрические вентиляторы (для случаев массового перегрева).

Самое необходимое медицинское оборудование, которое необходимо иметь на случай катастрофы: кислородные маски; внутривенные катетеры (№№ 18, 14), внутривенные трубки; жидкости для внутривенных вливаний; лейкопластырь и бинты; марлевые салфетки 4х4 дюйма; шейные хомуты (шины); шины; воздуховоды и эндотрахеальные трубки; одноразовые стерильные перчатки; бутылки со стерильным физиологическим раствором для промываний.

Представители различных служб в зоне ЧС используют разноцветные жилеты. Жилеты для руководителей различных служб должны также иметь ясно читаемые лычки или ярлыки.

Бригады обеспечиваются палатками для размещения членов бригад и для медицинских целей, медицинским оборудованием и провиантом. Спонсорами DMAT выступают больницы, отделы здравоохранения и организации по ЧС. Транспортом обеспечивает правительство США (обычно это военный транспорт).

Американская система лечебно-эвакуационного обеспечения населения в ЧС относится к французскому («эвакуационному») типу, т.е. основывается принципе на скорейшей эвакуации пораженных из зоны ЧС в ЛПУ.

Вначале определяется миссия (задание): местное самоуправление оценивает необходимость транспортировки пострадавшего, основываясь на возможных угрозах, возможностях пострадавшего и его состоянии. Затем местные органы управления/жители оценивают необходимость в обращении за помощью к государству.

Оно, в свою очередь, анализирует и определяет свою способность или возможность для безопасной транспортировки пострадавших. Они могут определить также будут ли они осуществлять транспортировку самостоятельно (в своем штате) или пользуясь договором о взаимопомощи между штатами. Если нет необходимых возможностей, то государство отправляет заявку на федеральную помощь через офицера по координации в Федеральное агентство по управлению страной в кризисных ситуациях (Federal ESF#8) через спутниковую связь. Происходит назначение на миссию: Федеральное агентство по управлению страной в кризисных ситуациях присваивает миссии функцию 8 – обеспечение в ЧС. Происходит активирование Федеральной системы медицинского обеспечения при стихийных бедствиях.

Федеральный координационный центр регистрирует наличие свободных коек в системе транспортного регулирования, контроля и управления перевозками пострадавших. Затем Министерство обороны США обеспечивает авиамедицинскую эвакуацию пациентов в пункт первичного приема пострадавших, откуда пострадавших направляют в больницы федеральной системы медицинского обеспечения при стихийных бедствиях для оказания медицинской помощи и дальнейшего лечения.

Подготовка поражённых в ЧС к погрузке в самолет представлена на фото 1.

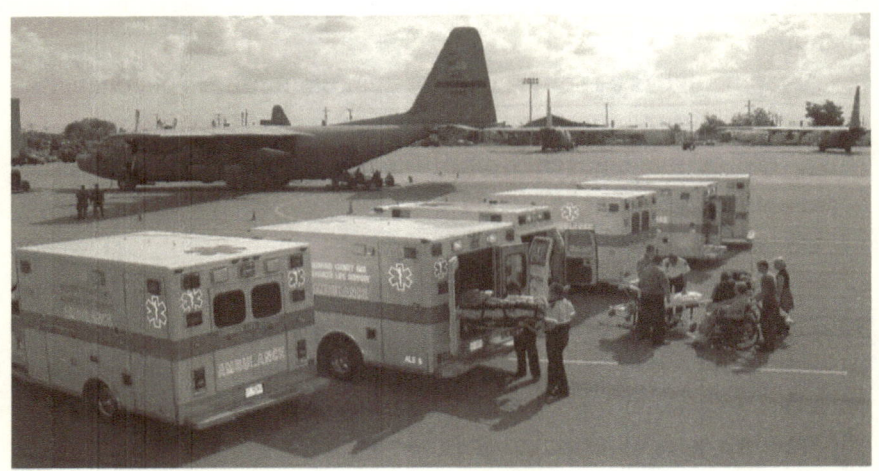

Фото 1. Действие сил NDMS США на этапе APOE (погрузка в самолет).

Общие возможности NDMS США позволяют обеспечить оказание медицинской помощи около 100 тысячам пораженным в зоне ЧС.

Медицинская сортировка пораженных в ЧС выполняется дважды: в очаге ЧС и в пункте приема пострадавших.

Схема организации медицинской сортировки поражённых в зоне ЧС в системе NDMS США представлена на рисунке 8.

Медицинская сортировка пораженных в очаге ЧС направлена на определение порядка очередности оказания медицинской помощи и эвакуации:

а) категория I - поражённые, которые нуждаются в оказании медицинской помощи в первую очередь (красный ярлык). Характеристики поражённых категории I:

- шансы на выживание больного зависят от быстроты оказания медицинской помощи;
- очевидная остановка сердца;
- не поддающиеся корректировке дыхательные проблемы;

- сильное и контролируемое кровотечение (включая подозрение на внутреннее кровотечение);

- тяжелый шок;

- открытые раны груди и/или живота;

- пациенты в бессознательном состоянии;

- ожоги, затрагивающие дыхательные пути;

- наличие серьезных медицинских проблем: тяжёлый приступ; отравление; диабет с осложнениями; аномальные и преждевременные роды;

- переломы основных костей;

б) категория II - пораженные, помощь которым может быть оказана во вторую очередь (желтый ярлык) - серьезные случаи, которые могут быть отложены, пока не будет оказана помощь поражённым категории I (с красными ярлыками). Категорию II составляют поражённые с

- сильными ожогами (не затрагивающими дыхательные пути);

- повреждениями позвоночника;

- умеренной кровопотерей;

- травмами головы при сохранении сознания;

в) категория III – пораженные, помощь которым может быть оказана после оказания помощи более тяжёлым пораженным (категориям I и II) (зеленый ярлык):

- переломы меньшей степени тяжести;

- травмы меньшей степени тяжести;

- смертельные ранения;

г) категория IV - умершие (серый ярлык).

Исключение составляют пациенты с неконтролируемыми эмоциональными нарушениями, которые подлежат эвакуации из зоны ЧС как можно скорее (красные ярлыки).

В пункте приёма пострадавших (первичный прием пострадавших) в процессе медицинской сортировки выделяют следующие категории пораженных:

а) нуждающиеся в оказании медицинской помощи в первую очередь (красный ярлык) – с тяжёлыми повреждениями, представляющими угрозу для жизни. Такие поражённые требуют постоянного наблюдения, у них имеется достаточно высокая вероятность выжить при условии своевременного оказания неотложной медицинской помощи и быстрой доставки в медицинское учреждение нужного профиля.

б) медицинская помощь которым может быть оказана во вторую очередь (желтый ярлык) - нарушения с серьезными повреждениями, не представляющие угрозу для жизни; отсутствуют тяжёлый шок или гипоксия, существует высокая вероятность выживания, могут подождать, пока окажут помощь поражённым с красными ярлыками.

в) медицинская помощь которым может быть оказана в третью очередь (зеленые ярлыки) - пострадавшие с незначительными повреждениями без осложнений; могут быть направлены в медицинские учреждения, более отдаленные от зоны ЧС, и которые не ведут приём пораженных первой и второй групп.

г) умершие (серые ярлыки) - без необходимости не подлежат вывозу из зоны катастрофы до принятия решения уполномоченными властями куда их следует направлять.

Для авиамедицинской эвакуации поражённых в ЧС в США чаще всего используют тяжёлые военно-транспортные самолеты (С-130, С-147, С-5А, С-9А). Эти самолеты способны перевозить тяжелое оборудование, целые воинские подразделения, сбрасывать некоторые виды продовольствия и оборудования при отсутствии условия для посадки на аэродром.

Военно-транспортный самолет С-130J-30, представленный на фото 2, способен перевезти 74 пораженных на носилках или 16 стандартных контейнеров или 21,77 т груза (максимально).

Вертолеты (Eurocopter EC 145 F-ZBPX, IAR-330L) могут быть использованы для перевозки персонала, провианта и легкого оборудования.

Финансирование НСОМПК осуществляется правительством (Управление финансирования здравоохранения Департамента здравоохранения и социального обеспечения США). Федеральными партнерами являются Министерство здравоохранения и социальных служб (социального обеспечения) США, Министерство национальной (внутренней) безопасности США, Министерство обороны США, Министерство по делам ветеранов США (управление по делам бывших военнослужащих), Американский Красный Крест (АКК), Агентство по защите окружающей среды (АЗОС), Управление общими службами (УОС), Национальная система связи (НСС), Почтовая служба США (ПС США).

Дополнительный резерв денежных средств обеспечивает более развернутое сотрудничество NDMS с различными федеральными службами США.

> **Дефиниция 1.17 Всероссийская служба медицины катастроф** - функциональная подсистема единой государственной системы предупреждения и ликвидации последствий чрезвычайных ситуаций, функционально объединяющая службы медицины катастроф министерства здравоохранения Российской Федерации (в т.ч. силы и средства Федерального медико-биологического агентства, Федеральной службы по надзору в сфере защиты прав потребителей и благополучия человека, Федеральной службы по надзору в сфере здравоохранения), лечебно-профилактические учреждения Российской академии медицинских наук, министерства транспорта Российской Федерации, силы и средства министерства обороны Российской Федерации и министерства внутренних дел Российской Федерации, других федеральных органов исполнительной власти, открытого акционерного общества «Российские железные дороги», а также органов исполнительной власти субъектов Российской Федерации и местного самоуправления, предназначенные для решения возложенных на службу задач.

При всей сложности организации оказания медицинской помощи населению в ЧС, на основании обобщенного международного и отечественного опыта были сформулированы основные организационно-тактические принципы Всероссийской службы медицины катастроф (ВСМК).

К ним относятся:

- общегосударственный характер системы организации оказания медицинской помощи (включать силы и средства как территориальных учреждений здравоохранения, так и других министерств и ведомств);

- универсальность (готовность оказания помощи при различных ЧС, универсальность для Минздрава России и Минобороны России, а также для мирного и военного времени);

- высокая профессиональная и материально-техническая степень готовности к оказанию медицинской помощи с использованием новейших достижений науки;

- обязательность четкого и эффективного управления, при единстве срочной информации, связи и автоматизированной системы управления (АСУ).

Основными задачами ВСМК являются:

- организация и осуществление медико-санитарного обеспечения населения при ликвидации последствий ЧС, в т.ч. в локальных вооруженных конфликтах и террористических актах;

- создание, подготовка, обеспечение готовности и совершенствование органов управления, формирований и учреждений службы к действиям в ЧС;

- создание и рациональное использование резервов медицинского имущества, финансовых и материально-технических ресурсов, обеспечение экстренных поставок лекарственных средств при ликвидации последствий ЧС;

- подготовка и повышение квалификации специалистов ВСМК, их аттестация;

- разработка методических основ обучения и участие населения и спасателей в подготовке к оказанию первой медицинской помощи в ЧС;

- научно-исследовательская работа и международное сотрудничество в области медицины катастроф.

Кроме того, ВСМК принимает участие в выявлении потенциальных источников ЧС, которые могут быть причинами неблагоприятных медико-санитарных последствий, и в организации постоянного медико-санитарного контроля за ними; проведении комплекса мероприятий по недопущению или уменьшению тяжести возможных ЧС; осуществлении государственной экспертизы, надзора и контроля в области защиты населения и территорий в ЧС; разработке и осуществлении мер по социальной защите населения; проведении гуманитарных акций; обеспечении условий для реализации гражданами своих прав и обязанностей в области защиты от ЧС.

Головным учреждением по проблемам медицины катастроф в Российской Федерации является Федеральное государственное учреждение «Всероссийский центр медицины катастроф «Защита» Минздрава России (далее – ВЦМК «Защита»).

Служба медицины катастроф (СМК Минздрава России) является организационно-функциональной отраслью системы здравоохранения России и выполняет свои задачи при непосредственном взаимодействии с Роспотребнадзором, федеральным управлением «Медбиоэкстрим», органами управления и учреждениями других отраслей здравоохранения (лечебно-профилактическими, санитарно-противоэпидемическими, фармацевтическими, подготовки кадров и проч.).

СМК Минздрава России входит в состав ВСМК и является её основой.

СМК Минздрава России предназначена для проведения комплекса мероприятий по предупреждению медико-санитарных последствий и медико-санитарного обеспечения населения при стихийных бедствиях, авариях, катастрофах, эпидемиях, локальных вооруженных конфликтах, террористических актах и других ЧС, а также для организации и оказания экстренной и консультативной медицинской помощи населению.

Служба осуществляет свою деятельность во взаимодействии с федеральными органами исполнительной власти, формированиями и учреждениями министерств и ведомств, участвующих в ликвидации медико-санитарных последствий ЧС.

Начальником службы медицины катастроф Минздрава России является министр здравоохранения Российской Федерации. Непосредственное руководство Службой осуществляет один из заместителей министра здравоохранения Российской Федерации.

Медицинские силы и средства МЧС России представлены ВЦЭРМ им. А.М. Никифорова МЧС России и его филиалами, 72 центральной поликлиникой медицинскими подразделениями в составе формирований, организаций и учреждений МЧС России.

Всероссийский центр экстренной и радиационной медицины им. А.М. Никифорова МЧС России (ВЦЭРМ) является лечебно-диагностическим, научно-исследовательским и образовательным учреждением. Образован 20.09.1991 г. Расположен в Санкт-Петербурге.

Основные клинические подразделения ВЦЭРМ:

- клиника № 1 (специализированная, терапевтическая) - многопрофильный круглосуточный и дневной стационар на 120 коек, в состав которого входят: клинический отдел гастроэнтерологии и гепатологии, клинический отдел пульмонологии и аллергологии, клинический отдел терапии и профпатологии, кардиологическое отделение, отделение реанимации и интенсивной терапии, приемное отделение;

- клиника № 2 (многопрофильная, передовых медицинских технологий) - многопрофильный круглосуточный стационар на 450 коек (250 - хирургического профиля, 80 – терапевтического профиля, 50 - клинической реабилитации, 40 – реанимационного профиля и 30 - токсико-радиологического и онкогематологического профиля) в составе: отделение экстренной хирургической помощи, отдел травматологии и ортопедии, отдел сердечно-сосудистой патологии, нейрохирургическое отделение, ожоговое отделение, урологическое отделение, гинекологическое отделение, офтальмологическое отделение, отделение ЛОР и челюстно-лицевой хирургии, отделение торако-абдоминальной хирургии, терапевтическое отделение, отдел клинической неврологии, отдел восстановительного лечения и клинической реабилитации, отдел радиационной медицины, гематологии и токсикологии, отдел ядерной медицины, отдел анестезиологии, реанимации и интенсивной терапии, центральное операционное отделение (операционный блок из 14 операционных), отделение функциональной диагностики, отделение ультразвуковой диагностики, отдел лабораторной диагностики, отдел лучевой диагностики, отдел эндоскопических исследований, отделение диализа, отделение гипербарической оксигенации, центральное стерилизационное отделение.

Общий вид комплекса зданий ВЦЭРМ им. А.М. Никифорова МЧС России с клиникой № 2 и поликлиникой представлен на фото 3.

Кроме того, в составе ВЦЭРМ функционируют: поликлиника на 460 посещений в смену, отделение трансфузиологии (заготовки донорской крови и ее компонентов), подстанция скорой медицинской помощи (отделение экстренной медицинской помощи с санитарной авиацией), патологоанатомическое отделение; институт дополнительного профессионального образования «Экстремальная медицина».

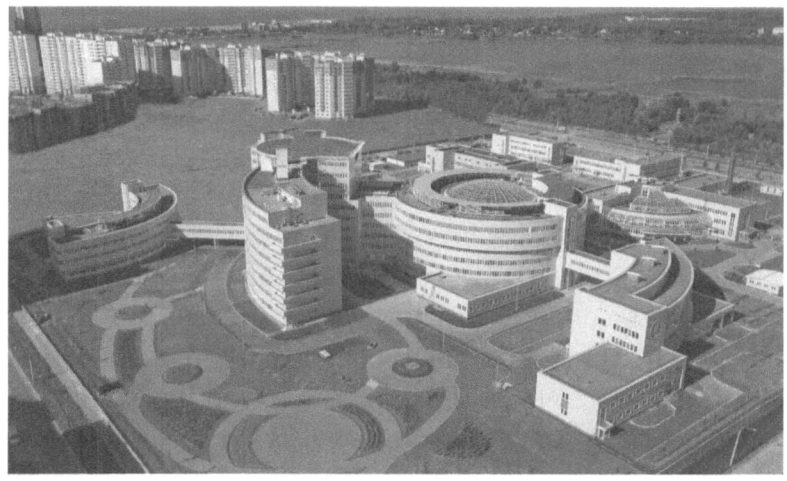

Фото 3. Общий вид комплекса зданий ВЦЭРМ им. А.М. Никифорова МЧС России с клиникой № 2 и поликлиникой.

Международное сотрудничество ВЦЭРМ представлено следующими направлениями:

- сотрудничество со Всемирной организацией здравоохранения по лечению и реабилитации лиц, принимавших участие в аварийно-спасательных работах при ядерных и других катастрофах;

- взаимодействие с учреждениями в рамках международной сети медицинской готовности и реагирования на ЧС радиационного характера (REMPAN);

- выполнение мероприятий по реализации программы «Преодоление последствий радиационных аварий» в рамках союзного договора Россия - Республика Беларусь;

- участие в работе медицинской комиссии Международной ассоциации пожарных и спасательных служб (CTIF);

- взаимодействие с Европейским центром медицины катастроф CEMEC;

- организация и участие в ежегодных международных совещаниях и встречах в рамках сотрудничества с международными организациями, научными, образовательными и медицинскими учреждениями;

- сбор и обмен информацией по медицинскому содействию готовности к чрезвычайным радиационным ситуациям, в т.ч. с использованием телемедицинских технологий.

Психологическая служба МЧС России объединяет сотрудников Центра экстренной психологической помощи Министерства Российской Федерации по делам гражданской обороны, чрезвычайным ситуациям и ликвидации последствий стихийных бедствий (ЦЭПП МЧС России) и семи его филиалов в федеральных округах страны, специалистов-психологов в территориальных органах, пожарных и спасательных отрядах, воинских частях, учебных заведениях и организациях МЧС России – более 800 специалистов во всех регионах страны.

ЦЭПП МЧС России – учреждение постоянной готовности федерального уровня Единой государственной системы предупреждения и ликвидации чрезвычайных ситуаций. Является аттестованным аварийно-спасательным формированием и ведущим научно-практическим центром в области психологии экстремальных ситуаций. Создан 17 сентября 1999 г. Расположен в Москве.

На ЦЭПП МЧС России возложены три основные задачи:

- оказание экстренной психологической помощи населению, пострадавшему при ЧС;

- психологическое сопровождение деятельности специалистов системы МЧС России;

- научная деятельность и руководство психологической службой МЧС России.

Основными задачами психологов при участии в ликвидации последствий чрезвычайных ситуаций являются снижение интенсивности острых стрессовых реакций у пострадавших, оптимизация их актуального психического состояния, снижение риска возникновения негативных массовых реакций (паника, агрессия, слухи), информационно-психологическая работа с пострадавшими и их родственниками.

Оказание экстренной психологической помощи осуществляется в ходе проведения эвакуации пострадавших, в пунктах временного размещения, сопровождения массовых и траурных мероприятий, в том числе при проведении процедуры опознания.

Психологи МЧС ежедневно выезжают вместе со спасателями на пожары, ДТП, обрушения зданий и другие чрезвычайные происшествия, происходящие в стране. Они прибывают в зону ЧС одновременно со всеми оперативными службами, и работают в круглосуточном режиме до окончания работ по ликвидации последствий ЧС.

За прошедшие годы психологи МЧС России помогли пострадавшим людям в более чем 70 крупных чрезвычайных ситуациях федерального масштаба, участвовали в 17 международных гуманитарных операциях.

Психологическое сопровождения деятельности сотрудников системы МЧС России (спасателей, пожарных, врачей, водолазов, летчиков и др. специалистов) включает в себя систему профессиональной психологической диагностики (профессиональный отбор, динамическое наблюдение за психологическим состоянием сотрудников МЧС России, социально-психологические исследования в коллективах и другое), психологическую подготовку, коррекцию и восстановление психического здоровья, решение проблем, возникающих в связи с выполнением профессиональных обязанностей.

1.7 Мобильные медицинские формирования Всероссийской службы медицины катастроф

1.7.1 Полевой многопрофильный госпиталь Всероссийского центра медицины катастроф «Защита» Минздрава России

Полевой многопрофильный госпиталь Всероссийского центра медицины катастроф «Защита» Минздрава России (ПМГ ВЦМК «Защита») - головное мобильное медицинское формирование Всероссийской службы медицины катастроф. Создан в феврале 1994 г. Место дислокации – Москва.

Госпиталь предназначен для оказания квалифицированной и специализированной медицинской помощи пострадавшим в ЧС различной природы.

Задачи ПМГ ВЦМК «Защита»:

- поддержание состояния высокой постоянной готовности всех структурных подразделений госпиталя к оказанию медицинской помощи населению, пострадавшему в ЧС, в установленные сроки и в установленном объеме;

- оперативное выдвижение в зону ЧС, прием пораженных (больных), проведение их медицинской сортировки, оказание квалифицированной с элементами специализированной медицинской помощи;

- временная госпитализация нетранспортабельных пораженных (больных), их лечение до состояния транспортабельности;

- предэвакуационная подготовка пораженных, погрузка на транспортные средства, медицинское сопровождение, при необходимости - оказание медицинской помощи в процессе транспортировки;

- оказание амбулаторной помощи пораженным, не нуждающимся в стационарном лечении;

- консультативная помощь специалистам местных лечебно-профилактических учреждений в районе ЧС.

Организационно ПМГ ВЦМК «Защита» состоит из двух частей: штатной (постоянной) и нештатной (переменной). Постоянная часть госпиталя развертывается при любом виде ЧС, переменная - в соответствии с характером ЧС и преобладанием среди пораженных той или иной патологии.

Основу госпиталя составляют лечебно-диагностические отделения: поликлиническое, приемно-диагностическое, хирургическое, анестезиолого-реанимационное, педиатрическое и госпитально-эвакуационное.

В составе госпиталя имеется инженерно-техническая служба, отвечающая за жизнеобеспечение госпиталя в полевых условиях (развертывание и обслуживание пневмокаркасных модулей, энергоснабжение, отопление, связь и проч.).

Для ликвидации медико-санитарных последствий радиационных и химических катастроф госпиталю могут быть приданы радиационные и химико-токсикологические бригады, отделения комплектуют специалистами, которые необходимы для оказания медицинской помощи пострадавшим конкретного профиля.

Внештатную часть госпиталя составляют 17 специализированных бригад: сортировочная, диагностическая, эвакуационная, дежурная экстренного реагирования, общехирургическая, детская хирургическая, травматологическая, нейрохирургическая, ожоговая, офтальмологическая, реанимационная, экстракорпоральной детоксикации, терапевтическая, психиатрическая, инфекционная, радиологическая, токсикологическая.

Численность персонала ПМГ ВЦМК «Защита» составляет 205 человек (122 штатных и 83 нештатных работника), в т.ч. врачей - 74, среднего медицинского персонала – 47, младшего медицинского персонала – 15, инженерно-технического персонала – 46. Основу организационно-штатной структуры госпиталя составляют врачи хирургических специальностей (36% от общего числа врачей - специалистов госпиталя).

При сохраненной системе территориального здравоохранения основной задачей БЭР является проведение медицинской сортировки, оказание пострадавшим в ЧС первой врачебной помощи с элементами квалифицированной, подготовка их к эвакуации и, при необходимости, – медицинское сопровождение в процессе эвакуации в стационарные ЛПУ.

Госпиталь способен выдвигаться в район предназначения как частью сил (бригады экстренного реагирования, бригады специализированной медицинской помощи постоянной готовности и т.д.), так и в полном составе, развертываясь для работы по типу многопрофильного госпиталя.

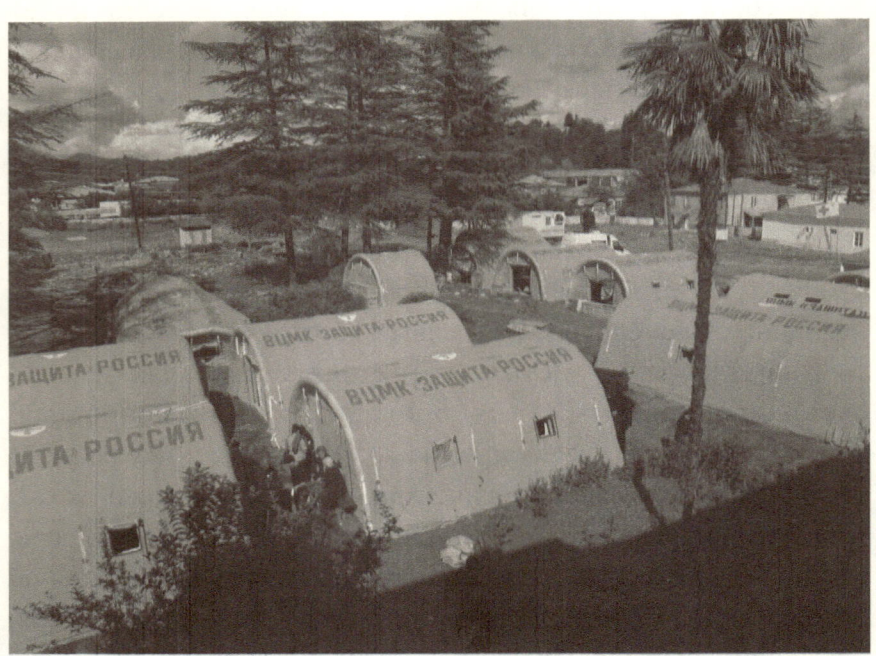

Фото 5. Полевой многопрофильный госпиталь Всероссийского центра медицины катастроф «Защита» Минздрава России.

Характер и структура входящего потока и профиль специализированных бригад, привлекаемых для работы, определяют шесть возможных вариантов использования госпиталя.

1-й и 2-й варианты предусматривают выдвижение в район ЧС 1-го эшелона в составе оперативной группы штаба ВСМК, дежурной бригады экстренного реагирования (в 1-м варианте – без инженерного состава; во 2-м – с инженерным составом). БЭР в 1-м варианте развёртывается на базе местных ЛПУ; во 2-м – автономно, с развертыванием сортировочной и противошокового модуля в зоне ЧС.

3-й и 4-й - развёртывание госпиталя на базе бригады экстренного реагирования, уже функционирующей в районе ЧС, за счёт сил и средств усиления - путём выдвижения в район ЧС одной или нескольких бригад специализированной медицинской помощи постоянной готовности (в 3-м варианте – без инженерного состава госпиталя; в 4-м – с инженерным составом). Данный вид манёвра применяют в случаях, когда имеет место потребность в оказании специализированной (нейрохирургической, комбустиологической, педиатрической и др.) медицинской помощи пострадавшим в районе ЧС, а также в случаях, когда в местных ЛПУ в районе ЧС отсутствуют соответствующие специалисты.

5-й вариант - выдвижение в район ЧС нескольких БСМП для оказания медицинской помощи пораженным с комбинированными поражениями (токсикологического или радиологического профиля). В этом варианте в зависимости от контингента пораженных, составляющих входящий поток, развертывают госпиталь токсико-терапевтического или иного профиля.

6-й вариант - выдвижение и развертывание ПМГ в зоне/районе ЧС в полном составе - применяют в случаях возникновения массовых санитарных потерь и разрушения инфраструктуры местного здравоохранения, при этом возможно развертывание нескольких госпиталей емкостью до 100 коек.

Основными вариантами использования ПМГ в районе ЧС следует считать его развёртывание в качестве хирургического, токсико-терапевтического, педиатрического, инфекционного и многопрофильного госпиталя.

Госпиталь оснащен специальным техническим оборудованием, позволяющим при необходимости работать как на базе местных ЛПУ, так и в автономном режиме на базе пневмокаркасных модулей или в приспособленных помещениях.

Нормативы. Время выезда с базы ВЦМК «Защита» дежурной бригады экстренного реагирования (БЭР) после поступления сигнала о ЧС составляет 15 мин.; бригады специализированной медицинской помощи постоянной готовности (БСМП), с учётом времени сбора – 45–80 мин.; нескольких БСМП с инженерно-техническим оснащением для работы в полевых условиях – 2 час.

Сотрудники госпиталя принимали участие в ликвидации медико-санитарных последствий локальных вооруженных конфликтов, террористических актов, природных и техногенных катастроф, оказывали помощь раненых и больных в стационарных лечебных учреждениях, осуществляли консультативную и лечебную деятельность в различных регионах России.

Помимо консультативной и лечебной деятельности на выездах сотрудники госпиталя активно участвовали в доставке и передаче гуманитарной помощи, медикаментов и медицинского оборудования местным ЛПУ, территориальным и региональным центрам медицины катастроф, необходимых для оказания помощи пострадавшим в ЧС, а так же в организации работы медицинских бригад на местах при ликвидации медицинских последствий ЧС.

Являясь Сотрудничающим центром ВОЗ и имея статус ЕвроАзиатского регионального центра по проблемам медицины катастроф, Центр активно участвует в проведении гуманитарных акций в странах СНГ и дальнего зарубежья.

В последние годы ВЦМК «Защита» сотрудничает с Объединенным медицинским комитетом НАТО и Главным комитетом НАТО по чрезвычайному гражданскому планированию.

Основными направлениями этого сотрудничества являются:

- сбор информации об инфраструктуре защиты и о готовности общественного здравоохранения стран к реагированию и работе в ЧС;

- экспертная деятельность в сфере защиты гражданского населения в кризисных ситуациях;

- разработка программ минимальной подготовки и тренинга групп первичного реагирования медицины в кризисных ситуациях.

В 2008–2010 гг. врачи госпиталя участвовали в ликвидации последствий катастрофических землетрясений в Китае (май 2008), Индонезии (октябрь 2009), Республике Гаити и Чили (январь; март 2010); оказали медицинскую помощь жителям Южной Осетии в зоне грузино-южноосетинского конфликта (август 2008); пассажирам взорванного «Невского экспресса» (ноябрь 2009); посетителям пермского клуба «Хромая лошадь» после крупнейшего по числу жертв пожара (декабрь 2009); гражданам России, пострадавшим в дорожно-транспортном происшествии в Республике Вьетнам (март 2009) и Турции (май 2010); сопровождали россиян и граждан СНГ, эвакуированных из сектора Газа в Иордании (январь 2009); принимали пациентов в рамках гуманитарной акции «Взаимопомощь. Сотрудничество. Безопасность» на территории Республики Абхазия (май 2009) и в Лениногорском районе Республики Южная Осетия (август – сентябрь 2009).

В ходе участия в ликвидации последствий катастрофического землетрясения в Республике Гаити (2010) госпиталь России был признан ВОЗ лучшим среди международных лечебных учреждений, привлечённых для оказания медицинской помощи пострадавшим.

1.7.2 Медицинский отряд быстрого реагирования

Медицинский отряд быстрого реагирования (мобр) – медицинское формирование территориального центра медицины катастроф (ТЦМК) субъектов Российской Федерации.

Отряд предназначен для оказания первичной медико-санитарной помощи (в т.ч. доврачебной, врачебной и специализированной медицинской помощи) в районах ЧС в полевых условиях или на базе лечебно-профилактических учреждений здравоохранения.

Основные задачи мобр:

- поддержание постоянной готовности отряда для оказания медицинской помощи населению, пострадавшему в ЧС, в установленные сроки и в установленном объеме;

- оперативное выдвижение в зону ЧС, развертывание, проведение медицинской сортировки и приема пораженных;

- оказание первичной медико-санитарной помощи (в т.ч. доврачебной, врачебной и специализированной медицинской помощи);

- временная госпитализация нетранспортабельных пораженных и их лечение;

- предэвакуационная подготовка пораженных к медицинской эвакуации в стационарные лечебные учреждения, погрузка на транспортные средства, медицинское сопровождение;

- оказание амбулаторной первичной медико-санитарной помощи пораженным (больным), не нуждающимся в стационарном лечении;

консультативная помощь специалистам местных лечебно-профилактических учреждений в районе ЧС.

При массовом поступлении пораженных из районов крупных ЧС объем оказываемой в мобр медицинской помощи в зависимости от обстановки может сокращаться (в соответствии с установленными стандартами).

Комплектование мобр осуществляется за счёт штатного персонала ТЦМК и внештатных медицинских специалистов лечебно-профилактических учреждений субъекта Российской Федерации.

Штат мобр включает от 12 до 19 человек. В зависимости от конкретной медико-тактической обстановки в районе ЧС мобр может быть усилен специалистами бригад специализированной медицинской помощи лечебно-профилактических учреждений субъекта Российской Федерации.

Выдвижение в район предназначения мобр осуществляет в полном составе. Перемещение отряда к месту развертывания может осуществляться всеми видами транспорта (авиационным, железнодорожным, водным, автомобильным).

В полевых условиях мобр развёртывается в модулях (пневмокаркасных и др.), а в населенных пунктах - используются здания местных лечебных учреждений или приспособленные помещения, выделенные для этих целей местной администрацией в районе ЧС (школы, клубы, спортивные залы и др.)

Для оказания медицинской помощи пораженным в ЧС в составе мобр развертываются сортировочно-эвакуационное, операционно-перевязочное и госпитальное отделения.

1.7.3 Аэромобильный госпиталь МЧС России

Аэромобильный госпиталь (АэмГ) МЧС России – структурное подразделение государственного центрального аэромобильного спасательного отряда МЧС России («ЦЕНТРОСПАС»). Место дислокации г. Жуковский Московской области.

АэмГ МЧС России предназначен для автономного оказания экстренной квалифицированной медицинской помощи населению, пострадавшему при ЧС непосредственно в очаге поражения или в местах, определенных руководителями оперативной группы по ликвидации ЧС, а также при проведении гуманитарных операций.

Задачи:

- оказание квалифицированной медицинской помощи в условиях автономного функционирования пострадавшим при авариях, катастрофах, стихийных бедствиях в различных климатических и географических зонах;

- проведение предэвакуационной подготовки пострадавших и больных к медицинской эвакуации в специализированные стационары;

- медицинская эвакуация пострадавших в специализированные медицинские учреждения.

Направления оказания медицинской помощи пострадавшим: акушерство и гинекология, анестезиология и реаниматология, неотложная интенсивная терапия, педиатрия, терапия, хирургия.

Штат АэмГ МЧС России насчитывает 53 человека, в т.ч. врачей – 15, медицинских сестёр – 23, инженерно-технический состав – 15. Характеристика персонала АэмГ МЧС Госпиталь включает в себя: медицинский блок, жилой блок для обслуживающего персонала, санитарно-гигиенический блок и энергетический блок.

Схема развёртывания АэмГ МЧС России представлена на рисунке 10.

В составе АэмГ МЧС России развёртываются:

- приемно-сортировочное отделение (сортировочная площадка, сортировочная, консультативно-диагностическое отделение, лаборатории ЭКГ и крови.хирургическое отделение (предоперационная, операционно-перевязочная, операционная, госпитальный модуль);

- отделение анестезиологии-реанимации (модуль интенсивной терапии);

- терапевтическое отделение (госпитальные модули);

- аптека;

- инженерно-техническое отделение (энергетический модуль, модуль связи, жилые и гигиенические модули).

Организация работы

АэмГ МЧС России может быть развернут в месте ЧС в двух вариантах.

Первый включает в себя: приемно-сортировочное отделение (модуль), операционно-перевязочное отделение, отделение реанимации и интенсивной терапии на 4–6 коек, госпитальное отделение на 12 коек. Отделение психологической помощи.

С возможностью оказания помощи пострадавшим до 50 человек в сутки с учетом оказания амбулаторной помощи и одномоментной госпитализацией до 16 человек.

Второй (полный) вариант включает развёртывание приемно-сортировочного отделения, операционного отделения с блоком пробуждения, 2 операционных отделений, отделения реанимации на 4–6 коек, отделения интенсивной терапии на 12 коек, 3 госпитальных отделений по 12 коек, акушерско-гинекологического отделения, диагностического отделение, 2 отделений для амбулаторного приема, отделения психологической помощи и модуля для безвозвратных потерь.

Госпиталь оснащён 14 унифицированными, 2 технологическими, 3 переходными, 18 шлюзовыми модулями, укомплектованными медицинским оборудованием и имуществом, необходимым инвентарем и служебными системами энергопитания, кондиционирования, поддержания давления в каркасах модулей, спутниковой связью и др. Все модули представляют собой быстровозводимые пневмокаркасные сооружения из негорючей ткани.

Комплекс служебных систем обеспечивает автономное функционирование госпиталя в различных географических зонах в диапазоне температур от -50 до +50°С.

Способы доставки АэмГ МЧС России в район ЧС: посадочным способом (самолётами и вертолётами авиации МЧС России, в т.ч. на внешней подвеске), десантированием на парашютах.

Нормативы. Готовность к приему пострадавших - 40 минут после доставки к месту развёртывания. Время полного развертывания - 3 часа.

Возможности. Пропускная способность госпиталя составляет 100-120 пострадавших в сутки. Для единовременной госпитализации пострадавших развёртываются 52 койко-места. Блок интенсивной терапии рассчитан на 6-10 мест.

Возможность приема амбулаторных больных составляет до 100 человек в сутки.

Запасы расходных материалов АэмГ рассчитаны на 14 суток автономной работы.

Примеры работы специалистов АэмГ МЧС России: Беслан (Россия, 2004), Шри-Ланка (2005), Пакистан (2005), Кузбасс, Пермь (Россия, 2010), Турция (2010).

1.7.4 Отдельный медицинский отряд специального назначения Минобороны России

Отдельный медицинский отряд специального назначения (омедоСпН) – медицинское учреждение министерства обороны Российской Федерации постоянной готовности.

Отряд предназначен для оказания квалифицированной и специализированной медицинской помощи пострадавшим в ЧС на территории Российской Федерации и других стран.

На омедоСпН возложены следующие задачи:

- своевременный выход (вылет) в район чрезвычайных ситуаций и развертывание для работы;

- прием и медицинская сортировка пострадавших, оказание им квалифицированной и специализированной медицинской помощи, лечение и подготовка к эвакуации;

- усиление лечебных учреждений, работающих в районе ЧС, аварии, катастрофы, стихийного бедствия или в зоне локального вооруженного конфликта.

В построении омедоСпН заложены принципы модульности, мобильности и автономности работы.

Организационная структура омедоСпН включает:

- управление;

- основные подразделения: приемно-сортировочное отделение, хирургическое отделение, госпитальное отделение (на 100 коек), лабораторное отделение, отделение анестезиологии, реанимации и интенсивной терапии, рентгеновский кабинет, медицинский взвод в составе медицинского отделения и отделения санитарной обработки;

- подразделения обеспечения: аптека, взвод материального обеспечения, автомобильный взвод, взвод технического обеспечения, отделение связи, комендантское отделение;

- специализированные медицинские группы усиления: обшехирургическая, травматологическая, ожоговая, токсико-радиологическая, психоневрологическая, инфекционных болезней.

Штат омедСпН насчитывает в зависимости от варианта насчитывает от 114 до 222 человек.

В составе медицинских групп отряда 26 человек, в т.ч. 13 врачей и 13 медицинских сестер.

Для автономной работы и жизнеобеспечения на оснащении отряда имеются парк автомобилей, электро- и радиостанции, кухни, цистерны для воды, холодильная камера.

Возможности. Отряд способен принять и оказать квалифицированную медицинскую помощь 300 пораженным за сутки. В течение 16 часов работы может быть выполнено до 60 сложных хирургических вмешательств.

Номенклатура и количество содержащихся в омедСпН запасов лекарственных средств, медицинских приборов, аппаратов, инструментов, оборудования обеспечивают оказание первой врачебной, квалифицированной и некоторых мероприятий неотложной специализированной медицинской помощи 1200 пострадавшим и больным, а также их временную госпитализацию и подготовку к эвакуации при автономном режиме работы в течение 5 суток.

Наименее отработанной остается организация психоневрологической группы омедСпН, ее задачи, характер работы (в т.ч. вопросы медицинской сортировки пострадавших, объем оказываемой медицинской помощи и т.д.) с учетом специфики ЧС.

1.8. Управление силами и средствами службы медицины катастроф

Основными принципами управления являются оперативность, устойчивость и непрерывность, которые применительно к службе медицины катастроф обеспечиваются:

- максимальным приближением управления в повседневных условиях к управлению при угрозе возникновения и возникновении ЧС;

- заблаговременным созданием во всех звеньях управления запасных пунктов управления;

- оснащением пунктов управления необходимыми средствами связи и оповещения;

- сопряжением систем оповещения и связи с соответствующими системами оповещения гражданской обороны, Министерства обороны, Министерства внутренних дел;

- заблаговременной подготовкой дублирующих органов управления;

- заблаговременной разработкой и своевременным осуществлением мероприятий по восстановлению нарушенного управления.

> **Дефиниция 1.18 Управление силами и средствами службы медицины катастроф** при организации и оказании медицинской помощи пострадавшим (больным) в чрезвычайных ситуациях – это целенаправленная деятельность начальников (руководителей) органов управления, начальников (руководителей) формирований (учреждений) по поддержанию готовности, подготовке к решению поставленных задач и руководству подчиненными органами управления, формированиями и учреждениями в ходе их выполнения.

Организацию управления оказанием медицинской помощи пострадавшим в ЧС, определяют:

1) основные задачи службы медицины катастроф по оказанию медицинской помощи пострадавшим и условия их выполнения;

2) возможная величина и структура санитарных потерь, характер их возникновения;

3) наиболее рациональная группировка сил и средств службы медицины катастроф к началу медико-санитарного обеспечения, маневр ими и объемом медицинской помощи на этапах медицинской эвакуации в ходе ликвидации медико-санитарных последствий ЧС;

4) порядок эвакуации пораженных в ходе медико-санитарного обеспечения;

5) основные мероприятия по обеспечению медицинским имуществом, трансфузионно-инфузионными средствами и кислородом;

6) состав резерва сил и средств службы медицины катастроф и порядок его использования;

Выполнение этих мероприятий зависит от четкого взаимодействия органов управления, формирований и учреждений ВСМК на каждом уровне в соответствии с Планом медико-санитарного обеспечения населения в ЧС.

Система управления ВСМК при оказании медицинской помощи пострадавшим в ЧС включает:

1) штабы ВСМК, имеющие постоянную тесную связь с соответствующими пунктами управления (штабами) РСЧС соответствующего уровня;

2) оперативные группы штабов службы при пунктах управления РСЧС, которые руководят работой по ликвидации ЧС местного масштаба; они должны работать совместно с органами управления здравоохранением местного уровня;

3) оперативные группы при пунктах управления частей и подразделений (формирований) РСЧС, которые руководят действиями на объектах (участках) аварийно-спасательных работ;

4) пункты управления формирований и учреждений ВСМК, участвующих в ликвидации последствий ЧС;

5) средства связи и автоматизации с заблаговременно разработанными программами и комплектами формализованных документов.

Заблаговременно подготовленные органы управления (оперативные группы) по прибытии в очаги разрушения (поражения) должны взять на себя управление (руководство) ликвидацией медико-санитарных последствий.

В соответствии с планом медико-санитарного обеспечения населения в ЧС, планом взаимодействия органов управления, формирований и учреждений службы медицины катастроф, а также решением руководителя ликвидации последствий ЧС для медико-санитарного обеспечения в ходе ликвидации последствий ЧС используются все находящиеся в зоне ЧС лечебно-профилактические, а также учреждения снабжения медицинским имуществом независимо от их ведомственной подчиненности. Все они должны быть включены в систему управления службы медицины катастроф.

Управление в службе медицины катастроф обеспечивается с использованием систем связи и оповещения, которые представляют собой организационно-техническое объединение сил и средств связи и оповещения, а также каналов общегосударственной, ведомственных и коммерческих сетей связи, обеспечивающих передачу информации и сигналов оповещения в интересах органов управления ГО.

ЛИТЕРАТУРА

Гармаш О.А. Вопросы организации санитарно-авиационной эвакуации пострадавших в чрезвычайных ситуациях / О.А. Гармаш, А.В. Попов, Н.Н. Баранова [и др.]. - Мед. катастроф, 2013. - № 1. - С.

Гончаров С.Ф. Всероссийская служба медицины катастроф – одна из лучших подсистем единой государственной системы предупреждения и ликвидации чрезвычайных ситуаций / С.Ф. Гончаров. – Федеральный справочник, 2011. – С. 87-94.

Гончаров С.Ф. Деятельность НАТО в области здравоохранения: организационные и структурные изменения последних лет / С.Ф. Гончаров, Г.В. Кипор – Мед. катастроф, 2012. - № 2. - С. 50-53.

Гончаров С.Ф. Актуальные теоретические и практические аспекты проблемы посттравматических стрессовых расстройств и пути ее решения с учетом опыта медицины катастроф / С.Ф. Гончаров, В.П. Коханов. – Мед. катастроф, 2013. - № 3. – С.

Гончаров С.Ф. Деятельность Всероссийской службы медицины катастроф при ликвидации последствий паводковой ситуации в Дальневосточном федеральном округе / С.Ф. Гончаров, Б.В. Гребенюк, И.В. Радченко, М.Б. Мурин [и др.]. - Мед. катастроф, 2013. - № 4. – С.

Дигуров Б.С. Организация работы территориального центра медицины катастроф Минздрава Республики Северная Осетия–Алания / Б.С. Дигуров. - Мед. катастроф, 2013. - № 4. – С.

Короткова Н.В. Психологические и медико-социальные особенности ветеранов локальных войн: Автореф. дис. … канд. психолог. наук: 19.00.04 - медицинская психология. - СПб., 2000. – 32 с.

Лобанов А.И. «Дорожная карта» развития и совершенствования системы медико-биологической защиты населения в чрезвычайных ситуациях / А.И. Лобанов. - Мед. катастроф, 2013. - № 4. – С.

Фисун А.Я. Становление и развитие службы медицины катастроф Министерства обороны Российской Федерации / А.Я. Фисун, К.Э. Кувшинов, И.Г. Корнюшко,С.В. Яковлев. - Мед.катастроф, 2013. - № 3. – С.

Фисун А.Я. Опыт организации медико-санитарного обеспечения массовых мероприятий и взаимодействия сил и средств служб медицины катастроф Минобороны и Минздрава России / А.Я. Фисун, К.Э. Кувшинов, С.В. Яковлев. – Мед. катастроф, 2013. - № 4. – С.

Шапошников А.А. Современная тактика противодействия биотеррористическим угрозам / А.А. Шапошников, Л.У. Тедеева, Е.В. Русакова, Т.Г. Суранова. - Мед. катастроф, 2013. - № 1. – С.

Anderson P.D. Emergency management of chemical weapons injuries // Pharm Pract. - 2012. - № 25(1). – P. 61-68.

Chalela J.A., Burnett T. Chemical terrorism for the intensivist // Mil. Med. - 2012. – № 177(5). – P. 495-500.

Королева Н.С. РЕМПАН – Международная система медицинской готовности к действиям при радиационных чрезвычайных ситуациях / Н.С. Королева. - Журн. «Атомная стратегия», ноябрь 2004. - № 14.

Организация работы полевого многопрофильного госпиталя в чрезвычайных ситуациях: Методические рекомендации № 98/217

Глава 2

Миннуллин И.П., Сорокин А.А., Фомин Н.Ф., Грицанов А.И., Халилюлин Р.И.
ПРОБЛЕМА ПОРАЖЕНИЙ ЧЕЛОВЕКА ПРИ ВЗРЫВАХ РАЗЛИЧНОГО ПРОИСХОЖДЕНИЯ

В череде глобальных задач, вставших перед человечеством в XXI веке, особенно остро обозначились проблемы природных, антропогенных, техногенных и экономических катастроф, все чаще возникающих на Земле. По данным Ф. Бассани (1997) – руководителя отдела чрезвычайных и гуманитарных операций ВОЗ, «Сегодня в мире более 200 млн. человек страдают от стихийных бедствий и около 60 млн. непосредственно вовлечены в вооруженные конфликты, а около 48 млн. человек являются беженцами и перемещенными лицами». Наибольшую значимость по своим медико-социальным последствиям приобретают взрывы различного происхождения – на транспорте, в промышленности (техногенные), при террористических актах, при природных катаклизмах, вследствие применения инженерных минных боеприпасов и самодельных взрывных устройств.

ОБЩАЯ ХАРАКТЕРИСТИКА ВЗРЫВНЫХ ПОРАЖЕНИЙ МИРНОГО ВРЕМЕНИ

Взрывы являются основной причиной большинства антропогенных катастроф (Легасов В. А., 1988; Маршалл В., 1989). Вместе с тем в руководствах по травматологии и хирургии мирного времени отсутствуют разделы, посвященные взрывной травме, что требует своего объяснения. Дело в том, что взрывные поражения заслуженно считались до недавнего времени преимущественно боевой травмой, т. е. связанной с ведением боевых действий, в которых применялись специально конструируемые виды оружия взрывного действия. Медицинские специалисты, особенно военные, хорошо знакомы с историей и современным состоянием применения таких взрывных устройств как снаряды, бомбы, мины, гранаты, ракеты и т. п., а также с особенностями вызываемой ими патологии. Проблема взрывных травм мирного времени изучена мало. Однако, по данным статистики, взрывы и вызванные ими пожары в качестве причины катастроф техногенного характера занимают первое место. Так, американские авторы, учитывая только те чрезвычайные события, при которых погибало не менее 10 пострадавших, определили их частоту в 13,05% к числу всех событий подобного рода, включая и стихийные, и антропогенные катастрофы.

В. Маршалл (1989) даёт следующее определение понятия взрыв: «... внезапное высвобождение энергии, сопровождающееся образованием волны сжатия и громким шумом. Взрыв несет потенциальную опасность поражения людей и обладает разрушительной способностью». Взрыв может быть физическим или химическим. В первую категорию попадают ядерные взрывы, а также такие события, как разрушения емкостей, содержащих сжатые или сжиженные газы. Химический взрыв представляет собой либо экзотермическую химическую реакцию в твердом или жидком веществе (взрыв конденсированного ВВ), либо газофазную реакцию, когда происходит окислительно-восстановительный процесс (объемный взрыв). Газофазные взрывы могут быть ограниченными или неограниченными. Классификация В. Маршалла носит ограниченный, приемлемый только для специалистов взрывного дела характер.

В литературе принято оценивать всякое чрезвычайное событие, в том числе и такое, как взрыв, по числу погибших или пострадавших людей. Следовательно, целесообразно различать взрывы, не сопровождаемые поражением людей, и взрывы, приводящие к гибели или ранениям пострадавших:

1. с поражением одного человека (одиночная взрывная травма);
2. с поражением нескольких человек – до 10 пострадавших (групповая взрывная травма);
3. с поражением 10 и более пострадавших (массовая взрывная травма).

В XX столетии произошло много взрывов, послуживших причиной гибели сотен и даже тысяч человек. В каждом из них была своя специфика, обусловленная не только видом и мощностью взрыва, но и обстоятельствами их возникновения. Все эти обстоятельства заранее учесть невозможно, но наиболее важными при планировании медицинской помощи населению являются следующие характеристики: взрывы на открытом воздухе; взрывы в закрытых и открытых помещениях; взрывы, сопровождаемые образованием или выбросом в атмосферу ядовитых веществ; взрывы, приводящие к радиоактивному заражению местности. Логика диктует необходимость перевода отмеченных особенностей взрывов в основную классификационную характеристику возникающих поражений:

1. взрывные травмы только с механическими повреждениями;
2. взрывные травмы с комбинациями механических и термических поражений;
3. взрывные травмы с комбинациями механических, термических и радиационных поражений;
4. взрывные травмы с комбинацией механических и химических поражений.

Естественно, что в данной классификации речь идет о преимущественном поражении людей при каждом варианте взрыва.

ВЗРЫВНЫЕ ПОРАЖЕНИЯ ПРИ ТЕХНОГЕННЫХ КАТАСТРОФАХ И ТЕРРОРИСТИЧЕСКИХ АКТАХ.
Основные виды поражений при взрывах.

В специальных экспериментах на модели минно-взрывных ранений П. В. Рыбаченко и Н. Н.Зыбина (1991), развивая и дополняя исследования А. И. Грицанова, И. П. Миннуллина (1987 – 1990), показали, что основной патологией при взрывной травме следует считать общий тяжелый контузионно-коммоционный синдром с нарушением нейро-эндокринной регуляции и возникновением микрогемоциркуляторных расстройств, что вызывает генерализованные, улавливаемые биохимическими и гистологическими методиками, изменения в структурах головного мозга, а также в сердце, легких и других внутренних органах. Временная, преходящая ишемия сопровождается длительной (более суток) активацией перекисного окисления липидов, изменениями содержания ферментов и других регуляторов внутриклеточного обмена. Подобные данные опубликовали Ю. Г. Торонов и Ю. П.Рослова (1991), Н.Ф. Фомин и соавт. (1991), Нечаев Э. А. с соавт., (1994); Одинак М. М. с соавт. (2000).

Психические потрясения при катастрофах испытывают не только пострадавшие от непосредственного воздействия факторов взрыва, но и его свидетели, не получившие повреждений, а также люди, не присутствовавшие при взрыве. По данным Ю. А. Александровского с соавт. (1990), при обобщении психогенного влияния как при стихийных, так и техногенных катастрофах было установлено, что многочисленные психогенные реакции могут быть разделены на три вида по периодам своего возникновения. Практически всегда после взрывов имели место анамнестические сведения о кратковременной или длительной утрате сознания. Личный опыт и данные литературы убеждают в необходимости в любом случае считать взрывную травму одной из форм закрытой или открытой черепно-мозговой травмы – от сотрясения мозга до тяжелых форм ушиба и сдавления, а также ранения мозгового вещества.

Необходимо также еще раз обратить внимание на возможность возникновения еще одного вида взрывных повреждений, которые уже названы выше как «экранированные». Взрыв под днищем корабля, машины, поезда, за стеной или другим укрытием может обусловить возникновение тяжелых повреждений любого органа, причем без видимых повреждений кожных покровов. Многим хирургам приходилось в своей практике наблюдать множественные переломы костей, повреждения сосудов и внутренних органов под, казалось бы, сохранившими жизнеспособность покровными тканями.

Наиболее интересными, по нашему представлению, являются данные, опубликованные отечественными авторами о взрывных катастрофах в нашей стране. В. Н. Анисимов с соавт. (1990, 1991) описывали ситуацию, когда на станции Арзамас-1 произошел взрыв трех железнодорожных вагонов со взрывчаткой (120 т), в результате которого образовалась воронка диаметром более 50 м и глубиной 26 м. Было разрушено 150 близлежащих домов, а 250 повреждено частично. На расстоянии до 2 км от центра взрыва в многоэтажных зданиях были выбиты стекла. О силе взрыва можно судить также и по тому, что куски рельсов находили в 800м от центра взрыва. На число и характер полученных людьми повреждений повлияли следующие обстоятельства: во-первых, взрыв произошел в субботу в 9 ч 30 мин; во-вторых, в районе взрыва были главным образом деревянные дома индивидуальной постройки; в-третьих, по обе стороны переезда скопился автотранспорт с пассажирами. Примерно 500 пострадавшим, обратившимся по поводу множественных поверхностных ранений стеклом, была оказана амбулаторная помощь; 240 человек госпитализированы, а 91 погибли; из них в лечебных учреждениях умерли 20 (вскоре после поступления в больницу – 18 и в ближайшие часы после операции – 2). По данным судебно-медицинской экспертизы, во всех случаях летальных исходов на месте катастрофы и в лечебных учреждениях полученные повреждения оказались несовместимыми с жизнью. Анализ ситуации и проведенные исследования показали, что основными поражающими факторами взрыва были ударная волна, вторичные ранящие снаряды, факты сдавления тела тяжелыми предметами, психогенный и температурный факторы. Непосредственное воздействие ударной волны на человека сводилось к так называемому метательному эффекту взрыва (отбрасывание тела на расстояние до нескольких метров), что приводило к возникновению закрытых травм черепа, груди, живота, конечностей. Среди вторичных ранящих снарядов (осколки стекла и металла, куски шлака и деревянные щепки) особое место занимали именно осколки стекла. В результате воздействия ударной волны остекление домов и автомобилей разрушилось. Осколки различной величины получали большую кинетическую энергию. Травмы осколками стекла, как правило, носили множественный характер и отличались профильностью поражений; повреждалась чаще часть тела, обращенная в момент взрыва к окну. Сдавление тела тяжелыми предметами наблюдалось при разрушении домов, когда пострадавшие оказывались заваленными рухнувшими перекрытиями. При этом чаще всего отмечались закрытые повреждения живота. Распределение пострадавших по действию на них поражающих факторов взрыва было следующим: ударная волна: 131 человек, вторичные ранящие снаряды: 158, сдавление тела тяжелыми предметам: 73, психогенный фактор: 50, термический фактор: 5. При изучении зависимости характера повреждений от расстояния до центра взрыва было установлено, что на удалении 150 – 300 м было больше закрытых повреждений, а 500 – 800 м – осколочных ранений стеклом. У большинства пострадавших диагностированы повреждения черепа. При этом закрытые травмы выявлены в 21 случае, в сочетании с ранениями мягких тканей головы осколками стекла в 84. Открытые повреждения черепа имелись у 12 человек, ранения мягких тканей головы в сочетании с травмами другой локализации у 27. Всего с повреждениями и ранениями головы оказались 144 пострадавших. Второе место по частоте повреждений занимали травмы конечностей. Они были у 43 человек. Ранее по материалам той же катастрофы Ю. Г. Шапошников с соавт. (1989) выявили четкую зависимость характера и тяжести повреждений у пострадавших от расстояния, на котором они были застигнуты взрывом, от положения тела по отношению к центру взрыва и степени защищенности человека. На расстоянии 60 м от центра (мощность взрыва оценена авторами как аналогичная ядерному небольшой мощности) в полной мере проявилось комбинированное воздействие воздушной ударной волны, осколочного и температурного полей. У погибших были выявлены разрывы легких и органов брюшной полости, отрывы конечностей, обширные ожоги III – IV степени. У погибших в завалах установлена компрессионная асфиксия. На расстоянии 600 м повреждения были вызваны эффектом отбрасывания. Так, находившиеся в автобусе пострадавшие (в 100 м от центра взрыва, причем автобус был отброшен на 15 м) были поражены осколками стекол (96,6%), получили черепно-мозговые травмы (89,7%), переломы костей (44,8%), множественные ушибы тела (75,9%).

Примерно такими же были данные по взрывам на ст. Свердловск-Сортировочная (Потапов А. И. с соавт., 1990). Характерно, что авторы этих работ не выявили какой-либо разницы в самом характере наблюдавшихся механических или термических травм, но неоднократно подчеркивали более тяжелое общее состояние пострадавших, чем это наблюдалось бы при изолированных и одиночных невзрывных ранениях. Они, как и другие исследователи, обозначали эту особенность как «синдром взаимного отягощения». Тем самым подчеркивалась аналогия взрывных травм с теми массовыми поражениями, которые возникали у пострадавших в Хиросиме и Нагасаки, где доминирующим видом патологии были комбинированные поражения отдействия проникающей радиации, ударной волны и светового излучения. Это дает основание отнести подавляющее большинство взрывных травм к одной из особых форм «травматической болезни» (С. А. Селезнев, В. К. Кулагин, И. И. Дерябин, С. С. Ткаченко, И. А. Ерюхин, Ю. Г. Шапошников и др.).

Однако следует все же напомнить, что разнообразие взрывов мирного времени может проявиться и преимущественным действием не механческого, а термического фактора. В час ночи 04.06.89 произошел взрыв на продуктопроводе под Уфой, в результате которого получили тяжелые поражения пассажиры двух встретившихся поездов. Как выяснилось позднее, из поврежденного продуктопровода произошла утечка газового конденсата, заполнившего огромную естественную впадину по обе стороны железнодорожного полотна. При встрече поездов от искры произошел мощный взрыв, который специалистами расценивается как объемный, сравнимый по силе со взрывом ядерного боеприпаса средней мощности. Из 1368 пассажиров пострадали практически все. Погибли на месте 408 человек, госпитализированы 806, из них 196 детей. Судя по описанию специалистов, принимавших участие в оказании помощи (В. Д. Федоров с соавт., 1990; В. К. Сологуб с соавт., 1990; В. С. Дедушкин с соавт., 1990), 97,4% пострадавших получили ожоги кожи, у 33,0% из них в сочетании с ожогами дыхательных путей. Комбинированные термомеханические травмы выявлены у 10,0%. Только 2,6% пострадавших имели различные виды травм без ожогов. У каждого пятого ожоговая травма по обширности и глубине поражений была несовместима с жизнью. Из этого следует, что в данном случае взрывная травма проявилась как преимущественное воздействие термического фактора, что характерно для так называемых взрывов объемного действия или объемного горения. Приведенная характеристика поражений потребовала организации и осуществления преимущественно комбустиологической помощи (интенсивная противошоковая терапия, некротомии, некрэктомии, ампутации, в показанных случаях – различные виды детоксикации).

Тщательному анализу нами была подвергнута группа научных публикаций, базирующихся на значительном клиническом материале, в частности на изучении последствий взрывов более 5000 бомб, совершенных террористами в Северной Ирландии (1969 – 1977 гг.). В результате указанных терактов погибли 500 человек и более 5000 получили ранения (Owen-Smith, 1979, 1981). Кроме того, в анализируемую группу вошли сведения о 511 пострадавших, доставленных в течение 1975 – 1979 гг. в госпитали г. Иерусалима, а также данные о 291 раненом, лечившихся в 1980 г. в госпитале г. Болонья (Италия). По данным последнего сообщения из 291 пострадавшего на месте происшествия умерли 73 человека. Полученные совокупные сведения позволяют заключить, что безвозвратные потери населения вследствие взрывов бомб составили 10 – 25% (Brismar B., et al., 1982; Zolan J., et al., 1983). Основными причинами летальных исходов у 25% пострадавших (305 наблюдений) были одиночные и множественные проникающие ранения груди с повреждением крупных сосудов (18%), сердца (14%), ткани легких (41%) и верхних дыхательных путей; у 26% проникающие ранения живота с повреждением органов и у 49% ранения черепа и шеи (Byrnes D. P., 1977). Согласно статистическим данным скорой помощи 87% пострадавших, доставленных в госпитали, имели легкие травмы, 2,9% средней тяжести и 10% тяжелые. Из общего числа доставленных в госпитали только 15 – 25% нуждались в стационарном лечении, из них около 10% в интенсивной терапии (Douglas R., 1982; Zraham J., 1983). Наиболее характерными повреждениями у пострадавших (104 человека), находившихся внутри помещений, были множественные ранения мягких тканей (53,8%), ожоги (41,4%), разрывы барабанной перепонки (36,5%), переломы костей (34,6%), повреждения органов зрения (12,5%) и ушибы легких (4,8%). У одной трети пострадавших имели место сочетанные повреждения (Kennedy T. L., et al., 1975; Konzert-Wenzel J., et al., 1981; Romage J. K., 1982). Следует отметить, что несмотря на то, что повреждения происходили в закрытых помещениях, картина «взрывного легкого» наблюдалась редко. Так, из 68 пострадавших, доставленных в Королевский Викторианский госпиталь (Белфаст, 1971 – 1975 гг.), клиника дыхательной недостаточности выявлена у 15 больных, из них только у 5 она была связана с действием взрывной волны, у остальных она возникла из-за перегрузки организма жидкостями при инфузионной терапии и развившимися осложнениями (пневмония, жировая эмболия) (Moore F. D., 1969). Большинство повреждений было вызвано вторичными ранящими снарядами (так, у одного из пострадавших было удалено из тела более 300 деревянных осколков) или стало следствием ударов о твердые предметы из-за перемещения тела ударной волной. К счастью, наиболее редко возникали повреждения вследствие обвалов зданий, сопровождавшиеся развитием у части пострадавших синдрома длительного сдавления (Michaelson M., 1984).

При подрывах взрывных устройств на открытой местности авторы приводят следующую статистику повреждений (322 пострадавших): голова, шея – 19,3%, грудь – 6,5%, живот – 4,7%, спина – 4,0%, конечности – 39,6%, ожоги – 4,0%, акутравма – 16,3%, психическая травма – 16,3% (Adler J., et al., 1983). Приблизительно аналогичной была характеристика повреждений и у 181 пострадавшего при взрыве двадцатикилограммовой бомбы в Болонье (Brismar B., 1982). Так, переломы костей черепа наблюдались у 9,3% пострадавших, ушиб головного мозга – у 5,6%, сотрясение головного мозга – у 25,2%, разрыв барабанной перепонки – у 14,0%, повреждение органа зрения – у 6,5%, груди – 18,7%, живота – у 6,5%, конечностей и позвоночника – у 42,0%, ранения мягких тканей – у 53,1%, ожоги – у 26,1%. По данным Scapareli D., et al. (1985), основанным на результатах обследования 100 пострадавших от взрывов бомб, переломы костей наблюдались у 22,0% и отрывы конечностей – у 6,75% раненых. Подавляющее большинство повреждений было обусловлено ранениями осколками стекла и последствиями ударов при падении тела о землю или другие предметы. Воздействие ударной волны на открытой местности было наименее выраженным (Hill J., 1979; Douglas R., 1982). Успех оказания медицинской помощи во многом определялся быстрой доставкой пострадавших в стационары (до одного часа), проведением в короткие сроки интенсивной терапии и квалифицированной хирургической помощи (Brismar B., 1982).

Последствия террористических актов, осуществляемых в жилых домах и общественных зданиях с большим числом людей, и техногенных катастроф взрывного характера на аналогичных объектах стали почти идентичными. Высокие цифры санитарных потерь населения лишь подтверждают данное умозаключение. Следует признать, что высокий уровень безвозвратных потерь от воздействия ударной волны взрыва и элементов разрушившихся зданий является основной особенностью этих террористических актов.

Завершить анализ медико-тактической обстановки, складывающейся в районе террористических актов, целесообразнее всего на конкретных данных санитарных потерь одного из них. При взрыве на Каширском шоссе в городе Москве отчетливо преобладали по классу механических повреждений травмы черепа и головного мозга (8 человек), а также структур опорно-двигательного аппарата (6 человек из 16 пострадавших).

Уместно рассмотреть принципиальные отличия между крупными террористическими актами и техногенными катастрофами взрывного характера любой сложности. Оба эти несчастья объединяет многое страх, ужас, боль и страдания многих сотен людей, всегда неожиданное их возникновение, непредсказуемость последствий случившегося, огромные материальные утраты и финансовые издержки и т.д.

Для оказания медицинской помощи пострадавшим непосредственно в районах взрывов в Москве и в регионах были задействованы 104 бригады скорой медицинской помощи, 59 бригад специализированной медицинской помощи, а также было развернуто 5 пунктов первой врачебной помощи. Общее руководство лечебно-эвакуационным обеспечением пострадавших осуществляли, как того и требуют соответствующие инструкции, руководители здравоохранения города Москвы, Республики Дагестан и Ростовской области. Более того, исходя из массового характера санитарных и безвозвратных потерь населения и огромного общественного резонанса серии террористических актов в стране, в организации оказания медицинской помощи пострадавшим в районах спасательных работ непосредственное участие приняли министр здравоохранения России, директор ТЦМК Ростовской области, директор республиканского центра медицины катастроф Дагестана и заместитель директора НП ЦЭМП г. Москвы.

Управление действиями бригад скорой медицинской помощи осуществляла диспетчерская служба городских станций скорой помощи под непосредственным контролем своих главных врачей. Четкое руководство способствовало тому, что медицинская помощь пострадавшим и их госпитализация в основном были завершены к исходу суток с момента терактов.

Организацию оказания медицинской помощи пострадавшим лучше всего рассмотреть на примере Москвы, где было совершено 3 террористических акта: 31 августа взрыв на Манежной площади, 9 сентября взорван жилой дом на улице Гурьянова и 13 сентября взорван жилой дом на Каширском шоссе. В результате этих терактов общие потери населения города составили 408 человек, из них погибли 211, а 197 человек получили различные механические повреждения и термические поражения, из которых госпитализировано 110 человек, а 87 пострадавшим была оказана амбулаторная помощь. Бригады скорой помощи прибывали к месту взрыва одновременно с милицией и пожарной службой. В спасательных работах приняло участие 80 бригад скорой помощи, 24 бригады НП ЦЭМП и 8 бригад экстренного реагирования ВЦМК «Защита» Минздрава России.

Для сосредоточения пострадавших, извлекаемых из завалов, и подготовки их к эвакуации были развернуты 5 медпунктов и площадок сбора пораженных, на которых проводилась медицинская сортировка пострадавших, им оказывалась первая врачебная медицинская помощь. После этого пораженные бригадами скорой помощи доставлялись в больницы города.

При ликвидации медико-санитарных последствий на Каширском шоссе силами полевого госпиталя был развернут операционно-перевязочный модуль полевого многопрофильного госпиталя ВЦМК «Защита» с целью оказания первой врачебной с элементами квалифицированной медицинской помощи. Основой работы модуля по оказанию амбулаторной помощи участникам спасательных работ стали 176 обращений по поводу острых конъюнктивитов, ларингитов, головных болей и поверхностных повреждений кожи.

Нельзя обойти вниманием и тот факт, что после взрывов отмечалась большая потребность в оказании психиатрической помощи с целью купирования психосоматической реактивности у родственников погибших и пораженных, однако она была явно недостаточной. Еще больший объем работы был выполнен бригадами судебно-медицинской экспертизы на месте обнаружения погибших – освидетельствование трупов с участием оперативных работников МВД.

По характеру поражения преобладали механические повреждения. Но характерно то, что практически у 1/3 пострадавших, обратившихся за медицинской помощью, были выраженные психосоматические состояния.

Завершая рассмотрение медицинских аспектов оказания помощи пострадавшим в серии террористических актов, имеет смысл еще раз подчеркнуть главную их особенность – такого количества крупномасштабных диверсий против гражданского населения страны, осуществленных за ограниченный период времени и повлекших массовую гибель людей, не дали ни Северная Ирландия, ни Италия, ни даже Ближний Восток. Однако указанная особенность в большей степени относится к политической составляющей проблемы терроризма. Медицинских специалистов, естественно, больше всего интересуют те особенности осуществленных терактов, которые напрямую повлияли на эффективность и особенность функционирования системы медицинской помощи пострадавшим. Таковые были, и в подробном рассмотрении нуждаются 4 из них.

1. Преобладание среди жителей взорванных домов безвозвратных потерь над санитарными. Наиболее красноречивым примером может служить теракт на Каширском шоссе, в результате которого погибли практически все жители взорванного дома, а в живых осталось только два человека, выброшенные взрывной волной из разрушающегося дома и получившие тяжелые сочетанные механические травмы.

2. Большое число повреждений легкой и средней степени тяжести среди жителей близлежащих к разрушенному домов, наносимых осколками стекол и другими вторичными ранящими снарядами. Так, в Волгодонске из 556 пораженных 484 человека, получившие ранения вторичными ранящими снарядами, нуждались в амбулаторной помощи.

3. Высокий уровень психосоматических состояний среди зарегистрированных пострадавших, нуждавшихся как в оказании амбулаторной, так и стационарной медицинской помощи (теракты в Волгодонске, Буйнакске и в Москве на улице Гурьянова).

4. Высокая оперативность службы скорой медицинской помощи во всех городах. Как правило, машины «скорой помощи» прибывали к очагу чрезвычайной ситуации в одно время со спасателями и пожарными, бригады немедленно начинали оказание медицинской помощи и эвакуацию, завершая госпитализацию пораженных в течение суток.

Было бы неверным, завершая анализ террористических актов, обойти вниманием недостатки и упущения, выявленные в столь сложном деле, как ликвидация их последствий. Представляется, что в череде организационных упущений и недоработок первое место по праву принадлежит отсутствию в оперативных донесениях сведений об организации оказания первой помощи пораженным или хотя бы возможности ее осуществления силами профессиональных спасателей или привлекаемых лиц (солдаты, курсанты, строители), не имеющих практических навыков по оказанию первой помощи, выносу тяжелых пораженных из завалов на руках или носилках.

К недоработкам организационного порядка по проблеме эвакуации пострадавших в Москве следует отнести факты привлечения неоправданно большого количества специализированных бригад. Так, если в Буйнакске и Волгодонске 75 пораженных, нуждавшихся в госпитализации, были эвакуированы в первой половине первых суток силами 12 бригад скорой помощи, то после взрыва дома на Каширском шоссе для эвакуации 20 пострадавших было задействовано 30 бригад скорой помощи и 10 спецбригад НП ЦЭМП. Такое расточительство однозначно противоречит не только здравому смыслу, но и требованиям доктрины лечебно-эвакуационного обеспечения медицины катастроф.

МИННО-ВЗРЫВНАЯ ТРАВМА - ЭТАЛОН АНТРОПОГЕННЫХ ВЗРЫВНЫХ ПОРАЖЕНИЙ ЧЕЛОВЕКА

В военных конфликтах последнего времени отмечается увеличение числа пострадавших от взрывов противопехотных и противотанковых мин. Благоприятные тактические возможности применения минного оружия, его относительная дешевизна и высокие поражающие свойства способствовали широкому использованию минных боеприпасов как при военных операциях в локальных конфликтах, так и при террористических актах в различных регионах мира. Так качественный сдвиг в структуре санитарных потерь хирургического профиля советских войск и Афганистане произошел в 1984 г., т. е. в разгар «минной войны». Подавляющее число ранений носило не пулевой, а взрывной и осколочный характер (63,4 – 73,5%). У основной части (59,4 – 72,8%) таких раненых травма имела множественный и сочетанный характер. В армии Республики Афганистан в период разгара «минной войны» (1984 – 1987 гг.) число пораженных минным оружием оказалось еще более значительным (до 45%).

Несмотря на то, что общеполагающие принципы военно-полевой хирургии при оказании помощи раненым на войне остаются незыблемыми, в последние годы на основании углубленного анализа и обобщения опыта оказания хирургической помощи пострадавшим в Афганистане, на Северном Кавказе и в других регионах планеты был высказан ряд критических замечаний относительно существующих хирургических подходов при лечении раненых с множественной и сочетанной травмой, способов первичной хирургической обработки огнестрельных ран, возможностей применения сберегательной тактики при выполнении ампутации у пораженных минным оружием (Кейер А. Н., 1991; Корж А. А, 1991; 1989; 1993 и др.). В разрешении поставленных вопросов важную роль сыграли прикладные анатомо-физиологические исследования, причем актуальность их выполнения прежде всего подтвердил исторический анализ литературы по проблемам боевой хирургической патологии (Грицанов А. И., 1986; Шаповалов В. М., 1989; Нечаев Э. А. с соавт., 1994). Вместе с тем до настоящего времени репрезентативных оценок тяжести первичных и вторичных нарушений тканей при взрывах по сравнению с другими хорошо изученными патологическими состояниями и процессами в литературе довольно мало (Одинак М. М., Корнилов Н. В., Грицанов А. И. с соавт., 2000). Так, все еще ждут своего разрешения недостаточно изученные вопросы раневой баллистики при взрывных поражениях.

Классификация и виды минно-взрывной травмы (МВТ).
В период гражданской войны в Афганистане в военно-медицинских учреждениях 40-й армии использовалась классификация, разработанная на основе обобщения клинико-морфологического материала (около 1500 пострадавших и 497 умерших) группой военных хирургов под руководством И. Д. Косачева и В.М. Шаповалова. Термином «взрывные поражения» (ВП) обозначались все повреждения, возникавшие у пострадавших при подрывах различных взрывных устройств (ВУ) – мин, кумулятивных зарядов, гранат, запалов, фугасов,

артиллерийских боеприпасов, авиабомб и др. С учетом ведущих признаков поражения в классификации условно выделились взрывные ранения (ВР) и взрывные травмы (ВТ).

Классификационные признаки предусматривали деление ВР и ВТ по локализации, виду (изолированная, множественная, сочетанная, комбинированная). Предусматривался учет тяжести кровопотери, степени шока, указание на наличие психических расстройств и их клинического варианта. Эта классификация, вошедшая в указания ведущего хирурга 40-й армии (Косачев И.Д., 1985), способствовала более полной и правильной, на взгляд ее создателей, формулировке диагноза с выделением ведущего синдрома, давала возможность более четко решать организационные и лечебно-эвакуационные задачи, построенные на патогенетических особенностях взрывных поражений. Существенным ее недостатком, что признают и сами авторы, является условность обозначения тех или иных групп раненых и взрывной травмы в целом. Ни один из предложенных терминов не охватывает всего набора открытых и закрытых повреждений конечностей, внутренних органов, которые возникают при типовых подрывах на противопехотных и противотанковых минах.

Исходя из серьезного анализа литературы и понимания, что большинство известных и предлагаемых классификаций в хирургии призваны прежде всего оказать помощь практическому врачу на этапе диагностики, нами в 1985 г. (Ткаченко С. С., Грицанов А. И., Мусса М. с соавт.) была разработана классификация минно-взрывной травмы, основу которой составили:

— иерархия понятий особой категории механической травмы: «огнестрельная травма» – «взрывная (огнестрельная) травма» – «минно-взрывная травма»;

— патоморфологические особенности двух основных разновидностей повреждений, возникающих при подрыве на инженерных минных боеприпасах;

— соображения лечебно-тактического порядка.

Итак, МВТ — это огнестрельная взрывная сочетанная травма (политравма), возникающая у человека в результате импульсного воздействия комплекса поражающих факторов взрыва инженерных минных боеприпасов и характеризующаяся взаимозависимым и взаимоотягощающим влиянием как глубоких и обширных разрушений тканевых структур, так и общего контузионно-коммоционного синдрома. Все многообразие минно-взрывной травмы на базе клинико-морфологических особенностей было сведено в две группы, имеющие общие особенности патогенеза, но различающиеся по характеру преобладающих морфофункциональных нарушений:

1. Результат прямого взаимодействия человека с поражающим воздействием всех или основных факторов взрыва минного боеприпаса на открытой местности целесообразно именовать минно-взрывными ранениями (МВР). При контактном подрыве наиболее характерно сочетание взрывных отрывов и разрушений конечностей с закрытой (преимущественно) черепно-мозговой травмой, закрытыми повреждениями или ранениями внутренних органов, туловища, головы.

2. Сочетанную травму, возникающую у экранированного броней личного состава, находящегося на или внутри боевой техники, целесообразно именовать минно-взрывными повреждениями (МВП), поскольку под действием ведущего поражающего фактора, каковым в таких случаях выступает импульс взрывной (сейсмической) волны, возникают закрытые (преимущественно) и открытые повреждения опорно-двигательного аппарата (множественные оскольчатые переломы, ушибы, вывихи) и внутренних органов, сочетающиеся с общим контузионно-коммоционным синдромом.

С 1987 г. материалы с использованием данной терминологии и ее обоснованиями широко публиковались на страницах открытой печати, благодаря чему стали известны широкому кругу хирургов и врачей других специальностей, а также стали использоваться в официальных документах рекомендательного характера (Гембицкий Е. В. и др., 1989).

Основы патогенеза минно-взрывной травмы.

Многочисленные собственные клинические наблюдения и исследования других авторов свидетельствуют, что структурные и функциональные изменения при минно-взрывной травме захватывают не только сосудисто-нервные образования поврежденных сегментов, но и сосудистое русло, а также нервные структуры смежных и даже отдаленных областей. Тем самым создаются крайне неблагоприятные местные и общие условия для течения воспалительных и репаративных процессов в сохраняемых частях конечности (Головкин В. И. с соавт., 1988; Грицанов А. И., с соавт., 1993; Чепеленко Г. В., 1991; Saneson, et al., 1988). Эти особенности взрывных поражений, наряду с неизбежными погрешностями хирургической тактики и техники, служили причиной частых повторных усечений конечности или получения неполноценной культи конечности для протезирования (Кондрашин Н. И., Санин В. Г., 1984; Саглай И. И., 1990; Рожков А. В., 1993).

Нами была предложена (Грицанов А. И. и др., 1987) схема патогенеза трофических расстройств при тяжелой механической травме Этиологическими факторами, запускающими весь каскад патологических трофических изменений при МВТ, являются различные механические повреждения тканевых структур на регионарном (например, отрыв конечности) и общем (контузионно-коммоционный синдром) уровнях. Повреждение тканевых рецепторных аппаратов и нервных проводников приводит к возникновению неадекватной афферентной импульсации с периферии и срыву регуляторных взаимоотношений в неспецифических структурах ЦНС. Вследствие этого нарушается существующее в норме сбалансированное взаимодействие эрготропного и трофотропного отделов гипоталамуса, что на периферии проявляется резкой активацией адренергического канала регуляции. Одновременно происходит активация и холинергического канала регуляции, однако она не в состоянии выполнить свою компенсаторную функцию. По этой причине в ткани постоянно поступает отрицательный (повреждающий) адренергический сигнал. Такая чрезмерная симпатическая импульсация на периферию приводит к нарушению кровообращения, активации систем медиаторов воспаления и, что немаловажно, к нарушению взаимоотношений в системе циклических нуклеидов.

Происходящие при этом изменения в тканевой трофике служат вторичными повреждающими факторами, воздействие которых на рецепторы приводит к вторичному их повреждению. В результате этого к чрезмерной афферентации, поступающей с первично поврежденных тканевых рецепторов, присоединяется неадекватная афферентация со вторично поврежденных структур. Это, в свою очередь, приводит к еще большему срыву регуляторных взаимоотношений, следовательно, и к усилению нарушений трофических процессов в тканях. Формируется порочный круг, который приводит к постоянному нарастанию дистрофических изменений в тканях. В итоге к 5 – 7 суткам при переломах мирного времени и к 4 – 5 суткам при МВТ развивается критический период, в течение которого бурно развиваются гнойно-некротические процессы. Изложенные представления должны убедить: во-первых, в том, что хирургические методы лечения огнестрельных повреждений были и остаются ведущими приемами, поскольку они ориентированы на устранение непосредственной причины развития патологических изменений в поврежденном органе; во-вторых, в деле профилактики раневых инфекционных и гнойно-некротических осложнений современная антибиотикотерапия в чистом виде, т. е. без хирургического пособия и ликвидации «синдрома капиллярно-трофической недостаточности» (Дьяченко П. К., 1982), бессмысленна; в-третьих, исходя из современного уровня представлений физиологии о регуляции гомеостаза и развитии трофических нарушений, а также достижений нейрофармакологии, может быть предложено несколько принципиальных путей коррекции трофических нарушений, которые должны стать органической частью системы реабилитации пострадавших.

Один из вариантов корригирующей терапии, с успехом применявшийся нами в Центральном военном госпитале афганской армии, состоит в следующем. Основой представленного варианта корригирующей терапии является вегетативный блок. Лечебными формами вегетативной блокады в анестезиологическом пособии в настоящее время являются следующие мероприятия:

— назначение стволовых снотворных (барбитурового ряда) в предоперационной подготовке;

— новокаиновые блокады симпатического ствола в сочетании с проводниковой перидуральной анестезией или наркозом;

— фракционное введение сильных ганглиолитиков короткого и среднего действия, обеспечивающих десимпатизацию вегетативной нервной системы на уровне вегетативных ганглиев.

Вторым по частоте методом анестезиологического обеспечения раненых ортопедотравматологического профиля был наркоз – как эндотрахеальный, так и масочный. Он был приоритетным видом обезболивания у раненых с множественными и сочетанными минно-взрывными ранениями и повреждениями. Для прерывания патологической импульсации он сочетался, но, к сожалению, не всегда, с паранефральными и футлярными новокаиновыми блокадами. Хорошо известно, что при оперативных вмешательствах даже самый глубокий наркоз не снимает рефлексов со стороны операционного поля (Закусов В. В., 1953), т. е. он снимает соматические рефлексы, оставляя не затронутыми вегетативные. А. А. Нарочев (1953) с убежденностью говорил о том, что самый глубокий наркоз, какой только совместим с жизнью, принципиально недостаточен для полного подавления рефлекторной деятельности, что во время любого наркоза из патологического очага области повреждения и шокогенных зон продолжают поступать патологические импульсы.

Мы полностью разделяем точку зрения Т. М. Дарбиняна (1980), что «современный самый совершенный комбинированный эндотрахеальный наркоз не в силах вытеснить местную анестезию из практики хирургических учреждений». Наша убежденность основана на том, что в течение раневого процесса у раненых с МВТ, которые оперировались только под наркозом, без применения новокаинового вегетативного блока, отмечались следующие негативные тенденции:

— замедленное отторжение некротических масс;
— поздние сроки появления грануляций;
— сохранение глубоких нейротрофических расстройств.

В течение 1984 – 1987 годов основным методом обезболивания у раненых с минно-взрывной травмой оставались проводниковая и перидуральная анестезии (29%), обеспечившие не только надлежащее обезболивание и послужившие одним из компонентов противошоковой терапии, но и надежную вегетативную блокаду, столь важную в профилактике микроциркуляторных расстройств и гнойно-некротических осложнений. Эндотрахеальный наркоз эфиром, галотаном продолжал применяться в основном (17,3%) у раненых с множественными и сочетанными повреждениями (Трубицын Э. А. и др., 1987).

Итак, за счет проводникового обезболивания крупных нервных стволов конечности, перидуральной анестезии и новокаиновой блокады симпатического ствола, либо фармакологической десимпатизации методом фракционного введения ганглиолитиков короткого и среднего действия, проводимых в комплексе анестезиологического пособия, достигается снижение патологической эфферентной импульсации на сосуды и ткани зоны повреждения. Тем самым устраняется одна из ведущих причин тканевых и сосудистых нейродистрофических изменений (расстройства микроциркуляции, развитие дистрофических и гнойно-некротических процессов). Вместе с тем при существовавшей в Афганистане организационно-штатной структуре лечебных учреждений прерывание патологической симпатической импульсации начиналось с применения новокаиновых вегетативных блокад, а не тех или иных нейро-фармакологических препаратов.

Проводниковому виду обезболивания, как одному из видов местной анестезии, при лечении раненых ортопедо-травматологического профиля отдавалось предпочтение из-за того, что ему присущи: эффективность, относительная простота, дешевизна, проведение анестезии без специальной аппаратуры, относительная безопасность, профилактическое и лечебное противошоковое действие.

Обладая всеми положительными сторонами инфильтрационной анестезии, проводниковое обезболивание имеет и ряд других существенных достоинств:

— сопутствующая мышечная релаксация;
— сохранение анатомических особенностей оперируемой области и сегмента конечности;
— большая асептичность и безопасность;
— большая продолжительность обезболивания и меньшая затрата времени на его выполнение;
— выраженность хирургической анестезии, позволяющей при необходимости применение резинового кровоостанавливающего бинта – для операций на «сухой» конечности;
— возможность разделения этапов «обезболивания» и «операции»;
— незаменимость метода в случае массового поступления раненых;
— наконец, более выраженный нейротрофический эффект и получение при необходимости дифференциального блока.

У 26 раненых с тяжелыми минно-взрывными ранениями нижних конечностей спазмолитики с успехом применялись в форме регионарной интенсивной медикаментозной терапии, проводимой путем длительных инфузий с помощью катетеризации бедренной или наружной подвздошной артерии (Баринов В. С. и др., 1987). Зачастую из-за отека, лимфаденита, множественных осколочных ранений мягких тканей осуществить пункцию бедренной артерии не представлялось возможным. В этих случаях наиболее приемлемой оказывалась нижняя надчревная артерия, ввиду постоянства ее хода и достаточного диаметра просвета (от 1,9 до 3,4 мм). Ее хирургическое достоинство состоит и в том, что с ее помощью обеспечивается как бы «внеочаговая» катетеризация при любой локализации повреждения (отрыв сегмента, огнестрельный перелом длинной трубчатой кости, огнестрельное ранение коленного или тазобедренного суставов).

ЦВГ МО Афганистана располагает достаточно большим опытом применения перидуральной анестезии у раненых со сложной хирургической патологией. С 1984 года стал изучаться вопрос эффективности перидуральной анестезии в профилактике нейродистрофических расстройств при ранениях нижних конечностей. Пункция перидурального пространства производилась в положении раненого на боку во II–IV поясничных сегментах. Расход анестетика – 0,7 мг на 1 кг массы раненого в смеси с 10 мг морфина. Часть раненых при перидуральной анестезии требует проведения гиперволемической гемодилюции полиглюкином или реополиглюкином из расчета 10 мл на 1 кг массы тела со скоростью 20 мл в 1 мин. Средняя продолжительность оперативных вмешательств у раненных в нижние конечности (ампутация, первичная хирургическая обработка множественных ран, первичный чрескостный остеосинтез и т. д.) составляет 95,6 мин.

Применением комбинированной перидуральной анестезии тетракаином с морфином, фракционным введением диазепама во время операции при ранениях нижних конечностей обеспечивается нейровегетативная защита организма от операционного стресса, адекватная аналгезия и выключение психоэмоциональных реакций в раннем послеоперационном периоде, что, в конечном итоге, является мощным средством в профилактике возникновения нейродистрофических и инфекционных осложнений.

Антикоагулянтная терапия гепарином, применяемая со вторых суток, предназначена для профилактики тромбоза. Угнетая активность гиалуронидазы, повышая фибринолитические свойства крови и способствуя реканализации тромбированных сосудов, гепарин обладает заметным противовоспалительным действием, обычно на 100 мл инфузата добавлялось 1000 ЕД гепарина. В случаях, когда планируется применение компламина, обладающего самостоятельной значительной фибринолитической активностью, дозировка гепарина может быть уменьшена до 500 – 700 ЕД на 100 мл инфузата.

Применение витаминов весьма целесообразно и необходимо, т. к. они, являясь коферментами, принимают активное участие в обмене веществ. Особое значение имеет витамин В1, усиливающий действие новокаина. Поскольку действующим началом тиамина хлорида или бромида является кокарбоксилаза, то наличие витамина В1 в инфузате способствует улучшению углеводного обмена. В силу этих причин он наиболее показан при почечной и печеночной недостаточности у раненых с обширными размозжениями и отрывами конечностей. Суточная доза 2 мл. У раненых, которым катетеризация бедренной артерии не производилась, витамин В1 вводился внутримышечно (по 1 мл 5% раствора). В связи с тем, что аскорбиновая кислота принимает активное участие в окислительно-восстановительных процессах, прежде всего в синтезе коллагена, основного вещества соединительной ткани, в инфузат для внутриартериального введения добавлялся витамин С (5 мл 5% раствора).

С целью ускорения процессов отторжения некротических тканей применяют ферменты протеолиза – трипсин, химотрипсин, введение которых осуществляется внутриартериально. Ингибиторы протеолиза вводятся внутривенно. Для профилактики гнойных осложнений в состав инфузата вводят антибиотики – пенициллин, стрептомицин. С лечебной же целью целесообразнее использовать антибиотики с учетом чувствительности к ним высеваемой микрофлоры.

Таким образом, прерывая порочный круг нейродистрофического процесса, уменьшая его клинические проявления в послеоперационном периоде, снижая или устраняя проявление синдрома капиллярно-трофической недостаточности, отечного и болевого синдромов, можно обеспечить более или менее оптимальное течение раневого процесса, избежать развития или уменьшить выраженность гнойных послеоперационных осложнений.

При развитии трофических нарушений, возникающих при механических повреждениях, срыв адекватной регуляции распространяется и на местные гуморальные системы, которые определяют воспалительную реакцию, влияют на микроциркуляцию и участвуют в развитии отечного и болевого синдромов. Поэтому в комплекс мероприятий, направленных на нормализацию регуляторных взаимоотношений и процессов тканевой трофики, должна быть включена противовоспалительная и десенсибилизирующая терапия.

В контексте настоящей главы особого внимания заслуживают данные, посвященные изучению нарушений со стороны внутренних органов у пораженных минным оружием и основанные на анализе клинического течения 237 случаев МВТ. Из числа обследованных 169 (71,3%) человек умерли в сроки от 1 до 16 сут. с момента получения травмы. Морфологические исследования внутренних органов позволили дополнить и расширить клинические представления о характере возникающих при этом патологических процессов.

Среди пострадавших с МВР у 24% были ранения черепа с повреждением головного мозга, у 21% – ранения живота, у 18% – ранения груди, у 36% – закрытые повреждения внутренних органов. При МВП признаки повреждения внутренних органов той или иной степени выявлены во всех случаях, причем нередко наблюдались повреждения нескольких органов одновременно.

Таким образом, если при МВР ведущими были ранения органов, то для МВП наиболее характерно наличие закрытых повреждений, особенности клинических проявлений и диагностика которых до недавнего времени практически не были освещены в литературе. Актуальность, военно-медицинская значимость и особая сложность этого раздела боевой сочетанной патологии определяются и тем, что у 96,4% пострадавших с МВП изменения внутренних органов сочетались с множественными переломами костей, ранениями, ожогами, сотрясением головного мозга. Наличие разнообразных, часто сочетанных и комбинированных повреждений определяло общее тяжелое состояние пострадавших, обусловленное шоком, постгеморрагической анемией, остротой дыхательной и сердечно-сосудистой недостаточностью.

Сочетанная травма черепа и груди является наиболее тяжелым видом повреждений. Такие повреждения легких, как ранения, сотрясения и ушибы, в анализируемой группе больных с травмой мирного и военного времени зарегистрированы нами в 40% случаев. Патология легких при падениях с высоты, автоавариях и ряде других техногенных происшествий имела место у 90% пострадавших с данным видом СЧМТ.

Чаще других внутренних органов при МВП повреждаются легкие. Ушибы легких отмечены у 20,7% человек. У 90,2% из них ушибы связаны с падением или ударом грудной клетки о тупые предметы, у 6,4% с ранениями груди, у 3,4% – с непосредственным воздействием воздушной ударной волны взрыва. Ушибы легких при МВП встречаются в 3 раза чаще, чем при МВР.

Клинические проявления ушиба легких у пострадавших с легким течением травматической болезни обычно обнаруживаются в течение первых суток после травмы. Степень их выраженности определяется объемом повреждения легочной ткани. Подозрение на ушиб легких должно возникать при наличии ссадин, ушибов и гематом на грудной стенке, при переломах костей грудной клетки, ранениях груди, шеи, верхней части живота и поясничной области. У врача, как правило, есть возможность получить сведения о месте нахождения пострадавшего во время взрыва, об условиях получения травмы.

При изолированных травмах груди диагностика ушиба легкого обычно не вызывает затруднений, так как имеются характерные клинические проявления – одышка, кашель, цианоз, боли в груди, иногда кровохарканье.

Диагностика ушиба легких у пострадавших с тяжёлыми проявлениями травматической болезни затруднена в связи с шоком. Наиболее характерное клиническое проявление ушиба легких – острая дыхательная недостаточность («шоковое легкое»). Можно обнаружить локальное ослабление дыхания, укорочение перкуторного звука, сухие хрипы, при рентгенологическом исследовании усиление легочного рисунка, снижение пневматизации, признаки застойных явлений в легких.

Морфологические изменения при МВТ представлены разрывами висцеральной плевры и легочной паренхимы, краевыми ателектазами, очаговыми кровоизлияниями различной величины с формированием инфарктоподобных очагов. При гистологическом исследовании определяются интерстициальный отек, тромбоз легочных капилляров, множественные микрогеморрагии, что свидетельствует о выраженных микроциркуляторных изменениях в легочной паренхиме, особенно у лиц, перенесших шок. Указанные морфологические изменения наиболеехарактерны для лиц, умерших вскоре после подрыва. При патологоанатомическом исследовании обнаружение обширных очаговых кровоизлияний с геморрагическим пропитыванием и уплотнением легочной паренхимы расценивалось как ушиб легкого. Совпадение клинического и патологоанатомического диагнозов ушиба легких отмечено в 41,4% случаев (Мироджан Н. и др., 1987).

Механизм ушиба сердца, встречавшегося в 14,8% случаев МВТ, сходен с механизмом ушиба легкого. Клинические признаки закрытой травмы груди свидетельствуют о возможности ушиба сердца, однако при повреждениях ударной волной взрыва (1,9%) внешних повреждений груди может и не быть.

Обычно клинические проявления ушиба сердца определялись уже в первые часы после травмы. Пострадавшие предъявляли жалобы на сердцебиение, перебои в работе сердца, неприятные ощущения в области сердца, общую слабость, одышку. При обследовании установлены тахикардия (90-110 ударов в минуту в 79,9% случаев), аритмия (24,6%), лабильность артериального давления с тенденцией к гипотонии (41,6%). При рентгенологическом исследовании в 12,4% обнаружено увеличение тени сердца в поперечнике. Аускультативно отмечалось ослабление первого тона на верхушке (41,4%), маятникообразный ритм (23,9%), появление третьего тона (12,8%), систолический шум (42,7%) и шум трения перикарда (2,2%). Признаки сердечной недостаточности при данной патологии наблюдались у 23,6% человек.

Диагностировать ушиб сердца значительно труднее при наличии повреждений и ранений других локализаций, поскольку основные клинические проявления тогда могут быть объяснены за счет шока, анемии, гиповолемии. Электрокардиографическое исследование может способствовать установлению правильного диагноза. Если у лиц молодого возраста, перенесших МВТ и ранее не страдавших сердечно-сосудистыми заболеваниями, отмечены изменения ЭКГ, диагноз ушиба сердца весьма возможен. В тех случаях, когда выявленные изменения ЭКГ стойкие, не исчезают при проведении медикаментозных проб с атропином, обзиданом и хлоридом калия, имеются два и более вида нарушений – при соответствующей клинической картине, – диагноз ушиба сердца становится очевидным. Мы считаем возможным при МВТ, как и при травме мирного времени, выделять у пострадавших две клинические формы ушиба сердца – инфарктоподобную и стенокардическую (Стажков В. И. и др., 1977).

При морфологическом исследовании сердца умерших от МВТ определялись очаговые кровоизлияния в миокарде, нарушения проницаемости сосудистых стенок, при гистологическом – очаговые нарушения микроциркуляции (стаз эритроцитов и тромбоз в микрососудах, очаговые диапедезные кровоизлияния). На этом фоне закономерно возникали мелкие очаги некроза и дистрофические изменения миокарда.

У 4,9% пострадавших с МВТ отмечено сочетание ушибов легких и сердца. Характерными клиническими проявлениями в этой группе лиц были признаки легочно-сердечной недостаточности разной степени выраженности.

Повреждения органов грудной полости служили наиболее частой причиной развития травматического шока и дыхательной недостаточности, сопровождались значительным количеством ранних легочных осложнений. В прогностическом плане именно данный вид сочетанных повреждений являлся крайне неблагоприятным. Уменьшение дыхательной поверхности легких при гемо- и пневмотораксе, ателектазах, а также вследствие развития пневмонии приводило к нарастанию гипоксии, гиперкапнии, способствовало развитию вторичных очагов поражения мозга, его отеку. Это, в свою очередь, усугубляло центральный тип нарушения дыхания и формировало порочный круг в патогенезе данного вида СЧМТ.

Кровопотеря при повреждениях легких, как правило, колебалась в пределах от 500 до 1500 мл, усугубляя тяжесть травматического шока. Прогрессирующая дыхательная недостаточность сопровождалась появлением неврологических симптомов дисциркуляторного происхождения. В зависимости от степени дыхательной недостаточности это проявлялось либо быстрым угнетением сознания, вплоть до глубокой комы, либо развитием периодического психомоторного возбуждения на фоне нарастающей очаговой полушарной и стволовой неврологической симптоматики: вялые зрачковые рефлексы, снижение корнеальных рефлексов, появление двустороннего симптома Бабинского, угнетение брюшных и подошвенных рефлексов. Подобное изменение клинической картины травматической болезни, особенно на фоне снижения АД и нарастания тахикардии, зачастую ошибочно расценивалось как следствие сдавления головного мозга гематомой.

Травма мозга и повреждения органов брюшной полости, забрюшинного пространства.

По нашим данным патология органов брюшной полости при МВТ была установлена в 82% случаев летальных исходов. В целом органы брюшной полости при травме повреждаются реже, чем сердце и легкие, но величина кровопотери при этой патологии была наибольшей, составляя в среднем 1 – 2 л. Кровопотеря значительно усиливала гипоксию и отек мозга, утяжеляла проявления шока.

Среди первичных повреждений внутренних органов при МВТ ушибы почек по частоте стоят на третьем месте (10,1%). В 82% случаев причиной ушибов почек были удары о землю или о тупые предметы при отбрасывании ударной волной взрыва, в 18% – повреждения вследствие бокового удара ранящего снаряда при его прохождении в непосредственной близости от органа. При ушибах почек у каждого второго пострадавшего отмечалась однократная макрогематурия, редко сохранявшаяся в течение 1 – 2 сут. У каждого пятого имели место дизурические явления, у 93% человек определялась болезненность при поколачивании по поясничной области на стороне поражения. Характерными были изменения мочи: протеинурия (78,8%), гематурия (84,9%), лейкоцитурия (26,7%).

При морфологическом исследовании обнаружены кровоизлияния в паранефральную клетчатку, подкапсульные разрывы и кровоизлияния в корковое вещество почек. Чаще наблюдались поверхностные подкапсульные разрывы, не достигавшие слизистой лоханок. Поверхностные разрывы скорее всего были обусловлены преимущественным первичным воздействием ударной волны взрыва, а глубокие – закрытой тупой травмой при падении тела вследствие метательного эффекта взрыва. Макро- и микроскопические исследования позволили установить наличие признаков ишемии коркового вещества, что можно расценивать как проявление «шоковой почки». Микроциркуляторные нарушения выражались спадением капилляров клубочков, выраженной застойной гиперемией пирамидок с паралитическим расширением просвета кровеносных сосудов (Хабиби В. с соавт., 1988; Вязицкий П. О. с соавт., 1989; Нечаев Э. А., Грицанов А. И. с соавт., 1994).

Ушибы других органов брюшной полости и забрюшинного пространства встречались значительно реже (кишечника и его брыжеек 8,3%; поджелудочной железы – 2,5%; печени – 4,7%; селезенки – 4,7%; желудка – 2,9%; надпочечника – 1,2%). Клинические проявления ушибов органов брюшной полости обычно не выражены и у лиц с тяжелым течением травматической болезни диагностируются редко, что объясняется тяжестью состояния пострадавших и наличием клинических проявлений со стороны поврежденных жизненно важных органов. В большинстве случаев (87,7%) диагноз ушиба органов брюшной полости прижизненно поставлен не был, в 13,3% – лишь заподозрен. Это обстоятельство побудило авторов выполнить специальное исследование с целью изучения ранних клинических признаков ушиба органов брюшной полости.

Пострадавшие с легкой и средней степенью тяжести травматической болезни жаловались на умеренные боли в животе, отрыжку, изжогу после приема пищи, тошноту, запоры. Обращали на себя внимание болезненность при пальпации живота без выраженных симптомов раздражения брюшины, вздутие живота, ослабление перистальтики кишечника. Фиброгастроскопические исследования желудочно-кишечного тракта, выполненные 36 пострадавшим с жалобами, которые могли свидетельствовать о повреждении органов брюшной полости, позволили выявить в 18,6% случаев эндоскопическую картину геморрагического гастрита, характеризующегося кровоизлияниями в слизистую оболочку желудка и признаками поверхностного гастрита, очаговыми точечными геморрагиями в пилородуоденальной зоне. При ректороманоскопии в 36,2% случаев обнаружена эндоскопическая картина геморрагического проктосигмоидита.

Результаты морфологических исследований объясняют причину невыраженных клинических проявлений повреждений органов брюшной полости. Несмотря на то что у умерших от МВТ те или иные изменения в брюшной полости обнаружены в 82% случаев, значительную часть из них представляют точечные кровоизлияния в париетальной и висцеральной брюшине, в тканях брюшной стенки и в забрюшинной клетчатке. Но сам факт наличия этих изменений не исключает развития в последующем различных осложнений: острых язв желудка и кишечника с возможным профузным кровотечением, перфорацией и перитонитом, спаечного процесса в брюшной полости, непроходимости, воспалительных заболеваний и т. д.

Разрывы внутренних органов, имевшие характерную клиническую картину и потребовавшие неотложного хирургического вмешательства или явившиеся непосредственной причиной смерти, встречались при МВП главным образом в результате тупой травмы. Чаще всего это были разрывы селезенки (3,1%), почек (2,7%) и печени (1,8%). Разрывы других внутренних органов наблюдались в единичных случаях. Такие тяжелые проявления травмы, как гемоторакс (9,5%), пневмоторакс (4,7%), гемоперитонеум (3%) и гемоперикард (2,4%), возникали в первые часы после повреждения и имели характерную клиническую картину.

Наиболее грозными осложнениями сочетанной абдоминальной травмы являлись почечно-печеночная недостаточность и парезы кишечника. Причинами почечно-печеночной недостаточности были: интоксикация продуктами разрушенных тканей, метаболический ацидоз, гиперкалиемия, длительная гипотензия вследствие кровопотери. Та или иная степень почечно-печеночной недостаточности обнаруживалась практически у всех наблюдавшихся нами больных, а в случаях с летальным исходом ее выраженность была максимальной. Следует обратить внимание, что парез кишечника был обусловлен как травмой живота, так и поражением бульбарных отделов ствола мозга; развивался он довольно рано (через 2-4 ч).

Факторный анализ зависимости неврологических симптомов от тяжести повреждения органов брюшной полости демонстрирует значительное влияние на неврологические проявления СЧМТ повреждения полых органов, как более тяжелого вида травмы. Уменьшение зависимости при сочетании повреждений полых и паренхиматозных органов можно объяснить более ранним хирургическим вспоможением, предпринимаемым из-за большей информативности диагностических приемов при повреждениях паренхиматозных органов.

Травма мозга и повреждения конечностей.

Сочетанные повреждения подобного характера встречаются преимущественно при боевой патологии и характеризуют собой прежде всего взрывную травму. Так, М. Ю. Хуши с соавт. (1987) сочетанные повреждения черепа и других органов наблюдали у 76,2% пострадавших. Изменения центральной нервной системы у лиц с МВТ зачастую определяют характер дальнейшего течения травматической болезни. В случаях минно-взрывной черепно-мозговой травмы (19,3%), как правило, отмечались ушибы головного мозга, сопровождавшиеся субарахноидальными кровоизлияниями различной степени выраженности с соответствующей клинической картиной. На нашем материале взрывная травма мозга и повреждения конечностей наблюдались в 56% случаев.

Основными клиническими проявлениями поражения центральной нервной системы даже у пострадавших с легкой степенью МВП (подрыв при следовании «на броне») в остром периоде были нарушения функции черепно-мозговых нервов (77,9%), координаторные (44,5%) и пирамидные (61,4%) расстройства. Наличие дисфункции вегетативной нервной системы выявлено в 53,7% случаев (Малахов Ю. М. с соавт., 1987; Нечаев Э. А. с соавт., 1994).

Из обследованных нами пострадавших у 19 человек развилась картина жировой эмболии. Сотрясение головного мозга диагностировано у 4 из 19 пострадавших, ушиб головного мозга легкой степени – у 4, средней степени тяжести – у 6 и тяжелой степени – еще у 5 человек. У 83% пострадавших травма головного мозга сочеталась с разнообразными повреждениями конечностей, причем в 19% случаев они сочетались с травмой органов грудной полости. Наряду с динамическим неврологическим обследованием у таких пострадавших исследовалось содержание липопротеидов, оценивались протеинограмма, количественные показатели глобулемии, биомикроскопические изменения сосудов конъюнктивы глазного яблока.

В развитии клиники жировой эмболии сосудов головного мозга одним из наиболее важных признаков следует считать особенности нарушения сознания. В течение ближайших часов после травмы состояние сознания у таких пострадавших оценивалось как умеренное оглушение с быстрым углублением расстройств до глубокой комы. На начальном этапе развития жировой эмболии они жаловались на головные боли и недомогание, проявляли беспокойство. В неврологическом статусе выявлялись изменения мышечного тонуса, чаще гипотония. Очаговая симптоматика была представлена рассеянными органическими знаками в виде нистагма, анизорефлексии. В раннем периоде появлялись рефлексы орального автоматизма. Для этого этапа были характерны умеренно выраженные оболочечные симптомы. У части больных выявлялся судорожный синдром в виде «фасцикуляций», иногда с генерализацией в развернутый эпилептический припадок. Ранними проявлениями жировой эмболии сосудов мозга следует считать вегетативные нарушения: регистрировались гипертермия, тахикардия, тахипноэ.

В случаях с тяжелой формой жировой эмболии на фоне глубоких расстройств сознания выявлялись грубые пирамидные знаки, чаще двухсторонние. Одним из ранних признаков пирамидной дефектности был двухсторонний симптом Бабинского. Следует отметить, что у значительной части больных с тяжелой формой жировой эмболии рано наступали стволовые нарушения на уровне среднего мозга – по типу надъядерной или межъядерной офтальмоплегии.

Анализ результатов биохимических нарушений показал, что у значительной части пострадавших наблюдается глобулемия (68%), причем степень ее выраженности была тем выше, чем тяжелее были внечерепные повреждения. У всех пациентов выявлялось снижение относительного числа липопротеидов. На глазном дне при офтальмоскопии обнаруживалась характерная для жировой эмболии ангиопатия: множество мелких белых очагов с кровоизлияниями в сетчатку.

Факторный анализ зависимости неврологических симптомов от тяжести повреждений конечностей показал, что травма конечностей, особенно множественная, приводит к усугублению неврологической картины ЧМТ. В первую очередь это обусловлено кровопотерей и шоком.

Таким образом, внечерепные повреждения разной локализации оказывают неоднозначное влияние на характер клинико-неврологических проявлений травматической болезни, привносят свою специфику. Они могут не только утяжелять течение травмы мозга, но и коренным образом изменять структуру клинического эквивалента мозговой травмы, определять формирование основных неврологических синдромов и исход травматического повреждения. Эти обстоятельства не могут быть игнорированы при диагностической оценке удельного веса травматических повреждений различной локализации в развитии тяжелых и грозных как общеклинических, так и неврологических синдромов, определяющих общее состояние пострадавших и ближайший прогноз. Адекватная оценка генеза ведущих клинических синдромов в значительной мере предопределяет основные направления терапевтической и хирургической тактики – их своевременность, объем, интенсивность и длительность.

В монографии Э. А. Нечаева, А. И. Грицанова, Н. Ф. Фомина, И. П. Миннуллина «Минно-взрывная травма» на большом фактическом материале была показана ведущая роль минно-взрывной травмы (МВТ) в современной боевой патологии, разработаны контуры патогенеза МВТ, определены роль и значение дистантных повреждений внутренних органов и ЦНС как одного из двух ведущих механизмов системных расстройств гомеостаза в особенностях раневой болезни у пораженных минным оружием. Однако несмотря на большое количество работ по проблеме закрытой черепно-мозговой травмы, практически все они посвящены острому или ближайшему периодам травматической болезни. В последние годы сформировалась убежденность в необходимости пересмотра давно укоренившихся представлений о стабильности компенсации отдаленных последствий закрытой черепномозговой травмы военного времени. После продолжительного периода (10 – 20 лет и более) почти полной клинической компенсации (на фоне проводимого лечения, а иногда и без него) и высокой социально-трудовой адаптации у лиц, перенесших ЗЧМТ в годы войны, в пенсионном, предпенсионном возрасте, а иногда и значительно раньше отмечается ухудшение их здоровья, приводящее к существенному ограничению жизнедеятельности. Как показали ранее проведенные нами исследования, у больных, перенесших боевую ЗЧМТ, чаще взрывную воздушную контузию, уже в возрасте 50 – 55 лет (а иногда и раньше) обнаруживаются выраженные и нередко генерализованные сердечно-сосудистые нарушения в виде церебрального атеросклероза, артериальной гипертензии, являющихся наиболее частой причиной острых нарушений мозгового кровообращения.

Применение современных взрывчатых веществ, обладающих более мощными бризантными свойствами, чем ранее используемый тротил и его аналоги, привело к тому, что понятие закрытой взрывной (воздушной) черепно-мозговой травмы расширилось до понятия боевой закрытой травмы всего организма с наличием обширных полиорганных повреждений (Грицанов А. И. с соавт., 1987; Мякотных В. С., 1994; Нечаев Э. А. с соавт., 1994), что в немалой степени определяет высокий процент летальности, а также большие сложности в медицинском обслуживании пострадавших.

Важное значение в понимании этиопатогенеза поражений ЦНС в последние годы имеет современная концепция сочетанной боевой травмы, при которой в патологический процесс вовлекается практически весь организм пострадавшего. Однако отметим, что при сочетанной травме значительный процент составляют поражения головного мозга, которые в структуре боевых сочетанных травм встречается практически в половине случаев (Верховский А. И., 1996; Брюсов П. Г., Хрупкин В. И., 1996).

Рассматривая патобиохимические основы тяжелой сочетанной травмы, Н. С. Немченко (1996) считает, что одним из важных звеньев регуляторных механизмов посттравматических адаптационных процессов являются пептиды с молекулярной массой 300 – 800 дальтон. Проводимые нами совместно с сотрудниками физиологического отдела НИИЭМ АМН РФ в течение многих лет исследования доказали, что нейропептидным факторам позной асимметрии принадлежит ведущая роль в формировании и регрессе имеющихся посттравматических центральных двигательных расстройств (Черняев С. Г., 1988; Вартанян Г. А., Клементьев Б. И., 1991; Макаров А. Ю. с соавт., 1991). Более того, применение низкомолекулярных фракций ликвора у больных с посттравматическими и постинсультными двигательными нарушениями весьма перспективно в плане восстановления двигательной активности (Вартанян Г. А. с соавт., 1994; Помников В. Г. с соавт., 1994).

М. М. Одинак с соавт. (1996) указывают, что 96% боевых сочетанных повреждений головного мозга получены в результате воздействия поражающих факторов боеприпасов взрывного действия и лишь в 4% случаев причиной являлись другие факторы. Важно также, что клиническая картина поражения нервной системы при сочетанных повреждениях и ушибах головного мозга характеризовалась более стойкими, чем при изолированных повреждениях, симптомами.

При сочетанных взрывных травмах с вовлечением в процесс головного мозга в 100% случаев доказано или первичное механическое повреждение внутренних органов, или воспалительные и невоспалительные осложнения таковых, причем как отдельных органов, так и различных сочетаний (Савенков В. П. с соавт., 1996). Понятно, что указанные изменения внутренних органов отягощают течение травматической болезни и СЧМТ. Они значительно утяжеляют состояние больного не только в остром, но и отдаленном периодах травмы.

Наибольшим повреждениям при действии ударной волны взрыва и прямой механической травме подвергаются клеточные образования, расположенные в дне 3-го желудочка мозга (Угрюмов В. М., Зотов Ю. В., 1977; Гельфанд В. Б., Маламуд М. Д., 1986; Ромоданов А. П., 1989; Акимов Г. А. с соавт., 1988; Касик А. с соавт., 1994). Преимущественное поражение глубинных образований при закрытой черепно-мозговой травме подтверждено как рядом клинико-нейрофизиологических и клинико-патофизиологических работ, так и экспериментальными исследованиями (Промыслов М. Ш., 1984; Курако Ю. Л., Букина В. В., 1989; Волошин П. В., Шогам И. И., 1990; Осетров А. С., 1993, и др.).

При контузии же мозга, как правило, наблюдается поражение структур лимбико-ретикулярного комплекса, и в первую очередь, ретикулярной формации, гипоталамуса, а также очень часто лобно- и височно-медиобазальных отделов мозга. Нарушение функции неспецифических структур упомянутых отделов мозга усугубляется также факторами эколого-профессионального стресса, развитием нейрогуморальных и нейроэндокринных сдвигов, изменением исходного вегето-сосудистого тонуса (Нечаев Э. А. с соавт., 1994).

Несмотря на успешное развитие медицинской науки в целом и большие достижения в лечении больных с острой черепно-мозговой травмой, сохраняется тенденция роста числа неблагоприятных отдаленных последствий травматических поражений головного мозга, которые далеко не всегда адекватны тяжести течения в остром периоде травмы (Акимов Г. А., 1986; Курако Ю. Л., Букина В. В., 1989; Лихтерман Л. Б., 1990; Коновалов А. Н. с соавт., 1994; Ярцев В. В. с соавт., 1995) и часто (в 50 – 80% наблюдений) являются причиной частичной или полной нетрудоспособности больных (Бабиченко Е. И., 1993). Все это предопределяет большую медицинскую и социально-экономическую значимость как проблемы формирования благоприятных отдаленных последствий контузий головного мозга, так и профилактики негативных сторон травматической болезни у таких пострадавших.

Патогенетическому обоснованию периодов течения травматической болезни при закрытой травме головного мозга в последнее время придается большое значение (Ромоданов А. П. с соавт., 1990; Лихтерман Л. Б., 1990; Горбунов В. И., Ганнушкина И. В., 1990, 1991; Волошин П. В., Шогам И. И., 1990, 1994; Коновалов А. Н. с соавт., 1994). Так, в патогенезе прогредиентного течения легкой черепно-мозговой травмы ведущую роль отводят аутоиммунным процессам. Установлено, что повторное повышение уровней клеточной нейросенсибилизации, противомозговых антител и циркулирующих иммунных комплексов на 2 – 3 неделе служит верным иммуннологическим критерием прогнозирования прогредиентного течения травмы. После ушибов средней и тяжелой степени она обусловлена не только первичным повреждением мозга, но и аутоиммунными процессами. У большинства больных с повторной легкой черепно-мозговой травмой наблюдается повышенный уровень нейросенсибилизации, что и обусловливает выраженность аутоиммунных процессов и прогредиентность ее течения (Горбунов В.И. с соавт., 1994).

Известно, что у 50% пострадавших наблюдается прогрессирование имеющихся последствий или появление новых синдромов. В основе их патогенеза лежат структурные или нейрохимические изменения острого периода закрытой черепно-мозговой травмы или контузии, приводящие к нарушению регуляции сосудистого тонуса и вызывающие эндокринные сдвиги (Ромоданов А. П. с соавт., 1990; Шогам И. И., 1991, 1992, 1994 и др.). Они, в свою очередь, зачастую служат базой развития вторичных церебральных сосудистых осложнений, в итоге обусловливающих ухудшение качества жизни в отдаленном посттравматическом периоде у подавляющего числа больных, перенесших контузию.

Одновременно с поражением головного мозга и слухового аппарата, весьма чувствительных к действию ударной волны взрыва, при взрывной вообще и особенно при МВТ наблюдаются разнообразные повреждения внутренних органов и систем организма. Особенно четко это просматривается при непосредственном вовлечении в процесс кровеносных сосудов или же при нарушении центральных механизмов регуляции гипоталамо-гипофизарно-надпочечниковой системы, ведающей сосудистым тонусом (Угрюмов В. М., 1977; Бурцев Е. М., Бобров А. С., 1986; Аминов М. с соавт., 1993; Каасик с соавт., 1994; Калинин А. П. с соавт., 1991).

Особая роль в отдаленном периоде взрывной контузии мозга принадлежит сосудистой патологии и ее осложнениям. В клинической практике важно выделять не только прямые ее последствия в виде сосудистых осложнений, но и вновь возникшие заболевания, патогенетически связанные с перенесенным контузионно-коммоционным синдромом.

С учетом выполненных собственных исследований варианты отдаленных последствий взрывных контузий, с которыми может встретиться невролог в повседневной практике, подразделяются на две категории: а) нарушения, имеющие четко очерченную нейроморфологическую основу, и б) нарушения, при которых она не носит локально-очаговый характер. Последний вариант составляет 70 – 80% от перенесших взрывную контузию. Именно у больных второй группы диагностируются разнообразные по выраженности и сочетанности клинические синдромы, среди которых ведущее значение принадлежит последствиям поражения сосудистой системы и нарушению общего функционального состояния ЦНС.

Исследования, проведенные нами на большом количестве больных и инвалидов войны с церебро-васкулярной патологией в отдаленном периоде закрытой черепно-мозговой травмы и взрывной контузии, позволили не только подтвердить ранее полученные данные, но и получить новые факты. Они дают основание поддержать точку зрения ряда авторов (Боголепов Н. К., Арбатская Ю. Д,, 1957; Заиров Г. К., 1965; Гордова Т. Н., 1967; Бобров А. С., 1973; Боева Е. М. с соавт., 1974, Бурцев Е. М., Бобров А. С., 1986, и др.), что у лиц, перенесших в годы Второй мировой войны закрытую черепно-мозговую травму, посттравматическая артериальная гипертензия и атеросклероз церебральных сосудов развиваются в среднем на 10 лет раньше, чем у пациентов соответствующего возраста, но не имевших военной травмы. При этом не менее, чем у 80% перенесших взрывную контузию в годы войны имелось достаточно клинических данных, позволяющих диагностировать симптоматическую (цереброгенную) форму артериальной гипертензии. У воинов, получивших аналогичную контузию в Афганистане, признаки дисфункции вегетативной нервной системы с ангиодистоническими нарушениями отмечались уже в первые годы после получения боевой травмы.

Тщательно собранные анамнестические сведения и целенаправленная оценка данных медицинской документации показали, что вегетативно-сосудистые расстройства выявлялись у участников Великой Отечественной войны непосредственно после травмы и чаще всего были ее основными клиническими проявлениями. Такие пациенты плохо переносили изменения температуры внешней среды и духоту в помещениях. Они отмечали приливы крови к голове, носовые кровотечения, головные боли, звон в ушах, усиленное сердцебиение и изменение АД без видимых причин. У них иногда наступали обморочные состояния. Вегетативно-сосудистые пароксизмы часто провоцировались эмоционально-психическим напряжением. Снижение адаптации к меняющимся внешним условиям сочеталось у таких больных с недостаточностью вегетативного обеспечения, которое проявлялось несоответствием интенсивности и направленности эмоциональных и вегетативных реакций (Бурцев Е. М., Бобров А. С., 1986).

Вегетативно-сосудистые расстройства у больных с «травматическим» и «контузионно-сосудистым» вариантами прогредиентного течения отдаленных последствий боевой ЧМТ различны. У лиц первой группы они возникают сразу же после травмы и включаются в структуру сложного и полиморфного посттравматического дефекта. На этапе поздней и, как правило, затяжной декомпенсации сложного посттравматического дефекта, чаще всего наступающей в возрасте 40 – 55 лет, у них значительно возрастала частота (с 30 до 60%) и выраженность сосудистых расстройств. В этот период болезни в клинической структуре заболевания преобладали ангиодистонические нарушения, связанные с посттравматической артериальной гипертензией, встречались вегетативные кризы, но чаще всего имел место вегетативный компонент эмоциональных и других нарушений.

У больных с «контузионным» вариантом последствий взрывной ЧМТ, имевших относительно полную, но неустойчивую компенсацию посттравматического дефекта, вегетативно-сосудистые нарушения возникали при резких изменениях внешней среды или условий труда. Они были пароксизмальными. В межприступном периоде такие больные сохраняли трудоспособность. У этих пациентов отмечались значительные колебания АД, многообразные кардиальные расстройства, наклонность к генерализации ангиодистонических реакций, боли в области сердца, нарушения его ритма в форме пароксизмальной тахикардии или экстрасистолии, спазм сосудов сетчатки, изредка кратковременные нарушения дыхания, повышение температуры без простудных явлений.

У пациентов, перенесших взрывную контузию, в случае присоединения в отдаленном периоде церебро-васкулярной патологии особенности клинической картины определялись динамикой психопатологических синдромов, обусловленных взаимодействиями церебро-васкулярного и травматического процессов. В патогенезе данного взаимовлияния имели значение не только особенности перенесенной контузии, степень выраженности постравматических изменений, характер осложнений, возникающих на ранних и поздних этапах травматической болезни, но и особенности и степень выраженности присоединившейся церебро-васкулярной патологии, преморбидное состояние личности, уровень морально-психологической подготовленности участников боевых действий, возраст и ряд других дополнительных факторов. Присоединение церебро-васкулярной патологии часто приводит к сглаживанию грубых эксплозивно-дистимических проявлений, а также обостряет астено-ипохондрическую и гипоталамическую симптоматику, наблюдаемую в отдаленном периоде взрывной контузии. В результате взаимодействия церебро-васкулярного и постконтузионного компонентов происходит углубление степени выраженности церебральных органических изменений, которые в конечном итоге и определяют слабую курабельность наблюдающихся нервно-психических нарушений. Следует подчеркнуть, что нервно-психические нарушения в позднем постконтузионном периоде у лиц, имевших взрывную контузию, встречались значительно чаще, чем у пациентов с боевой и прямой ЗЧМТ. Аналогичная ситуация прослеживается и у больных, получивших боевую травму в период войны в Афганистане.

Для больных с последствиями ЗЧМТ и взрывной контузии, наряду с имеющимися признаками синдрома вегетативной дистонии, характерно раннее поражение сердечной мышцы, выявляемое на основании клинических данных и результатов электрокардиографии.

Из 162 больных с боевой ЗЧМТ или взрывной контузией у 61 (38%) человека в анамнезе имели место повторные (2 – 3) инсульты, причем первый инсульт у 32 пациентов отмечался в возрасте до 55 лет и преимущественно протекал достаточно легко, с регрессом двигательного дефекта в течение первых 3 недель. Ишемический инсульт полушарной локализации у больных со взрывной контузией в анамнезе значительно чаще развивается подостро и нередко без предвестников. Отличительной особенностью острого периода является тяжесть и выраженность общемозговых симптомов даже при слабых симптомах выпадения. В клинической картине острого периода ишемического инсульта в остром периоде у больных со взрывной контузией в анамнезе часто наблюдаются психомоторное возбуждение, выраженные интеллектуально-мнестические расстройства, т. е. симптомы, не совсем типичные для ишемического характера инсульта. Восстановление нарушенных двигательных функций у больных пожилого возраста после инсульта и ранее перенесенной контузии на фоне психоорганического синдрома смешанной этиологии происходит значительно хуже, чем у больных того же возраста, но без боевой ЗЧМТ в анамнезе. Вместе с тем целенаправленное лечение тяжелой контузии в определенной мере предупреждает последующее возникновение острого нарушения мозгового кровообращения. Если же оно и возникает в возрасте 53-62 лет, то на фоне проводимого лечения наблюдается быстрый регресс имеющихся нарушений. Лица же, получившие в прошлом легкие контузии и недостаточно долго лечившиеся в госпиталях, уже в возрасте 39 – 55 лет приобретали первый ишемический инсульт, хотя он и протекал у них на фоне целенаправленного лечения достаточно легко.

Следует отметить, что в последние годы из-за высокой медико-социальной значимости проблемы пристальное внимание широкого круга специалистов привлекает сосудистая деменция (СД) в том числе после острых, чаще повторных ишемических нарушенимозгового кровообращения (НМК), осложняющих хроническое течение церебро-васкулярных заболеваний (Верещагин Н. В. с соавт., 1993; Медведев А. В., 1995; Яхно Н. Н., 1995). В настоящее время собирательным термином СД обозначают гетерогенный по своей природе синдром деменции, возникающий при различных формах церебро-васкулярных заболеваний, но преимущественно ишемических поражениях мозга – как очагового, так и диффузного характера. Клинически СД характеризуется прогрессирующим ухудшением когнитивных функций и социальных навыков (ориентировки, памяти, речи и др.).

Проведенное нами клинико-анатомическое исследование позволяет считать, что СД возникает как при обширном церебральном инфаркте (независимо от его локализации), так и при небольших множественных инфарктах, которые располагаются в областях, непосредственно связанных с осуществлением мнестических и когнитивных функций – мозолистое тело, таламус, лобные доли (Scheinberg, 1988). Указанные образования часто вовлекаются в патологический процесс и при боевой контузии, причем морфологические изменения которой могут проявляться многие годы спустя.

По нашим данным признаки СД у больных, перенесших контузию, появляются несколько раньше (в 58-63 года), чем у лиц, не имевших ее (в 65 – 67 лет), но СД у «травматиков» приобретает своеобразное течение. Так, у части больных с безинсультным течением болезни наблюдалось быстрое прогрессирование СД. А вот среди пациентов с контузией и более поздним временем возникновения НМК (79 – 83 года) отмечено более мягкое течение СД. На первый взгляд имеется явное противоречие, которое может быть объяснено и отвергнуто. У больных с безинсультным развитием заболевания СД до определенного времени из-за удовлетворительной компенсации нарастает медленно. Более того, у пациентов этой группы установлены четкие данные о возникновении у них ранней посттравматической артериальной гипертензии, причем эти больные лечились нерегулярно. Более мягкое течение СД и более медленное его прогрессирование у лиц, перенесших контузию, можно объяснить проводившимся в течение длительного времени лечением по поводу имевшихся последствий боевой контузии.

Следует также отметить, что «социальная составляющая», заключающаяся в поддержании адекватной возрасту больного активности, сохранение его семейных и социальных связей (Otomo, 1988) была явно выше у больных с боевой контузией в анамнезе, так как родственники и окружающие таких пациентов в течение многих лет (до появления признаков СД) выработали определенный стереотип поведения и общения с ними.

Следовательно, выявленные особенности возникновения и течения СД у больных с боевой контузией в прошлом целесообразно учитывать для проведения максимально более ранних терапевтических мероприятий, которые могут обеспечить длительную трудовую, социальную и бытовую адаптацию больных, замедлить или приостановить развитие основного патологического процесса.

Основные направления терапии контузионных и коммоционных повреждений мозга.

Объем терапевтического воздействия определяется остротой процесса и патогенетическими закономерностями травматического повреждения мозга. В острейший период травмы первоочередные мероприятия касаются восстановления и эффективного поддержания жизненно важных функций, включающих выполнение комплекса реанимационного пособия и интенсивной терапии. Лечение больных с ЧМТ должно основываться на учете главных звеньев механо- и патогенеза таких повреждений:

— прямое травмирование мозгового вещества, приводящее к изменениям некротического характера и сопровождающееся осложнениями, индуцированными некротическим распадом мозговой ткани;

— дефицит церебральной микроциркуляции, приводящий к нарушению мозговой перфузии и ликвородинамическим изменениям;

— изменения метаболизма нервной ткани, отек головного мозга, вызванные гипоксией и ацидозом;

— нарушение интегративной функции мозга, происходящее на фоне потери межклеточных контактов, реструктуризации мембранных образований клетки, ядерного хроматина и повреждения цитоплазматических органелл нейронов;

— диффузное аксональное повреждение головного мозга, вызванное натяжением и разрывами аксонов белого вещества и приводящее к появлению симптомов функционального и (или) анатомического разобщения полушарий большого мозга и подкорковых образований.

При проведении лечебных мероприятий следует учитывать, что кроме перечисленных изменений при сочетанной скелетной травме, переломах длинных трубчатых костей существует опасность развития эмболической агрессии (жировая эмболия), алкогольная интоксикация. Среди ятрогенных механизмов, способных привести к дополнительному церебральному повреждению, актуальными являются дефекты гемостатической терапии и гипоксическое повреждение коры головного мозга при длительной общей анестезии. В основе патогенеза последствий ЧМТ лежат посттравматические и постгипоксические состояния, приводящие к развитию нарушений метаболических процессов в тканях головного мозга и прежде всего в коре полушарий большого мозга, лимбико-ретикулярном комплексе, патология которых наряду с очаговыми нарушениями определяет ядро клинических проявлений травматической энцефалопатии — дефицит внимания, дисграфия, дизлексия, дисмнезия и др.

Терапевтические мероприятия при контузионных и коммоционных повреждениях мозга направлены на:

— обеспечение адекватной оксигенации, антиоксидантную и антигипоксантную коррекцию;

— поддержание системной гемодинамики и восстановление мозговой перфузии;

— устранение (снижение) внутричерепной гипертензии;

— купирование судорожного синдрома психомоторного возбуждения, вегетативных пароксизмов, рвоты и икоты;

— восстановление электролитного и кислотно-основного баланса организма;

— предупреждение энергетического дефицита и метаболическую защиту.

СПЕЦИАЛИЗИРОВАННАЯ ХИРУРГИЧЕСКАЯ И ОРТОПЕДО-ТРАВМАТОЛОГИЧЕСКАЯ ПОМОЩЬ ПОСТРАДАВШИМ С ВЗРЫВНОЙ ПАТОЛОГИЕЙ

Рассмотрение вопросов, раскрывающих объем и характер хирургических мероприятий в системе медицины катастроф на этапах квалифицированной и специализированной помощи, невозможно без оценки организационных ее основ. В. А. Оппель (1925), писал, что «военно-полевая хирургия Н. И. Пирогова составляет клад не только для военного, но и для всякого гражданского хирурга». Поражает нас сейчас не столько убежденность автора в правоте высказанной мысли, сколько то, что она прозвучала тогда, когда терроризм был нацелен исключительно на ликвидацию лишь отдельных личностей, когда гражданские хирурги в своей повседневной клинической практике годами и десятилетиями не встречались с огнестрельной патологией. Но «плоды цивилизации» и время сделали свое дело – имеем то, что имеем. После окончания Второй мировой войны, а главное под влиянием ее уроков; только после кардинального изменения отношения общественности и правительств многих государств к нуждам и запросам медицинской службы стала возможной методологическая и организационная перестройка ее структуры в армии и в системе гражданского здравоохранения. Давнишняя мечта военно-полевых хирургов, начиная с Ж.Д. Ларея, И.Ф. Буша, Н. И. Пирогова, В. А. Оппеля о сокращении времени от момента получения ранения до поступления раненого на этап квалифицированной, а еще лучше специализированной хирургической помощи; о минимизации числа ее этапов стала реальностью, причем без утраты решения основных задач. Локальные вооруженные конфликты: войны в Корее, Вьетнаме и Афганистане, боевые действия на Ближнем Востоке и на территории Северного Кавказа, ликвидация медико-санитарных последствий ЧС стали полигонами по отработке новейших схем организации оказания медицинской помощи раненым и пострадавшим. Они разнятся деталями, но объединяющим является разделение медицинской помощи на два блока – догоспитальный и госпитальный этапы ее оказания.

По теоретическим задумкам и проработкам наиболее оптимальным просматривается тот, когда пострадавшие, преимущественно с сочетанной травмой, после оказания им первой или доврачебной, сразу отправляются на этап специализированной медицинской помощи. Однако опыт крупных вооруженных конфликтов, техногенных и природных катастроф демонстрирует, что своевременная доставка раненых с поля боя или пострадавших из района катастроф непосредственно в специализированные отделения многопрофильных больниц и госпиталей зачастую исключена, а это вынуждает оказывать им неотложные мероприятия квалифицированной медицинской помощи на промежуточном этапе.

Вместе с тем важно помнить, что вынужденная задержка с эвакуацией и необходимость в связи с этим осуществления неотложных вмешательств из арсенала квалифицированной хирургической помощи не только в два раза увеличивает летальность, но и требует внесения серьезных корректив диагностического и лечебного порядка в специализированных лечебных учреждениях в случае поступления туда раненых и пострадавших после оказания им квалифицированной хирургической помощи в общехирургических стационарах (Ерюхин И. А., 1996; Ефименко Н.А. с соавт., 1999).

Особую значимость вопросы организации оказания медицинской помощи, эвакуации и транспортировки пострадавших приобретают при тяжелой сочетанной травме. Так, тридцатилетний опыт ее изучения на кафедре военно-полевой хирургии ВМедА им. С.М.Кирова в Санкт-петербурге показал, что в структуре травматизма мирного времени сочетанные повреждения составляют 27 – 28%, причем средняя летальность достигает 34 – 35%, а 40% оставшихся в живых пострадавших становятся инвалидами (Гуманенко Е. И., 1992, 1994).

Опыт того же кафедрального коллектива позволил сформулировать ряд основополагающих принципов диагностики и лечения тяжелой сочетанной травмы мирного и военного времени, требующих при своей реализации как высокой интенсивности диагностического и лечебного процесса с момента поступления пострадавшего (Гуманенко Е. К., 1992, Ерюхин И. А, 1996), так и должного уровня хирургической активности. Но то и другое полноценно может быть реализовано лишь в условиях специализированного лечебного учреждения, так как в общехирургическом стационаре не представляется возможным воспроизвести в полной мере ряд диагностических и лечебных приемов, что, в свою очередь, нарушает систему этих мероприятий и повышает вероятность развития осложнений (Нечаев Э. А, Ерюхин И. А, 1994, Чиж И. М., 1997, 1999).

*Оказание медицинской помощи
на догоспитальном этапе лечения*

С учетом массового или, по крайней мере, группового характера взрывных травм первостепенное значение имеют вопросы оказания первой, доврачебной и первой врачебной помощи, а также такие важные элементы организации как медицинская сортировка и эвакуация. Как уже было отмечено, у подавляющего числа пострадавших, наряду с различными проявлениями психогенной травмы, возникают открытые повреждения конечностей и туловища – преимущественно мягких тканей. Опыт показал, что простейшие медицинские мероприятия (смазывание краев раны настойкой йода, наложение асептических повязок) одновременно являются и лучшим средством благоприятного психологического воздействия. При большинстве легких повреждений беседа медицинского работника (не обязательно врача) с одновременным наложением повязки на рану часто является окончательным медицинским пособием.

Поскольку такие пациенты при взрывах мирного времени могут составлять основную массу пострадавших, то указанный элемент первой помощи следует считать весьма важным.

Еще более значимым является то обстоятельство, что первыми с пострадавшими встречаются спасатели, работники органов внутренних дел или случайно оказавшиеся на месте происшествия люди, реже – медицинские работники - медсестры и фельдшеры. Главной их задачей должно быть выявление среди пострадавших тех, кто нуждается во врачебной помощи, то есть тех лиц, для кого наложение повязки и проведение беседы явно недостаточно. Во всех таких случаях основным должно быть требование немедленной доставки раненых к врачу (на этап первой врачебной помощи, если он организован). У значительной части раненых уже визуально определяются тяжелые повреждения (кровотечение изо рта, носа и ушей при черепно-мозговой травме; раны лица, груди и конечностей; отрывы последних и грубые их деформации), а некоторые из них находятся в бессознательном состоянии.

Жизнеспасающей является остановка наружного кровотечения. По мнению многих авторов, у большего числа раненых это достигается наложением давящей повязки, но так как у части из них могут быть отрывы конечностей или обширные размозженные раны, то именно при взрывной травме чаше, чем при других повреждениях, необходимо наложение жгута, причем непременно по краю отрыва конечности или обширной кровоточащей раны.

Еще одним из требований доврачебной помощи является применение транспортной иммобилизации конечностей стандартными или импровизированными шинами. Несомненно, что для условий военного времени, когда раненому заведомо предстоит транспортировка на большое расстояние, наложение шин необходимо. Однако для мирного времени, когда принимаются все меры для приближения врачебной помощи к очагу катастрофы, такая необходимость возникает редко. Из отечественного и зарубежного опыта оказания помощи раненым известно, что стандартные носилки способны обеспечивать иммобилизацию практически всех переломов, а посему в сложных условиях от наложения шин можно отказаться. Архаичным, как считают многие авторы, является применение шин Дитерихса, Томаса и т.п., так как оно само по себе зачастую является очень травматичным. Кроме того, многие специалисты считают их наложение неоправданным из-за значительной задержки транспортировки раненых, чего нельзя допускать ни в коем случае.

Рекомендуемое в ряде руководств введение анальгетиков, сердечных и дыхательных аналептиков непосредственно на месте получения травмы и оказания первой помощи остается только пожеланием, так как обычно некому и нечем осуществить эти мероприятия. Следовательно, наиболее частыми мероприятиями доврачебной помощи у тяжелопострадавших должны быть остановка наружного кровотечения, наложение асептических повязок на раны и немедленная эвакуация на носилках на этап врачебной помощи. Именно такие рекомендации, основанные на реальном опыте оказания помощи пострадавшим при взрывах, имеются в современной литературе (Брюсов П. Г., 1990, Потапов А. И., Теряев В. Г., 1990).

Заслуживают внимания рекомендации советских и зарубежных специалистов о значении сохранения позы, занимаемой тяжелораненым после взрыва. Так, Ю. Н. Шанин (1991), Я.Я.Калнин с соавт. (1991) и др. считают, что такая вынужденная поза соответствует наиболее выгодному положению тела, способствующему сохранению гомеостаза при жизненно опасных повреждениях. Стремление обязательно уложить больного лицом вверх без крайней на то необходимости может оказаться вредным, усиливающим внутреннее кровотечение.

Итак, опыт медицинского обеспечения войск в локальных вооруженных конфликтах последних десятилетий показал, что исходы лечения тяжелой механической травмы в значительной мере определяются сроками и качеством оказания медицинской помощи на догоспитальном этапе лечения. Основой оказания первой помощи при взрывной патологии, в том числе и при минно-взрывных отрывах конечностей, являются следующие мероприятия: закрытие ран асептическими повязками, надежная остановка наружного кровотечения, полноценная транспортная иммобилизация поврежденных конечностей табельными или подручными средствами, введение анальгетиков. Возможно раннее и качественное выполнение этих мероприятий является залогом успешного лечения шока. Особое внимание в спокойный период времени следует отводить обучению спасателей и работников органов внутренних дел правилам оказания первой помощи.

С учетом особенностей минно-взрывных ранений подразделениям службы медицинского снабжения следует рекомендовать увеличить количество индивидуальных перевязочных пакетов, выдаваемых на руки. Перспективно использование систем одноразового применения и пластиковых емкостей для переливания кровезаменителей, что позволяет начинать инфузионную терапию уже в порядке оказания доврачебной помощи.

Первая врачебная помощь при взрывных поражениях имеет особое значение, так как именно на этом этапе должны быть реализованы основные пункты программы противошоковой терапии. Прежде всего осуществляется контроль и исправление ранее наложенных повязок. При продолжающемся наружном кровотечении, обильном промокании повязок свежей кровью должна быть произведена ревизия ран. В зависимости от ситуации для остановки кровотечения может быть использован один из известных методов – наложение давящей повязки или кровоостанавливающего зажима на кровоточащий сосуд в ране, применение кровоостанавливающего жгута в соответствии с общепринятыми правилами.

Следует отметить, что кровоостанавливающий жгут при минно-взрывных отрывах и разрушениях конечностей следует накладывать возможно ближе к месту ранения, отрыва конечностей. Соблюдение этого требования позволяет при ампутациях конечностей рассчитывать на получение значительно лучших функциональных результатов лечения.

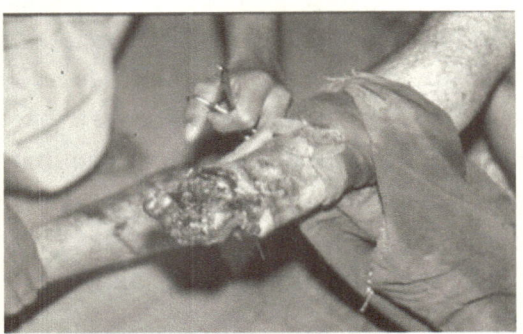

Рис. 1 Минно-взрывное ранение. Отрыв левой ноги на уровне нижней трети голени. Неправильно наложенный кровоостанавливающий жгут.

Вместе с тем опыт свидетельствует, что в первое время после подрыва (минуты и даже часы) обильного артериального или венозного наружного кровотечения из таких ран обычно не бывает. Проведенные нами топографо- и патологоанатомические исследования ампутированных сегментов конечностей как у раненых, так и у экспериментальных животных позволили выявить значительный полиморфизм повреждений сосудов на всех изученных уровнях. Непосредственно в зоне отрыва наблюдались разрывы сосуда, отслойка и завороты интимы артериальных

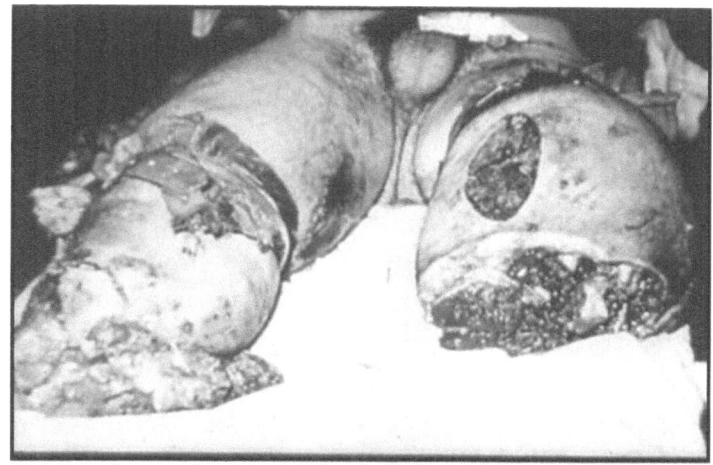

Рис. 2 Минно-взрывные отрывы обеих голеней. Правильно наложенный жгут после выполнения транспортной ампутации конечностей

стволов крупного и среднего калибра, по внешнему виду напоминающие повреждения сосудов при тракционном механизме отчленения конечности в практике мирного времени.

Своевременно и правильно наложенный штатный или импровизированный кровоостанавливающий жгут у раненых с отрывами и взрывными ранениями конечностей имеет следующие функции:

— надежно изолирует массив разрушенных тканей, что способствует снижению интоксикации продуктами их распада;

— обеспечивает полноценную остановку всех видов наружного кровотечения – артериального, венозного, капиллярного; последние два вида, и это имеет принципиальное значение, играют ведущую роль в формировании массивной кровопотери у пострадавших этой категории;

— гарантирует невозобновление кровотечения в последующем (при эвакуации и транспортировании) в результате нормализации показателей центральной гемодинамики на фоне адекватного противошокового лечения.

Однако проблема борьбы с кровотечением у раненых с взрывной патологией не может быть решена только наложением кровоостанавливающего жгута на оторванную конечность.

Обусловлено это тем, что при контактном механизме подрыва, как правило, наблюдаются также обширные ранения мягких тканей другой конечности, промежности и таза. Нередкими были сочетания отрывов одной и огнестрельных переломов другой конечности. Обширная раневая поверхность со своеобразными по внешнему виду множественными рваными ранами кожи, повреждениями подкожной клетчатки и подлежащих мышц представляет собой источник постоянного капиллярного и венозного кровотечения, которое по величине, продолжительности и интенсивности превышает кровотечение из оторванной конечности. Остановить такое кровотечение, используя такие известные и безопасные приемы, как перевязка кровоточащего сосуда в ране или наложение на него кровоостанавливающего зажима, как правило, не удавалось. Поэтому наиболее часто на догоспитальном этапе использовались давящие повязки и кровоостанавливающий жгут со всеми их как положительными, так и отрицательными сторонами.

Учитывая особый механизм и характер взрывных ранений, и при оказании первой врачебной помощи следует производить не только контроль, но и снятие ранее наложенного жгута, а остановку кровотечения обеспечивать, при соответствующих возможностях и благоприятных условиях, лигированием кровоточащих сосудов в ране или наложением кровоостанавливающего зажима. Однако применение этих способов борьбы с кровотечением у многих пострадавших практически невозможно. Вследствие этого может быть рекомендовано повторное, но по врачебному правильное, наложение жгута. В дальнейшем такие пострадавшие подлежат срочной эвакуации непосредственно на этап специализированной медицинской помощи, где должна решаться двуедино важнейшая задача – сохранение жизни раненого и второй поврежденной, но не оторванной конечности.

Основой противошоковой терапии, помимо остановки кровотечения и обеспечения полноценной обездвиженности поврежденных конечностей, на этапе первой врачебной помощи должны стать футлярные и другие виды новокаиновых блокад с антибиотиками. Возможность врача, оказывающего помощь в условиях хотя бы временного медицинского пункта, значительно шире: он может определить показания к применению и осуществить введение наркотиков, сердечных и дыхательных аналгетиков; обезболивание области закрытого перелома введением новокаина в гематому.

Только с этапа первой врачебной помощи становится возможным начать инфузионную терапию с помощью венопункции, веносекции, но лучше – с применением катетера типа флексюль и установкой системы. Вновь возвращаясь к структуре поражений при взрывах, в которой 10,0 – 25,0% пострадавших нуждаются в экстренной хирургической квалифицированной помощи, задачу этого этапа следует определить как выявление и немедленную доставку пораженных в ближайшую больницу, располагающую хирургом, или, лучше, в специализированный многопрофильный стационар (травмоцентр). Последнее обстоятельство следует подчеркнуть особо, так как лечение большинства пострадавших при взрывах обязательно потребует участия многих медицинских специалистов.

В ряде случаев при различных разрушениях конечностей врач, оказывающий помощь пострадавшему с взрывными ранениями, должен решать вопрос о выполнении так называемой «транспортной» ампутации. Этим термином принято определять отсечение разрушенной конечности, висящей на кожнофасциальном лоскуте. Отказ от этого врачебного пособия или невозможность его выполнения лишает раненого полноценной транспортной иммобилизации, а надежное закрытие раны асептической повязкой превращается в очень сложную проблему.

Наряду с проведением неотложных врачебных мероприятий на этапе первой врачебной помощи осуществляется медицинская сортировка пострадавших с выделением нуждающихся в эвакуации по назначению. По мнению П. Г. Брюсова (1990) и Ю. Г. Шапошникова (1990), в условиях катастроф целесообразно выделение групп пострадавших, основываясь, главным образом, не на тяжести их состояния, а на прогнозируемой эффективности медицинской помощи. Как правило, выделяют 4 группы пострадавших. Первая – требующие неотложной реанимационной помощи или нуждающиеся в неотложных хирургических вмешательствах по жизненным показаниям. Она составляет около 20% от общего потока пораженных. Вторая – нуждающиеся в срочном, преимущественно хирургическом лечении, которое может быть осуществлено в течение 6 – 8 ч (20%). Третья – с легкими повреждениями, помощь которым может быть оказана в условиях амбулатории (до 40%). Четвертая – агонирующие, нуждающиеся в облегчении страданий (20%). Здесь важна еще одна деталь, имеющая прямое отношение к патологии при взрывных травмах: высокая частота черепно-мозговых травм, часто сочетающихся с повреждениями внутренних органов и с наиболее тяжелыми травмами конечностей. По отношению ко всем пострадавшим это составляет для данного этапа около половины нуждающихся в стационарном лечении (значительная часть легкопострадавших здесь не учитывается из-за возможности их амбулаторного лечения). Первоочередной эвакуации подлежат раненые с подозрением на продолжающееся внутреннее кровотечение, а также раненые с проникающими ранениями глаз, черепа и головного мозга, отрывами и разрушениями конечностей. Современные возможности эвакуации, в частности широкое применение вертолетов и самолетов, позволяют значительно ускорить доставку пострадавших в соответствующие учреждения, но правилом должно быть продолжение во время транспортировки, начатой на этапе первой врачебной помощи противошоковой терапии, прежде всего инфузионно-трансфузионного лечения шока.

При поступлении раненых на этапы квалифицированной и специализированной медицинской помощи необходимо провести углубленное обследование, которое при взрывной травме должно представлять особую систему. Можно считать априорно важным, что уже при первом получении сведений из анамнеза, а при бессознательном состоянии пострадавших и со слов сопровождающих, о причастности пацинта к воздействию поражающих факторов любого взрыва необходимо иметь в виду уже приводимую нами формулу наиболее типичного комплекса повреждений («общая контузия + другие травмы»). Разумеется, крайне важно знать все детали обстоятельств получения взрывной травмы, но, с учетом преимущественно тяжелого состояния пострадавших, а в условиях массового потока при оказании помощи и острого недостатка времени, нельзя уделять этому чрезмерного внимания, а проводить обследование по определенной схеме. При взрывной травме, которая характеризуется множественным характером повреждений, целесообразно сразу же выделить из них «ведущее» или доминирующее («наиболее опасные для жизни в данный момент и требующие оказания первостепенной помощи» – М.Н.Фаршатов с соавт., 1962). Это тем более необходимо, что иногда обследование осуществляется одновременно с жизнеспасающими лечебными мероприятиями (противошоковая терапия или операции по поводу внутреннего и наружного кровотечения, сдавления головного мозга, повреждения полых органов, отрывов и разрушений конечностей).

Во всех случаях, включая и приведенные, следует установить характер и тяжесть повреждений головного мозга (имея в виду, что они должны быть практически всегда!), а также повреждений глаз, ЛОР-органов, челюстно-лицевой области, если они есть.

Безусловно, основой диагностики должно служить объективное обследование, направленное на выявление всех повреждений. Оно начинается с оценки состояния гемодинамики (пульс, АД и др.) и последовательно включает тщательный осмотр, пальпацию и другие тесты, применяемые в диагностике повреждений органов. Особое внимание уделяется клинической диагностике костных повреждений. В необходимых случаях, даже при возникновении одного только подозрения на факт повреждения, следует проводить возможно полное рентгенологическое обследование. Специалисты по лечению множественной, сочетанной травмы считают целесообразным осуществлять экстренную обзорную рентгенографию всего тела или, по крайней мере, наиболее «травматогенных» его областей – черепа, позвоночника, груди, брюшной полости, таза, крупных суставов конечностей. Иногда такие повреждения, как переломы позвоночника, выявляются после многократных осмотров и рентгенографий (Никитин Г. Д., Грязнухин Э. Г., Митюнин Н. К., 1976).

Экстренное лабораторное обследование должно включать уточнение величины кровопотери (Беркутов А. Н., Барашков Г. А. 1973), показателей анемии и других характеристик наличия и глубины шока. Следует сразу же, особенно в тяжелых случаях, ввести мочевой катетер для постоянного контроля за количеством и качеством мочи. Поскольку данные электрокардиографии могут объективно свидетельствовать не только о деятельности сердца, но и о состоянии гомеостаза в целом, крайне желательно динамическое ее осуществление.

К специальным хирургический приемам следует относить тщательное исследование состояния крупных сосудов (иногда даже точечное ранение или кровоподтек в проекции сосуда могут свидетельствовать о повреждении крупной артерии с последующим возникновением массивных кровотечений), прибегая, в показанных случаях, к ангиографическим исследованиям.

Разумеется, этот краткий перечень может быть дополнен и расширен в соответствии с рекомендациями консультантов (невропатолога, нейрохирурга, уролога и др.), приглашение которых к пострадавшим с взрывной травмой следует считать не просто желательным, а обязательным.

Важнейшим патогенетическим звеном взрывной травмы являются сочетанные повреждения внутренних органов и общий контузионно-коммоционный синдром. Так, у погибших или умерших в течение ближайших суток после подрыва были выявлены ушибы легких и сердца, разрывы полых и паренхиматозных органов, кровоизлияния в клетчаточные пространства средостения, забрюшинного пространства и таза. В связи с этим неясность клинической картины раневой болезни у пораженных, морфологические находки при аутопсии умерших и погибших собственно и диктовали необходимость приглашения к раненому того или иного консультанта.

Особенностью обследования пострадавших с взрывной травмой, как, впрочем, с любой другой хирургической патологией, является его продолжение во время хирургической обработки, которая может выполняться экстренно или после стабилизации основных гемодинамических показателей. В период ее осуществления выявляются характер и протяженность первичного некроза, а также границы жизнеспособности тканей в зонах первичных, а когда необходимо, и отдаленных повреждений.

Особенностью антропогенных и техногенных катастроф, а также целого ряда природных несчастий (землетрясения, лавины, селевые потоки) и дорожно-транспортных происшествий, ставших чуть ли не ежедневным и банальным событием, является всегда неожиданное возникновение большого числа пострадавших, причем значительная часть их получает сочетанную механическую травму. Так, В. Е. Розанов, Б. П. Кудрявцев с соавторами (1999) отмечают заметное увеличение сочетанных механических повреждений (СМП). В структуре всех повреждений в течение последних 5 лет они составляют 36,6 – 60%.

Важно помнить, и это уже подтвердила практика многих лечебных центров, что тяжесть состояния раненых или пострадавших должна активно оцениваться не только при их поступлении в стационар, но и далее после каждого этапа интенсивной терапии (с целью определения ее эффективности), а также перед оперативными вмешательствами (по Е. К. Гуманенко, 1992). Как уже отмечалось, теоретической основой стратегии и тактики в диагностике и лечении тяжелой сочетанной травмы, в том числе и обусловленной поражающими факторами взрыва, является учение о травматической болезни и ее стадийности. В первом периоде раневой болезни на фоне шока и массивной кровопотери выполняются только жизнь сохраняющие или реанимационные оперативные вмешательства, когда, например, при явлениях асфиксии или профузном кровотечении консервативное лечение бесперспективно. Они выполняются сразу после поступления пострадавшего в стационар, т. е. после установления доминирующего повреждения, угрожающего жизни пациента в данный момент. Они производятся независимо от тяжести состояния раненого или пострадавшего. В. Е. Розанов, Б. П. Кудрявцев с соавт. (1999) к ним относят:

- реанимационную трахеостомию, показанием к которой является тяжелая ЧМТ в сочетании с повреждением лицевого скелета и (или) дыхательной недостаточностью.
- дренирование плевральной полости при неэффективности устранения напряженного пневмоторакса пункциями, а также при гемотораксе с быстрым повторным наполнением крови
- реанимационную медиастинотомию, которую выполняют при медиастенальной эмфиземе с целью профилактики пневматической тампонады сердца, причем наиболее оптимальным вариантом является нижняя трахеостомия в сочетании с дренированием средостения.
- реанимационную торакотомию, которую производят при подозрении на тампонаду сердца, при повреждении сердца и крупных сосудов с продолжающимся кровотечением, при внезапной остановке сердца, когда в течение 2 – 3 минут с момента его остановки отсутствует эффект от закрытого массажа.
- реанимационную лапаротомию, показанную при повреждении паренхиматозных органов и крупных сосудов брюшной полости с высоким темпом кровопотери.
- хирургическую обработку ран при продолжающемся наружном кровотечении при повреждении лица, ягодичной области, отрывах и размозжениях конечностей.

Цитируемые нами авторы особое внимание обращают на технологию проведения реанимационных хирургических вмешательств и предлагают своеобразный алгоритм действий:

а) вскрытие полости и обнаружение источника кровотечения;

б) временная его остановка всеми доступными приемами (наложение зажимов, тампонада ран паренхиматозных органов, сдавление аорты под диафрагмой или корня брыжейки);

в) интенсивное восполнение кровопотери (гемотрансфузия и реинфузия);

г) переход к восстановительному этапу операции.

В первый же период травматической (раневой) болезни должны быть выполнены все оперативные вмешательства, относящиеся к категории экстренных (от 30 мин до 2 ч с момента поступления пострадавшего). Перечень экстренных оперативных вмешательств при повреждениях жизненно важных органов и интенсивно нарастающих расстройствах функции заслуживает пристального внимания: трепанация черепа при сдавлении мозга, ламинэктомия при сдавлении спинного мозга, лапаротомия при повреждении полых и паренхиматозных органов, шунтирование или пластика магистральных сосудов при их повреждении, торакотомия при открытом пневмотораксе, первичная хирургическая обработка ран (ампутация) при отрывах и размозжении конечностей, операции по поводу продолжающегося внутреннего кровотечения, усугубляющего кровопотерю, наружная стабилизация костей таза аппаратами внешней фиксации или щипцами Ганса при продолжающемся кровотечении из костей таза, пре- сакральных и превезикальных венозных сплетений.

Операции срочного характера выполняются у раненых и пострадавших с нежизненно опасными в момент поступления повреждениями. Однако полное выведение пострадавших из шока без оперативного пособия невозможно или проблематично. К таким операциям специалисты относят: первичную хирургическую обработку проникающих ран черепа, торакотомию при стойком коллапсе легкого, свернувшемся гемотораксе, операции при внебрюшинном повреждении тазовых органов, первичную хирургическую обработку огнестрельных и открытых переломов длинных трубчатых костей и обширных ран мягких тканей.

Операции отсроченного характера у пострадавших с СМП, в том числе и взрывной травмой, чаще всего выполняют во втором периоде травматической болезни, то есть после полного выведения раненых из шока. С учетом обычно массового поступления пострадавших и раненых из очага катастрофы или террористического акта к оперативным вмешательствам этой категории срочности приступают, как правило, не ранее 6 ч с момента их поступления в хирургический стационар. По опыту войны в Афганистане они осуществлялись, как правило, в течение вторых суток (24 – 48 ч) с момента поступления. В основном эту группу пострадавших и раненых составляют лица, которые нуждаются в операциях, направленных на профилактику осложнений или на создание благоприятных условий для заживления ран в оптимальные сроки и сохранение функции поврежденных органов и систем. Это такие операции как остеосинтез отломков у пациентов с закрытыми переломами костей конечностей (погружной или внеочаговый). Основную группу оперативных вмешательств второго периода травматической (раневой) болезни составляют повторные хирургические обработки ран с наложением первичных отсроченных швов, а также повторные усечения конечностей в связи с выявленными очагами некроза мягких тканей в зоне их молекулярного сотрясения.

Важно помнить, что из-за обширности, сложности и мозаичности первичных разрушений тканей и серьезных микроциркуляторно-трофических расстройств в зоне ушиба первичную ампутацию сегмента конечности в пределах здоровых тканей в ранние сроки подрыва выполнить очень сложно, да практически и невозможно. Причиной тому являются биологические, патофизиологические и патологоанатомические закономерности раневого процесса при огнестрельных и взрывных поражениях, согласно которым борьба между «жизнью и смертью» в тканях зоны ушиба окончательно завершается только к концу вторых суток. А поэтому ПХО, выполненная в ранние сроки, никак не может быть радикальной и наоборот ПХО, проведенная через 48 ч, может быть радикальной, но ее уже нельзя именовать ранней. Следует подчеркнуть, что несмотря на это, во всех руководящих документах военно-медицинской службы всех армий мира заложен постулат раннего по срокам и радикального по сути выполнения ПХО огнестрельных и взрывных ран. И это правильно, так как, только следуя этому требованию, можно предотвратить или уменьшить вероятность возникновения газообразной раневой инфекции и столбняка, особенно при массовых санитарных потерях и эвакуационной системе медицинской помощи. По этой причине огнестрельная рана не зашивается, производятся повторные хирургические обработки, накладываются первичные отсроченные швы и т.д.

Уже в середине 70-х годов оперативные методы лечения переломов костей при сочетанной травме стали общепризнанной лечебной тактикой (Никитин Г. Д., Кейер А. Н. с соавт., 1985; Пахомова Н. П. с соавт., 1993), потеснив по всем показателям такие консервативные методы обездвиживания отломков, как гипсовая повязка и скелетное вытяжение. Вместе с тем, несмотря на достигнутое единство мнений о необходимости применения стабильных и атравматичных оперативных способов фиксации отломков костей, ряд вопросов указанного единства все еще остаются нерешенными и дискуссионными. Одним из таковых остается выбор оптимального срока выполнения остеосинтеза (Демьянов В. М. с соавт., 1985; Ткаченко С. С., Евдокимов А. Е., 1990; Фадеев Д. Н., 1992). Однако множество классификаций остеосинтеза по срокам его выполнения и весьма разноречивые данные о ближайших исходах лечения больных в зависимости от временного фактора показали несостоятельность одностороннего подхода в определении лечебной тактики в отношении переломов длинных трубчатых костей у пациентов с сочетанной травмой (Плахотников Б. А.. 2001). По этой причине назревшей необходимостью уже в конце 80-х годов стала разработка новых критериев тактики оперативного лечения переломов при сочетанной травме, включающей как сроки остеосинтеза отломков, так и выбор одного из его способов, а также объема конкретного травматологического оперативного пособия.

В этом плане опыт кафедры военно-полевой хирургии ВМедА, обобщенный в кандидатской диссертации Б. А. Плахотникова (2001), заслуживает должной оценки специалистов.

Переломы длинных трубчатых костей при сочетанных травмах являются источником ферментативной агрессии и эндотоксикоза. В очаге повреждения происходит, с одной стороны, избыточное накопление молекул средней массы за счет активации протеолиза, с другой – резкая активация калликреинкининовой системы, что способствует поступлению эндотоксинов в кровеносное русло.

Консервативные методы лечения переломов длинных трубчатых костей при сочетанных травмах не ликвидируют эндотоксикоз. Остеосинтез является единственным надежным способом устранения источников эндотоксикоза, а также существенным адаптогенным фактором, способствующим оптимизации приспособительных процессов и быстрому переходу организма пострадавших в фазу долговременной адаптации.

Тактика хирургического лечения, основанная на субъективной оценке тяжести состояния, ведет к потере оптимального срока выполнения остеосинтеза в связи с развитием осложнений. В результате средний срок выполнения остеосинтеза приходился на 8,2±0,7-е сутки, частота развития осложнений составила 45,0%, а летальность – 9,4%.

В основе рациональной тактики лечения переломов длинных трубчатых костей при сочетанных травмах лежит выбор оптимальных времени и способа выполнения остеосинтеза на основе объективной оценки тяжести травм по шкалам

«ВПХ-П (МТ)», «ВПХ-СП» и «ВПХ-СГ». При этом фиксация переломов костей выполняется в максимально короткий срок на фоне стабильного состояния жизненно важных функций организма. Итак, оперативные вмешательства при отрывах и разрушениях конечностей следует проводить только после выведения раненых из состояния шока, после остановки внутреннего продолжающегося кровотечения и стабилизации основных гемодинамических показателей, а при ранениях магистральных сосудов – после хотя бы временного их протезирования. Основной принцип ампутаций остается неизменным – выполнять их по возможности дистальнее, но в пределах жизнеспособных тканей. В этом отношении при взрывной патологии выбор уровня усечения конечности остается сложной проблемой, которая полностью до настоящего времени еще не решена. Чаще всего его определяют во время операции путем диагностических разрезов по ходу сосудисто-нервных пучков. В том случае, когда напредполагаемом уровне усечения наблюдается выраженный отек мышц, изменение окраски их до темно-вишневого цвета, отсутствие кровоточивости и сократимости при раздражении, а также расслоение мышц и отслоение их от кости, уровень ампутации выбирают проксимальнее в пределах жизнеспособных тканей. По опыту Афганистана для выбора уровня ампутации следует шире использовать метод ангиографии. Техника выполнения ампутации также имеет свои особенности. Оперативное вмешательство целесообразно проводить под наркозом в сочетании с проводниковой анестезией, обязательно под жгутом, непременно с выкраиванием кожно-фасциальных лоскутов в зависимости от конфигурации ран и выполнением декомпрессии усеченного сегмента путем фасциотомии. Элементы техники усечений и перевязки сосудов изменений не претерпели. Рану культи после ампутации по поводу взрывного ранения зашивать категорически запрещается. Ее рыхло тампонируют салфетками, смоченными перекисью водорода, внутрь помещают присыпку И. Д. Житнюка, для предотвращения ретракции кожных лоскутов, их края сближают с помощью 2 – 3 швов. Иммобилизацию конечности осуществляют гипсовой повязкой. Положительная динамика раневого процесса и отсутствие некроза позволяют закрыть рану культи первичными отсроченными швами. После заживления раны культю готовят к лечебно-тренировочному протезированию.

Все остальные детали клинической и хирургической тактики специалистов МККК при лечении раненых с взрывными отрывами и разрушениями конечностей мало чем отличаются от таковых отечественных военно-полевых хирургов и военных травматологов-ортопедов. Однако представляется необходимым остановиться на ряде из них, носящих принципиальный характер. Применение антибиотиков является важной составной частью лечения, но оно не исключает необходимости удаления всех мертвых и загрязненных тканей. Как показал опыт Афганистана и других локальных войн последнего времени, антибиотики пенициллиновго ряда были и остаются лучшим средством борьбы с патогенными анаэробными микроорганизмами (клостридии, стрептококки и т.д.). Выбор уровня и способа ампутации зависит от сроков пребывания кровоостанавливающего жгута на разрушенной конечности. Если жгут был наложен более чем на шесть часов, ампутировать всегда следует проксимальнее уровня его наложения. Если жгут обеспечивал остановку кровотечения менее шести, но более двух часов с момента его наложения, то ампутацию разрушенной конечности можно произвести дистальнее жгута, внимательно наблюдать за пациентом и быть готовым к операции повторного усечения. Поэтому постулат военно-полевой хирургии – жгут должен быть наложен как можно дистальнее – был и остается одним из важнейших. Не решив проблему правильного наложения жгута при оказании первой помощи раненым и пострадавшим и не добившие сокращения сроков эвакуации раненых на этап квалифицированной хирургической помощи (лучше менее двух часов) ни о каком органосохраняющем принципе в хирургии повреждений конечностей мирного и военного времени говорить не приходится. Общепризнанным фактом является отказ от гильотинного варианта усечения разрушенной конечности. Он может остаться в арсенале хирургов как прием спасения жизни раненого при невозможности его эвакуации или когда операцию ампутации выполняет неопытный хирург в весьма неблагоприятных условиях сложившейся обстановки. Достигнута общая точка зрения и по вопросу о целесообразности применения жгута в процессе выполнения первичной ампутации. Его нужно использовать, так как такой прием обеспечивает лучшие условия для оперирующего хирурга и значительно уменьшает общую кровопотерю. Лучшим вариантом является применение пневматического жгута, уже после снятия которого обеспечивают окончательный гемостаз, обильное промывание раны физиологическим раствором, пластический этап самого оперативного вмешательства и наложения асептической повязки. Сосуды на этапе окончательного гемостаза должны быть дважды прошиты и перевязаны абсорбирующей нитью.

Завершая столь пространное повествование, посвященное деталям выполнения первичных ампутаций у пострадавших с взрывными разрушениями конечностей, следует дополнительно рассмотреть также ряд общих положений и клинических вариантов течения раневого процесса, с которым может столкнуться хирург после вышеуказанной операции.

Во-первых, это проблема посттравматического отека культи или «вздутия прооперированных мышц» по терминологии МККК, резко ухудшающего микроциркуляцию в тканях, которая и так уже была нарушена после травмы. Декомпрессирующие фасциотомии культи, проводниковая анестезия и новокаиновые блокады нервных стволов, полноценная асептическая повязка с толстым слоем гигроскопического материала, использование присыпки И. Д. Житнюка, отказ от наложения первичных и даже сближающих швов, закрытие торца культи кровоснабжаемой мышцей – вот далеко не полный перечень приемов и средств, которые уменьшают «вздутие прооперированных мышц» и делают его непродолжительным.

Во-вторых, хирург, имеющий возможность наблюдать раненого в течение ближайшего послеоперационного периода может своевременно установить грань развивающегося неблагополучия, когда к соответствующим болям и послеоперационному отеку присоединяется ухудшение общего состояния раненого (показатели температуры тела, пульса, анализов крови, общего самочувствия и т.д.). Неприятный вид и запах повязки на культе хотя и являются важными показателями течения раневого процесса, но они еще не свидетельствуют о наличии нагноения в ране. Только взвешенная оценка всех симптомов, жалоб и общего состояния раненого позволяет избежать крайностей – прибегать к неоправданно частым перевязкам или, наоборот, благодушно наблюдать за пациентом в то время, когда требуются действия для спасения его жизни или оставшейся части усеченного сегмента конечности. В таких случаях раненого берут в операционную (перевязочную) и под наркозом снимают повязку, тщательно осматривают и оценивают рану на предмет развития или банального нагноения, или анаэробной инфекции. И то и другое осложнения требуют повторных, но разных хирургических вмешательств, общего лечения пострадавших. При нагноении раны, как правило, требуются повторные иссечения нежизнеспособных тканей, тщательное дренирование карманов, а порой и дополнительное укорочение кости. Важно помнить, что такие вмешательства сопряжены с немалой травматизацией и кровопотерей, способствующей развитию анемии у раненого. Альтернативой рассмотренной тактики в ряде случаев может стать частая замена асептических повязок, способствующих очищению раны и полноценное общее лечение раненого. Консервативный вариант ведения пациента может решить вопрос очищения раны, но со временем серьезно затруднит как наложение вторичных швов из-за рубцевания всех мягких тканей культи, так и последующее протезирование.

В заключение есть необходимость напомнить, что современные возможности хирургии включая сосудистые вмешательства, в том числе с применением микрохирургической техники: различные виды остеосинтеза, особенно внеочагового с применением компрессионно-дистракционных аппаратов спицевой и стержневой фиксации, шва и пластики нервов и сухожилий, кожной пластики и т.д., обеспечивают максимально достижимые степени восстановления при повреждениях вызванных взрывной травмой. Но большинство из них должны быть выполнены в первые два периода раневой (травматической) болезни, т. е. до развития раневых инфекционных осложнений, борьба с которыми ведется уже в третьем периоде раневой болезни и уже, как правило, в специализированных отделениях многопрофильных больниц и госпиталей (Шаповалов В. М., Овденко А. Г., 2000). Реконструктивно-восстановительные вмешательства, призванные ликвидировать анатомические и функциональные последствия травмы и раневых осложнений, осуществляются в четвертом и пятом периоде раневой болезни. Тогда же выполняется весь комплекс активного восстановительного лечения или медицинской реабилитации.

ЛИТЕРАТУРА

Анисимов В. Н., Кочетов Г. П., Ботяков А. Г. Организация хирургической помощи при арзамасской катастрофе // Воен.-мед. журн, – 1989. – № 12. – С. 20 – 22.

Бисенков Л. Н., Гуманенко Е. К. Хирургическая тактика при минно-взрывных ранениях // Вестн. хирургии. – 1990. – № 10. – С. 51 – 55.

Брюсов П. Г. Значение опыта медицинского обеспечения боевых действий в Афганистане // Воен.-мед. журн. – 1992. – №4 – 5. – С. 18 – 22.

Ветютнев А. И. Авария на Чернобыльской АЭС. Первое десятилетие беды // Жизнь и безопасность, – 1996, – №2, – С. 8 – 17.

Воробьев В. В. Патогенез и лечение огнестрельных ран мягких тканей конечностей (клинико-экспериментальное исследование) / Автореф. дис. ... докт. мед. наук. – СПб., 1995.- 46 с.

Гуманенко Е. К. Сочетанные травмы с позиции объективной оценки тяжести травм: Дис. ... докт. мед. наук, – Л.: ВМедА, 1992, – 312 с.

Дыдыкин А. В. Клинико-экспериментальная разработка и обоснование способов репозиции и фиксации нестабильных повреждений таза: Автореф. дис. ... канд. мед. наук, – СПб., 2000. - 24 с.

Дюфур Д., Кроман Йенсен С., Оцен-Смит М., Салмела И., Стерлинг Дж.Ф., Зоттер- стрем Б. Хирургическая помощь жертвам войны // Международный Комитет Красного Креста, – Женева, 1989. – 211 с.

Ерюхин И. А., Хрупкин В. И., Самохвалов И. М. Лечение сочетанных огнестрельных и взрывных повреждений на этапах медицинской эвакуации // Воен.-мед. журн. –

1992, - №4-5,- С. 45-49.

Ерюхин И. А., Шляпников С. А. Экстремальное состояние организма. Элементы теории и практические проблемы на клинической модели тяжелой сочетанной травмы. – СПб.: Эскулап, 1997. – 296 с., ил.

Ефименко Н.А., Гуманенко Е. К., Самохвалов И. М., Трусов А. А. Хирургическая помощь раненым в вооруженном конфликте: организация и содержание специализированной хирургической помощи (сообщение третье) // Воен.-мед. журн. – 1999. – № 10. – С. 30-36.

Косачев И.Д., Ткаченко С.С., Дедушкин В.С., Шаповалов В. М. Взрывные повреждения (обзор литературы) // Воен.-мед. журн. – 1991. – №8. – С. 12 – 18.

Крылов К. М. Хирургическое лечение глубоких ожогов: Автореф. дис. ... докт. мед. наук. – СПб., 2000. – 42 с.

Куплэнд Робин М. Ампутации при боевых ранениях. – Женева: МККК, 1993. – 30 с.

Кудрявцев Б. П., Розанов В. Е. Организация хирургической помоши при комбинированных поражениях в чрезвычайных ситуациях: Методические рекомендации. – М.: ВЦМК «Зашита», 1999. – 28 с.

Марчук В. Г. Особенности оказания квалифицированной и специализированной хирургической помощи раненым и пострадавшим с тяжелыми сочетанными ранениями и травмами в условиях многоэтапного лечения: Автореф. дис. ... канд. мед. наук. – СПб.,

1998. - 19 с.

Нечаев Э. А.. Грицанов А. И., Фомин Н. Ф., Миннуллин И. П. Минно-взрывная травма. – СПб.: «Альд», 1994, – 488 с., ил.

Плахотников Б. А. Хирургическая тактика лечения переломов длинных трубчатых костей при сочетанных травмах: Автореферат дис. – СПб., 2001. – С. 18.

Шаповалов В. М., Грицанов А. И., Костин А. Н. и др. Руководство по реабилитации раненных в конечности в военном санатории - М.: Воениздат, 1999. – 179 с.

Allister C., Hamilton G. M. Cordowan coal mine explosions Experience of a mass bums incident // Brit. Med.J. (Clin. Rea). - 1983,- Vol. 287, № 6389.- P. 403-405.

Arroyo J.S., Crosby L.A. Basic rescue and resuscitation: Trauma system concept in the United States // Clin. Orthop. – 1995. – №318, – P. 11 – 16.

Baise M., Baunigartner R.: Comparative study on amputaton techniques proposed in a variety of military manuals, part 11, – Medical Corps International. – 1990. – № 4/5, – P. 11 – 17.

Bardenheuer M., Obertacke U., Waydhas C., Nast-Kolb D. Epidemiologie des Schwerver- letzten. Eine prospektive Erfassung der praklinischen und klinischen Versorgung. AG Polytrauma der DGU // Der Unfallchirurg. - 2000,- Bd. 103, H. 5-S. 355-363.

Bowen T. E., Bellamy R. F. Emergency war surgery NATO handbook Second United States revision. – Washington: US Department of Defence, 1988.

Cooper L.J., Maynard R. L., Cross N. L., Hill J. F. Casual ties from terrorist bombings // J. Trauma. - 1983. - Vol. 23, № 7. - P. 955-967.

Cutler B. S., Daggett W. M. Application of the L-suit to the control of hemorrhage in massive trauma // Ann. Surg. – 1973, – Vol. 177, № 3, – P. 511 – 516.

Frobel V., Kohnlein H.E. Schwere Explosion Verletzung bei-der BNnde // Handchir. Mikrochir. Plast. Chir.- 1982,- Bd 14, H. 2,- S. 130-13.

Dufour D., Kroman Jensen S., Owen Smith M., Salmela J., Stening G. F., Zetterstrom B. Surgery for victims of war. Geneva: The International Committee of the Red Cross, 1988. – Surg. – 1982,- Vol. 8, № 5,- P. 359-362.

Hasleton P. S., Penna P., Torry J. Rffect of oxygen on the lungs after blast injury and bums //J. Clin. Pathol. - 1981, – Vol. 34, № 10,- P. 1147-1154.

Rome C. F. New role for mine warfare // US Naval Inst. Proc. – 1982, – № 1. – P. 4 – 48.

Jackson D. S., Jowitt M.D., Knight R. J. First and second line treatment in the Falklands campaign //J. Roy. Army Mod. Corps. – 1984, – Vol. 130, № 2. – P. 79 – 83.

Kadivar H. Management of trauma in Vietnam and imposed Iranian Iraq wars // Arch, belg. – 1984,- Suppl. – P. 311-323.

Klasen H. J., Bakker J.J. De fixateur exteme by letsels van extremiteiten by schlachtoffers van gewapende conflicten // Neerl.mil.gen.tijdschr. – 1985. – Jg. 38, afl. 8. – S. 396 – 399.

Milling A. N. Multiple traumatic limb amputation // Injury. – 1984. – Vol. 16, № 1. – P. 6-6.

Mouden A., et al. Les pieds de mine. A props de 63 observations // RISSFA. – 1986. – T. 69, № 7-9.- P. 149-151.

Multiple injuries // Emergency war surgery NATO handbook. – Washington, 1975. – P. 82-90.

Nechaev E.A., Gritsanov A.I., Fomin N.F., Minnulin 1. P. Mine blast trauma. – Stockholm, 1995. - P. 463.

Regel G., Lobenhoffer P., Grotz M., Pape H.-C., Lehmann U. Teatment results of patients with multiple trauma: An analyses of 3406 cases treated between 1972 and 1991 at a German level I trauma center // J. Trauma. – 1995. – Vol. 38, № 1, – P. 70 – 78.

World Health Statistics Quarterly. Geneve. – 1996, – T. 49. – 1996. – 242 p.

Глава 3

Гайдар Б.В., Парфенов В.Е., Свистов Д.В., Дикарев Ю.В., Мартынов В.Н., Чернов В.Е., Идричан С.М., Руденко В.В., Беляков К.В.
ОРГАНИЗАЦИЯ СПЕЦИАЛИЗИРОВАННОЙ ПОМОЩИ ПРИ БОЕВЫХ ПОВРЕЖДЕНИЯХ ЧЕРЕПА, ПОЗВОНОЧНИКА И ПЕРИФЕРИЧЕСКОЙ НЕРВНОЙ СИСТЕМЫ В ХОДЕ КОНТРТЕРРОРИСТИЧЕСКИХ ОПЕРАЦИЙ НА СЕВЕРНОМ КАВКАЗЕ

Введение

Начало 90-х годов ознаменовалось рядом геополитических процессов, наиболее значимым из которых стал распад СССР, приведший к созданию на его территории Содружества Независимых Государств. Этот, в целом, мирный процесс сопровождался вспышкой национализма и сепаратизма, как на межгосударственном, так и на внутриполитическом уровне. Вспыхнули конфликты между Арменией и Азербайджаном, Молдавией и самопровозглашенной Приднестровской республикой, Грузией и ее автономиями. На территории России такой незаживающей раной стал Северный Кавказ. По инициативе и под руководством первого президента «Независимой Чеченской Республики Нохчи-чо», а с 1993 года – Ичкерии, советского генерала Джохара Дудаева Чечня фактически заявила о своей независимости. Сепаратистский мятеж, поднятый агрессивным криминальным режимом, был подкреплен изрядным вооруженным потенциалом, сформированным из захваченных на территории республики арсеналов Советской армии.

Реакция Федерального центра последовала после продолжительной паузы. Президент РФ, опираясь на 88 статью основного закона, подписал указ «О мерах по восстановлению конституционной законности и правопорядка на территории Чеченской республики», которым санкционировал применение Вооруженных Сил на территории России. Для проведения операции была создана Объединенная группа войск, включавшая соединения Министерства обороны, внутренних войск, ФСБ, МЧС и других силовых структур. Первые боестолкновения начались 18 декабря 1994 года, хотя санитарные потери воска несли с момента начала выдвижения 11 декабря 1994 года. Первая кампания с периодами чрезвычайно активных боевых действий, особенно в период штурма Грозного, захвата крупных городов, кратковременных передышек, продолжалась до августа 1996 года и закончилась подписанием «Хасавюртовского мирного соглашения», по которому Чечня de facto получила независимость. Вторую кампанию открыла неприкрытая агрессия сепаратистов, вторгшихся на территорию Дагестана 2 августа 1999 года. Началась «вторая Чеченская война», продолжавшаяся официально до апреля 2002 года, но фактически перешедшая в фазу террористической войны. Режим «контртеррористической операции» был отменен только 16 апреля 2009 года и завершился установлением хрупкого мира.

Этот двухэтапный конфликт стал крупнейшим вооруженным столкновением на территории современной России, тяжелым испытанием для Вооруженных сил и медицинской службы. Основные тяготы медицинского обеспечения операций легли на плечи военных медиков, особенно, хирургов и анестезиологов. Количество раненых и пострадавших только в первой кампании составило 14000 человек, из них раненые нейрохирургического профиля составили не менее 25%, более половины из их числа — с тяжелыми ранениями. По сути, был брошен вызов системе организации специализированной нейрохирургической помощи в вооруженных конфликтах. Нижеследующий текст отражает ход и результаты титанической борьбы за жизнь и здоровье раненых и пострадавших нейрохирургического профиля в экстремальных условиях тяжелой локальной войны.

1. Особенности организации нейрохирургической помощи в период контртеррористических операций на Северном Кавказе.

В течение первых месяцев первой компании 1994-1996 гг. была реализована система организации нейрохирургической помощи, основанная на принципе максимального приближения нейрохирурга к боевым порядкам войск с целью оказания специализированной нейрохирургической помощи в максимально ранний период после ранения. Данное организационное решение повлекло направление нейрохирургов на передовые этапы оказания помощи, включая этап квалифицированной помощи.

В начальный период ведения боевых действий в районе г.Грозного нейрохирурги были прикомандированы к трем медицинским отрядам специального назначения – аналог госпиталей (и далее по тексту) Role II - (на юго-восточной окраине Грозного; в аэропорту «Северный» и в Толстом Юрте). Основная группа усиления была размещена в военном госпитале во Владикавказе – аналог госпиталей (и далее по тексту) Role III. В начальный период боевых действий объем помощи в МОСН был организован в соответствии с существовавшей в то время директивой, предусматривающей оказание мероприятий специализированной помощи на этапе Role II, якобы в целях приближения специализированной помощи на передовые этапы ведения боевых действий. В частности, выполнялись трепанации черепа при подозрении на нарастающее сдавление головного мозга, при продолжающейся наружной ликворее, и продолжающемся наружном кровотечении, что сопровождалось высокой частотой (до 86.7%) осложнений раннего послеоперационного периода и большому количеству реопераций на последующих этапах медицинской эвакуации. Подобный результат был вполне закономерен, поскольку на этих этапах, усиленных нейрохирургом, кроме специалиста – нейрохирурга - не было технических средств диагностики нарастающего сдавления мозга, топографии раневого (или раневых) каналов и морфологических изменений в структурах мозга. Тем самым было нарушено исторически верное указание Н.Н. Бурденко (1940) о том, что «... лучше оперировать нейрохирургического раненого на несколько дней позже в условиях нейрохирургической клиники, чем поспешно и небрежно в условиях войскового района и невозможности после операции обеспечить надлежащий уход на месте». Фактически, каждая попытка произвести хирургическую обработку черепно-мозговой раны на этапах Role II приводила к очередному ранению, но в условиях операционной.

В марте 1995 года после анализа работы нейрохирургических бригад объем помощи на этапе Role II был сокращен. Директивой ГВМУ были введены «Указания главного нейрохирурга по организации нейрохирургической помощи военнослужащим, получившим ранения при восстановлении конституционного порядка», был введен запрет на проведение оперативных вмешательств на черепе и головном мозге, позвоночнике и периферических нервах на этапе Role II кроме одного вида – остановки продолжающегося наружного кровотечения и, при необходимости, заменой повязки. Специализированная помощь в полном объеме оказывалась только в госпитале Role III в г. Моздок и г. Владикавказ. В вышеуказанной директиве вводилось понятие «оказания специализированной помощи по жизненным показаниям» связанное с тем, что на этапы специализированной помощи периодически поступали раненые в количестве, превышающем коечную емкость этапа. В этой ситуации выделялись раненые, нуждающиеся в специализированной помощи, оказание которой не может быть отложено, этим раненым выполнялось полноценное вмешательство, исключающее необходимость реопераций. Более легкие раненые и пострадавшие эвакуировались в госпитали второго и третьего эшелонов вплоть до специализированных отделений Главного и центральных госпиталей и клиник Военно-медицинской Академии (Role IV-V).

В начале второй компании 1999-2002 гг. в период боевых действий на территории республики Дагестана (август 1999 г.) медицинское обеспечение в войсковом звене было возложено на медицинскую службу Северо Кавказского военного округа. Для обеспечения войск в районе вооруженного конфликта была развернута эшелонированная группировка сил и средств медицинской службы в составе объединенного медицинского пункта, Медицинского отряда специального назначения в г. Буйнакск, усиленного семью группами специализированной медицинской помощи в том числе и нейрохирургической за счет Окружного военного госпиталя Северо-Кавказского военного округа .

В дальнейшем медицинская группировка была усилена частями и учреждениями центрального подчинения и внутренних округов. Специализированная нейрохирургическая помощь оказывалась в военных госпиталях Role II в основном в г. Моздок в меньшей степени госпитале г. Владикавказа. Небольшая часть раненых поступала в госпиталь в г. Буйнакск. Эвакуация из этих госпиталей проводилась в военные госпитали Северо-Кавказского военного округа. Большинство раненых нейрохирургического профиля поступали в нейрохирургическое отделение Окружного военного госпиталя в г. Ростове-на-Дону (Role IV). Раненные, имеющие длительные сроки лечения, и требующие наиболее сложных оперативных пособий и реабилитационного периода после стабилизации состояния, эвакуировались в центральные госпитали и клиники Военно-Медицинской Академии (Role V).

В период 1999-2000 г., несмотря на более организованный характер ведения боевых операций и их медицинского обеспечения, недостатки организации специализированной нейрохирургической помощи, в нарушение директивы сохранялись, правда в гораздо меньших масштабах, в частности, продолжалась практика выполнения необоснованных нейрохирургических вмешательств на этапах Role II, усиленных нейрохирургами.

7.2 Структура и особенности ранений и повреждений нервной системы в ходе контртеррористических операций на Северном Кавказе.

Особенности ведения войны, климатических условий и условий местности обусловили ряд специфических черт, характеризующих обстоятельства и виды ранений. Это разнообразный характер боевых действий, включающий как непосредственное соприкосновение воюющих сторон в наступательных и оборонительных боях, так и кратковременные перестрелки на значительном расстоянии, а также внезапные минометные обстрелы с применением ракет и гранат. Отличительной особенностью конфликтов было частое нападение из засад на военные объекты и движущиеся колонны небольшими рассеянными группами с использованием стрелкового оружия, ручных гранатометов. Ведение боевых действий в населенных пунктах характеризовалось увеличением санитарных и безвозвратных потерь в результате работы снайперов.

Ввиду отсутствия у противоборствующий стороны средств залпового огня, полевой артиллерии, частота типичных минно-взрывных ранений с синдромом поражения взрывной волной, бризантного действия осколков была значительно меньше, чем во время боевых действий в Афганистане (1979-1988). Из осколочных боеприпасов в основном использовались ручные гранаты и подобные им взрывные средства с малой мощностью, но наносящие множественные осколочные ранения. Эти же осколочные боеприпасы широко использовались в качестве самодельных противопехотных мин. У военных формирований противоборствующей стороны было разнообразное стрелковое оружие, включая и новейшие образцы. Ведение боевых действий в населенных пунктах вело к поражению стрелковым оружием с коротких дистанций (в среднем 50-70 м).

В разные периоды ведения боевых действий в 1994–1996 и 1999-2002 годах соотношение раненых и больных нейрохирургического профиля изменялось. Структура санитарных потерь нейрохирургического профиля представлена в таблице 1. Структура ранений в голову представлена в таблицах 2-4. Доминирующими по частоте являлись слепые ранения, реже - касательные и сквозные.

Сочетанные ранения черепа, приводящие, как правило, к более тяжелому клиническому течению, в виду проявления синдрома взаимного отягощения, наблюдались в 26,2 % при непроникающих ранениях, в 38,1% - при ранениях мягких тканей. Проникающие ранения черепа сочетались с ранениями других областей в 34,8% случаев. Изолированные огнестрельные ранения черепа преобладали над сочетанными во всех группах раненых (табл. 5).

Среди различных областей черепа наиболее часто имело место повреждение теменной, которое наблюдалось у 1/4 части раненных в мягкие ткани и при непроникающих ранениях (табл. 6).

Второе место по частоте повреждения занимала лобная область, которая повреждалась при проникающих ранениях у 22,6% раненых, а при ранениях мягких тканей - в 20,6% наблюдений.

Распределение ранений черепа по локализации перелома и характеру его имеет немаловажное значение, как в диагностике, так и в выборе методики хирургического вмешательства. Первое место по частоте переломов при проникающих ранениях черепа занимала теменная кость, второе - лобная и третье - височная (табл. 7). При непроникающих ранениях чаще всего повреждалась затылочная кость, затем теменная и лобная.

Наиболее часто при проникающих ранениях черепа встречались оскольчатые (38,9%), несколько реже (34,5%) - дырчатые переломы. Непроникающие ранения сопровождались у 1/3 раненых вдавленными переломами - 29,3%, в 22,6% - линейными и в 11,9% - дырчатыми переломами, что соответствовало характеру раневых каналов (табл. 8).

Частота ранений различных полушарий головного мозга представлена в таблице 9, из которой видно, что несколько чаще повреждается правое полушарие.

Характер повреждения головного мозга при огнестрельных ранениях черепа значительно различался в разных группах пострадавших. Так, при ранениях мягких тканей повреждение головного мозга отсутствовало в 68,2%, в 24,2% ранения сопровождались сотрясением, в 7,5% случаев - ушибами головного мозга различной степени тяжести. Проникающие ранения черепа, как наиболее тяжелые, в 82% наблюдений сопровождались ушибами тяжелой степени и размозжением мозга. Сдавление мозга при этих ранениях наблюдалось в 6,4%, что свидетельствует об относительно поздней доставке раненых с внутричерепными гематомами, удельный вес которых возрастает при сокращении сроков доставки раненых: до 3-6 часов с момента ранения (табл. 10).

Структура повреждений позвоночника по поражающему фактору в период вооруженного конфликта на Северном Кавказе отражена в таблице 11. В противоположность структуре поражающих факторов черепа и головного мозга в структуре повреждений позвоночника ведущее место занимает травма – 67,6 %, а ранения - 32,4 %.

Сведения о структуре повреждений позвоночника представлены в таблице 12, из которой следует, что на долю ранений приходится 32,4 %, из них более половины - ранения с повреждением спинного мозга. В таблице 13 представлена структура повреждений по тяжести ранения от общего числа санитарных потерь.

В структуре ранений по их характеру обращает на себя внимание относительно высокий уровень множественных и сочетанных ранений 53,4 %. Это объясняется, прежде всего, особенностями механизма повреждения: преобладание осколочных ранений и минно-взрывных повреждений.

В ходе первой кампании были определены темпы формирования санитарных потерь нейрохирургического профиля. Структура санитарных потерь нейрохирургического профиля зависит от периода операции и вида боевых действий (таблице 14).

Учитывая, что меняется соотношение раненых и травмированных в структуре санитарных потерь, то меняется и удельный вес санитарных потерь нейрохирургического профиля. В период наиболее напряженных боёв в городе санитарные потери нейрохирургического профиля составили 25.3% от всех санитарных потерь, значительно уменьшаясь в период выдвижения войск и разоружения незаконных вооруженных формирований до 17.7% и 16.7% соответственно. При этом ранения черепа и головного мозга составили 16.0%, а в период выдвижения войск и разоружения вооруженных формирований 11.2% и 10.5% соответственно от числа всех санитарных потерь. Аналогичные данные приведены для пострадавших с повреждением позвоночника и периферической нервной системы.

В таблице 15 приведены расчеты среднесуточных и среднемесячных потерь нейрохирургического профиля от численности всего личного состава.

Травмы и ранения нейрохирургического профиля послужили одной из ведущих причин смерти военнослужащих на поле боя. Изучены протоколы патологоанатомических вскрытий тел военнослужащих, погибших на поле боя (табл. 16)

Среди причин смерти военнослужащих, погибших на поле боя, боевая нейротравма составляет около 50%, причем, в качестве непосредственной причины смерти преобладают изолированные огнестрельные ранения черепа, которые составили 81.7%. Сочетанные огнестрельные ранения и повреждения составили соответственно 15.6%. Соотношение пулевых, осколочных и минно-взрывных ранений среди изолированных ранений представлено в диаграмме 1. Во второй кампании отмечено достоверное возрастание частоты летальных минно-взрывных ранений черепа и головного мозга.

При огнестрельных ранениях позвоночника изолированные повреждения составили 45.1-54.9%. Соотношение видов изолированных ранений позвоночника представлено в диаграмме 2.

Структура огнестрельных ранений позвоночника по локализации представлена в таблице 17. Среди погибших на поле боя от изолированных ранений позвоночника преобладали ранения шейного отдела (68.3%-90.3%), среди сочетанных ранений на первое место вышли огнестрельные ранения грудного отдела (39.7%-53.2%), которые сопровождались ранением грудной клетки с повреждением сердца и крупных сосудов, находящихся в непосредственной близости от позвоночника.

Таким образом, характер ведения боевых действий в вооруженных конфликтах на Северном Кавказе 1994 - 1996 и 1999 - 2002 годах имели свои особенности, которые оказали влияние на формирование структуры санитарных потерь (имело место значительное увеличение частоты ранений в голову). Вместе с тем, четко проявились и общие закономерности, характерные для локальных войн и вооруженных конфликтов последних десятилетий: нарастание в общей структуре санитарных потерь нейрохирургического профиля удельного веса множественных и сочетанных, а также тяжелых ранений.

3. Особенности оказания первой, доврачебной и первой врачебной помощи раненым нейрохирургического профиля.

На основании анализа историй болезни, вербального опроса раненых на различных этапах эвакуации установлено, что первая помощь оказывалась 85 % раненых, из них в 68,3 % - санитарами, остальным - в порядке само- и взаимопомощи. Она заключалась в наложении повязки с применением индивидуального перевязочного пакета, простейшей иммобилизации и введению наркотического аналгетика из аптечки индивидуальной. Высокий вес само- и взаимопомощи, минимизация объема первой помощи объясняются отсутствием штатных санинструкторов (некомплект достигал 70 %). Должности санинструкторов исполняли военнослужащие без специальной подготовки. В то же время, даже в таком объеме эти простейшие мероприятия первой помощи имели в большинстве случаев положительное влияние на исход.

Доврачебная помощь, как самостоятельный вид помощи, был практически исключен из системы лечебно-эвакуационного обеспечения, что было связано с некомплектом среднего медицинского персонала. Эвакуация раненых на этап первой врачебной помощи преимущественно осуществлялась с использованием бронетехники: 73.7% пострадавших нейрохирургического профиля были доставлены на бронетехнике, а 26.3% - на носилках. Санитарный транспорт в войсковом районе использовался мало.

Первая врачебная помощь являлась центральным видом догоспитальной помощи. Из медицинских сил и средств батальонов, штатных медицинских пунктов формировались объединенные медицинские пункты, которые дополнительно усиливались одним-двумя хирургами из госпиталей Role II. Медицинские пункты располагались практически в боевых порядках (200-400 м от переднего края). Одной из особенностей организации работы таких сводных медицинских пунктов являлось первоочередное развертывание вертолетной площадки. За счет этого сокращалась многоэтапность, первая врачебная помощь приближалась к раненому, сроки ее оказания сокращались, достигалась полноценная подготовка раненых к аэромедицинской эвакуации. На этап Role II 76% раненых доставляли на бронетехнике, 12% - вертолетами, 8% - санитарным транспортом, 4% - грузовым транспортом. Сроки оказания помощи на догоспитальных этапах приведены в табл. 18.

7.4 Организация и содержание квалифицированной хирургической помощи (Role II) раненым и пострадавшим нейрохирургического профиля.

На первом этапе военных действий в период первой кампании было принято, как показала дальнейшая практика, ошибочное решение о максимальном приближении специализированной нейрохирургической помощи к переднему краю в целях сокращения предоперационного периода у раненых нейрохирургического профиля, неподкрепленное возможностями обеспечения функционирования этапов. Для этого практически во все развернутые на территории Чеченской республики МОСН были прикомандированы нейрохирурги.

Сроки доставки пострадавших нейрохирургического профиля на этап квалифицированной помощи варьировали в широких пределах: до 12 часов с момента ранения доставлено 79,2%, до суток – 95,9%, более 24 часов – 4,1% (табл. 19).

Раненые нейрохирургического профиля в целом значительно быстрее доставлялись на этап квалифицированной помощи, что было связано с выделением данной категории пострадавших в войсковом звене в отдельную группу, подлежащую эвакуации в первую очередь.

Из числа поступавших на этап квалифицированной помощи раненых было 32.2%, а пострадавших от травм – 67.8%. Ранения мягких тканей встречались в 20% случаев, непроникающие – в 5.3%, проникающие ранения черепа – в 6.9%. Из них повреждения легкой и средней степени тяжести встречались в 82.2%, а тяжелые и крайне тяжелые – в 17.8% случаев. Сочетанные ранения имели место в 57.3%. На момент поступления травматический шок диагностирован у 12.8% раненых, причем, 80% раненых в состоянии шока имели сочетанные ранения. В 66.7% шок был вызван кровопотерей из ран мягких тканей головы, головного мозга и его оболочек.

Сроки доставки раненых на этап квалифицированной помощи предопределяли тяжесть состояния контингента поступающих раненых. Из таблицы 20 следует, что чем лучше была организована эвакуация раненых с передовых этапов медицинской эвакуации, тем более тяжелые контингенты раненых доставлялись в лечебные учреждения.

Из числа пострадавших с черепно-мозговыми ранениями продуктивному контакту были доступны только 35.7%, 43.9% раненых доставлены в коме (табл. 21). На этапе квалифицированной медицинской помощи раненые и пострадавшие нейрохирургического профиля находились до 24 часов – в 67,5%; от 25 до 48 часов – в 21,4%, от 48 до 96 часов – в 10,3%, свыше 4 суток – в 0,8%.

Несмотря на предписания руководящих документов раненые нейрохирургического профиля, поступавшие на этап квалифицированной помощи, в значительной части случаев подвергались, зачастую неоправданным, оперативным вмешательствам (табл. 22).

Несмотря на прямой запрет выполнения нейрохирургических вмешательств на этапе квалифицированной помощи, до 30% раненых подвергались различным вмешательствам, включая первичную хирургическую обработку ранений черепа и головного мозга.

Анализ фактических историй болезни показал, что нуждаемость в лечебных мероприятиях на этапе квалифицированной медицинской помощи у раненых нейрохирургического профиля составляла не более 50%. Из их числа 18% нуждались в проведении ИВЛ, 18% - в проведении противошоковых мероприятий, 13% - в остановке наружного кровотечения. Экстраполяция данных о фактической потребности в мероприятиях квалифицированной помощи раненым нейрохирургического профиля на соотношение контингентов раненых с различной степенью тяжести состояния свидетельствует о том, что потребность в проведении мероприятий интенсивной терапии и оперативных вмешательств существенно ниже и составляет: ИВЛ – 7.6%, противошоковые мероприятия – 7.6%, остановка продолжающегося наружного кровотечения – 5.4%.

Отсутствие элементарных условий для проведения диагностического комплекса и выполнения нейрохирургических вмешательств на этапе Role II (рентгеновской установки, электрохирургического аппарата, адекватного освещения и увеличения операционного поля, возможности проведения адекватной интенсивной терапии в раннем послеоперационном периоде), зачастую, отсутствие нейрохирурга, или недостаточная его квалификация, приводило к плачевным результатам при попытках оперировать раненых нейрохирургического профиля, особенно, раненных в голову. Так, по опыту одной из медицинских рот мотострелкового полка из поступивших 25 раненых с проникающими ранениями черепа, двое были оперированы и погибли. Среди неоперированных - летальность на этапе составила 34.8%. В то время как по всем группам раненых летальность составила 3.4%.

На этапах Role II в разные периоды проведения первой кампании оперировались от 20.4 до 58.1% поступивших раненых в голову. При этом только в 16,2% была выполнена первичная хирургическая обработка ран мягких тканей, в 83,8% - хирургическая обработка ран черепа и головного мозга. Из их числа на этапах специализированной помощи были реоперированы от 55 до 85% раненых по поводу ранних и инфекционных осложнений, в частности: по поводу кровотечения и послеоперационных гематом - 36.8%; нагноения – 20.6%; менингоэнцефалита 29,4%, абсцесса мозга – 8.8%.

В тех случаях, когда первое оперативное вмешательство выполнялось на этапе специализированной помощи, аналогичные осложнения возникли у 28% раненых и пострадавших, что особенно ярко проявилось в отношении хирургических осложнений, в частности – кровотечения и формирования послеоперационной гематомы (табл. 23). Послеоперационная летальность у раненых, впервые оперированных на этапе квалифицированной медицинской помощи составила 38.2%, тогда как среди раненых оперированных первично на этапе специализированной помощи – 16.3% (p=0.004).

В 1999-2000 на этапах Role II, несмотря на предписанный отказ от хирургического лечения раненых нейрохирургического профиля, оперативная активность достигала 20,7 %. В структуре выполненных операций вмешательства на покровах черепа и веществе головного мозга составили 78,7 %, причем превалировали операции с проникновением в вещество головного мозга. Более 90 % этих вмешательств выполнялись в сроки от нескольких часов до двух суток от момента поступления раненого на этап. Нейрохирургические операции проводились хирургами общего профиля, без использования микрохирургической техники и увеличительной оптики. У 30% оперированных не выполнялся шов или пластика твердой мозговой оболочки. Активное дренирование раны выполнено в 62,3% случаев. У 43,7 % раненых отмечены рецидивы кровотечения. Анализ дефектов оказания помощи выявил недостаточный объем предоперационной лучевой диагностики у 52% раненых, контрольные лучевые исследования не выполнены 65.2% оперированных. Общая летальность среди раненых с огнестрельными черепно-мозговыми ранениями на этапе Role II составила 5,8 %, послеоперационная - 4,2 %.

Из раненых, оперированных на этапе квалифицированной медицинской помощи, 94 % были эвакуированы на этап специализированной медицинской помощи в сроки от 10 часов до 3 суток, а 55.9% - в первые сутки после операции.

Показаниями к операциям на этапе Role II послужили: продолжающееся наружное кровотечение в 8%; подозрение на сдавление головного мозга - в 58%; рана мягких тканей волосистой части головы, черепа, головного мозга – в 34%. Специфическим основанием для расширения показаний к хирургической активности явилась задержка раненого на этапе из-за невозможности эвакуации по погодным условиям. В 86% наблюдений, после операций, выполненных на этапе квалифицированной помощи, отмечены осложнения, потребовавшие реопераций, в частности, менингоэнцефалит (46%), неудаленные инородные тела полости черепа (24%), отек головного мозга (16%), послеоперационные гематомы (5%).

Помимо черепно-мозговых ранений поводом к задержке раненых на этапе квалифицированной помощи служили внечерепные ранения и повреждения. Так, в ходе второй кампании по поводу ранений конечностей, груди и живота были оперированы до 4.4% от общего числа «нейрохирургических» раненых.

Таким образом, попытки приближения специализированной помощи раненым за счет создания центра неотложней нейрохирургической помощи в войсковом районе (также как и на протяжении всего XX века!!!) не оправдали себя. Раненые нейрохирургического профиля на этапе квалифицированной медицинской помощи нуждаются в проведении базовых лечебных мероприятий, в первую очередь, противошоковых и направленных на поддержание и протезирование витальных функций. Единственной специфической задачей является остановка продолжающегося наружного кровотечения из раны мягких тканей путем прошивания или коагуляции кровоточащего сосуда. При кровотечении из костной раны или раны мозга – остановка кровотечения путем аппликации местных гемостатических средств и наложения давящей повязки. В тех исключительных случаях, когда на этапе квалифицированной помощи оказывается прикомандированный нейрохирург, его роль должна сводиться к установлению «нейрохирургического» диагноза, квалифицированной сортировке, подготовке раненого к оперативному вмешательству на следующем этапе (бритье головы, туалет раны, инфильтрация краев раны раствором антибиотиков), заполнению медицинской документации.

5. Организация и содержание специализированной нейрохирургической помощи в госпиталях I эшелона (Role III).

Первый эшелон специализированной нейрохирургической помощи (Role III) включал в себя военные госпитали в гг. Владикавказ, Моздок и Буйнакск. Основной задачей госпиталей I эшелона являлось оказание неотложной специализированной нейрохирургической помощи раненым и пострадавшим, подготовка их к эвакуации в лечебные учреждения II-III эшелона (Role IV-V), лечение легкораненых.

В период первой кампании в госпитали Role III в первые сутки после ранения/повреждения поступили 52% раненых в голову и 38% пострадавших с черепно-мозговой травмой. Исключение из эвакуационной схемы движения нейрохирургических раненых этапа Role II достоверно позитивно отразилось на сроках доставки раненых на этап специализированной помощи. Так, на завершающем этапе первой кампании, подавляющее количество пострадавших нейрохирургического профиля - 71.2%, было доставлено в госпитали Role III в первые сутки с момента ранения, а 38.3% - в первые 12 часов. При исключении из эвакуационной схемы формирований Role II количество пострадавших, доставленнных в госпитали Role III в первые 12 часов после ранения возросло до 64.4%, а в первые сутки – до 84.9%.

Во вторую кампанию 70% раненых и 50% пострадавших были доставлены в первые сутки. Аналогичная динамика отмечена в отношении раненых и пострадавших с повреждениями позвоночника и спинного мозга. В общем, к моменту завершения боевых действий, большинство (62.5%) раненых нейрохирургического профиля были доставлены на этап специализированной помощи в течение первых суток, в то время как во время первой кампании этот показатель был значительно ниже (48.2%) (табл. 24).

При поступлении в лечебные учреждения Role III 44.5% раненых в головы были доступны продуктивному контакту. В состоянии комы госпитализированы 34.7% раненых в голову, преимущественно, с проникающими ранениями (табл. 25).

Пострадавших с изолированными ранениями было 49.7%, с сочетанными – 50.3%. Продолжающееся кровотечение при поступлении в эти лечебные учреждения отмечалось 6.0% раненых, при этом у 5.4% отмечено кровотечение из раны черепа и головного мозга, а у 0.6% - кровотечение из ран мягких тканей. Из числа поступивших у 6.0% раненых отмечено продолжающееся кровотечение, спровоцированное оперативным вмешательством, выполненным на этапе Role II.

Шок при поступлении наблюдался в 6.0% случаев, при этом все раненые имели сочетанные повреждения, а у 3.6% раненых причиной шока служило продолжающееся кровотечение из раны мягких тканей головы или черепа и головного мозга. Перевод на ИВЛ потребовался 29.3% раненым.

На данном этапе стало возможным проведение полноценного рентгенологического исследования, основным видом которого стала краниография, выполнявшаяся всем раненым минимум в двух, а большинству – в четырех проекциях. Прямые краниографические признаки костно-травматических повреждений в виде дефекта костной ткани были отмечены только у 39,3 % пострадавших. Внутричерепные инородные тела были выявлены при обзорной краниографии у 58,6% раненых, в 21,8% наблюдений достоверно установить отношение инородных тел к полости черепа не представлялось возможным из-за большого их числа (более шести инородных тел в пределах исследуемой области). В ряде случаев (3.4%) для верификации и определения стороны сдавления головного мозга была выполнена пункционная каротидная ангиография.

Всего в госпиталях Role III оперированы 76.1% раненых и пострадавших от числа поступивших. Из них 77.2% оперированы первично, 22.8% – повторно по поводу осложнений и последствий операций, выполненных на этапе Role II. Из числа раненых первично оперированных в госпиталях Role III на дальнейших этапах эвакуации в реоперациях нуждались 19.4% пострадавших. Основные виды оперативных вмешательств приведены в таблице 26

Первичную хирургическую обработку огнестрельных ран черепа и головного мозга практически в половине случаев выполняли по неотложным показаниям, а повторные хирургические вмешательства - чаще всего при ухудшении состояния раненых (табл. 27).

«Нейрохирургические» вмешательства составили 80% от общего количества операций, выполненных раненым с изолированными и сочетанными ранениями и повреждениями нейрохирургического профиля. Абсолютное большинство из их числа было представлено первичной хирургической обработкой проникающих и непроникающих ранений черепа – 83.1% (табл. 28).

Частота осложнений оперативных вмешательств, выполненных в госпиталях Role III, приведена в таблице 23. Общая летальность на этапе составила 6.9%. Послеоперационная летальность среди первично оперированных в лечебных учреждениях Role III составила 16.3%, из них 15.3% пострадавших имели сочетанные ранения, а 1% – изолированное.

Продолжительность пребывания раненых и пострадавших на этапе зависела от типа лечебного учреждения. В среднем, 56.9% пострадавших находилось на этапе не более 96 часов, а 43.1% - свыше 4-х суток. При этом, время нахождения раненых в мобильном и стационарном госпиталях значительно различалось. Так, в стационарном госпитале 70.6% раненых находились более четырех суток, а в мобильном - 72% раненых провели не более двух суток, что негативно отразилось на исходах лечения (табл. 29).

Сокращение срока послеоперационного лечения до эвакуации с 7.3 до 2.6 суток привело к неблагоприятной тенденции к увеличению частоты послеоперационных осложнений с 40.4% до 63.4% ($p<0,05$), реопераций с 15.8% до 24.4% и послеоперационной летальности с 8.8% до 26.8% ($p<0,05$) (табл. 30).

Несмотря на ранее полученные данные о негативном влиянии ранней эвакуации на исходы лечения раненых нейрохирургического профиля, во вторую кампанию почти в половине случаев (47,8 %) эвакуация оперированных раненых из лечебных учреждений Role III осуществлялась на 1-2 сутки; в трети случаев (34,3 %) - спустя 5 суток после проведения операции, и лишь 17,9 % были эвакуированы после 7 суток после выполнения операции. Таким образом, оптимальные сроки послеоперационного периода были соблюдены немногим более чем в половине случаев.

6. Организация и содержание специализированной нейрохирургической помощи в госпиталях II-III эшелонов (Role IV-V).

В период анализируемых событий основная тяжесть по оказанию специализированной помощи раненым и пострадавшим нейрохирургического профиля легла на нейрохирургическое отделение окружного военного госпиталя в г. Ростов–на-Дону.

В разные периоды боевых действий темп поступления раненых отличался в зависимости от интенсивности боев, возникали периоды, когда одновременно поступало до десяти раненых, которым была оказана лишь первая врачебная, а иногда, только первая помощь. Средний темп поступления раненых в нейрохирургическое отделение госпиталя составлял 10-15 человек в месяц, из них 40-45% раненых поступали в тяжелом состоянии.

В период первой чеченской кампании (1994 – 1996гг) эвакуация в окружной госпиталь производилась самолетами АН-12 . В начальный период второй антитеррористической операции эвакуация осуществлялась санитарными самолетами АН-72 с аэродромов Махачкалы и Буйнакска. В дальнейшем, по мере смещения боевых действий на территорию Чеченской республики, эвакуация стала осуществляться с двух основных эвакуационных направлений – аэродромов Моздока и Владикавказа. В единичных случаях раненые поступали из гарнизонных госпиталей, в которые они были направлены из зоны боевых действий, с нераспознанной сложной нейрохирургической патологией или для выполнения восстановительных нейрохирургических операций после заживления огнестрельных ран.

Сроки поступления раненых в госпитали Role IV представлены в таблице 31. В период второй кампании отмечены сокращения сроков госпитализации, преимущественно за счет раненых в голову и пострадавших с черепно-мозговыми повреждениями. Всего, в течение 1994-1996 гг. в 1-3 сутки были госпитализированы 39.8%, в 1999-2001 – 56% раненых и пострадавших нейрохирургического профиля (p=0,0002).

Основным диагностическим приемом у раненых нейрохирургического профиля была КТ головного мозга, позвоночника. Компьютерная томография головного мозга перед оперативным вмешательством на этапе специализированной нейрохирургической помощи в госпиталях Role IV была выполнена 86,6 % раненым. При этом были выявлены следующие признаки травматических повреждений головного мозга и их сочетание: эпидуральные гематомы - 16,7%, субдуральные гематомы - в 35,5%, внутримозговые гематомы - в 43,2 %, очаги ушиба-размозжения различных типов - в 51,6%, инородные металлические тела и костные отломки - в 50,9%; признаки развития инфекционных осложнений у оперированных на предыдущих этапах в 9 %.

У раненых в остром периоде ранения преобладали дырчатые переломы (60% наблюдений). В некоторых случаях линии перелома переходили на основание черепа, довольно часто выявлялся прямой признак дырчатого перелома: костный дефект, при КТ исследовании в костном режиме. Крайне редко определялся оскольчатый перелом костей свода черепа с внечерепным расположением костных отломков. Во всех случаях при КТ наличие перелома можно было определить по косвенным признакам: наличию интракраниально расположенных инородных тел и костных осколков, патологических изменений со стороны вещества головного мозга.

Характерным было распределение костных отломков и ранящих снарядов в структурах мозга. Более крупные костные отломки распределялись в корковых отделах, глубина их залегания не превышала 1.5-2 см. В зависимости от силы соударения ранящего снаряда, костные фрагменты могли проникать вглубь мозгового вещества на 5 - 12 см от входного отверстия. В отличие от костных отломков, чаще проникающих компактно по ходу раневого канала, металлические фрагменты распределялись веерообразно вглубь, задерживаясь у плотных анатомических структур: серповидного отростка большого мозга и намета мозжечка, внутренней поверхности костей черепа. Пули и крупные металлические осколки залегали более глубоко, выполняя терминальный отдел раневого канала. Раневые каналы, выявленные при КТ у большинства раненых в остром периоде ранения (97,5%) имели разнообразные направления и форму. Раневые каналы четко прослеживались при ранениях крупными снарядами. КТ-изображение раневого канала зависело от наклона его оси к плоскости сканирования. Истинное представление о форме, размерах и пространственной ориентации раневого канала составляли с учетом многоплоскостных реконструкций изображения.

По характеру денситометрических показателей раневого содержимого каналы распределились следующим образом:

- каналы с высокой гомогенной плотностью характерны для острого периода ранения. Включения свежей крови и свертков, определяли повышение плотности его содержимого;

- каналы со смешанной плотностью с преобладанием гиперденсивных зон характеризовали наличие в мозговой ране большого количества детрита;

- каналы со смешанной плотностью с преобладанием гиподенсивных зон выявлялись в поздних сроках от момента ранения (8-12 сутки). По характеру КТ-изображения и объему мозгового вещества составляющего стенки раневого канала выделено три разнообразных их вида:

- раневой канал в глубине мозговых структур с наличием объемных стенок, окружающих раневой канал со всех сторон встречался наиболее часто – 90,6%;

-раневой канал с отсутствием наружной стенки выявлен у 5.9% раненых;

-раневой канал по типу тоннеля, когда наружная стенка патологически изменена и имеет малую толщину, выявлен у 3.5% пострадавших.

Внутричерепные гематомы при КТ выявлены в 92,5% наблюдений в остром периоде травмы и у 57.1% пострадавших, оперированных на этапе Role II. Чаще встречались внутримозговые гематомы по ходу раневого канала, от их распространения и объема в конечном итоге зависела и форма раневого канала: чаще трубчатая, линейная при пулевых ранениях и ранениях крупными осколками, «амебовидная» при множественных осколочных ранениях.

В 10,5% наблюдений определили очаги геморрагической контузии в виде пропитывания кровью мозгового вещества. Признаками таких очагов являлись: нечеткость и «размытость» контуров, структурная неоднородность в связи с наличием элементов отека и кровоизлияний. Денситометрические показатели зависели от выраженности геморрагического компонента.

Пневмоцефалия определялась в 84,8% наблюдений. Пневмоцефалия чаще являлась результатом проведенных люмбальных пункций и оперативных вмешательств, реже сопровождала повреждение околоносовых пазух, и еще реже являлась следствием прямого воздействия ранящего снаряда в остром периоде травмы.

При проведении КТ пострадавшим, оперированным на передовых этапах эвакуации, оценивались следующие признаки, которые определяли появление осложнений, в первую очередь инфекционных.

Этими признаками являлись:
- повторные и поздние гематомы;
- смещение срединных структур и дислокации мозга;
- деформация и асимметричное расширение желудочков;
- отек мозга с протрузией мозгового вещества в трепанационный дефект;
- очаговое снижение плотности вещества мозга при наличии неудаленных костных фрагментов;
- деструкция мягких тканей области операционной раны.

Из других методик лучевой диагностики наиболее широко применялась рентгенография черепа в двух взаимно перпендикулярных проекциях и рентгенография в специальных укладках. При массовом поступлении раненых с повреждениями черепа применялась полипозиционная рентгеноскопия, к которой прибегали с целью уточнения локализации инородных тел и металлических осколков. Это позволяло определять топографию положения инородных тел по отношению к костям черепа. Особенно ценной эта методика оказалась при парабазальной локализации инородных тел в височной и подвисочных ямках.

При ранениях позвоночника, которые в подавляющем большинстве были сочетанными, на первый план выступала повреждения органов грудной клетки и брюшной полости. Как правило, эти раненые поступали в декомпенсированном состоянии, требовали интенсивной терапии в условиях ICU. Определение поврежденного сегмента первоначально осуществлялось клинически. После стабилизации состояния выполняли КТ поврежденного сегмента, определяя проекцию раневого канала, характер огнестрельного перелома позвонков. Практически всем раненым этой категории производилась люмбальная пункция с выполнением ликвородинамических проб, взятием анализа ликвора и эндолюмбальным введением антибиотиков. В сомнительных случаях выполняли позитивную миелографию или КТ-миелографию. После всесторонней оценки состояния раненного решался вопрос о сроках и объеме оперативного пособия. В таблице 32 представлены сведения по хирургической активности по всем категориям раненых.

Основные принципы лечения огнестрельных проникающих ранений черепа и головного мозга заключались в следующем:

1. Полноценное предоперационное обследование с выполнением КТ головы.

2. Обязательная инфильтрация мягких тканей в области огнестрельной раны и в проекции операционного доступа раствором с добавлением неэпилептогенного антибиотика.

3. Выбор хирургического доступа, который должен обеспечивать полноценную ревизию раневого канала и всех поврежденных структур, для чего применяли разрезы мягких

тканей вне зоны огнестрельной раны с формированием васкуляризированных лоскутов с широким основанием.

4. Преимущественное применение декомпрессивной трепанации с формированием костного «окна» размером не менее 6x7 см. с включением зоны огнестрельного перелома кости. Трепанационный дефект должен выходить за область повреждения твердой мозговой оболочки.

5. Обязательная ревизия субдурального пространства во всех направлениях с удалением субдуральной гематомы/гидромы с последующей ревизией и санацией огнестрельной мозговой раны с использованием адекватного освещения и увеличения. Необходима максимально тщательная ревизия раневого канала.

6. Тщательный гемостаз, обеспечение проточного дренирования раны мозга, активное дренирование раны мягких тканей.

7. Герметичный шов или расширяющая пластика (местными, аутотканями, заменителями из ПТФЭ, коллагена) твердой мозговой оболочки до дренажных трубок.

8. Обеспечение промывного дренирования раны до 5 суток, с применением стерильного физиологического раствора с антибиотиками и/или антисептиками, с фракционным струйным промывание системы с отмыванием свертков крови и мозгового детрита. Критерием окончания промывания является прозрачная промывная жидкость без примеси крови и детрита. После удаления дренажей из раны мозга периодическое промывание раны мягких тканей через дренажную трубку с применением растворов антибиотиков и антисептиков в дозах, установленных для введения в мозговую рану до ликвидации опасности инфекционных осложнений.

9. Полноценная антибактериальная терапия с применением не только внутривенного, но и интраартериального и интратекального путей введения в течение 10-12 суток после ранения до нормализации температуры тела, санации ликвора, купирования менингеального синдрома.

В связи с тем, что взгляды на выбор лечебной тактики при огнестрельных ранениях позвоночника и спинного мозга за последние 10-15 лет претерпели существенные изменения, в ходе Кавказских кампаний отношение к проведению ламинэктомии при огнестрельных ранениях позвоночника стало более сдержанным. Значительное расширение диагностических возможностей, связанное с внедрением в клиническую практику методов миелографии, КТ-миелографии позволило в значительной степени уточнить характер повреждений структур позвоночника, спинного мозга, детализировать степень и протяженность сдавления спинного мозга и его корешков. Поскольку реальные возможности улучшения неврологической симптоматики на сегодняшний день заключаются лишь в полноценной декомпрессии спинного мозга, то и хирургическая тактика в лечении подобных раненых приобрела более сдержанный характер. Тем более, что подавляющее число ранений позвоночника сочеталось с ранение органов грудной клетки или брюшной полости, которые сопровождаются тяжелым травматическим шоком, и другими угрожающими жизни раненого осложнениями, и для спасения жизни требуют срочного хирургического вмешательства на этих органах, а также проведения интенсивной терапии для стабилизации витальных функций организма. В этих условиях дополнительная операционная травма может привести к декомпенсации состояние раненого и привести к смерти в раннем послеоперационном периоде.

В большинстве случаев только ранения шейного отдела позвоночника и спинного мозга могут нести непосредственно угрожающий жизни характер и оперативные вмешательства при них могут быть отнесены к неотложным операциям специализированной помощи. В случаях ранения позвоночника иной локализации вмешательства на позвоночнике осуществлялись лишь после ликвидации явлений травматического шока и выполнения операций реанимационного содержания. Первичная хирургическая обработка при ранениях позвоночника выполнялась по следующим показаниям: - сдавление спинного мозга, преимущественно костными отломками, среди которых преобладали случаи ранений с переломами дужек позвонков;

- случаи проникающих ранений позвоночника и спинного мозга, сопровождающиеся развитием наружной или внутренней (скрытой, во внутренние полости) ликвореи;

- все случаи слепых ранений позвоночника и спинного мозга с наличием ранящего снаряда в просвете позвоночного канала.

В большинстве случаев при сочетанных ранениях позвоночника лечение раненого проводили в условиях реанимационного отделения с привлечением полостных хирургов. В дальнейшем, после всесторонней оценки состояния раненого, проведения специального обследования (спондилография, КТ заинтересованного сегмента, а в случаях необходимости позитивная миелография или КТ-миелография) выполняли ламинэктомию. Как правило, операцию заканчивали герметизацией (швом или пластикой) твердой мозговой оболочки, промывным дренированием раны. В послеоперационном периоде проводилась интенсивная терапия, направленная на профилактику гнойных осложнений, восстановление функции спинного мозга.

Тактика в отношении ранений конечностей с повреждением периферических нервов была следующей. Эта категория раненых, как правило, поступала в хирургическое, сосудистое или травматологическое отделения, где им проводили лечение огнестрельных ран, а также лечение поврежденных костей и сосудов при сочетанных ранениях. В течение 1-3 суток раненые осматривались нейрохирургом, устанавливался диагноз, определялся уровень и степень повреждения нерва. После заживления огнестрельной раны, при отсутствии признаков восстановления функции пораженного нерва, эти раненые переводились в нейрохирургическое отделение, где им выполнялась операция – ревизия, невролиз, шов нерва. При загрузке отделения в период второй кампании эти раненые, в связи с длительными сроками лечения, после осмотра нейрохирургом и уточнении диагноза эвакуировались в госпитали центра (Role V), где после заживления огнестрельной раны им проводились нейрохирургические операции, восстановительное лечение.

По срокам поступления в лечебные учреждения III эшелона специализированной медицинской помощи (Role V) раненые с огнестрельными черепно-мозговыми ранениями распределились следующим образом (табл. 33).

Для верификации инфекционного процесса в лечебных учреждениях Role V выполняли не только КТ головного мозга, но и, при отсутствии металлических инородных тел, МРТ. При выполнении КТ головного мозга в динамике в 4.2% случаях были выявлены КТ-признаки менингоэнцефалита, в 0,8% случае подтвержден диагноз абсцесса головного мозга, в 1.6% случаях диагностирован вентрикулит. При МРТ головного мозга в 2.4% случаях, после появления клинических признаков, был подтвержден диагноз менингоэнцефалита; в 0.8% случае диагностирован абсцесс головного мозга, в 2.4% случаях - вентрикулит.

Всем раненым с признаками раневой инфекции осуществлялись бактериологические исследования с выделением из патологического материала как аэробных, так и анаэробных возбудителей, включая неклостридиальные. В качестве материала для бактериологического исследования использовался ликвор, отделяемое из огнестрельной черепно-мозговой раны и из дренажных систем.

На этапе Role V оперативные вмешательства выполнены 45.4% раненым в голову. Из их числа 13% - первичные хирургические обработки огнестрельных черепно-мозговых ранений и 87% - повторных вмешательств. В их число вошли 48.9% операций по поводу инфекционных осложнений, а также 38.3% - пластика дефектов черепа (табл. 34-36).

Во всех случаях оперативных вмешательств на головном мозге использовалась ультразвуковая интраоперационная навигация. При этом в 23% случаях были выявлены костные отломки, ранее не дифференцированные при краниографии, в 18% случаях уточнена локализация внутримозговых гематом.

Все оперативные вмешательства заканчивались наложением глухого шва на твердую мозговую оболочку или, при необходимости, расширяющей пластикой ТМО аутотканями или искусственным заменителем, установкой приливно-отливного дренирования.

7. Новые технологии в оказании специализированной нейрохирургической помощи

В ходе оказания помощи раненым нейрохирургического профиля на этапах Role V был разработан ряд новых медицинских технологий, позволивших улучшить исходы лечения раненых.

7.1 Разработка концепции ведущих клинических синдромов поражений головного мозга при огнестрельных ранениях.

При подходе к проблеме хирургического и консервативного лечения, прогноза раневой болезни диагноз собственно огнестрельного ранения черепа и головного мозга, даже при указании локализации поражения и характера раневого канала, не предопределяет лечебную тактику и прогноз исхода и осложнений. Требования к выполнению хирургического пособия у раненых в голову значительно возросли и определяются уже не только спасением жизни, но необходимостью одномоментной исчерпывающей операции, выполнением реконструктивного пособия, достижением максимального реабилитационного эффекта.

Внедрение в клиническую практику понятий о современной структуре огнестрельных черепно-мозговых ранений с учетом развития ведущих клинических синдромов, позволило предложить алгоритм клинико-инструментальной диагностики и дифференцированного лечения при массовом поступлении раненых. Выделение ведущего синдрома не исключает, а предполагает возможность сочетания различных синдромов с преобладанием одного из них. Практически, у всех раненых присутствовали в той или другой степени выраженности 2-3 синдрома. Тем не менее, у каждого конкретного пострадавшего в остром и раннем периодах ранения доминировал один из синдромов, определяя тяжесть и течение раневой болезни.

Выявление ведущих признаков и симптомов на основе клинико-инструментальной диагностики не всегда позволял в первые часы однозначно определить правильную лечебную тактику, предусмотреть характер возможных осложнений, прогнозировать дальнейшее течение.

Были выделены:
- синдром очагового (локального) поражения головного мозга
- общемозговой синдром
- компрессионно-дислокационный синдром (синдром сдавления головного мозга)
- синдром наружного кровотечения (геморрагического шока)
- синдром сосудисто-мозговых нарушений
- синдром ранних инфекционных осложнений
- бессимптомное течение

В таблице 37 приведена частота встречаемости ведущих клинических синдромов при огнестрельных ранениях черепа.

Дифференцированное лечение черепно-мозговых ранений в зависимости от характера ведущего клинического синдрома предусматривает:

- у раненых с синдромом очагового поражения головного мозга выполнение первичной хирургической обработки в сроки до трех суток на фоне массивной антибактериальной терапии, особенно при неблагоприятной медицинской обстановке, что позволяет осуществлять эвакуацию непосредственно в центральные учреждения;

-при развитии общемозгового синдрома - проведение дифференцированной интенсивной терапии, включающей коррекцию/протезирование витальных функций, осуществление контроля внутричерепного и перфузионного давления, вентрикулостомию при субарахноидально-вентрикулярном кровоизлиянии и острой водянке;

-при развитии компрессионно-дислокационного синдрома - раннее хирургическое лечение в срок до 4-6 часов от момента ранения в условиях госпиталя Role III-IV;

-при синдроме сосудисто-мозговых нарушений - выполнение декомпрессивной трепанации черепа, обеспечивающей профилактику дислокации на фоне ишемического инфаркта мозга, устранение сдавления магистральных сосудов, проведение интенсивной терапии, направленной на профилактику и купирование сосудистого спазма;

-при развитии синдрома ранних инфекционных осложнений применение ликворосорбции и длительной антибактериальной интракаротидной инфузии.

Остановка наружного кровотечения должна выполняться по жизненным показаниям на этапе квалифицированной хирургической помощи (Role II) и может носить характер временной.

7.2 Обработка огнестрельной раны мозга с применением ультразвукового дезинтегратора.

Особенностью хирургической обработки огнестрельных проникающих черепно-мозговых ранений явилось применение ультразвукового дезинтегратора, позволившего проводить тщательную санацию раневого канала, удалять мозговой детрит, свертки крови на глубине до 7 см, не нанося при этом дополнительной операционной травмы головному мозгу. Принцип действия основан на разрушении до состояния эмульсии необратимо поврежденного вещества головного мозга при воздействии ультразвуковых колебаний рабочего инструмента с одновременной подачей в зону оперативного вмешательства стерильной промывной жидкости с растворенным в ней антибактериальным препаратом широкого спектра действия.

Движения ультразвуковым инструментом в зоне оперативного вмешательства производят мягко, слегка касаясь стенок раны мозга, не углубляя инструмент в стенку раневого канала. В качестве промывной жидкости использовали физиологический раствор с добавлением антибактериальных препаратов. Вакуумный аспиратор работал в режиме разряжения 10-20%. На селекторе тканевой избирательности задавалась минимальная мощность (++++). Интенсивность ирригации – 80-100%. Обработка раны мозга с помощью ультразвукового аспиратора в сочетании с орошением раствором неэпилептогенного антибиотика (меропенем 1,0 / ванкомицин 1,0 (при верифицированном инфицированни MRSA) / диоксидин 20 мл 1% раствора на 400 мл 0.9% раствора хлорида натрия) позволяла одновременно с удалением мозгового детрита проводить фонофорез антибиотиков в ткань мозга в зоне раневого канала. Количество мозгового детрита, поступающего по дренажам вследствие вторичного некроза было в 1.5-2 раза меньше, чем у раненых, в ходе хирургической обработки которых этот метод не применялся.

7.3 Лечение гнойно-инфекционных осложнений с применением длительной интракаротидной инфузии, ликворосорбции.

Антибактериальное лечение начинали превентивным назначением антибиотиков, как внутривенно так и эндолюмбально и интракаротидно с первых минут поступления раненого с проникающим ранением черепа и головного мозга в стационар. При развитии осложнений до результатов посева ликвора на стерильность и определения чувствительности флоры назначались антибиотики широкого спектра действия, проникающие через гематоэнцефалический барьер (из групп пенициллинов, цефалоспоринов, аминогликозидов). Использовалась антибактериальная терапия в комбинации из двух антибиотиков и метронидазола. Хорошо зарекомендовала себя схема применения цефалоспоринов III поколения или аминогликозидов вводимых эндолюмбально на протяжении

5-7 суток после ранения, независимо от наличия признаков менингита. Дозировка антибиотиков для эндолюмбального введения была максимальной в первые сутки (100 тыс. ЕД) с постепенным снижением до профилактической (50 тыс. ЕД) при благоприятном течении. Предпочтение отдавали цефалоспоринам и левомицетину по отношению к аминогликозидам по причине их нейротоксического эффекта последних. Во второй кампании в данных целях применялся диоксидин в виде 0.5% раствора в дозе не более 2.0 мл. Осложнений при применении диоксидина нами не отмечено. Использование диоксидина было особенно оправдано при менингитах, вызванных грамм-отрицательной флорой. При обширных разрушениях ткани мозга, множественных ранениях, оставлении костных отломков в ране мозга, развитии гнойно-инфекционных интракраниальных осложнений (гнойный менингит, менингоэнцефалит, абсцесс мозга), а также при выполнении отсроченной или поздней хирургической обработки (свыше 3-х суток с момента ранения), выполняли катетеризацию общей сонной артерии через поверхностную височную (реже бедренную) артерию на стороне поражения мозга. Применялся катетер диаметром 0.8-1.0 мм позволявший проводить интракаротидную инфузию в течение 10-14 дней. При постановке катетера в сонную артерию инфузионная терапия в основном строилась с расчетом на интракаротидное введение. Для этих целей использовался инфузомат. Объём инфузии достигал 800 мл в сутки. Основой терапии служили растворы и препараты для лечения септических тромбозов внутричерепных вен в следующем составе: раствор Рингера или 0.9% NaCl в объёме 400-800 мл, гепарин 250 Ед/час, антибиотики – цефалоспорины III поколения (до 4 г/сут), карбапенемы (до 8 г/сут), ванкомицин (до 2 г/сут). При антибиотикорезистентности флоры, из наиболее эффектиыной была инфузия натриевой соли бензилпенициллина в дозе до 60 млн.Ед. В связи с низкой активностью ингибиторов протеаз для уменьшения протеолиза, с целью улучшения эффективности хирургической обработки в первые 5-7 суток проводилась интракаротидная инфузия ингибиторов протеаз - до 10 000 ЕД контрикала или 800 000 ЕД трасилола. Длительная интракаротидная инфузия проводилась под контролем показателей свертываемости крови (АСТ), которая составляла 150".

Активная терапия гнойных менингитов при упорном течении и высоких показателях нейтрофильного плеоцитоза (свыше 1000×10^6/л) предполагала выполнение операции ликворосорбции. Применяемая методика ликворосорбции была основана на экстракорпоральной детоксикации ликвора в сорбционной колонке с использованием гранулированного угля (сорбент СКН-2К). Сорбционная колонка готовилась заранее из обычной инфузионной системы в стерильных условиях. После подготовки колонки вся система заполнялась стерильным физиологическим раствором. Оптимальным условием для выполнения ликворосорбции являлся контур: боковой желудочек - сорбент - конечная цистерна. Однако далеко не всегда для этих целей использовалась вентрикулостомия. На основании опыта применения ликворосорбции отмечено появление отчетливого положительного эффекта путем сорбции ликвора в конечной цистерне через иглы, установленные на двух уровнях. В данном случае направление тока сорбирующегося ликвора не имело значения. Постоянный поток ликвора обеспечивался инфузоматом. Для положительного результата и лабораторно значимой детоксикации необходимо было проведение ликворосорбции в количестве - 2-3 объемов циркулирующего ликвора, что составляло - 300-500 мл. Вся операция занимала 1,5-2 часа и заканчивалась эндолюмбальным введением 2 мл 0.5% раствора диоксидина. По данным лабораторных показателей наблюдалось снижение плеоцитоза в 2-5 раз после проведения одного сеанса ликворосорбции. Этот факт сочетался с отчетливым положительным клиническим эффектом. Оптимальные показания для проведения ликворосорбции - развитие раннего диффузного гнойного менингита или менингоэнцефалита. При наличии сформировавшегося гнойника в полости черепа (очагового гнойного энцефалита, абсцесса) эффективность ликворосорбции, как метода экстракорпоральной детоксикации, была минимальна.

7.4 Пластика обширных дефектов черепа с применением стереолитографии.

Особенности хирургической обработки огнестрельных проникающих черепно-мозговых ранений в условиях кампаний на Северном Кавказе подразумевали применение наружной декомпрессии с отказом от первичной краниопластики в 100% наблюдений, что определяло необходимость выполнения пластики дефектов черепа в промежуточном и позднем периодах травмы. В связи с преимущественным применением методики резекционной краниэктомии у подавляющего большинства раненых возможность сохранения аутотрансплантата отсутствовала, что определяло необходимость использования для закрытия дефекта костного цемента и титановых сеток. Обширные конвекситальные и краниобазальные дефекты черепа нередко имеют сложную конфигурацию и большую площадь, что предопределило трудности моделирования трансплантатов. В ходе второй кампании впервые в практике военной медицины применен метод стереолитографического моделирования дефекта костей черепа с индивидуальным моделированием трансплантата из титановой сетки. Метод применен в ходе реконструктивно-восстановительных вмешательств у 15 раненых. Осложнений, включая инфекционные, не отмечено, достигнуто заживление первичным натяжением, отличный косметический эффект (рис. 1).

7.5 Пластика дефектов черепа в условиях дефицита кожных покровов.

В случаях тяжелых огнестрельных и взрывных ранений черепа и головного мозга у части (до 1.6%) раненых формируются первичные дефекты кожных покровов. В ряде наблюдений в результате дефектов проведения первичной хирургической обработки (иссечение краев огнестрельной раны), некроза кожных лоскутов в условиях недостаточности кровоснабжения (в т.ч. ятрогенных, при перевязке кожных сосудов на отделении, наложении «гемостатических» швов на основание кожного лоскута) формируются вторичные дефекты покровных тканей головы. Несмотря на то, что заживление черепно-мозгового ранения в подобных условиях достигается путем вторичного заживления, применения пластики эпидермальными лоскутами, выполнение пластики дефекта черепа, зачастую, оказывается невозможным, в связи с натяжением краев операционной раны, формированием послеоперационных свищей, развитием нагноения раны, краевого остеомиелита костей черепа. В подобных случаях применен способ краниопластики в условиях создания избытка кожи волосистой части головы путем предварительной имплантации и инфляции силиконового экспандера в подапоневротическое пространство относительно здоровых участков кожных покровов. Постепенная инфляция экспандера создает избыток покровов головы за счет формирования полости, объемом 200-400 мл, который может быть использован для рационального выкраивания васкуляризированных кожных лоскутов, используемых для закрытия дефектов кожных покровов над трансплантатом. Метод использован в ходе лечения 12 раненых в отдаленном периоде раневой болезни. Во всех наблюдениях достигнута герметизация полости черепа, восстановление кожного покрова, удовлетворительный косметический результат (рис. 2).

7.6 Применение систем интраоперационной навигации для удаления инородных тел.

При проникающих черепно-мозговых ранениях, ранениях основания черепа удаление инородных тел (ранящих снарядов) представляет серьезные технические трудности, связанные с проблемами ориентации в полости черепа, глубиной и узостью раневого канала, явлениями миграции ранящих снарядов и внутреннего рикошета. В ходе второй кампании система интраоперационной навигации применена для извлечения ранящих снарядов из раны мозга, основания черепа при диаметральных, диагональных рикошетирующих и парабазальных ранениях (рис. 3).

8. Осложнения, возникшие в процессе оказания специализированной хирургической помощи, их лечение

Несмотря на значительный прогресс, достигнутый в последнее время, в лечении боевых повреждений нервной системы, после них часто развиваются разнообразные осложнения и прежде всего инфекционные. Наибольшую проблему развитие осложнений представляет в отношении раненых в голову. Помимо внутричерепных осложнений достаточно часто встречались осложнения со стороны других органов и систем. Типы клинического течения травматической болезни при изолированных и сочетанных боевых черепно-мозговых повреждениях представлены на диаграммах 3 и 4.

Таким образом, при сочетанных боевых черепно-мозговых повреждениях частота осложнений возрастает. Наибольшее количество осложнений развивается на этапе квалифицированной медицинской помощи.

Ранние осложнения боевых черепно-мозговых повреждений являются центральной проблемой, поскольку именно эти осложнения создают угрозу жизни пострадавшим и требуют проведения неотложных мероприятий медицинской помощи на всех этапах эвакуации. Ранними осложнениями являются те реакции и патологические процессы, которые развиваются непосредственно после ранения (травмы) и являются логическим его завершением.

Наружное кровотечение является довольно типичным осложнением ранений и открытых травм черепа и головного мозга, сопровождая рваные, ушибленные, размозженные или скальпированные раны. Обильное кровоснабжение, анатомические особенности сосудистой сети, большое количество артериальных сосудов в покровных тканях головы и венозных выпускников в костях черепа служат благоприятной основой возникновения массивных наружных кровотечений.

В исследуемых группах наружное кровотечение отмечено в 8,7% пострадавших с изолированными и 22,3% случаях - с сочетанными боевыми черепно-мозговыми повреждениями. Асфиксия отмечена в 4,1% наблюдений, причем, при сочетанных ранениях – в два раза чаще. Наиболее частой причиной асфиксии являлась аспирация крови, ликвора и рвотных масс в верхние дыхательные пути. Судорожный синдром в виде локальных или генерализованных судорог отмечался у 3,3% пострадавших. В основном судорожный синдром развивался при раздражении моторных зон гематомами и костными отломками. Генерализованные судороги чаще отмечались при травмах.

Наиболее распространенными инфекционными осложнениями черепно-мозговых ранений и травм являются: нагноение ран, краевой остеомиелит костей черепа, менингит, энцефалит и абсцесс головного мозга.

Внутричерепные гнойно-инфекционные осложнения при огнестрельных ранениях черепа и головного мозга во время событий 1994-1996 гг. были наиболее частыми (табл. 38).

В общем, частота гнойно-инфекционных осложнений черепно-мозговых ран, развившихся в разные сроки травматической болезни, составила 33.5%: при изолированных повреждениях у 35,9%, при сочетанных - у 31,3%.

Высокий процент гнойных осложнений в анализируемом материале объясняется тем, что большинство раненых первый раз оперированы на этапе квалифицированной медицинской помощи (Role II) нейрохирургами, либо общими хирургами в тяжелых условиях, не соответствующих требованиям для проведения нейрохирургического вмешательства. Большинству раненых на этапах эвакуации не осуществлялись профилактика и рациональная антибиотикотерапия при развитии гнойных осложнений. У значительной части раненых развилась пневмония, что по нашим данным повышает риск развития инфекции в области хирургического вмешательства в 6 раз.

Таким образом, основными причинами этих осложнений были дефекты как хирургического, так и послеоперационного лечения, а не характер ранения.

Структура основных гнойно-инфекционных осложнений со стороны черепа, головного мозга и его оболочек при боевых черепно-мозговых повреждениях представлена в таблице 39.

Анализ влияния различных факторов на частоту развития инфекционных осложнений у раненых с огнестрельными черепно-мозговыми ранениями показал следующее.

Из этиопатогенетических факторов инфекционных осложнений удалось проследить влияние лишь некоторых особенностей огнестрельных черепно-мозговых ранений. В группе раненых с развившимися в ходе лечения гнойными осложнениями доминировали проникающие черепно-мозговые ранения (21,3%), тогда как в группе неосложненного течения – непроникающие (26.8%).

Из организационных факторов наибольшее влияние на риск развития инфекционных осложнений оказали попытки выполнения операции на черепе и головном мозге на этапе квалифицированной помощи (RR=1.12, p=0,05). Задержка раненых, особенно оперированных, на этапе квалифицированной помощи (Role II) на 24 и более часа, достоверно повысила частоту осложнений (RR=2.3, p=0,05). Многоэтапность медицинской эвакуации также способствовала возрастанию риска осложнений. В первую кампанию инфекционные осложнения развились у 26.5% раненых, прошедших два этапа до госпитализации в нейрохирургическое отделение; у 76% - три этапа (RR=3.1, p<0.0001); у 90% - четыре этапа (RR=2.4, p=0.203). Аналогичная картина отмечена во второй кампании (табл. 40).

Из клинических факторов риск инфекционных осложнений повышали:

- расширение показаний к выполнению оперативных вмешательств по поводу огнестрельных ранений черепа и головного мозга на этапе квалифицированной медицинской помощи (Role II);

- эмпирическая антибактериальная терапия с ограниченным выбором путей и способов введения препаратов;
- несоблюдение сроков эвакуации раненых после проведенных оперативных вмешательств на черепе и головном мозге.

Факт развития инфекционных осложнений у раненых в голову негативно сказался на исходах лечения (табл. 41)

Проведенный анализ показал, что при выборе методов организации лечебно-эвакуационного процесса нельзя отдавать преимущество простоте в ущерб совершенству. Добиться снижения частоты развития инфекционных осложнений огнестрельных черепно-мозговых ранений, а следовательно, и летальности, можно при условии быстрой и атравматичной эвакуации раненых из района ведения боевых действий на этап специализированной помощи.

Внечерепные осложнения у пострадавших нейрохирургического профиля значительно ухудшали течение травматической болезни и нередко приводили к летальному исходу. Диагностика ранних осложнений особенно сложна у пострадавших с сочетанными боевыми черепно-мозговыми повреждениями, так как они протекают на фоне тяжелой политравмы, повреждений головного мозга, шока, кровопотери, коммоционно-контузионного синдрома, множественных переломов костей, ожогов.

В группе пострадавших с сочетанными боевыми черепно-мозговыми повреждениями осложнения со стороны внутренних органов отмечены в 56,3%, а при изолированных – в 38,8%.

Наиболее частыми осложнениями как при сочетанных, так и при изолированных боевых черепно-мозговых повреждениях явились пневмонии. Ранняя пневмония обнаружена у 32,4% пострадавших с сочетанными боевыми черепно-мозговыми повреждениями, и 28,2% - изолированными. У умерших пневмония встречалась в три раза чаще, чем у выживших. В 11% случаев пневмония явилась причиной смерти при боевых черепно-мозговых повреждениях. Анализ возникновения пневмоний при сочетанных боевых черепно-мозговых повреждениях показывает, что они в первую очередь развивались при сочетании повреждений черепа и груди (50%); головы, груди и живота (33,3%); головы и конечностей (16,7%).

При сочетанных боевых черепно-мозговых повреждениях возможны изменения и в других внутренних органах (миокардит, перикардит, миокардиодистрофия, и другие). Признаки травматического миокардита выявлены у 7,1% пострадавших с сочетанными повреждениями, и были обусловлены ушибом сердца. Травматический перикардит выявлен у 8% пострадавших

У 10.7% пострадавших с сочетанными боевыми черепно-мозговыми повреждениями обнаружены различные нарушения функции печени. Кровотечение из верхних отделов желудочно-кишечного тракта констатировано у 2,3% пострадавших и было обусловлено, в основном, дистрофическими изменениями слизистой желудка. Аналогичные осложнения и проявления недостаточности функции внутренних органов у пострадавших с изолированными повреждениями отмечено в 3-5 раз реже.

Таким образом, современные боевые повреждения нервной системы - это типичная политравма военного времени с тяжелым поражением различных органов и развитием большого числа осложнений, которые могут становиться ведущими в течении травматической болезни и приводить к летальному исходу как при сочетанных, так и при изолированных повреждениях.

9. Исходы лечения раненых

Исходы лечения раненых и пострадавших нейрохирургического профиля изучены с учетом характеристик повреждения (изолированные и сочетанные, травмы, ранения мягких тканей, непроникающие и проникающие и т.д.). Полученные результаты приведены в таблицах 42, 43.

Выздоровление наблюдалось в 11.1% и 7% случаев для категорий с изолированными и сочетанными повреждениями черепа и головного мозга. Увольнение из рядов Вооруженных Сил при изолированных ранениях или травмах достигает 64.5%, а при сочетанных – 55%, что объясняется большим удельным весом летальных исходов при сочетанных повреждениях. Летальность при сочетанных черепно-мозговых ранениях была вдвое выше, чем при изолированных, составляя соответственно 32% и 15.6%. Наибольшая летальность отмечена при проникающих ранениях, как изолированных, так и сочетанных – 21.1 и 34.3% соответственно.

Средняя длительность лечения при изолированных повреждениях составила 55.6 суток, а при сочетанных – 63 суток.

Исходы лечения раненых и пострадавших нейрохирургического профиля во вторую кампанию были более благоприятными, что стало следствием коррекции ошибок, допущенных в ходе кампании 1994-1996 гг. (табл. 44). Летальность при черепно-мозговых ранениях снизилась до 13.8%, при черепно-мозговой травме – до 6.1%. Более 1/3 раненых и пострадавших выздоровели, 35.3% уволены из рядов Вооруженных Сил.

7.11 Заключение

В ходе первой кампании попытка оказания нейрохирургической помощи в неприспособленных условиях полевых учреждений сразу же выявила ряд серьезных недостатков и дефектов, что заставило в первые месяцы боевых действий подготовить «Указания по организации нейрохирургической помощи ...», главная мысль которых сводилась к запрету выполнения нейрохирургических операций в полевых госпиталях и своевременной эвакуации раненых в специализированные лечебные учреждения.

Разработанная доктрина сводилась к следующим основным положениям:

1. Необходимость оснащенности медицинского учреждения, где оказывается нейрохирургическая помощь, необходимым диагностическим и лечебным оборудованием. Оптимальным условием работы нейрохирургического отделения госпиталя оказывающего помощь при массовом поступлении раненых из района вооруженного конфликта, является наличие КТ,

что по причине финансовых и экономических трудностей в анализируемый период времени было невозможно. Тем не менее, необходимость выполнения КТ-исследования при ранениях черепа (как впрочем, и при любой другой патологии центральной нервной системы), обязательна и принимает директивный характер. Вышесказанное диктует рассмотрение этой проблемы в рамках не только военно-медицинской, но и общегосударственной задачи. Исходя из организационных, экономических и материальных возможностей целесообразно иметь вне района боевых действий одно-два многопрофильных учреждения, базирующихся стационарно (гарнизонные или базовые госпитали, где есть возможность проведения КТ), усиленных специалистами центра, прибывающими с минимальным количеством своего дополнительного оборудования в переносных укладках. Кроме того, имеющееся стационарное лечебное учреждение не вновь оборудуется, а лишь комплектуется необходимой аппаратурой и инструментарием, что с экономических позиций можно рассматривать как достаточно экономичный вариант создания мощного учреждения с максимальными диагностическими и лечебными возможностями.

2. Создание условий для полноценности и завершенности каждого оперативного вмешательства, исключающего заведомую необходимость повторных операций. Нейрохирургические операции не должны носить только жизнеспасающий характер, но и преследовать цель уже во время выполнения первичной хирургической обработки реконструктивного пособия, включающего пластику твердой мозговой оболочки, минимальную травму мозга, реконструкцию сосудов, костей черепа, кожи.

3. Многоэтапное лечение нейрохирургических раненых должно быть признано порочным. При увеличении потока раненых сокращение объема оперативных вмешательств недопустимо, решение проблемы заключается в ограничении контингента, которому оказывается помощь в данном лечебном

учреждении - выделении контингента «нуждающихся в специализированной помощи по жизненным показаниям».

4. Сроки доставки раненых на этап специализированной медицинской помощи не должны превышать 3 часов.

5. Нейрохирургическая помощь не может рассматриваться в качестве специализированной если она оказывается нейрохирургом, но на этапе оказания квалифицированной медицинской помощи (Role II). Нахождение нейрохирурга на этапе Role II нецелесообразно.

6. Объем помощи на этапе Role II должен исчерпываться только остановкой продолжающегося наружного кровотечения.

7. Оперированные на головном мозгу раненые не подлежат эвакуации в течение 5-7 суток.

8. Эвакуация раненых в череп должна осуществляться только средствами аэромедицинской эвакуации, имеющими в штате медицинский персонал, в первую очередь, реаниматолога.

Не все организационные проблемы удалось решить за время, разделявшее первый и второй конфликты на Северном Кавказе. Тем не менее, был реализован ряд основополагающих мероприятий, направленных на укрепление материально-технической базы медицинской службы, совершенствование ее организационно-штатной структуры, развитие системы подготовки медицинского состава.

В ходе вооруженного конфликта 1999-2002гг. осуществлялось медицинское обеспечение подразделений, частей и соединений штатными силами и средствами мирного времени, то есть был на практике реализован прототип единой системы медицинского обеспечения войск.

Основными недостатками существовавшей системы нейрохирургической помощи являлись:

- слабое техническое обеспечение современной диагностической аппаратурой и, как следствие этого, – отсутствие надлежащих условий для качественных оперативных пособий, а также для интенсивной терапии в раннем послеоперационном периоде в госпиталях Role III;

- многоэтапность специализированной нейрохирургической помощи;

- слабая организация эвакуационного процесса и низкое качество передачи информации;

- необоснованно завышенный объем хирургической активности при ранениях черепа в госпиталях Role III - выполнение трепанации черепа при отсутствии неотложных показаний и условий для качественного проведения этого сложного оперативного вмешательства;

Анализ причин дефектов в оказании медицинской помощи на этапах медицинской эвакуации в целом показал преобладание среди причин - объективных трудностей в оказании медицинской помощи (55,4 %), реже - поздней эвакуации (16,1 %) и неполноценного обследования раненого (12,5 %). Отмечается смещение причин - от объективных трудностей на этапе войскового звена, связанных со сложными условиями боевой обстановки к объективным трудностям в госпитальном звене, возникающим в связи с крайне тяжелым состоянием раненых.

Анализ дефектов в оказании медицинской помощи выявил самое слабое звено в системе этапного лечения - «поле боя - этап Role II». Озабоченность вызывает преобладание таких дефектов, как поздняя госпитализация, нераспознанное смертельное осложнение и дефекты хирургического лечения.

Среди наиболее распространенных дефектов лечебно-диагностической работы в первую очередь следует назвать дефекты первичной хирургической обработки ран. Следующей по значимости причиной дефектов, влияющей на исходы при лечении боевых нейрохирургических ранений, является необоснованно ранняя эвакуация нетранспортабельных раненых нейрохирургического профиля.

Основными недостатками организации специализированной помощи раненым нейрохирургического профиля в процессе контртеррористических операций на Северном Кавказе были:

1. Многоэтапность лечения. Построение системы медицинской эвакуации путем создания множества, нередко

дублирующих функции друг друга этапов эвакуации, усиление передовых этапов нейрохирургом привели к существенному увеличению количества этапов, пройденных одним раненым. Попытки оказания элементов специализированной помощи на любом из этапов, предшествовавших Role III, приводили к ухудшению исходов. Выявлена прямая зависимость между частотой инфекционных осложнений проникающих черепно-мозговых ранений и количеством пройденных этапов как в ходе первой, так и второй кампаний. Установлено, что до поступления на этап специализированной помощи раненый в голову не должен проходить более одного-двух этапов эвакуации, что означает необходимость его эвакуации по назначению на этап специализиованной помощи с передовых этапов (доврачебной или первой врачебной помощи), минуя этап квалифицированной (Role II).

2. Длительная эвакуация. Несмотря на широкое применение моторизированных средств эвакуации, аэромедицинской эвакуации сроки доставки на этап специализированной помощи оставляли желать лучшего, во многом из-за длительного ожидания авиатранспорта на аэродромах, удаленности госпиталей от аэродромов, неблагоприятных погодных условий. Сложившаяся ситуация предопределяет необходимость создания подчиненных медицинской службе аэромедицинских подразделений укомплектованных всепогодными средствами транспортировки.

3. Несоблюдение сроков стационарного лечения после вмешательств на головном мозге. Из раненых, оперированных на этапе квалифицированной помощи, 56% эвакуированы на этап специализированной помощи в первые сутки после операции. Их госпиталей первого эшелона СМП (Role III) в первые 48 часов эвакуированы 55.8% оперированных раненых. Доля эвакуированных в госпитали центра после операций на головном мозге в первые пять суток после операции составила 87%. Все эвакуированные в ранние сроки послеоперационного периода доставлены в пункты назначения с ухудшением

состояния, обусловленным нарастанием внутричерепной гипертензии вследствие отека головного мозга. Ранняя эвакуация после оперативных вмешательств должна быть исключена. В противном случае, при массовом поступлении раненых, раненые в голову должны проходить первый эшелон СПМ (Role III) транзитом в госпитали второго и третьего эшелонов (Role IV-V), так как они лучше переносят аэромедицинскую эвакуацию, чем раненые претерпевшие нейрохирургические вмешательства.

4. Большое количество реопераций. Из числа оперированных раненых в голову 45% реоперированы, а 10% оперированы три и более раз. Дефекты хирургического вмешательства связаны со слабой диагностической базой на передовых этапах, в частности в госпиталях первого эшелона СМП, недостаточная оснащенность аппаратурой и инструментарием, нехватка или отсутствие современных гемостатических материалов. Основными недостатками и ошибками хирургической работы стали: недостаточная площадь трепанационного дефекта, низкая радикальность первичной хирургической обработки (в 46%), отказ от шва или пластики твердой мозговой оболочки, неадекватное дренирование раны.

12 . Выводы.

1. В вооруженных конфликтах на территории республик Северного Кавказа в 1995-2002 г.г. тенденция к нарастанию удельного веса санитарных потерь нейрохирургического профиля до 35%. Из них боевые повреждения черепа и головного мозга составили 21%, позвоночника – 3%, периферических нервов 11% от общего числа раненых. Отличительной чертой стало возрастание частоты сочетанных черепно-мозговых ранений (до 52%) и пулевых ранений.

2. В структуре боевых повреждений черепа и головного мозга преобладали легкие повреждения – до 60%. Боевые повреждения черепа и головного мозга чаще были вызваны боевыми травмами (44%) и взрывными поражениями (42%).

Наиболее частой причиной повреждений позвоночника были боевые травмы (67.5%).

3. С целью оптимизации лечебно-диагностических мероприятий целесообразно выделять ведущие клинические синдромы огнестрельных черепно-мозговых ранений: синдром очагового поражения головного мозга, общемозговой синдром, синдром наружного кровотечения, компрессионно-дислокационный синдром, синдром сосудисто-мозговых нарушений, синдром ранних инфекционных осложнений. Наиболее часто среди тяжелых черепно-мозговых ранений встречались синдромы очагового поражения головного мозга (41.0%), сдавления мозга (19,7%) и общемозговой (18.0%).

4. Попытки организации оказания специализированной нейрохирургической помощи в полевых лечебных учреждениях, сокращение сроков послеоперационного стационарного лечения у пострадавших с боевыми повреждениями черепа и головного мозга, приводит к значительному росту частоты послеоперационных осложнений и реопераций, инвалидизации и летальности, особенно среди раненых с сочетанными повреждениями.

5. На этапе оказания квалифицированной помощи (Role II), нуждаемость в оперативных вмешательствах (остановке продолжающегося наружного кровотечения) не превышает 6% от числа раненых с ранениями черепа и головного мозга. Объем помощи раненым и пострадавшим в войсковом районе должен включать мероприятия, направленные на поддержание витальных функций, остановку наружного кровотечения без манипуляций на головном мозге, сортировку и организацию первоочередной эвакуации раненых на этапы специализированной помощи.

7. Хирургическая тактика при черепно-мозговых ранениях должна определяться принципом завершенности, исключающим повторное оперативное вмешательство в условиях специализированного этапа нейрохирургической помощи (Role III), что достигается за счет исчерпывающей

и щадящей санации раневого канала с использованием ультразвукового аспиратора, физиологической дозволенностью хирургической обработки, лежащей в пределах глубины 5-6 см, а также отказом от попытки удаления мелких инородных тел в медиобазальных отделах головного мозга.

8. Дифференцированное лечение черепно-мозговых ранений в зависимости от характера ведущего клинического синдрома предусматривает:

- у раненых с синдромом очагового поражения головного мозга возможно выполнение первичной хирургической обработки в сроки до трех суток на фоне массивного применения антибиотиков, что становится важным при неблагоприятной медицинской обстановке и позволяет осуществлять эвакуацию сразу в центральные учреждения;
- при развитии общемозгового синдрома проведение нейрореаниматологической помощи, включающей коррекцию витальных функций, купирование синдрома внутричерепной гипертензии;
- при развитии компрессионно-дислокационного синдрома - раннее хирургическое лечение в срок до 3 часов от момента ранения;
- при синдроме сосудисто-мозговых нарушений выполнение декомпрессивной трепанации черепа, обеспечивающей профилактику дислокации на фоне ишемии пораженного мозга, устранение внешней компрессии магистральных сосудов, проведение интенсивной терапии, направленной на предупреждение и купирование сосудистого вазоспазма;
- при развитии синдрома внутричерепных ранних инфекционных осложнений применение ликворосорбции и длительной интраартериальной инфузии.

9. Доминирующим видом осложнения огнестрельных ранений черепа и головного мозга стали инфекционные, составившие 19%. Наиболее часто у раненых диагностировали менингоэнцефалит (55,0 %); вентрикулит (23,1 %); абсцесс

головного мозга (7,3 %); менингит (7,3 %); нагноение операционной раны (7,3 %). Инфекционные осложнения стали непосредственной причиной смерти 20% раненых в голову.

10. Система медицинской помощи раненым и пострадавшим нейрохирургического профиля в современной локальной войне или вооруженном конфликте должна строиться на двухэтапной системе, согласно которой медицинская помощь на догоспитальном этапе должна быть ограничена первой врачебной с последующей эвакуацией по назначению на этап специализированной медицинской помощи, представленный многопрофильными госпиталями на основных эвакуационных направлениях, в которых имеются условия для диагностики и лечения по стандартам мирного времени.

13. Практические рекомендации и предложения.

1. Необходимо сократить время пребывания пострадавших с боевыми повреждениями черепа и головного мозга в лечебных учреждениях, оказывающих квалифицированную помощь. Лечебные мероприятия в них ограничить проведением интенсивной терапии, направленной на поддержание витальных функций, введением антибиотиков, остановкой наружного кровотечения (включая методы временного гемостаза) без манипуляций на костях черепа и мозге, организацией скорейшей доставки раненого в лечебные учреждения, оказывающие специализированную помощь. По возможности, для раненых нейрохирургического профиля этап квалифицированной помощи должен быть исключен. Введение нейрохирурга на этап квалифицированной помощи нецелесообразно.

2. Лечебное учреждение, оказывающее специализированную помощь, должно развертываться на базе стационарного военно-медицинского учреждения в непосредственной близости к аэродрому или иметь вертолетную площадку на своей территории для максимального сокращения протяженности путей автомобильных перевозок.

3. Важнейшим фактором снижения частоты развития инфекционных осложнений огнестрельных черепно-мозговых

ранений является создание условий для полноценности и завершенности каждого оперативного вмешательства на черепе и головном мозге, к числу которых относятся:

- оснащение этапа аппаратурой, необходимой для проведения полноценных диагностических мероприятий, в первую очередь - компьютерной томографии, что позволяет определить характер ведущего клинического синдрома и проводить дифференцированную терапию;

- оснащение операционной оборудованием и инструментарием, необходимым для проведения нейрохирургических операций в полном объеме, включая операционный микроскоп, микрохирургический набор, ультразвуковой дезинтегратор;

- наличие условий для проведения адекватных предоперационной подготовки и интенсивной терапии в послеоперационном периоде на протяжении 5-7 суток.

4. В госпиталях первого эшелона специализированной помощи (Role III) оперативное пособие преимущественно получают раненые с гипертензионно-дислокационным синдромом, продолжающимся кровотечением, сдавлением спинного мозга. В госпиталях второго эшелона (Role IV) нейрохирургическая помощь оказывается в полном объеме.

5. Раненым с проникающими ранениями черепа показана антибактериальная химиотерапия начиная с догоспитальных этапов. Препаратами выбора являются антибиотики широкого спектра действия, обладающие хорошей проницаемостью через гематоэнцефалический барьер при внутривенном или внутримышечном способах введения. На этапе специализированной медицинской помощи необходима коррекция эмпирической антибиотикотерапии по результатам экспресс-исследования микробного пейзажа. В дополнение к парентеральному необходимо применять способы прямой доставки антибиотиков к очагу повреждения: интратекальное, эндолюмбальное, интраартериальное введение.

6. Медицинская реабилитация раненых должна осуществляться в процессе оказания специализированной хирургической помощи в лечебных учреждениях Role IV-V в отделениях восстановительного лечения. Военная и социальная реабилитация, как отдельный вид медицинской помощи должна осуществляться в реабилитационном центре, развернутом на базе военного санатория. При организации его работы необходимо учесть необходимость развертывания нейрохирургического отделения.

Краниопластика обширного краниобазального дефекта черепа с использованием стереолитографического моделирования:

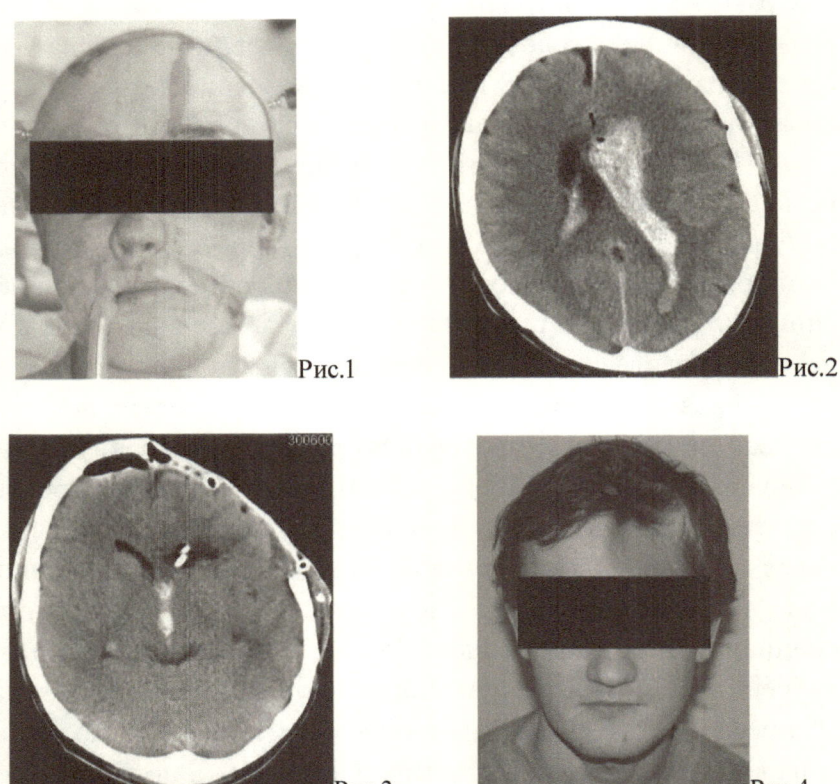

Рис.1 Рис.2

Рис.3 Рис.4

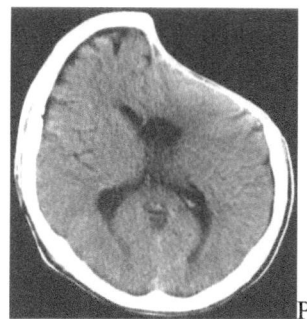

Рис.5

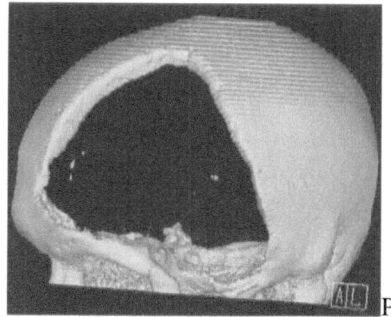

Рис.6

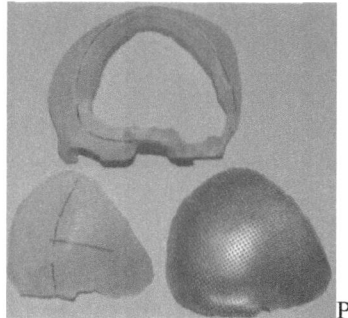

Рис.7

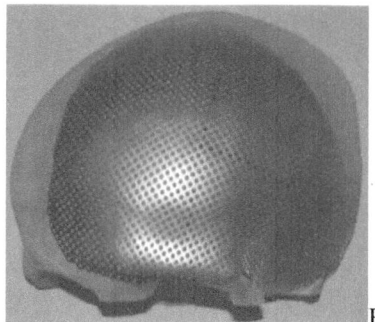

Рис.8

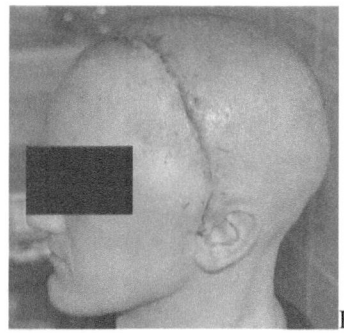

Рис.9

1. Внешний вид раненого с проникающим краниобазальным фронторбитальным диагональным трансвентрикулярным ранением черепа и головного мозга перед первичной хирургической обработкой.
2. КТ головного мозга до операции – массивное внутрижелудочковое кровоизлияние.

3. КТ головного мозга после операции – послеоперационный дефект костей черепа, внутричерепные гематомы удалены, дренаж в желудочке мозга.
4. Внешний вид раненого в промежуточном периоде ранения – обширный краниобазальный дефект черепа.
5. КТ головного мозга – релапс мозга в зоне дефекта костей свода черепа.
6. КТ черепа в режиме псевдо трехмерного изображения – обширный дефект костей свода и основания черепа.
7. Стереолитографическая модель дефекта черепа, сформированный трансплантат из титановой сетки.
8. Моделирование пластики дефекта черепа на стереолитографической модели.
9. Внешний вид раненого после операции пластики дефекта черепа – достигнут хороший косметический результат.

Рис. 7.2. Краниопластика обширного дефекта свода черепа после огнестрельного ранения, осложненного нагноением раны, с использованием метода создания резерва мягких тканей головы при помощи экспандера и стереолитографического моделирования:

1. Внешний вид пострадавшего – обширный дефект костей свода черепа в левой лобно-теменно-височной области, экспандер в правой лобно-теменной области.
2. Извлеченный экспандер.
3. Трансплантат из титановой сетки, сформированный с использованием стереолитографического моделирования.
4. Трансплантат фиксирован в дефекте костей черепа.
5. Начало ушивания раны с использованием кожных лоскутов, выкроенных из резерва покровов, созданных при помощи экспандера.
6. Вид операционной раны после ушивания без натяжения краев.

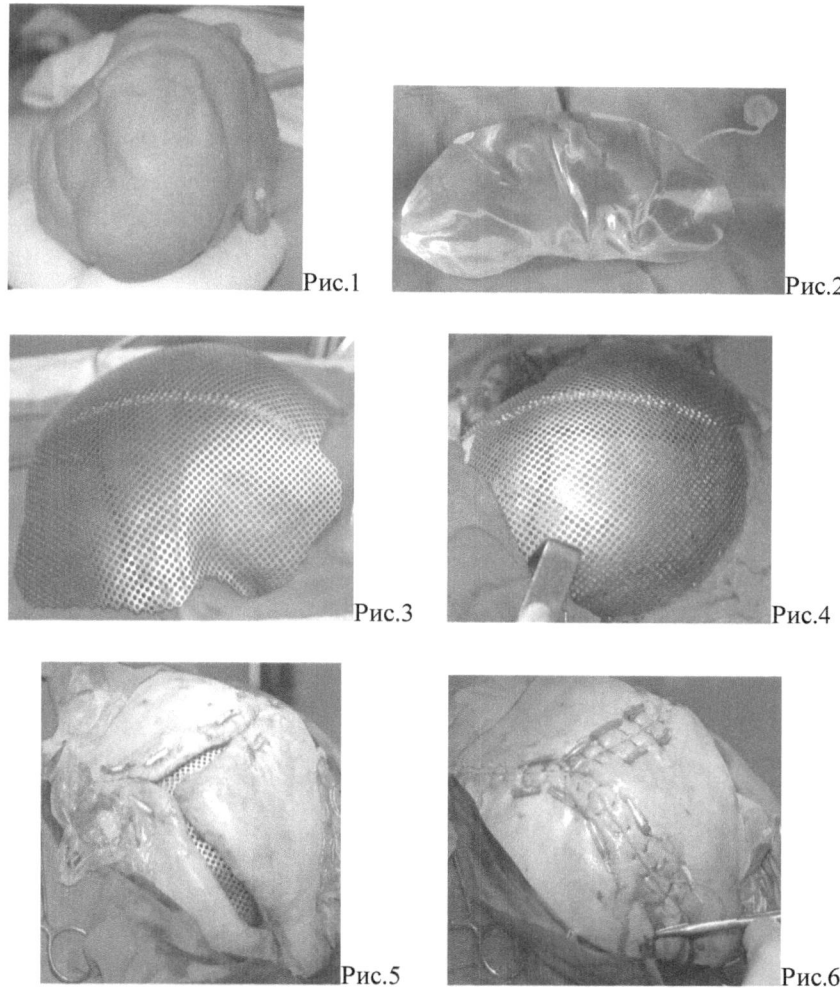

Рис. 7.3. Применение интраоперационной навигации при удалении внутричерепных инородных тел при огнестрельных черепно-мозговых ранениях:

1. КТ головного мозга – инородное тело металлической плотности (ранящий снаряд) в проекции медиальных отделов правой лобной доли после радиального ранения в левой лобно-височной области.

2. Предоперационное планирование прямого доступа к инородному телу с применением навигационной станции.
3-5. КТ черепа – инородное тело (ранящий снаряд) в проекции пазухи основной кости.
3. Предоперационное планирование трансбазального доступа к инородному телу с применением навигационной станции.

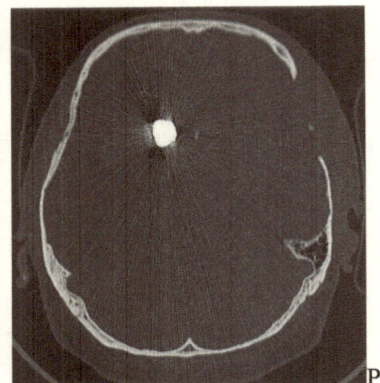

Рис.1

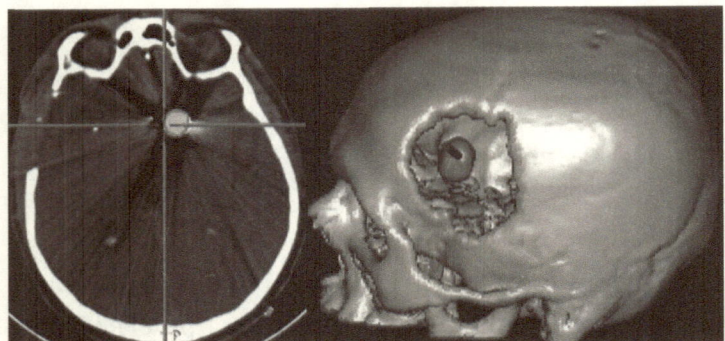

Рис.2

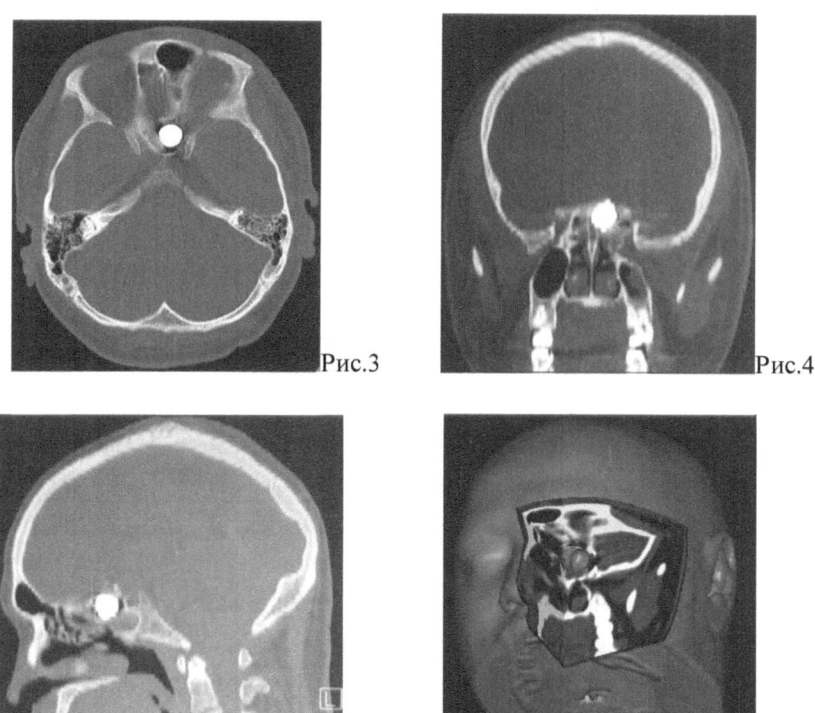

Рис.3　Рис.4　Рис.5　Рис.6

Глава 4

Глазников Л.А., Дворянчиков В.В., Егоров В.И., Сыроежкин Ф.А., Буйнов Л.Г., Мельник А.М.
МЕДИЦИНСКАЯ ПОМОЩЬ ПРИ ТРАВМАХ ЛОР ОРГАНОВ В УСЛОВИЯХ ЧРЕЗВЫЧАЙНЫХ СИТУАЦИЙ

Техногенное развитие цивилизации способствует не только увеличению количества пострадавших с повреждениями головы и шеи, но и к утяжелению самой травмы. Статистика последних лет свидетельствует, что проблема черепно-мозговой травмы уже давно является социальной. Черепно-мозговая травма занимает первое место среди травм всех локализаций по удельному весу в инвалидизации и смертности населения. Травмы головы и шеи достаточно часто встречаются при любой масштабной техногенной аварии или природной катастрофе (землетрясение, наводнение, пожар и др.), а в современных локальных военных конфликтах до 39% оперативных вмешательств производится по поводу данной патологии. Так, анализ боевых повреждений головы и шеи военных конфликтов, имевших место в период между 1914 и 1986 годами, показал, что, в среднем, они наблюдались в 16% от всех повреждений [J. Dobson и соавт., 1989]. Во второй мировой войне доля таких повреждений составляла, в среднем, 21%, в то время как в период Первой мировой войны они встречались в 31%, по данным армий-участниц [J. Dobson и соавт., 1989]. Современная статистика боевых поражений, предоставленная американской армией, в ходе войн в Ираке и Афганистане описывает распространенность повреждений области «голова, лицо и шея» в пределах 21-29% от общего количества травм [M.

Xydakis и соавт., 2005; A. Wade и соавт., 2010]. Анализ числа этих травм у военнослужащих в период войн в Ираке и Афганистане показал, что они наблюдаются в 18% от всех боевых травм в 2006 году, 28% в 2007 и 23% в 2008 [T. Lew и соавт., 2010]. Возросшее число повреждений головы, лица и шеи, с одной стороны, связано с улучшением защиты туловища, а, с другой стороны, с большим повреждающим действием современных взрывных устройств. Некоторые авторы также утверждают, что в нынешних конфликтах незащищённое лицо солдата, одетого в бронежилет, не только подвергается опасности, но и может быть непосредственной мишенью врага [N. Salinas и соавт., 2010]. Данные, полученные из опыта организации лечебно-эвакуационного обеспечения вооруженных конфликтов, происходящих в последнее столетие, позволяют сделать вывод о том, что санитарные потери в значительной степени определяются, прежде всего, интенсивностью ведения боевых действий и их продолжительностью. Колебания в показателях в значительной степени зависят от вида применяемого оружия, состава войск, степени защищенности военнослужащих, инженерного оборудования, характера боевых действий и некоторых других условий.

Что касается пострадавших из числа гражданского населения, то при взрывах, осуществляемых с террористической целью в Ираке в 2008 году, число раненых с повреждениями головы и шеи было около 36% от общего числа травм. Это больше, чем доля подобных травм, полученных военнослужащими, и объясняется, прежде всего, отсутствием какой-либо защиты указанных областей. Участники массовых беспорядков в Тайланде в 2010 году имели меньшее число пострадавших с травмами головы и шеи (10%), что связано, вероятно, с меньшей разрушающей силой применяемых в ходе столкновений устройств [N. Boonthep и соавт., 2012].

Статистических данных о пострадавших при природных катастрофах в научной публицистике представлено не много, однако имеющиеся данные свидетельствуют об актуальности травм головы и шеи в общей структуре травм. Так, при ударе торнадо в штате Иллинойс (США) в 1990 году пострадало 310 человек, из которых 30,5% имели повреждения головы и шеи. Причем эти травмы были основной причиной смерти у пострадавших: каждый пятый из числа таких пострадавших умер [S. Brenner и соавт., 1992]. При землетрясении в провинции Венхуан (Китай) в 2008 пострадавшие с травмами головы и шеи составляли 7,9 %, лица – 1,3% [C. Yang и соавт., 2009].

Следует отметить, что в настоящее время термин «повреждение головы и шеи» имеет тенденцию к замене на термин «повреждение головы, лица и шеи», так как в соответствии с критериями МКБ-10 необходимо указывать все подразделы смежных областей, в которых кодируются травмы. На этом же принципе основаны классификации как британского, так и американского объединенных регистров боевых травм (Joint Theatre Trauma Registry). Упрощенная классификация имеет следующий вид (см. таблицу 1).

Таблица 1
Современная классификация повреждение головы, лица и шеи

Голова	Лицо	Шея
Скальп	Кожа и мышцы	Кожа и мышцы
Интракраниальное	Ухо	Пищевод
Переломы основания черепа	Глаз	Гортань и трахея
Переломы свода черепа	Переломы лицевых костей	Крупные сосуды
	Нервы	Нервы

В структуре боевых повреждений ЛОР органов ранения (открытые повреждения) составляют 25,2% от общего количества изолированных боевых повреждений ЛОР органов и 1,4% от всех раненых (по собственным данным Афганской войны 1979-1989). По виду ранящего оружия ранения ЛОР органов распределяются следующим образом: осколочные - 83,7%, пулевые - 16,3%. В абсолютном большинстве случаев (96%) осколочные ранения были слепыми или касательными, а пулевые (98%) - сквозными. В общей структуре различные повреждения уха составили 80,5% наблюдений, носа и околоносовых пазух - в 14,3% и шеи - в 5,2% случаев. Преобладание осколочных ранений ЛОР органов существенным образом сказалось на характере повреждения. Как правило, разрушения мягких тканей и костно-хрящевого скелета носили обширный характер.

В общей структуре ранений ЛОР органов (табл.2) преобладают ранения носа и околоносовых пазух (по собственным данным Афганской войны 1979-1989). В целом ранения носа и околоносовых пазух составляют до 76,5 % всех ранений. Ранения уха и сосцевидного отростка, так же как и ранения шеи составляют до 11,7 % всех ранений, при этом во всех случаях преобладают глубокие ранения по сравнению с поверхностными.

Таблица 2

Структура ранений ЛОР органов
(по данным Афганской войны 1979-1989 г.г.)

Локализация ранения	Относительное количество, %
1. Ранения носа:	36,76
А) без повреждения костей	14,7
Б) с повреждением костей	22,06
2. Ранения околоносовых пазух	39,71
3. Ранения наружного уха и области сосцевидного отростка:	11,76
а) без повреждения височной кости	4,4

б) с повреждением височной кости	7,35
4. Ранения шеи:	11,76
а) непроникающие	2,94
б) проникающие с повреждением глотки, гортани, трахеи, шейного отдела пищевода	8,82
Всего	100

Практически в 15% всех наблюдений ранения ЛОР органов сопровождались повреждениями других частей тела (конечности, грудная и брюшная полость и других). И только 18,2 % ранений ЛОР органов были изолированными.

ОБЩИЕ ПРИНЦИПЫ ОКАЗАНИЯ ПОМОЩИ ПРИ ПОВРЕЖДЕНИЯХ ГОЛОВЫ, ЛИЦА И ШЕИ

Максимальная эффективность лечения пострадавших может быть достигнута при условии создания единой четкой системы организации помощи на всех этапах терапии. Организационные мероприятия при ликвидации медицинских последствий чрезвычайной ситуации стандартны и заключаются в максимально быстром выдвижении в зону чрезвычайных медицинских формирований, проведение медицинской разведки (количество пострадавших, виды повреждений, площадка развертывания, объем помощи, пути эвакуации и т.д.), развертывание медицинских формирований, непосредственно оказание специализированной ЛОР-помощи. Основу концепции помощи пострадавшим с травмами головы и шеи в результате чрезвычайной ситуации составляет необходимость быстрой и квалифицированной доставки пострадавшего в специализированное отделение, в котором имеются все необходимые условия для оказания полноценной медицинской помощи.

Объем медицинской помощи зависит от медико-тактической обстановки и является максимально возможным для конкретной ситуации.

Лечебно-диагностические мероприятия на месте чрезвычайной ситуации проводят врачи любой специальности. Объем помощи на месте чрезвычайной ситуации предполагает следующие мероприятия.

1. Оценить общее состояние
2. Восстановить дыхание
3. Временно остановить кровотечение
4. Приступить к восполнению кровопотери
5. Закрыть, тампонировать рану асептической повязкой
6. Обезболить
7. Иммобилизировать шею воротником жесткой фиксации.
8. Произвести хирургический и элементарный неврологический осмотр.
9. Эвакуировать с места максимальной опасности (происшествия) на жесткой поверхности, на спине с иммобилизацией шеи воротником жесткой фиксации.

В большинстве случаев военной травмы, вовлекающей голову, лицо и шеи, основной причиной смерти является нарушение проходимости дыхательных путей. Кровотечение является редкой причиной смерти за исключением тяжелых ран шеи. Несмотря на это, реанимация всех раненых с травмой голова, лица и шеи должна проводится по принципу "C-ABC" (где C - critical hemorrhage, A - airways, B - breathing, C - circulation), который предусматривает оказание помощи при сначала при катастрофическом кровотечении, а затем при нарушении проходимости дыхательных путей, дыхания и гемодинамики. В связи с тем, что в современном бое чаще наблюдается политравма, повреждение области «голова, лицо шея», редко бывает изолированным. Сильная боль в основном не характерна для повреждений головы, лица и шеи, поэтому переломы в лицевой области могут быть временно иммобилизованы бандажом или повязкой. Все пациенты с выраженными повреждениями в области головы, лица и шеи должны быть интубированы, пока не исключится нарушение проходимости дыхательных путей [J. Breeze и соавт., 2009].

Что касается современных условий, то, как показывает практика, в вооруженных конфликтах последних лет, как правило, отсутствует линия фронта, и зачастую специализированная медицинская помощь оказывается в стационарных учреждениях. При этом раненые и пострадавшие прямо с поля боя поступают на этап специализированной медицинской помощи. При таких особенностях системы организации лечебно-эвакуационных мероприятий в полной мере реализуются все возможности современного лечебного учреждения.

Анализ наблюдения за 448 военнослужащими британской армии, получившими ранение в Ираке и Афганистане с 2003 по 2008 годы показал, что 71% ранений произошло на поле боя. Из всего количество раненых с повреждениями ЛОР-органов умерло на догоспитальном этапе и еще 6% впоследствии. 73% раненых требовали эвакуации в Великобританию, 27 % получили помощь в районе боевых действий. Первое место, где раненый или больной военнослужащий американской армии получает специализированную ЛОР помощь, является медицинский центр третьего эшелона эвакуации, расположенный в Ландштадте (Рамштайн, Германия), куда он доставляется авиатранспортом с поля боя. Анализ данных, полученных от компьютеризированной системы наблюдения за 11287 ранеными выявил, что 8,7% пострадавших проходили лечение в ЛОР-отделении. Также 7,3% раненых с ЛОР диагнозами проходили лечение в других отделениях. По госпитальной статистике общее число раненых, имеющий ЛОР диагноз, составляет 16%. Общее число эвакуированных с ЛОР диагнозом составляло 21%. [J. Brennan, 2006].

Применительно к системе медицинской помощи при катастрофах в различных странах существуют подобные вышеназванному национальные или региональные центры, которые оснащены и могут оказать помощь. Объем и возможности оказываемой помощи зависит от уровня развития медицины в стране. Как правило, эти центры предназначены для оказания медицинской помощи пострадавшим своей страны, но могут участвовать в помощи пострадавшим в глобальных катастрофах вне пределов своей страны. В настоящий момент возникла потребность в развитии межнациональных центров, работающие по единым протоколам оказания специализированной ЛОР помощи, где могут получать помощь пострадавшие с нескольких регионов.

В предполагаемом многопрофильном центре анестезиологами-реаниматологами, хирургами общего профиля и травматологами выполняется комплекс реаниматологических и хирургических мероприятий направленных на устранение угрожающих жизни пострадавшего последствий травм и ранений, предупреждение развития осложнений и производится подготовка к эвакуации.

Объем помощи - по жизненным показаниям (противошоковые мероприятия и неотложные оперативные вмешательства). При задержке эвакуации пострадавшим с травмами шеи объем помощи вынуждено расширяется за счет выполнения срочных оперативных вмешательств. Одномоментное и окончательное устранение всех имеющихся повреждений структур головы и шеи (головного мозга, глаз, глотки, гортани, пищевода, жевательного аппарата, магистральных сосудов и т.д.) в условиях неотложной медицины вряд ли возможно. Наиболее широкое развитие и применение получила хирургическая тактика «Damage control surgery» – запрограммированная многоэтапная хирургическая тактика, направленная на предупреждение развития неблагоприятного исхода ранений и травм путем сокращения объема первого оперативного вмешательства и смещения окончательного восстановления поврежденных органов и структур до стабилизации жизненно важных функций организма. Хирургическая тактика «damage control» осуществляется в 3 этапа.

1. Первичная неотложная операция в сокращенном объеме.
2. Интенсивная терапия до стабилизации жизненно важных функций организма.
3. Повторное планируемое оперативное вмешательство по коррекции всех повреждений.

В системе оказания первичной медико-санитарной помощи населению в зоне чрезвычайной ситуации основное место занимают 1 и 2 этапы.

Задачи 1 этапа хирургической тактики «damage control» применительно к повреждениям головы и шеи:

- временная или окончательная остановка кровотечения
- предотвращение дальнейшего инфицирования полостей и тканей тела содержимым полых органов, слюной
- временная герметизация полостей
- закрытие ран
- иммобилизация шеи и переломов костей нижней челюсти

Временная или окончательная остановка кровотечения производится: перевязкой второстепенных или восстановлением крупных поврежденных кровеносных сосудов, наложением мягких зажимов, временным сосудистым протезированием магистральных артерий, тугой тампонадой области повреждения.

Предотвращение дальнейшего инфицирования полостей и тканей содержимым полых органов достигается: ушиванием небольших ран пищевода непрерывным однорядным швом; обструктивной резекцией разрушенных участков пищевода без восстановления его целостности с заглушением концов (ушивание кисетным или однорядным швом, перевязка толстой нитью, наложение зажима); наложение временной стомы пищевода; отграничением области повреждения мазевыми тампонами с подведением дренажей непосредственно к ране этих структур. Обширные повреждения трахеи можно временно устранить путем введения интубационной трубки (или трахеостомической канюли) через рану (наложение атипичной трахеостомии). Временная герметизация полостей и закрытие ран производится единым сплошным швом через все слои.

Задачи 2 этапа хирургической тактики «damage control»:
- восполнение ОЦК
- коррекция коагулопатии
- устранение ацидоза
- длительная респираторная поддержка
- превентивная антибактериальная терапия
- согревание пострадавших.

Клинические формы повреждений ЛОР органов

Повреждения ЛОР-органов подразделяют на открытые и закрытые повреждения носа и околоносовых пазух, наружного уха и области сосцевидного отростка, органов шеи, глотки, гортани и трахеи.

Повреждения носа и околоносовых пазух сопровождаются носовым кровотечением, нарушением носового дыхания, обоняния. Травмы боковой стенки носа могут сопровождаться слезотечением, а повреждение корня носа с переломом ситовидной пластинки ликвореей.

Повреждения носоглотки в большинстве случаев сочетаются с повреждениями носа, околоносовых пазух, крылонебной ямки, основания черепа, ретро- и парафарингеального пространства, в котором проходят крупные сосуды и нервы (внутренняя сонная артерия и яремная вена, языкоглоточный и блуждающий нервы). Вероятны угрожающие жизни кровотечения (наружные и внутригорловые) и расстройства глотания с аспирацией крови в легкие.

Повреждения гортаноглотки часто сочетаются с повреждением соседних отделов гортани (надгортанник, черпаловидные хрящи), пищевода, щитовидной железы, блуждающего нерва и его ветвей. Появляется охриплость, стридорозное дыхание, эмфизема мягких тканей, припухлость или гематомы шеи. При открытых повреждениях нередко в зоне ранения оказываются шейные позвонки и сосудисто-нервный пучок. Проникающие ранения гортаноглотки сопровождаются наружным и внутриглоточным кровотечением, дисфагией и затруднением дыхания, подкожной эмфиземой в шейной области. Повреждение шейного симпатического и блуждающего нервов вызывает соответственно синдром Горнера.

Повреждения уха могут сочетать ранения как наружных частей (ушная раковина, наружный слуховой проход, мягкие ткани сосцевидной области), так и более глубоких отделов уха (переломы височной кости с повреждением наружного, среднего или внутреннего уха). При открытых повреждениях возможно ранение барабанной полости, антрума, клеток сосцевидного отростка, слуховой трубы и ушного лабиринта. Возможно сильное кровотечение из расположенных по соседству внутренней сонной артерии или внутричерепных венозных синусов.

Оказание помощи при повреждении ЛОР органов

Оказание помощи на месте ЧС сводится к устранению жизне-угрожающих последствий (кровотечение, асфиксия) и предупреждению развития осложнений. Остановка кровотечения осуществляется наложением давящей повязки или тугой тампонадой раны. Устранение асфиксии при ранениях шеи включает трахеостомию либо атипичную трахеостомию через рану гортани или коникотомию.

В многопрофильном центре помощь осуществляется только по жизненным показаниям - осуществляется остановка кровотечения, восстанавливается дыхание и возможность питания пострадавшего. Носовое кровотечение следует останавливать при помощи передней тампонады носа. При ее неэффективности – производится также и задняя тампонада носа.

Объем помощи при ранениях головы

Объем помощи	При эвакуации в течение 2-3 часов	При эвакуации в течение 2-3 суток	При задержке эвакуации
Противошоковые мероприятия	В полном объеме	В полном объеме	В полном объеме
Неотложные мероприятия	В полном объеме	В полном объеме	В полном объеме
Срочные оперативные вмешательства	Не выполняются	Не выполняются	Не выполняются
Отсроченные оперативные вмешательства	Не выполняются	Не выполняются	Не выполняются

Повреждения шеи

Повреждения шеи подразделяют на открытые и закрытые. Отражается степень повреждения внутренних структур шеи (шейного отдела позвоночника и спинного мозга, корешков плечевого сплетения, гортани, трахеи, глотки, пищевода, щитовидной железы, магистральных артерий). При ранениях дополнительно описывается раневой канал (слепой, сквозной касательный).

Клинические формы повреждения шеи.

Механические травмы шеи наиболее часто сопровождаются повреждением шейного отдела позвоночника и спинного мозга. Реже наблюдаются закрытые травмы гортани и трахеи, которые в половине случаев сопровождаются развитием дислокационной и стенотической асфиксии. Могут встречаться ушибы магистральных артерий шеи, приводящие к их тромбозу с последующим острым нарушением мозгового кровообращения, а также тракционные повреждения периферических нервов (корешков шейного и плечевого сплетений). В единичных случаях при закрытых травмах шеи происходят разрывы глотки и пищевода.

Огнестрельные и неогнестрельные ранения шеи бывают поверхностными, распространяющимися не глубже подкожной мышцы (m. platisma), и глубокими, распространяющимися глубже нее. Глубокие ранения, даже при отсутствии повреждений сосудов и органов шеи, могут иметь тяжелое течение и заканчиваться развитием тяжелых инфекционных осложнений. В пределах шейной области могут быть повреждены мягкие ткани и внутренние структуры - магистральные и второстепенные сосуды (сонные артерии и их ветви, позвоночная артерия, внутренняя и наружная яремные вены, подключичные сосуды и их ветви), полые органы (гортань, трахея, глотка, пищевод), паренхиматозные органы (щитовидная железа, слюнные железы), шейный отдел позвоночника и спинного мозга, периферические нервы (блуждающие и диафрагмальные нервы, симпатический ствол, корешки шейных и плечевых сплетений), подъязычная кость, грудной лимфатический проток. Для локализации раневого канала выделяют три зоны шеи. Зона I, часто относимая к верхней апертуре груди, располагается ниже перстневидного хряща до нижней границы шеи. Зона II находится в средней части шеи и распространяется от перстневидного хряща до линии, соединяющей углы нижней челюсти. Зона III располагается выше углов нижней челюсти до верхней границы шеи. Необходимость такого деления обусловлена значимым различием между зональной локализацией ран и частотой повреждения внутренних структур шеи; во-вторых, принципиальным отличием методов диагностики объема повреждения и оперативных доступов к сосудам и органам шеи в этих зонах.

Оказание помощи при повреждении шеи

Оказание помощи на месте чрезвычайной ситуации.

1. Устранение асфиксии - восстановление проходимости верхних дыхательных путей интубацией трахеи, ларингеальной маской, коникотомией.

2. Остановка кровотечения тугой тампонадой раны или давящей повязкой с противоупором через руку.

3. Иммобилизация шеи воротником жесткой фиксации.

В многопрофильном центре хирургическая помощь оказывается только по жизненным показаниям и в объеме первого этапа тактики запрограммированного многоэтапного лечения – «damage control». Производится устранение асфиксии путем интубации трахеи, выполнением типичной или атипичной трахеостомии. Осуществляется временная или окончательная остановка кровотечения наложением сосудистого шва, перевязкой сосуда или тугой тампонадой области повреждения, либо временным протезированием сонных артерий. Дальнейшее инфицирование мягких тканей шеи содержимым полых органов предотвращается путем наложения на их стенку однорядного шва или подведения мазевых тампонов к месту повреждения. Обязательно устанавливается назогастральный зонд. При повреждении шейного отдела позвоночника производится иммобилизация шеи воротником жесткой фиксации. При задержке эвакуации объем помощи вынужденно расширяется до проведения срочных операций:

- на сосудах (сосудистый шов или пластика, временное протезирование, перевязка)

- на полых органах шеи (ушивание небольших ран, наложение трахеостомы или ларингофиссуры, выведение эзофагостомы и т.д.)

- диагностическая ревизия внутренних структур шеи (при глубоких

 ранениях II зоны)

- первичная хирургическая обработка ран мягких тканей шеи.

Остановка наружного кровотечения первоначально производится временными методами (введением пальца в рану, тугой тампонадой раны марлевой салфеткой или катетером Фолея), затем, из типичного доступа к поврежденным сосудам, окончательный гемостаз лигированием, сосудистым швом или пластикой сосуда.

В процессе сортировки выделяются 4 группы пострадавших с травмами шеи: С асфиксией и интенсивным наружным кровотечением, признаками геморрагического шока (при наличии изолированного ранения шеи), напряженной или нарастающей гематомой шеи - направляются в операционную.

1) С клиническими признаками повреждения кровеносных сосудов и полых органов шеи, глубокими ранениями II зоны шеи – в операционную во вторую очередь.

2) С повреждением I или III зон шеи без клинических признаков повреждения внутренних структур выполняется рентгенологическое, эндоскопическое и ультразвуковое обследование с последующим определением тактики лечения.

3) с поверхностными повреждениями шеи физикальное обследование и осмотр ран производится в перевязочной.

Объем помощи на этапах эвакуации при ранениях шеи

Объем помощи	При эвакуации в течение 2-3 часов	При эвакуации в течение 2-3 суток	При задержке эвакуации
Противошоковые мероприятия	В полном объеме	В полном объеме	В полном объеме
Неотложные мероприятия	В полном объеме	В полном объеме	В полном объеме
Срочные оперативные вмешательства	Не выполняются	Не выполняются	В полном объеме
Отсроченные оперативные вмешательства	Не выполняются	Не выполняются	Не выполняются

Эвакуация из зоны чрезвычайной ситуации пострадавших в критическом состоянии всеми видами транспорта осуществляется при условии:

1. Юридического оформления – первичная медицинская карточка, история болезни, переводной эпикриз, документы, удостоверяющие личность пострадавшего

2. Отработки маршрута – длительность и место эвакуации,

3. Транспортировки бригадой (врач анестезиолог-реаниматолог и сестра-анестезист)

4. Обеспечение полной контролируемой ИВЛ и мониторингавитальных функций

5. Возможность ингаляции 100% кислорода, инфузионной, противошоковой терапии в течение всего периода эвакуации.

Окончательно не решен вопрос о проведении оперативных вмешательств на черепе и головном мозге в зоне чрезвычайной ситуации при длительной задержке эвакуации. Опыт военной медицины наглядно демонстрирует низкую эффективность нейрохирургических вмешательств, выполняемых общими хирургами на этапах оказания медицинской помощи. В то же время, при масштабных чрезвычайных ситуациях, в результате разрушения, в том числе, транспортной инфраструктуры, эвакуация может отсутствовать неопределенное время. Введение в штат нейротравматолога с соответствующим оснащением требует серьезных материальных затрат не решая проблемы в целом.

СОЧЕТАННЫЕ ПОРАЖЕНИЯ ЛОР ОРГАНОВ

(по собственному опыту оказания помощи в период Афганской войны 1979-1989 г.г.)

Оценивая организацию хирургической помощи раненым в челюстно-лицевую область можно выделить следующие особенности:

- сокращение этапов оказания медицинской помощи;
- преобладание эвакуации раненых авиатранспортом;
- короткие сроки поступления раненых в лечебные учреждения;
- ранняя специализированная хирургическая помощь большинству раненых.

Такая система оказания медицинской помощи раненным в челюстно-лицевую область способствует снижению частоты возникновения асфиксий в 2,5 раза, отсутствию обтурационных, стенотических и клапанных асфиксий, а также существенному уменьшению количества трахеостомий при устранении асфиксии. Быстрая доставка раненых в лечебные учреждения ведет к уменьшению количества раненых с продолжающимся наружным кровотечением из ран челюстно-лицевой области, а рациональная хирургическая обработка ран на этапах специализированной медицинской помощи позволяет сократить частоту перевязки наружной сонной артерии до 0,4 %. Огнестрельные ранения подразделяются на изолированные, множественные и сочетанные. При поражениях челюстно-лицевой области, как правило, наблюдаются последние две группы. Под изолированными понимаются ранения одного анатомического органа. К множественным относятся ранения двух и более органов.

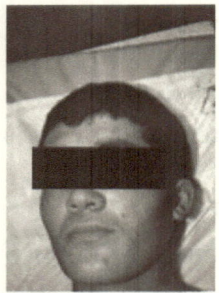

Осколочное слепое ранение левого решетчатого лабиринта

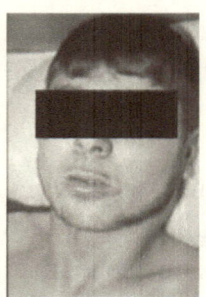

Пулевое слепое ранение правой верхнечелюстной пазухи

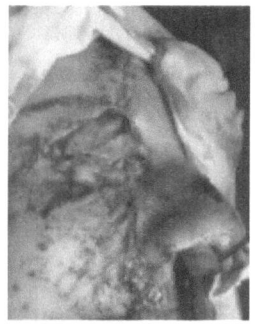

Сочетанное ранение лобной пазухи, решетчатого лабиринта, верхнечелюстной пазухи и глазницы

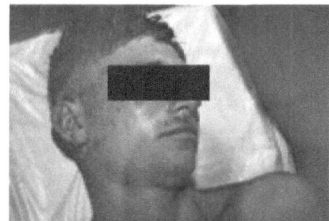 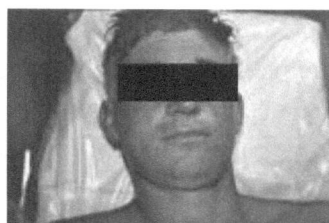

Ранение обоих решетчатых лабиринтов и наружного носа

В сочетанных выделяются две группы. В первой группе выделяются комбинацииранений ЛОР органов, сопровождающиеся ранениями челюстей, скуловой кости и т.п., орбиты).

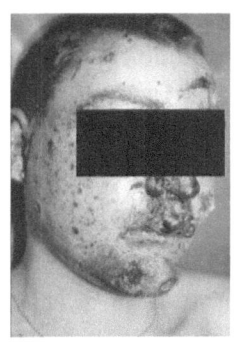

Сочетанное ранение лицевого скелета

Поражение слуховой и вестибулярной систем вследствие взрывной травмы

Взрывная травма (ВТ) головного мозга, слуховой и вестибулярной систем по патогенезу и клинико-морфологическим проявлениям имеет существенные отличия от механической черепно-мозговой травмы. ВТ всегда является политравмой, соответствующей состоянию конкретного пострадавшего и вероятностному прогнозу поражения с учетом синдрома взаимного отягощения. При ВТ поражение организма и головного мозга определяется сочетанием факторов:

– непосредственным действием взрывной волны (собственно взрывная травма);

– резким колебанием (повышением, а затем понижением) атмосферного давления (баротравма);

– воздействием звуковой волны (акутравма);

– влиянием ускорения при отбрасывании пострадавшего (акцелеротравма);

– ударами падающими предметами (механотравма);

– жировой эмболией сосудов головного мозга при переломах длинных костей (чаще наблюдается при минно-взрывных травмах);

– гипоксией мозговой ткани при кровопотере, шоке, нарушении микроциркуляции крови;

– психоэмоциональными последствиями взрыва (психотравма);

– вторичными изменениями вследствие рефлекторных, сосудистых, гипоксических нарушений, вызванных ушибом и (или) сотрясением внутренних органов.

Неврологические, слуховые и вестибулярные нарушения являются характерными клиническими проявлениями тяжелых взрывных поражений (Валоят Х. с соавт., 1988; Хилько В.А. с соавт., 1988; Головкин В.И. с соавт., 1990; Грицанов А.И. с соавт., 1990; Янов Ю.К. с соавт., 1994). Величина изменений в мозге определяется воздушной эмболией сосудов головного мозга вследствие повреждения легочной ткани с разрывом поверхности раздела между полостями, заполненными воздухом и легочными венами. Воздушная эмболия коронарных сосудов является одной из причин внезапной смерти раненых.

Benziger T. (цит. Owen Smith M.S., 1979), Graham J. et al. (1983) и Freund U. et al. (1980) установили, что воздушная эмболия наблюдается только в артериях — это составляет ее основное отличие от синдрома кессонной и декомпрессионной болезни. У погибших сразу же после взрыва на вскрытии определяются признаки воздушной эмболии коронарных артерий и головного мозга, а у проживших несколько дольше — очаговые церебральные симптомы, вестибулярные и слуховые нарушения.

Ведущей причиной подавляющего большинства повреждений органов, переломов костей, разрушений сегментов конечностей являются удары тела об окружающие предметы и падения на грунт. Черепно-мозговая травма в этих условиях является одной из основных причин летальных исходов (Бейкер У. с соавт., 1986; Валоят Х. с соат., 1988; Косачев И.Д. с соавт., 1992). Большинство специалистов все многообразие вариантов механических повреждений черепа и мозга при взрывных воздействиях условно рассматривают с позиций трех основных типов черепно-мозговой травмы (Courville C., 1961):

– травма ускорения (инерционная травма);

– концентрированный удар (импрессионная травма);

– сдавление головы (компрессионная травма).

Клинические проявления взрывного поражения у раненых с тяжелыми сочетанными внечерепными контактными взрывными поражениями в открытом контуре (УВП-2), закончившиеся летальным исходом через 3,5–125 часов после взрыва, характеризуются развитием быстро прогрессирующих расстройств сознания до уровня глубокой комы в сочетании с нарушениями витальных функций. Неврологические расстройства возникают на фоне тяжелых внечерепных повреждений после "светлого промежутка" продолжительностью от 1 до 46 часов, хотя пострадавшие не имели отчетливых клинических проявлений травм и ранений черепа и головного мозга.

При объективном обследовании (краниография, ЭХО-ЭС, люмбальная пункция) и в процессе патологоанатомического вскрытия ни у кого из них не было обнаружено прямых механических повреждений головного мозга и черепа.

Ротационная теория повреждения мозга (Holbourn A., 1943, 1945) может рассматриваться для части пострадавших в качестве ведущей концепции патогенеза МВТ. В случаях отсутствия локальных органических повреждений в мозге и отчетливого компрессионного механизма поражения мозга возникает трудноразрешимая задача определения "первичности" или "вторичности" возникающих нарушений. Ответ на этот вопрос является определяющим в формировании эффективного комплекса лечебных и диагностических мероприятий у пострадавших с данным видом тяжелой патологии.

Системные нарушения гомеостаза обусловлены глубокими нарушениями кислородного обмена в организме и кислотно-основного состояния крови. Развитие гипоксии тканей усугубляет декомпенсацию функций. Отмечается фазность следовых метаболических нарушений после взрывной травмы и развития "раневой болезни при минно-взрывных ранениях" (Boucherow L., 1955; Brismar B., Bergenwalod L., 1982; Рахман М., 1988; Aaraby B., 1990).

В здоровом организме повышение содержания недоокисленных продуктов в тканях приводит к релаксации сосудов, усилению кровотока и ликвидации кислородного дефицита. Однако, при травматическом повреждении тканей возникает снижение кровотока и задержка жидкости в тканях (Арутюнов А.И. с соавт., 1972; Ромоданов А.П., Педаченко Г.А., 1974; Зотов Ю.В. с соавт., 1983; Сергиенко Т.М. с соавт., 1984), что усугубляет гипоксию, замыкает "порочный круг" за счет усиления анаэробного окисления (Безух М.С., 1982; Posner J.B. et al., 1970) и является прямым отражением степени гипоксии (Каасик А. Э.А., 1972; Михайловский В.С. с соавт., 1974).

В целом результаты исследования показывают, что после взрывного поражения существенно изменяется гомеостатическая и защитная роль иммунной системы в организме, с появлением новых соотношений между продукцией иммунокомпетентных клеток, уровнем их функциональной активности и чувствительностью к регулирующим воздействиям. Динамика КУМЛ коррелирует с состоянием мембран иммунокомпетентных клеток и соответствует прогнозу исхода ранения.

Механизмы развития иммунных нарушений (Шулев Ю.А., 1996) связаны, в первую очередь, с изменением функционального состояния иммунокомпетентных клеток, вызванным повреждениями их мембран. Степень этих повреждений и их влияние на функциональную активность клеток иммунной системы определялись выраженностью синдрома эколого-профессионального напряжения. Причем в то время, как эколого-профессиональная составляющая иммунных нарушений оставалась практически неизменной для всех изученных групп, отмечались характерные особенности, соответствующие тяжести взрывного поражения, и границы выраженности синдрома в целом. Специфические черты "иммунного портрета" раненых с взрывными поражениями нейрохирургического профиля характеризовались:

а) при легких повреждениях гиперергичной и неадекватной имеющимся повреждениям реакцией иммунной системы;

б) при повреждениях средней тяжести проявлялся четкий параллелизм между динамикой показателей иммунного статуса и функциональным состоянием ЦНС, обусловленных тяжестью поражения;

в) при тяжелой степени повреждения — крайне вялой реакцией с сохранением основных иммунных показателей на низком, но стабильно удерживаемом уровне.

Таким образом, необходимо констатировать, что объем и характер патоморфологических изменений в головном мозге при взрывных поражениях в решающей степени определяется условиями боевого использования взрывных устройств. Отражение условий взрывного поражения в первичной медицинской карточке является важнейшим фактором быстрой и правильной оценки тяжести состояния пострадавшего на последующих этапах медицинской эвакуации с учетом характерных особенностей поражения взрывом.

В процессе предпринятого анализа установлены существенные особенности морфологических проявлений травм и ранений черепа и головного мозга при взрывных поражениях.

1. Частота встречаемости внутричерепных гематом при тяжелой взрывной нейротравме значительно ниже, чем при обычной механотравме черепа и головного мозга. Так, если при механических черепно-мозговых повреждениях внутричерепные гематомы встречаются у 2–8% пострадавших и почти у 50% лиц с тяжелой травмой черепа (Олешкевич Ф.В., Рожанец Н.И., 1980; Хилько В.А., 1982), то при тяжелой взрывной травме черепа и головного мозга частота гематом не превышает 2,5%.

2. У 6–8% пострадавших при контактных подрывах (УВП-2) в сроки от 6 до 72 часов после поражения развиваются различной степени выраженности церебральные нарушения с абсолютным преобладанием общемозговой неврологической симптоматики при отсутствии достоверных клинических и морфологических проявлений прямого повреждения мозга. В головном мозге этих погибших отмечаются однотипные морфологические проявления в виде мелкоточечных кровоизлияний в глубинные отделы мозга и различной степени выраженности паравазальный и перицеллюлярный отек. Интенсивность этих проявлений не имеет прямой зависимости от степени морфологического ущерба при внечерепных баро-механических повреждениях.

Из числа обследованных раненых при УВП-3 у 61,3% имел место перелом костей основания черепа, который у 45,2% сопровождался ликвореей. Очаговые неврологические расстройства характеризовались выпадением функции черепных нервов. У травмированных имелось поражение лицевого (у 38,7%), слухового (у 45,2%), обонятельного (у 51,6%), тройничного нерва (у 22,6%). У 25,8% отмечены стойкие глазодвигательные расстройства, у 19,3% базальные повреждения сопровождались монокулярными зрительными расстройствами.

Нарушения сознания, как ведущий клинический синдром поражения мозга, у этой категории пораженных развивались к исходу вторых, началу третьих суток и соответствовали по времени периоду устойчивой стабилизации гемодинамических показателей. Обычно это совпадало с успешным завершением лечебных мероприятий, направленных на восстановление объема циркулирующей крови и сохранение удовлетворительной сердечной деятельности. Напротив, в период критической и нестабильной гемодинамики первых часов после взрыва состояние сознания у пострадавших расценивалось как "ясное" или "умеренное оглушение". Доминирующим неврологическим проявлением этих состояний являлось постепенное, в течение нескольких часов, усугубление нарушений сознания до уровня комы с развитием диэнцефального синдрома. Очаговые неврологические симптомы в начальном периоде церебральных расстройств практически полностью отсутствовали, а в последующем перекрывались общемозговыми нарушениями.

Выполняемая на этапе квалифицированной помощи остановка кровотечения из обширных ран головы, на фоне низкого артериального давления создает иллюзию успешности этого пособия. Однако по мере восполнения объема циркулирующей жидкости и стабилизации гемодинамических показателей у пострадавших возникали повторные кровотечения с образованием вторичных гематом. Объем таких гематом достигал 150–180 мл.

Особенности формирования патологических изменений в мозговой ране при этом необходимо рассматривать в тесной связи с внечерепными повреждениями. Явления шока и массивной кровопотери, сопровождавшие более 2/3 взрывных травм, существенно влияли на течение нейротравмы и акубаротравмы. Снижение систолического артериального давления до 70–80 мм рт. ст. зарегистрировано у 74,2% пострадавших этой группы. Здесь артериальная гипотензия являлась важным фактором остановки кровотечения в черепно-мозговой ране. Этим условием может быть объяснен факт доставки на этапы медицинской помощи раненых, казалось бы, с несовместимыми с жизнью повреждениями. В этих случаях артериальная гипотензия при достижении минимального уровня стабилизации гемодинамики является системообразующим фактором компенсации, создающим предпосылки для формирования стадии неустойчивой адаптации, одним из условий существования которой является сохранение сформировавшихся изменений в системе гемодинамики.

Учет этого фактора чрезвычайно важен в выработке тактики лечебных мероприятий, особенно на этапе квалифицированной помощи, когда стремление к быстрой стабилизации гемодинамических показателей у пострадавших с тяжелыми сочетанными взрывными травмами головы и конечностей сопровождается возобновлением интенсивного кровотечения из церебральных сосудов, остановка которого в общехирургическом стационаре весьма затруднительна. Устойчивая повторяемость этих симптомов свидетельствует о их высокой значимости в патогенезе поражения мозга при взрывной нейротравме.

Объективизация диагноза при легкой черепно-мозговой травме в условиях взрывного поражения также является задачей далекой от своего удовлетворительного разрешения. Многочисленность этой категории пострадавших определяет особую значимость задачи.

При анализе клинических проявлений у пострадавших с сотрясением головного мозга и ушибами головного мозга легкой степени в неврологическом статусе отмечены преимущественно общемозговые расстройства в виде головной боли, лабильности пульса, артериального давления, психо-эмоциональные реакции. Отмечавшиеся почти у всех пострадавших глазодвигательные нарушения отражают вестибулярные расстройства, сочетающиеся с логоневротическими реакциями вследствие преимущественно акубаротравмы ЛОР органов.

Закрытые повреждения черепа и головного мозга относятся к наиболее сложным для диагностики и лечения видам взрывной политравмы. Наличие выраженных церебральных расстройств у пострадавших, при отсутствии у них "видимых" травм и ранений головы, является объективной причиной привлечения консультантов и консилиумов. Сложность и малоизученность повреждающих механизмов воздействия взрыва на структуры головного мозга, отсутствие убедительных диагностических критериев и ограниченные возможности прижизненной объективизации первичного поражения головного мозга при некоторых видах взрывных поражений, высокий удельный вес пострадавших с тяжелыми сочетанными повреждениями в структуре этой группы пострадавших — вот перечень основных факторов, определяющих объективные трудности в принятии решения при оказании помощи пострадавшим.

Наряду с ранениями и травмами, возникающими в месте приложения травмирующего агента, головной мозг подвергается и ряду весьма специфических воздействий, среди которых повреждающее воздействие взрывной ударной волны остается наименее изученным.

Воздействие волны сверхсжатого воздуха сопровождается острым сдавлением грудной клетки и брюшной полости с резким повышением давления в них. Динамическое давление взрывной волны за очень короткий промежуток времени изменяет положение частей тела пострадавшего. При традиционном гравитационном механизме подрыва резкое насильственное приведение конечностей к туловищу сочетается с "кивком" головы, хорошо известным в качестве "хлыстового" механизма травмы шейного отдела спинного и продолговатого мозга. Кроме прямого травмирующего воздействия на магистральные сосуды шеи, происходящие изменения положения частей тела (приведение ног и головы к туловищу) вызывают резкое повышение давления в ликворных путях. Совершаясь в доли секунды, эти изменения ликворного давления приобретают характер ликвородинамического удара. Возникающий ликворный толчок (удар) неизбежно распространяется в ликворные пути черепа и головного мозга, объем которых за счет прочного костного каркаса остается неизмененным.

Одновременно происходит передача волн упругого напряжения, индуцированных взрывной ударной волной и распространяющихся по оси позвоночного канала, с передачей ударо-сотрясающих ускорений столбу жидкости (ликвора) в позвоночном канале. Совокупность рассмотренных механизмов изменения исходного состояния ликворного давления, реализуется в "ликвородинамический удар" с эффектом "взрыва изнутри". Наряду с прямой травмой мозга и опосредованными нарушениями за счет ушибов легких и сердца, грубых полиорганных повреждений, шока, кровопотери этот механизм церебральных нарушений, в виде "ликвородинамической составляющей" совокупного ущерба взрывного воздействия, необходимо учитывать в оценке тяжести повреждения мозга и выработке лечебной тактики.

Передающиеся на основание черепа ударо-сотрясающие ускорения в зоне краниоспинального стыка вызывают прямые "ударные" и тракционные поврежджения сосудов основания мозга. В силу особенностей анатомического строения сосудистой системы головного мозга в наибольшей степени травматизации оказываются подверженными мелкие сосуды (возвратные артерии Гюйбнера и др.), отходящие непосредственно от суб- и супраклиноидной части внутренней сонной артерии, прочно фиксированной в основании черепа. Находясь на стыке между неподвижными структурами основания и смещающимся по направлению возникающих ускорений (снизу вверх) в полости черепа мозгом, эта система микрососудов подвергается тракционным повреждениям с полным или частичным нарушением целостности эндотелия и пропотеванием форменных элементов в стенку сосуда с последующим повреждением его неврального аппарата.

Обобщенный анализ изменений в головном мозге 67 погибших в первые часы после взрыва показал, что отличительной морфологической чертой повреждений "извне" является субарахноидальное кровоизлияние. Наличие крови в ликворе всегда сочетается с механическими повреждениями черепа и мозга, при этом локализация ушибов чаще всего соответствует области приложения силы в зоне тормозных соударений при УВП-2 или на основании мозга при УВП-3. Клинические проявления в этой группе пострадавших характеризуются появлением выраженных церебральных расстройств сразу после травмы.

Паравазальный отек и мелкоточечные паравазальные кровоизлияния отмечены у всех погибших с преобладающими внечерепными повреждениями и доминирующей клинической картиной сердечно-легочной недостаточности и эмболии. Клинические проявления поражения головного мозга у них отмечались только к исходу первых суток. При острой гибели от шока, кровопотери, грубых разрушениях тела этих морфологических изменений не было, так как при быстрой смерти эти изменения не успевают развиться.

Нарушение деятельности дыхательного центра и системы саморегуляции, обеспечивающей адекватность вентиляции легких, усугубляются обструктивными явлениями в дыхательных путях с кровоизлияниями в просвет альвеол, формируя совокупное состояние вентиляционной недостаточности и последующую гипоксическую гипоксию (Aboud C. et al., 1977). Важным компонентом дыхательной недостаточности выступают тромбоэмболические осложнения (жировая и воздушная эмболия, тромбоэмболия легочной артерии), спровоцированные грубыми разрушениями конечностей. В качестве компенсаторной реакции на ишемию развивается реактивная гипертония, пусковым механизмом которой являются барорецепторы ствола, гипоталамуса и спинного мозга. Однако в условиях шока и массивной кровопотери этот механизм не может быть реализован в полной мере.

Анализ причин летальных исходов у 87 пострадавших с тяжелыми взрывными поражениями и следовыми церебральными расстройствами показал, что прямое повреждение, явившееся причиной смерти, имелось только у 3,4%. В остальных случаях нарушение функций мозга определялось совокупностью прямого и опосредованного повреждающего воздействия взрыва. Развивающийся в терминальном периоде отек головного мозга представляет собой универсальный исход любого церебро-висцерального неблагополучия, характеризуя неадекватность проводимых лечебных мероприятий и срыв механизмов гомеостаза. Оценка уровня расстройства сознания является интегральным критерием глубины нарушений функций мозга и эффективности проводимого лечения. Усугубление расстройств сознания является заключительным этапом компенсации, отражая факт срыва компенсаторных механизмов.

Анализ уровня нарушений сознания позволяет оценить только направленность и доминирующие патогенетические механизмы процесса.

В условиях ведения боевых действий развитие послетравматического синдрома отягощается предшествующим боевой травме воздействием на военнослужащих комплекса факторов: длительным истощающим нервно-психическим напряжением, интенсивной физической нагрузкой, непривычным рельефом местности и климатом, отсутствием условий для полноценного питания и отдыха, относительной сенсорной депривацией и др. Преморбидный фон пострадавших соответствует "состоянию хронического эколого-профессионального перенапряжения" (Новицкий А.А., 1992).

Рассмотренные данные свидетельствуют, что в основе патогенеза МВТ мозга и функциональных систем лежат сложные взаимоотягощающие следовые морфологические, дисциркуляторные, иммунные, метаболические, ликвородинамические нарушения. Выраженность и длительность этих нарушений в значительной степени определяют устойчивость структурно-функционального ущерба и клинический исход повреждения мозга, слуховой и вестибулярной систем.

ОСНОВНЫЕ ПРИНЦИПЫ ЛЕЧЕНИЯ ПОСТРАДАВШИХ С ПОРАЖЕНИЯМИ СЛУХОВОЙ СИСТЕМЫ И НАРУШЕНИЯМИ РАВНОВЕСИЯ

Течение острой посттравматической тугоухости формирует задачи и последовательность этапов лечения: устранение отека, регуляцию гуморальных, трофических и сосудистых механизмов. Это позволяет оптимизировать обменные процессы в поврежденных структурах звуковоспринимающего аппарата, повысить резистентность мозга и слуховой системы к гипоксии, тканевому ацидозу, устранить усугубляющее патогенез действие экзо- и эндотоксинов, что в конечном итоге способствует сохранению максимально большего числа жизнеспособных нейронов и клеток Кортиева органа в их взаимосвязи.

Комплекс основных терапевтических мероприятий, оптимизирующих обменные процессы и жизнеспособность клеток слуховой системы, включает: 1) восстановление кровообращения в улитке и в центральных отделах слуховой системы; 2) восстановление функций мембран сосудистой стенки и гемато-лабиринтного барьера; 3) ликвидацию всех форм гипоксии; 4) оптимизацию метаболизма в мозге и слуховой системе. С указанной целью в остром периоде МВТ для патогенетической и симптоматической терапии используют фармакологические средства:

1) корригирующие интенсивность метаболических реакций дистресса и кислородный запрос мозга, в частности, следовые повреждения клеточных мембран; ускоряющие их восстановление (стресс-протекторы, включая корректоры ПОЛ, антиоксиданты, антигипоксанты, стимуляторы протеинсинтеза и др.);

2) регулирующие микроциркуляцию и сосудистые нарушения, ограничивающие зону и величину деструкции внутриклеточного и межклеточного отека (различные вазоактивные препараты);

3) улучшающие энергетический баланс и обменные процессы в мозге (энергодающие препараты, витаминные комплексы, ноотропы).

Анализ имеющегося мирового опыта специализированной фармакологической помощи показал, что решение проблемы лекарственной защиты и реабилитации при экстремальных (повреждающих) воздействиях на организм и его отдельные системы представляется наиболее перспективным на основе создания многопрофильных фармакологических средств и их сочетаний (рецептур), влияющих на базальные процессы биоэнергетики и репарации. При этом очень важна безвредность данных препаратов, достижение эффекта за счет экономизации энергодающих соединений и расширения узких звеньев метаболизма, активации пластических реакций и механизмов, приводящих к развитию стойкой адаптации организма.

В известных схемах лечения пострадавших в раннем периоде МВТ большинство клиницистов в первую очередь используют препараты, действие которых направлено на коррекцию и восстановление витальных показателей: мозгового кровотока, внутричерепного давления и метаболизма в мозге (Хилько В.А. с соавт., 1986; Ромоданов А.П., 1989; Корлэтяну М.А. с соавт., 1990; Коновалов А.Н. с соавт., 1990 и др.). Это способствует восстановлению и других функций, уменьшению проявлений гипоксии тканей и синдрома взаимного отягощения, активации репаративных процессов, оптимизации гомеостаза и адаптивных процессов.

Текущий анализ теоретических разработок и собственный поисковый и практический опыт по оказанию неотложной помощи пострадавшим в раннем периоде патогенеза МВТ позволил составить и апробировать в условиях клинической практики ряд сочетаний лекарственных препаратов, оказывающих защитно-восстановительное действие при МВТ и нарушении функций слуховой и вестибулярной систем.

Полученный клинический опыт позволил рекомендовать назначение в первые же часы-сутки после МВТ (врачом части или в медицинском учреждении) дополнительно к реанимационным мероприятиям одного из доступных препаратов — быстродействующих адаптогенов (см. раздел адаптивной фармакотерапии). Например, препаратов пирацетам по 0,4 внутрь 3 раза в день или бемитил по 0,5 г внутрь 2 раза в день — по три пятидневных цикла с перерывами 1–3 дня между циклами. Установлено, что применение быстродействующих адаптогенов у 40–60% пострадавших упреждает развитие необратимых дегенеративных процессов в звуковоспринимающей части слуховой системы, повышает эффективность проводимой комплексной терапии, уменьшает величину травматического ущерба.

В первые 5 суток после травмы назначаются внутривенные "разгрузочные" капельницы (по 1 капельнице в день). В конце капельницы внутривенно вводится 10 мл панангина. По психоневрологическим показаниям назначается седуксен 0,5% 2 мл внутримышечно 1 раз в день; сульфат магния 25% 10 мл внутримышечно ежедневно (6 дней); тавегил (диазолин) 0,001 г по 1 таблетке 2 раза в день; дибазол 0,02 г по 1 таблетке 2 раза в день.

Если лечение в клинике начинается через 10–15 и более дней после травмы, к комплексу терапии вместо седуксена и антигистаминных препаратов дополнительно назначается компламин (никотиновая кислота) 15% 2 мл внутримышечно ежедневно; подкожные инъекции галантамина (стрихнина) 0,1% 1 мл ежедневно, всего 10–15 инъекций; церебролизин 1 мл внутримышечно, всего 20–30 инъекций. При ушных шумах — меатотимпанальные новокаиновые блокады; седативные средства и транквилизаторы (сонапакс по 0,025 г 2–3 раза в день, 3–4 недели; триоксазин по 0,3–0,6 г 2–3 раза в день); сеансы ГБО (8 сеансов).

При безуспешности рассмотренного терапевтического лечения, а также у лиц с грубой патологией нейродинамики (по данным ЭЭГ), особенно в слуховой зоне, при нарушении внутричерепной гемодинамики или с неадекватностью такой реакции (оцениваемой по данным РЭГ и динамике микроциркуляции в бульбарном отделе конъюктивы в ответ на акустическую нагрузку) весьма высокую эффективность оказывают операции плазмафереза (до 3 на курс).

Этиопатогенетическим обоснованием применения плазмафереза при травме мозга являются быстро нарастающие патологические изменения в слуховоспринимающем отделе слуховой системы, не корригируемые терапией, нарастающее расстройство микроциркуляции, гипоксия, повышение вязкости крови, ухудшение ее реологических свойств, накопление антигенов, активация ферментов и биологически активных веществ, токсического материала цитолиза и т.д. Плазмаферез способствует устранению негативных последствий взрывной травмы. Показанием к его проведению является также нарушение слуха по перцептивному типу со снижением восприятия шепотной речи менее 1 м на одно или оба уха, повышение аудиологических порогов на разговорных частотах (1–3 кГц) выше 20 дБ и на высоких частотах выше 40 дБ (Гуревич К.Я. с соавт., 1991).

На основании изучения патогенетических особенностей течения ранений (повреждений) проводимые вмешательства условно разделены на детоксикацию и реокоррекцию. Эффективность применения методов экстракорпоральной реокоррекции (ЭР) оценивалась по степени выраженности клинических симптомов интоксикации, тяжести общего состояния ЦНС, систем дыхания, кровообращения, ран и ожоговой поверхности, по степени нарушения кровоснабжения конечности. Об эффективности ЭР при акубаротравме судили по выраженности нарушений слуха, интенсивности шума в ушах, четкости восприятия речи, порога аудиометрической кривой, вестибуловегетативной устойчивости.

Максимальная эффективность операций плазмафереза наблюдалась при их проведении в первые двое–трое суток после акутравмы. Эффективность метода снижалась по мере увеличения времени от травмы до начала лечения. Раннее проведение операции снижало гипоксию клеток, улучшало метаболические процессы и функции структур внутреннего уха и звукопроводящих путей слуховой системы. Таким образом, методы экстракорпоральной детоксикации (ЭД) высокоэффективны и могут дополнять комплексное лечение пострадавших с МВТ.

Учитывая значительное снижение порогов возбудимости вестибулярной системы и подверженность укачиванию пострадавших с МВТ, их эвакуация любым видом транспорта представляет серьезную проблему.

Проведенная многолетняя клиническая апробация различных комплексов препаратов — "быстродействующих адаптогенов", обладающих широким спектром защитно-восстановительных и адаптогенных свойств, в сочетании со средствами симптоматической терапии позволяет прогнозировать их возможное применение на этапах транспортировки и эвакуации пострадавших, раненых и больных и других направлениях лечебно-профилактической работы.

В пред- и послеоперационном периоде для снижения травматического ущерба и степени инвалидизации, повышения адаптивной устойчивости организма к действию факторов транспортировки и эвакуации практическое применение могут найти изученные комплексы быстродействующих адаптогенов и симптоматических средств: "АЭП" ("Аэрон", этимизол, пирацетам), "АЭГ" ("Аэрон", этимизол, гаммалон), "БАП" ("Аэрон", бемитил, пирацетам).

Результаты исследований показали, что у пострадавших с МВТ мозга, повреждением слуховой и вестибулярной системы при транспортировке воздушным транспортом ухудшаются показатели самочувствия и неврологические проявления симптомокомплекса укачивания. Комплексный препарат "АЭГ" обладает выраженным эффектом профилактики неврологических расстройств на земле и в полете, что позволяет оптимизировать состояние пострадавших с МВТ при их эвакуации и последующем лечении.

СОВРЕМЕННЫЕ ПРИНЦИПЫ РЕАБИЛИТАЦИИ ПАЦИЕНТОВ С НАРУШЕНИЕМ СЛУХА И РАВНОВЕСИЯ

Одним из наиболее выдающихся достижений в области фундаментальных наук последних десятилетий являются результаты исследований пластичности нервной системы, благодаря которой обеспечивается компенсация и возможность восстановления утраченной функции при различных неврологических заболеваниях. [Дзяк Л.А., Цуркаленко Е.С., 2006; M. Lacour, 1998]. Эти достижения позволили по-новому взглянуть на роль нейрореабилитации, которая в настоящее время начинает занимать одно из приоритетных направлений в клинической медицине [R. Bracewell M., 2003].

Под нейропластичностью понимается способность нервной системы восстанавливать свою функцию посредством качественных и количественных нейрональных перестроек, изменения нейрональных связей и глиальных элементов [M. Nieto-Sampedro, M. Nieto-Dias, 2005, World Health Organization, 1983].

Анатомической основой нейропластичности является реорганизация соответствующих отделов головного мозга, увеличение эффективности использования сохранившихся структур и более активное использование альтернативных проводящих путей [Боголепова А.Н., Чуканова Е.И., 2010]. Процесс компенсации обеспечивается наличием многосторонних анатомических связей между различными отделами нервной системы и пластичностью нервных центров. Утраченная функция восполняется целой функциональной системой с наличием многосторонних анатомических связей со взаимодействующими центральными и периферическими образованиями, создающими единый комплекс. Проблема восстановления связана с теорией динамической локализации функций и ее системной организацией, что позволило считать реорганизацию функций основным механизмом восстановления. Это нашло подтверждение в фактах конвергенции на одни и те же нейроны множества импульсов, несущих разномодальную информацию. В основе современных представлений о пластичности центральной нервной системы лежат: принцип полисенсорной функции нейрона (или нейронального пула) и иерархичность структур ЦНС. Важно также учитывать возможность воздействия на «патологическую» систему через активацию так называемых антисистем, что достигается либо физиологическими механизмами саногенеза, либо фармакологическими воздействиями [A. Otte, 2001].

Таким образом, в многочисленных экспериментальных и клинических исследованиях было выявлено, что в активизации механизмов нейропластичности ЦНС важную роль играют различные методы усиления афферентного входа, которые составляют основу восстановительной терапии больных с различными неврологическими нарушениями. Эти данные, несомненно, послужили значительным толчком к развитию новых технологий в области реабилитации.

Наряду с традиционно применяемыми методами лечебной физкультуры, состоящими из классических лечебно-гимнастических приемов и направленными на выработку отдельных движений, в современной кинезитерапии все шире внедряются новые *подходы, ориентированные на тренировку и обучение определенной двигательной задачи* (task-oriented approach) [Shumway-Cook A., Woollacott M.H., 1995]. Такие подходы основаны на интенсификации лечебных методик, внедрении специальных робототехнических устройств, замещающих утраченную функцию.

Метод функционального биоуправления с помощью обратной связи по различным физиологическим параметрам занимает особое место среди новейших реабилитационных технологий. В основе этого метода лежит активное обращение к личности пациента и использование обратной связи как источника дополнительной информации для пациента о результативности выполнения отдельных действий, целенаправленного движения или поведения в целом. Основная цель метода биоуправления с обратной связью заключается в повышении уровня осознания и произвольного управления как обычно не осознаваемых (непроизвольных), так и произвольно контролируемых физиологических процессов – сначала путем контролирования внешних сигналов, а затем путем сознательного регулирования внутреннего физиологического состояния или усвоения такого типа поведения, которое будет предотвращать возникновение симптомов, устранять или ослаблять их вскоре после возникновения. Можно сказать, что биоуправление, сопровождающееся широким спектром сигналов, пояснениями и обучением пациента, восполняет недостаток информации в процессе лечения. Одним из интересных направлений применения технологий, основанных на использовании обратной связи по различным физиологическим параметрам, является метод биоуправления, в котором в качестве сигнала обратной связи используются параметры проекции центра давления на плоскость опоры. Данный метод позволяет обучать больного произвольно контролировать перемещение центра давления без потери равновесия в ходе специальных компьютерных стабилографических игр. Метод осуществляется на компьютерно-стабилографическом комплексе «Стабилан», разработанным ОКБ «РИТМ» (Россия, г. Таганрог) со специальным пакетом прикладных программ. По условию игры больной должен посредством произвольных перемещений корпуса относительно стоп совмещать центра давления, представленный на экране в виде курсора, с мишенью и далее перемещать ее в определенном направлении в зависимости от игрового задания. Проведенные исследования показали, что тренировка методом биоуправления, организованного по статокинезиграмме, отражающей перемещение центра давления на плоскости опоры, способствует уменьшению асимметрии и повышению устойчивости вертикальной позы – как статической, так и динамической, при этом наблюдается уменьшение степени пареза в ноге, восстановление глубокой чувствительности, повышение функциональных возможностей больного в целом [Черникова и соавт., 2004].

Одной из наиболее интересных и перспективных в современной нейрореабилитации является технология, основанная на *виртуальной реальности*, технической основой которой служат компьютерное моделирование и компьютерная имитация, а также ускоренная трехмерная визуализация, позволяющие реалистично отображать на экране движение. Несомненные достоинства этой технологии – возможность достижения большей интенсивности тренировок на фоне усиления обратной сенсорной связи, создание индивидуального виртуального пространства для каждого больного в соответствии с его двигательными особенностями, а также взаимодействие с виртуальными объектами внутри этих пространств. Для реализации виртуальной реальности необходимы следующие аппаратные средства: монитор, мышь с пространственно управляемым курсором или джойстиком, иногда применяются виртуальные шлемы с дисплеями или со стереоскопическими очками, «цифровые перчатки», которые обеспечивают тактильную обратную связь с пользователем. В настоящее время технологии виртуальной реальности широко применяются для тренировки локомоции и постуральной устойчивости [A. Merians и соавт., 2002]. С этой целью создаются виртуальные комнаты, коридоры, залы.

Потенциация нейропластичности при стабилизации тела
Вестибулярное замещение

Сенсорные исследования замены были начаты в начале 60-х гг. XX века в качестве моделей мозговой пластичности. Пациенты со слепотой или другими сенсорными нарушениями, начиная с раннего грудного возраста, не имеют один из главных афферентных путей и, таким образом, не имеют развитых механизмов для анализа информации через утраченную систему. Поэтому тщательное исследование людей, учащихся использовать сенсорную систему (рецепторную систему) замены (замещения) за счет доставляемой информации от искусственного рецептора мозгу посредством сенсорных систем (например, осязательной), которые остались непораженными, дает уникальную возможность оценить механизмы мозговой пластичности [P. Bach-y-Rita, 1972].

Одной из наиболее сложных задач вестибулярной реабилитации является функциональное восстановление при двустороннем вестибулярном дефиците. Такие состояния могут быть следствиями многих причин: воздействия ототоксичных агентов и нейроифнекции, последствий перелома основания черепа с повреждением обеих височных костей и др. Интенсивная физическая реабилитация и методы компенсации могут помочь таким пациентам возвратить некоторую способность сохранять баланс и контроль осанки. Однако многочисленные клинические симптомы – нистагм, осциллопсии при поворотах головы, неспособность стоять/идти на мягкой почве и неровной поверхности, стоять/идти в слабо освещенных условиях и др. остаются за пределами терапевтических возможностей.

В лаборатории тактильной коммуникации и нейромодуляции при Университете Медисон (США, Висконсин) разработана технология электротактильной замены вестибулярной системы (ETVSS). Система ETVSS включает следующее: миниатюрный с двумя осями акселерометр, установленный на пластиковой каске, передает передне-задние и средне-боковые угловые данные (полученные двойной интеграцией данных акселерации) к дисплейному модулю языка, который производит копированный стимул. Сообщается о восстановлении контроля осанки в положении сидя и стоя у пациентов с двусторонним вестибулярным дефицитом. Пациенты легко воспринимают оба положения и движение маленького «направленного» стимула на дисплее языка и интерпретируют эту информацию, чтобы сделать корректирующую установку положения, приводя целевые стимулы к централизации. Обнаружены две группы эффектов ETVSS на пациентов с двусторонней вестибулярной дисфункцией: непосредственный и остаточный. Непосредственно после первых серий лечебного сеанса обследуемые были способны поддерживать вертикальную осанку с закрытыми глазами, а в последующие дни обучения некоторые могли стоять с закрытыми глазами на мягкой почве или в пробе Ромберга. Остаточные эффекты наблюдались даже после полного разъединения от ETVSS. Дополнительно во время этого периода пациент также испытывал существенное улучшение в виде контроля баланса во время ходьбы на неровных или мягких поверхностях или даже катании на велосипеде. Оценка результатов показала, что частично (даже незначительно) сохранившаяся вестибулярная сенсорная функция может быть реорганизована [J.Wildenberg и соавт.; 2010; Y. Danilov и соавт., 2007; M.Tyler и соавт., 2003; Кочетков А. В. и соавт., 2011].

Одним из проявлений пластичности нервной системы являются процессы вестибулярной компенсации. Современное состояние вопроса характеризуется переходом к детальному аналитическому изучению нейрональных механизмов, лежащих в основе вестибулярной компенсации, что позволяет сопоставлять динамику активности нейронов и структурные сдвиги с изменениями позы, ориентации и координации [Дзяк Л.А., Цуркаленко Е.С., 2010]. Вместе с тем, всестороннее изучение процессов компенсации дает новые сведения об организации вестибулярной системы в целом. Процесс компенсации обеспечивается наличием многосторонних анатомических связей между различными отделами нервной системы и пластичностью нервных центров. Утраченная функция восполняется целой функциональной системой с наличием многосторонних анатомических связей со взаимодействующими центральными и периферическими образованиями, создающими единый комплекс. Проблема восстановления связана с теорией динамической локализации функций и ее системной организацией, что позволило считать реорганизацию функций основным механизмом восстановления. Это нашло подтверждение в фактах конвергенции на одни и те же нейроны множества импульсов, несущих разномодальную информацию [J. Massion, 1996]. Таким образом, в основе современных представлений о пластичности центральной нервной системы лежат принцип полисенсорной функции нейрона и иерархичность структур ЦНС.

Подобные изменения при потенциации механизмов нейропластичности наблюдается в функционировании системы поддержания равновесия. Как показывает ряд исследований, частично сохранившаяся вестибулярная сенсорная функция может быть реорганизована: даже 2% сохранившейся нервной ткани в системе могут служить основанием для функциональной перестройки [P. Bach-y-Rita, 2004]. Известно, что в выравнивании возникшей вестибулярной дисфункции значительная роль принадлежит центральным компенсаторным механизмам, т.е. центральным отделам вестибулярной системы, которые оптимизируют работу различных её звеньев в условиях возникшего дисбаланса [T. Brandt, 1997]. Из участвующих в этом процессе анатомических структур особое значение отводится вестибулярным ядрам ствола головного мозга [C. Darlingtona, P. Smithb, 2000]. В качестве индуктора потенциации нейропластических процессов на корковом уровне и уровне вестибулярных ядер в лаборатории тактильной коммуникации и нейромодуляции при Университете Медисона (США, Висконсин) предложена методика «Brain-Port», которая является продолжением в эволюции методик неинвазивной нейромодуляции черепных нервов - cranial nerve non-invasive neuromodulation (CN-NINM). Сообщается об эффективности лечения вестибулярной дисфункции центрального характера у пациентов, перенесших острое нарушение мозгового кровообращения [Зимина Е.В. и соавт., 2008]. В оториноларингологической практике чаще наблюдаются периферические вестибулярные нарушения, т.е. связанные с изменениями в области преддверия и полукружных каналов. В качестве модели одностороннего вестибулярного дефицита периферического характера может выступать состояние после вмешательства на стремени у больных отосклерозом в ранние сроки после стапедопластики. На кафедре отоларингологии Военно-медицинской академии (Российская Федерация,

Санкт-Петербург) реабилитация таких пациентов, имеющих нарушения равновесия, осуществляется с помощью аппарата "Brain Port" в условиях изолированной вестибулярной нагрузки (изолированного гравитационного стимула): вертикальная поза с закрытыми глазами при максимальном сокращении площади рецепторного поля стоп (положение стоп «вместе», «одна за другой»), а также упражнения на поверхности, максимально исключающей восприятие сенсорной информации со стороны стоп (толстый полиуретановых коврик), и в условиях блокирования контроля (внимания) за ощущением положения тела (счет звуковых сигналов метронома, которые задаются генератором случайных чисел в диапазоне 0,8-1,2 Гц).

По своей сути, "BrainPort" является устройством для проведения стимуляции структур ствола мозга с использованием биологической обратной связи. Проведение стимуляции осуществляется посредством пластины со встроенными электродами (всего 121 электрод), которая устанавливается на переднюю поверхность языка. Во время стимуляции происходит одновременное раздражение язычного нерва (ветвь V пары черепных нервов) и барабанной струны (ветвь VII пары черепных нервов) с последующим возбуждением соответствующих ядер ствола мозга (сенсорная часть тройничного ядра и ядро солитарного тракта). В дальнейшем, как предполагается, происходит долгосрочное потенцирование компенсаторно-восстановительных механизмов разных структурно-функциональных элементов ствола мозга и вышерасположенных структур.

"BrainPort", помимо нейростимуляторного модуля, имеет встроенный акселерометр (устройство для измерения прямолинейного и углового ускорений), который позволяет пациенту контролировать изменение положения тела относительно вертикальной оси путем восприятия смещения ощущаемой «точки стимуляции» на языке в направлении, соответствующему отклонению тела. Пациенты интерпретируют эту информацию и делают корректирующие движения для вертикальной стабилизации тела. Таким образом реализуются механизмы биологической обратной связи и механизмы частичного сенсорного (вестибулярного) замещения. Это позволяет проводить реабилитацию пациентов с нарушением равновесия

Реабилитационный курс осуществляется в течение 10 дней, по 2 процедуры ежедневно. Продолжительность одного сеанса – 20 минут. Перерыв между сеансами – не менее 4,5 часов (рисунок 1).

После проведения курса реабилитационных процедур с помощью прибора "BrainPort" у всех пациентов наблюдалась положительная динамика стабилометрических показателей. Показателем положительно ответа на лечение было увеличение значения качества функции равновесия, предложенный В.И. Усачёвым [Усачёв В.И, 2006]. Субъективно пациенты также отмечали улучшение самочувствия в виде прекращения или уменьшения выраженности головокружения или чувства неустойчивости.

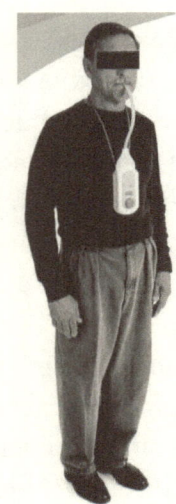

Рис. 1 Реабилитация пациента с нарушением равновесия с помощью технологии "Brain Port™".

Потенциация пластичности слуховой системы

Musiek и соавт. (2002), определили пластичность слуховой системы как «изменения на уровне нейронов вследствие воздействий окружающей среды» [F. Musiek и соавт., 2002]. Слуховая система при рождении формируется не полностью, созревает постепенно, после того как начинает функционировать внутреннее ухо. При внутриутробном развитии и в раннем детстве пластичность проявляется прежде всего на уровне волосковых клеток, что принципиально для дальнейшего формирования слуха [S. Hernández-Muela, 2004]. Пластичность сенсорной системы проявляется как на уровне периферического рецептора нейросенсорных тканей, так и центральных путей. Пластичность слуховой системы изменяет физиологические, биохимические и/или анатомические свойства центральных нейронов в ответ на воздействия получаемой слуховой информации, поэтому она также является биодинамическим феноменом. Слуховая система реорганизует сама себя при различных вариантах изменения сенсорного входа – утраченном (нарушение слуха), либо восстановленном (например, после кохлеарной имплантации или слухопротезирования) [K. Knobel и соавт., 2005].

D. Mecklenburg и G. Babighian (1996) проанализировали результаты исследования пациентов на протяжении 20 лет после кохлеарной имплантации, выполненной по поводу глухоты. В отношении пластичности слуховой функции авторы сделали заключение, что она присутствует на протяжении всей жизни, хотя с возрастом проявляется в меньшей степени.

Musek и Berge (1998) утверждают, что один из вариантов пластичности связан с развитием организма: он появляется с началом обработки незрелым мозгом сенсорной информации и продолжается на протяжении всей жизни. Недавнее исследование K. Johnson с соавт. (2008) показало, что слуховая система человека имеет пластические свойства и не только на уровне коры головного мозга. Это наблюдение было сделано при предъявлении различных стимулов на разных этапах развития организма.

Изменения анатомических или физиологических свойств центральной слуховой системы могут быть индуцированы сенсоневральной тугоухостью (первичная пластичность), повторным включением сенсорных стимулов (вторичная пластичность) или тренировкой слуховой системы [J. Willot, 1996].

Потенциация первичной пластичности

В соответствии с взглядами J. Williot (1996), тугоухость запускает первичную пластичность, однако непонятно, как она влияет на слух человека. Большее количество нейронов сосредоточено на частотах, которые все еще воспринимаются, в то время как соответствующие частотные карты в коре головного мозга реорганизованы. Это позволяет слуховой системе продолжать воспринимать звук, что улучшает слух. Тем не менее, восприятие становится неадекватным, так как изменяется количество нейронов, участвующих в передаче стимула, что нарушает обычное нейральное кодирование. Способность к кодированию звуков изменяется также по двум другим причинам: слуховая система не распознает, что часть нейронов поменяли частотную принадлежность, а также устанавливаются новые связи между стимулами и нейронными ответами.

Пластичность взаимодействия, которая вызывается бинауральными стимулами, также оказывает влияние на восприятие звуков. Это особенно заметно при сенсорной депривации, связанной с моноауральным использованием слуховых аппаратов. Примером является ослабленная способность непротезированного уха в сравнении с сохраненной способностью протезированного уха к потенциации центральных перестроек. Это приводит к рассогласованию работы нейронов, так как активность нейронов уха со слуховым аппаратом будет на уровне бинауральных нейронов другой (непротезированной) стороны. Со временем может привести к сенсорной депривации. Таким образом, депривация в данном случае не единственная причина тугоухости, а имеет значение также включение пластичности [K. Tremblay, 2003]. В этой связи некоторые авторы придают особое значение ранней и сбалансированной реабилитации слуха сразу двух ушей, так как считают, что симметричное снижение слуха в случае моноауральной стимуляции может привести к асимметрии вследствие неадекватной стимуляции [V. Kappel и соавт., 2011].

Потенциация вторичной пластичности

Исследования эффектов акустической депривации и стимуляции при звуковосприятии показали, что развитие и функционирование слуховой системы связано с количественными и качественными показателями сенсорного входящего потока. Rodriges и Miranda показали [цит. по V. Kappel и соавт., 2011], что нервной системе нужны адекватные стимулы, чтобы запустить механизмы нейропластичности.

Если центральная слуховая система способна реорганизовать сама себя, то становится актуальным вопрос о возможности запуска механизмов нейропластичности при включении потока сенсорных стимулов после слухопротезирования или кохлеарной имплантации. Исследования пластичности показали, что возросшая слуховая стимуляция путем усиления звуков может вызвать вторичную пластичность, которая ведет к функциональному восстановлению [V. Kappel и соавт., 2011]. K. Munro и M. Lutman (2003) показали, что такое восстановление после периода адаптации к слуховым аппаратам сопровождается значительным улучшением слуха и разборчивости речи вследствие доступности новых стимулов для пациента. В то время как проявляются полезные свойства первичной пластичности, протезирование слуха может вызвать негативный эффект, по крайней мере, сначала, из-за несоответствия между акустическими стимулами и слуховым восприятием, которые до этого были в слуховой системе. Частоты, которые не воспринимались ранее, становятся воспринимаемыми снова, что приводит к функциональной конкуренции со «старыми» нейронами. Таким образом, при кодировании звуков могут возникнуть новые проблемы. [J. Williot, 1996].

Тренировка (conditioning)

Некоторые вторы [цит. по V. Kappel и соавт., 2011] отметили, что тренировку можно также отнести к нейропластичности, что является принципиальным для возможностей слуховой реабилитации. В результате слуховых тренировок меняются частотные карты коры головного мозга и генерируются необходимые новые связи. Во время обучения повторы оказывают положительное воздействие на число синапсов в нейрональных сетях. Исследования показали, что слух улучшается после слуховых тренировок за счет стимуляции нейрональных структур, участвующих в слуховой рецепции [цит. по V. Kappel и соавт., 2011].

Транскраниальная магнитная стимуляция.

При транскраниальной магнитной стимуляции происходит активизация или же наоборот торможение (в зависимости от частоты стимуляции) определенных зон коры головного мозга, осуществляемая за счет стимулирования долговременной потенциации. Транскраниальная магнитная стимуляция способна также модулировать высшие корковые функции – облегчать обучение, узнавание визуальных образов, улучшать память, аналоговое мышление и принятие решений; регулировать функцию зоны, на которую непосредственно воздействуют, а также влиять на функционально с ней связанные другие структуры головного мозга - т.е. транскраниальная магнитная стимуляция позволяет реорганизовать нейрональные сети посредством модуляции их связей и может быть использована для нейрокогнитивной реабилитации. В некоторых работах было предложено синхронизировать повторную трансмагнитную стимуляцию и ЭЭГ ритм, в особенности относительно подсознательных гамма-волн, с целью усиления связей внутри функциональных сетей. Транскраниальную магнитную стимуляции можно совмещать с различными реабилитационными процедурами или же фармакологическими препаратами для потенциации влияния на нейропластичность. Транскраниальная магнитная стимуляция находит также свое применение в лечении других нозологий: депрессия, острая и хроническая боль, эпилепсия, тики и обсессивно-компульсивные влечения при болезни Туретта.

Электрическая стимуляция

Применения длительной электрической стимуляции головного мозга было значительно усовершенствовано за последнее время особенно в отношении проблем лечения двигательных нарушений. Высокочастотная стимуляции глубокорасположенных ядер серого вещества головного мозга способна модулировать функцию кортикально-субкортикальных трактов, улучшая двигательную, а также когнитивную и поведенческую функции при болезни Паркинсона, дистонии, эссенциальном треморе. Более того, глубинная стимуляция структур головного мозга применяется в случаях трудно курабельной кластерной головной боли, психиатрических заболеваний, в особенности компульсивно-обсессивных нарушений, а также при резистентной к лечению эпилепсии [цит. по Живолупов С.А., Самарцев И.Н., 2009].

Длительная электростимуляция центральной области коры головного мозга с применением экстрадуральных электродов применяется для модуляции нейрональных функциональных сетей, в особенности при двигательных нарушениях и хронической боли.

Стимуляция структур ствола мозга (прежде всего область слуховых и вестибулярных ядер) может осуществляться также посредством указанной выше технологии CN-NINM - неинвазивной электротактильной стимуляции языка, которая представлена аппаратом «PONS» (нейростимуляционный модуль «Brain Port» без акцелерометра), способный генерировать электрические стимулы, по своим характеристикам схожие с нервными импульсами основных нервных путей в центральной нервной системе.

На кафедре отоларингологии Военно-медицинской академии (Российская Федерация, Санкт-Петербург) проводится пилотное исследование возможностей реабилитации пациентов с нарушениями слуха при применении курсов реабилитационных программ, включающих адекватные сенсорные воздействия на систему слуха (записанная речь, шум) и транслингвальную стимуляцию структур ствола мозга [Сыроежкин Ф.А., Дворянчиков В.В., Швецова М.В., 2013; S. Zhivolupov, F. Syroezhkin, 2013].

Получены доказательства, что подобная акустическая стимуляция в условиях транслингвальной стимуляции ствола мозга потенциирует запуск компенсаторно-восстановительных процессов в слуховой системе при ее нарушениях (рис. 2).

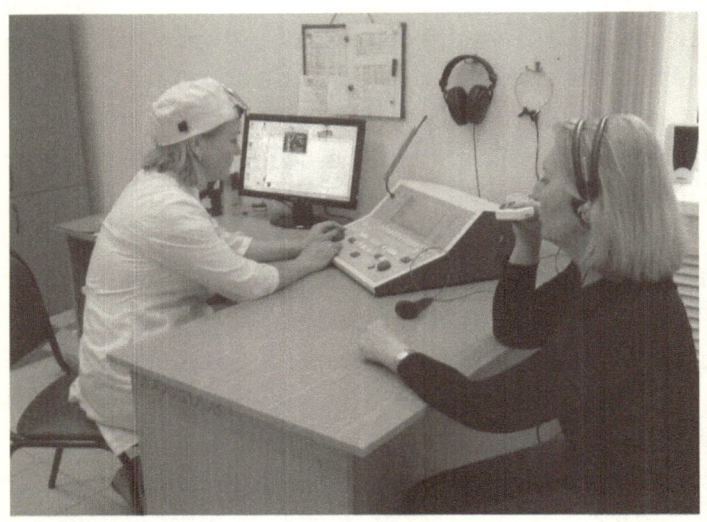

Рис. 2 Акустическое воздействие в условиях транслингвальной стимуляции ствола мозга с помощью аппарата "PONS™" (технология CN-NINM).

В заключение необходимо подчеркнуть, что благодаря появлению новых функциональных методов нейровизуализации, прежде всего фМРТ, открылись уникальные возможности как для изучения нейропластических процессов, происходящих в различных структурах мозга под влиянием тех или иных реабилитационных технологий, так и для усовершенствования этих методов восстановительной терапии и создания новых технологий. Вместе с тем не следует забывать, что нейропластичность как постоянный физиологический фактор, действующий в постинсультном периоде, участвует также в формировании и реализации ряда патологических симптомов – ушного шума, повышенной рефлекторной активности и хронического болевого синдрома, появление которых также может быть спровоцировано усиленным афферентным потоком. В связи с этим важнейшей задачей современной нейрореабилитации как науки является изучение возможности адекватного управления нейропластическими процессами с помощью различных средств восстановительной медицины.

Современные методы реабилитации слуховой функции

Лечебные мероприятия при нарушениях слуха вследствие травм, в том числе сопровождающихся отрывам ушных раковин и грубыми посттравматическими деформациями наружного уха, не всегда приводят к удовлетворительному функциональному результату, основная помощь таким пациентам сводится к слухопротезированию [Федорова О.В. и соавт., 2001].

Большинство пациентов с сенсоневральной или смешанной формами тугоухости с успехом используют традиционные слуховые аппараты, но некоторые больные испытывают при этом значительный дискомфорт, связанный с окклюзией наружного слухового прохода; нередко возникают рекуррентные инфекции наружного слухового прохода или аллергические реакции [K. Boeheim и соав., 2010].

В настоящее время остается актуальным вопрос слуховой реабилитации пациентов с последствиями обширных травм головы, в том числе сопровождающихся отрывам ушных раковин и грубыми посттравматическими деформациями наружного уха, так как у данной категории больных ношение аппарата крайне затруднено, а проведение реконструктивной слухоулучшающей операции не всегда возможно из-за выраженного изменения анатомии среднего и внутреннего уха.

В последнее время появилась возможность реабилитировать пациентов с тугоухостью высокой степени с помощью имплантируемых слуховых аппаратов воздушной (ИСА ВП) или костной проводимости (ИСА КП). В литературе описаны показания для установки имплантируемых слуховых аппаратов (ИСА).

По данным литературы, число пациентов, которые используют традиционные слуховые аппараты варьирует от 21 до 23% от общего числа слабослышащих [K. Boeheim, 2010]. Это значит, что более 75 % людей с ограниченными возможностями по слуху не носят слуховой аппарат.

Причинами отказа от ношения слухового аппарата являются косметический дефект, неправильная настройка и плохое качество звука. Кроме того, некоторые пациенты не могут использовать традиционные слуховые аппараты из-за медицинских противопоказаний или анатомических особенностей [K.Boeheim, 2010].

Пациенты с тугоухостью высокой степени (пороги звуковосприятия на уровне 80 дБ) для нормального восприятия речи в тишине вынуждены использовать мощный заушный слуховой аппарат, который способен усиливать интенсивность звука до 80 дБ [D. Tucci, 2010]. Такие слуховые аппараты имеют большой размер, поэтому пациенты отказываются от их использования по эстетическим соображениям. Кроме того, такие устройства не позволяют вести активный образ жизни, в том числе - заниматься спортом. А более комфортные внутриушные и внутриканальные слуховые аппараты, не имеющие указанных недостатков, способны усиливать интенсивность звука лишь на 60 дБ и от 50 дБ соответственно [D. Tucci, 2010]., что не всегда является достаточным.

Помимо этого, пациенты испытывают значительный дискомфорт, связанный с феноменом обратной акустической связи. Обратная акустическая связь - это явление, при котором акустическая волна проходит сквозь свободное воздушное пространство между слуховым аппаратом и стенкой наружного слухового прохода и возвращается обратно в микрофон, усиливаясь заново. Особенно часто обратная акустическая связь возникает у пациентов с большой трепанационной полостью после радикальной операций на среднем ухе. Это может быть купировано более тесным прилеганием вкладыша слухового аппарата к стенкам наружного слухового прохода, но это в свою очередь может повысить риск развития наружного отита и аутофонии.

Традиционные слуховые аппараты усиливают звук не на всех частотах. Большинство из них работают в среднем диапазоне от 500 до 2000 Гц, что является достаточным для хорошей разборчивости речи. Однако ряд пациентов со снижением слуха на низких частотах (например, болезнь Меньера) или изолированно на высоких частотах (например, пресбиакузис или ототоксическое воздействие) не удовлетворены использованием слуховых аппаратов, так как они усиливают интенсивность звука на средних частотах, на которых слух таких пациентов может быть в норме.

Традиционный слуховой аппарат, особенно заушный, так или иначе, находится на виду, поэтому ношение аппарата становится неприемлемым для людей, которые испытывают комплексы по поводу своей болезни. По разным данным, от 8 до 25% пациентов с ограниченными возможностями по слуху не используют слуховой аппарат из-за эстетических причин [D. Tucci, 2010].

Кроме того, установка приемника слухового аппарата рядом с ушной раковиной способствует снижению качества сигнала и эффекта обратной связи, что наряду с вышеперечисленными недостатками, послужило толчком для создания имплантируемых слуховых аппаратов (ИСА).

Имплантируемые слуховые аппараты

За последние годы осуществлен значительный прорыв в разработке новых высокотехнологичных методов хирургического слухопротезирования больных с различными формами тугоухости и глухотой, направленных на коррекцию нарушенных структурных и функциональных нарушений органа слуха [Таварткиладзе Г.А.. 2010].

По данным Paul W. Flint с соавт. (2010), ИСА обладают лучшей способностью к усилению интенсивности звука, не имеют эффекта обратной связи и окклюзии наружного слухового прохода, а также обладают более широкими частотными характеристиками по сравнению с традиционными слуховыми аппаратами.

Основной группой кандидатов на установку ИСА являются пациенты с различными формами тугоухости II-III степени. Очевидно, что для этих больных вопрос сохранения слуха и предупреждения усугубления тугоухости является актуальным.

В настоящее время стандартизированы аудиологические критерии, нозологические формы для каждого имплантата. Но остается открытым вопрос дифференцированного подхода к выбору типа имплантата.

Имплантируемые слуховые системы подразделяются на полностью имплантируемые и частично имплантируемые. Различают имплантаты костной и воздушной проводимости или активные имплантаты среднего уха, а также кохлеарные и стволомозговые имплантаты.

Существует два типа ИСА, устанавливаемых в среднее ухо. Разделяются они по типу преобразователей. Различают пьезоэлектрический и электромагнитный преобразователи.

Принцип работы имплантируемого слухового аппарата костной проводимости (ИСА КП), например, Cochlear/Entific BAHA, заключается в улавливании звуковой волны микрофоном, затем звук усиливается и передается с помощью микровибраций костей черепа непосредственно в улитку.

Имплантируемый слуховой аппарат воздушной проводимости

ИСА ВП – это активный имплантат среднего уха, который усиливает механические вибрации оссикулярной системы среднего уха, передавая амплифицированный сигнал в улитку. В отличие от слухового аппарата, который делает звук громче, имплантат преобразовывает окружающие звуки в механические вибрации. Данная механическая энергия используется, чтобы стимулировать структуры среднего уха для восприятия высокочастотных звуков.

Система состоит из двух частей: внутренней – имплантируемой (Vibration Ossicular Prosthesis, VORP) и наружной – аудиопроцессора (Audio Processor, AP). Внутренняя часть оснащена магнитом, который имплантируют под кожу, благодаря чему удерживает аудиопроцессор на имплантате. Основой внутренней части является катушка (Floating Mass Transduser – FMT). Внешний компонент - аудиопроцессор крепится на волосистой части головы пациента с помощью магнита. Аудиопроцессор подает питание в имплантат. Он состоит из батареи, микрофона и электронной платформы, которая отвечает за цифровую обработку сигналов. Звуки улавливаются микрофоном аудиопроцессора.

Аудиопроцессор преобразует повседневные звуки в электрические сигналы. Электрические сигналы передаются через кожу в имплантированную часть. Затем имплантат передает сигнал на катушку FMT. Катушка FMT преобразует сигнал в механические вибрации, которые непосредственно стимулируют структуру среднего уха (например, цепь косточек), заставляя ее вибрировать. Данные вибрации далее передаются во внутреннее ухо, приводя в движение эндолимфу, а затем волосковые клетки. Волосковые клетки вырабатывают электрические сигналы, которые по слуховому нерву поступают в головной мозг, который воспринимает сигналы как звук.

R. Mlynski с соавт. (2010) считает, что обязательными условиями для установки имплантата среднего уха у пациентов являются нормальное развитие речи, хорошие языковые навыки, а также психологическая и эмоциональная стабильность пациента и реалистичные ожидания преимущества имплантата среднего уха по сравнению со слуховыми аппаратами [R. Mlynski и соавт., 2010)].

Со временем операция по установке ИСА ВП развивалась и приобретала множество модификаций. И на сегодняшний день данное оперативное вмешательство позволяет занять уникальную нишу в лечении больных с кондуктивной и смешанной формами тугоухости.

Это связано и с хорошими функциональными результатами, и с расширением показаний к этой операции. Благодаря этому появилась возможность реабилитации пациентов со смешанной и кондуктивной формами тугоухости при условии, если традиционные отохирургические методики и слуховые аппараты недостаточны для удовлетворительной слухоречевой реабилитации [J. Kiefer и соавт., 2006].

До недавнего времени вопрос реабилитации пациентов с последствиями травм головы, повлекшие развитие двусторонних хронических средних отитов и перенесших радикальную операцию на среднем ухе, с двусторонней смешанной или кондуктивной формами тугоухости высокой степени, оставался нерешенным [B. Fraysse и соавт., 2001].

В настоящее время возникла модифицированная, совмещенная операция «вибропластика», при которой одномоментно выполняют установку ИСА ВП и тимпанопластику. Кандидатами на вибропластику являются пациенты с адгезивным процессом в среднем ухе, последствиями травм, а также пациенты после тимпанопластики и радикальной санирующей операции, у которых не удалось достичь хорошего функционального результата с помощью традиционных слухоулучшающих операций.

Имплантируемый слуховой аппарат костной проводимости

ИСА КП активно применяется оториноларингологами с 1977 года [D. Gillettб 2006]. A. Mudry и A. Tiellstrom (2001) в своей статье подробно освещают исторические моменты, предшествовавшие производству слухового аппарата костной проводимости. В связи с различными проблемами, в частности, потерей звука за счет мягких тканей, в Гетебурге (Швеция) была развита идея имплантировать костный вибратор в сосцевидный отросток.

Частично ИСА КП состоит из имплантируемого титанового штифта, который вживляется в кортикальную пластинку костей свода черепа, опоры и аудиопроцессора, который подключается через 3-4 месяца после хирургического вмешательства.

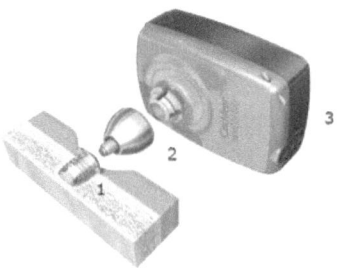

Устройство ИСА КП, где: 1- имплантируемый титановый штифт; 2- опора; 3- аудиопроцессор

A. Evans с соавт. (2007) указывают на высокую эффективность установки ИСА КП при атрезии наружного слухового прохода и микротии. Преимущественно это те пациенты, которым не показана реконструктивная хирургия (устранение атрезии) или те, у которых удовлетворительный функциональный результат после операции не был достигнут.

ИСА КП используется в мировой практике более 35 лет и на сегодняшний день имеется большое количество клинических исследований, посвященных отбору кандидатов, эффективности использования имплантата при той или иной патологии, изучению осложнений операции и профилактике последних (Рис. 3).

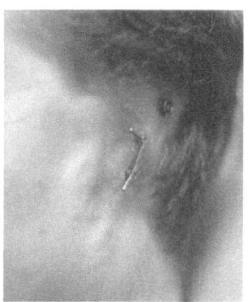 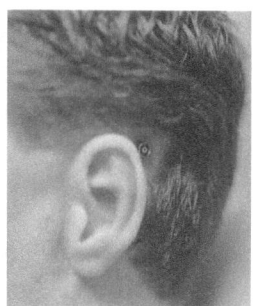 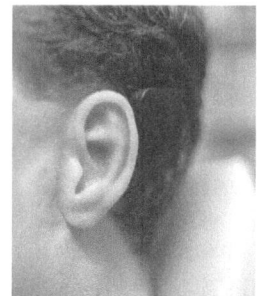

Рисунок 3. Одномоментная имплантация протеза ушной раковины и ИСА КП в случае полного отрыва ушной раковины и хронического постттравматического среднего отита.

Литература

Боевые повреждения в локальных войнах. Травма головного мозга, слуховой и вестибулярной системы при взрывах (этиология, патогенез, клиника, диагностика, лечение) / под ред. Ю.К. Янова, А.Т. Гречко – 2001. - 395 с.

1. Дзяк Л.А., Цуркаленко Е.С. Нейропластичность и вестибулярная дисфункция // Международный неврологический журнал 6 (10) 2006
2. Глазников Л.А., Гречко А.Т., Янов Ю.К. Применение бемитила в острой фазе минно-взрывной травмы головного мозга с повреждением слухового анализатора // Пятнадцатый съезд оториноларингологов России: [Материалы]. – СПб., 1995. – Т.1. – С. 233-236.
3. Гофман В.Р., Глазников Л.А., Гречко А.Т. О некоторых особенностях минно-взрывных поражений слуховой системы и клинического ведения больных в раннем периоде травмы // Медицина катастроф. — 1996. — № 4 (16). — С. 51–65.
4. Гофман В.Р., Гречко А.Т., Глазников Л.А. Симптоматическая и адаптационная фармакотерапия на этапах лечения и эвакуации пострадавших от травмы с нарушением функций мозга, слуховой и вестибулярной систем // Журн. ушных, носовых и горловых болезней. — 1998. — № 5. — С. 21–29.
5. Глазников Л.А., Нигмедзянов Р.А., Коломоец Н.М., Хомутов В.П. Медицинская реабилитация раненых и пострадавших в чрезвычайных условиях // Актуальные проблемы множественных и сочетанных травм: [Тез. докл.]. — СПб., 1992. — С. 83–85.
6. Зимина Е.В., Горохова И.Г., Даминов В.Д. Транслингвальная стимуляция в реабилитации пациентов с координаторными нарушениями / Мат. V междунар. конгресса «Восстановительная медицина и реабилитация 2008», М., - С. 78-79.
7. Кочетков А. В., Бугорский Е. В., Федин П. А. Функциональная нейростимуляция BrainPort в коррекции стволовых вестибулярных нарушений // Доктор.ру № 8 (67) — 2011 год.
8. Сыроежкин Ф.А., Дворянчиков, Швецова М.В. Реабилитация военнослужащих со слуховыми и вестибулярными нарушениями: новые возможности / Международная научно-практическая конференция по военной медицине 27.10 – 1.11 2013 г. [Материалы], Санкт-Петербург, Россия С. 90 - 91
9. Таварткиладзе Г.А. Современные имплантационные технологии в реабилитации больных с различными формами тугоухости // Рос. оторинолар. - 2008. - Прилож. №1. - С. 387-391.

10. Таварткиладзе Г.А. Современные имплантационные технологии в реабилитации больных с различными формами тугоухости // Рос. оторинолар. - 2008. - Прилож. №1. - С. 387-391.
11. Усачёв В.И. Новая методология обработки стабилометрической информации и проблемы широкого внедрения ее в практику / Известия ТРТУ. Тематический выпуск. Медицинские информационные системы. – Таганрог: Изд-во ТРТУ, 2006, №11 (66). – С. 138-144.
12. Федорова О.В. Реабилитация больных нейросенсорной тугоухостью / О.В. Федорова [и др.] // Современные проблемы физиологии и патологии слуха. Тез. докл. 4-го Междунар. симп. - М., 2001. - С. 189-191.
13. Черникова Л.А. Пластичность мозга и современные реабилитационные технологии // Вестник РАМН Том 1. №2 2007 С. 40-47
14. Agnati L.F., Guidolin D., Fuxe K. The brain as a system of nested but partially overlapping networks. Heuristic relevance of the model for brain physiology and pathology. J Neural Transm 2007; 114: 3—19
15. Azari N.P., Seitz R.J. Brainplasticity and recovery from stroke. Am Sci 2000;88:5:426—431.
16. Bachoud-Levi A., Remy P., Nguen J. et al. Motor and cognitive improvement in patients with Huntington disease patients. Brain 2004;127:65—72
17. Bach-y-Rita P. Brain mechanisms in sensory substitution. New York, Academic Press, 1972.
18. Bach-y-Rita P. Is it possible to restore function with two percent surviving neural tissue? // J. Integr. Neurosci. 2004. Vol. 3. Iss. 1. P. 3–6
19. Baskys A., Wojtowicz M. Effects of brain tissue hydrolysate on synaptic transmission in the hippocampus. Pharm Biochem Behav 1994; 49: 1105—1107.
20. Baumgartner W.-D. [et al]. The Vibrant Soundbridge for conductive and mixed hearing losses: European multicenter study results / Adv. Otorhinolaryngol.-2010. - № 69. - P. 38-50
20. Beaulieu CL: Rehabilitation and outcome following pediatric traumatic brain injury. Surg Clin North Am 2002; 82:393–408
21. Boeheim K. Active middle ear implants / K. Boeheim – Karger, 2010. – P. 88.
22. Boeheim K. et al. Active Middle Ear Implant Compared With Open-Fit Hearing Aid in Sloping High-Frequency Sensorineural Hearing Loss / K. Boeheim [et al.] // Otology & Neurotology. - 2010. - № 31 (3). - P. 424-9.
23. Bracewell R.M. Stroke: neuroplasticity and recent approaches to rehabilitation. J. Neurol. Neurosurg. Psychiatry 2003; 74: 1465–1470
24. Breeze J, Bryant D. Current Concepts in the Epidemiology and Management of Battlefield Head, Face and Neck trauma J R Army Med Corps 2009;155:4 274-278

25. Breeze J, Gibbons AJ, Shieff C, Banfield G, Bryant DG, Midwinter MJ. Combat-related craniofacial and cervical injuries: a 5-year review from the British military. J Trauma. 2007 Oct;63(4):836-40.
26. Cairns K., Finklestein S. Growth factors and stem cells as treatment forstroke recovery. Phys Med Rehabil Clin N Am 2003;14:Suppl 1:135—142.
27. Chen R., Cohen G. Nervous system reorganization following injury. Neuroscience 2002;111:4:761—773.
28. Danilov Y., Efficacy of electrotactile vestibular substitution in patients with peripheral and central vestibular loss // Journal of Vestibular Research 17 (2007) 119–130 119
29. Danilov, Y.P., M.E. Tyler, K.L. Skinner, R.A. Hogle, and P. Bach-y-Rita. 2007. Efficacy of electrotactile vestibular substitution in patients with peripheral and central vestibular loss. J Vestib Res. 17:119-130.
30. Danton GH, Dietrich WD. Inflammatory mechanisms after i schemia a nd stroke . J Neuropath Exp Neurol 2003; 62:127–136
31. Dhandapani K.M., Mahesh V.B., Brann D.W. Astrocytes and brain function: implications for reproduction. Exp Biol Med (Maywood) 2003;253—260
32. Dumon T. [et al.] Vibrant Soundbridge middle ear implant in mixed hearing loss. Indications, techniques, results / // Rev. Laryngol. Otol. Rhinol. - 2009. - № 130. – P. 75-81.
33. Evans A.K. Canal atresia: "surgery or implantable hearing devices? The expert's question is revisited". / A. Evans, K. Kazahaya // Int. J Pediatr. Otorhinolaryngol. - 2007. - № 71(3). - P. 367-74.
34. Francis-Turner L., Valouskova V. Nerve growth factor and nootropic drug Cerebrolysin but not fibroblast growth factor can reduce spatial memory impairment elicited by fimbria-fornix transection: short-term study.// Neurosci Lett 1996; 202: 193—196.
35. Fraysse B. [et al.] A Multicenter Study of the Vibrant Soundbridge Middle Ear Implant: Early Clinical Results and Experience / // Otology & Neurotology. -2001. - № 22. P. 952-961.
36. Gage F.H. Structural plasticity of the adult brain. Dialog Clin Neurosci 2004; 6: 2: 135—141.
37. Garin P. [et. al.] Bilateral vibrant soundbridge implantation: audiologic and subjective benefits in quiet and noisy environments // Acta Oto-Laryngologica.- 2010. - № 2. P. 1–9.
38. Ginsberg MD. Injury mechanisms in the ischemic penumbra. Approaches to neuroprotection in acute ischemic stroke. Cerebrova sc Dis 1997; 7(Suppl 2):7–12
39. Goode R.L. [et al.] The history and development of the implantable hearing aid / Otolaryngol. Clin. North Am.- 1995. - № 28. - P. 1-16.
40. Hernández-Muela S, Mulas F, Mattos L. Plasticida neuronal functional. Rev Neurol. 2004;38(1):58-68.

41. Ioffe M.E., Ustinova K.I., Chernikova L.A., Kulikov M.A. Supervised learning of postural tasks in patients with poststroke hemiparesis, Parkinson's disease or cerebellar ataxia. Exp. Brain Res. 2006; 168:384–394.
42. Johansson B.B. Neurorehabilitation and brain plasticity. J Rehabil Med 2003; 35: 1.
43. Johnson KL, Nicol T, Zecker SG, Kraus N. Developmental plasticity in the human auditory brainstem. J Neurosci. 2008;28(15):4000-7.
44. Kappel V, Moreno A, Buss C Plasticity of the auditory system: theoretical considerations Braz J Otorhinolaryngol. 2011;77(5):670-4.
45. Kunst S.J. [et al.] Bone anchored hearing aid in patients with acquired and congenital unilateral inner ear deafness (Baha CROS): clinical evaluation of 56 cases/ Ann. Otol. Rhinol. Laryngol. 2010. - № 119 (7). - P.447-54.
46. Lew TA, Walker JA, Wenke JC, et al. Characterization of craniomaxillofacial battle injuries sustained by United States service members in the current conflicts of Iraq and Afghanistan. J Oral Maxillofac Surg 2010; 68(1):3-7
47. Millán M, Arenillas J. Gene expression in cerebral i schemia: a new approach for neuropro-tection. Cerebrovasc Dis 2006; 21(Suppl 2):30–37
48. Mlynski R. Surgical approaches to position the Vibrant Soundbridge in conductive and mixed hearing loss / R.Mlynski, J.Mueller, R. Hagen // Operative Techniques in Otolaryngology. - 2010. - Vol.- 21. - P. 272-277.
49. Muresanu D.F. Современные представления о нейропротекции и нейропластичности в книге S. Ritsner «Brain protection in schizophrenia, mood and cognitie disorders», 2010.
50. Musiek F, Shinn J, Hare C. Plasticity, auditory training, and auditory processing disorders. Seminars in hearing. 2002;23(4):263-75.
51. Nieto-Sampedro M., Nieto-Dias M. Neural plasticity: changes with age. J Neural Transm 2005; 112: 3—27.
52. Otte A. The plasticity of the brain // Eur. J. Nucl. Med. — 2001. — Vol. 28. — P. 263-265
53. Paul W. Flint [et al.] Implantable Hearing Aids / Cummings Otolaryngology - Head & Neck Surgery. - 2010. - №5. P. -2203-2218.
54. T. Brandt et al. Plasticity of the vestibular system: central compensation and sensory substitution for vestibular deficits Adv. Neurol. - 1997. - Vol. 73, №1. - P.297-309.
55. Tremblay K. Central auditory plasticity: implications for auditory rehabilitation. J Speech Hear Disord. 2003;56(1):10-5.
56. Tucci D. A summary of the literature on global hearing impairment: current status and priorities for action / D. Tucci, M.H. Merson, B.S. Wilson // Otol Neurotol. – 2010. - № 31(1). - P. 31-41.
57. Wazen J.J. [et al.] Results of the bone-anchored hearing aid in unilateral hearing loss/ // Laryngoscope. - 2001. - № 111. - P. 955-958.

58. Xydakis MS, Fravell MD, Nasser KE, Casler JD Analysis of battlefield head and neck injuries in Iraq and Afghanistan Otolaryngol Head Neck Surg. 2005 Oct;133(4):497-504.
59. Zennou-Azogui Y, Xerri C, Leonard J, Tighilet B (1996) Vestibular compensation: role of visual motion cues in the recovery of posturo-kinetic functions in the cat. Behav Brain Res 74: 1-2. 65-77.

ГЛАВА 5

Бойко Э.В., Чурашов С.В., Черныш В.Ф.

ПОВРЕЖДЕНИЯ ОРГАНА ЗРЕНИЯ. ОРГАНИЗАЦИЯ МЕДИЦИНСКОЙ ПОМОЩИ

1. Структура и особенности повреждений органа зрения

Частота повреждений органа зрения как в мирное время, так и в ходе боевых действий неуклонно растет [Волков В.В., 1989; Гундорова Р.А., Максимов И.Б., Мошетова Л.К., 2000; Либман Е.С., 2005]. Если в ходе Великой Отечественной войны она составляла 1-2% [Опыт Советской медицины в ВОВ, 1951], то во время войны в Афганистане она достигла 5,6% [Даничев В.Ф., 2000] и 8-10% в ходе контртеррористической операции на Северном Кавказе [Бойко Э.В., Шишкин М.М. и др., 2003]. При этом доля открытой травмы глаза (ОТГ) возросла с 34,5-52% [Опыт Советской медицины в ВОВ, 1951] до 51,4-61,9% от общего числа всех боевых травм органа зрения [Даничев В.Ф., 2000; Шишкин М.М., Бойко Э.В. и др., 2003; Волков В.В. и др., 2005].

В структуре черепно-мозговой травмы краниофациальная составляет 6-7%, а от всех видов множественной черепно-мозговой травмы - 34% [Лебедев В.В., Крылов В.В., 2000; Луцевич Е.Э., 2005]. Частота переломов орбиты при краниофациальной травме чрезвычайно высока - до 98%, что связано с особенностью строения глазницы. В 66% повреждения глазницы сопровождаются повреждениями глазного яблока и его вспомогательных органов [ЕолчиянС.А. и др., 2002]. Повреждения зрительного нерва при черепно-мозговой травме встречаются в 0,5-5% случаев, в том числе при краниоорбитальных повреждениях - в 11,2%.

Тяжелые травмы органа зрения в 50% случаев могут явиться причиной стойкой утраты зрения [Киселев А.С., Даниличев В.Ф., Горбачев Д.С., 1997]. Последствия этих травм, наличие в виде выраженных косметических дефектов, а также функциональных расстройств нарушают качество жизни пострадавшего и влекут за собой стойкую утрату трудоспособности [Еолчиян С.А. и др., 2002].

Таким образом, умение правильно диагностировать, классифицировать и своевременно оказать неотложную офтальмологическую помощь на этапе первой врачебной, а так же квалифицированной и специализированной медицинской помощи пострадавшим с травмой глаза крайне важно и способствует лучшему клинико-функциональному исходу повреждения органа зрения.

Взрывной характер боевой травмы глаза (БТГ) определил высокую частоту бинокулярных повреждений, которые наблюдались в 42,0% 1994-1996 гг. и в 29,5% в 1999-2002 гг., причем в 27,0% и 12,7% из них были прободные ранения обоих глаз (рис. 1).

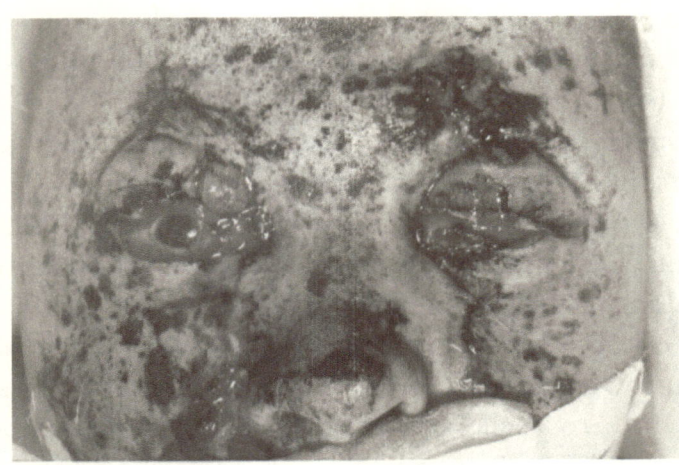

Рис. 1. Бинокулярное повреждение.

Открытая травма глаза (ОТГ) преобладала в структуре повреждений органа зрения – 51,4-59,0%, закрытая травма глаза (ЗТГ) составила -24,5-38,5%. Ранения глазницы составили 3,4-18,0%, контузии глазницы соответственно - 2,2-6,1%, ранения вспомогательных органов глаза – 2,0-3,4%, ожоги глаз - 0,4-2,2% (табл. 1).

Таблица 1.
Структура повреждений органа зрения (%)
(по данным архива ВММ МО РФ)

Локализация повреждений органа зрения	%
Ранение вспомогательных органов глаза (век, слезных органов)	2,0-3,4
Ранение глазницы	3,4-18,0
Закрытая травма глаза	24,5-38,5
Открытая травма глаза	51,4-59,0
Контузии глазницы	2,2-6,1
Ожоги	0,4 -2,2

В структуре боевой ОТГ преобладали прободные ранения с внутриглазными инородными телами (ВГИТ) – 51,4%-59,0%, проникающие ранения без инородных тел составили - 18,1-18,8%, разрушение глазного яблока – 17,5-18,5% (рис. 2), сквозные ранения – 6,8-7,6%, контузионный разрыв склеры – 1,9-3,0% (табл. 2). В структуре закрытой травмы глаза (ЗТГ) преобладали повреждения только стенки глазного яблока без инородного тела – 37,3-39,0%, повреждение только стенки с инородными телами в стенке составили – 26,1-33,6%, повреждение только содержимого – 19,7-22,0%, повреждение и стенки (без прободения) и содержимого – 5,4-16,9%.

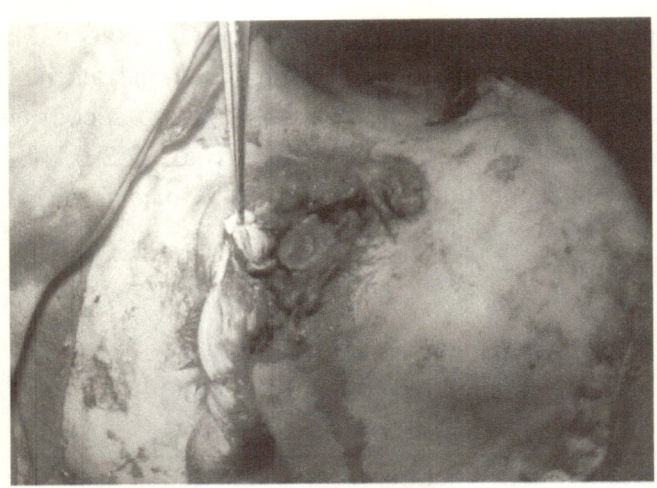

Рис. 2. Сочетанное ранение. Разрушение глаза.

Таблица 2
Структура ОТГ и ЗТГ (%)

Тип травмы глаза	По типу сохранности стенки	%
Открытая травма глаза	Контузионный разрыв склеры	1,9-3,0
	Прободение без инородных тел	18,1-18,8
	Прободение с внутриглазными инородными телами	54,0-53,8
	Сквозное прободение	6,8-7,6
	Разрушение глаза	17,5-18,5
Закрытая травма глаза	Повреждение только стенки без инородного тела	37,3-39,0
	Повреждение только стенки с инородными телами в стенке	26,1-33,6
	Повреждение только содержимого	19,7-22,0
	Повреждение и стенки (без прободения) и содержимого	5,4-16,9

Среди БТГ преобладали тяжелые поражения органа зрения, которые составили 64,5-71,0%. БТГ средней тяжести встречались в 8,0-15,1% случаев, а легкие составили соответственно - 20,4-21,0% случаев (табл. 3). При анализе отчетов ряда крупных офтальмологических стационаров, установлено, что в мирное время при чрезвычайных происшествиях в структуре глазных травм амбулаторные случаи, не требующие госпитализации, составляют около 75% и лишь 25% приходится на «госпитальную» травму.

Таблица 3

Распределение боевых повреждений
органа зрения по степени тяжести

Степень тяжести ранения (травмы) в %		
Легкая	Средняя	Тяжелая
20,4-21,0	8,0-15,1	64,5-71,0

Огнестрельные прободные ранения глаз сопровождались внедрением внутриглазных инородных тел в 53,8-54,0% случаев. Осколки были преимущественно множественными - 76,0%, амагнитными – 69,0%, рентгеннеконтрастными – 52,0% (рис. 3). При аналогичных повреждениях во время чрезвычайных происшествий в мирное время доля магнитных и амагнитных инородных тел составляет 85-90% и 10-15% соответственно.

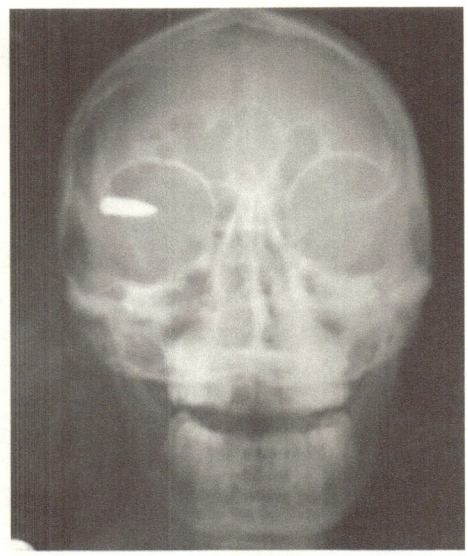

Рис. 3. Рентгенограмма лицевого черепа. В проекции правой глазницы инородное тело (пуля).

Преобладание взрывных травм органа зрения определило высокую частоту сочетанных повреждений глаз и других областей тела: в 90% случаев в первом вооруженном конфликте в Чечне и в 75% во втором (рис. 4).

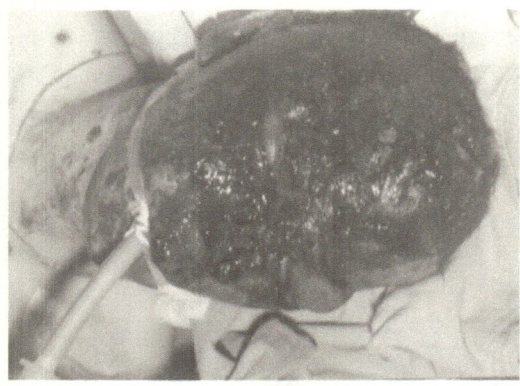

Рис. 4. Комбинированное сочетанное ранение головы.

Среди сочетанных ранений других областей повреждения головного мозга составили в 15,8-26,5%, повреждения

ЛОР-органов соответственно – 2,1-10,2%, повреждения челюстно-лицевой области – 8,8-36,1%, конечностей 6,7-14,1%, органов грудной и брюшной полости - 1,9-5,8%, множественные ранения – 17,7-19,1% (табл. 4, рис. 5). Надо отметить, что тяжелое <u>сочетанное</u> поражение других областей тела негативно сказывалось как на общем состоянии раненых, так и на состоянии органа зрения. Таблица 4

Частота сочетанных повреждений органа зрения и других областей

Характер сочетанных огнестрельных повреждений глаз и других областей	%
Изолированные повреждения глаз	25,0
Сочетанные с ранением черепа и мозга	15,8-26,5
Сочетанные с ранением ЛОР-органов	2,1-10,2
Сочетанные с ранением лица	8,8-36,1
Сочетанные с ранением конечностей	6,7-14,1
Сочетанные с ранением груди и живота	1,9-5,8
Множественные ранения	17,7-19,1

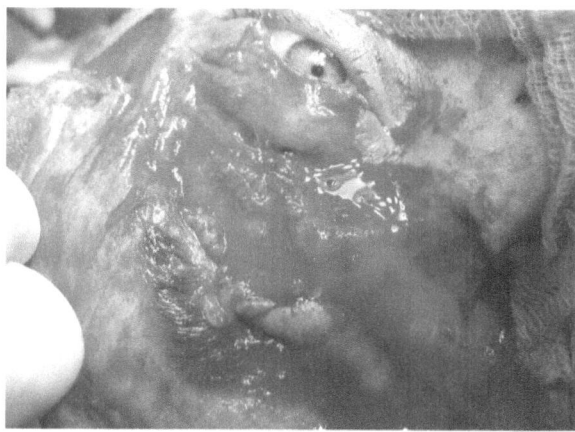

Рис. 5. Сочетанное ранение средней зоны лица.

Рассматривая характеристику сочетанных поражений по ведущему признаку необходимо отметить, что ранения глаз в 38,0-39,2% случаев оказались ведущим повреждением. Естественно, что в тех случаях, где требовались оперативные вмешательства по жизненным показаниям, даже тяжелые ранения глаз отходили на второй план. После стабилизации витальных функций у раненых, в оценке ведущего поражения на первый план выступали повреждения, угрожающие утратой зрительных функций.

Средние сроки лечения раненых офтальмологического профиля составили 25 суток, они в основном зависели от тяжести, типа и локализации повреждений органа зрения (табл.5).

Таблица 5
Средние сроки лечения раненых (сут.)

Локализация и характер ранения	Средние сроки лечения
Ранения век	7,0
Ранения слезоотводящих путей	21,0
ОТГ	33,0
ЗТГ	24,0
Ожоги глаз	29,0
Сочетанные повреждения глаз	10,0
Всего	25,0

На неблагоприятный исход лечения оказывали влияние следующие факторы:

1) крайняя тяжесть повреждений органа зрения, не позволяющая вернуть раненых в строй.

2) крайняя тяжесть сочетанных повреждений, при которых требовалось оказание помощи по жизненным показаниям на этапе квалифицированной помощи, что, порой, задерживало дальнейшую эвакуацию из-за нетранспортабельности раненого;

3) многоэтапность.

Классификация поражений органа зрения

Повреждения органа зрения вызываются воздействием механических, термических, химических, радиационных, световых, токсических и других факторов. Одними из наиболее распространенных являются *механические* поражения или травмы, которые по локализации повреждения органа зрения делятся на травмы *глазного яблока, вспомогательных органов и глазницы*.

Повреждения глаз бывают *изолированными*, когда нанесено одно повреждение, а также *множественными*, в случае нескольких повреждений (например – россыпью дроби). При воздействии на орган зрения нескольких поражающих факторов (при ядерном взрыве, минно-взрывных ранениях) возникают его *комбинированные поражения*.

В организации медицинской помощи раненым и пораженным с повреждением глаз лежит важный принцип военно-полевой хирургии: ***при отсутствии прямой угрозы жизни, ведущим среди сочетанных и множественных повреждений следует считать повреждение глаз, угрожающее потерей зрения, что приводит к наиболее тяжелому из всех видов инвалидности***. Поэтому типы и тяжесть ведущего повреждения глаз регламентируют необходимость *первоочередного оказания ранней специализированной офтальмологической помощи*.

В настоящее время для практической работы наиболее логичной представляется международная классификация механической травмы глаза (ISOT, International Society of Ocular Trauma) в модификации отечественных авторов [Волков В.В., Бойко Э.В., Шишкин М.М. и др., 2003, 2005]. В основе её лежит не столько механизм (ранение, контузия), сколько конечный патоморфологический результат, а именно: повреждена ли роговично-склеральная (фиброзная) капсула глаза на всю толщину или нет. В соответствии с этим принципом все травмы глаза подразделяются на открытые и закрытые[1].

---

[1] Данная классификация, на наш взгляд, объединяет лучшие стороны международной классификации ISOT и классификации Б.Л. Поляка, успешно применяющейся у нас в стране с 1953 года.

Открытая травма глаза (ОТГ)

по типу:

- **Прободное ранение** – единичная полнослойная рана фиброзной капсулы глаза, обычно вызываемая острым ранящим снарядом, и **разрыв** (контузионный) – полнослойная рана, вызываемая тупым предметом, объединены в один тип.

- **Внутриглазное инородное тело** – осколок внутри глаза, нанесший единичную рану фиброзной капсулы глаза.

- **Сквозное ранение** – две (входная и выходная) полнослойные раны, наносимые ранящим снарядом.

- **Разрушение глаза** – обширные или множественные полнослойные раны глазного яблока, при которых невозможно восстановить анатомическую целостность глазного яблока, его объем и функции. Разрушение может быть вызвано острыми или тупыми предметами или совместно.

по локализации повреждения классифицируются следующим образом:

- при ОТГ: I – Роговичные, II - Роговично-склеральные (лимб и склера в проекции цилиарного тела), III - Склеральные (за проекцией цилиарного тела).

Закрытая травма глаза (ЗТГ)

по типу:

- **Непрободное ранение** – повреждение роговично-склеральной капсулы не на всю толщину острым или тупым ранящим предметом

- **Непрободное ранение с наличием поверхностного инородного тела** - повреждение роговично-склеральной капсулы не на всю толщину с внедрением поверхностного инородного тела.

- **Контузия** - повреждение глазного яблока тупым предметом с сохранностью фиброзной капсулы глаза

по локализации:

- I - В пределах роговично-склеральной (фиброзной) капсулы глаза

- II - Передний отдел (передний сегмент – передняя камера, радужка, хрусталик)

- III - Задний отдел (если повреждена задняя капсула хрусталика, цилиарное тело и глубже)

В определении степени **тяжести травмы** учитывается снижение остроты зрения, при этом ориентировочно выделяют следующие *уровни* (табл.6):

Таблица 6

Оценка тяжести травмы органа зрения по снижению остроты зрения

Уровень (степень тяжести)	Снижение остроты зрения
	$\geq 0{,}5$
	$< 0{,}5$, но $\geq 0{,}2$
	$< 0{,}2$, но $> 0{,}02$
	$\leq 0{,}02$, но $\geq \frac{1}{\infty}$ ∞ pr. certae
	$\geq \frac{1}{\infty}$ pr. incertae – 0 (ноль)

Важным критерием **тяжести** в совокупности со снижением остроты зрения, является утрата афферентной реакции зрачка на свет: **афферентный зрачковый дефект (АЗД)**. Тест выполняется с использованием источника яркого света (электрический фонарик или офтальмоскоп). Световой луч попеременно направляется в каждый глаз либо в виде покачиваний, либо в режиме возвратно-поступательного движения. Зрачок глаза с афферентным дефицитом *парадоксально расширяется* при освещении, потому что расширение зрачка, вызываемое отведением света от здорового глаза, перевешивает сужение, вызываемое стимуляцией поврежденного глаза.

Уровень сохранности **остроты зрения** в сочетании с наличием или отсутствием АЗД, а также дополнительными энтоптическими феноменами (аутоофтальмоскопией, световым полосчатым тестом Примрозе, электрофосфеном) позволяет в определенной мере оценивать степень тяжести травмы глаза. Классификация механических повреждений органа зрения по степени тяжести представлена в табл. 7.

Таблица 7

Классификация механических повреждений органа зрения по тяжести

Степень тяжести	Клинические проявления	Прогноз для зрения и длительность лечения
1	2	3
Легкая	Гематомы и несквозные ранения век (без повреждения их свободного края); кровоизлияния под конъюнктиву; инородные тела на конъюнктиве или в поверхностных слоях роговицы, непрободнные ранения. Подкожные или субконъюнктивальные кровоизлияния, рвано-ушибленная рана кожи (без разрыва или отрыва) век и конъюнктивы век, кольцо Фоссиуса – пигментный отпечаток на передней капсуле хрусталика.	*Благоприятный* (полное восстановление). Практически все возвращаются в строй в течение 2-4 недель
Средняя	Разрыв или частичный отрыв века без большого дефекта ткани; непрободнное ранение глазного яблока. Отек, несквозной разрыв (надрыв) в поверхностных слоях роговицы, обширная гифема, парез внутриглазных мышц, надрыв зрачкового края радужки, ограниченное берлиновское помутнение сетчатки на периферии.	*Относительно благоприятный* (незначительный ущерб). Большая часть раненых, несмотря на возможное умеренное и стойкое снижение функций органа зрения, возвращаются в строй. Лечение в стационаре до 4 – 8 недель

Тяжелая	Ранение век со значительным дефектом ткани; прободное (проникающее, сквозное) ранение глазного яблока, ранение глазницы с повреждением костей Понижение зрения на 50% и более; значительный разрыв или отрыв век с рвано-ушибленными краями и повреждением слезных канальцев и мешка, пропитывание роговицы кровью; тотальная гифема; разрыв (в том числе субконъюнктивальный) склеры; обширный отрыв или разрыв радужки; помутнение, подвывих (вывих) хрусталика или афакия; частичный (почти – или тотальный) гемофтальм; кровоизлияние, разрыв, отслойка сосудистой оболочки или сетчатки; берлиновское помутнение в центральном отделе глазного дна; переломы костей глазницы.	*Сомнительный* (значительный ущерб). Небольшая часть раненых возвращается в строй. Лечение более 2 месяцев
Особо тяжелая	Отсутствие зрения (0); разрушение глаза Отрыв (разрыв, сдавление в костном канале) зрительного нерва	*Неблагоприятный* из-за полной и необратимой утраты зрительных функций. Стационарное лечение на протяжении многих месяцев. Инвалидность по зрению.

Классификация ранений вспомогательных органов глаза была предложена Поляком Б.Л. в 1957 году. В табл. 8. представлена классификация ранений век, которые, в силу своего поверхностного расположения, чаще всего оказываются поврежденными.

Таблица 8

Классификация ранений век глаза

Характер ранения	По анатомическому признаку
Несквозное (слепое, касательное)	Одного века
Сквозное (без повреждения свободного края)	
Разрыв свободного края века	Обоих век
Отрыв века полный или частичный	

Ранения **конъюнктивы** классифицируются по отсутствию или наличию инородных тел, а также по их размеру.

В табл. 9 представлена классификация **ранений глазницы** Б.Л. Поляка, остающаяся актуальной до настоящего времени.

Таблица 9

Классификация ранений глазницы[2]

Вид ранения	Характер ранения	Направление раневого канала	Повреждение костей	Локализация инородных тел (ИТ)
Изолированное **Множественное:** - с непроникающим ранением черепа - с проникающим ранением черепа - с ранением челюстей и лица - с ранением носа и придаточных пазух **Сочетанное** (сочетающееся с ранением других областей)	Прямое	Сагиттальное (или сагиттально-косое)	С повреждением костей	Без ИТ
	Непрямое	Поперечное (или поперечно-косое)	Без повреждения костей	С ИТ в глазнице
	Касательное	Вертикальное (или вертикально-косое)		С ИТ в головном мозге
				С ИТ в других областях головы

Травма органа зрения каждый раз имеет свои особенности, а возможности диагностики при первой встрече с врачом, как правило, ограничены. Поэтому знание клинических проявлений, а также классификаций позволяет не только четко определять диагноз и оказывать неотложную помощь, но и грамотно выполнять медицинскую сортировку, тем самым обеспечивая максимально возможное сохранение зрительных функций.

2. Особенности оказания первой медицинской, доврачебной и первой врачебной помощи при повреждениях органа зрения

---

[2] Терминология в классификации Б.Л. Поляка частично изменена в соответствии с принципами современной военно-полевой хирургии и хирургии повреждений (Авторы)

Первая помощь при поражении органа зрения оказывается непосредственно на месте получения травмы или на поле боя практически всем раненым в максимально сжатые сроки. Она заключается в наложении моно- или бинокулярной повязки, введении аналгетика из индивидуальной аптечки, доставке к месту эвакуации.

Доврачебная помощь ограничивается наложением или исправлением повязки. При оказании первой врачебной помощи кожу век и глазничной области обрабатывают салфетками, смоченными раствором фурациллина, удаляют поверхностно лежащие инородные тела с конъюнктивы и роговицы, в конъюнктивальный мешок инстиллируют дезинфицирующие капли, при прободном ранении глаза, как правило, накладывают бинокулярную повязку, вводят внутримышечно или перорально антибиотики.

3. Организация и содержание квалифицированной хирургической помощи при повреждениях органа зрения

Квалифицированная хирургическая помощь раненым с повреждениями органа зрения оказывается в близлежащих центральных районных больницах, отдельных медицинских ротах (омедр), и состоит в обработке ранений, удалении поверхностно лежащих инородных тел роговицы и конъюнктивы, профилактике инфекционных осложнений.

Организация эвакуации раненых после оказания квалифицированной хирургической помощи осуществлялась в основном с помощью авто- и авиатранспорта (более 90%) в городские, областные больницы и военные госпитали (ВГ) первого эшелона.

4. Организация и содержание специализированной офтальмологической помощи при ранениях органа зрения

При организации медицинской помощи раненым с повреждениями органа зрения лечебные учреждения, оказывающие специализированную медицинскую помощь (СМП), эшелонировались:

первый – ближайшее городское лечебное учреждение, наиболее приближенные ВГ к административной границе ВК;

второй – региональный офтальмотравматологический центр на базе многопрофильного лечебного учреждения, ближайшие ВГ округа, окружные ВГ ближайших округов;

третий - офтальмологические отделения гражданских и военных лечебных учреждений центра.

Организация и эшелонирование специализированной офтальмологической помощи представлены на схемах 1–3.

Схема 1

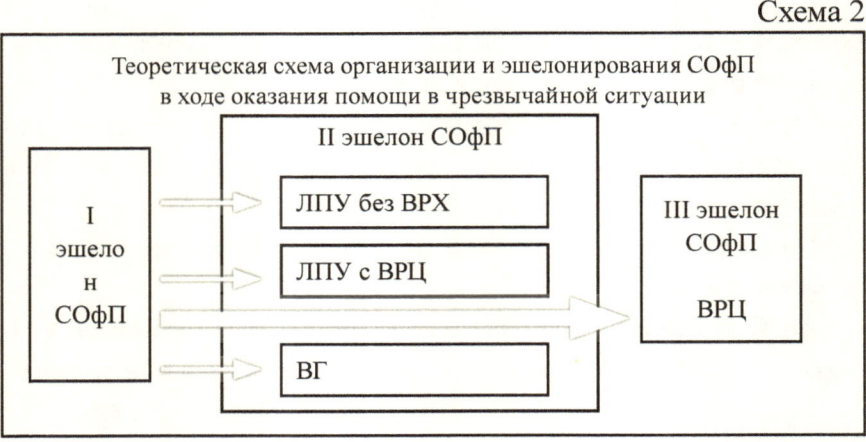

Схема 2

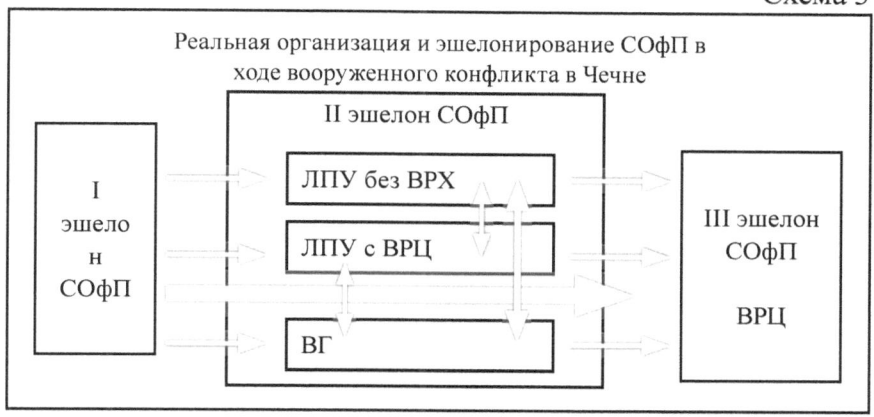

Схема 3

Схема 1. Современные взгляды на патогенез механической травмы глаза и возможности её хирургического и консервативного лечения определяют организацию оказания СОфП в два эшелона: - I-й - диагностика и сортировка, предэвакуационная подготовка, хирургическая обработка (ХО);

- II-й - витреоретинальный центр (ВРЦ) – максимальный объем помощи.

Схема 2. В условиях вооруженного конфликта предполагалось организовать оказание СОфП в трех эшелонах: - I-й - диагностика и сортировка, предэвакуационная подготовка, ХО;

- II-й – лечение раненых: 1) в офтальмологических отделениях лечебно-профилактических учреждений (ЛПУ) с возможностью ВРХ – оказание СОфП практически в полном объеме, за исключением случаев многоэтапного оптикореконструктивного лечения;

2) в офтальмологических отделениях ЛПУ без ВРХ – оказание СОфП пораженным не нуждающимся в ВРХ;

3) в офтальмологических отделениях городских ЛПУ, гарнизонных ВГ: долечивание легкораненых.

- III-й - ВРЦ – максимальный объем помощи.

Схема 3. На практике многоэтапности избежать не удалось. Пораженные перемещались не только между эшелонами, но и внутри II эшелона (по ВГ региона), а так же неоправданно оказывались во II-м эшелоне, вместо того, чтобы сразу быть эвакуированными в III-й.

4.1 Организация оказания СОфП в первом эшелоне СМП

Основные задачи лечебных учреждений этого эшелона были: прием, размещение, проведение медицинской сортировки (рис. 6) с определением приоритетного эвакуационного направления, проведение мероприятий специализированной медицинской помощи с целью подготовки раненых к эвакуации в госпитали 2-го и 3-го эшелона.

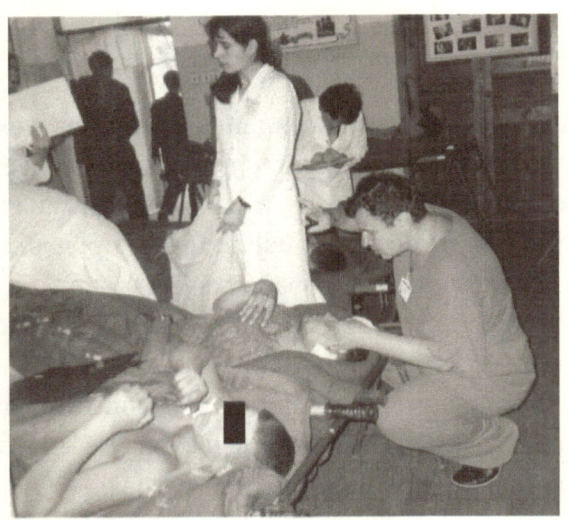

Рис. 6. Сортировка раненых.

4.1.1 Объем специализированной помощи при открытой и закрытой травмах глаз в госпитале I эшелона

В условиях госпиталя I эшелона на работу офтальмолога оказывают существенное влияние ряд факторов:

1. Массовость одномоментного поступления раненых на этап. Не учитывать этот фактор, характеризуя условия работы эвакогоспиталя, нельзя, так как это приводит к:

- загруженности операционных ранеными, нуждающимися в неотложной специализированной помощи по жизненным показаниям. Очевидность приоритета операций по жизненным показаниям по сравнению с хирургической обработкой ранений глаз нередко обуславливала задержку ХО раненых с ведущей травмой органа зрения.

- загруженности и ограниченности возможностей диагностических подразделений госпиталя. Интенсивность работы рентгенологического отделения по обследованию всех раненых по жизненным показаниям часто не оставляла возможности выполнить после обязательных обзорных снимков специализированное рентгенофтальмологическое исследование (локализация внутриглазного инородного тела по Комбергу-Балтину, по Фогту).

2. Необходимость скорейшей эвакуации в госпитали II - III эшелона.

Выполнение основной задачи офтальмолога в госпитале первого эшелона – сортировки – преследует главную цель – распределение пострадавших с поражением органа зрения на основные группы, в основе формирования которых в зависимости от предстоящего объема хирургического или консервативного лечения лежало эвакуационное предназначение:

1) Пострадавшие с сочетанной травмой с ведущим поражением другой области.

2) Пострадавшие с ведущим повреждением органа зрения тяжелой степени, которые требовали дополнительной сортировки:

- Нуждающиеся в витреоретинальной хирургии.

- Нуждающиеся в оказании специализированной помощи в условиях окружного ВГ.

- Нуждающиеся в неотложной специализированной офтальмохирургической помощи только на данном этапе.

3) Пострадавшие с ведущим повреждением органа зрения средней степени.

4) Пострадавшие с ведущим повреждением органа зрения легкой степени.

В основе работы офтальмолога в госпитале I-го эшелона по сортировке поступающих пострадавших офтальмологического госпиталя лежала максимальная (с учетом доступных возможностей) диагностика, которая носила системный характер.

Предоперационная диагностика проводится офтальмологом на сортировочной площадке и, при отсутствии противопоказаний, на рабочем месте офтальмолога, оборудованном в хирургическом отделении.

На сортировочной площадке определяют:
- функциональное состояние органа зрения – скрининговыми контрольными способами (наличие предметного зрения, полей зрения, светоощущения, дефект афферентной зрачковой реакции);
- анатомическое состояние органа зрения – с помощью простейших методов исследования (боковое фокальное освещение и в проходящем свете).

На рабочем месте офтальмолога уточняют выявленные изменения:
- функции органа зрения – проводили визометрию, рефрактометрию, периметрию; определяли светоощущение, правильность цветовосприятия и наличие энтоптических феноменов;
- анатомическое состояние вспомогательных органов глаза и глазного яблока – с помощью биомироскопии, офтальмоскопии, экзофтальмометрии, диафаноскопии.

В рентгенологическом отделении исключают или подтверждают наличие:
- рентгенконтрастных инородных тел;
- костных изменений.

На основе полученных данных выставляют предварительный диагноз с указанием степени тяжести повреждения, делают заключение о эвакуационном предназначении (при достаточности полученных диагностических данных) и о необходимости и предварительном объеме микрохирургической обработки.

Интраоперационная диагностика уточняет характер повреждений органа зрения (путем визуального обследования с помощью операционного микроскопа), костных повреждений глазницы. Важнейшим вопросом, окончательно решаемым офтальмологом в ходе ХО, являлось определение возможности выполнения ее в максимальном объеме. В части случаев ХО, проводимая на данном этапе уже могла быть окончательной. В случаях массового поступления раненых, недостаточности диагностической базы, а так же сил и средств объективно обусловливали невозможность должного объема ХО. Последнее, в первую очередь, относилось к ОТГ по типу прободных ранений глазного яблока и субконъюнктивальных разрывов склеры. Повреждения при этом заднего сегмента глаза обусловливали:

1) требование максимально щадящей обработки на данном этапе, исключавшие удаления выпавших оболочек, кроме случаев их явной нежизнеспособности и гнойного инфицирования.

2) необходимость сложного витреоретинального вмешательства на следующем этапе (в ВРЦ);

В случае, когда глазное яблока может быть сохранено, хирургическая тактика офтальмолога в госпитале первого эшелона дитуется прежде всего необходимостью предстоящей эвакуации на следующий этап.

Необходимым и достаточным объемом ХО при ОТГ по типу прободных ранений глазного яблока и субконъюнктивальных разрывах склеры на этапе специализированной помощи на I эшелоне является герметизация роговицы и склеры, т.е. фиброзной капсулы глаза (ФКГ). Способ герметизации определяют в зависимости от размеров, адаптации краев раны, результатов пробы Зейделя с учетом предстоящего повторного хирургического вмешательства.

В отношении роговичной раны герметизация включает:
- аппликацию мягкой контактной линзы (МКЛ);
- конъюнктивальное покрытие;
- наложение роговичных швов;

- блефарорафию;
- комбинацию указанных приемов, адекватную конкретной ситуации.

В отношении склеральной раны герметизация включает тщательное ушивание в ходе ревизии с вправлением выпавших оболочек.

Наложение швов на ФКГ позволяет:
- минимизировать негативное воздействие гипотонии;
- минимизировать негативное влияние транспортировки пострадавшего в многопрофильное лечебное учреждение;
- применить диагностические исследования, требующие окулопрессии (рентгенлокализация по Балтину, УЗИ);
- получить временную отсрочку, которая позволяет:
- провести тщательную диагностику;
- реализовать современную предоперационную подготовку;
- выполнить реконструктивную ВРХ в оптимальные сроки с точки зрения развития пролиферативного процесса в глазу (до 10-14 суток).

В большинстве случаев оптимальным являлось выполнение ХО (независимо от предварительно планируемого объема вмешательства) в условиях общего обезболивания, которое обеспечивает адекватную ревизию и микрохирургическую обработку раны.

В послеоперационном периоде проводится патогенетическая консервативная терапия и осуществляется динамическое наблюдение с целью выявления ранних осложнений.

На основе полученных данных корригируется предварительный диагноз, объем консервативной терапии и эвакуационное предназначение. Распределение пострадавших по основным группам эвакуации регламентируется следующими критериями.

К первой группе относятся пострадавшие с сочетанной травмой, у которых наряду с поражением органа зрения имелось ведущее поражение другой области. При отсутствии противопоказаний к эвакуации по ведущему повреждению объем офтальмохирургической помощи у подобных раненых определялся характером повреждения органа зрения по критериям, описываемым ниже для групп с ведущим поражением органа зрения. Обязательным являлось участие офтальмолога в коррекции эвакуационного предназначения для раненых этой категории. Наличие медицинских противопоказаний по ведущему повреждению к быстрой (в течение 2-3 суток) эвакуации на следующие этапы обусловливало необходимость выполнения хирургической обработки офтальмологом в максимально возможном объеме уже на этом этапе, с учетом имеющихся сил и средств. В основе такой ХО лежал общеврачебный принцип «no nocere».

Ко второй группе относятся пострадавшие с тяжелыми поражениями органа зрения. Для оптимизации оказания специализированной помощи при их сортировке выделяют подгруппы с различным эвакуационным предназначением.

В первую подгруппу включают раненых с ОТГ всех типов:

1) прободными ранениями с повреждением заднего сегмента;

2) контузионными разрывами фиброзной капсулы, с тотальным или субтотальным гемофтальмом;

3) прободными ранениями с внутриглазными инородными телами (ВГИТ);

4) сквозными ранениями.

Объединение в одну подгруппу указанных категорий раненых обуславливается необходимостью проведения с применением технологий ВРХ, так как и в том, и в другом случае имелись повреждения заднего отдела глазного яблока. Учитывая нуждаемость в ВРХ, как элемента ХО у них, эвакуационным предназначением для этой категории раненых являлось офтальмологическое отделение, оснащенное всем необходимым для выполнения ВРХ. Вопрос о применении ВРХ на уровне госпиталя первого эшелона очевидно не актуален, как из-за значительных требований к подготовке хирурга, материально-техническому и диагностическому оснащению, так и вследствие экстремальных условий работы эвакогоспиталя.

Поэтому одним из важнейших условий современной и адекватной специализированной офтальмологической помощи пострадавшим данной подгруппы является, помимо качественной сортировки, и строгое соблюдение сроков лечения и эвакуационного предназначения. Немаловажной предпосылкой к тому являются также рассмотренные выше оптимальные сроки проведения витреоретинального вмешательства. С учетом временных затрат на необходимые диагностические мероприятия (даже при гипотетическом предположении об их достаточности на данном этапе), загруженности операционных ранеными по жизненным показаниям возможность выполнения полнообъемной хирургической обработки в первый оптимальный для этого период (1-2 сутки) для подавляющего большинства нуждающихся в нем раненых практически исключена. В то же время, очевидна реальная возможность попадания пострадавшего, нуждающегося в витреоретинальном вмешательстве, в ВРЦ в течение трех-четырех суток с момента ранения, то есть до наступления периода необратимых пролиферативных изменений в стекловидной камере (10-14 сутки).

Ко второй подгруппе относятся:
- раненые с повреждениями век, кроме случаев разрыва свободного края век без повреждения слезных канальцев и дефекта ткани, то есть нуждающиеся в сложной реконструктивной хирургии (повреждение слезного канальца, отрыв века, дефект тканей века). ХО у данной категории раненых не носит всеобъемлющий характер и преследует цель устранения неотложного состояния - лагофтальма - при его наличии;
- пострадавшие с повреждениями костных стенок орбиты, хирургическое лечение которых возможно отсрочить до получения результатов сложных диагностических методик (компьютерная или магнитно-резонансная томографии),

купирования посттравматического воспаления и рассасывания гематомы. Раненые этой категории, как правило, не нуждаются в ХО на данном этапе, за исключением случаев открытых переломов орбиты, когда целесообразна обработка кожной раны с ее дренированием;

- раненые с прободными роговичными ранениями без повреждения заднего сегмента. В эту же подгруппу относятся случаи травматической катаракты, когда целостность задней капсулы не была нарушена. В зависимости от протяженности и адаптированности краев роговичной раны объем герметизации варьирует от аппликации мягкой контактной линзы до наложения швов. Исключение составляют случаи наличия визуализируемого свободнолежащего инородного тела в передней камере, когда допустимо его удаление;

- пострадавшие с ЗТГ (контузиями глазного яблока тяжелой степени), без субконъюнктивального разрыва склеры. Пациенты этой категории, как правило, не нуждаются в ХО на данном этапе;

- пораженные с ожогами глаз тяжелой и особо тяжелой степени. Пациентам этой категории наряду с выполнением традиционных мероприятий (при химических ожогах - удаление из конъюнктивальной полости частиц активного вещества, нормализация ее pH, для всех ожогов - антибактериальная, противовоспалительная, антиоксидантная терапия) при наличии показаний производилась ХО: при резко выраженном хемозе с ишемией конъюнктивы – конъюнктивотомия по Пассову-Поляку, при отечном сдавлении глазного яблока веками - кантотомия, при формирующемся лагофтальме и/или угрозе перфорации – блефарорафия.

Раненые данной подгруппы эвакуировались в ЛПУ, без необходимости выполнения ВРХ. При этом эвакуационное предназначение пациентов с контузионными разрывами сетчатки и сосудистой зависели от оснащенности офтальмологического отделения ЛПУ лазерным офтальмокоагулятором. Ожоговым пациентам, нуждающимся в ранних реконструктивных хирургических вмешательствах, была показана скорейшая эвакуация.

К третьей подгруппе относятся раненые с диагностированным разрушением глазного яблока, которым выполняется энуклеация или эвисцерация, а также раненые с разрывом свободного края век без повреждения слезных канальцев и дефекта ткани, которым накладываются двухэтажные швы или швы по Мицкевичу с обязательным сшиванием свободного края.

К первичной энуклеации (эвисцерации) в I эшелоне СОфП следует относиться осторожно. Обоснованием для проведения данных оперативных вмешательств является только диагноз разрушения глазного яблока, выставить который можно лишь интраоперационно, при условии наличия специального оснащения (микроскоп, микрохирургический инструментарий) и подготовленного офтальмохирурга. В ходе проведения микрохирургической обработки диагноз может быть изменен, что позволит сохранить пострадавшему орган зрения. Лучшим выбором, для I эшелона СОфП, является хирургическая обработка раны. Это дает время врачу определиться с функциональными и анатомическими последствиями полученного повреждения. Кроме того, такая тактика имеет большое психологическое значение для больного, который понимая, что врач сделал все возможное, в дальнейшем при наличии показаний, осознанно дает согласие на радикальную операцию.

Операцией выбора при разрушении глазного яблока представляется эвисцерация. Использование эвисцерации в прошлом ограничивалось тем, что в ходе ХО весьма нередко в культе могли быть оставлены остатки хороидеи, угрожающие развитием симпатической офтальмии на парном глазу. В современных условиях возможности диагностики, микрохирургических технологий, использование мощных глюкокортикоидов позволяет контролировать эти осложнения. В тоже время эвисцерация имеет ряд преимуществ перед энуклеацией. В послеоперационном периоде формируется подвижная культя, остается анатомическая естественная полость для погружного имплантата, которая более приемлема для сохранения анатомического положения век. Следовательно, косметический исход при этом благоприятный для пациента и его последующей реабилитации.

Улучшить результаты эвисцерации позволяет применение современных внутриглазных имплантатов. Глазной протез обычно имплантируется через 12-14 дней после эвисцерации (энуклеации). В условиях развития современной имплантологии пораженным с разрушением глазного яблока в обязательном порядке при отсутствии противопоказаний, должна проводиться косметическая реабилитация, желательно в максимально короткие сроки.

Третья группа включает пострадавших с поражениями органа зрения средней степени тяжести, лечение которых после выполнения ХО на данном этапе могло быть продолжено в ЛПУ региона. С одной стороны, раненые данной группы перспективны для возвращения в строй. С другой стороны, сроки их лечения и реабилитации могут быть длительными, в связи с чем предпочтение отдавалось эвакуации в соседние округа.

К четвертой группе относятся пострадавшие с ранениями, контузиями и ожогами органа зрения легкой степени, которые после выполнения ХО остаются на долечивании в команде выздоравливающих на данном этапе или эвакуируются в один из близкорасположенных ЛПУ или базовых госпиталей. Окончательно эвакуационное предназначение определялось загруженностью госпиталя.

4.2. Организация оказания СОфП во втором эшелоне СМП

Во второй эшелон СМП входят региональный офтальмотравматологический центр на базе многопрофильного лечебного учреждения, ближайшие ВГ округа, окружные ВГ ближайших округов. При этом лечебные учреждения II эшелона в зависимости от возможностей были распределены на 3 группы:
1) офтальмологические отделения ЛПУ и госпиталей в которых применяется система витреоретинальной хирургии;

2) офтальмологические отделения ЛПУ и госпиталей в которых не применяется система витреоретинальной хирургии;

3) офтальмологические отделения ЛПУ и госпиталей региона.

Хирургические мероприятия специализированной офтальмохирургической помощи в госпиталях II-го эшелона СОфП включают в себя ХО и дальнейшие оптико-реконструктивные операции:

- ХО раны (первичная и повторная);
- витреоретинальные операции с использованием витреотома и интравитреальной микрохирургической техники;
- удаление травматической катаракты;
- противоотслоечные операции;
- пластические и оптикореконструктивные операции;
- энуклеации, эвисцерации.

4.2.1. Объем помощи при ОТГ и ЗТГ в госпитале региона

В эти учреждения поступают следующие категории пораженных, лечение, освидетельствование и реабилитация которых должны быть закончены в лечебном учреждении данной профилированности:

1. пострадавшие с ранениями, контузиями и ожогами органа зрения легкой степени. После завершения лечения и проведения военно-врачебной экспертизы (ВВЭ) пациенты этой категории возвращаются в строй.

2. группа пострадавших с ранениями, контузиями и ожогами органа зрения средней степени (за исключением периферического отека сетчатки и тотальной гифемы). Тактика офтальмолога гарнизонного госпиталя в отношении этой группы соответствует тактике для легкораненых.

3. пострадавшие с тяжелыми повреждениями органа зрения:

3.1. раненые с анофтальмом после энуклеации или культей склеры после эвисцерации по поводу разрушения глазного яблока. Тактика офтальмолога гарнизонного госпиталя II эшелона в отношении этой подгруппы заключается в консервативном лечении, ВВЭ и реабилитации (в том числе протезировании).

3.2. раненые с разрывом свободного края век без повреждения слезных канальцев и дефекта ткани. Тактика офтальмолога заключается в консервативном лечении, ВВЭ и реабилитации, при этом динамическое наблюдение должно быть направлено на своевременное выявление признаков возможного лагофтальма.

В госпиталя II эшелона поступают пострадавшие офтальмологического профиля, ХО которым в госпитале I эшелона не выполнялась (при большом потоке раненых и хорошо налаженной эвакуации). В таком случае выполняют отсроченную хирургическую обработку: ушивание ран век и конъюнктивы; удаление инородных тел конъюнктивы, роговицы и склеры; энуклеация или эвисцерация.

Параллельно с лечебными мероприятиями проводят тщательную диагностику с привлечением всех доступных в госпитале диагностических методов с целью выявления возможных дефектов диагностики на этапе госпиталя I эшелона. В случае выявления нераспознанных раннее патологических состояний, ухудшающих степень тяжести поражения и нуждающихся в лечении в медицинских учреждениях более высокой профилированности, принимаются все меры для скорейшей реэвакуации пострадавших по назначению.

Таким образом, **основные задачи офтальмолога в госпитале II эшелона**:

1. лечение, освидетельствование и реабилитация (при необходимости) пострадавших;

2. тщательное диагностическое обследование пострадавших с целью выявления у них нераспознанных на предыдущих этапах более тяжелых состояний, требующих лечения в учреждениях более высокой профилированности;

3. скорейшая эвакуация «непрофильных» пострадавших в медицинские учреждения более высокого уровня с выполнением предэвакуационной подготовки в виде патогенетического консервативного лечения и, при необходимости, ХО.

4.2.2. Объем помощи при ОТГ и ЗТГ в ЛПУ и госпитале, в офтальмологическом отделении которого не применяется система витреоретинальной хирургии

В ЛПУ и госпитали без возможности выполнения современной комбинированной ВРХ направляются следующие категории пораженных:

- раненые с тяжелыми повреждениями век, нуждающиеся в сложной реконструктивной хирургии (повреждение слезного канальца, отрыв века, дефект тканей века). Пострадавшим данной категории выполняли хирургические вмешательства с восстановлением целостности слезных канальцев, анатомической целостности век, устранением лагофтальма;

- пострадавшие с повреждениями костных стенок орбиты. Пациентам данной категории на фоне консервативного лечения, направленного на купирование посттравматического воспаления и рассасывание гематомы, и динамического наблюдения обязательно проводили современные диагностические исследования (рентгеновская, компьютерная и/или магнитно-резонансная томография) с привлечением специалистов смежных областей (ЧЛХ, ЛОР) для определения показаний, срока и объема хирургического вмешательства;

- раненые с прободными роговичными ранениями без повреждения глубжележащих структур и с травматическими катарактами без нарушения целостности задней капсулы. Тактика офтальмолога ОВГ без ВРХ в отношение этой группы пострадавших заключалась в:

- проведении консервативного патогенетического лечения;

- оценке эффективности и достаточности выполненной в госпитале 1-го эшелона и герметизации ФКГ;

- исключении наличия ВГИТ в передней камере и/или хрусталике с применением всего спектра методов диагностики, в том числе сопровождающихся окулопрессией (рентгенография по Фогту, по Комбергу-Балтину, В-скан, гониоскопия и т.д.).

Реализация этой тактики позволяет определить возможные варианты дальнейшего лечения, а именно:

1. только консервативное лечение;
2. хирургическая обработка:

а. наложение и/или коррекция герметизирующих швов;

б. удаление ВГИТ из передней камеры и/или хрусталика;

в. экстракция травматической катаракты с имплантацией ИОЛ;

г. реконструкция передней камеры;

д. различная комбинация указанных вариантов.

- пострадавшие с ЗТГ (контузии глазного яблока) тяжелой степени. Пациенты этой категории нуждались прежде всего в весьма интенсивном консервативном лечении (противовоспалительном, антиоксидантном, дедистрофическом, рассасывающем, ферментативном, биорегуляторном, антибактериальном и т. д.), направленном на минимизацию необратимых изменений и профилактику осложнений, а также в динамическом наблюдении с целью выявления этих осложнений;

- пораженные с ожогами глаз тяжелой и особо тяжелой степени. ОВГ располагает всем необходимым для реализации современных подходов к лечению этой патологии, в основе которых лежит прежде всего патогенетическое консервативное лечение. В тоже время нельзя забывать о хирургическом лечении, которое может потребоваться уже при поступлении (вплоть до неотложной тектонической пересадки тканей).

- Так же как и в ВГ, параллельно с лечебными мероприятиями проводили тщательную диагностику с привлечением всех доступных в госпитале диагностических методов с целью выявления возможных дефектов диагностики на этапе госпиталя I эшелона. В случае выявления нераспознанных раннее патологических состояний, ухудшающих степень тяжести поражения и нуждающихся в лечении в медицинских учреждениях более высокой профилированности, приняли меры для скорейшей реэвакуации пострадавших по назначению.

Тактика офтальмолога в отделении без ВРХ в отношении поступивших в результате несоблюдения эвакуационного предназначения «непрофильных» пораженных, также определяется прежде всего эвакуационным предназначением:

1. В случае поступления пострадавшего, нуждающегося в лечении в ВРЦ, тактика аналогична описанной для ВГ (скорейший перевод, продолжение патогенетической консервативной терапии, при необходимости – герметизация).

2. При поступлении пораженных, нуждающихся по результатам сортировки в госпитале I эшелона в лечении в гарнизонном госпитале, алгоритм действий определяется текущей медико-тактической обстановкой:

а) реальная и планируемая загруженность отделения средняя. В течение нескольких суток реализуется в полном объеме преимущества диагностической базы ОВГ с целью выявления возможных дефектов сортировки на этапе госпиталя I эшелона и уточнялась при их обнаружении уровня «профилированности» медицинского учреждения, где должно заканчиваться лечение. При изменении уровня «профилированности» конечного лечебного учреждения пострадавшие либо оставлялись в ОВГ, либо переводились в ВРЦ. Если по окончании обследования, в ходе которого по показаниям проводилась интенсивная патогенетическая консервативная терапия, конечное эвакуационное предназначение не менялась, пострадавшие переводились в гарнизонный госпиталь;

б) реальная и планируемая загруженность отделения низкая. Реализуется тактика, описанная в предыдущем разделе. Если по результатам обследования выявляются показания к лечению в ВРЦ, то осуществляется срочный перевод. Все остальные категории пострадавших остаются на лечении в ОВГ.

с) реальная и планируемая загруженность отделения высокая - пострадавшие переводятся в гарнизонные госпитали, осуществляются только диагностические мероприятия, не задерживающие эвакуацию.

Таким образом, **основные задачи офтальмолога в ЛПУ и ВГ II эшелона без возможности ВРХ:**

1. Лечение, освидетельствование и реабилитация пострадавших офтальмологического профиля, не требующих ВРХ, а так же тщательное их обследование с целью выявления у них нераспознанной на предыдущих этапах патологии заднего сегмента глазного яблока, требующей лечения в ВРЦ;

2. Скорейшая эвакуация пострадавших с патологией заднего сегмента глазного яблока в ВРЦ с выполнением предэвакуационной подготовки в виде начала или продолжения патогенетического консервативного лечения и (при необходимости) ХО;

3. Принятие решения о месте окончания лечения пострадавших, эвакуационным предназначением которых является гарнизонный госпиталь в зависимости от медико-тактической обстановки.

4.2.3. Объем помощи при ОТГ и ЗТГ в офтальмологическом отделении ЛПУ и ВГ с возможностью ВРХ

До 45% из пострадавших с травмой глаза нуждаются в дальнейшем лечении с применением технологий комбинированной ВРХ. Такие больные направляются в ЛПУ и ВГ с возможностью ВРХ.

Эти пациенты нуждаются, прежде всего, в срочных диагностических мероприятиях с использованием всего спектра возможностей ЛПУ для исключения или подтверждения наличия инородных тел, а при их выявлении - для максимально точной локализации и определения подвижности. Как уже указывалось выше, именно это обстоятельство (адекватная диагностическая база, включающая рентгенографию, КТ, МРТ и УЗ исследования) является одним из определяющих возможность развертывания ВРЦ только на базе таких стационаров.

При выявлении ВГИТ и уточнения характера повреждений оболочек глазного яблока, нанесенного осколком в срочном порядке следует планировать оперативные вмешательства (как правило, с применением комбинированной ВРХ). Неотложный характер этой хирургической обработки определяется повышенным риском инфекционных осложнений у пациентов с наличием ВГИТ. Эндофтальмиты при данном типе ОТГ встречались в 3%. При подтверждении данного диагноза выполняют интравитеальное ведение антибиотика (ванкомицин, амикацин, гентамицин), и в дальнейшем выполняют витрпусэктомию. Это обстоятельство отодвигало на второй план даже высокий риск возможности столкнуться с кровотечением во время операции или вызвать самим хирургическим вмешательством усиление воспалительной реакции в глазу. Именно с учетом этого пострадавшие с наличием ВГИТ нуждаются в интенсивном консервативном лечении с использованием всех доступных в ЛПУ препаратов. Терапия должна включает: антибактериальные препараты широкого спектра действия (внутривенно офлоксацин, метрогил, амикацин, ванкомицин - местно), потенциирующие действие друг друга, применяемые как системно, так и местно; противовоспалительные средства – стероидные (внутривенно и местно дексаметазон) и нестероидные (местно диклоф); антиоксиданты (витамин С внутривенно); средства, снижающие проницаемость сосудистой стенки и корригирующие свертывающую систему крови; унитиол внутривенно в качестве антидота и антиоксиданта.

В отношении других категорий пациентов, направляемых в ЛПУ и ВГ с возможностью ВРХ, лечебная тактика несколько иная. Имеются в виду ОТГ по типу прободного ранения и контузионного разрыва.

У этих раненых тактика определяется тем, выполнялась ли герметизация ФКГ на предыдущих этапах эвакуации или нет.

Если герметичность ФКГ была восстановлена на предыдущем этапе выполнение полного объема хирургической обработки может быть отсрочено до 10-14 сут. с момента получения травмы. Оптимальность этого срока, как указывалось выше, определялась стиханием воспалительной и фибриноидной реакций при отсутствии пролиферативных изменений. Полученную отсрочку надо использовать для динамического наблюдения и интенсивной консервативной терапии, направленной на подготовку к ВРХ:

- стабилизацию гемостаза;
- развитие отслойки задней гиалоидной мембраны;
- стихание воспаления.

Таким образом, основные задачами офтальмологов ВРЦ на базе ОВГ:

- тщательная диагностика (биомикроскопия, осмотр периферии глазного дна с помощью асферических линз, рентгенография, УЗИ, КТ и т.д.);
- дальнейшая сортировка (определение нуждающиеся в длительном многоэтапном хирургическом лечении, которые сразу эвакуировались в ЛПУ центра);
- продолжение и усиление патогенетического консервативного лечения, начатого в госпиталях первого эшелона;
- выполнение полного объема обработки в оптимальные (до развития ПВР) сроки;
- послеоперационная патогенетическая терапия;
- динамическое наблюдение (раннее выявление ПВР и других осложнений).

4.3. Организация оказания СОфП в третьем эшелоне СМП

Третий эшелон СМП составляют офтальмологические отделения гражданских и военных лечебных учреждений центра, в которые направляются, как правило, наиболее тяжелые раненые из госпиталей первого эшелона и переводится часть раненых из госпиталей 2-го эшелона для проведения лечения раненых в высокоспециализированных клиниках и центрах с использованием современных высоких медицинских технологий.

В этих учреждениях проводится оперативное лечение травмы глаза в полном объеме с применением витреоретинальной хирургии, носившее как неотложный, так и оптикореконструктивный характер.

Хирургические мероприятия СОфП в госпиталях III-го эшелона СМП включают в себя соответственно:

- витреоретинальная хирургия;
- оптикореконструктивные и пластические операции;
- противоотслоечные операции;
- энуклеации, эвисцерации.

Современные новые технологии в оказании специализированной хирургической помощи, включали использование следующего оборудования и оснащения: эндолазер, операционные микроскопы с аксиальным освещением, витреотомы, перфторорганические жидкости и газы были применены в полном объеме в клинике офтальмологии ВМедА, где выполнено всего за период ведения боевых действий на Северном Кавказе 112 операций, включавших в себя этапы комплексного витреоретинального хирургического лечения (рис. 7).

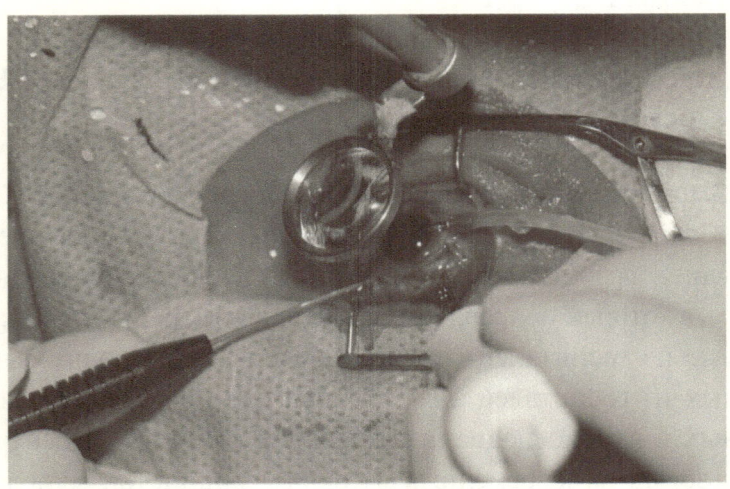

Рис. 7. Витреоретинальная операция.

5. Реабилитация раненых

В вооруженных конфликтах у 4,4% раненых острота зрения на оба глаза не превышала или светоощущение, или

0,02 каждого глаза. Тяжелейшие поражения глаз были нанесены в подавляющем числе случаев взрывами фугасов и мин. Им проводилась психосоциальная реабилитация, которая включала: 1) психокоррекцию состояния человека, утратившего зрение; 2) обучение самообслуживанию без зрительного контроля; 3) обучение ориентированию в пространстве; 4) обучение чтению, письму и печатанию по Брайлю; 5) работа с родными и близкими ослепшего. Проведение такого курса первоначальной реабилитации ослепшим воинам позволила к моменту выписки из стационара иметь твердые навыки самообслуживания, ориентировки на местности, письма и чтения по Брайлю.

6. Выводы

Современная травма мирного времени и боевая травма органа зрения во время контртеррористической операции в Чечне сохраняется на высоком уровне.

Она характеризуется особой тяжестью, что проявилось сочетанием повреждения глаз с повреждением других областей тела, в том числе черепа и головного мозга, ЛОР-органов, высоким процентом бинокулярных поражений, сквозных ранений, разрушений и обширностью ран, преобладанием тяжелой и крайне тяжелой степеней поражений, воздействием множественных ранящих снарядов, немагнитностью внутриглазных инородных тел, слабой их рентгенконтрастностью, а также наличием наряду с ранением контузионного синдрома, что неизменно приводило к взаимному отягощению травмы.

Структура боевых повреждений органа зрения зависела от способов ведения боевых действий и была, в основном, обусловлена взрывами различных боеприпасов на близком расстоянии (МВТ, подрывы на фугасах, артиллерийских снарядах и минах).

Характер огнестрельных повреждений органа зрения, обильная загрязненность ран почвой, массивность разрушения тканей, неблагоприятные факторы местности отягощали раневой процесс, приводили к большому числу гнойных осложнений, особенно в случае задержки оказания полноценной медицинской помощи.

Микрохирургия в лечении боевых повреждений органа зрения создает реальные перспективы улучшения исходов, причем витрэктомия является ведущим звеном в лечении прободных ранений глаза. Подготовка специалистов и оснащение офтальмологического отделения многопрофильного госпиталя современным оборудованием, приборами, инструментарием позволяет уже в окружном госпитале производить обработку тяжелых повреждений органа зрения, выполнять ряд реконструктивных вмешательств, что значительно улучшает как непосредственные результаты операции, так и оптимизирует исходы реабилитационного лечения.

Таким образом, современная тактика лечения боевых огнестрельных повреждений глаз включает следующие положения:

1. Максимально щадящая хирургическая обработка, исключающая удаление выпавших оболочек, кроме случаев их явной нежизнеспособности и гнойного инфицирования.

2. Профилактика и лечение ранних инфекционных осложнений (иридоциклит, эндофтальмит).

3. Герметизация позволяющая минимизировать риск развития инфекционных осложнений, негативное воздействие гипотонии, стабилизировать гемостаз.

4. Ведущее патогенетическое звено тяжелых исходов прободных ран и тяжелых контузий органа зрения - это витреоретинальная пролиферация. В этой связи ВРХ является патогенетической основой хирургического лечения таких повреждений.

5. Этапное оказание помощи военнослужащим с тяжелыми ОТГ и ЗТГ (прободными ранениями и тяжелыми контузиями органа зрения) оптимизируют исходы лечения данной категории раненых при условии следующей регламентации. Основной принцип этапного лечения это грамотная диагностика и сортировка на I этапе специализированной

помощи и транспортировка в максимально короткие сроки на этап высокотехнологичной специализированной помощи по показаниям. На этапе гарнизонного госпиталя должна осуществляться хирургическая обработка прободных ран и тяжелых контузий органа зрения, включающая восстановление анатомической целостности глазного яблока и нормальных анатомических взаимоотношений переднего отдела глаза – герметизация; удаление доступных реактивных и потенциально опасных внутриглазных инородных тел; профилактика инфекционных и пролиферативных осложнений (увеит, витреоретинальная пролиферация, отслойка сетчатки); подготовка раненого к эвакуации в витреоретинальный центр, где проводится ВРХ в полном объеме.

6. Проведение активных лечебно-профилактических мероприятий раненым в глаза на этапах медицинской помощи, сокращение сроков поступления на этап специализированной помощи позволит улучшить течение раневого процесса, уменьшить частоту гнойных осложнений.

7. Более половины пострадавших офтальмологического профиля проходят ВГ 2-го эшелона транзитом, т.е. сил и средств на данном этапе оказывается недостаточно для оказания полноценной офтальмохирургической помощи. Решение данной проблемы видится в двух вариантах:

- исключить данный этап для тяжелых, нуждающихся в ВРХ, пострадавших и направлять последних непосредственно в витреоретинальные центры,

- дооснастить офтальмологическое отделение ВГ необходимым оборудованием (витреотом, эндолазер), улучшить подготовку штатных сотрудников, расширить штат офтальмохирургов.

Таким образом, применение современной доктрины двухэтапного лечения раненых и пострадавших офтальмологического профиля - оказание специализированной помощи на I эшелоне и выполнение в максимально короткие сроки полного объема высокотехнологической помощи позволяет значительно улучшить результаты лечения столь тяжелого контингента раненых офтальмологического профиля и возвратить в строй до 40% раненых.

ЛИТЕРАТУРА
1. Бойко Э.В. Организация специализированной помощи с применением витреоретинальной хирургии при лечении боевой открытой травмы глаза / Э.В. Бойко, С.В. Чурашов // Воен.-мед. журн. – 2006. - №10 – С.16-21.
2. Бойко, Э.В. Сравнительный анализ структуры санитарных потерь офтальмологического профиля в ходе контртеррористической операции на Северном Кавказе / Э.В. Бойко, М.М. Шишкин, С.В. Чурашов и др. // Материалы. науч.-практ. конф. МНИИ ГБ им. Гельмгольца "Неотложная помощь, реабилитация и лечение осложнений при травмах органа зрения и чрезвычайных ситуациях". – М., 2003. – С. 133-134.
3. Даничев В.Ф., Шишкин М.М. Современная тактика хирургического лечения боевых огнестрельных повреждений глаз // ВМЖ - № 5, - 1997, - С. 22-26.
4. Даничев В.Ф. Современная офтальмология: руководство для врачей.– СПб: Издательство «Питер», 2000.– 672с.
5. Максимов И.Б. Оказание специализированной офтальмохирургической помощи при огнестрельных повреждениях глаз // Боевые повреждения органа зрения: Материалы конф., посвящ. 100-летию со дня рождения проф. Б.Л. Поляка. – СПб., 1999. – С 29-30.
6. Максимов И.Б., Егорова Е.А., Батурина Н.А., Воробьев И.В. Офтальмохирургическая помощь в вооруженном конфликте // ВМЖ - № 10, - 2006, - С. 22-25.
7. Сосновский, С.В. Транспортная герметизация - оптимальный объем первичной хирургической обработки при тяжелых повреждениях органов зрения / С.В. Сосновский, А.Н. Куликов, М.М. Шишкин // Офтальмология на рубеже веков: Материалы юбилей. конф. – СПб., 2001. – С. 271.
8. Трояновский Р.Л., Монахов Б.В. Лечение огнестрельных ранений глаз // Повреждение органа зрения. - Л., 1989. - С.147-154.
9. Шишкин М.М. Возможности специализированной офтальмологической помощи в ВС РФ при прободных ранениях заднего отрезка глазного яблока. Пути ее совершенствования в настоящее время / М.М. Шишкин // Боевые повреждения органа зрения: Тез. докл. науч. конф., посвящ. 100-летию со дня рождения проф. Б.Л. Поляка. – СПб., 1999. – С. 49-54.
10. Шишкин, М.М. Особенности этапного лечения прободных ранений глазного яблока с наличием внутриглазных инородных тел в ходе контртеррористической операции на территории северокавказского

региона / М.М. Шишкин, А.Н. Куликов, С.В. Сосновский // Материалы науч.-практ. конф. «Современные технологии в диагностике и хирургическом лечении осколочных ранений глаза и орбиты». – М., 2001. – С. 100-101.
11. Kuhn F., Pieramici D.J. Ocular trauma. Principles and Practice // Thieme, - New York • Stuttgart.- 2002 - 468 p.
12. Ophthalmic care of the combat casualty (Textbooks of military medicine) // specialty editor, Allen B. Thach. -– 2003 - 470 p.

Глава 6

Мадай Д.Ю., Иорданишвили А.К., Мадай О.Д.

БОЕВАЯ И НЕБОЕВАЯ ЧЕРЕПНО-ЛИЦЕВАЯ ТРАВМА. ТЕРМИНОЛОГИЯ. классификаЦиЯ. ХИРУРГИЧЕСКАЯ ТАКТИКА.

Введение

В структуре сочетанных травм (политравм) лица от 9 до 28,9% приходится на повреждение костей средней зоны лица, 70 - 90 % на повреждения нижней зоны лица [Adams, 1942; Александров, Аржанцев, Агроскина, 1986; Медведев, 1992]. Наиболее частые причины возникновения этого вида травм - дорожно-транспортные происшествия от (50 - 71%), падения с высоты (18 - 24,5%), производственные травмы (4,5 - 25%) ситуации, связанные с насилием (12 - 15,5%).

В последние 10 – 15 лет наблюдается возрастание сочетанных ранений и повреждений (политравм) челюстно-лицевой области (ЧЛО) в 1,5 - 2 раза [Медведев, 1992; Мадай, 1996; Гуманенко, Мадай, Белоус, 2004; Мадай, Головко, 2008].

В работе даны семантические основы классификации сочетанных повреждений черепа и средней зоны лица, оригинальные авторские подходы к оценке тяжести повреждений и состояний пострадавших, на основе которых строится тактика комплексного лечения.

Данный подход позволяет осуществлять преемственность в оказании помощи раненым, пораженным и пострадавшим в локальных вооруженных конфликтах, природных и техногенных катастрофах.

I. СЕМАНТИЧЕСКИЕ ОСНОВЫ ТЕРМИНОЛОГИИ[3]

Основными понятия в челюстно-лицевой и военно-полевой хирургии являются: *повреждение, рана, травма, ранение, последствия травм, осложнения травм.*

Повреждение — (поврежденное место) результат воздействия ранящих агентов, поражающих факторов либо окружающих предметов на конкретные ткани, органы или системы человеческого организма. Категория «повреждение» характеризуется стабильностью, описывается в первой части диагноза.

Травма — повреждение органов, тканей человеческого организма в результате общего взаимодействия с окружающими факторами в экстремальных ситуациях при конкретных условиях внешней среды. Патофизиологическим выражением такого взаимодействия (травмы) являются типовые патологические процессы, а клиническим проявлением — симптомы и синдромы. Категории **"повреждение"** и **"травма"** соотносятся как частное и целое; повреждений бывает несколько, а травма всегда одна.

Понятие **"травма"** включает два компонента: повреждение (морфологический компонент) и состояние раненого (функциональный компонент).

Ранение — (нанести рану) частный вид травмы, то есть результат взаимодействия человеческого организма с ранящими агентами. Морфологическим компонентом ранения является рана.

Рана – открытое повреждение тканей от внешнего воздействия, поражения, частный вид повреждения, обязательным компонентом которого является нарушение целостности кожного покрова или слизистых на всю толщину.

Боевая травма – повреждения тела, которые возникают под действием любых средств (механических, термических,

---

[3] В основу семантических определений положена информация 4-го раздела учебника «Военно-полевая хирургия» (М., 2008.- С. 470 – 489).

биологических, химических), ионизирующей радиации, комбинированных воздействий, применяющихся в качестве оружия.

С учетом высокой степени актуальности и обсуждаемости проблемы, за основу были взяты положения из работ Лукьяненко, 1978; Александрова, Аржанцева, Агроскиной, 1986; Шапошникова,1990; Мадай, 1996, 2000, Гуманенко, Мадай, 2004; Гуманенко, Самохвалова, Трусова, Бояринцеа, 2006; Мадай, Головко, 2007; Мадай 2011.

Таким образом, применительно к военно-полевой и челюстно-лицевой хирургии выделяют множественные ранения лица и множественные ранения головы.

Множественные ранения лица – ранения, имеющие несколько ран, нанесенных одним или несколькими ранящими снарядами, в пределах лица.

Множественные ранения головы – ранения, имеющие несколько ран, нанесенных одним или несколькими ранящими снарядами, в пределах лица и других отделов головы.

Сочетанные ранения лица - ранения, имеющие несколько ран, нанесенных одним или несколькими ранящими снарядами, в пределах лица и других областей тела.

ПОЛИТРАВМА (множественная травма: сочетание двух или более повреждений. В западной литературе под политравмой подразумевают и комбинированную травму и комбинированные поражения).

<u>Изолированными</u> называются травмы, при которых возникло одно повреждение тканей, органов либо сегментов опорно-двигательной системы одной анатомической области.

<u>Множественными</u> называются травмы, при которых возникло несколько повреждений (одним или несколькими ранящими снарядами применительно к огнестрельной травме) в пределах одной анатомической области тела.

<u>Сочетанными</u> называются травмы, при которых возникло несколько повреждений (одним или несколькими ранящими снарядами применительно к огнестрельной травме) в нескольких

анатомических областях тела: голова, шея, грудь, живот, таз, позвоночник или конечности.

Как указывал Ерюхин, Шляпников (1997), вопросы терминологии и классификации травм и по сей день нельзя считать решенными. Об этом свидетельствуют дискуссия на страницах журнала "Ортопедия, травматология и протезирование", развернувшаяся в 1978 - 81 годах, а также множество последующих публикаций, среди которых достаточно выделить лишь некоторые, наиболее полно и определенно отражающие позиции авторов [Лукьяненко,1978; Гуманенко, 1992, 1999; Мадай, 2009, 2011].

Множественные и сочетанные травмы в структуре отдельных видов травматизма, например, дорожно-транспортного, где они составляют от 76 до 84% [Гуманенко, Мадай, 2004; Мадай, Головко,2007]. В структуре умерших от травм часто определяются показатели, относящиеся к множественным и сочетанным травмам. При этом среди умерших указания на множественные и сочетанные травмы в суммарном исчислении имелись у 78 - 95% пострадавших [Титова, Лимберг, Часовская, 1982].

Отсутствие четкого разграничения множественных и сочетанных травм в статистических разработках "размывает" проблему и препятствует конструктивному подходу к ее решению, хотя и подтверждает значимость проблемы. Однако полностью избежать таких "объединяющих" тенденций до последнего времени не удавалось даже в военной хирургии. Так, в ряде действующих в настоящее время руководств по военно-полевой хирургии в странах НАТО недостаточно четко разделяются понятия "multiple injuries" и "associated injuries" [Тинтиналли, Кроум, Руиз, 2001], что соответствует русскоязычному обозначению **множественные и сочетанные повреждения.**

В официальных годовых отчетах медицинской службы контингента советских войск в Афганистане в 1980 — 88 годах показатели по множественным и сочетанным огнестрельным и взрывным повреждениям также приводились совместно. В различные годы они составили в структуре боевых повреждений от 42 до 67.5%. В столь упорном отказе от четкого выделения сочетанных травм в качестве самостоятельной категории нельзя не усмотреть закономерного следствия некоторой нечеткости самого понятия "сочетанная травма". Это объясняется рядом причин, субъективных по своим изначальным истокам, но приобретающих объективную значимость. Поскольку любая классификация представляет собой сознательное стремление систематизировать и приспособить к нашему восприятию бесконечное разнообразие наблюдаемых явлений, то, следовательно, любая классификация условна, а ее объективная ценность подтверждается практической значимостью. Поэтому не следует удивляться некоторым противоречиям в суждениях, вытекающим из классификационных построений. Их можно избежать только в случае, достоверной, абсолютно объективной классификации, а таковую создать невозможно [Ерюхин, Шляпников, 1997].

1.2. КЛАССИФИКАЦИЯ ТРАВМ СРЕДНЕЙ ЗОНЫ ЛИЦА
А. Классификация травм по тяжести и лечебно-эвакуационному предназначению

В период проведения медицинской сортировки в вооруженном конфликте в Чечне (1994-1996) и за три месяца антитеррористической операции в Чечне (сентябрь-декабрь 1999 г.) всех челюстно-лицевых раненых делили на 3 категории (Мадай,1996, 2001, 2008).

Первая группа – *тяжелораненые:*

- раненые с обширными огнестрельными ранениями мягких и костных тканей ЧЛО с дефектом тканей, проникающие в полость рта, носа и околоносовые пазухи, с повреждением височно-нижнечелюстного сустава (ВНЧС), повреждением слюнных желез, ствола и ветвей наружной сонной артерии и лицевого нерва;

- с обширными сквозными ранениями век, носа, ушных раковин и губ с их дефектом;

- отрывы частей и органов лица (носа, губ, ушных раковин и подбородка);

- обширные огнестрельные ранения мягких и костных тканей ЧЛО, сочетающихся с повреждением ЛОР-органов, глаза, проникающие в череп и с повреждением органов и тканей других анатомических областей.

Раненые этой группы нуждались в ранней специализированной помощи в 1-ю очередь, т.е. они должны эвакуироваться вертолетами в МГ-1 эшелона без оказания КХП.

Вторая группа – раненые *средней степени тяжести:*

Раненые с изолированными ранениями без дефекта мягких и костных тканей, проникающие в полость рта, носа и околоносовые пазухи:

- изолированные сквозные ранения век, крыльев носа, губ и ушных раковин без дефекта тканей;

- обширные ранения мягких тканей лица и шеи без дефекта тканей и повреждения костей лицевого скелета, слюнных желез, ВНЧС, ствола и ветвей наружной сонной артерии и лицевого нерва;

- огнестрельные переломы костей лицевого скелета без дефекта кости;

- изолированные ранения альвеолярного отростка и зубов в пределах 2-х и более функциональных групп зубов;

- нагноившиеся гематомы и инфицированные раны ЧЛО.

Третья группа - *легкораненые, имеющие:*

- изолированные ранения ЧЛО без дефекта мягких тканей и костных тканей и повреждения ВНЧС, больших слюнных желез, крупных ветвей наружной сонной артерии и лицевого нерва, а также не проникающие в полость рта, носа и околоносовые пазухи;

- несквозные ранения век, носа, ушных раковин и губ без дефекта тканей;- краевой и дырчатый перелом нижней челюсти без нарушения ее целостности;

- изолированные ранения альвеолярного отростка в пределах одной функциональной группы зубов;

- обширные ушибы тканей и гематомы лица.

Б. Классификация травм по клиническому течению (Мадай, 2000)

Применительно к разработанным шкалам нами создана классификация тяжести сочетанных челюстно-лицевых травм, включающая:

- легкие травмы (ВПХ-П 0.05 - 0.4);
- травмы средней тяжести (ВПХ-П 0.5 - 0.9);
- тяжелые травмы; (ВПХ-П 1—12)
- крайне тяжелые травмы (ВПХ-П 12; ВПХ-СП 31).

По клиническому течению и объему повреждения в группах сочетанных травм наиболее часто встречаются следующие ранения (повреждения) челюстно-лицевой области.

Легкие травмы:

-изолированные (касательные, сквозные) ограниченные повреждения мягких тканей лица без их истинного дефекта и без повреждения органов (язык, слюнные железы, крупные сосуды и т.д.);

-изолированные повреждения альвеолярных отростков челюстей или отдельных зубов без нарушения непрерывности нижней челюсти и непроникающие в верхнечелюстную пазуху;

-одиночные или множественные слепые ранения лица при условии расположения осколков вдали от жизненно важных образований;

-ушибы и ссадины лица.

Травмы средней тяжести:

-изолированные обширные повреждения мягких тканей без истинного дефекта или сопровождающиеся повреждениями органов и анатомических образований челюстно-лицевой области;

-повреждения костей лица с нарушением их непрерывности или проникающие в придаточные пазухи носа;

-небольшие по объему слепые ранения с локализацией инородных тел в области жизненно важных органов или крупных сосудов.

Тяжелые травмы:

-изолированные повреждения мягких тканей с истинныем обширным дефектом кожных покровов или анатомических образований и органов (нос, веки, губы, мягкое небо);

-повреждения костей лицевого скелета с истинным дефектом костной ткани (тело нижней челюсти, твердое и мягкое небо), многооскольчатые переломы;

Крайне тяжелые травмы

-повреждения костей лицевого скелета с истинным дефектом костной ткани (тело нижней челюсти, твердое и мягкое небо), многооскольчатые переломы.

В. КЛАССИФИКАЦИЯ БОЕВОЙ ХИРУРГИЧЕСКОЙ ТРАВМЫ

Классификация боевой хирургической травмы с учетом обозначенных понятий представлена на схеме 1 (Гуманенко,1997).

Схема 1

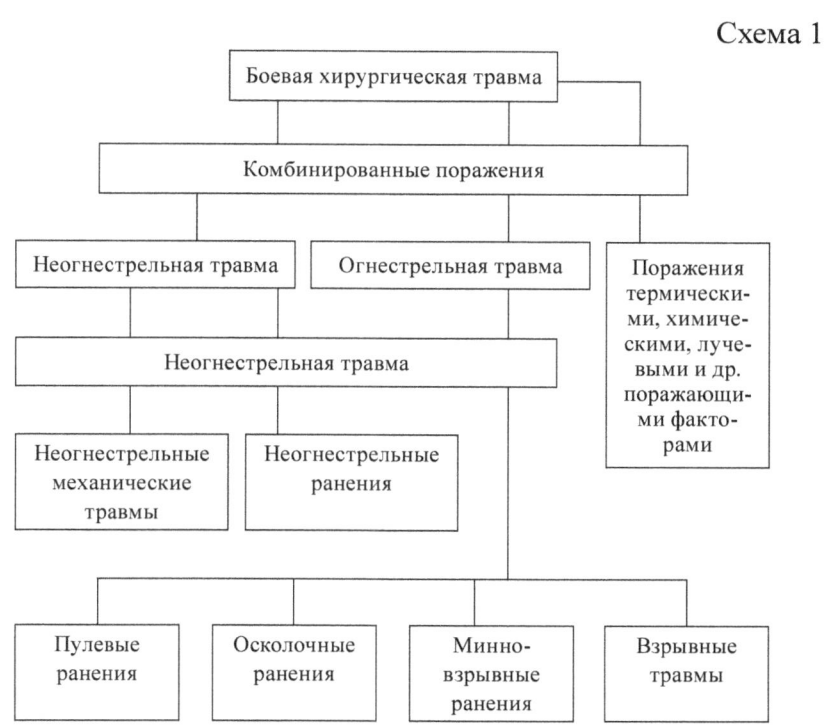

Боевая травма – повреждения тела, которые возникают под действием любых средств (механических, термических, биологических, химических), ионизирующей радиации, комбинированных воздействий, применяющихся в качестве оружия.

Неогнестрельные травмы возникают при воздействии на человека предметов окружающей среды в экстремальных ситуациях либо неогнестрельного оружия. В соответствии с этим определением неогнестрельные травмы делятся на неогнестрельные механические травмы и неогнестрельные ранения.

Огнестрельные травмы возникают при воздействии на человека различных видов оружия: ранящих снарядов стрелкового оружия и боеприпасов взрывного действия. К последним снарядам относятся авиационные бомбы, торпеды, морские мины, артиллерийские снаряды и мины, ракеты всех видов, боеприпасы объемного взрыва, гранаты и инженерные минные боеприпасы. В соответствии с таким определением огнестрельные травмы делятся на пулевые ранения, осколочные ранения, взрывные ранения и травмы.

Огнестрельные травмы, которые сопровождаются образованием огнестрельной раны, классифицируются в зависимости от характера ранения. В таблице 2 приведена классификация огнестрельных травм по характеру ранения, которая построена по нозологическому принципу и имеет строгую последовательность в виде алгоритма формирования диагноза (Мадай, 1996, 2001, 2006, 2008; Гуманенко, Самохвалов, Трусов, Бояринцев, 2006).

Взрывные травмы, относящиеся по этиологии к огнестрельной травме, по механизму идентичны неогнестрельным механическим травмам и, следовательно, классифицируются аналогично последним.

Комбинированной травмой называется результат одновременного воздействия на организм человека ранящего снаряда (огнестрельная травма) и предметов окружающей среды (неогнестрельная травма) [Bacer, O'Neill, Haddon, 1974]

Комбинированным поражением называется результат одновременного воздействия на организм человека нескольких поражающих факторов либо одновременного воздействия какого-либо поражающего фактора и предметов окружающей среды, неогнестрельного оружия (неогнестрельная травма) или огнестрельного оружия (огнестрельная травма).

Человек, получивший в период ведения боевых действий огнестрельную, неогнестрельную либо комбинированную травму, именуется как **раненый**. Человек, получивший изолированное либо комбинированное поражение обозначается как **пораженный**. *В мирное время человек получивший травму именуется как пострадавший, а поражение - пораженный.*

В зависимости от количества и локализации повреждений неогнестрельные и огнестрельные травмы делятся на изолированные, множественные и сочетанные.

1.3. СОВРЕМЕННОЕ СОСТОЯНИЕ ПРОБЛЕМЫ. КЛАССИФИКАЦИЙ РАНЕНИЙ И ТРАВМ ЧЕЛЮСТНО-ЛИЦЕВОЙ ОБЛАСТИ

1.3.1. Классификация ранений и повреждений лица

В настоящее время в хирургии повреждений и в военно-полевой хирургии принято выделять 7 областей тела: **голова, шея, грудь, живот, таз, позвоночник и конечности**. Такое деление областей обусловлено, с одной стороны, анатомо-функциональным единством органов и систем, в них расположенных, а с другой, - преимущественной специализацией хирургии в соответствии с этими областями тела (Александров,1986;. Гуманенко, 1992).

Голова - сложная анатомическая область. Лечением повреждений органов, локализованных в пределах головы, занимаются хирурги четырех специальностей: нейрохирурги, офтальмологи, оториноларингологи и челюстно-лицевые хирурги.

Работа хирургов четырех самостоятельных специальностей в пределах одной, сравнительно небольшой, но в высшей степени функционально значимой области, привела к взаимодействию между ними. Более того, это взаимодействие со времен второй Мировой войны облекло конкретные организационные формы в виде создания специализированных госпиталей для раненых в голову, шею и позвоночник (в настоящее время это ВПнхГ – военно-полевые нейрохирургические госпитали). Тем не менее, используя разнонаправленные доводы, специалисты, занимающиеся лечением повреждений головы, практически единогласно предлагают считать сочетание повреждений различных органов головы сочетанными травмами или ранениями. Естественно, что такое стремление с учетом даже самых веских тактических, организационных и других доводов идет вразрез с классификационными принципами, складывающимися в современной военно-полевой хирургии.

Огнестрельные ранения челюстно-лицевой области бывают проникающими (в полость рта, носа и околоносовых пазух) и непроникающими. По характеру раневого канала различаются слепые, сквозные, касательные ранения. Ранения ЧЛО включают повреждения мягких тканей, костных структур (верхней и нижней челюсти, альвеолярных отростков и зубов, скуловых костей и височно-нижнечелюстного сустава), кровеносных сосудов и нервов, органов лица (язык, слюнные железы).

Ранения ЧЛО могут сопровождаться развитием ближайших последствий ранений, связанных с повреждением крупных сосудов и органов ЧЛО. Наиболее опасны из них – жизнеугрожающие последствия: асфиксия и продолжающееся кровотечение. Все эти характеристики ранения должны учитываться при формулировании диагноза. Для правильного построения диагноза применяется нозологическая классификация, которая в определенной мере является алгоритмом его формулирования (табл. 1).

Таблица 1
Классификация огнестрельной травмы челюстно-лицевой области

Этиология огнестрельной травмы	Характер раневого канала	Отношение к полостям (рта, носа и околоносовых пазух)	По характеру повреждения мягких тканей, костей и суставов	По характеру повреждения органов, сосудов и нервов	Жизнеугрожающие Последствия ранения
Огнестрельные ранения: -пулевые -осколоч-ные Минно- взрывные ранения Взрывные травмы	Слепые Сквозные Касательные	Проникающие Непроникающие	А. С повреждением мягких тканей - ограниченное - обширное Б. С повреждением костей лицевого скелета: - верхней челюсти - нижней челюсти - скуловых костей - зубов и альвеолярных отростков - костей носа В. С повреждением височно-нижнечелюстного сустава	А. С повреждением языка Б. С повреждением слюнных желез В. С повреждением кровеносных сосудов Г. С повреждением нервных стволов	Асфиксия Продолжающееся кровотечение

Челюстно-лицевая область включает среднюю и нижнюю зону лица.

Средняя зона ограничена сверху основанием носа и надбровными дугами arc. superciliaris, задним краем скуловой кости и нижним краем скуловой дуги до линии, проведенной впереди наружного слухового прохода, а снизу – линией смыкания зубных рядов. Средняя зона лица включает: область носа, глазниц, скуловые области, щечная и подглазничные области. Выделение указанной области, оправдано в морфологическом и функциональном отношении.

Травмы средней зоны лица сопровождаются переломами костей носа, повреждениями скуло-орбитального комплекса и переломами верхней челюсти. Основной опасностью при травмах носа является продолжающееся носовое кровотечение. Травмы скуло-орбитального комплекса, как правило, сочетаются с повреждением стенок глазницы, контузией глазного яблока и могут сопровождаться частичной либо полной утратой зрительной функции. Вторым опасным последствием травм этой области является повреждение околоносовых пазух. Вследствие нарушения функции мерцательного эпителия, нарушения аэрации пазух - частыми осложнениями являются посттравматические синуситы. Для адекватной диагностики и лечения повреждений скуло-орбитального комплекса необходима совместная работа челюстно-лицевого хирурга, оториноларинголога и офтальмолога.

Типы переломов верхней челюсти представлены на рисунке 1.

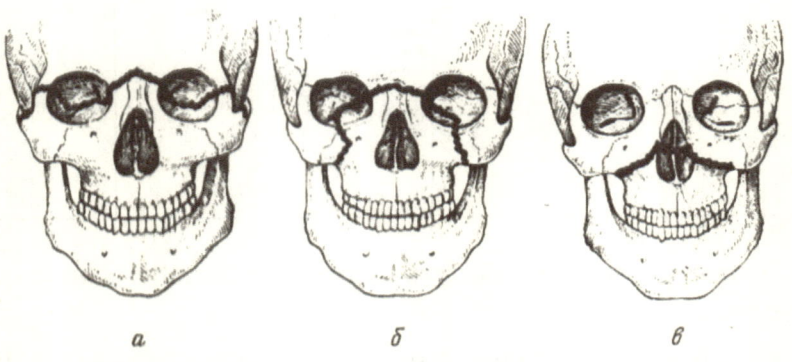

Рис.1. Основные типы переломов верхней челюсти
а – черепно-лицевое разъединение или верхний тип перелома,
б – средний тип перелома, в – нижний тип перелома

Наиболее распространена классификация переломов верхней челюсти, согласно которой переломы следует делить на три основных типа, обусловленных линиями слабости в местах соединения верхней челюсти с другими костями черепа.

Первый тип перелома – верхний. При этом типе перелома происходит черепно-лицевое разъединение, то есть отрыв верхней челюсти с носовыми, скуловыми костями и крыловидными отростками основной кости. По характеру травмы - он наиболее тяжелый, а в лечении - наиболее сложный. Он сочетается с переломом костей основания черепа, проявляется истечением ликвора из носа и наружного слухового прохода.

Второй тип перелома – средний. Линия перелома проходит поперек переносицы, по внутренней стенке и дну глазницы, по скуло - челюстному шву к крыловидным отросткам.

Третий тип перелома – нижний. Линия перелома проходит от основания грушевидного отверстия над альвеолярным отростком к крыловидному отростку.

Следствием переломов верхней челюсти является наружное кровотечение с высоким риском асфиксии вследствие аспирации крови в трахеобронхиальное дерево.

Переломы верхней челюсти

Они составляют до 5% от всех переломов костей лица. Практически, за редким исключением, встречаются симметричные повреждения верхней челюсти. По классификации кафедры (рис. 2) щель перелома при поперечных переломах может иметь различную протяженность и проходить на разных уровнях грушевидного отверстия и стенок верхнечелюстных пазух в зависимости от места воздействия, формы ранящего предмета и приложенной силы.

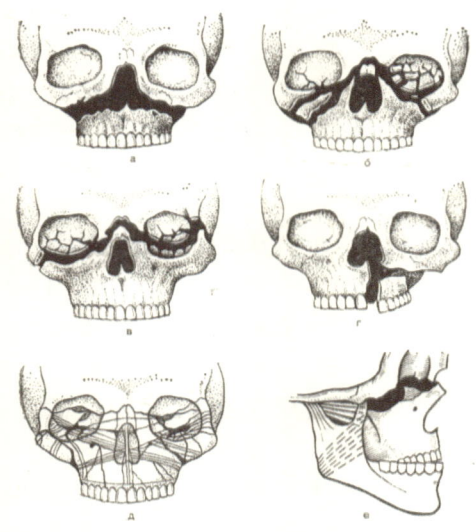

Рис. 2. Переломы костей средней зоны лица
а – поперечный,
б – суборбитальный,
в - суббазальный,
г – сагитальный,
д – линии наиболее часто
встречающихся повреждений,
е – смещение верхней челюсти за счет тяги
крыловидных и жевательных мышц

Суборбитальные переломы не всегда сопровождаются отрывом костей носа с переходом на лобный отросток верхней челюсти через медиальную стенку глазницы к нижней стенке с повреждением решетчатой кости. Затем повреждение распространяется медиальнее нижнеглазничного канала, на переднюю и заднюю стенки верхнечелюстной пазухи до границы верхней и среднее третей крыловидных отростков основной кости. Такие повреждения могут быть асимметричными, при этом возможны переломы передней черепной ямки.

Суббазальные переломы могут возникнуть при сдавлении боковых отделов лица, т.е. при направлении силы удара справа (или слева) а также снизу вверх на область орбит. Для суббазальных переломов характерен отрыв верхней челюсти и других костей средней трети лица с оскольчатым повреждением костей в местах слабого сопротивления - дна орбиты и стенок верхнечелюстных пазух [Низова, 1968].

Встречаются также оскольчатые переломы скуловой кости, а иногда отрыв ее. Возможны оскольчатые переломы костей носа и перегородки, а крыловидные отростки основной кости чаще повреждаются у основания. Суббазальные переломы могут быть асимметричными и сочетаться с переломами передней либо средней черепной ямки.

Нижняя зона лица сверху ограничена линией смыкания зубных рядов, снизу - телом подъязычной кости и линией, проведенной по проекции m. mylohyoideus до proc.mastoideus.

Травмы нижней зоны лица могут сопровождаться переломами нижней челюсти. Переломы нижней челюсти подразделяются (Кабаков Б.Д., Малышев В.А., 1981): в зависимости от характера - на одиночные, двойные, множественные, одно или двухсторонние; по локализации - на переломы альвеолярной части, подбородочного и бокового отдела тела, угла челюсти, ветви челюсти (собственно ветви, суставного и венечного отростка). Изолированные переломы обычно не представляют больших проблем в лечении при выполнении ранней адекватной иммобилизации. Множественные переломы могут привести к дислокационной асфиксии вследствие смещения отломков и западения языка или обтурации верхнего отдела дыхательной трубки кровяным свертком. Наружное кровотечение при обширном повреждении мягких тканей может иметь интенсивный характер, сопровождаться массивной кровопотерей и аспирацией крови в трахеобронхиальное дерево.

1.3.2. Резюме

Приведенные определения и классификации должны помочь врачу предоставлять единое понимание основных понятий военно-полевой хирургии, единое понимание механизмов развития патологических процессов при боевой хирургической травме. Единый алгоритм формирования диагноза травмы способствует единой тактике лечения боевой и небоевой травме, преемственности и последовательности диагностических и лечебно-эвакуационных мероприятий в экстремальных условиях и является практической реализацией единой медицинской доктрины применительно к хирургии повреждений:

В военно-полевой хирургии диагноз боевой и небоевой травмы состоит из трех частей:
- **Первая** – морфологическая характеристика боевой и небоевой травмы, описывающая ее тяжесть, характер и локализацию.
- **Вторая** – характеристика жизнеугрожающих последствий травмы.
- **Третья** – клиническая характеристика тяжести состояния раненого, больного: травматический шок, острая дыхательная недостаточность, травматическая кома.

1.4. ОЦЕНКА ТЯЖЕСТИ ТРАВМ

До последнего времени в практической деятельности используется традиционная градация тяжести травм, основанная на субъективном опыте врача и выражающаяся в номинальных категориях: *легкая, средне тяжелая, тяжелая и крайне тяжелая травмы*.

В современной травматологии понятие о травме перестает использоваться как синоним повреждения. Оно приобретает значительно более емкое значение: **под травмой понимается любое воздействие, превышающее предел физиологической выносливости биологических структур**. Наряду с повреждением понятие травмы обязательно включает и общий ответ организма на повреждение. На этом основана концепция травматического шока и формирующаяся в процессе ее развития концепция травматической болезни. Однако в сфере реальной практики дело обстоит сложнее. **Тяжесть повреждения и тяжесть состояния весьма неоднозначные категории**. Их сложно оценивать совместно с выведением единого интегрального показателя. ***Тяжесть повреждения*** — значительно более стабильный показатель, ориентированный, прежде всего, на оценку морфологического ущерба, понесенного организмом в результате травмы. Функциональный ущерб здесь оценивается опосредованно на основе клинического опыта. ***Тяжесть состояния,*** напротив, весьма лабильный показатель. Он зависит и от исходного состояния, и от реактивности организма пациента, от устойчивости его к функциональным перегрузкам. Состояние может быстро меняться при своевременном использовании рационального лечения.

В США разработка методик оценки тяжести повреждений началась в 1969 году Американской медицинской ассоциацией. Исследования завершились созданием в 1971 году сокращенной шкалы повреждений – **AIS** (Bacer, O'Neill, Haddon, 1974)

Метод НИИ скорой помощи им. И.И. Джанелидзе

Метод, разработанный в НИИ скорой помощи им. И.И. Джанелидзе Цибиным, Гальцевой, Рыбаковым, Фроловым (1977), отличает небольшое число используемых показателей, возможность предсказать как исход, так и продолжительность шока. В основу метода положена связь между такими признаками, как возраст (В), частота пульса (П). АД и характером травмы в баллах (К). Коэффициент шокогенности травмы (Т) - результат статистического сравнения тяжести травмы по исходу и по периоду неустойчивой гемодинамики. Используется формула:

$$\pm 1/T - 0.317 - 0.039 \cdot K + 0.00017 \cdot АД - К - 0.0026 \cdot (П - В/АД).$$

Знак ± является показателем выздоровления или летального исхода, а также периода нестабильной гемодинамики при выздоровлении или времени в часах при летальном исходе. Точность прогностических ответов — 87%. На основании приведенной формулы составлены таблицы (табл.2) и номограмма, позволяющие упростить и ускорить получение прогностического ответа.

Таблица 2
Балльная оценка шокогенности травм
(Цибин, Гальцева, Рыбаков, Фролов, 1977)

Наименование повреждений	Балл
Травма живота с повреждением двух и более паренхиматозных органов	10,0
Двусторонние множественные переломы ребер с повреждением и без повреждения органов грудной клетки. Травма живота с повреждением одного паренхиматозного органа	6,0
Открытый оскольчатый перелом бедра, отрыв бедра	5,0
Ушиб головного мозга, перелом свода и основания черепа. Травма груди с повреждением грудной клетки, гемопрневмоторакс. Множественные переломы костей таза	4,0
Травма живота с повреждением полых органов, диафрагмы. Открытый перелом обеих костей голени, отрыв голени. Закрытый перелом бедра	2,0
Обширная скальпированная рана с разможжением мягких тканей. Гематома больших размеров. Открытый и закрытый перелом обеих костей голени, плеча, отрыв плеча. **Переломы костей лицевого скелета**	1,5
Односторонние множественные переломы ребер без повреждения органов грудной клетки	1,0
Переломы позвонков (с повреждением и без повреждения спинного мозга) в одном отделе. Открытый перелом костей предплечья, отрыв предплечья. Открытый перелом костей стопы, отрыв и разможжение стопы	0,5
Одиночные переломы костей таза. Закрытые переломы одной кости голени, костей стопы, костей предплечья, костей кисти. Разможжение и отрыв кисти	0,1

Примечание: Общий балл шокогенности определяется путем суммирования баллов отдельных травм. Травмы, являющиеся составной частью других, более тяжелых, повреждений, при расчете бальной оценки не учитываются.

Применительно к разработанным шкалам создана классификация тяжести сочетанных травм (табл.3), включающая: легкие травмы - (ВПХ-П 0.05-0.4; ВПХ-СП 12); травмы средней тяжести - (ВПХ-П 0.5 - 0.9; ВПХ-СП 13 - 20); тяжелые травмы - (ВПХ-П 1 - 12; ВПХ-СП 21 - 31); крайне тяжелые травмы - (ВПХ-П 12; ВПХ-СП 31). Данные шкалы имеют такие привлекательные особенности, как объективность, поликритериальность и возможность применения при изолированных, множественных или сочетанных травмах. Объективность шкал подтверждается математическим ретроспективным анализом 600 наблюдений за пострадавшими с изолированными травмами различной локализации, а поликритериальность подтверждается ориентированностью прогноза на три критерия: вероятность летального исхода, вероятность постоянной инвалидности и длительность утраты трудоспособности.

Таблица 3
Классификация неогнестрельных и огнестрельных травм по тяжести повреждений (шкала ВПХ)

Градации тяжести травм	Количественные границы в баллах по шкалам «ВПХ-П»	Летальность, %	Увольняемость из рядов ВС, %	Длительность утраты боеспособности, сутки
Легкие	0,05—0,4	0	0	<70
Средней тяжести	0,5—0,9	<1	<20	>70
Тяжелые	1,0—12,0	1—50	20—100	>70
Крайне тяжелые	>12,0	>50	20—100	>70

ЛИТЕРАТУРА

Гуманенко Е.К. Сочетанные травмы с позиции объективной оценки тяжести травм: Автореф. дис. ... д-ра мед. наук. – СПб., 1992. – 50с.

Гуманенко Е. К. Боевая хирургическая травма // СПб.: Воен. – мед. академия. – 1999. – С. 110.

6. *Гуманенко Е.К., Самохвалов И.М., Бояринцев В.В.* Боевая хирургическая патология. Величина и структура санитарных потерь хирургического профиля. Хирургическая обработка ран / Военно-полевая

хирургия: учебник. - 2-е изд., изм. и доп. // Под.ред. Е.К. Гуманенко.- М., . изд. «ГЭОТАР, 2008. - С. 121-142.

Гуманенко Е.К., Мадай Д.Ю. Комплексная хирургическая помощь раненым с боевой огнестрельной травмой челюстно-лицевой области на этапе специализированной медицинской помощи. - СПб, 2001. - 58с.

Гуманенко Е.К., Мадай Д.Ю., Белоус И.М. Хирургические аспекты лечения сочетанных переломов челюстно-лицевой области // Актуальные проблемы организации медицинского обеспечения войск в XXI веке: Материалы Всероссийской юбилейной научно-практической конференции. - СПб., 2004. - С. 177-178.

Гуманенко Е.К., Мадай Д.Ю. Оказание медицинской помощи пострадавшим с сочетанной травмой челюстно-лицевой области // Актуальные проблемы организации медицинского обеспечения войск в XXI веке: Материалы Всероссийской юбилейной научно-практической конференции. - СПб., 2004. - С. 178.

Диогностика и лечение ранений / Под ред. Ю.Г. Шапошникова. –М. Медицина, 1984. 344 с.

Ерюхин И.А., Шляпников С.А. Экстремальное состояние организма. Элементы теории и практические проблемы на клинической модели тяжелой сочетанной травмы. – СПб.: Эскулап, 1997.

Кабаков Б. Д., Малышев В. А. Переломы челюстей. – М.: Медицина, 1981. – 176 с.

Лукъяненко А.В. Особенности клинического течения и лечения сочетанных повреждений и других областей тела: Автореф. дис.... канд. мед. наук, -Л., 1978.-16с.

Лимберг А.А. Специализированная медицинская помощь пострадавшим с сочетанной черепно-лицевой травмой в Санкт-Петербурге// Московское общество нейрохирургов, 69 заседание 2002год

*Мадай Д.Ю.*Современная боевая хирургическая травма.- СПб., 1996. -С.37.

Мадай Д.Ю. Сочетанная черепно-лицевая травма / НовГУ им. Ярослава Мудрого. – Великий Новгород, 2011. – 175 с.

Мадай Д.Ю., Михайлов В.В. Хирургическая помощь раненым в ЧЛО на войне: Учебное пособие по челюстно-лицевой хирургии и стоматологии для слушателей 1 -го и 6 -го факультетов. -СПб., 2000. - С. 49.

Мадай Д.Ю., Головко К.П. Хирургическая тактика у пострадавших с тяжелой сочетанной травмой челюстно-лицевой области // Вестник Российской военно-медицинской академии. - 2007. - № 1(17), Приложение, (часть II) - С. 585 -586.

Мадай Д.Ю., Гаврилин С.В., Головко К.П. Семантические основы классификации ранений и повреждений челюстно-лицевой области:

Учебно-методическое пособие. 2-е изд., доп.- Великий Новгород, 2007 изд. «Система»- 38 с.

Мадай Д.Ю., Головко К.П. Боевая травма челюстно-лицевой области / Военно-полевая хирургия: учебник.-2-е изд., изм. и доп. // Под. ред. Е.К. Гуманенко. - М., изд. «ГЭОТАР. 2008. С. 470-489.

Мадай Д.Ю., Лукьяненко А.В., Козлов С.В., Головко К.П. Ранения и травмы челюстно-лицевой области / Национальное руководство по Военно-полевой хирургии // Под. ред. И.Ю.Быков, Н.А. Ефименко, Е.К. Гуманенко.- М., изд. «ГЭОТАР, 2009. - С. 474-504.

Медведев Ю.А. Сочетанные травмы средней зоны лицевого черепа: Автореф. дис. ... д-ра мед. наук. - Новокузнецк, 1992. – 23 с.

Низова Р.Ф. Тактика врача при переломах скуловой кости и дуги. - М., 1968. - С. 66-68.

Неотложная медицинская помощь / Под ред. Дж.Э. Тинтиналли, Р. Кроума, Э. Руиза // Перевод с английского д-ра мед. наук В.И. Кандрора, М.В. Неверовой, А.В. Сучкова, А.В. Низового, Ю.Л. Амченкова // под ред. В.Т. Ивашкина, П.Г. Брюсова; Москва «Медицина» 2001.- 324 с.

Сингаевский А.Б. Пути улучшения исходов лечения тяжелых сочетанных травм мирного и военного времени: Автореф. дисс. ... докт. мед. наук. – СПб., 2002. – 42 с.

Шапошников Ю. Г., Богданов Г. Н., Варфоломеев В. Н., Нешев Н. И., Максимова И. А. Огнестрельная рана: физико-химические и медико-биологические аспекты.— М.: Наука.- 243 с.

Цибин Ю.Н., Гальцева И.В., Рыбаков И.Р., Фролов Г.М. Бальная оценка шокогенности травм в зависимости от их локализации и характера // Травматический шок. – Л., 1977. – Вып. 4. – С. 60-62.

Adams W.H. Internal wiring fixation of facial fractures // Surgery. -1942. -Vol. 12. - P. 523-540.

Bacer S.P., O'Neill B., Haddon W. The injury severity score: a method for describing patients with multiple injures//J. Trauma.-1974.-Vol. 14, N 3.-P. 186-187.

II. ВЫБОР ХИРУРГИЧЕСКОЙ ТАКТИКИ В ЗАВИСИМОСТИ ОТ ПРОГНОЗА И ХАРАКТЕРА ДОМИНИРУЮЩЕГО ПОВРЕЖДЕНИЯ

С учетом наших исследований, где показано, что хирургическую тактику при лечении пострадавших с сочетанной черепно-лицевой травмой необходимо основывать на объективной оценке тяжести травм. В соответствии с нашими методиками использовались следующие градации тяжести состояния: компенсированное, субкомпенсированное и декомпенсированное.

2.1. Клиническая характеристика массива

Средний балл общей тяжести повреждений в массиве клинических наблюдений составил 5,5 ± 0,5, а повреждений челюстно-лицевой области- 2,4 ± 0,1 балла. Средний балл тяжести состояния составил 25,3 ± 0,7, причем большинство пострадавших поступило в клинику в тяжелом состоянии (54,7%), в состоянии средней тяжести поступило 29,1% пострадавших, в крайне тяжелом состоянии - 16,2% и в критическом - 0,9% пострадавших.

Наиболее частым компонентом сочетанной травмы была травма головы, имевшая место в 167 наблюдениях (96,6%). По степени повреждения головного мозга преобладали легкие черепно-мозговые травмы (сотрясения и ушибы мозга легкой степени) - 78,6%. Ушибы головного мозга средней степени тяжести, как правило, с переломами костей свода и (или) основания черепа, диагностированы у 14,5% пострадавших. Ушибы головного мозга тяжелой степени обнаружены у 6,8% пострадавших.

На втором месте по частоте встречаемости была травма конечностей, диагностированная у 43 (25,6%) пострадавших. Морфологически она характеризовалась преобладанием переломов нижних конечностей (33 пострадавших) и переломов верхних конечностей (10 пострадавших).

На третьем месте по частоте встречаемости была травма груди, диагностированная у 40 23,1%) пострадавших. Морфологически она характеризовалась преобладанием множественных односторонних (28 пострадавших) и двухсторонних (10 пострадавших) переломов ребер, а в двух случаях повреждение грудной стенки сопровождалось образованием реберного клапана. Повреждение легких с возникновением пневмоторакса (в 5 случаях - в сочетании с гемотораксом).

Повреждения живота диагностированы у 33 (18,8%) пострадавших, 16 из них была выполнена лапаротомия, показаниями к которой явились признаки внутрибрюшинного кровотечения или перитонита. В ходе оперативного вмешательства у 3-х пострадавших обнаружены повреждения полых органов (тонкой и толстой кишки), сочетание повреждения полых и паренхиматозных органов диагностировано в одном случае. У 9 (5,1%) пострадавших обнаружены повреждения паренхиматозных органов и у такого же количества пострадавших источником кровотечения явились повреждения внеорганных образований.

Из 10 (5,5%) пострадавших с переломами костей таза в 4 случаях (2,1%) имело место повреждение мочевого пузыря и уретры, а в 3,4% случаев переломы костей таза носили множественный характер. Значительная деформация тазового кольца при множественных переломах у 3 пострадавших явилась показанием к выполнению внеочагового остеосинтеза стержневыми аппаратами.

У 173 пострадавших, находившихся на лечении, диагностировано 27 (15,9%) переломов верхней челюсти, 43 (24,8%) переломов нижней челюсти, 14 (7,7%) переломов скуловой кости, 3 (2%) переломов глазницы и перелом решетчатой кости, сочетание переломов 77 (44,9%).

Наиболее часто в изолированном виде встречались переломы нижней челюсти - в 24,8%. Представляющие наибольший клинический интерес множественные переломы костей челюстно-лицевой области имели место в 44,9%.

В структуре переломов костей челюстно-лицевой области отмечено значительное преобладание переломов костей средней зоны лица (67,5%), по сравнению с верхней (7,2%), и нижней зоной (25,3%).

Сочетание переломов костей этих локализаций диагностировано у 22 пострадавших (12,8%). Повреждение только челюстно-лицевой области диагностировано у 75 (43,4%), двух областей - у 41 пострадавшего (23,5%), повреждение трех у 21 (12,1%), множественные переломы у 36 (21,0%) пострадавших.

Открытые переломы с обширным повреждением мягких тканей встретились в 9 наблюдениях (5,1%).

Частота развития жизнеугрожающих последствий травм является одной из лучших клинических характеристик сочетанных травм, поскольку именно они в остром периоде травмы определяют лечебную тактику и ближайший исход. В случаях (20,9%) причиной тяжелого и крайне тяжелого состояния пострадавших при поступлении в клинику явились жизнеугрожающие последствия травмы. Наиболее типичными, из которых были: продолжающееся внутреннее кровотечение - 35,9%, острая дыхательная недостаточность - 32,4%, нарушение регуляции жизненно важных функций вследствие повреждения головного мозга - 20,6%, наружное кровотечение - 8,8%.

Таким образом, средний балл общей тяжести повреждений в массиве клинических наблюдений составил $5,5 \pm 0,5$, а повреждений челюстно-лицевой области - $2,4 \pm 0,1$ балла.

Средний балл тяжести состояния составил $25,3 \pm 0,7$, причем большинство пострадавших поступило в клинику в тяжелом состоянии (54,7%), в состоянии средней тяжести поступило 29,1% пострадавших, в крайне тяжелом состоянии - 16,2% и в критическом - 0,9% пострадавших. Наиболее часто переломы костей челюстно-лицевой области сочетались с черепно-мозговой травмой (96,6%), второе место по частоте занимает травма конечностей 25,6%, трете травма груди (23,1%). Повреждения живота диагностированы у 33 (18,8%) пострадавших, травма таза - у 5,5%.

2.2. Характер и объем хирургического лечения сочетанной травмы челюстно-лицевой области.

Лечение сочетанной травмы челюстно-лицевой области у всех пострадавших проводилось оперативными методами. Всего выполнено 242 операций остеосинтеза, таким образом, одному пострадавшему выполнялось в среднем 1,4 остеосинтеза. Погружными способами фиксировано 64 перелома (36,8%). Для фиксации переломов нижней челюсти методом выбора был миниинвазивный внеочаговый остеосинтез по методике проф. Мадай, 2011, примененный у 43 пострадавших (25%). У 37 пострадавших с множественными переломами костей челюстно-лицевой области применялся накостный остеосинтез титановыми минипластинами с минивинтами, или титановой сеткой фирмы «Конмет» Москва. Для фиксации переломов верхней челюсти у 17 пострадавших применялся миниинвазивный внеочаговый остеосинтез по методике проф. Мадай, 2011 (рис.3). У 12 пострадавших в лечении переломов наряду с оперативными методами лечения, использовались также консервативные методы – репозиция с иммобилизацией челюстей и межчелюстным вытяжением.

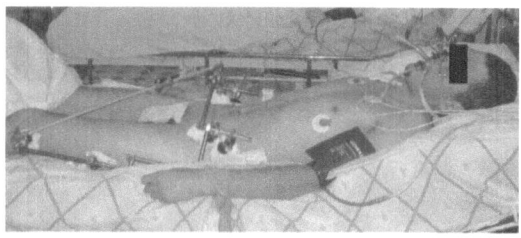 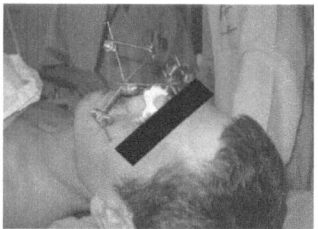

Рис. 3. Внешний вид пострадавшего И. после операции

Наиболее высокий удельный вес переломов средней зоны лица, диагностированных у 117 (67,5%) пострадавших, определил и наиболее высокий удельный вес накостного остеосинтеза. Как самостоятельный способ оперативного лечения он был применен в (36,8%) случаев, а в сочетании с другими способами при множественных переломах костей челюстно-лицевой области другой локализации — в 35 (20,5%) наблюдениях. Данный способ остеосинтеза переломов верхней челюсти является достаточно стабильным и в большинстве случаев позволяет обходиться без внешней иммобилизации.

Вторым по частоте применения в нашем исследовании был внеочаговый способ остеосинтеза, что с одной стороны обусловлено общепризнанной его малотравматичностью, а с другой - высоким удельным весом переломов нижней челюсти, и нестабильностью состояния пострадавших, в общей структуре переломов (25,3% случаев) и достаточным удобством переносимости пострадавшими внешней иммобилизации аппаратами. Внеочаговые способы фиксации применены в лечении 43 (25%) пострадавших, из них в почти половине случаев (12,5%) в сочетании с погружными способами остеосинтеза переломов костей челюстно-лицевой области другой локализации.

Накостный остеосинтез титановыми минипластинами с минивинтами нами нашел наибольшее применение в лечении переломов скулоорбитального комплекса - в 19 (11,1%) наблюдений, значительно реже в лечении переломов костей носа (1,4%) и не применялся при переломах решетчатой кости. В 7,7% случаев этот способ остеосинтеза был единственным травматологическим пособием, а в 5,1% - выполнялся в сочетании с внеочаговым остеосинтезом при множественных переломах.

Средний срок выполнения остеосинтеза составил $5,1\pm0,5$ сутки. Более половины пострадавших (55,5%) были оперированы в первые сутки, 60 пострадавших (34,2%) - в период со 2 - х по 4 - е сутки и лишь в 10,2% случаев остеосинтез был выполнен позднее 4 - х суток.

В настоящем исследовании выбор лечебной тактики базировался на динамическом и многократном определении тяжести состояния пострадавших в процессе реанимации и интенсивной терапии (мониторинге) по разработанной шкале объективной оценки тяжести состояния «ВПХ-СП» и «ВПХ-СГ». В соответствии с уровнем компенсации тяжести состояния на момент выполнения остеосинтеза выделялось три группы пострадавших: в компенсированном состоянии, субкомпенсированном и декомпенсированном состоянии.

Подавляющее большинство пострадавших – 126 (72,6%) ко дню выполнения остеосинтеза достигли компенсированного состояния. Это позволило применить все способы остеосинтеза, наиболее приемлемые к конкретному виду и локализации переломов. Для фиксации переломов верхней челюсти методом выбора явился накостный способ остеосинтеза - в 67 (37,4%) случаев. В случае необходимости, для достижения наибольшей жесткости фиксации, выполнялся миниинвазивный внеочаговый остеосинтез по методике проф. Мадай, 2011. Неосложненное течение травматической болезни в этой группе пострадавших отмечено в 98,1% случаев, осложненное с выздоровлением - в 1,9% случаев, летальных исходов не наблюдалось.

В субкомпенсированном состоянии на момент выполнения остеосинтеза находилось 41 (23,1%) пострадавших. В этой группе пострадавших использовались также все способы фиксации переломов костей челюстно-лицевой области и их сочетание. Однако следует отметить, что количество погружных остеосинтезов уменьшилось и составило: накостного – 16 (9,4%) наблюдений. При этом следует отметить, что достоверно увеличилась частота применения внеочагового остеосинтеза, в основном, за счет использования методики проф. Мадай, 2011 в 18 (9,6%) случаев. Этот уровень компенсации состояния пострадавших позволял использовать и сочетание способов остеосинтеза – в 7 (4,1%) случаев. Неосложненное течение травматической болезни в данной группе составило 69,3%, осложненное с выздоровлением - 23,4% случаев, осложненное с летальным исходом - 7,3%.

При декомпенсированном состоянии пострадавших выполнение отсроченных оперативных вмешательств, к которым, в большинстве своем, относится остеосинтез, противопоказано и может диктоваться лишь жизненными показаниями. В нашем исследовании эти оперативные вмешательства проводились в 6 (3,4%) случаев с использованием только внеочаговых способов в режиме фиксации, что позволяло с минимальной травматизацией стабилизировать переломы и обеспечить в последующем лечение и уход за пострадавшими.

Из пострадавших, состояние которых в день выполнения остеосинтеза превышало порог компенсации, нормализации удалось добиться на $3,2 \pm 0,8$ сутки после операции, а в остальных наблюдениях этой группы отмечено ухудшение состояния пострадавших в различные сроки после остеосинтеза и наступление летального исхода.

Безусловно, наибольший клинический интерес в исследовании динамики изменения состояния представляет изучение влияние оперативного вмешательства, в нашем исследовании – остеосинтез костей челюстно-лицевой области, на этот показатель. Улучшение состояния на первые сутки после остеосинтеза, в основном за счет пострадавших, находившихся в субкомпенсированном состоянии, отмечено в 20 (12,0%) случаях, ухудшение - у одного пострадавшего (0,9%), у остальных пострадавших изменений в состоянии не диагностировано. В немалой степени такому положению способствовал тот факт, что подавляющее большинство пострадавших (79,3%) ко дню выполнения остеосинтеза находились в отделении реанимации и интенсивной терапии и подготовка их к оперативному вмешательству осуществлялась с учетом требований к данной категории больных, а возможность выполнения остеосинтеза устанавливалась на основании динамического контроля тяжести состояния по шкале «ВПХ-СГ».

Таким образом, наиболее важной тактической задачей при лечении сочетанной челюстно-лицевой травмы является правильное соотношение показаний к выполнению остеосинтеза и тяжестью состояния с целью установления возможностей его выполнения с минимальным риском для пострадавшего. Развитие замкнутых порочных кругов, обусловленных взаимным влиянием патологических процессов и составляющих суть «синдрома взаимного отягощения», как было показано при анализе ретроспективных наблюдений, предполагает довольно позднее наступление периода полной нормализации функций жизненно важных органов и параметров гомеостаза. Отсутствие прочной фиксации костных отломков, поддерживающее функционирование очагов эндогенной интоксикации и избыточной афферентной активности, не позволяет активизировать пострадавших с целью профилактики целого ряда гипостатических осложнений, проведения лечебно-диагностических мероприятий и является серьезным препятствием улучшению результатов лечения. Устранению его должно способствовать своевременное выполнение остеосинтеза. С помощью объективной оценки тяжести состояния удалось оптимизировать лечебную тактику лечения переломов костей челюстно-лицевой области. Она характеризовалась ранним выполнением остеосинтеза: средний срок его составил 5,1±0,5 сутки, причем более половины пострадавших (55,5%) были оперированы в первые сутки, 34,2% - в период со 2 - х по 4 - е сутки и лишь в 10,2% случаев остеосинтез был выполнен позднее 4 - х суток. Следует отметить, что большинство пострадавших ко дню выполнения остеосинтеза находились в компенсированном состоянии - 72,6%. Это позволило применить все способы остеосинтеза, наиболее приемлемые к конкретному виду и локализации переломов. Для фиксации переломов средней зоны лица методом выбора явился накостный способ остеосинтеза - в 37,4% случаев. В случае необходимости, для достижения наибольшей жесткости фиксации, выполнялся дополнительно внеочаговый остеосинтез аппаратом Я.М. Збаржа или репозиция, иммобилизация назубными ленточными шинами Васильева с межчелюстной резиновой тягой. Миниинвазивный внеочаговый остеосинтез по методике проф. Мадай, 2011 в этой группе пострадавших нашел наибольшее применение – в 10,9 % случаев.

В субкомпенсированном состоянии на момент выполнения остеосинтеза находилось 23,1% пострадавших. В этой группе пострадавших использовались все способы фиксации переломов костей челюстно-лицевой области и их сочетание. Однако следует отметить, что количество погружных остеосинтезов уменьшилось и составило 9,4%. При этом достоверно увеличилась частота применения внеочагового остеосинтеза.

При декомпенсированном состоянии пострадавших выполнение отсроченных оперативных вмешательств, к которым, в большинстве своем, относится остеосинтез, противопоказано и может диктоваться лишь жизненными показаниями.

2.3. Общая характеристика ближайших исходов лечения

Результаты проведенного исследования свидетельствуют, что частота развития осложнений в массиве клинических наблюдений составила 23,1%, причем, осложненное течение травматической болезни с благоприятным исходом отмечено в 17,1%, а с летальным исходом - в 6,0% случаев.

Инфекционно-воспалительные осложнения, диагностированные у 24 (13,7%) из всех пострадавших, занимали первое место (59,3%) в структуре ведущих осложнений и в подавляющем большинстве случаев были представлены легочными осложнениями. Наиболее типичным этот вид осложнений был для пострадавших с повреждениями груди и головного мозга. Из пострадавших, у которых повреждения этих анатомических областей явились ведущими по тяжести повреждениями, развитие пневмоний отмечено в 70,6%.

Второе место - 25,9% в структуре ведущих осложнений принадлежит гнойно-инфекционным осложнениям, диагностированным в 7 наблюдениях и представленных различными формами раневой инфекции: нагноением ран - 0,9%, сепсисом, менингоэнцефалитом - по 2,1%.

На долю неинфекционных осложнений среди всех случаев осложненного течения приходится 14,8%: у 2 пострадавших отмечалось развитие жировой эмболии, в четырех наблюдениях - острой почечной недостаточности, при этом у одного пострадавшего она явилась начальной стадией полиорганной недостаточности.

Осложнения технического характера, связанные с выполнением остеосинтеза и потребовавшие повторного оперативного вмешательства с целью фиксации перелома встретились в наблюдениях (3,4%).

Средний срок развития осложнений приходился на $4,9 \pm 1,1$ сутки и являлся минимальным - $4,8 \pm 1,2$ суток для пневмоний, а максимальным - $9,7 \pm 2,1$ суток для гнойно-инфекционных осложнений. Анализ динамики возникновения осложнений показал, что в 1 - е сутки развивалось 14,8% осложнений, на 2 - 3-и - 25,9%, на 4 - 10- е - 48,1%, а на 11 - е и позже - 11,1% осложнений. Такая динамика возникновения осложнений сочетанной челюстно-лицевой области была обусловлена, прежде всего, за счет пневмоний, которые на 1 - е сутки развивались в 12,4%, на 2-3-и - в 31,3%, на 4-10 – е - в 43,8%, в более поздние сроки - в 12,4% случаев.

Частота развития летальных исходов в массиве клинических наблюдений составила 6,0% (10 пострадавших). Ведущие причины наступления летальных исходов представлены в таблице 4.

Таблица 4.
Ведущие причины летальных исходов у пострадавших с тяжелыми сочетанными переломами челюстно-лицевой области.

ПРИЧИНЫ ЛЕТАЛЬНОГО ИСХОДА	Абс.ч.	%
Повреждение головного мозга	1	14,3
Полиорганная недостаточность	2	28,6
Жировая эмболия	1	14,3
Острая сердечная недостаточность	1	14,3
Легочные осложнения	2	28,6
ИТОГО:	7	100,0

В двух случаях, завершившихся летальным исходом, тяжелая черепно-мозговая травма являлась доминирующим по тяжести повреждением, сочетающимся с переломами костей средней зоны лица в одном случае, и нижней зоны лица - в другом. В то же время, тактика лечения повреждений челюстно-лицевой области была различной. Накостный остеосинтез костей челюстно-лицевой области был выполнен при поступлении в клинику на фоне тяжелого, но находящегося на уровне субкомпенсации, состояния. Подобная тактика у пострадавших с тяжелой черепно-мозговой травмой, согласно литературным данным, считается вполне обоснованной, и в нашем наблюдении не привела к ухудшению состояния в ближайшем послеоперационном периоде.

В последующие двое суток отмечалась отчетливая положительная динамика неврологического статуса, устойчивость показателей гемодинамики и дыхания в пределах нормальных значений. Ухудшение состояния, заключавшееся в нарушении функций головного мозга - угнетении сознания до глубокой комы, нарушении дыхания и сердечной деятельности, возникло на третьи сутки после поступления. Диагностические мероприятия свидетельствовали о нарастающем отеке головного мозга. Проводимая терапия была неэффективна, и на 4 - е сутки наступил летальный исход. Следует отметить отсутствие инфекционно- воспалительных изменений в легких (по данным судебно-медицинского исследования), развитие которых при подобных травмах является достаточно типичным.

Во втором случае имела место нижнестволовая форма тяжелого ушиба головного мозга, сопровождавшаяся неадекватностью самостоятельного дыхания и необходимостью искусственной вентиляции легких с момента поступления в клинику. Нарушения функции внешнего дыхания дополнялись последствиями аспирации крови из открытых переломов верхней и нижней челюстей и желудочного содержимого. Клинические и рентгенологические признаки пневмонии отмечались уже к исходу первых суток лечения в клинике. Стойко сохранявшееся крайне тяжелое состояние этого пострадавшего заставило ограничиться миниинвазивный внеочаговый остеосинтез по методике проф. Мадай, 2011, который был выполнен на 3 - и сутки одновременно с фиксацией переломов голени. Несмотря на временное улучшение состояния, после остеосинтеза, ставшее возможным благодаря возросшей мобильности больного, дыхательная недостаточность, обусловленная нарушением функции головного мозга и двухсторонней пневмонией, гнойным трахебронхитом, продолжала нарастать, и на 9 - е сутки после остеосинтеза наступил летальный исход.

У пострадавших переломы костей челюстно-лицевой области сочетались с тяжелыми повреждениями черепа, груди, живота и таза. Травма органов живота в обоих случаях потребовала выполнения неотложной лапаротомии для остановки кровотечения из поврежденных паренхиматозных органов (печени) и восстановления целости кишечника (резекции поврежденного участка тонкой кишки и наложения анастомоза). В одном из этих случаев послеоперационный период осложнился посттравматическим панкреатитом, серозно-геморрагическим перитонитом и полиорганной недостаточностью. Массивная кровопотеря, объем которой уже при поступлении в клинику оценивался в 2500-3000 мл, усугублялась продолжающимся кровотечением из мест множественных переломов костей таза, оскольчатых переломов бедренной и большеберцовой костей вследствие развившегося у пострадавшей ДВС-синдрома. Несмотря на крайне тяжелое состояние, по жизненным показаниям, с целью уменьшения кровопотери из костных отломков и мягких тканей в местах переломов на 4 - е сутки был выполнен внеочаговый остеосинтез костей таза, костей конечностей стержневыми аппаратами, а также миниинвазивный внеочаговый остеосинтез по методике проф. Мадай, 2011 у пострадавшего с переломом верхней челюсти по среднему и верхнему типу. Проводимая интенсивная терапия была безуспешной, состояние пострадавшей продолжало ухудшаться, и через двое суток после остеосинтеза наступил летальный исход. Во втором случае одновременно с операцией на органах брюшной полости при поступлении была выполнена внеочаговая фиксация перелома костей верхней и средней зоны лица. Лечение перелома нижней зоны лица проводилось консервативным методам в ожидании улучшения крайне тяжелого, декомпенсированного состояния пострадавшего. Однако, развитие вначале острой почечной, а затем полиорганной недостаточности привело к летальному исходу к концу третьих суток лечения в клинике. В обоих наблюдениях имело место сочетание конкурирующих по тяжести повреждений нескольких анатомических областей тела, приведших к развитию осложнений и крайне тяжелому состоянию пострадавших, и выполнение остеосинтеза, который в первом случае был, по сути, «операцией отчаяния», уже не смогло оказать ожидаемого положительного эффекта.

Причиной смерти одного пострадавшего с сочетанной травмой головы, груди и переломом бедренной кости явилась жировая эмболия с преимущественным поражением легких. Крайне тяжелое состояние пострадавшего при поступлении в клинику было обусловлено острой дыхательной недостаточностью вследствие аспирации крови и желудочного содержимого, что привело к быстрому развитию аспирационной пневмонии с начальными явлениями респираторного дистресс-синдрома взрослых. Проводилась искусственная вентиляция легких с положительным давлением в конце выдоха, что позволило компенсировать дыхательную недостаточность, и через 34 часа после поступления в клинику был выполнен накостный остеосинтез верхней челюсти. Интра - и послеоперационный контроль газового состава крови свидетельствовал об адекватности газообмена, однако, к концу вторых суток после операции у пострадавшего развилась типичная клиническая картина жировой эмболии, дыхательная недостаточность продолжала прогрессировать, и наступил летальный исход. Судебно-медицинское исследование подтвердило наличие смешанной формы жировой эмболии с преимущественным поражением легких. Развитие респираторного дистресс-синдрома и жировой эмболии у данного пострадавшего было обусловлено совпадением нескольких факторов риска, суммарное влияние которых многократно повышает вероятность их возникновения: аспирацией крови и рвотных масс, ушибом легких и наличием перелома длинной трубчатой кости.

Даже раннее выполнение оперативных вмешательств не позволило избежать возникновения и прогрессирования этих осложнений и летального исхода.

В одном случае ведущей причиной смерти стала острая сердечная недостаточность, вызванная выраженным нарушением сердечного ритма на фоне ушиба сердца, а также миокардиодистрофии и кардиосклероза после перенесенного ранее инфаркта миокарда. У этого пострадавшего была диагностирована тяжелая сочетанная травма головы, груди, живота, таза и переломы обеих бедренных и большеберцовых костей. Неотложное оперативное пособие включало выполнение торакоцентеза и дренирования обеих плевральных полостей по поводу двухстороннего пневмоторакса, лапаротомию с целью остановки продолжающегося внутрибрюшинного кровотечения из разрывов печени и брыжейки кишечника. С помощью проводимой интенсивной терапии удалось добиться улучшения состояния пострадавшего: восстановления сознания, самостоятельного дыхания вне медикаментозной синхронизации, стабилизации гемодинамических показателей, однако, наличие двухсторонних симметричных переломов длинных костей нижних конечностей, и перелома верхней челюсти по Ле Фор II (средний тип), являлось серьезным препятствием для дальнейшего лечения, в частности, уже развившейся двухсторонней пневмонии. На четвертые сутки после травмы был выполнен остеосинтез обеих бедренных костей и внеочаговый остеосинтез верхней челюсти. Декомпенсация сердечной деятельности по указанным выше причинам наступила через 12 часов после операции и привела к летальному исходу.

В одном наблюдении, у пострадавшего пожилого возраста, госпитализированного в клинику по поводу тяжелой сочетанной травмы головы, таза и конечностей, своевременному выполнению остеосинтеза препятствовало развитие к концу первых суток лечения алкогольного делириозного синдрома, на фоне которого развилась двухсторонняя пневмония. В связи с этим, выполнение остеосинтеза было отложено до 10-х суток после травмы, до этого было принято решение об консервативном лечении (репозиция, иммобилизация с межчелюстным резиновым вытяжением). Ближайший послеоперационный период протекал гладко, пострадавший был переведен в общехирургическое отделение. На 4-е сутки после операции наступило резкое ухудшение состояния в виде острой дыхательной недостаточности, рефрактерной к проводимой интенсивной терапии, что привело к смерти пострадавшего. При судебно-медицинском исследовании - совпадение диагнозов, в легких - двухсторонняя очаговая пневмония, гнойный трахеобронхит. В данном случае непредвиденным препятствием для раннего оперативного лечения переломов явилось развитие делириозного синдрома с нарушениями сознания, психомоторным возбуждением. Развитие пневмонии у пострадавшего с переломами верхней, средней и нижней зоны лица, при отсутствии прочной их иммобилизации в данной ситуации было вполне закономерно. Выполнение остеосинтеза в более поздние сроки не могло решить поставленных задач и у пострадавшего пожилого возраста закончилось летальным исходом.

Нельзя исключить, что более раннее, до развития алкогольного делирия, выполнение остеосинтеза в данном случае могло быть более эффективным.

Лишь в одном наблюдении непосредственной причиной смерти была травма и ее последствия, а в остальных случаях причиной летальных исходов явились различные осложнения. Это нашло отражение в сроках летальных исходов, средний срок наступления которых составляет $7,3 \pm 2,3$ суток, при этом основное их количество - 71,4% приходится на 4 – 7 - е сутки. Характерно, что на этот период приходится и пик развития осложнений, в первую очередь - пневмоний.

Таким образом, анализ ближайших исходов лечения показал, что в массиве клинических наблюдений частота развития осложнений составила 23,1%, причем, осложненное течение травматической болезни с благоприятным исходом отмечено в 17,1%, а с летальным исходом в 6,0% случаев. В структуре ведущих осложнений наибольший удельный вес приходился на инфекционно-воспалительные осложнения - 59,3%, из них 51,9% приходилось на пневмонию. Гнойно-инфекционные осложнения развивались в 25,9% случаев. Средний срок развития осложнений приходился на 4,9 ± 1,1 сутки.

Частота развития летальных исходов в массиве клинических наблюдений составила 6,0%. В одном наблюдении непосредственной причиной смерти была травма и ее последствия, а в остальных - различные осложнения. Это нашло отражение в сроках летальных исходов, средний срок наступления которых составляет 7,3 ± 2,3 суток.

2.4. Ближайшие исходы лечения пострадавших с сочетанной травмой челюстно-лицевой области с позиций объективной оценки тяжести травм.

2.4.1. Зависимость ближайших исходов лечения пострадавших с сочетанной травмой челюстно-лицевой области от общей тяжести повреждений

Анализ зависимости развития осложнений от общей тяжести повреждений позволил установить достоверную (p < 0,01) и отчетливую корреляционную связь (К=0,473) частоты развития пневмоний от тяжести повреждений. Так, в группе с наименее тяжелыми повреждениями это осложнение отмечалось у 4,3% пострадавших с последующим ростом его частоты до 9,5% среди пострадавших с тяжестью повреждений в интервале 3,1 - 5,9 баллов и до 13,3% - в интервале 6,0 -12 баллов. При крайне тяжелых повреждениях этот показатель составил 57,1%. Несмотря на существенное возрастание частоты возникновения гнойно-септических осложнений по мере утяжеления повреждений, достоверной корреляционной зависимости между ними не обнаружено.

Анализ зависимости летальности от общей тяжести повреждений, показал, что подавляющее большинство пострадавших (85,7%), лечение которых закончилось летальным исходом, имели крайне тяжелые повреждения, оцениваемые по шкале «ВПХ - П» в 12 и более баллов, и в 5 баллов по шкале «ВПХ - ПЧЛО».

В целом, уровень летальности в этой группе составил 42,9%, но лишь 14,3% летальных исходов были обусловлены непосредственно травматическими повреждениями и их последствиями, а в остальных случаях причинами их явились различные осложнения, что нашло отражение в средних сроках наступления летальных исходов, основное количество которых приходится на 4 – 6 - е сутки. Не было летальных исходов в самой многочисленной группе пострадавших с тяжестью повреждений до 6,0 баллов. Среди пострадавших с приближающимися к крайне тяжелым, находящимися в интервале от 6 до 12 баллов по шкале «ВПХ - П (МТ)» и от 3,5 до 5,0 баллов по шкале «ВПХ-ПЧЛО (МТ)», повреждениями, частота летальных исходов составила 6,7%, а причинами их явились осложнения травмы, в частности, жировая эмболия. Среднее значение общей тяжести повреждений среди выживших пострадавших составило 4,8$\pm$0,4, а в группе пострадавших с летальными исходами -16,8 $\pm$ 3,1 балла.

Анализ зависимости клинического течения травматической болезни от тяжести повреждений показал, что с увеличением тяжести повреждений снижается удельный вес неосложненного течения и возрастает количество случаев осложненного течения с летальным исходом.

В ходе компьютерного анализа выявлена взаимосвязь тяжести повреждений с длительностью лечения в отделении интенсивной терапии, а также общим сроком стационарного лечения при благоприятном варианте течения травматической болезни.

При среднем сроке продолжительности лечения в отделении интенсивной терапии, составляющем 4,2$\pm$0,9 суток, наименее коротким он был у пострадавших с тяжестью повреждений до 3,0 баллов (2,9$\pm$0,5), увеличивался вдвое при тяжести повреждений в интервале от 6.0 до 12,0 баллов и достигал 14,8$\pm$1,4 суток в группе с наиболее тяжелыми повреждениями. Сходные тенденции установлены и в отношении общего срока стационарного лечения, однако, наиболее достоверное различие здесь обнаружено между пострадавшими с тяжестью повреждений до 3,0 баллов и остальными группами деления по тяжести повреждений. По мере утяжеления повреждений до 12,0 баллов и выше различие в сроках стационарного лечения становилось менее значимым.

Таким образом, анализ зависимости частоты развития осложнений от общей тяжести повреждения пострадавших показал, что существует средняя корреляционная зависимость между частотой развития пневмоний и этой характеристикой тяжести травм (К=0,473; p<0,01). Так, при общей тяжести повреждений до 3 баллов она составила 4,3%, а у пострадавших с крайне тяжелыми повреждениями - 57,1%. Анализ зависимости летальности от общей тяжести повреждений выявил достоверную связь этих показателей (К = 0,498; p<0,01). Аналогичные тенденции выявлены в длительности лечения в отделении интенсивной терапии и общей длительности стационарного лечения.

2.4.2. Зависимость ближайших исходов лечения от тяжести состояния пострадавших

В массиве собственных клинических наблюдений оценка тяжести состояния пострадавших проводилась при поступлении в клинику (по шкале «ВПХ-СП») и в дальнейшем — по шкале тяжести состояния «ВПХ-СГ» к концу первых суток после травмы. В первые сутки выполняли остеосинтеза костей челюстно-лицевой области, через сутки после этого оперативного вмешательства осуществляли контроль нормализации состояния в случаях, когда оно не было удовлетворительным в указанные сроки.

У 70,9% пострадавших с сочетанной челюстно-лицевой травмой состояние при поступлении в клинику было тяжелым, на уровне субкомпенсации - 53,8% случаев и крайне тяжелым, выходящим за эти пределы в 17,1% случаев. В 20,9% случаях ведущими причинами срыва состояния компенсации служили жизнеугрожающие последствия травмы, среди которых основную в 10,3% случаев составляли продолжающееся внутреннее кровотечение и в 9,4% острая дыхательная недостаточность. В остальных случаях тяжесть состояния определялась наличием травматического шока, травматической комы, острой кровопотери. В 20,9% случаев отмечалось отсутствие жизнеугрожающих последствий травмы или других клинических форм, определяющих тяжесть состояния пострадавших при поступлении на уровне компенсации, характеризовалось в последующем отсутствием летальных исходов и неосложненным вариантом течения травматической болезни в 91,2% (К=0,524; Р<0,01).

Анализ последующей динамики состояния показал, что к исходу первых суток оно улучшилось у 47,0% пострадавших, ухудшилось у 1,7% и оставалось прежним у 51,3% пострадавших. Следовательно, реанимация и интенсивная терапия в течение первых суток лечения оказалась эффективной в 47,0% случаев. Летальных исходов к концу первых суток лечения не было. Отсутствие положительной динамики или ухудшение состояния к исходу первых суток лечения в 12,4% наблюдений было обусловлено развитием легочных осложнений, а в остальных случаях - непосредственно тяжестью повреждений. Ко дню выполнения остеосинтеза уровня компенсации состояния удалось достичь у 72,6% пострадавших. Установлена достоверная взаимосвязь тяжести состояния в день выполнения остеосинтеза и осложнений предоперационного периода (К=0,586, Р<0,01). Минимальной в 5,9% случаев частота их развития была в группе пострадавших с компенсированным состоянием, а у пострадавших с субкомпенсированным состоянием достигала 46,4%. Период, предшествующий выполнению остеосинтеза у всех пострадавших в декомпенсированном состоянии характеризовался наличием осложнений.

Нами доказана достоверная корреляционная связь между типом клинического течения травматической болезни и тяжестью состояния пострадавших при поступлении и в динамике дальнейшего наблюдения. Общее состояние при поступлении, оцениваемое как компенсированное, характеризовалось минимальным количеством осложнений и отсутствием летальных исходов. Однако этот уровень тяжести состояния не является типичным на момент поступления для пострадавших с тяжелыми сочетанными травмами, что в значительной степени снижает его ценность в прогностическом плане и подтверждается появлением, пусть даже и с минимальной частотой, случаев летальных исходов в этой подгруппе пострадавших в ходе дальнейшего лечения. Реанимационные и хирургические мероприятия, оказанные в порядке неотложной помощи при поступлении и направленны на устранение жизнеугрожающих последствий травм и ранних осложнений шокового периода, позволили добиться уровня летальности в 20,0% в самой тяжелой подгруппе пострадавших, чье состояние при поступлении диагностировалось как декомпенсированное.

Тяжесть состояния, оцениваемая к концу первых суток после проведения основных мероприятий реанимации и интенсивной терапии, имеет уже не диагностический, а прогностический характер. Так, при тяжести состояния до 30 баллов, т.е. при компенсированном состоянии, летальные исходы встречались крайне редко - в 1,1%, а осложнения - в 10,1% случаев.

Значительно возросло относительное количество случаев с неблагоприятным исходом среди пострадавших, чье состояние к концу первых суток лечения оставалось на уровне декомпенсации, и эта тенденция сохранялась в данной группе в последующие сроки за счет уменьшения абсолютного количества пострадавших, обусловленного положительной динамикой изменения их состояния на фоне проводимого лечения. Представляющая наибольший клинический интерес группа пострадавших в субкомпенсированном состоянии ко дню выполнения остеосинтеза составила 28 человек, при этом неосложненнон течение травма

тической болезни отмечено в 39,3% случаев, а частота летальных исходов составила 14,3%. Выполнение остеосинтеза в этой группе обусловило основной прирост положительной динамики изменения состояния, отмеченный на первые сутки после операции.

На рисунке 4 представлена зависимость типа клинического течения травматической болезни от уровня компенсации состояния пострадавших в день остеосинтеза.

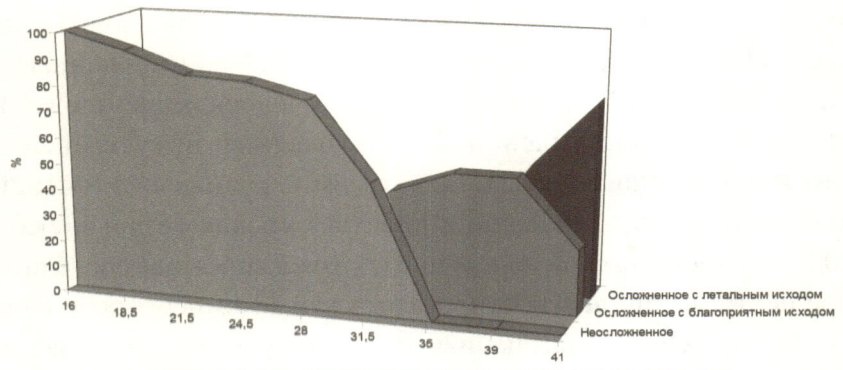

Рис. 4. Зависимость клинического течения травматической болезни от тяжести состояния в день остеосинтеза.
Ось X – тяжесть состояния в баллах
Ось Y – частота различных типов клинического течения травматической болезни в %

Как следует из графика, представленного на рисунке, у пострадавших в компенсированном состоянии в день выполнения остеосинтеза частота осложненного течения травматической болезни с благоприятным исходом постепенно возрастала от 0 до 20,6% в интервале от 16 до 28 баллов и приобретала линейную зависимость по мере дальнейшего приближения к уровню субкомпенсации, достигая 35%. У пострадавших в субкомпенсированном состоянии частота развития осложнений также носила линейную зависимость по мере увеличения его тяжести, при этом частота наблюдений, завершившихся летальным исходом, в наибольшей степени отмечена при превышении тяжести состояния свыше 35 баллов.

Таким образом, в рамках субкомпенсированного состояния риск наступления летальных исходов наиболее опасен при превышении тяжести состояния более 35 баллов по шкале «ВПХ-СГ».

Итак, большинство пострадавших поступило в клинику в субкомпенсированном состоянии. Ведущими причинами срыва состояния компенсации служили жизнеугрожающие последствия травмы, среди которых основную долю составляли продолжающееся внутреннее кровотечение и острая дыхательная недостаточность. В результате проведенной интенсивной терапии к концу первых суток отмечено улучшение состояния у 47% пострадавших. Ко дню выполнения остеосинтеза большая часть пострадавших находилась в компенсированном состоянии (72,6%). В большинстве случаев (87,1%) выполнение остеосинтеза не привело к изменению состояния пострадавших, а у 12,0% сопровождалось его улучшением. Установлено, что существует достоверная приближающаяся к сильной корреляционная связь между уровнем компенсации состояния пострадавших в динамике и характером клинического течения травматической болезни.

2.4.3. Зависимость ближайших исходов лечения от сроков выполнения остеосинтеза переломов костей челюстно-лицевой области.

В нашем случае более половины пострадавших (55,5%) были оперированы в первые сутки, 34,2% - в период со 2 - х по 4 - е сутки и лишь в 10,2% случаев остеосинтез был выполнен позднее 4 - х суток. Достоверной зависимости частоты развития осложнений, уровня летальности и типов клинического течения травматической болезни от сроков остеосинтеза не установлено. Тем не менее, полученные данные свидетельствуют о высоком риске развития осложнений и летальных исходов при выполнении остеосинтеза сразу же при поступлении и в период после 4 - х суток. Наиболее благоприятные ближайшие исходы получены у пострадавших, которым остеосинтез костей челюстно-лицевой области был проведен в период до 24-х часов после травмы.

Наличие достоверной корреляционной связи частоты развития осложнений и летальности от тяжести повреждений и тяжести состояния, как составных компонентов комплексной оценки тяжести травм, позволило сравнить эти показатели в группах пострадавших в соответствии с делением их по срокам выполнения остеосинтеза с целью сопоставления полученных значений с типами клинического течения травматической болезни в этих группах пострадавших.

Наиболее высокой общая тяжесть повреждений была у пострадавших, которым остеосинтез выполнялся при поступлении в клинику и позднее 4 - х суток лечения в клинике. В то же время, эти группы пострадавших характеризовались наибольшей частотой осложненных вариантов течения травматической болезни, в том числе, завершившихся летальными исходами.

Однако если для первой группы характерным было преобладание пострадавших с субкомпенсированным и декомпенсированным уровнем тяжести состояния, являющееся вполне закономерным для острого периода травматической болезни и обусловившее, в итоге, высокий удельный вес неблагоприятных исходов то даже более благоприятное соотношение пострадавших в зависимости от тяжести состояния в четвертой группе хоть и сопровождалось существенным различием в удельном весе летальных исходов, но отличалось самым большим количеством случаев с осложненным течением травматической болезни.

Таким образом, как чрезмерная хирургическая активность, так и выжидательная тактика в отношении выполнения остеосинтеза не могут считаться оправданными, что соответствует данным проведенного анализа ретроспективного материала, большинству литературных сведений и находит подтверждение в полученных результатах.

В сравнимых между собой по общей тяжести повреждений группах пострадавших, которым остеосинтез костей челюстно-лицевой области выполнялся в период со 2-3 - х и 4 – 10 - х суток, как было показано выше, существенных различий в типах клинического течения травматической болезни не обнаружено. Эти группы характеризовались наименьшим количеством осложнений и летальных исходов.

Однако в количественном отношении первая из этих групп отличалась существенным преобладанием пострадавших с субкомпенсированным состоянием. Если учитывать, что выполнение остеосинтеза у этого контингента пострадавших в обеих группах сопровождалось в последующем минимальным количеством летальных исходов (1,9% и 2,5% от численности групп - соответственно), а достижение уровня субкомпенсации состояния у пострадавших с тяжелыми травмами следует считать успехом проводимой интенсивной терапии, то выполнение остеосинтеза в период от 24 - х до 72 - х часов после травмы можно считать наиболее предпочтительным и соответствующим современным представлениям, в т.ч. концепции «хирургической реанимации».

Таким образом, установлено, что наилучшие результаты лечения пострадавших с сочетанными переломами костей челюстно-лицевой области получены при выполнении остеосинтеза в период от 24 до 72 часов после поступления. К этому сроку большинство пострадавших достигало уровня компенсации состояния (72,6%).

2.5. Сравнительный анализ лечения пострадавших с сочетанной травмой челюстно-лицевых области

Сравнительный анализ лечения тяжелых сочетанных челюстно-лицевых травмах проводился на двух массивах. Первый массив (ретроспективный) – 298 пострадавших, в котором проанализированы возможности выполнения остеосинтеза перелома костей челюстно-лицевой области с минимальным риском для пострадавших, исходя из традиционных градаций тяжести состояния: удовлетворительное, средней тяжести, тяжелое, крайне тяжелое и терминальное. Второй массив (собственные наблюдения) – 173 пострадавших, лечебная тактика в отношении переломов, у которых строилась на основании объективной оценки тяжести травм и уровня компенсации состояния пострадавших: компенсированное, субкомпенсированное и декомпенсированное, а также с учетом патогенетического обоснования лечебной тактики. Как указывалось выше, исследуемые массивы сопоставимы по общей тяжести повреждений, тяжести повреждений конечностей и тяжести состояния пострадавших.

В обоих массивах преобладание в общей структуре переломов костей верхней челюсти, определило высокий удельный вес накостного способа остеосинтеза, который в ретроспективном массиве применялся в 69,8%, в массиве собственных наблюдений, как самостоятельный способ оперативного лечения в 36,8% случаев, в сочетании с другими способами при множественных переломах - в 20,5%. Вторым по частоте применения в обоих массивах был внеочаговый способ остеосинтеза, что с одной стороны обусловлено общепризнанной его малотравматичностью, а с другой – быстротой оперативного лечения. Внеочаговый чрескостный остеосинтез спицей Киршнера использовался в рассматриваемых массивах в 20,3% случаев соответственно. Таким образом, в массиве собственных наблюдений малотравматичные методы внеочагового остеосинтеза использовались в 2 раза чаще.

В сравниваемых массивах количество остеосинтезов, приходившихся на одного пострадавшего, составило 1,2 ± 0,03 в ретроспективном массиве и 1,4 ± 0,06 - в массиве собственных наблюдений. Обращает на себя внимание, что в ретроспективном массиве средний срок выполнения остеосинтеза был достоверно выше, чем в массиве собственных наблюдений. Сравнение распределения пострадавших по срокам выполнения остеосинтеза показало, что в массиве собственных наблюдений, в котором лечебная тактика строилась с учетом уровня компенсации состояния пострадавших, большинство пострадавших было оперировано в период 2 – 3 - х суток после травмы - наиболее благоприятный период относительной стабилизации жизненно важных функций, а в ретроспективном массиве пик хирургической активности приходился на 4 – 10 - е сутки - период максимальной вероятности развития осложнений.

В ретроспективном массиве более чем в 2 раза выше был удельный вес пострадавших, которым остеосинтез не выполнялся при поступлении в клинику, а выполнялось ортопедическое лечение (репозиция, иммобилизация с межчелюстным вытяжением). Эта группа пострадавших характеризовалась самой высокой (36,8%) частотой осложненного течения травматической болезни, в том числе и с летальным исходом (15,8%). Это объясняется неадекватным методам лечения, что непозволяет создать жесткой фиксации перелома, и утяжеляет тяжесть их состояния. При анализе примененных способов фиксации обращает на себя внимание внеочаговый способ остеосинтеза который характеризуется у таких пострадавших (76,3%) малотравматичностью.

В массиве собственных наблюдений остеосинтез при поступлении пострадавших в клинику выполнялся в 88,5% случаев, причем малотравматичными методами внеочагового остеосинтеза.

Таким образом, использование методики оценки степени компенсации позволило оптимизировать сроки выполнения остеосинтеза и привело к более ранним по сравнению с ретроспективным массивом срокам выполнения остеосинтеза (2 - 3-и сутки), однако снизило удельный вес операций, выполняемых в необоснованно ранние или поздние сроки.

Такая хирургическая тактика позволила значительно улучшить ближайшие исходы лечения и сократить средний койко-день.

В ретроспективном массиве летальность составила 9,4%, а в массиве собственных наблюдений - 6%. Частота развития осложнений в ретроспективном массиве составила 45,5%, а в массиве собственных наблюдений - была почти в 2 раза ниже - 23,1%. Средний койко-день в сравниваемых массивах составлял 53,2 ± 3,2 суток и 34,8 ± 1,9 суток, а длительность пребывания в отделении интенсивной терапии - 6,9 ± 0,4 и 4,2 ± 0,7 суток соответственно.

Таким образом, применение обоснованной хирургической тактики позволило на 3,4% снизить летальность, почти в 2 раза - частоту развития осложнений и более чем в 1,5 раза койко-день и длительность пребывания в отделении интенсивной терапии.

Частота развития пневмоний и гнойно-инфекционных осложнений в ретроспективном массиве составила 26,2% и 18,8%, а в массиве собственных наблюдений 13,1% и 5,1%. Таким образом, применение обоснованной хирургической тактики привело к снижению частоты развития пневмоний в 2 раза, а гнойно-инфекционных осложнений - в 3,6 раза.

Подводя итог сравнительного анализа, можно сделать вывод, что применение обоснованной хирургической тактики позволяет снизить летальность на 3,4%, частоту развития осложнений - в 2 раза, частоту развития пневмоний - в 2 раза, а частоту развития гнойно-инфекционных осложнений - в 3,6 раза, сократить койко-день и длительность пребывания в отделении интенсивной терапии - в 2 раза.

Таким образом, при лечении пострадавших с сочетанной челюстно-лицевой травмой с применением объективной оценки тяжести травмы при выборе тактики оперативного лечения частота развития осложнений составила 23,1%, а летальность - 6,0%. Средний срок наступления летальных исходов равнялся 7,3±2,3 суток. Основными причинами летальных исходов являлись осложнения, значительную часть которых составили осложнения со стороны органов дыхания. Большинство осложнений развились в период от 4 - х до 10 - х суток после травмы, при этом пик развития пневмоний, которые, в то же время, являлись ведущими по частоте возникновения (13,7%), приходится на 4-7 -е сутки, В результате проведенного исследования выявлена достоверная зависимость осложнений, летальности и характера течения травматической болезни от общей тяжести повреждений. В группе пострадавших с тяжелыми повреждениями (в интервале от 1,1 до 12 баллов) частота развития пневмоний возрастала от 4,3% до 13,3%, а в группе пострадавших с крайне тяжелыми повреждениями достигала 57,1%. С увеличением тяжести повреждений отмечен также и существенный рост частоты гнойно-инфекционных осложнений. Установлена также зависимость летальности от общей тяжести повреждений. Среди пострадавших с общей тяжестью повреждений до 5,9 балла летальных исходов не наблюдалось, у пострадавших с общей тяжестью повреждений в интервале от 6,0 до 12,0 баллов этот показатель достиг 6,7%, с последующим ростом до 42,9% у пострадавших с крайне тяжелыми повреждениями, оцениваемыми более 12 баллов.

Установлено, что существует достоверная, приближающаяся к сильной корреляционная связь между общей тяжестью повреждений и характером клинического течения травматической болезни. Наиболее благоприятное соотношение в клинических типах течения травматической болезни складывалось у пострадавших с общей тяжестью повреждений в интервале от 1,1 до 5,9 балла: летальных исходов не наблюдалось, а максимальная частота развития осложнений составила 14,6%. В группе пострадавших с общей тяжестью повреждений в интервале от 6,0 до 12,0 баллов неосложненное течение травматической болезни встречалось в 66,7%, осложненное с благоприятным исходом - в 26,6%, а закончившееся летальным исходом - в 6,7%. Крайне редко - в 7,1% протекала без осложнений травматическая болезнь у пострадавших с крайне тяжелыми (более 12,0 баллов) повреждениями и в 42,9% случаев завершилась летальным исходом. Таким образом, закономерность развития осложнений и летальных исходов, составляющая основу травматической болезни, в зависимости от общей тяжести повреждений у пострадавших с сочетанной челюстно-лицевой травмой в наибольшей степени проявилась при общей тяжести повреждений, превышающей 6 баллов.

Средний срок стационарного лечения в анализируемой группе пострадавших составил 34,8±1,9 суток, а средняя длительность лечения в отделении интенсивной терапии - 4,2±0,9 суток. Установлена достоверная зависимость этих показателей от общей тяжести повреждений. Сравнительный анализ между группами пострадавших в зависимости от общей тяжести повреждений показал достоверное различие в продолжительности периода интенсивной терапии у пострадавших с крайне тяжелыми (> 12,0 баллов) повреждениями и общего срока стационарного лечения при тяжести повреждений свыше 6,0 баллов по сравнению с другими группами.

Анализ динамики тяжести состояния в процессе лечения показал, что при поступлении у большинства пострадавших оно превышает порог компенсации и обусловлено наличием жизнеугрожающих последствий травмы, травматического шока, острой кровопотери. Необходимость выполнения остеосинтеза переломов костей челюстно-лицевой области диктовалась в основном местными показаниями с применением малотравматичных внеочаговых способов фиксации. Высокий уровень осложнений у перированных с переломами верхней челюстью при поступлении демонстрирует необходимость строгой регламентации показаний к выполнению остеосинтеза в связи с неустойчивостью процессов срочной адаптации в первом периоде травматической болезни.

Анализ последующей динамики тяжести состояния пострадавших показал, что уже к концу первых суток лечения соотношение их в зависимости от уровня компенсации состояния существенным образом изменилось в пользу преобладания пострадавших в компенсированном состоянии. Это позволило в период от 24 - х до 72 - х часов после травмы выполнить остеосинтез верхней челюсти почти половине пострадавших и добиться самого низкого уровня летальности и осложнений по сравнению с другими группами пострадавших. В целом, ко дню выполнения остеосинтеза уровня компенсации состояния достигло большинство пострадавших, и ближайшие исходы у них характеризовались отсутствием летальных исходов и минимальным количеством осложнений.

Анализ влияния оперативного вмешательства (остеосинтеза) на тяжесть состояния пострадавших через одни сутки после операции показал, что лишь в одном наблюдении имело место быстрое ухудшение состояния, а в большинстве случаев состояние пострадавших не изменялось, либо отмечалось улучшение. Среди пострадавших, чье состояние в день выполнения остесинтеза расценивалось как суб- и декомпенсированное, в 78,1% случаев к $4,2 \pm 0,8$ суткам после операции удалось достичь его нормализации. В остальных наблюдениях этой группы наступил летальный исход, средние сроки которого составили $7,3 \pm 2,3$ суток после травмы.

Несмотря на отсутствие достоверной зависимости ближайших исходов от сроков выполнения остеосинтеза, при соотнесении этих показателей с тяжестью состояния пострадавших в день выполнения остеосинтеза наиболее предпочтительным выглядит выполнение остеосинтеза в период 2 – 3 - х суток после травмы. Основанием этому являются высокий удельный вес пострадавших в компенсированном состоянии, позволяющим применить все способы остеосинтеза в соответствии с характером и локализацией переломов при минимальном риске послеоперационных осложнений, а также минимальное, по сравнению с другими группами, количество летальных исходов у оперированных в субкомпенсированном состоянии при достаточно высокой их численности. Высокий риск развития осложнений, в первую очередь легочных, пик, возникновения которых приходится на 4-7-е сутки и угроза срыва механизмов устойчивой адаптации, заставляют сдержанно относится к выполнению остеосинтеза в период с 4-х до 10-х суток, в первую очередь пострадавшим в субкомпенсированном состоянии. Выполнение остеосинтеза в более поздние сроки, характеризующиеся у большинства пострадавших полной стабилизацией жизненно важных функций, уже не несет тех задач, актуальность решения которых важна в ранние периоды травматической болезни. Высокая частота развития осложнений, препятствоваших раннему выполнению остеосинтеза, также требует взвешенного подхода в определении показаний к этому оперативному вмешательству, которое в большинстве случаев носит уже плановый характер, у пострадавших с тяжестью состояния, превышающей уровень компенсации.

Анализ примененных способов оперативного лечения переломов костей челюстно-лицевой области показал, что объем, и характер его определялись, с одной стороны, локализацией переломов и тяжестью состояния пострадавших к моменту выполнения остесинтеза, с другой. Так, у пострадавших с компенсированным состоянием преобладали погружные способы остеосинтеза. Среди внеочаговых способов остеосинтеза в этой группе пострадавших преимущество отдавалось остеосинтезу аппаратом Я. М. Збаржа с достижением одномоментной репозиции в ходе операции и жесткой фиксации во всех опорах аппарата. Следует отметить высокий удельный вес симультанных оперативных вмешательств, при множественных переломах с применением различных способов остеосинтеза. В группе пострадавших в субкомпенсированном состоянии отмечатся снижение удельного веса накостного остеосинтеза в основном, за счет возрастание доли внеочаговых способов. Достижение окончательной репозиции в ряде случаев, а иногда и выполнение повторного остеосинтеза более жесткими способами откладывалось до полной стабилизации состояния пострадавших. У пострадавших в декомпенсированном состоянии, независимо от локализации перелома применялись только внеочаговые способы остеосинтеза в режиме стабилизации отломков без стремления к достижению репозиции.

Таким образом, применение обоснованной хирургической тактики позволяет снизить летальность на 3,4%, частоту развития осложнений - в 2 раза, частоту развития пневмоний - в 2 раза, а частоту развития гнойно-инфекционных осложнений - в

3,6 раза, сократить койко-день и длительность пребывания в отделении интенсивной терапии - в 2 раза.

ЛИТЕРАТУРА

Мадай Д.Ю., К.П. Головко К.П., Самохвалов И. М. Хирургическая тактика у пострадавших с тяжелой травмой челюстно-лицевой области в аспекте патогенеза травматической болезни: Тезисы Всероссийской конференции «Скорая помощь-2007» //Скорая медицинская помощь. -2007. -Т.8, № 3. -С. 63-64.

Мадай Д.Ю., Головко К.П. Хирургическая тактика у пострадавших с тяжелой сочетанной травмой челюстно-лицевой области // Вестник Российской военно-медицинской академии. – 2007. – N 1(17), Приложение. (часть II) – С.585 –586

Мадай Д.Ю. Сочетанная черепно-лицевая травма.- Великий Новгород: Из-во НовГУ им. Ярослава Мудрого, 2011.- 175 с.

Мадай Д.Ю. Способ внеочагового-стержневого остеосинтеза при переломах верхней челюсти по типу Ле-Фор II средний и комплект для его осуществления // Патент на изобретение № 2430698. – 2011.

Мадай Д.Ю. Способ внеочагового-стержневого остеосинтеза при переломах верхней челюсти по типу Ле-Фор и Герен // Патент на изобретение № 105151. – 2011.

Characterization of Mandibular Fractures Incurred From Battle Injuries in Iraq and Afghanistan From 2001-2010 / *Zachar M.R.* et al. // J. Oral Maxilofac. Surg. 2013. doi: 10.1016/ j. joms. 2012.10.030. [Epub ahead of print]. URL: http://www.ncbi.nlm.nih.gov/pubmed/ 23351482 (дата обращения: 03.02.2013).

Craniofacial Bone Regeneration Using Biocompatible Materials // The Official Web Site of the U.S. Army Institute of Surgical Research.

Dental & Trauma Research Detachment // The Official Web Site of the U.S. Army Institute of Surgical Research. URL: http:// www.usaisr.amedd.army.mil/ dental_trauma _research.html (дата обращения: 03.02.2013).

Face Burns and Mitigation of Scars // The Official Web Site of the U.S. Army Institute of Surgical Research. URL: http://www. usaisr.amedd.army.mil/ face_burns_mitigation _of_scars.html (дата обращения: 03.02.2013).

Ray J.M., Allen C. An Epidemiologic Analysis of Maxillofacial Injuries Sustained in Afghanistan During Operation Enduring Freedom // American Academy of Oral Medicine and Surgery. 94th annual Meeting. September 10—15, 2012. — San Diego, CA. URL: https ://aaoms. confex.com/aaoms/2012am/webprogram/Paper 1410.html (дата обращения: 03.02.2013).

Ten years of war: a characterization of craniomaxillofacial injuries incurred during operations Enduring Freedom and Iraqi Freedom / *Chan R.K.* et al. // J.

Trauma Acute Care Surg. 2012. - Vol. 73, N 6 (Suppl 5). - P. 453-458. URL: http://www.ncbi.nlm.nih.gov/pubmed/ 23192069 (дата обращения: 03.02.2013).

Wilson J.L. Army Dentists Treat Severe Maxillofacial Wounds // Defensemedianetwork. com. 18 January 2013. URL: http://www.defensemedianetwork.com/stories/army-dentists-treat- severe-maxillofacial-wounds/ (дата обращения: 03.02.2013).

III. ПРИНЦИПЫ ОРГАНИЗАЦИИ КВАЛИФИКАЦИОННОЙ И СПЕЦИАЛИЗИРОВАННОЙ ХИРУРГИЧЕСКОЙ ПОМОЩИ РАНЕННЫМ

3.1. Квалифицированная хирургическая помощь

Следует отметить, что к ранениям челюстно-лицевой области применяется принцип максимального сокращения хирургического пособия на этапе квалифицированной медицинской помощи (КМП) во время боевых действий. На этапе КМП объем медицинской помощи при ранениях средней тяжести и у тяжелораненых рекомендуется ограничить исчерпывающими мероприятиями по устранению непосредственных осложнений, развивающихся у раненого сразу после огнестрельной травмы:

- окончательной остановкой кровотечения, включая перевязку сосудов "на протяжении" и тампонаду полости рта, рото— и носоглотки, повреждениях околоносовых пазух после превентивной трахеотомии и введения желудочного зонда.
- устранением развившихся и профилактикой возможных дислокационной, обтурационной, стенотической, клапанной и аспирационной типов асфиксии.
- проведением комплекса противошоковых мероприятий в объеме, обеспечивающем поддержание витальных функций, объема циркулирующей крови на достаточном уровне и подготовку к неотложной эвакуации раненых на этап СМП, включая эвакуацию авиатранспортом и бронетехникой.

По прежнему, на этапе КМП не рекомендуется проводить ПХО ран ЧЛО, особенно при огнестрельных ранениях костей лицевого скелета, при ранениях средней тяжести и у тяжелораненых без предварительного рентгеновского обследования. В этих случаях на этапе КМП целесообразно дополнительно провести лишь транспортную иммобилизацию отломков челюстей штатными или подручными средствами.

Вместе с тем, объем хирургической помощи на этапах КМП в ряде случаев мог быть расширен, особенно в случае невозможности эвакуации в короткие сроки. В целом, при оказании помощи раненым в лицо и этапах КМП соблюдаются два уже известных принципа:

- сокращения помощи до мероприятий неотложной квалифицированной помощи;
- оказания исчерпывающего хирургического пособия на том этапе медицинской помощи и в том лечебном учреждении, где раненому будут сняты швы после ПХО. Вместе с тем, объем хирургической помощи на этапах КМП в ряде случаев может быть расширен, особенно в случае невозможности эвакуации в короткие сроки. В целом, при оказании помощи раненым в лицо и этапах КМП соблюдаются два уже известных принципа:
- сокращения помощи до мероприятий неотложной квалифицированной помощи;
- оказания исчерпывающего хирургического пособия на том этапе медицинской помощи и в том лечебном учреждении, где раненому будут сняты швы после ПХО.

3.2. Специализированная хирургическая помощь

Специализированная хирургическая помощь оказывается в лечебных учреждениях, которые по уровню, характеру и срокам оказания помощи делятся на 3 эшелона:

- лечебные учреждения 1-го эшелона;

- лечебные учреждения 2-го эшелона;

- лечебные учреждения 3-го эшелона (центральные и главный госпитали, ВмедА).

Основной задачей лечебных учреждений 1-го эшелона было оказание исчерпывающей специализированной хирургической помощи раненым, подготовка к эвакуации в лечебные учреждения 2-го или 3-го эшелонов тяжелораненых и лечение легкораненых (в предлагаемом варианте).

Тяжелораненым и раненым средней тяжести специализированную хирургическую помощь оказывал челюстно-лицевой хирург из многопрофильной специализированной группы. Легкораненым – штатные стоматологи ВГ под руководством старшего ординатора хирургического отделения – челюстно-лицевого хирурга многопрофильной специализированной группы.

Средний срок оказания специализированной хирургической помощи у раненых, эвакуируемых из полков составляет 1,5-2 часа, при прохождении через МОСН – 20 часов.

Важной особенностью входящего потока раненых и больных, поступающих на этап специализированной помощи и нуждающихся в хирургическом вмешательстве, является достаточно высокий удельный вес (42%) боевых и небоевых неогнестрельных травм лица и челюстей, а также одонтогенных и неодонтогенных абсцессов и флегмон, остеомиелитов челюстей.

Это своеобразие предусматривает максимальное сокращение этапов медицинской помощи, оказание специализированного лечения в максимально короткие сроки. При оказании специализированной медицинской помощи всех лечебных учреждениях, особенно лицам с сочетанными ранениями челюстно-лицевой области соблюдаются следующие принципы:

- Принцип комплексной диагностики сочетанных и множественных ранений и повреждений лица, соседних анатомических головы и шеи, других сегментов тела (рис. 5).
- Принцип выделения ведущего и сопутствующего(их) по тяжести ранения(й) на момент первичного осмотра при поступлении раненого на этап СМП, что имеет важнейшее

значение для успеха внутрипунктовой сортировки и эффективности последующей реабилитации. .
- Принцип раннего (в идеале – одновременного) хирургического пособия предусматривающего полноценную обработку ран при множественных и сочетанных ранениях различных сегментов тела или соседних анатомических областей головы (Мадай, 2011).

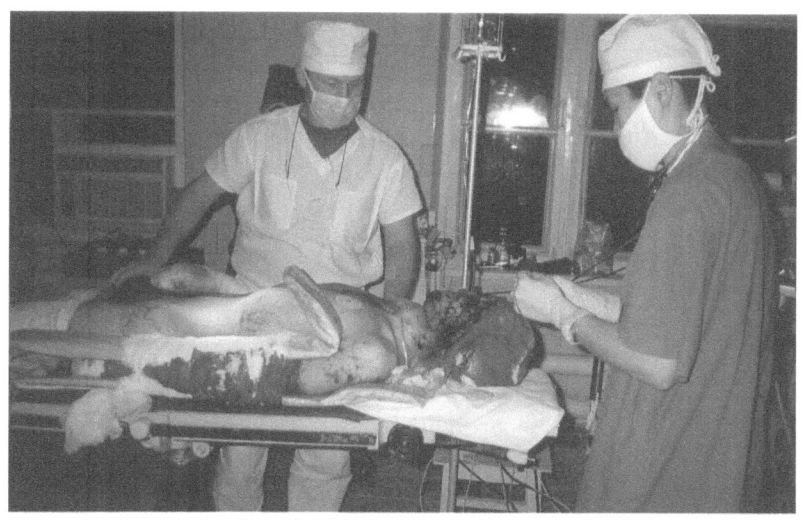

Рис. 5. Сортировка раненых

3.2.1. Принципы комплексного лечения:

а) Экономное иссечение и рассечение ран, проводимое с учетом хода ветвей лицевого и других нервов, естественных складок кожи, локализации крупных слюнных желез и хода их выводных протоков;

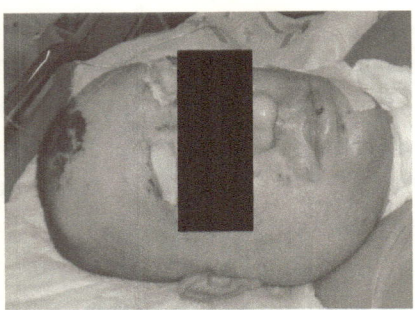

Рис. 6. Внешний вид раненого после первичной хирургической обработки ран

б) Надёжное разобщение полости рта, околоносовых пазух с наружной раной;

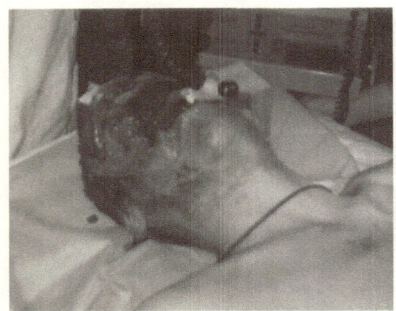 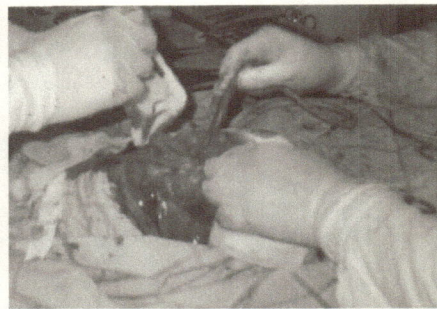

Рис.7. Этапы вид раненого после первичной хирургической обработки ран

в) Наложение глухих первичных швов на раны мягких тканей, расположенных в области естественных отверстий (веки, губы, наружный нос, ушные раковины мягкое нёбо);

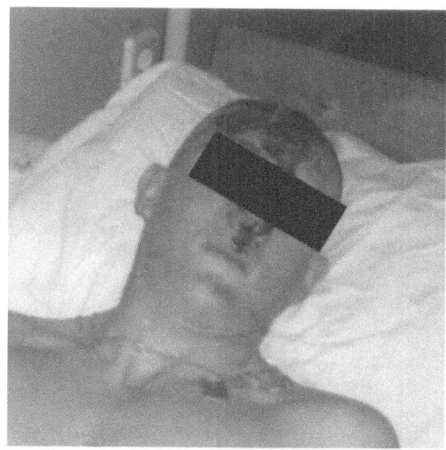

Рис. 8. Внешний вид после первичной исчерпывающей хирургической обработки

г) Использование хирургических методов закрепления отломков челюстей лишь в тех случаях, когда ортопедические (консервативные) методы невозможны или не могут обеспечить их надёжной репозиции и иммобилизации;

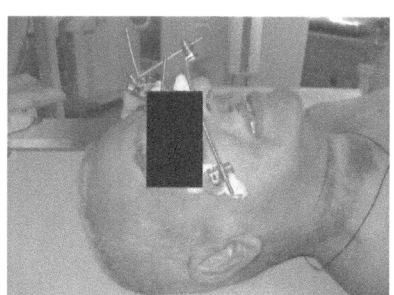

Рис. 9. Внешний вид больного после выполнения миниинвазивного внеочагового остеосинтеза по методике проф. Мадай, 2011

д) Надежная остановка кровотечения, профилактика ранних и поздних вторичных кровотечений с использованием ЭВХ технологий

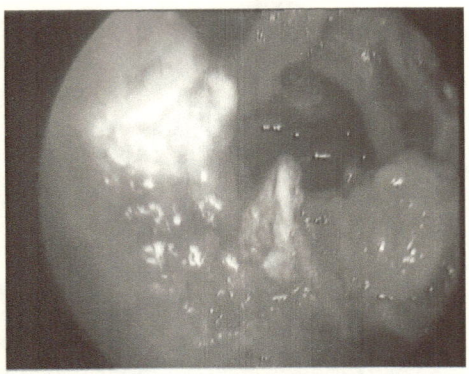

Рис.10. Этапы эндовидеохирургической остановки кровотечения

е) Создание в ходе видранеого после первичной хирургической обработки ран условий для эффективного дренирования раневых полостей или каналов в послеоперационном периоде;

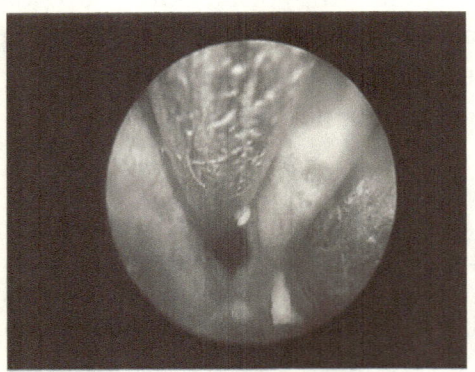

Рис. 11. Этапы эндовидеохирургической санации придаточных пазух

ж) Использование методов первичной местной пластики или формирование условий для проведения пластических и реконструктивных операций на предстоящих достаточно трудоёмких и множественных этапах реабилитации тяжелораненых, имеющих обширные дефекты и деформации лица;

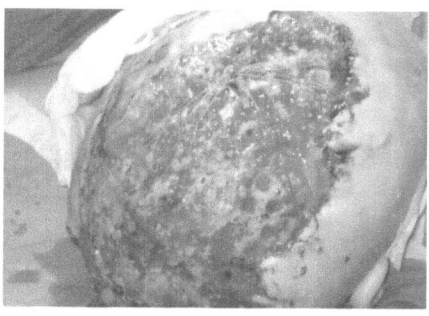

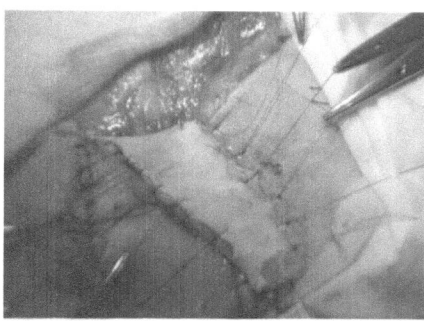

Рис. 12. Этапы устранения дефектов тканей средней зоны лица и черепа

з) Раннее использование свободной кожной аутопластики для замещения обширных гранулирующих ран, в том числе после глубоких ожогов и отморожений челюстно-лицевой области, для предотвращения развития тяжёлых рубцовых деформаций лица, контрактур шеи).

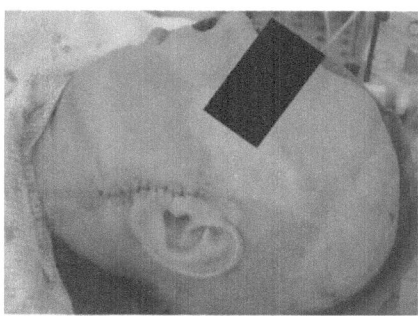

Рис. 13. Внешний вид пострадавшего после реконструктивного устранения дефекта средней зоны лица и черепа.

и) осмотрительное отношение к процедуре удаления глубоко расположенных инородных тел (осколков, пуль);

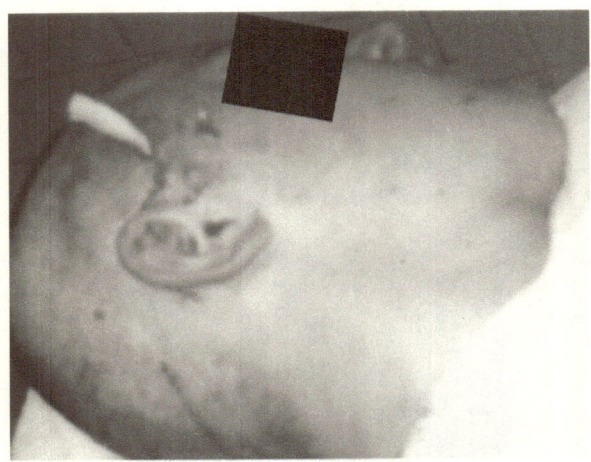

Рис. 14. Внешний вид раненого после эндовидеохирургического удаления осколка из подвисочной ямки.

к) Превентивное удаление хронических очагов одонтогенной инфекции для профилактики гнойно-воспалительных осложнений, в частности, огнестрельных остеомиелитов челюстей;

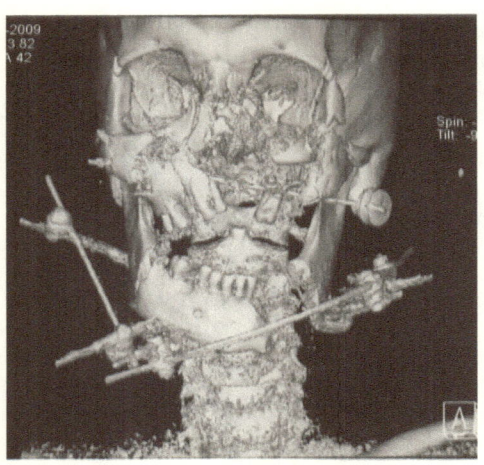

Рис. 15. Рентгенограмма раненого после выполнения миниинвазивного внеочагового остеосинтеза по методике проф. Мадай, 2011

л) Иссечение только явно нежизнеспособных тканей;

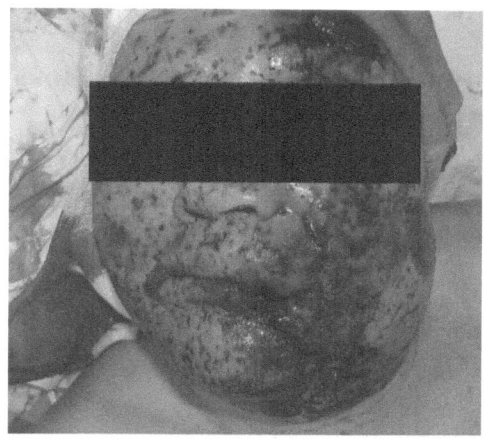

Рис. 16. Внешний вид раненого после минно-взрывного ранения.

м) Использование хирургических приемов профилактики паренхиматозных слюнных свищей и формирование (при необходимости) искусственных выводных протоков крупных слюнных желез.

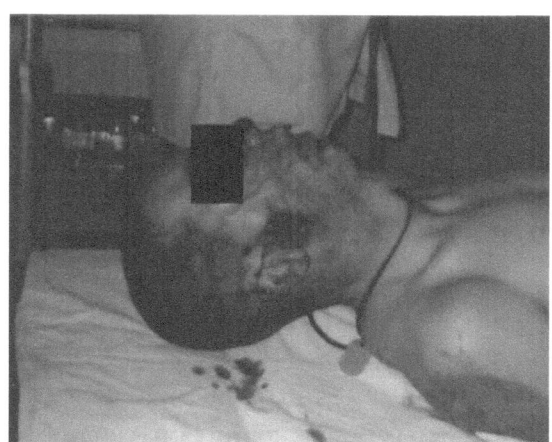

Рис. 17. Внешний вид раненого после огнестрельного проникающего ранения средней зоны лица.

В раннем послеоперационном периоде лечения огнестрельных ранений челюстно-лицевой области основывается на следующих принципах:

1. Эффективное, комплексное; медикаментозное и физиотерапевтические воздействия:

-на собственно раневой канал (раневую полость, очаг гнойного расплавления, нагноившуюся гематому и т.п.);

-на стенку раневого канала (полости) с активной некрэктомией;

-на околораневую область (участки необратимых и обратимых изменений в зоне молекулярного сотрясения), характеризующуюся выраженными нарушениями микроциркуляции;

-на коррекцию основных систем гомеостаза.

2. Комплексная медикаментозная профилактика гнойно-воспалительных осложнений, вызванных гноеродной аэробной и, особенно, неклостридиальной анаэробной инфекцией, включающей обязательное применение препаратов группы 5-нитро-имидазола.

3. Ранняя функциональная нагрузка при лечении огнестрельных переломах челюстей.

4. Адекватное питание.

5. Общеукрепляющая и иммуностимулирующая терапия.

6. Специальный уход за ротовой полостью.

7. Подготовка к эвакуации на последующий этап СМП (по показаниям).

3.3. *Резюме*

Обобщенный анализ результатов лечения раненых в челюстно-лицевую область показывает, что удельный вес положительных исходов, длительность лечения и частота гнойно-воспалительных осложнений обратно пропорциональна количеству медицинских этапов: лучшие результаты получены при двухэтапной системе, состоящей из этапа первой врачебной помощи и этапа специализированной медицинской помощи.

Специализированная хирургическая помощь должна оказываться в лечебных учреждениях, эшелонированных в

3 эшелона. Штатная укомплектованность, усиление лечебных учреждений 1-го эшелона специализированными группами центра, хорошая оснащенность позволяют оказывать в них специализированную хирургическую помощь в полном объеме и на высоком уровне. Сроки оказания специализированной хирургической помощи тяжелораненым в этих лечебных учреждениях в большинстве случаев достигают 2-3 часов.

ЛИТЕРАТУРА

Гуманенко Е.К. Сочетанные травмы с позиции объективной оценки тяжести травм: Автореф. дис. ... д-ра мед. наук. - СПб: Воен.-мед. акад., 1992. -5 0с.

Пирогов Н.И. Отчет о посещении военно-санитарных учреждений в Германии, Лотарингии и Эльзасе в 1870 г. - СПб., 1871. - С. 124 - 125.

Пирогов Н.И. Начала общей военно-полевой хирургии, взятые из наблюдений военно-госпитальной практики и воспоминаний о Крымской войне и Кавказской экспедиции. - Ч.1. - М. :Медгиз, 1941.

Мадай Д.Ю.Современная боевая хирургическая травма. - СПб., 1996. -С.37.

Мадай Д.Ю., Михайлов В.В., Росляков А.А.Хирургическая помощь раненым в ЧЛО на войне: Учебное пособие по челюстно-лицевой хирургии и стоматологии для слушателей 1-го и 6-го факультетов. -СПб., 2000. - С. 49.

Гуманенко Е.К., Мадай Д.Ю. Комплексная хирургическая помощь раненым с боевой огнестрельной травмой челюстно-лицевой области на этапе специализированной медицинской помощи. - СПб, 2001. - 58с.

Мадай Д.Ю., Головко К.П. Сочетанна черепно-лицевая травма: Учебно-методическое пособие.- 2-е изд., доп.- Великий Новгород: Изд-во "Система", 2007. – 33 с.

Мадай Д.Ю. Сочетанная черепно-лицевая травма.- Великий Новгород: Из-во НовГУ им. Ярослава Мудрого, 2011.- 175 с.

Указания по воен.-полевой хирургии.-Изд. – 2 е переработанное.- М., 2007.-415 с.

Adams W.H. Internal wiring fixation of facial fractures // Surgery. -1942. -Vol. 12. - P. 523-540.

Adekeye E.O. Fractures of the zigomatic complex in Nigerian patients // Int. J. Oral Surg. - 1980. - Vol. 38. - № 8. - P. 596-599.

Afzelius H.E., Rosen Ch. Facial fractures. A review of 368 cases. - Int. J. Oral Surg. - 1980. - Vol.9. - № I. - P. 25-32.

Altoner M., Kohonen A., Dickhoff K. Treatment of zygomatic fractures: internal wiring-antral parking-reposition without fixation. - J. Max-fac. Surg., 1976.-Vol. 4.-№2.-P. 107-115.

Глава 7

Живолупов С.А., Самарцев И.Н., Коваленко А.П.
МЕДИЦИНСКАЯ РЕАБИЛИТАЦИЯ ПРИ ЗАБОЛЕВАНИЯХ И ТРАВМАХ НЕРВНОЙ СИСТЕМЫ

Последствия заболеваний и травм нервной системы являются наиболее частым показанием к реабилитационному лечению. Потребность в реабилитационной помощи находится на уровне от 50 до 250 коек на 100 000 населения, и принято считать, что на 1 реанимационную койку неврологического профиля необходимо 5-7 реабилитационных больных.

Если реабилитация невозможна, целью становится оптимальная реализация физического, психического и социального потенциала инвалида, наиболее адекватная интеграция его в обществе, что определяется как реадаптация. Положения современной реабилитации – это организационная концепция деятельности пострадавшего и общественной ему помощи. В реабилитационном процессе *люди, имеющие ограничения жизнедеятельности* из-за травмы или заболевания, *работают совместно с* другими людьми (профессионалами, родственниками) *для достижения своего* оптимального физического, психологического, социального и профессионального *благополучия*.

В основу современной доктрины реабилитации положена Международная классификация функционирования, ограничений жизнедеятельности и здоровья (International Classification of Functioning, Disability and Health) – это единая концептуальная модель для описания ситуации болезни и компонентов здоровья, которая имеет равное отношения ко всем областям медицины и имеет целый ряд применений, напрямую не связанных с клинической работой. Данная классификация, помимо определения параметров здоровья вводит понятия составляющих благополучия связанных со здоровьем (таких как образование и труд). В этом же документе были введены три критерия оценки состояния пострадавшего: повреждение (impairments), инвалидность (disability) и увечье (handicap).

Отличие реабилитационного и лечебного процессов. Система взаимоотношений при стационарном лечении острого заболевания, как правило, подчинена биомедицинской модели болезни, первично нацеленной на устранение причины заболевания и острых симптомов, и опирается на признаки этиологии, патогенеза и локализации. *В основе реабилитации лежит* биопсихосоциальная модель последствий болезни, которая определяет здоровье и болезнь как результат взаимодействия физиологических и социальных процессов и опирается на признаки нарушения функций, повреждения структур, ограничения активности, участия (деятельности) и влияния факторов окружающей среды и призвана устранить последствия острого заболевания и все связанные с ним ограничительные факторы. В лечебном процессе пациент и его проблема, как правило, рассматривается в качестве пассивного объекта воздействия, результат которого зависит от мастерства врача. В реабилитации, напротив, успех во многом зависит от активной и конструктивной позиции пациента.

Методология реабилитации

Основными вопросами организации реабилитационного процесса являются: *начало и окончание, длительность, этапы, формы и контроль эффективности* восстановительных мероприятий.

Базисными принципами реабилитации являются:

- раннее начало, которое способствует более полному и быстрому восстановлению нарушенных функций;
- комплексный подход с привлечением специалистов различного профиля, с использованием нескольких методов, направленных на преодоление дефекта;

- учет индивидуальных особенностей больного;
- непрерывность и преемственность этапов реабилитации;
- привлечение больного и его родственников к активному участию в лечении.

После окончания острого периода заболевания реабилитационное лечение призвано компенсировать образовавшийся функциональный дефицит. На этом этапе необходимо компетентное решение вопроса о *реабилитационном прогнозе*.

Более благоприятный прогноз реабилитации можно ожидать при последствиях заболеваний травматического характера и постинсультных состояниях, локальных моторных нарушениях, невропатиях. Менее благоприятен прогноз при неврологических прогредиентных заболеваниях, диффузных поражениях нервной системы, вегетативных нарушениях, дистониях и тиках, дементных процессах, плегиях при нарушениях целостности нервных стволов в проксимальных отделах.

Заложенная в международной классификации идеология предопределяет коллективное ведение реабилитанта. Эта форма организации труда была определена как междисциплинарная (мульти- или трансдисциплинарная) реабилитационная бригада и является в настоящее время единственной доказано эффективной формой и методом неврологической реабилитации [41]. Бригадное ведение пациента позволяет наиболее полноценно использовать *реабилитационный подход*.

Реабилитационный подход – предусматривает применение комплекса мер *медицинского, педагогического, профессионального и социального характера* во взаимодействии с врачебным, сестринским, кинезотерапевтическим, эрготерапевтическим, логопедическим, диетологическим и психотерапевтическим обеспечением, включая различные виды помощи по преодолению последствий заболевания, изменению образа жизни, снижению воздействия факторов риска.

Основные направления, принципы и формы реабилитации больных с поражениями нервной системы.

При поражениях нервной системы существует три принципиально различных направления реабилитации, кардинально отличающиеся по организации формы труда, оснащению, степени использования аппаратных методик, организации среды, наличию специалистов. Эти направления не связаны с этиологией заболевания, а зависят от уровня поражения нервной системы:

1. Реабилитация больных с повреждениями головного мозга,

2. Реабилитация больных с поражением спинного мозга,

3. Реабилитация больных с поражением периферической нервной системы (направление методологически и организационно чрезвычайно сходное с реабилитацией больных ортопедического и травматологического профиля, что позволяет объединять этих пациентов в одном реабилитационном подразделении).

Административная структура и фазы проведения реабилитационных мероприятий. Для восстановления неврологических больных нет необходимости в соблюдении классических этапов медицинской реабилитации, т.е. — госпитального (стационарного), санаторного и амбулаторно-поликлинического. В отличие от больных, например, пульмонологического или кардиологического профиля, в реабилитации которых важную роль играют климатические факторы, строгое дозирование физических нагрузок и т.п. — восстановление нервной системы происходит при регулярности и достаточной интенсивности занятий и тренировок в условиях стационара или в привычных условиях жизни пострадавшего. Важную роль при этом играет организация окружающей больного микросреды (высота кровати, наличие поручней, ширина проходов и т.д. и т.п.). В основе восстановления функции нервной системы лежит принцип непрерывной работы самого пострадавшего и его близких над имеющимся дефектом с целью его восстановления, за счёт включения резервных возможностей нервной системы и поддержки окружающей среды, причём место организации и проведения этой работы не играет существенной роли.

Выделяют ранний этап реабилитации (до 21 суток), ранний восстановительный (до 3-х месяцев) и поздний восстановительный периоды – отсроченный этап реабилитации (до 2 лет), период стойких остаточных явлений – поздний этап реабилитации (более чем 2 года). Это деление во многом условно и отличается по срокам в зависимости от типа и локализации повреждения нервной системы.

Ранняя реабилитация начинается на стационарном этапе лечебного учреждения с палаты интенсивной терапии, дальнейшее ведение пациента должно происходить в специализированном реабилитационном стационаре и/или на дому своими силами с активным участием родственников, сиделок, периодической помощью специалистов социальной службы и поликлиник. При необходимости возможно так же посещение амбулаторных реабилитационных центров или реабилитационных подразделений поликлиник.

На примере стран ЕС, где проведение реабилитационных мероприятий стандартизировано, в практике применяется фазовая модель неврологической реабилитации, предусматривающая определенную тактику лечения соответственно периоду заболевания. Использование модели позволяет решить вопрос о реабилитационной необходимости и способности.

Различают следующие фазы: **Фаза А** *(собственно лечебная фаза) – соответствует лечению острого состояния в реанимации или неврологическом отделении. В фазу В начинается ранняя реабилитация. Развитие осложнений и ухудшение состояния ведут к возвращению в предыдущую фазу А. В зависимости от прогноза он в дальнейшем переходит в фазу С или F.* **Фаза С** *– пациенты еще нуждаются в большом объеме посторонней помощи. Целью реабилитации в этой фазе является предотвращение излишнего ухода и достижение полной независимости пациента от посторонней помощи.*

В *фазе D продолжаются дальнейшее развитие активности и деятельности пациента и восстановление утраченных функций. Функции, не поддающиеся восстановлению, должны быть компенсированы при помощи вспомогательных средств. Задача обеспечения реабилитанта подобными средствами компенсации решается специалистами междисциплинарной бригады. Мероприятия этой фазы предусматривают также социальную и профессиональную реабилитацию. Фаза E (амбулаторная) - в этой фазе лечения на первом плане стоят долговременное наблюдение за пациентами с неврологической патологией и систематическое амбулаторное лечение. Проводится также активная последовательная профессиональная и социальная реабилитация.*

Фаза F. Эта фаза лечения не является очередным звеном реабилитации. Она предусматривает проведение долгосрочного необходимого ухода на дому или в домах инвалидов при значительном неврологическом или нейропсихологическом дефиците. Параллельно уходу необходима организация дальнейших лечебных процедур, направленных, в первую очередь, на предупреждение вторичных осложнений: ортопедических деформаций, снижение переносимости физических нагрузок, кардиореспираторных осложнений.

Фазы A-C проводятся только стационарно, в фазе D возможна полустационарная форма лечения, фаза E проводится в амбулаторных условиях, фаза F соответствует организации необходимого ухода на дому или в специализированном учреждении.

В период непосредственного врачебного наблюдения (фазы A и B) проводится исчерпывающая диагностика, направленная на установление повреждения (Impairments) и степени инвалидности (Disability). При переводе пациента в реабилитационную клинику для проведения очередной фазы лечения (фаза C) предоставляются: исчерпывающая информация о результатах диагностики и установленной форме заболевания или поражения нервной системы, а также данные о сопутствующих заболеваниях, рекомендации специалистов междисциплинарной бригады и невролога в плане дальнейшего ведения пострадавшего.

Принципы и методология организации реабилитационного процесса.

При повреждениях нервной системы любой локализации реабилитационные мероприятия должных начинаться в кратчайшие сроки, как только происходит стабилизация основных гемодинамических показателей или позволяет стадия раневого или травматического процесса. Если нет явных препятствий, реабилитация начинается на 2-3 сутки. Наиболее перспективными и эффективными для восстановления функций нервной системы являются реабилитационные мероприятия, проводимые в течение первых месяцев – года после повреждения. До 70% восстановления происходит от 3-6 месяцев, при повреждениях головного мозга, до 1 года - при поражениях спинного мозга и периферической нервной системы. Об этом должно быть известно пациенту и его близкими, что бы их основные усилия, терпение, настойчивость были максимальны в этот период.

Поскольку работа по восстановлению утраченных функций должна происходить на грани адаптационного резерва – в реабилитации всегда есть риск развития нежелательных явлений, но *боязнь рисковать не должна являться тормозом эффективной реабилитации.*

Начинаясь в самый разгар лечебного процесса, по мере завершения стадий патогенеза и выхода пациента на стабильное состояние с фоновой медикаментозной поддержкой, реабилитационный процесс, как по времени и интенсивности, так и по участию специалистов иного профиля практически полностью замещает активные лечебные мероприятия.

Физические методы лечения и традиционная терапия. Физиотерапия играет заметную роль в восстановлении пациентов с поражением периферической нервной системы и спинного мозга. При повреждении головного мозга эти методы не имеют доказанной эффективности и применяются в качестве сопутствующей терапии. В арсенале физиотерапии имеются следующие методики и процедуры: лечебный массаж, ортопедические методы лечения (тракционная терапия и ортезы), естественные (природные) и аппаратные методики воздействия физических факторов – методы физиотерапии и курортологии - климат, вода, свет, грязи и трансформированные формы электрической, магнитной и механической энергии (постоянный и импульсный электрический токи, магнитные поля, механические колебания среды, атмосферное давление и др.). К основным традиционным методам лечения, применяемым в реабилитации относятся – мануальная терапия и рефлексотерапия.

Психотерапия – система воздействия на психику, (а через нее – на весь организм и поведение больного) посредством терапевтической беседы со специалистом. Необходимость вмешательства психотерапевта в лечение неврологических больных обусловлена значительным числом психологических проблем, эмоциональных расстройств и других психопатологических нарушений (эндо- и экзогенного характера), возникающих у пациентов в связи с основными заболеваниями. Некоторую психологическую коррекцию может проводить нейропсихолог.

Основные проблемы в проведении реабилитации. Основной список насущных проблем, которые с одной стороны определяются как точка приложения сил, а с другой как препятствие для эффективной реабилитации:

- синдромы малого сознания
- когнитивный дефицит и синдром неглекта (он же – общесенсорного угасания или синдром зрительно-пространственного игнорирования)
- коммуникационный дефект (афазия, дизартрия)
- проблемы с глотанием и недостаточность питания
- дисфункция тазовых органов

- болевой синдром
- спастический синдром
- недостаточная мотивация пациента и его родственников
- социальная дезадаптация и самореализация

Так же существуют вторичные проблемы, возникающие вследствие нарушения ухода и ведения пациента (пролежни, пневмония, контрактуры и т.д.).

Эффективность и преемственность реабилитации, исходы.

Шкалы и тесты. Учитывая длительные сроки восстановления неврологических больных, постепенность изменений и наблюдение пациента на разных этапах реабилитации – использование метрических шкал и тестов в реабилитации, является важным и интересным. Это позволяет оценивать общую эффективность реабилитации, улавливать тенденции изменений в соответствии с оказываемым воздействием, своевременно корректировать направленность терапии, улучшать преемственность восстановительных мероприятий и мотивировать пациента и его окружение для дальнейшей работы. Бригадная работа позволяет без существенных затруднений оценивать все аспекты повреждения, динамики восстановления и проявлений человеческой жизни. Таким образом, у каждого из членов междисциплинарной бригады должен иметься собственный тест-пакет для оценки состояния пациента и его индивидуальных проблем в соответствии со своей специальностью.

Исходы реабилитации.

В реабилитации различают 3 уровня восстановления:

1. Наилучшим исходом является уровень истинного восстановления, когда нарушенная структура и функция возвращается к исходному состоянию. Истинное восстановление возможно лишь тогда, когда нет полной гибели нервных клеток, а патологический очаг состоит в основном из инактивированных элементов (вследствие отека, гипоксии, изменения проводимости нервных импульсов, диашиза и т.д.).

2. Вторым уровнем восстановления является компенсация. При компенсации функцию разрушенных структур берут на себя системы, не пострадавшие от травматизирующего фактора. В результате чего дефектность в структуре органа нельзя внешне определить и обозначить, как повреждение, нарушение навыков или социальную недостаточность.

3. Третий уровень восстановления — реадаптация, приспособление к дефекту - наблюдается тогда, когда патологический очаг, приведший к развитию дефекта, больших размеров, состоит в основном из разрушенных элементов и у организма нет внутренних возможностей для компенсации нарушенной функции. Для достижения определённого результата человек вынужден прибегать к необычным движениям и приспособлениям (трости, «ходунки», кресла-каталки, ортезы, протезы и т.д.)

Предикторы восстановления (реабилитации). В настоящее время не выявлено однозначной связи между степенью повреждения нервной системы и степенью и вероятностью восстановления. Всё зависит от большого количества факторов, основными из которых являются:

- исходные данных состояния человека и обстоятельства повреждения;

- возраст и наследственность;

- образ жизни, сопутствующие заболевания и состояние иммунной системы,

- скорость и адекватность оказания медицинской помощи в остром периоде и т.д.

Восстановление всегда ожидаемо лучше, чем раньше и интенсивнее проводятся реабилитационные мероприятия. Основной принцип неврологической реабилитации – «ни минуты покоя».

В реабилитации принят вероятностный подход к исходам, который показывает результативность мероприятий на значительном количестве наблюдений. Ярким примером подобного обобщённого подхода к исходам является

Гельсинборгская декларация, которая в 2008 году установила достижимую цель реабилитационных мероприятий для пациентов с острым нарушением мозгового кровообращения, а именно – более 70% выживших в течение первого месяца должны быть полностью независимыми в повседневной жизни через 3 месяца после развития инсульта.

РЕАБИЛИТАЦИЯ БОЛЬНЫХ С ТРАВМАТИЧЕСКИМИ ПОРАЖЕНИЯМИ ПЕРИФЕРИЧЕСКОЙ НЕРВНОЙ СИСТЕМЫ, ПОЛУЧЕННЫМИ В УСЛОВИЯХ ЛОКАЛЬНЫХ ВОЕННЫХ КОНФЛИКТОВ.

Реабилитация (от лат. re - возобновление, habilitas - способности) по определению ВОЗ (1980) – это активный процесс, целью которого является достижение полного восстановления нарушенных вследствие заболевания или травмы функций, или же - оптимальная реализация физического, психического и социального потенциала инвалида, наиболее адекватная интеграция его в обществе [4, 19].

Основными принципами организации медицинской реабилитации больных с патологией нервной системы являются этапность и преемственность, то есть постепенное и последовательное расширение двигательного режима, физической активности и тренирующей терапии в сочетании с медикаментозными и психотерапевтическими воздействиями [4,19].

Основными этапами медицинской реабилитации в настоящее время признаны:

1) госпитальный – неврологические стационары (стационарные реабилитационные центры);

2) санаторно-курортный – санатории специализированного или общего типа;

3) амбулаторно-поликлинический – поликлиники (поликлинические реабилитационные центры).

Первостепенной задачей госпитального этапа медицинской реабилитации является выработка наиболее рациональной программы реабилитационных мероприятий с обеспечением ее преемственности на последующих этапах. Определяется и проводится адекватный объем лечебно-диагностических мероприятий с учетом характера патологического процесса и личности больного. Разрабатываются диетические рекомендации, выявляются и устраняются факторы, способствующие хронизации заболевания.

Санаторный этап реабилитации является продолжением госпитального или поликлинического этапа и обеспечивает дальнейшее повышение работоспособности больных путем целенаправленного осуществления программы физической реабилитации и использования природных и физических факторов [20].

Амбулаторно-поликлинический этап медицинской реабилитации начинается после возвращения больного из стационара или санатория. Основными задачами амбулаторно-поликлинического этапа реабилитации являются проведение диспансерного динамического наблюдения, осуществление мероприятий по предупреждению прогрессирования и вторичной профилактике заболеваний, поддержание трудоспособности на достигнутом уровне.

Повреждения нервных стволов конечностей обычно возникают вследствие техногенных и природных катастроф, огнестрельных, дорожно-транспортных, спортивных, производственных, бытовых и вызванных медицинскими манипуляциями (послеоперационные, постинъекционные, родовые и др.) ранений и травм. Они могут вызывать разнообразные по степени патологические изменения нервов: невротмезис (полный или частичный) – макроскопическое нарушение анатомической целостности; невроапраксию - микроструктурные повреждения без нарушения целостности осевых цилиндров (при сотрясении нерва, туннельных синдромах); аксонотмезис - перерыв части осевых цилиндров при сохранении целостности эпиневрия (при компрессии или растяжении нерва). Несмотря на большой опыт, накопленный в лечении и реабилитации больных с повреждениями нервов конечностей, результаты остаются не вполне удовлетворительными, а у 6-17% больных положительная динамика отсутствует вовсе [1, 3, 5, 10, 17, 35, 42]. Особенно это касается пострадавших в локальных военных конфликтах, поскольку данная категория раненых и больных имеет существенные особенности, обусловленные спецификой патологии и оказания медицинской помощи в дореабилитационный период [36]. Медицинской службой Вооруженных Сил РФ накоплен значительный практический и научно-теоретический опыт организации медицинского обеспечения войск в условиях крупномасштабной войны. Этот опыт сохраняет свою научно-практическую значимость и сегодня, но разработанная система медицинского обеспечения войск, прежде всего, ориентирована на решение задач в крупномасштабном вооруженном конфликте [32, 34, 37].

В настоящее время наиболее реальную угрозу для России в оборонной сфере представляют существующие и потенциальные очаги локальных войн и вооруженных конфликтов вблизи ее государственной границы, а так же террористические акты [29, 30]. Опыт лечебно-эвакуационного обеспечения советских войск в Афганистане и российских в Чеченской Республике показал, что адаптация классической системы лечебно-эвакуационных мероприятий (ЛЭМ) периода Второй мировой войны к условиям боевых действий «низкой интенсивности» требовала решения целого ряда организационных задач в короткое время, что не всегда приводило к желаемым результатам [29, 32, 37]. Существовавшая во время Великой Отечественной войны многоэтапность при эвакуации пострадавших и оказании им медицинской помощи была аргументирована рядом причин. Большинство раненых и больных последовательно проходило не только все войсковые этапы медицинской эвакуации, но и ряд эшелонов госпитальных баз, выполнявших примерно один и тот же объем специализированной помощи. Это было обосновано необходимостью повторного оказания хирургической помощи, вследствие невозможности проведения исчерпывающих хирургических вмешательств на войсковых этапах медицинской эвакуации, а также существовавшим порядком эвакуации железнодорожным транспортом. В местах необходимой перегрузки эвакуируемых с одного вида транспорта на другой развертывались соответствующие эшелоны госпитальных баз армии и фронта [7, 14]. На современном этапе развития нейрохирургии и неврологии качество и исход оперативных вмешательств на головном и спинном мозге, периферических нервах и сплетениях определяется не только мастерством подготовленного специалиста-нейрохирурга, но и соответствующим оснащением операционных и качеством предоперационной диагностики, основанной на анализе динамики данных неврологического осмотра, лабораторных и нейровизуализационных методов [7, 9]. Необходимое оснащение для этого имеется только в госпиталях окружного и центрального подчинения. На данный момент большинство из них оснащены аппаратами для КТ, МРТ и ЭНМГ. Иными словами, для пострадавших с повреждением нервной системы целесообразна и необходима скорейшая эвакуация на хорошо оснащенные этапы специализированной помощи. При оказании помощи раненым в Афганистане предпринимались попытки усиления этапов квалифицированной помощи группами специалистов, в которые входили нейрохирурги и неврологи [7, 29]. Эффективность диагностики при этом значительно возрастала, однако даже при условиях локального военного конфликта подобное усиление существенно осложняло работу этапа и переводило его в режим деятельности специализированного стационара [7]. Развитие новых технических средств, предназначенных для эвакуации раненых, привело к сокращению времени для доставки пострадавших на этапы квалифицированной и специализированной помощи. Во время первой чеченской кампании сократилось количество раненых, прошедших все этапы эвакуации и увеличилось количество пострадавших с тяжелыми повреждениями ЦНС и ПНС, поступивших сразу непосредственно на этапы квалифицированной и специализированной помощи [7, 29]. Своевременное оказание квалифицированной и специализированной помощи позволило значительно сократить число осложнений и летальных исходов при тяжелых травмах, а, следовательно, подготовить пострадавших к проведению комплекса реабилитационных мероприятий (рис. 24) [7, 29, 34, 32].

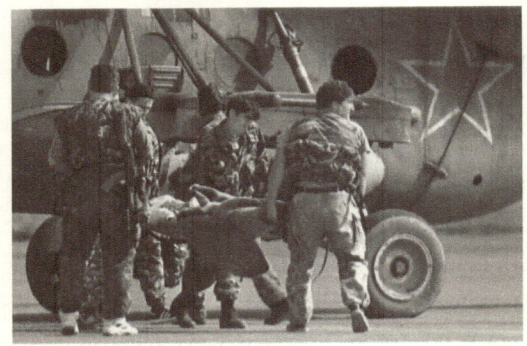

Таким образом, реорганизация системы ЛЭМ необходима для улучшения проведения последовательных и преемственных лечебных мероприятий на этапах медицинской эвакуации в сочетании с эвакуацией раненых и больных в специализированные медицинские учреждения по медицинским показаниям. При этом следует учитывать особенности локального вооруженного конфликта, техническую оснащенность войск и современные возможности медицины [7, 28, 34].

В решении XXXVI Пленума Учёного медицинского совета ГВМУ МО РФ 1996 г. говорится: «Накопленный в последние годы практический опыт медицинского обеспечения войск требует изменения качественных характеристик медицинской помощи раненым и больным (содержания её видов и объёма), которые отражают характер взаимосвязи двух важнейших принципов построения и организации медицинского обеспечения – эшелонирования и приближения медицинской помощи к раненому (больному). Для их практической реализации необходима разработка таких научных, организационных и материально-технических предпосылок, которые бы явились основой формирования единой организации, отвечающей условиям развития вооружённых конфликтов любого масштаба» [14, 34, 37].

Тенденции в изменении структуры санитарных потерь неврологического профиля, по опыту локальных военных конфликтов последнего времени, позволяют обратить внимание на изучение наиболее ожидаемых нозологических форм на этапах медицинской эвакуации, совершенствование их диагностики и лечения [7, 31]. Прогнозирование течения болезни при различных повреждениях нервной системы, учет повреждающего фактора и условий окружающей обстановки способствуют предупреждению возможных и ожидаемых осложнений, улучшают диагностику [32]. Эти вопросы на сегодняшний день в литературе и руководящих документах определены недостаточно четко. Для сложных условий боевой обстановки необходимы стандартизированные лечебно-диагностические подходы с учетом большинства значимых факторов.

При локальном вооруженном конфликте, который, по сути, является военным столкновением различных социальных, этнических или других групп населения одного государства, а так же тактических, оперативно-тактических группировок войск или иррегулярных формирований других стран, осуществляется ведение боевых действий составом сил и средств мирного времени или при их ограниченном развертывании [7]. Все эти характерные особенности отражаются и на медицинском обеспечении войск. На основе анализа Чеченских кампаний установлено, что на формирование санитарных потерь и медицинское обеспечение влияли следующие факторы:

– преимущественное применение маневренных форм и способов вооруженной борьбы малыми группами и на изолированных направлениях;

– ведение боевых действий в условиях города и населенных пунктов, «снайперская война» в начальные периоды конфликта и «минная война» в последующем;

– влияние климатогеографических особенностей региона, сложная санитарно-эпидемиологическая обстановка [7, 14, 15, 34].

Выявлены характерные особенности санитарных потерь неврологического профиля и реабилитации пострадавших с повреждениями и заболеваниями нервной системы в период первой и второй Чеченской кампании:

– значительное увеличение числа военнослужащих с повреждениями и заболеваниями нервной системы на этапах медицинской эвакуации, наряду с утяжелением состояния пострадавших и разнообразием нозологических форм;

– преобладание повреждений черепа и головного мозга в структуре повреждений центральной нервной системы – 97,5%. Преобладание легкой ЧМТ. Сотрясения головного мозга составили 70,9% от всей ЧМТ;

– преобладание минно-взрывной травмы;

– при достаточно широком охвате комплексом диагностических мероприятий пострадавших с тяжелыми ЧМТ, охват исследованиями пострадавших с легкой травмой головного мозга был незначительным. Это приводило к увеличению развития поздно диагностируемых осложнений, приводящих к инвалидизации пострадавших в отдаленный период после травмы или ранения;

– сокращение количества этапов медицинской эвакуации для пострадавших неврологического профиля. Все этапы эвакуации прошли только 15,7% пациентов с повреждениями нервной системы [7, 32].

Исходя из полученного опыта, были сформулированы приоритетные задачи для совершенствования оказания медицинской помощи, в частности неврологической, на этапах эвакуации:

– максимальное приближение сил и средств медицинской службы к районам возникновения санитарных потерь, быстрое выдвижение этих сил и средств к названным районам в соответствии с оперативно-тактической обстановкой и наличием резервов, маневр силами и средствами медицинской службы, объемом медицинской помощи;

— организация лечения легкораненых неврологического профиля;

— создание системы раннего выявления пострадавших неврологического профиля;

— приоритетное значение неотложного лечения на ранних стадиях;

— оказание одномоментной исчерпывающей медицинской помощи;

— подход к медицинской сортировке с учетом данных прогноза;

— возможное раннее рассредоточение эвакуационных потоков;

— улучшение подготовки личного состава по оказанию само- и взаимопомощи;

— стремление к максимальному сокращению этапов медицинской эвакуации [7, 14, 34].

Из-за гипоксии, низкой температуры и разреженности атмосферы усугублялась тяжесть течения патологического процесса у раненых. При проникающих ранениях головы, живота и груди, быстрее развивался и тяжелее протекал шок при ранениях, существенно замедлялось заживление ран мягких тканей, значительно увеличивался срок консолидации при переломах и усугубляется течение закрытых травм головного мозга и периферической нервной системы. Наряду с хронической гипоксией, присущей высокогорью, условия боевой обстановки являются предрасполагающими факторами для развития посткоммоционного синдрома (ПКС) [32]. Он возникает при сочетании травматического повреждения структур лимбико-ретикулярного комплекса, свойственного легкой ЧМТ, с уже развившимися в условиях хронического стресса изменениями в лимбической системе [31, 44]. ПКС является патологическим состоянием, которое впоследствии значительно ухудшает качество жизни пациента и плохо поддается терапевтическому воздействию во время проведения медицинской реабилитации. Выраженность многих симптомов ПКС не только не уменьшается со временем, но и продолжает нарастать [24, 26]. В генезе хронического посткоммоционного синдрома ведущую роль играют психогенные факторы, в то время как тяжесть травматического повреждения мозга не влияет на вероятность его развития. Хронизации ПКС способствуют преморбидные особенности личности, а так же психотравмирующие и астенизирующие внешние факторы. Впоследствии возможно возникновение персистирующей ситуации «ни здоров, ни болен». Лечение и реабилитация пациентов, получивших ЧМТ в стрессогенной боевой обстановке, является трудной и сложной задачей для военных и гражданских неврологов, особенно в отдаленные периоды после ЧМТ, с которой первоначально пациент мог даже не обращаться за медицинской помощью. Нейропсихологический анализ расстройств, связанных с легкой ЧМТ, показывает, что в первую очередь страдают функции интегративных структур мозга, обеспечивающих процессы внимания, оперативной памяти, прогнозирования, принятия решения и контроля поведения, которые очень лабильны и истощаемы на фоне любого перенапряжения. Через 1 год после легкой травмы в благоприятных условиях симптоматика ПКС сохраняется лишь у 10-15% пострадавших.

Сильная пересеченность местности в высокогорье препятствует массированному применению тяжелой артиллерии, танков и другой бронетехники. Это приводит к необходимости применять особые формы и методы ведения боевых действий в горах с широким использованием воздушных десантов. Разведывательно-диверсионные, обходящие и рейдовые отряды действуют на отдельных изолированных направлениях с различной оперативной и тактической плотностью и вооружены в основном стрелковым оружием [30, 34].

Особенности ведения боевых действий в горах и экстремальные природные условия высокогорья способны оказать влияние на формирование, величину и структуру санитарных потерь в войсках [13, 15]. Ведение боевых действий преимущественно на отдельных изолированных направлениях предполагает высокую тактическую плотность войск и возможность возникновения очагов массовых потерь. Вследствие меньшей плотности артиллерии и танков на высокогорье потери ранеными огнестрельным оружием в целом на 10-20% ниже, чем на равнинах [30, 34].

В первой чеченской кампании в структуре санитарных потерь 1-ое место занимали ранения – 40,8%, 2-ое – заболевания, преимущественно инфекционной этиологии, – 37,6%, 3-е – травмы (18,7%) [30, 34, 37]. В высокогорных ландшафтах Афганистана множественные и сочетанные ранения регистрировались в 65,1% (1984 г.) и в 66,8% (1986 г.), среди них особо тяжелой была МВТ (25% от общего числа раненых и больных) [29, 30].

Резкопересеченная местность исключает использование механических средств вывоза раненых и больных с поля боя; приводит к необходимости нести раненых на носилках на значительные расстояния; в полтора-два раза увеличивает потребность выноса или сопровождения раненых с поля боя; в два-три раза снижает работоспособность санитаров-носильщиков. Все перечисленное в полтора-два раза увеличивает количество санитаров в каждом звене [13, 15].

Редкая сеть дорог, низкое техническое состояние наземных путей сообщения затрудняют медицинскую эвакуацию и выдвижение медицинских пунктов и лечебных учреждений. Эвакуация наземными транспортными средствами оказывается продолжительной и травматичной [13, 15]. Крайне малое количество населенных пунктов в высокогорье почти исключает развертывание медицинских пунктов и лечебных учреждений в зданиях жилого и общественного фонда. В высокогорье значительные трудности при инженерном оборудовании районов развертывания медицинских подразделений и частей медицинская служба испытывает из-за особенностей почв, грунтов и резкой пересеченности местности [30, 34]. Поэтому в первую кампанию медицинская эвакуация в Чечне иногда представляла собой массированное, часто неплановое и не всегда эффективное использование всех возможных транспортных средств [13, 15].

Большие возможности при эвакуации в высокогорье имеет авиатранспорт. Это действительно наиболее эффективный способ медицинской эвакуации, но его нельзя считать абсолютно надежным [15]. Неустойчивая весенняя погода в горах Кавказа, воздушная обстановка и ряд других факторов могут нарушить даже хорошо спланированную авиамедицинскую эвакуацию. Выходом из положения является возврат к испытанной дренажной лечебно-эвакуационной системе с различными модификациями [15, 30].

Специализированная медицинская помощь (СМП) в 1999-2001 гг., как и в первой Чеченской кампании, оказывалась в лечебных учреждениях, развёрнутых непосредственно в зоне военного конфликта, в военных госпиталях и других лечебных учреждениях Северо-Кавказского и близлежащих военных округов, лечебных учреждениях Центра и в Военно-медицинскую академию г. Санкт-Петербурга.

Лечебные учреждения, оказывающие СМП, эшелонировались. Отчетливо выделилось три эшелона СМП.

Первый эшелон СМП составили лечебные учреждения, развернутые на границе с Чечней, непосредственно в зоне конфликта – военные госпиталя в городах Моздок, Владикавказ и Буйнакск. Для оказания специализированной медицинской помощи, в первую очередь, хирургической, эти лечебные учреждения усиливались многопрофильными группами медицинского усиления (ГМУ) из специалистов ВМедА, ГВКГ им. Н. Н. Бурденко и 3 ЦВКГ им. А. А. Вишневского. Состав ГМУ периодически изменялся и дополнялся.

Основные задачи лечебных учреждений этого эшелона: прием, размещение, проведение медицинской сортировки, проведение мероприятий СМП с целью подготовки раненых к эвакуации в госпитали 2-го и 3-го эшелона.

Во второй эшелон СМП входили лечебные учреждения Северо-Кавказского военного округа – военные госпиталя в городах Ростов-на-Дону, Краснодар, Ставрополь и близлежащих округов.

Основные задачи госпиталей этого эшелона: прием, размещение, проведение медицинской сортировки, оказание СМП, последующее специализированное лечение и медицинская реабилитация раненых, поступивших в основном из госпиталей 1 эшелона.

Третий эшелон СМП составили главные и центральные госпитали МО РФ, а так же ВМедА, в которые направлялись самые тяжелые раненые. Изменение структуры санитарных потерь неврологического профиля в ходе последних вооруженных конфликтов в СКВО заставляет уделять более пристальное внимание преобладающим нозологическим формам, особенно в свете развития в последние десятилетия новых методов диагностики. Сфера курабельности в неврологии стремительно расширяется, разрушая сложившееся мнение о неврологах, как о «плохих лечебниках». При этом современные методы диагностики и лечения берутся на вооружение и военной медициной [7]. Количество повреждений и заболеваний нервной системы у военнослужащих, поступивших на этапы медицинской эвакуации, в целом за время второй Чеченской кампании мало отличается от таковых в первой Чеченской кампании (соответственно 17,2% и 17,1%). Однако заметно изменилась структура пострадавших неврологического профиля, поступивших на этапы эвакуации. Отмечено уменьшение количества больных неврологического профиля (4,4%) и увеличение пострадавших с ранениями и травмами (30,7%). По-прежнему наблюдается рост числа ЧМТ, в основном за счет закрытой легкой ЧМТ, что обусловлено преобладанием взрывных поражений, в частности минно-взрывной травмы, для которой характерны закрытые нетяжелые повреждения головного мозга. Увеличение числа повреждений периферической нервной системы (4,4% – 2-ая; 3,2% – 1-ая кампания) с преобладанием огнестрельных пулевых ранений обусловлено тактикой действия боевиков. После прицельного попадания в незащищенные конечности военнослужащего, боевики выводили из строя еще и тех, кто оказывал помощь раненому. Практически в 2 раза возросло количество повреждений позвоночника и спинного мозга (2,2% – 2-ая кампания, 1,3% – первая) за счет механических повреждений в результате нередких для данного региона падений с высоты. В связи с этим чаще наблюдались комбинированные травматические невропатии и плексопатии, что значительно усложняло планирование и реализацию реабилитационной программы, составляемой для каждого пациента.

В реабилитации больных с травматическими поражениями периферических нервных стволов выделяют следующие периоды [7]:

- острый – до 3 недель после травмы; характеризуется острыми обменными нарушениями в пострадавшей конечности, не всегда позволяющими установить истинное нарушение функции нерва;
- ранний – от 3 недель до 2-3 месяцев; характеризуется проявлением истинного характера повреждения нервного ствола (восстановление функции нерва при его сотрясении, спонтанная регенерация при ушибах нерва, картина полного или частичного перерыва нерва при резаных ранах);
- промежуточный – от 2-3 месяцев до 6 месяцев после травмы; это период восстановления функции нерва, спонтанного или после реконструктивных операций;
- поздний – от 6 месяцев до 3-5 лет; характерен для случаев неполноценной регенерации поврежденных нервов;
- отдаленный – спустя 3-5 лет после травмы; неврологический дефицит обусловлен ограничением регенераторных возможностей нервного волокна.

Поскольку восстановление утраченных функций при травматических невропатиях определяется комплексом взаимосвязанных патофизиологических и репаративных процессов, лечебно-реабилитационные мероприятия пострадавших должны быть дифференцированными, многопрофильными и системными. Таким образом, стратегия и тактика ведения больных формируется в каждом конкретном клиническом случае с учетом стадии травматической болезни на основе тщательного анализа индивидуальных патофизиологических особенностей травматических невропатий и направлена на реализацию следующих задач:

1) создание благоприятных условий для ремиелинизации, регенераторного и коллатерального спрутинга, а также их стимуляция;

2) предупреждение или устранение болевых феноменов;

3) коррекция психоневрологических нарушений, возникающих, как реакция на травму; 4) борьба с отеком конечности;

5) защита поврежденной конечности от холода и модуляция кровообращения в ней;

6) предупреждение образования грубых рубцов на месте травмы и фиброза нервного ствола;

7) сохранение жизнеспособности денервированных мышц и других тканей конечности, предупреждение тугоподвижности в суставах и контрактур;

8) компенсация утраченного движения сходными за счет синергизма мышц.

Под наблюдением находилось 526 раненых (огнестрельная травма ПНС) и больных участников локальных военных конфликтов в Республике Афганистан и Чеченских кампаний с травматическими невропатиями и плексопатиями, проходивших медицинскую реабилитацию в клиниках Военно-медицинской академии, в неврологических отделениях 442 ОВКГ и 1ВМГ. Разнообразие индивидуальных клинических проявлений послужило предпосылкой для систематизации собственных наблюдений по механизмам развития клинического эквивалента травматических невропатий и плексопатий, что имеет большое значение для разделения сходных форм травм нервов и сплетений и правильного планирования лечебных мероприятий. Главным критерием для систематизации наблюдений была выбрана оценка морфо-функционального состояния поврежденных нервов и сплетений по данным динамического клинико-неврологического обследования, магнитной диагностики и электронейромиографии (ЭНМГ).

Травматические плексопатии у раненых были вызваны преимущественно пулевыми повреждениями надплечья и органов малого таза (у 11 человек из 15). В остальных случаях наблюдались осколочные ранения сплетений. В то время как у больных преобладали «лямочные» и «костыльные» компрессионно-ишемические плексопатии (20 человек), реже наблюдались плексопатии в результате дорожно-транспортных аварий (14 человек) и ножевых ранений надплечья и живота (5 человек). Огнестрельные, ножевые и дорожно-транспортные плечевые плексопатии проявлялись, как правило, в виде глубокого тотального пареза или паралича руки на поврежденной стороне, а компрессионно-ишемические – в форме синдрома Эрба-Дюшенна. Соотношение раненых и больных по виду травматизма

Пояснично-крестцовые плексопатии, как правило, протекали по типу мультиневропатии, преимущественно с синдромом малоберцового и бедренного нервов. И только у одного раненого наблюдался глубокий тотальный парез ноги на поврежденной стороне. В группе раненых травматические невропатии черепных нервов были вызваны преимущественно минно-взрывными и осколочными ранениями (15 человек) (таблица 3). У 6 пострадавших повреждение тройничного и лицевого нервов было вызвано пулевыми ранениями лицевой части черепа. В группе больных травматические невропатии черепных нервов были вызваны в основном дорожно-транспортными авариями (25 человек) и бытовыми черепно-мозговыми травмами (17 человек). Реже наблюдались ятрогенные изолированные повреждения тройничного и лицевого нервов (9 человек). При этом повреждения лицевого нерва у 30 пострадавших и предверно-улиткового – у 12 сочетались с переломом височной кости.

Частота неврологических нарушений у раненых и больных была различной. Статистическая обработка частоты встречаемости (в %) тех или иных симптомов у раненых и больных показала, что различие было значимым для следующих симптомов. Боли в области травмы, а также каузалгические боли наблюдались чаще у раненых ($P < 0,05$), проекционные - больных ($P < 0,05$). Из других чувствительных расстройств у больных чаще встречались гиперпатии ($P < 0,01$), а у раненых – дизестезии ($P < 0,05$). У раненых чаще наблюдалось отсутствие рефлексов ($P < 0,05$), а реже – гиперрефлексия ($P < 0,01$). Гипотрофии и атрофии, рубцовое сморщивание мягких тканей травмированной конечности шире были представлены у раненых ($P < 0,001$).

С целью систематизации и обобщения данных все наблюдавшиеся нами неврологические симптомы были сведены в синдромы. Алгический синдром доминировал в клинической картине у раненых (в 79,3 %), а больных – 60,4 %. Чувствительные расстройства по типу выпадения наблюдались у раненых в 86,9 %, а больных – в 67,7 %, а по типу ирритации – в 14,1 % и 23,3 % соответственно. Синдром двигательного дефицита был примерно одинаково выражен у больных и у раненых.

По распространению двигательные расстройства распределились следующим образом: наиболее часто наблюдались двигательные расстройства в зоне иннервации (рис. 26) (у раненых – в 61,9 %, у больных – в 50,8 %), реже - за пределами зоны иннервации (20,6 % и 23,3 % соответственно). Двигательные расстройства в зоне определенного сосудистого бассейна встречались у раненых в 14,1 %, у больных – в 20,1 % случаев, особенно при травмах малоберцового нерва, плечевого сплетения, сочетанных повреждениях срединного и локтевого, срединного, локтевого и лучевого нервов. Нейрогенные контрактуры встречались у раненых в 55,4 %, у больных - в 35,4 % случаев.

И, наконец, рефлекторно-вегетативный синдром распределялся у исследуемых следующим образом: реперкуссивно – вегетативный вариант наблюдался у 34,7 % раненых и 38,7 % больных, а нейротрофический – в 57,6 % и 48,3 % случаев соответственно. Статистический анализ показал, что различие достоверно в частоте представленности алгического синдрома – $P < 0,01$ (у раненых он наблюдался чаще); кроме того, у раненых чаще наблюдался синдром чувствительных расстройств по типу выпадения ($P < 0,001$) и доминировали нейрогенные контрактуры ($P < 0,001$).

Проведенный анализ собственных материалов по проблеме патогенетической систематизации травматических невропатий (плексопатий) показывает, что для дифференциации различных форм травматического поражения нерва (сплетения) и, в необходимых случаях, для обоснованной рекомендации (или отмены) хирургического вмешательства необходимо использование МРТ, контрастной миелографии, магнитной диагностики и современных методов электронейромиографии (ЭНМГ). При дифференциальной диагностике травматических плексопатий использование дополнительных методов исследования целесообразно для определения уровня повреждения сплетения и объективизации факта отрыва спинномозговых корешков. Анализ течения травматических невропатий и плексопатий по типу невротмезиса или плексотмезиса проводился у 43 раненых и 11 больного (диагноз был подтвержден визуально при хирургических вмешательствах). В симптомокомплексе у лиц данной группы преобладали боли в области травмы, чувствительные расстройства по типу выпадения, ярко выраженный моторный дефицит (параличи и глубокие парезы) в зоне денервации, вазомоторные (цианоз и снижение кожной температуры) и секреторные (гипер- и гипогидроз) нарушения. Широко распространенными оказались трофические нарушения – гипотрофии и атрофии денервированных мышц выраженные нарушения трофики кожи, отечность дистальных отделов травмированной конечности.

Наряду с моторным дефицитом у обследованных лиц данной группы встречались контрактуры: чаще анталгические (у 11 раненых и 25 больных) и паралитические (у 14 раненых и 19 больных), в то время как рефлекторные - у 7 раненых и 7 больных.

В клинической картине травматических плексопатий (плечевые – 5 человек, пояснично-крестцовые – 10 человек) у пострадавших данной группы (5 раненых и 10 больных) преобладал резко выраженный болевой синдром, связанный с болезненной дизестизией в зоне денервации. Эти позитивные чувствительные симптомы часто усиливались при движениях головы. Кроме этого, установлено, что в зоне денервации болевая и температурная чувствительность нарушались в большей степени, чем дискриминационная, тактильная и вибрационная.

Моторный дефицит в виде глубоких вялых парезов (у 4-х человек) и параличей (у 11-ти человек) наблюдался, как правило, на всей поврежденной конечности. Однако, у 3-х пациентов с травматической плечевой плексопатией с отрывом 6-го и 7-го спинномозговых корешков, наряду с плегией руки и синдромом Горнера, наблюдались пирамидные нарушения в ноге на одноименной стороне в виде повышения коленного и ахиллова рефлекса и появления патологических стопных знаков (чаще других встречался симптом Бабинского).

Пояснично-крестцовые плексопатии значительно чаще (у 8-ми человек) проявлялись парциальным вариантом в форме изолированного или сочетанного поражения отдельных нервов, исходящих из сплетения с высоким уровнем их поражения.

Электрофизиологические исследования (магнитная диагностика, электронейромиография и методика оценки соматосенсорных вызванных потенциалов /ССВП/) выявили вполне специфические признаки аксонотомии и денервационной мышечной атрофии в виде полного блока невральной проводимости на электрическую и магнитную стимуляцию или частичного блока (сохранение только сенсорной проводимости), а также отсутствие электро- и магнитовозбудимости денервированных мышц.

Магнитная диагностика у большинства пострадавших в сроки более 4-х недель после травмы выявила полное отсутствие электровозбудимости поврежденного нерва (сплетения) и соответствующих мышечных групп. Однако данные магнитной диагностики не всегда дают возможность окончательно решить вопрос о степени и характере повреждения нерва, поскольку эта методика определяет функциональную активность только моторных осевых цилиндров. Поэтому результаты магнитной диагностики следует трактовать только в связи с клиническими, и, особенно, электромиографическими данными.

При глобальной ЭМГ определялось полное биоэлектрическое молчание над мышцами, иннервируемым пораженным нервом, а у части исследованных выявлены денервационные потенциалы в виде фибрилляций с длительностью до 2 мс и амплитудой 5 - 140 мкВ или положительных острых волн длительностью 3–7 мс.

При использовании стимуляционной ЭНМГ в большинстве случаев М-ответ не вызывался в денервированных мышцах и только у половины обследованных с частичным нарушением анатомической целостности нервного ствола обнаружены ССВП (N13, P23), потенциал действия пораженного нерва и вызванные потенциалы спинного мозга /ВПСМ/ (резко сниженные – до 3 - 15 мкВ). Полученные при ЭНМГ данные свидетельствуют, как правило, о наличии у пострадавших данной группы полного блока невральной проводимости поврежденного нерва.

Итак, суммируя накопленный опыт использования электрофизиологических методов исследования в изучении лиц, получивших при травме полный или частичный перерыв нервного ствола или сплетения, следует отметить их высокую информативность (таблица 4). Отсутствие ВПСМ при стимуляции нерва ниже раневого канала или уровня травмы во всех случаях совпадает с установленным нарушением целостности нерва, поэтому может быть маркером невротмезиса.

Таким образом, диагноз «травма нерва (сплетения) по типу невротмезиса» оправдано ставить при наличии у пострадавшего стойкого и значительного выпадения двигательных и чувствительных функций, быстром развитии трофических нарушений в зоне иннервации пораженного нерва в сочетании с полным блоком невральной проводимости по двигательным и чувствительным волокнам, устанавливаемого по результатам магнитной диагностики, ЭНМГ и ССВП. Деафферентация приводит к развитию нарушений рефлекторных отношений сегментарного аппарата спинного мозга и появлению пирамидной недостаточности у пострадавших с отрывом спинномозговых корешков.

Таблица 4. Электрофизиологические признаки нарушения невральной возбудимости и проводимости у пострадавших с травматическими невропатиями и плексопатиями по типу невротмезиса.

Травматические невропатии и плексопатии по типу невротмезиса характеризуются ярко выраженным моторным и сенсорным дефицитом, быстро развивающимися трофическими расстройствами в зоне денервации, необходимостью длительной реабилитации. Магнитная диагностика, ЭНМГ и ССВП позволяют объективизировать степень нарушения проводниковых и электровозбудимых свойств поврежденных нервных структур и нейромоторного аппарата. Процесс восстановления утраченных функций при повреждениях ПНС по типу невротмезиса отличается медленным течением регенераторного спрутинга, особенно у раненых, и определяется, прежде всего, уровнем повреждения нерва или сплетения.

Экспериментально установлено, что регенераторный спрутинг хорошо модулируется экзогенными агентами [25]. Регенерацию аксонов мотонейронов при использовании лекарственных средств можно ускорить до 6,5 мм/сутки, по сравнению общепризнанной средней скоростью 1 мм/сутки [4, 13, 30, 34]. В связи с этим для реабилитации пострадавших использовали медикаментозную терапию, физиотерапию и массаж, кинезотерапию и ортезирование, рефлексотерапию, трудотерапию.

Среди лекарственных средств применяли следующие группы препаратов:

В остром и раннем периодах:

- болеутоляющие и противовоспалительные средства (при болевом синдроме): чаще всего использовали нестероидные противовоспалительные препараты (диклофенак, мовалис и др.) в общепринятых дозировках. Для профилактики формирования застойных очагов возбуждения в нервной системе применяли противоэпилептические средства (карбамазепин, габапентин) и антидепрессанты;

- витамины группы В: витамин B_1 (раствор тиамина хлорида 2,5% либо 5% по 2-3 мл внутримышечно ежедневно 1 раз в сутки, курс 30 инъекций, повторный курс через 3 недели); витамин B_{12} (по 1000 мкг/сутки, курс 10-20 инъекций, внутримышечно). Оптимальным является использование поливитаминных комплексов: Мильгамма по одной ампуле (2 мл) внутримышечно 1 раз в сутки в течение 5 дней (в одной ампуле содержится по 100мг витаминов B_1 и B_6, 1000 мкг витамина B_{12}, 20 мг лидокаина и 40 мг бензинового спирта; помимо нейротропного действия, препарат обладает анальгезирующим эффектом) с последующим переходом на таблетированный формы витаминов группы В. Среди таблетированных форм все три нейротропных витамина В содержит препарат Нейромультивит (в одной таблетке 100 мг витамина B_1, 200 мг витамина B_6 и 200 мкг витамина B_{12}): назначается по 1-2 таблетки в день, повторными курсами по 3-4 недели.

- при сопутствующих ишемических и трофических нарушениях в травмированной конечности - вазоактивные средства: трентал (в драже по 0,1-0,4 г три раза в сутки в течение 3-4-х недель, либо внутривенно капельно по 5 мл один раз в сутки), актовегин (от 80 до 200 мг внутримышечно или внутривенно ежедневно, курс 15-30 инъекций); активаторы метаболизма и стимуляторы регенераторных процессов (АТФ, рибоксин, анаболические гормоны, оротат калия, препараты альфа-липоевой кислоты), и ноотропы (глиатилин, аминалон); фосфолипидный комплекс – кельтикан [12]. Последний препарат обладает прямым нейротрофическим действием на поврежденный нерв за счет того, что нейрональная мембрана представляет собой фосфолипидный бислой, а инициальным механизмом патологии нейрона могут быть изменения липидов мембраны. Кельтикан использовался в виде внутримышечных инъекций по 1 ампуле ежедневно в течение 10 дней, а в последующем по 2 капсулы 2 раза в день на протяжении 30 дней.

В промежуточном и отдаленном периодах к вышеперечисленным добавляли препараты, действие которых направлено на профилактику и лечение рубцово-спаечного процесса: препараты гиалуронидазоактивного действия (лидаза, ронидаза), препараты протеолитического действия (папаин, лекозим, трипсин, эластаза), биостимуляторы обменных процессов (ФиБС, алоэ, стекловидное тело, гумизоль) [1, 3, 8, 16,18].

Также использовали препараты, улучшающие синаптическую передачу за счет ингибирования антихолинэстеразы. Их применение целесообразно назначать лишь после появления признаков реиннервации мышцы или после исчезновения анестезии, поскольку блокаторы холинэстеразы действуют на уровне нервных окончаний, и назначение их до того, как нервные волокна достигли концевых зон не оправдано [18, 20, 43]. Использовали следующие лекарственные средства: оксазил (в таблетках по 0,005 г три раза в сутки после еды в течение 3 недель, повторный курс через 2-3 месяца), прозерин (0,05% раствор по 1 мл подкожно один раз в сутки в течение 30 дней, повторный курс через 3-4 недель), калимин, убретид.

Массаж назначался в возможно более ранние сроки с целью увеличения проприоцептивной информации от паретичных мышц и суставов, улучшения трофики, предупреждения и устранения контрактур в суставах. В первые дни применялся легкий релаксирующий массаж сегментарной зоны и соседних с пораженной областью участков тела. Постепенно (по мере заживления) захватывалась вся травмированная конечность и увеличивалась интенсивность воздействий. На этапе реиннервации нервных стволов был показан массаж по стимулирующей методике. Массаж должен быть умеренным и недлительным, но производиться в течение многих месяцев (между курсами делаются короткие перерывы) [10, 16]. Полезно обучить самого больного осторожному легкому непродолжительному массированию пораженной конечности 2-3 раза в день. Наряду с ручным массажем применяли и аппаратные методы: вибромассаж, пневмомассаж, гидромассаж, баромассаж.

Ортезирование применялось с целью предупреждения и устранения контрактур и растяжений сухожильно-связочного аппарата. Использовали гипсовые лонгеты и ортезы. Их применению предшествовали мероприятия, направленные на устранение реактивной отечности конечности.

Лечебная гимнастика способствует улучшению кровообращения и трофики в поврежденной конечности, предупреждению атрофии мышц и контрактур. В остром и раннем периодах при наличии гипсовой повязки использовали упражнения для здоровой конечности, для суставов пораженной конечности вне гипсовой повязки, упражнения с изометрическим напряжением мышц, находящихся под гипсом. После прекращения фиксации (либо изначально при ее отсутствии), если активные движения в пораженной конечности отсутствуют, применяли лечение положением, упражнения для мышц плечевого или тазового пояса с целью улучшения лимфо- и кровооттока, пассивные движения во всех суставах паретичного сегмента или конечности с одновременным использованием мысленных волевых упражнений. После появления самопроизвольных движений особое внимание уделялось активным упражнениям с постепенным усилением физических нагрузок [3, 6, 8]. Вначале обучали активному дозированному сокращению и расслаблению отдельных мышечных групп, тренировали точность и скорость простых движений, создавали облегченные условия движению (исключение силы тяжести конечности и силы трения о рабочую поверхность). Одновременно тренировали здоровую конечность. Следует отметить недопустимость интенсивных продолжительных физических нагрузок, поскольку паретичные мышцы характеризуются быстрой утомляемостью, а передозировка упражнений приводит к нарастанию мышечной слабости. Резкие сильные движения могут приводить также к смещению концов прерванного нерва. Во всех тех случаях, где не исключалась возможность полного анатомического перерыва нервного ствола, в раннем периоде повреждения рекомендовали воздержаться от механотерапии. По мере восстановления функции нерва переходили к упражнениям с отягощением, с преодолением сопротивления, к восстановлению не только элементарных движений, но и двигательных навыков (рис.11).

Физиотерапевтические процедуры выбирались с учетом срока заболевания, возраста сопутствующей патологии, эффективности предшествующего лечения. В первые 3-4 дня местно на область повреждения назначали УФ-облучение интенсивностью 2-3 биодозы, тепловые дозы электрического поля УВЧ по 5-10. Затем переходили к одной из следующих методик либо их чередованию [8, 14, 18]:

- электрофорез различных комбинаций лекарственных веществ (0,5% дибазола либо 0,1 % прозерина с анода и 2% калия йодида катода, 2% кальция хлорида или 5% новокаина с анода и 2% никотиновой кислоты с катода) на проекцию соответствующего сегмента спинного мозга по ходу поврежденных стволов, сила тока 10 мА, 15-20 мин, 12-15 сеансов на курс;

- синусоидальные - модулированные токи, III и IV род работ, глубина модуляции 75%, частота 80-30 Гц, 10 минут, 10-12 сеансов;

- ультразвук по ходу нервных стволов мощностью 0,8 Вт/см² в импульсном режиме, 6-10 минут, 10-12 сеансов;

- Д'Арсонваль по ходу пораженных нервных стволов, средняя мощность, 10-12 минут, 12-15 сеансов.

По завершении стационарного этапа лечения амбулаторно либо в условиях санатория применяли парафиновые, озокеритовые или грязевые аппликации.

Как на стационарном, так и на амбулаторном этапах лечения ключевым моментом восстановительной терапии служило использование функциональной электрической стимуляции (ФЭС) [7, 14, 18, 43]. При частичном поражении нерва стимулировался нерв (воздействие на его периферический конец предупреждает прогрессирование трофических расстройств, а стимуляция центральных отделов служит профилактикой дефицита возбуждения). При полном перерыве проводимости по нерву стимулировали непосредственно мышцу. Электрогимнастика мышц восполняет функциональный дефицит нервной импульсации, улучшая трофику и микроциркуляцию в мышечной ткани и нервных стволах, сохраняя синаптический аппарат денервированной мышцы и препятствуя ее атрофии. Также одним и важнейших положительных эффектов функциональной электрической стимуляции является предупреждение развития явления «learned non-use» («разучился использовать»). В основе данного феномена лежит выключение нервных цепей (даже анатомически сохранных) после длительного периода бездеятельности. Подобно мышцам, которые атрофируются, если не используются, нервные цепи также могут подвергнуться атрофии. Поскольку больные после травмы периферических нервов восстанавливаются медленно и на долгий срок могут оставаться неактивными, возникающий феномен «learned non-use» может препятствовать функциональному восстановлению. Кроме электростимуляции периферических нервных стволов, предлагалось с помощью электрических полей активировать сегментарные образования спинного мозга на соответствующем поврежденному нерву уровне. ФЭС чувствительных нервов контралатеральной конечности, вызывая повышение рефлекторной возбудимости спинного мозга посредством синаптической активации, может интенсифицировать обменные процессы в нейронах противоположной стороны с последующим ускорением компенсации утраченных функций. Вместе с тем, некоторые другие авторы обнаружили, что электрическое поле, приложенное в месте расположения конусов роста нервных волокон, останавливает удлинение аксонов [27, 28]. Электростимуляция мышц проводилась в подпороговом режиме в течение длительного времени. Чаще всего использовали токи СМТ в переменном или выпрямленном режиме, II род работ, частота модуляции 70 Гц, глубина 75-100%, длительность серий 2-3. Важно не вызвать переутомление мышц, что приводит к нарастанию пареза. В связи с этим сила тока не должна превышать силы, вызывающей пороговые сокращения, получаемые при исследовании (гальванический ток должен применяться не выше 10-15 мА), длительность процедуры 10-15 мин с отдыхом через 2-3 мин (рис. 28).

Наряду с функциональной электрической стимуляцией широкое распространение в комплексе реабилитационных процедур при травмах периферических нервов получила магнитная стимуляция. Среди лечебных эффектов магнитотерапии наиболее доказанным на сегодняшний момент считаются спазмолитический, общеукрепляющий, противовоспалительный, обезболивающий, стимуляция регенерации травмированных тканей и кроветворения, нормализация обмена веществ и образования нейротрансмиттеров. На молекулярном уровне низкоинтенсивные магнитные поля изменяют активность ряда ферментов и повышают уровень антиоксидантов крови [20]. Таким образом, магнитная стимуляция обладает выраженным стимулирующим влиянием на нейромоторный аппарат, способствует поддержанию мышечной возбудимости за счет ускорения восстановления функциональных способностей моторных волокон и улучшению проводимости нерва. В 1990 г. развитие технологии транскраниальной магнитной стимуляции позволило перейти к методике повторной транскраниальной магнитной стимуляции. Мозг в этом случае "бомбардируется" магнитными импульсами с частотой 50 Гц. Если воздействовать на определенную часть мозга человека слабой повторной магнитной стимуляцией (1Гц и ниже), то область становится менее возбудимой. Обратный эффект вызывает высокочастотная повторная магнитная стимуляция. Этот эффект использовался для терапии фантомной боли у парализованных больных, а также при ампутациях. Обнаружено, что повторная транскраниальная магнитная стимуляция может вносить изменения в работу мозга, причем эти изменения могут сохраняться в течение дней, недель и даже месяцев [12]. В экспериментальных работах показана эффективность применения транскраниальной магнитной стимуляции с различной частотой (от 0,5 до 10 Гц) и индукцией магнитного поля (до 2,2 Тл), а также временем стимуляции (до 15-20 мин) у больных с патологией центральной и периферической нервной системы (в том числе и при травмах периферических нервов) [20]

Трудотерапия назначалась по мере появления активных движений с учетом характера и степени двигательных расстройств. Больной обучался удержанию предметов и пользованию ими, застегиванию пуговиц и кнопок, завязыванию шнурков, сборке и разборке легких деталей, работе с ножницами и слесарными инструментами, вязанию крючком и на спицах, шитью, печатании на клавиатуре компьютера, а также, по мере восстановления движений – более сложным трудовым операциям. Профессиональная ориентация проводилась с учетом характера двигательного дефекта.

Существенное место в системе реабилитации больных занимали психологические (психотерапевтические) методы. Они способствовали формированию у больного адекватной психологической реакции на заболевание и веры в выздоровление. Эффективность медицинской реабилитации во многом зависит от сознательного отношения пациента к проводимым мероприятиям [1, 11].

Для оценки степени восстановления функций поврежденной конечности по мере реализации реабилитационной программы использовали клинические и электрофизиологические критерии. Все обследованные нами раненые и больные были разделены на однородные по патогенетическим вариантам группы. В контрольную группу вошли раненые (85 чел.) и больные (141 чел.), у которых реабилитационная программа была традиционна. В 1-й группе были раненые (34 чел.) и больные (49 чел.), в комплексной программе которых использовался кельтикан. Во 2-ю группу вошли 27 раненых и 85 больных, которым в комплексе с традиционными средствами применяли магнитостимуляцию головного и спинного мозга. И, наконец, в третьей группе были раненые (30 чел.) и больные (75 чел.), в реабилитации которых использовалась вибростимуляция сухожилий икроножных мышц.

Результаты реабилитации раненых и больных оказались следующие: в контрольной группе «отличные» результаты получены у 15 (17,6 %) раненых и 42 (29,8 %) больных; хорошие – у 31 (36,5 %) раненых и 37 (26,2 %) больных; удовлетворительные – у 21 (24,7 %) раненых и 35 (24,8 %) больных. Реабилитация была неэффективной у 18 (21,2 %) раненых и 27 (19,2 %) больных.

Среди пострадавших с отсутствием признаков восстановления после проведенной реабилитационной программы преобладали лица с повреждением сплетений или нервных стволов в проксимальном отделе по типу невротмезиса, поступившие на обследование и лечение позднее, чем через 6 месяцев после травмы.

Для оценки эффективности предлагаемых нами методов реабилитации (кельтикан, магнитная и вибростимуляция) на основе определения общих результатов лечения и сравнения их с таковыми в контрольной группе, раненые и больные I, II и III групп были объединены. С целью систематизации полученных

результатов лечения использована общепринятая иерархия качественных показателей:
1. Отличный результат реабилитационных мероприятий - восстановление утраченных двигательных функций и чувствительности;
2. Хороший – улучшение до степени легких остаточных явлений;
3. Удовлетворительный – незначительное улучшение;
4. Неудовлетворительный – реабилитация неэффективна.

Статистическая обработка частотных показателей результатов реабилитации в контрольной и I - III группах показала, что различие было достоверным для "отличных", хороших и неудовлетворительных результатов реабилитации. У раненых «отличные» и хорошие результаты наблюдались достоверно чаще ($P < 0,01$), а неудовлетворительные – реже ($P < 0,05$). Очевидно преобладание отличных и хороших результатов при невроапраксиях и рефлекторно-дистрофических синдромах, а также аксонотмезисе. При реабилитации пострадавших с травматическими невропатиями и плексопатиями по типу невротмезиса, как правило, получали удовлетворительный и хороший результаты, наиболее четко выраженные в I - III группах. Достаточно информативные данные получены при анализе результатов реабилитации пострадавших в зависимости от локализации повреждения определенного участка ПНС.

Оказалось, что отличные и хорошие результаты чаще имеют место при реабилитации больных с травматическими черепными невропатиями. Данный факт объясняется тем, что черепные нервы имеют меньшую длину, чем нервы конечностей, что значительно сокращает время для достижения регенерирующими аксонами своих органов-мишеней.

Неудовлетворительные результаты чаще встречаются при реабилитации пострадавших с травматическими плексопатиями и невропатиями нервов верхних конечностей в проксимальных отделах. Данное обстоятельство подтверждает тот факт, что конечный результат регенерации тем хуже, чем ближе к телу родительского нейрона произошел аксонотмезис.

Одним из важнейших показателей эффективности реабилитации раненых и больных является число дней временной небоеспособности (для раненых) и нетрудоспособности (для больных). Этот показатель у исследованных нами лиц составил в контрольной группе в среднем 50-500 дней, а в I-III группах – 30 - 240 дней (причем у раненых эта цифра во всех группах была в 1,5 - 2 раза больше, чем у больных).

Различие в сроках реабилитационных мероприятий в стационарных условиях раненых и больных контрольной и I - III групп в среднем составило: для травм нервов и сплетений с нарушением их анатомической целостности - 32,4 дня; при частичном аксональном перерыве – 17,6; при невроапраксиях - 27,6.

Таким образом, анализ эффективности реабилитации пострадавших с травматическими невропатиями и плексопатиями показал, что использование кельтикана, вибростимуляции сухожилий и магнитостимуляция полями высокой интенсивности головного и спинного мозга позволяет улучшить результаты реабилитации и ускорить процесс восстановления нарушенных функций поврежденной конечности у раненых и больных.

Среди современных методов реабилитации больных с травматическими повреждениями нервных стволов одной из наиболее перспективных тенденций является использование факторов роста нервной ткани (ФРНТ). В ряде работ указывается на способность ФРНТ предотвращать ретроградную гибель нейронов после пересечение нервных проводников, а также улучшать регенерацию и рост аксонов. Установлено стимулирующее влияние ФРНТ на восстановление популяции клеток линии леммоцитов, что является компонентом процесса ремиелинизации при травмах периферических нервов [9, 15, 29].

Другим перспективных направлений реабилитации больных с травматическими повреждениями нервных стволов является трансплантация леммоцитов [30]. Известно, что леммоциты продуцируют миелин, а также, составляя основу оболочки аксонов, выделяют различные нейротрофические факторы: фактор роста нервов (NGF) [12, 21], нейротрофический фактор, синтезируемый в головном мозге (BDNF) [22] и реснитчатый нейротрофический фактор (CNTF) [23]. Эти факторы, также как внеклеточные матричные молекулы [30, 40], могут играть значительную роль в аксональной регенерации. Дополнительное введение нейротрофических факторов через мини-насос в область трансплантации леммоцитов позволяет увеличивать число миелинизируемых волокон в зоне трансплантации. Чтобы повысить свойственную леммоцитам способность выделять нейротрофические факторы, используются генетически модифицированные клетки. Было показано, что подобные трансплантаты леммоцитов спонтанно образуют и вызывают увеличение роста аксонов, а также ремиелинизацию [33, 38, 39].

Большие надежды в настоящее время возлагаются на использование биополимеров. В ряде работ была доказана возможность восстановления функции поврежденных нервных стволов при использовании биополимерного моста между пересеченными нервными концами с добавлением стволовых клеток и факторов роста нервов. Подобная манипуляция с одной стороны препятствует образованию рубцов и спаек, а с другой стороны ускоряет регенераторных спрутинг поврежденного нервного проводника [2, 21, 34, 41] (рис 30).

Все реабилитационные мероприятия при травматических повреждениях нервов и сплетений должны проводиться длительно, при дистальных уровнях поражения - не менее 1 года, при проксимальных - не менее 3 лет. Оценка результатов оперативного вмешательства и восстановительных мероприятий проводится с учетом времени, необходимого для регенерации нерва [2, 26, 44]. При этом целесообразно учитывать, что конечной целью всех проводимых лечебных мероприятий является формирование полноценных контактов между регенерирующими нервными волокнами и денервированными мышцами. А поскольку время жизнеспособности денервированных мышц вполне ограничено (5-14 месяцев), регенераторный спрутинг не имеет практического значения через 1,5-2 года после невротмезиса, так как к этому периоду на месте мышцы остается соединительнотканное образование.

Поэтому при высоких повреждениях крупных нервных стволов по типу невротмезиса или плексопатиях с отрывом спинно-мозговых корешков, в тех случаях, когда имело место неполноценная регенерация, приводящая к значительной и стойкой декомпенсации функций поврежденной конечности, нашим пациентам проводились реконструктивные операции (невротизация денервированного региона нервно-мышечным лоскутом, мышечная пластика, пересадка сухожилий, артродез и др.)

Одной из важнейших проблем в комплексе лечебно-реабилитационных мероприятий является прогнозирование исходов травматических невропатий, позволяющее осуществлять планирование реабилитационных мероприятий, а также предварительно решать вопрос о перспективности раненых или больных в профессиональном и других аспектах. Прогноз строился с учетом сроков травмы, времени начала лечения с момента повреждения, общего состояния пострадавшего, побочного действия терапии, пола и возраста пострадавшего, конкретных возможностей лечебного учреждения. При этом наиболее неблагоприятный прогноз в не зависимости от качества нейрохирургической помощи и интенсивности консервативного лечения имели травматические невропатии длинных нервных стволов при их повреждении в проксимальных отделах по типу невротмезиса, а также те случаи, когда имелся длительный временной интервал между моментом повреждения и началом лечебно-реабилитационных мероприятий, так как при этом возникали необратимые дегенеративные процессы в денервированных мышцах.

Таким образом, травматические поражения ПНС, возникающие в условиях локальных военных конфликтов, имеют существенные особенности не только вследствие преобладания доли огнестрельных и комбинированных повреждений, но и по причине уникальности оказания первичной, квалифицированной и специализированной медицинской помощи в боевых условиях, которая проводится в соответствии с существующей доктриной этапной медицинской помощи. Вследствие вышеуказанных причин реабилитация пострадавших должна проводиться по строго индивидуализированной программе, носить многоцелевой характер (для обеспечения воздействия на все уровни нервной системы), опираться на результаты периодичного мониторинга (данные магнитной диагностики ЭНМГ), а также использовать современные достижения нейронаук и генной инженерии для более интенсивной модуляции регенераторных возможностей нервной ткани.

ЛИТЕРАТУРА

1. Акимов Г.А., Одинак М.М., Живолупов С.А., Силявин С.Б., Шапков Ю.Т. Современные представления о патогенезе, диагностике и лечении травматических поражений нервных стволов конечностей (обзор) // Журн. невропатологии и психиатрии им. Корсакова. – 1989. – Т. 89, вып. 5. - С. 126 - 132.
2. Анкин Л.Н. Практическая травматология. Европейские стандарты диагностики и лечения - М., 2002. – С. 403-432.
3. Баран Ю.В. Травма позвоночника и спинного мозга: диагностика и лечение. // Украинский медицинский журнал. - 2004. - I/II - №1(39). – С. 45-50.
4. Барщенко И.А. Некоторые аспекты патофизиологии травматического повреждения и регенерации спинного мозга (обзор литературы) // Вопр. Нейрохир. -2000. - №2 - С. 28-31.
5. Бахарев В.Д., Герасименко Ю.П., Живолупов С.А., Загрядский П.В., Ложкина Т.К., Шапков Ю.Т. Восстановительное лечение больных с травматическими поражениями периферической нервной системы и некоторые пути его совершенствования // Тез. докл. науч. конф. « Реабилитация больных нервно-психическими заболеваниями и алкоголизмом» – Л., 1986. – С. 163 - 165.
6. Белова А.Н. Нейрореабилитация: Руководство для врачей. – М., 2000. – С.125-130.
7. Бибикова Л.А., Живолупов С.А., Зырин М.В., Луценко В.Н., Чумаков О.Е. Механизмы повреждения нервов при огнестрельных ранениях

// Анатомо-физиологические и патоморфологические аспекты микрохирургии и огнестрельной травмы / Мат. юбил. науч. конф., посвящ. 125-летию кафедры оперативной хирургии с топографической анатомией ВМедА им. С.М. Кирова 15 –16 ноября, 1990 г. – Л., 1990. - С. 92 - 93.
8. Боевая травма нервной системы в условиях современных локальных войн: Тез. докл. и матер. науч.-практ. конф. – М.: ГВКГ им. Академика Н.Н. Бурденко, 2002. – С. 87 - 95.
9. Военно-медицинские аспекты обеспечения боеспособности частей и соединений в горных условиях // Актуальные проблемы медицинского обеспечения войск в XXI веке: материалы Всероссийской конф. / ВМедА. – СПб., 2004. – С.218 – 219.
10. Воробьев И.Н. Опыт боевого применения специализированных формирований на горных ТВД. // Военная Мысль. – 2003. - №12. – С. 64-69.
11. Демиденко Т.Д. Ермакова Н.Г. Основы реабилитации неврологических больных. – СПб.: ООО «Издательство ФОЛИАНТ», 2004. – С. 87 - 95.
12. Живолупов С.А. Патогенетические варианты травматических невропатий и плексопатий // Избранные вопросы клинической неврологии / Сб. статей. Под ред. проф. Н.М. Жулева и доцента С.В. Лобзина. - С.-Петербург, 1999. - С. 89 - 91.
13. Живолупов С.А. Травматические невропатии и плексопатии (патогенез, клиника, диагностика и лечение): Автореф. дис. докт. мед. наук - СПб., 2000. - 43 с.
14. Иванов А.О. Электростимулирующее лечение травматических и компрессионных невропатий // Акт. вопр. клинической и военной неврологии / Сб. тр. юбил. науч. конф., посвящ. 100-летию клиники нервных болезней имени М.И. Аствацатурова Военно-медицинской академии. 19 - 21 ноября 1997. - СПб., 1997. - С. 104.
15. Клюшник Т.П. Система фактора роста нервов в норме и при патологии // Вестник Российской академии мед. наук.- 1999. - № 1. - С. 25 - 28.
16. Карчикян С.И. Травматические поражения периферических нервов. – Л.: Медгиз, 1962.
17. Леонтьев М.А. Реабилитологический осмотр спинального пациента: Метод. рекомендации - Новокузнецк, 2003 - С. 299 - 335.
18. Мирютова Н.Ф. и др. Электромагнитные и механические колебания в терапии мио-фасциальных болей. // Вопр. Курортол. – 2000. - №1. – С14-16.
19. Обобщение опыта медицинского обеспечения контингента советских войск в Республике Афганистан: Отчет по теме №-16-91-п I / Науч. руководитель Э.А.Нечаев; М-во обороны СССР, Центр. Воен.-мед. упр.,

Воен.-мед. акад.: Т.1, Ч.1: (Оказание хирургической помощи раненым) / Отв. исполн. И.А.Ерюхин.- Инв. №-XIV-6501.- СПб., 1991.- С. 285.
20. Образцов Л.Н. Особенности лечебно-эвакуационных мероприятий в войсках при ведении боевых действий в горной местности // Военно-медицинский журнал. – 2004- №9. – С.4-10.
21. Одинак М.М. Невропатология сочетанной черепно-мозговой травмы // Автореф. дисс. доктора. мед. наук, Санкт - Петербург, 1995 – С 32-35.
22. Одинак М.М. Структура боевой травмы мозга и организация оказания неврологической помощи на этапах медицинской эвакуации в вооруженных конфликтах // Военно-медицинский журнал. – 1997 - №1. – С.56-62.
23. Одинак М.М., Шанин Ю.Н, Загрядский П.В., Емельянов А.Ю., Искра Д.А. Методические рекомендации по медицинской реабилитации при заболеваниях и травмах нервной системы. – СПБ: Специальная литература, 1997. – С.30-33.
24. Опыт медицинского обеспечения войск в вооруженном конфликте в республике Дагестан и Чеченской Республике. Отчёт по НИР "Опыт – 2.1". - СПб. – ВМедА. - 2003. – С. 123-127.
25. Орлов В.П. Лечение огнестрельных ранений черепа и позвоночника в условиях локальных войн и вооруженных конфликтов: учебно-методическое пособие СПб. : ВМедА, 2003. – С. 10-12.
26. отапов А.А. Доказательная нейротравматология. – М. - Внешторгиздат. - 2003 – С. 204-225.
27. Рашидов Н.А. Клинико-экспериментальная оценка эффективности некоторых видов консервативной терапии травматических невропатий: Автореф. дисс. канд. мед. наук. - СПб, 2001. – С. 14 - 20.
28. Указания по военно-полевой хирургии. – М., 2000. – С. 354 – 368.
29. Фраерман А.П. и др. Проблема черепно-мозговой и сочетанной травмы на современном этапе // Актуальные проблемы нейрохирургии : сборник трудов, посвященный 40-летию Нижегородского нейрохирургического центра . – Нижний Новгород, - 2003 – С.23 - 47.
30. Чиж И.М. Методология обоснования и принципы организации современной системы медицинского обеспечения войск в военных конфликтах // Автореф. дис. д-ра мед. наук. - М. 1996г. – С. 111-113.
31. Шаповалов В.М., Грицанов А.И., Сорокин А.А. и др. Взрывные поражения при техногенных катастрофах и террористических актах. - ВМедА, Сев.-зап.регион, центр медицины катастроф. – СПб : 2001. – С. 22-50.
32. Шелепов А.М. Военно-медицинские аспекты обеспечения боеспособности частей и соединений в горных условиях. // Актуальные проблемы медицинского обеспечения войск в XXI веке: материалы

Всероссийской конф. ВмеДА. – СПб.: Типография ВУС. - 2004. – С.218 – 219.
33. Dillingham T.B., Belandres P.V. Physiatry, physical medicine and rehabilitation: historical development and military roles. In: Textbook of Military Medicine: Rehabilitation of the Injured Combatant. Vol. I, pp 4-17. Edited by Zajtchuk R. Washington. DC, Office of the Surgeon General, U.S. Department of the Army, 1998.
34. Dillingham T.R., Spellman N.T., Braverman S.E. et al: Analysis of casualties referred to Army physical medicine services during the Persian Gulf conflict. // Am. J. Phys. Med. Rehabil. 1993; 72: 214-8.
35. Fehlings M.G., The Role and Timing of Decompression in Acute Spinal Cord Injury: What Do We Know? What Should We Do? // Spine. 2001. Vol. 26, N 24. Suppl.: 101-110.
36. Fehlings M.G. Repair of the Injured Spinal Cord. // Spine: December 2001: 26, (24S): 23.
37. Marin R: Physical medicine and rehabilitation in the military: the Bosnian mass casualty experience. Milit. Med. 2001: 166: 335-7.
38. Marin R. Physical Medicine and Rehabilitation in the Military: Operation Iraqi Freedom. // Military Medicine, 2006; 34-45.
39. Marqueste T., Alliez J., Alluin O. Neuromuscular rehabilitation by treadmill running or electrical stimulation after peripheral nerve injury and repair.// J. Appl. Physiol. 2004: 1988-1995.
40. Prinjha R., Moore S.E., Vinson M., Blake S., Morrow R., Christie G., Michalovich D., Simmons D.L., Walsh F.S. Inhibitor of neurite outgrowth in humans. // Nature. 2000 - 403 (6768): 383-4.
41. Sumida M., Fujimoto M., Tokuhiro A. et al. Early rehabilitation effect for traumatic spinal cord injury. // Arch. Phys. Med. Rehabil. 2001; 82: 391-5.
42. Tuszynski M.H., Weidner N., McCormack M., et al. Grafts of genetically modified Schwann cells: survival, axon growth and myelination. // Cell Transplant 1998; 7: 187-196
43. Vaccaro A.R., Nachwalter R.S., Klein G.R .et al. The significance of thoracolumbar spinal canal size in spinal cord injury patients. // Spine 2001; Vol. 26, № 4: 371-376.
44. Wagner A.K., Fabio T., Zafonte R.D., Godlberg G., Marion D.W., Peitzman A.B. Physical medicine and rehabilitation consultation: relationships with acute functional outcome, length of stay, and discharge planning after traumatic brain injury. // Am. J. Phys. Med. Rehabil. 2003: 82: 526-36.

Глава 8

Снедков Е.В.
БОЕВАЯ ПСИХИЧЕСКАЯ ТРАВМА

Список сокращений

АД	- артериальное давление
БПТ	- боевая психическая травма
ВВК	- военно-врачебная комиссия
ВГ	- военный госпиталь
ВМедА	- Военно-медицинская академия
ВНС	- вегетативная нервная система
ВС	- вооружённые силы
ДРА, РА	- Демократическая Республика Афганистан (с 27.04.1978 г.), Республика Афганистан (с 1987 г.)
МОСН	- медицинский отряд специального назначения
НР	- невротические реакции
ПТСР	- посттравматическое стрессовое расстройство
ОАР	- острые аффективные реакции
ОКСВА	- ограниченный контингент советских войск в Афганистане (25.12. 1979 г. - 15.02. 1989 г.)
ОТРП	- острые транзиторные реактивные психозы
ПАВ	- психоактивные вещества
ПДО	- патохарактерологический диагностический опросник А.Е. Личко
ПХР	- патохарактерологические реакции
РБС	- реакции боевого стресса
РС	- реактивные состояния боевой обстановки
ТВД	- театр военных действий

ЦНС — центральная нервная система
ЭОП — эндогенные опиатные пептиды
ЭЭГ — электроэнцефалография
АРА — Американская психиатрическая ассоциация
n — число наблюдений

I. КОНЦЕПТУАЛЬНЫЕ ПОДХОДЫ К ПРОБЛЕМЕ БОЕВЫХ СТРЕССОВЫХ РАССТРОЙСТВ

1.1. Проблема этиологии

Одной из первых диагностических категорий, применявшихся для обозначения связанных с участием в войне психических расстройств, был «травматический невроз». Термин ввёл в 1889 г. H. Oppenheim; клиническое описание включало полиморфные тревожно-депрессивные и вегетативно-сосудистые проявления в сочетании с угнетением рефлексов. Причиной болезни Oppenheim считал молекулярные изменения в тканях головного мозга вследствие комбинированного воздействия механических и психических факторов [615]. Взгляды Oppenheim на патогенез расстройства совпадали с точкой зрения J.-M. Charcot (1885), который к тому времени создал учение об истерии, как о своеобразной болезни нервной системы, зависимой от влияния эмоций, но имеющей микроорганическую основу и характеризуемой наличием симптомов двух категорий: постоянных «стигматов» (угнетение болевой чувствительности, конъюнктивального и глоточного рефлексов, сужение полей зрения) и преходящих нарушений (параличи, контрактуры, мутизм, припадки и т.п.), т.е. расстройств, которые вскоре S. Freud назвал «конверсионными». В истерии Charcot видел проявление филогенетических защитных механизмов, различая идиопатическую и травматическую её формы.

Патофизиологический подход Charcot и Oppenheim был поколеблен P. Janet (1892), создавшим теорию о подсознательных психологических механизмах истерии, формирование которых определяет «невротическое предрасположение», внушаемость пациентов. В 1894 г. R.

Sommer ввёл термин «психогении». Под ними он понимал «... большую группу заболеваний, обозначаемых собирательным названием «истерия» [672]. Психогении включили широкий спектр расстройств, происхождение которых объяснялось психическими переживаниями. Термин устанавливал жёсткую границу с расстройствами, обусловленными органическим поражением ЦНС. Ещё через год вышла работа J. Breuer и S. Freud с изложенной в ней точкой зрения на истерию как на субъективно целесообразное для индивида заболевание, служащее средством спасения от неблагоприятных внешних условий. Генез истерии был объяснён уходящей корнями в раннее детство неотреагированной психической травмой; конверсионными симптомами «замещены» вытесненный страх, скрытые конфликты и мотивы заболевшего. Утверждалась идентичность травматического невроза и истерии [492].

Психоаналитическую трактовку психогений поддержали многие крупные учёные. E. Kraepelin, хотя и предполагал в конверсионной истерии «неизвестные нам промежуточные звенья, затемняющие связь между психической причиной и симптомом», всё же считал, что «душевные влияния играют сравнительно небольшую роль в происхождении психогений»; ведущими являются болезненное предрасположение и стремление субъекта избежать представлений, связанных с психотравмой. Причину травматического невроза он видел во «влиянии законодательства о ренте», в «нежелании больного начать работу» [556]. По мнению E. Bleuler, травматический невроз «главным образом возникает вследствие бессознательного страха идти на фронт, а в последующем - на почве борьбы за пенсию» [408]. Неосознаваемому желанию «бегства в болезнь из непереносимой реальности» отводил решающую роль и K. Jaspers [535]. Клиническое содержание термина «истерия», установленное Charcot, претерпело значительную эволюцию. Помимо конверсионных форм, в него вошли разнообразные нейровегетативные и психические дисфункции, личностные и поведенческие аномалии: диссоциативные состояния, фобические и соматоформные расстройства, патология характера, психические эпидемии и др. Их происхождение объяснялось болезненной внушаемостью и самовнушаемостью («питиатизмом» J. Babinski (1909), «условной желательностью и приятностью» для субъекта [97, 341, 545]. По сути, лишь моральная оценка - «степень сознательности целевой установки» - дифференцировала истерию и симуляцию [21].

Таким образом, к началу XX века во взглядах клиницистов на природу заболеваний, связанных с психической травматизацией, сложились альтернативные тенденции. Их влияние на развитие учения о реактивных состояниях сказывается до сих пор, отражаясь и на концептуальных подходах к проблеме боевой психической травмы.

Применение новых видов вооружений, крупнокалиберной артиллерии и мощных взрывных устройств в русско-японской войне 1904-1905 гг. повлекло возрастание тяжести и масштабов военной травматизации с появлением большого числа раненых и поражённых, в т.ч. с психическими расстройствами. Русская армия в истории войн стала первой, где зародились основы военной психиатрии как самостоятельной организационно-штатной структуры в системе медицинского обеспечения войск, реализовался ныне общепризнанный принцип приближённости психиатрической помощи к передовым районам и начат научный анализ проблемы боевой психической травмы [2, 130, 325, 357, 495].

Первое, на что обратили внимание русские, а вслед за ними и зарубежные психиатры - это психические расстройства, возникающие вследствие боевых взрывных поражений. Клиника их оказалась настолько своеобразной, отличающейся от психопатологии мирного времени, что среди специалистов развернулась дискуссия об их специфичности, не закончившаяся по сей день. Уже в июле 1904 г. Г.Е. Шумков говорил о том, что «психозами войны в тесном смысле слова можно назвать те душевные заболевания, которые развиваются вследствие травматического повреждения различных частей мозга огнестрельными снарядами»; «...других психозов, имеющих особые клинические картины, свойственные только военному времени, по-видимому, не существует». Под «психозами» здесь понимались нередко возникающие у пострадавших вслед за травмой взрывной волной конверсионные расстройства - выпадения моторных и сенсорных функций, чаще в виде сурдомутизма [371]. Особой клинической формой заболеваний военного времени считали «контузионные» («травматические») «психоневрозы» и Н.А. Вырубов (1915), А.В. Бровчинский (1916), Н.Н. Тимофеев (1947).

Научные споры по данному вопросу сосредоточились на определении этиопатогенеза расстройств. Одни авторы отстаивали биологическую природу конверсионных феноменов при взрывных контузиях, считая их психовегетативными реакциями, энцефалопатическими стигматами, проявлением физиогенного внепирамидного поражения психомоторики [26, 73, 82, 94, 95, 128, 145, 213, 242, 285, 294, 359, 368, 373, 566], другие были сторонниками их психогенного происхождения, отождествляемого с истерией [14, 85, 86, 224, 255, 263, 269, 273]. Ряд исследователей приняли компромиссную точку зрения об «истеро-органических сочетаниях», согласно которой преходящие «органические» симптомы взрывной акубаротравмы - временное оглушение с утратой функции слуха и речи - по механизмам «условной желательности» (страх перед возвращением на фронт) могут подвергаться более или менее стойкой истерической фиксации, а у разных пострадавших доминируют либо органические, либо психогенные признаки [21, 31, 99, 100, 117, 131, 166, 308, 324, 348, 367, 565, 641]. В основе всех перечисленных подходов - стремление жёстко разграничить понятия «функциональное» и «органическое». Отнесение конверсионных симптомов при взрывных контузиях к истерии аргументируется: а) отсутствием симптомов конверсионного типа при значительных повреждениях ЦНС и при тяжёлых ранениях; б) необычностью, причудливостью расстройств, несоответствием симптомов выпадения функций зонам проводниковой иннервации; в) наступлением быстрого выздоровления вслед за коротким лечением с применением суггестивно-шоковых методов и, наоборот, тенденцией к затяжности симптоматики в случае эвакуации пострадавших в глубокий тыл; г) редкой встречаемостью этих расстройств после близких взрывов в мирных условиях [73, 85, 86, 224, 273, 308, 469, 554].

Конверсионные симптомы - параличи, контрактуры, гиперкинезы, анестезии, сурдомутизм, астазия-абазия и др. часто встречаются в боевых условиях и вне связи с контузиями. А.В. Гервер (1915), А. Ленц (1915), С.А. Суханов (1915) при активных обследованиях комбатантов в послебоевом периоде выявляли у многих из них субтотальные гипестезии, отсутствие глоточного и конъюнктивального рефлексов. Было установлено, что тенденциозно истерические состояния в боевых условиях развиваются только у конституциональных истероидов [212, 631]. Зато конверсионные нарушения чаще возникают у лиц, вовсе не склонных к истерическому реагированию [69, 178, 309, 318]. Одни специалисты высказывали мнения о формировании практически у всех комбатантов «истерофильности» - «смутного желания избежать повторения опасностей», готовности к инстинктивным защитным реакциям бегства с имитацией симптомов, позволяющих выйти из боя [14, 47, 166, 469, 495]. Другие учёные доказывали, что истерия имеет физическую основу и может развиваться без участия психологического процесса - сознательного или неосознаваемого. Между «органическими» и «функциональными» синдромами они видели ряд переходных форм, указывающих на разные степени повреждения нервной системы. Исключительно потрясающие переживания войны «оставляют на нервной системе солдат ясные следы в виде описанных Charcot «истерических стигматов» [178, 307, 661].

Противоречивость взглядов на этиопатогенез конверсионных расстройств отразилась и в ICD-10, которая предполагает дифференциацию их органической (рубрика

F06.5) или психологической обусловленности (рубрика F44) путём определения первичности физических или психогенных нарушений и соответствующей трактовки расстройства как церебрального или же как обусловленного «трансформацией неразрешимых аффектов в соматоформные симптомы». Насколько подобная дихотомия применима к рассматриваемым случаям на практике, тем более - в полевых условиях, показал опыт Великой Отечественной войны и Афганистана: попытки делить пострадавших с сурдомутизмом на «баротравматиков» и «истеротравматиков» оказались безуспешными, хотя это и не сказывалось на исходах лечения [205, 247]. Сама постановка вопроса о разграничении «органического» и «функционального» компонентов представляется с современных позиций не вполне научной, ибо «чисто функциональных» расстройств не существует; независимо от вида патогенного воздействия любые нарушения функции всегда вторичны по отношению к структурно-морфологическим изменениям [272, 477], а событие физической и психической травмы при боевых ранениях является одновременным. Ряд авторов относят конверсионные расстройства к категории реактивных симптомокомплексов, возникающих при внезапных и сверхмощных раздражениях; они связаны с адаптивной подготовкой организма в виде динамических изменений в рецептивных областях соматосенсорного кортекса и в вегетативной иннервации, а поэтому их не следует рассматривать как «истерические» [48, 61, 145, 212, 310, 323, 621, 641, 661, 699]. А.Л. Эпштейн (1946), отмечая отсутствие хотя бы одной удовлетворительной теории механизма возникновения конверсионных расстройств, предлагал называть их «паратравматическими синдромами».

Термин «травматический невроз» оказался обречённым именно по причине стремления к монокаузальной систематике психических расстройств. Он использовался военными психиатрами вплоть до II Мировой войны [14, 45, 47, 82, 130, 235, 236, 347], но в конечном счёте, как «не вполне адекватный в этиологическом отношении» [21, 85, 94, 97, 128, 143, 242,

268, 309, 367], был исключён из официальных классификаций. Впрочем, его сменило в сущности аналогичное собирательное понятие «контуженные» (в армиях союзников - «shell-shock» - «снарядный шок»). В эту рубрику стали включать любые формы боевой психической патологии, в т.ч. «чистые» психогении [114, 242, 323, 324]. Использование данной диагностической категории на войсковом этапе обосновывается полиэтиологичностью и сложностью клинической картины БПТ; термин позволяет производить расчёт сил и средств с участием способных в ней разобраться специалистов [205, 323].

Существовавшее в начале века полное отождествление всего класса психогений с истерией отразилось на квалификации иных форм БПТ. Симптоматика приписывалась самовнушённым, эмоционально заряженным подсознательным представлениям о возможности уйти посредством болезни из жизнеопасной обстановки; «отсутствие воли к выздоровлению» коренится в ситуации, противоречащей скрытым желаниям солдата [14, 72, 175, 205, 269, 273, 477, 500, 542, 641]. В I Мировую войну как распространённое явление описывались т.н. «припадки командной истерии», нередко индуцирующиеся на окружающих [14, 86, 273, 353]. Сегодня психиатры вряд ли назовут эти состояния «истерией»: речь шла о транзиторных картинах спутанности сознания типа реактивного делирия с яркими галлюцинаторными репереживаниями сцен боя. Их развитие по механизму индукции может быть объяснено характерными изменениями психологии комбатантов в виде преобладания коллективных эмоций над индивидуальными. Усиленная внушаемость обусловливается не преморбидом, а аффективным напряжением и переутомлением. В этом причина и таких явлений, как массовые иллюзии, паника [69, 148, 184, 268, 457]. К примеру, А.В. Гервер (1915) описывал случай, когда шум моторов пролетавшего цеппелина был принят всеми за пулемётную стрельбу, сопровождаемую криками «ура».

Несовершенство диагностических дефиниций привело к тому, что «военную истерию» стали считать массовым явлением, увязываемым с низким боевым духом [14, 224, 241, 269, 545, 607]. Так, М.Н. Никитин (1925) считал, что «истерические состояния составляют около трети общего числа поражений нервной системы у солдат». По С.П. Рончевскому (1941), не имеет отношения к истерии, с её «целевыми установками», лишь небольшая группа психогений - «психозов испуга». Другие специалисты, напротив, доказывали, что истерия на войне - большая редкость [69, 179, 242, 295, 323, 571]. Проблема заключалась в запутанности терминологии, в необходимости сужения и более точного определения понятий «психогения», «истерия», «функциональное», «органическое» [95, 240, 368].

Научные споры вызывает преобладание отсроченных форм боевых стрессовых расстройств. В большинстве случаев БПТ манифестирует не в бою, а спустя время, при воздействии новой, дополнительной вредности [130, 313, 396, 571, 601, 655]. Психическая или физическая травма, послужившая толчком к их развитию, зачастую объективно незначительна и является лишь кульминационным пунктом в цепи «проторяющих путь» предшествующих воздействий. Внешнее разрешение этой ситуации не приводит к редукции симптоматики [72, 95, 134, 212, 268, 294, 312, 313, 320, 432, 513, 681]. Соответственно, чем дальше пострадавшие удаляются с фронта в тыл, тем чаще встречаются «психоневрозы» и выше риск их затяжности. Сторонники субъективной психологии расценивают это явление как «лазаретную истерию», или «синдром эвакуации». Якобы, эвакуированный солдат, не желая вновь обрести боеспособность, добивается этого любым способом [14, 140, 224, 268, 500, 504, 542]. В принятой на конгрессе немецких психиатров классификации E. Kraepelin психоневрозы войны были обозначены как «состояние протеста против фронтовой службы» [269].

Остриё полемики в конечном счёте сосредоточено на соотношении роли внешних причин и внутренних условий. Дебаты инициируют специалисты, придающие основное значение «личностной предиспозиции». По их мнению, действие боевых стрессоров на лиц с различной предрасположенностью к психическим срывам не более униформно, чем действие лёгких стрессоров; они всего лишь триггер, катализатор, а не специфический этиологический фактор [267, 419, 470, 591, 592, 691]. 1-ая версия диагностического руководства Американской психиатрической ассоциации (APA) (DSM-I, 1952 г.) предполагала, что экстремальные события могут вызвать лишь транзиторную стрессовую реакцию; продолжительность расстройства связывалась с наличием предрасположенности и поэтому требовала изыскания другого диагноза. В самом разгаре вьетнамской войны APA вовсе исключила эту рубрику из DSM-II (1968 г.). Наконец, в DSM-III (1980 г.) вошло детальное диагностическое описание ПТСР. Расстройство может быть и транзиторным, и хроническим [410, 420, 460, 482, 671]. Но тенденция к отрицанию травматического стресса как первопричины развития серьёзной и продолжительной психопатологии сохранилась. Живуче и представление о ПТСР как о «рентном неврозе», часто фальсифицируемом в целях получения компенсаций. Психоанализ утверждает, что продолжающееся воздействие на личность имеют только перенесённые в детстве сексуальные и физические насилия. Закрепление симптомов ПТСР объясняется реактивацией этих скрытых конфликтов, неосознаваемым желанием повторять в представлениях и сновидениях инфантильные переживания [5, 17, 382, 417, 468, 542, 563, 660]. Делается вывод, что концепция ПТСР - всего-навсего «попытка составления синдрома, уже описанного более 100 лет назад Janet под названием «истерия» [694]. Фактические данные, впрочем, показывают, что с жестоким обращением в детстве коррелирует не возникновение ПТСР, а тяжесть его симптоматики [716]. Этому есть и прозаичные объяснения: для лиц из неблагополучных семей выше вероятность призыва в армию, затем для направления их в зону военных действий и для получения там боевого стресса в более высокой экспозиции [447]. По итогам исследований, на денежные компенсации претендуют ветераны, пережившие наиболее тяжёлые военные травмы с развившимися впоследствии более серьёзными функциональными ограничениями; с выдачей компенсаций диапазон и тяжесть симптоматики не уменьшаются [664].

А.С. Кронфельд (1940) подчёркивал, что психопатологический процесс представляет собой нечто большее и иное, чем лежащая в основе его конституция. Реактивная предрасположенность влияет на патогенез, но никогда не становится его определяющим фактором. «Травма может быть настолько длительной и интенсивной, что любая сила личности окажется недостаточной» (Ганнушкин П.Б., 1933). В последнее время среди психиатров растёт критическое отношение к альтернативным гипотезам. Всё большее число сторонников находит многофакторная, интерактная модель «личность-событие» [9, 150, 155, 329, 332, 420, 485, 586, 671]. При этом, - считают A. Fontana, R. Rosenheck (1993), - травматические события военной зоны всё же более значимы для развития ПТСР, нежели исходное предрасположение.

По многочисленным наблюдениям, в условиях боевой обстановки дослужебная личностная уязвимость сказывается значительно быстрее, чем в обычное время. В первую очередь реактивные состояния развиваются у людей с невропатической конституцией, а протекают они длительнее и тяжелее [14, 39, 69, 129, 166, 167, 241, 268, 284, 412, 592, 667]. Наиболее уязвимы лица с астеническими и сенситивными чертами характера, впечатлительные, некоммуникабельные, ригидные, с выраженной вегетативной стигматизацией, в возрасте до 22 или старше 30 лет [72, 141, 168, 179, 312, 313, 396, 399, 508, 572, 597, 622, 629]. Ухудшению прогноза, хронизации расстройств способствуют искажённые типы семейного воспитания («оранжерейные» формы, гиперпротекция, жестокое обращение и др.), с которыми связаны дефицитарность копинг-навыков и проблемы адаптации [182, 485, 539, 586, 628, 629, 682]. Однако конституциональное предрасположение выявляется далеко не у всех пострадавших с БПТ и не оно является главной причиной её развития; независимо от преморбида формируются и её хронические последствия [18, 39, 57, 69, 72, 78, 212, 235, 269, 309, 341, 383, 390, 433, 500, 503, 510]. «Неправильно считать, что нарушения психической деятельности могут возникать только у лиц наследственно отягощённых и психопатических; они возникают и исключительно экзогенным путём, на основе приобретённого расположения, ослабленной сопротивляемости организма вследствие предшествующих инфекций и интоксикаций, истощения, длительного напряжения, переутомления, угнетающих моральных влияний, наконец, сильных потрясений эмоционально-аффективного и физического свойства» (Осипов В.П., 1941). «Нужно считаться не только с конституцией, - указывал В.А. Гиляровский (1944), - но и с изменениями личности, образовавшимися в результате неблагоприятных воздействий боевой обстановки». Так, во II Мировую войну в армии США допризывный отсев был в 3-4 раза выше, чем в I-ю, но в сравнении с нею уровень психиатрических потерь превысил 300% [608]. По численности это было равно 50 боевым дивизиям [495].

Г.Е. Шумков (1915) с горечью писал о «неправильном и ненормальном отношении к воинам с психическими расстройствами»: «Их подозревают в притворстве, отвергают любым способом... Они не находят ни признания, ни сочувствия ни от врачей, ни от общества и должны стыдливо скрывать своё болезненное состояние... Чувство справедливости перед такими больными требует не только признания их, но организации специальной помощи, права и защиты закона для нервнобольных на войне».

1.2. Факторы формирования и распространённость

Каждая война имеет своё своеобразие в величине, структуре, динамике и исходах боевых стрессовых расстройств, что обусловлено стратегией и тактикой её ведения, применяемым оружием, военно-политическими целями, подготовленностью личного состава [72, 180]. Однако психофизиологическая природа боевого стресса независима от поражающих свойств оружия противника, характеристик боевой техники, оперативно-тактической обстановки. Откуда бы ни исходила угроза жизни и здоровью, страх смерти и увечья переживается однотипно и преодолевается одними и теми же механизмами волевой саморегуляции [233, 495]. Страх, тревога и их вегетативные корреляты являются облигатным признаком боевой психической травмы, основой развития невротических расстройств и личностных декомпенсаций [7, 571, 648, 715]. «Хотя в армию привлекается наиболее здоровый элемент населения и притом в расцвете его сил, каждая война приводит к значительному количеству душевных заболеваний» (Бехтерев В.М., 1914). Усложнение военной техники, возрастание интенсивности боевых действий увеличивают требования к психическому здоровью воинов [18]. Есть мнение, что современная, даже неядерная война является в 10-14 раз более сильным стрессогенным фактором, чем II Мировая [560]. Число солдат, сознательно использующих своё оружие в бою, оценивается в 20-25%. Остальные либо выполняют бесполезные действия, либо парализованы страхом [184, 457].

Характерная черта боевой обстановки - постоянная угроза жизни, в условиях которой солдат должен действовать. Предъявляемые к личности требования превышают её ресурсы. Этим несоответствием и порождается боевой стресс [7, 383, 457, 571]. Причины формирования БПТ многочисленны. Это - ужасы войны, страх быть убитым, раненным, физическое и психическое перенапряжение, нарушение режимов жизнедеятельности, болезни, травмы и ранения, боязнь не справиться с обязанностями, неопределённость и дефицит информации, необычность ситуации, отсутствие в прежнем опыте запаса возможных ответных реакций [18, 27, 39, 60, 69, 129, 373, 385, 396, 508, 514, 654]. Количественной оценке поддаются только интенсивность и продолжительность боевых действий [464, 495, 518, 539], с которыми коррелируют распространённость и тяжесть боевой психической травмы [72, 200, 315, 427, 599, 612, 668]. Число психиатрических потерь обычно зависит от уровня потерь убитыми и ранеными [396, 457, 518, 532, 561]. Но немаловажное значение имеют также и социокультуральный контекст, популярность войны, фактор социальной поддержки [72, 105, 130, 315, 403, 486, 487, 654]. В 1944-1945 гг., когда Красная Армия приближалась к границам фашистской Германии, уровень психической заболеваемости был намного ниже, чем в начале войны, когда войска сдерживали натиск рвущихся в центр страны захватчиков [130, 265, 322, 323, 324].

Высокая частота психических нарушений может обусловиться внезапностью начала военных действий, психологической неподготовленностью [284, 488, 634]. Существенно влияют сплочённость воинских коллективов, качество руководства, система пополнения и ротации войск, уверенность в своём оружии, боевой опыт, боевой дух [464, 495, 518, 554]. Однако и сплочённость может иметь отрицательную сторону: дурное обращение с военнопленными и с гражданским населением, грабежи, мародёрство иногда принимают коллективный характер, причём все участники связывают себя круговой порукой [533]. Это, - считает М.М. Решетников (1995), - неотъемлемая часть каждой войны, типичное явление для любой из воюющих армий, как только она ступает на территорию противника. Неизбежный компонент боевых действий - снятие запрета на убийство и насилие. Поэтому нельзя проводить аналогии между войной и стихийными бедствиями. К тому же катастрофы действуют быстро, внезапно, на совершенно неподготовленных людей [267, 373]. Хронический боевой стресс оказывает более коварное, вредное и долговременное влияние, нежели неожиданное массированное воздействие природной или техногенной катастрофы [587].

А.В. Гервер (1915) делил «психозы войны» на боевые, окопные и тыловые. «Боевым» психозам свойственна «задержка интеллектуальной деятельности со спутанностью сознания, прострацией или общей оцепенелостью». Физическими симптомами являются мидриаз, тахикардия, обширные анестезии и анальгезии. «Окопные» психозы - менее острые, тревожно-депрессивного характера; иногда с отрывочными идеями пленения или крушения мира, с возбуждением по типу raptus melancholicus. Для «тыловых» психозов характерны ипохондричность, подозрительность, склонность к придиркам и ссорам, к уединению и к мыслям о самоубийстве. Наблюдаются гиперестезия, гиперрефлексия, тремор, фибриллярные подёргивания век и языка. Подобным образом А.В. Тимофеев (1915) обнаруживал на передовых позициях преобладание острых психозов и «психастении», в тылу - хронических аффективных и бредовых психозов. Возможно, пассивный характер боевой службы, низкая мобильность войск вообще усиливают риск декомпенсаций [579, 643]. Так, во Вьетнаме психические расстройства чаще наблюдались в подразделениях обеспечения [457, 539, 618].

Отрицательное влияние на уровень психической заболеваемости оказывают неблагоприятные экологические условия ТВД - такие, как жаркий климат [112, 458, 464, 554], пустынная местность [658], высокогорье [3, 549]. Во II Мировую войну её показатели в войсках союзников оказались намного выше на Тихоокеанском ТВД и на Среднем Востоке, чем на Европейском театре [130, 385]. Во время войны в Алжире 1954-1962 гг. количество психических заболеваний во французской армии резко возрастало в летние месяцы [564].

В Великую Отечественную войну реактивные психозы у бойцов в 52% случаев развивались на 1-ом году службы, и только в 8% - на 4-ом [130]. Это связывали с моральным состоянием солдат, «иммунизацией» их психики благодаря накоплению опыта, мобилизации физиологических систем, сознательному подавлению страха, не позволяющему «биологической стороне приобретать влияние над личностью» [73, 130, 240, 241, 273]. По мнению Н.И. Бондарева (1944), Г.Е. Сухаревой (1945), Е.К. Краснушкина (1948), «иммунизируется» лишь когнитивная оценка: опасности войны опытные бойцы воспринимают менее остро. Истощающее длительное эмоциональное напряжение, напротив, «сенсибилизирует» психику, приводит к формированию астенизации, апатии, депрессивного фона. Многое зависит и от степени личной ответственности. Более подверженными психическим нарушениям оказываются молодые офицеры, назначенные на командные должности в подразделения, длительно действующие в отрыве от основных сил [18, 19, 411, 700].

Одним из наиболее патогенных факторов является кумулятивный стресс. Продолжительное пребывание в боевой обстановке меняет ментальность, постепенно истощает нервную систему, приводит к её органическим повреждениям, тем самым увеличивает тенденцию к затяжности и генерализации стрессовых расстройств [12, 58, 112, 200, 205, 267, 313, 394, 396, 427, 432, 539, 569, 599, 696]. Хронический боевой стресс вызывает общую регрессию и эмоциональное опустошение, охватывая все межличностные отношения; способы преодоления становятся неудачными или деструктивными [155, 475, 510, 521, 671]. В манёвренной войне преобладают «ажитированные» формы; в условиях позиционной же войны у многих развивается мучительная ностальгия, а затем появляются признаки депрессии, сопровождаемой реакциями тоскливого ожесточения [60, 69, 508, 510]. Описывается т.н. «синдром старого сержанта» с картиной хронической тревоги и астении, снижения продуктивности, подавленности, апатичности, аутизации, ощущения бесперспективности [533, 536, 539, 683]. По В.А. Гиляровскому (1946), «в первые месяцы констатируется лёгкая нервность, тогда как более тяжёлые картины развиваются через 2-3 года военной работы». J.W. Appel (1946), P. Lefebvre (1986) рекомендовали заменять личный состав на передовых позициях через 6 мес., т.к. декомпенсации у большинства солдат развивались через 8-12 мес. после прибытия на фронт. S.R. Burchfield (1979) даже предлагает рассматривать состояния, вызванные длительными стрессорами, как самостоятельную клиническую группу.

Психическая заболеваемость снижается, когда боевые действия динамичны, но возрастает в условиях позиционной войны, при отступлениях и неудачах [14, 69, 217, 257, 269, 324, 412, 432, 457, 518, 634, 643]. «У победителей даже раны протекают лучше, чем у побеждённых» (Гервер А.В., 1915). По мнению Н.Н. Тимофеева (1947), манёвренный способ ведения войны, несмотря на увеличение потерь, предъявляет меньше требований к толерантности психики бойца, чем позиционная война с длительным напряжённым ожиданием в атмосфере опасности. Чем больше длится война, тем выраженнее её истощающие влияния и, соответственно, нарастает число психических расстройств [18, 19, 69, 86]. В осаждённом Порт-Артуре, по наблюдениям С.Д. Владычко (1907), «громадное число защитников сделались неврастениками. У многих наблюдались угнетение духа, равнодушие к окружающему, болезненная раздражительность, сварливость, злобное отношение ко всему». Затяжность войны, часто сопровождаемая оппозиционным отношением к ней общества, оказывает, кроме того, мощный деморализующий эффект [105, 411]. Сознание бессмысленности войны понижает психическую устойчивость и сопротивляемость стрессам. В первые месяцы участия в I Мировой войне русской армии психическая заболеваемость составила всего 1‰, что связывали с «сухим законом» и «бодрым состоянием духа войск». Но уже через год этот показатель увеличился втрое [69, 343, 373]. Если в 1914 г. в германской армии соотношение больных неврозами и раненых было 1:360, то в 1917 г. - уже 1:9 [217]. В начале войны во Вьетнаме сообщалось, что число солдат с боевой психической травмой в сравнении с другими американскими войнами незначительно и составляет 9,8-12‰. Частота классического «боевого истощения» оказалась неожиданно низкой. Это объясняли отсутствием длительных артобстрелов, заменяемостью личного состава через 12 мес., спорадическим характером боевых действий с частыми перерывами для отдыха [411, 483, 523, 605, 700]. P.G. Bourne (1970), E.M. Colbach, M.D. Parrish (1970) поспешили заявить об успехах военной психиатрии и выразить оптимизм в том, что «психиатрические потери больше никогда не станут главной причиной истощения ресурсов войск США в боевой зоне». Гораздо позже пришло осознание широкой распространённости БПТ с иной - «нетрадиционной» для предыдущих войн психопатологией. Её типичными чертами были регрессивный характер симптоматики с отсроченным началом, переживанием вины, агрессивностью, диссоциальным поведением, злоупотреблением наркотиками. Ближе к концу войны в армии резко усилились расовая напряжённость, эрозия дисциплины. Этими проблемами занималось в основном командование, а не медслужба; широко использовалось административное увольнение из армии «в обход» психиатрии. Тем не менее, психическая заболеваемость достигла уровня 24,1-37,6‰ [112, 396, 445, 457, 539, 554, 618, 683]. P.G. Bourne (1972) признал: «Уровень эмоциональных проблем, госпитализаций среди ветеранов сегодня чрезвычайно высок, и становится тоскливо от того, что мы свели боевое психическое истощение к минимуму». Неуклонный рост психиатрических потерь наблюдался и в советских войсках в Афганистане. Несмотря на значительное снижение активности участия войск 40 армии в боевых действиях и соответственное уменьшение числа боевых поражений, происходил неуклонный рост психической заболеваемости. В общей структуре санитарных потерь 40 армии удельный вес психических расстройств возрос с 0,65 (1982) до 1,91% (1988). Если в 1982 г. их соотношение с санитарными потерями от боевых поражений было 1:18; то в 1988 г. оно уже достигло 1:3 [180]. Рост психической заболеваемости прослеживался и по экстенсивным показателям: среди рядовых и сержантов в 1981 г. она составляла 3,55; в 1983 г. - 5,26; в 1986 г. - 6,31; в 1987 г. - 7,88‰. Разумеется, при оценке динамики этих показателей нужно учитывать фактор введения в 40-й армии в 1985 г. должностей дивизионных психиатров, несомненно способствовавший улучшению выявляемости военнослужащих с психическими расстройствами.

Серьезной проблемой психологических последствий боевого стресса оказывается употребление психоактивных веществ

(ПАВ). Ещё в средние века некоторые военачальники давали своим солдатам перед боем наркотики (преимущественно гашиш), чтобы тем было легче убивать и умирать. Кстати, слово assassin, означающее по-английски и по-французски «убийца», произошло от «haschischin», т.е. «начинённый гашишем». «Гашишинами» называлась одна из арабских воинских сект [81, 567].

В период русско-японской войны алкоголизм и алкогольные психозы заняли ведущее место (почти 1/3) в структуре психической заболеваемости солдат и офицеров, оттеснив на второй план преобладавшие в мирное время прогрессивный паралич и «неврастенические психозы». Число больных с алкогольной патологией возрастало по мере того, как войска всё больше увязали в затяжной, непопулярной среди населения войне. Высокий уровень заболеваний алкогольного генеза объяснялся «потребностью подбодрить нервную систему», «заливанием горя» [2, 39, 79, 235, 236, 347, 373]. Среди причин смертности от несчастных случаев преобладали отравления ханшином (китайской водкой) [138, 375].

Обобщая опыт войны, В.М. Бехтерев сделал важные выводы, не утратившие своей значимости по сей день. Суть их такова: а) жизнеопасная обстановка играет ведущую роль в происхождении психических расстройств военного времени; б) характерна тревожно-депрессивная окраска психических нарушений и высокая частота брутальных эксплозивных вспышек; в) возрастание уровня психических расстройств в действующей армии в немалой степени связано с резким ростом наркологической патологии [39].

Во время войны в Корее злоупотребляли наркотиками или алкоголем от 30 до 45% американских солдат [218]. В начале войны во Вьетнаме психические расстройства составляли только 5% от числа боевых санитарных потерь. Однако в последующем, когда армию захлестнула волна наркомании, этот показатель возрос до 60% [625]. Из состава экспедиционного корпуса ВС США в Индокитае ежегодно увольнялись как «неизлечимые наркоманы» до 2 тыс. военнослужащих [335]. От 50 до 90% солдат употребляли марихуану эпизодически, 10-20% - ежедневно. Из них от 10 до 30% имели наркотический опыт в довьетнамском периоде [380, 525, 540, 698]. После того, как осенью 1970 г. Южный Вьетнам был внезапно наводнён высокоочищенным героином, легкодоступным по цене и возможности приобретения, было зарегистрировано повышенное число связанных со злоупотреблением им смертей, в т.ч. в результате передозировок. Министерство обороны США признавало, что героин употребляют около 10% комбатантов. Из 25 тыс. потребителей героина наркоманами являлись 1,3-1,4 тыс. По данным анонимных опросов, 16% солдат принимали героин эпизодически, 10% - 11 и более раз в месяц и 4,2% - ежедневно [112, 391, 534, 610]. Процент наркотизирующихся увеличивался по мере продолжительности службы во Вьетнаме. Основными потребителями наркотиков были молодые солдаты в возрасте от 18 до 23 лет. Среди офицеров таковыми являлись от 10 до 20% [525]. По мнению ряда авторов, употребление ПАВ позволяло комбатантам временно справляться с психологическими проблемами и вносило вклад в сравнительно низкую частоту психических заболеваний [538, 618, 662].

Проблема роста аддиктивных расстройств среди военнослужащих достаточно остро стояла и во время военных действий французских войск в Алжире (1954-1962) [564], и в частях португальской морской пехоты, действовавших против освободительных сил в Гвинее-Биссау (1964-1968) [620], и в британских войсках в ходе Фолклендского конфликта [625], и в армии Ливана в период войны 1975-1987 гг. [389]. Высокий уровень злоупотребления ПАВ, выявленный среди солдат американских подразделений, развёрнутых в зоне военных действий в Персидском Заливе, ещё более возрос после возвращения их на родину [640, 686].

Проявления боевой психической травмы зависят и от того, в какой степени они «разрешены» военной системой. Чем допускаемые ею «нормы» более снисходительны, тем цифры психиатрических потерь оказываются более высокими [495]. Их низкий уровень следует рассматривать со скептицизмом - если отсутствуют условия для диагностики расстройств, если в передовом районе она осуществляется врачами, недостаточно подготовленными в области психиатрии, а серьёзность диагноза обусловливается их субъективной установкой на возврат пострадавшего в строй или на эвакуацию [500, 594].

По статистике различных войн и разных армий, психиатрические потери составляют 6,6-12,7% от численности войск [450, 461, 625] и 12-30% от общего числа санитарных потерь [78, 172, 180, 495, 560, 567, 649]. Впрочем, санитарные потери ОКСВА от психических расстройств составили всего лишь 0,97% всех санитарных потерь, что в первую очередь было связано с чрезвычайно высоким уровнем инфекционной заболеваемости. Попытки сопоставить структуру психиатрических потерь разных армий в разных войнах и вовсе оказываются недостижимыми. Психическая заболеваемость весьма вариабельна [71, 291] не только по причине всей совокупности факторов, отличающих одну войну от другой. До сих пор, констатирует H.R. Kormos (1978), единой концепции боевого стресса не выработано. Расхождения в оценках обусловлены использованием разных исходных категорий, и поэтому многие исследователи «говорят на разных языках». В частности, бытует мнение, что различия в преобладании тех или иных психиатрических синдромов во время войн обусловлены культуральными факторами. Якобы, в начале века основу психиатрических потерь составляли истерия и конверсионная симптоматика, а теперь на первый план вышли картины «боевого истощения» и психосоматических расстройств [72, 321, 323, 607]. Бесспорно, социальный патоморфоз психических заболеваний [142, 153, 176, 342] в известной мере отражается и на проявлениях боевых стрессовых расстройств. И всё же, изучение их клинических описаний, начиная с русско-японской войны и заканчивая «чеченским» материалом, позволяет утверждать, что менялись теоретические концепции, терминология, диагностические подходы - клиника осталась почти неизменной.

1.3. Клиника, патогенез и проблема специфичности

Согласно теории A.H. Maslow (1943), существует иерархия потребностей личности. На первом плане - биологические потребности: в пище и воде, в жилище, в безопасности, в защищённости. Лишь в случае, если удовлетворяются эти базовые потребности, становится возможным развитие социальных и духовных потребностей (в признании, в достижениях, в самоуважении), открывается путь к творческому росту личности, её самореализации. В боевой обстановке ограничены наиболее значимые - витальные потребности. Это не только вызывает внутренний конфликт, но и приостанавливает развитие личности. Актуальным потребностям соответствует определённый регистр эмоционально-поведенческого реагирования [15, 283, 305]. По W.B. Cannon (1927), «резервуаром» эмоций являются подкорковые центры - таламус, гипоталамус, лимбико-ретикулярный комплекс. Тяжёлый и длительный стресс освобождает эти структуры от коркового торможения, способствует их застойному возбуждению и дисрегуляции. Мобилизуя ЦНС на восстановление нарушенного гомеостаза, они разряжаются мощными импульсами напряжения, злобы, страха, боли. Развивая учение Кэннона, М.И. Аствацатуров (1936) выделил две основные формы эмоций: эмоции корковые (эпикритические, эстетические, интеллектуальные) - филогенетически более поздние, имеющие гностическую основу, и эмоции таламические (протопатические, ноцицептивные, витальные, гиперпатические), - филогенетически старые, примитивные, безотчётные, с отсутствием гностического начала, с неясными, диффузными, необъяснимыми переживаниями и голотимной подкорковой аффективностью, возникающие в связи с органическими потребностями. По-видимому, высвобождением «таламических» эмоций можно объяснить отмечаемую многими психиатрами сравнительную однотипность психопатологических проявлений боевой психической травмы, их регрессивный характер, возврат симптоматики к «классическим» формам [72, 155, 175, 179, 205, 214, 294, 315, 510, 554, 655], преобладание в ней витального компонента аффективности [55, 84, 95, 118, 139, 310]. «Война ... несёт с собой опасность варваризации и огрубения. Она сдирает покровы культуры и обнажает ветхую человеческую натуру» (Бердяев Н.А., 1918).

Последние данные показывают, что постоянным маркером ПТСР являются мягкая неврологическая симптоматика и типичные изменения показателей нейропсихологических тестов [246, 507]. Методом магнитно-ядерного резонанса у ветеранов Вьетнама с ПТСР выявлено статистически достоверное уменьшение размера правого гиппокампа. С повреждением гиппокампа связывают определяемую у них когнитивно-мнестическую дисфункцию, патогенетической основой которой считают избирательное нейротоксическое влияние на гиппокамп избыточного уровня кортизола в период стресса [406, 418, 602, 688, 696, 714]. У 12-20% ветеранов афганской войны регистрируются верифицированные данными ЭЭГ парциальные бессудорожные эпилептические пароксизмы, морфологической основой которых является повреждение височных, лимбических структур [211]. Дисфункция этих структур, помимо того, обусловливает формирование доминантных очагов возбуждения нейронных контуров памяти, эмоционально-волевые нарушения, изменения сознания, галлюцинации, агрессивность, аспонтанность, диссомнию [243, 283].

Боевой стресс формирует ряд специфичных и весьма продолжительных нейробиологических изменений [675]. Согласно гипотезе B.A. van der Kolk et al. (1985), нейроэндокринная аномалия при ПТСР связана с опиоидной системой. Опиоидергическая активность по отношению к чрезмерным катехоламиновым эффектам стресс-реакции выполняет цитопротективную, лимитирующую и модулирующую функцию. Эндогенные опиоидные пептиды (ЭОП) потенцируют синтез РНК и белков в нейронах функциональной системы, ответственной за адаптацию к конкретному стрессору, благодаря чему между ними образуется структурный след реакции - энграмма образовавшейся в её результате системы связей (условных рефлексов). Архитектура этого следа специфична для каждого фактора окружающей среды [197, 243, 582]. Закономерностью протекания стрессовых состояний является повышение уровня ЭОП в их начале и его стойкое снижение по мере перехода в хроническую стадию [193, 481]. Истощение опиоидергической и иных стресс-лимитирующих систем соответствует конечной стадии стресса - стадии истощения. Этим механизмом обусловливается возобновление стрессорных повреждений в доминирующей функциональной системе (приостановленных в стадии резистентности), локальное изнашивание её структур и связанное с этим развитие органной и системной недостаточности [197, 351]. С избыточной активностью опиоидергической системы могут быть связаны стойкая ареактивная гипотония у раненых [351], эпилептическая активность [170], деперсонализация [230], кататония, аутизм [49], эмоциональное притупление [501]. Тревога, агрессивность, дисфория, бред, хронические болевые синдромы, напротив, отражают дефицит ЭОП или понижение чувствительности опиатных рецепторов [49, 141, 444, 497, 603, 626]. «Эндогенной опиоидной абстиненцией» некоторые исследователи объясняют появление симптомов ПТСР: воспоминание о пережитом не сопровождается высвобождением ЭОП, облегчавшим травму прежде [141, 512, 693]. В экспериментах с предъявлением стимулов, напоминающих о боевой обстановке, у ветеранов с ПТСР возникают реакции активации симпатической нервной системы с увеличением уровня катехоламинов, учащением пульса, повышением АД и субъективным дистрессом [404, 406, 462, 589]. Одновременно в плазме возрастает уровень β-эндорфина, индуцирующего опиоид-медиаторную аналгезию [512, 621]. Выявляемая у пациентов с ПТСР дисрегуляция гипоталамо-питуитарно-адреналовой и серотонинергической систем коррелирует с нарушениями сна, эксплозивными вспышками, злоупотреблением ПАВ [531, 604, 675, 712], увеличение количества лимфоцитарных глюкокортикоидных рецепторов - с симптомами тревоги [711], повышенные уровни экскреции с мочой дофамина и норэпинефрина - с симптомами навязчивостей [583, 712]. Существенное повышение уровня трийодтиронина и Т4-тироксинсвязывающего глобулина обусловливает развитие своеобразной эндокринопатии по типу гипертиреоза [584]. Генетическая взаимосвязь механизмов перцепции и метаболизма боли и тревоги является причиной того, что развитию у комбатантов депрессивно-параноидной симптоматики обычно предшествует фаза гиперпатии и гипералгезии [359]. В этот период нарастают гиповитаминоз B_1 и содержание кетокислот в моче [84].

В развёртывании клинической картины имеется закономерная смена фаз возбуждения, угнетения и вегетативного истощения. Как видно, Г.Е. Сухарева предвосхитила одно из главных положений теории H. Selye (1960), определившего стресс как «неспецифическую реакцию организма на любое требование извне», а выделенные ею фазы развития БПТ соответствуют трём стадиям «общего адаптационного синдрома» (тревоги, резистентности и истощения). Аналогии с концепцией Cannon-Selye прослеживаются и во взглядах В.А. Гиляровского (1944). «Понимание сущности психогений, - писал он, - немыслимо вне учёта адаптирующей роли ВНС. Расстройство направлено на компенсирование, выравнивание сдвигов. Новые вредности, воздействуя на ВНС, вновь выводят психику из достигнутого равновесия».

С 1943 г. в армии США вместо диагнозов типа «психоневроз» используется термин «боевое истощение» (combat exhaustion), или «боевая усталость» (combat fatigue). Им обозначают широкий спектр расстройств: состояния страха, депрессию, истерию, психосоматические нарушения [395, 609, 617, 683]. Термин базируется на теории «функциональных пределов выносливости» [14, 166, 268, 495, 508], «финальной уязвимости» [539], «точки перегрузки» [681]. Суть её в том, что стрессовое расстройство может возникнуть независимо от преморбидных личностных качеств; никто не обладает иммунитетом против стресса, у каждого существует строго индивидуальный «барьер психической адаптации» [8], по достижении которого компенсаторные системы уже не выдерживают и психоэмоциональное напряжение приводит к срыву психической деятельности [39, 412, 510, 522]. Момент «поломки» зависит как от психической сопротивляемости, так и от напряжённости боевой обстановки. Признаками надвигающегося срыва являются возбудимость, гиперакузис, несбалансированное поведение [571, 681].

Исследователи признают, что термин «боевое истощение» клинически не вполне адекватен, является собирательным, не позволяет синдромологически определить состояние, однако он понятен каждому, подразумевает обычную реакцию на чрезмерное напряжение и её излечимость, в то время как термины «психоз», «невроз», «истерия» создают впечатление о серьёзности заболевания и о сомнительности выздоровления [395, 457, 571, 681]. Кстати, из тех же соображений Е.К. Краснушкин (1944) рекомендовал диагностировать не «неврозы», а «невротические реакции». Термин «истощение» более точен при описании боевых стрессовых расстройств, поскольку специфичными вредностями военного времени являются длительно действующие тяжёлые эмоциогенные влияния и физическое перенапряжение. Отчасти клинические проявления патологических реакций вытекают из преморбидных личностных образований [64, 152, 182, 215, 250, 329, 401], которые наиболее дифференцированы в концепциях акцентуаций личности K. Leonhard (1976) и акцентуаций характера А.Е. Личко (1977). Акцентуации характера рассматриваются в качестве этиопатогенетического, патопластического и прогностического фактора, определяющего форму реакции, предиспонирующего вероятность её обратимости или затяжности [152, 182, 250]. Вместе с тем, уместно привести высказывания П.Б. Ганнушкина о том, что «ход психического развития каждого человека обусловливается не только внутренними тенденциями, заложенными в его организации», но и «...теми могущественными и преобразующими личность воздействиями, которое оказывает на неё социальная среда». «Очень часто и ситуационные, и конституциональные факторы не только не исключают друг друга, но даже действуют в одном направлении». Для отдельных индивидов «то или иное влияние среды нередко оказывается решающим, определяющим весь их жизненный путь, всю их судьбу» [64, 65]. По Г.К. Ушакову (1987), качество индивидуальной реакции является функцией природы личности (её генотипа и фенотипа), сопоставленной с конкретной ситуацией. Индивидуальный радикал аномальных реакций сохраняется в развёрнутых картинах болезни [250, 276, 329].

Часто картины БПТ развиваются до встречи с реальной опасностью [39, 373]. Классическое описание душевного состояния воинов в ожидании боя дал Г.Е. Шумков (1913). Наблюдаются безостановочное течение быстро сменяющихся мыслей и ощущение замедления течения времени, «яркое воображение в области ожидаемого», неуверенность в принимаемых решениях, ослабление произвольного запоминания и воспроизведения, «быстрые переходы от неприятно-томительного настроения к весёло-повышенному», вспыльчивость, нетерпение, неспособность сосредоточиться, «поразительная внушаемость и легковерие к вестям без должной критики». Многочисленны физические симптомы - «ощущения жара, нытья и томления в области сердца, тяжесть дыхания с периодическими глубокими вдохами, учащённые позывы на отправление естественных нужд, учащение пульса, жажда, ослабленный аппетит». «Предбоевой синдром» может включать и такие проявления, как нарушения дисциплины, членовредительства, дезертирства, частые обращения за медицинской помощью [457, 458, 536, 696, 705]. М.И. Аствацатуров (1912), Н.А. Юрман (1915), М.Я Серейский (1943) предостерегали врачей от неосторожного подхода в этих случаях к диагнозу «симуляция»: их корни «следует искать в психической неполноценности или болезни». «Характерно, что эти же самые лица до войны в большинстве случаев являлись очень трудолюбивыми, аккуратными работниками, с повышенным чувством ответственности» [373]. В последние недели перед окончанием службы в боевой зоне у многих солдат заостряется чувство страха за свою жизнь, которое сочетается с опасениями перед возвращением в обычную среду. Это приводит к появлению психических расстройств, описываемых как «синдром отпускника» [458].

Непосредственно в бою преобладают явления симпатикотонии - тошнота, рвота, озноб, тахикардия, повышение АД, мидриаз, бледность, тремор, понос, изменения кожной чувствительности, рефлексов и т.д. Психопатологические картины довольно редки и в основном представлены неспецифическими аффективно-шоковыми реакциями (ступор, фуга, ганзеровские психозы) [27, 212, 457, 536, 696]. А.В. Тимофеев (1915), А.В. Снежневский (1947) описали характерную закономерность формирования обсессивной симптоматики. Самые опасные моменты боя за счёт аффектогенного сужения сознания амнезируются. Но сопутствующие им острые переживания оставляют глубокий и продолжительный след. Впоследствии они вновь и вновь всплывают в памяти, сопровождаясь физически ощущаемым чувством тревоги. Данный симптом (flashbacks - навязчивые реминисценции, «галлюцинации прошлого») ныне входит в перечень основных диагностических критериев ПТСР [198, 460]. Следовой фактор может быть причиной психической болезни, её латентным проявлением или определять отдельные симптомы и этапы расстройства. Он участвует в синдромообразовании и патопластике, в определении типа течения и исхода, а при наличии тождественных раздражителей может способствовать рецидивам. Следовыми влияниями объясняется возникновение различного рода деформаций личности; они могут нарушать совпадения во времени манифестации заболевания с действием внешней причины, усиливать или ослаблять нозологическую специфичность клинических проявлений, обусловливать их патоморфоз и атипию [338, 354].

Участие в войне сопровождается формированием диффузных, стойких изменений характера [674]. Совокупность этих изменений у ветеранов настолько типична, что О.Н. Кузнецов, В.М. Лыткин (1995) рассматривают их в рамках своеобразной «комбатантной акцентуации». Во-первых, в боевых условиях формируется специфический комплекс виновности. Этому способствуют механизмы выделенных В.Н. Мясищевым (1960) невротических конфликтов: несоответствия между возможностями личности и предъявляемыми к ней требованиями, между стремлением выполнить долг, боязнью проявить трусость и желанием выжить, между этическими надстройками и необходимостью убивать [72, 73, 78, 179, 312, 315, 386, 457, 539, 609]. Не менее актуально чувство вины перед оставшимися воевать и перед погибшими товарищами, а также вины за проявленную жестокость. С комплексом виновности связывают преобладание депрессивных картин и саморазрушающего поведения. Впоследствии он проецируется на все межличностные отношения, в т.ч. внутрисемейные, часто ведёт к распаду семей, к поглощённости идеями самоубийства, к суицидам, злоупотреблению ПАВ [267, 390, 484, 517, 521, 526, 529, 558, 567, 609, 702]. Возникновение, тяжесть и последующая хронизация боевых стрессовых расстройств нередко обусловлены не столько угрозой собственной жизни, сколько видом смертей и страданий [129, 396, 485, 506, 587, 713]. Высокий уровень ПТСР обнаруживается среди медицинских работников и у персонала похоронных команд [451, 455, 585, 686, 687].

Оказавшись в обстановке смертей и страданий, большинство людей переживают экзистенциальный кризис, переживание смыслоутраты [333, 706]. Ещё А.В. Гервер (1915) описывал в своих наблюдениях склонность комбатантов к размышлениям о диком самоистреблении людей с утратой веры в человечество, в цели существования. Согласно C.F.

Shatan (1978), атмосфера убийств и разрушений, террора и противостояния террору приводят к чувственной дезориентации и диссонансу восприятия. Стиль аффектов, мышления, ощущений меняется, когда действительность войны заслоняет собой действительность мирной жизни. Постоянная угроза повторения событий формирует параноидность, недоверие, враждебность. Выработка необходимых в войне агрессивных качеств происходит путём психологической регрессии, ломки характера, подавления чувствительности. Отношения становятся заряженными большим потенциалом тревоги, вины и обиды. Горе остается инкапсулированным в памяти, «сжатым». То, что обыватели принимают за циничное разочарование ветеранов - в действительности застывшая апатия от избытка смертей и лишений. Приобретение нового восприятия заканчивается «видоизменением личности».

Обилие диагностических обозначений, применявшихся в разных войнах и в разных армиях, не позволяет привести клиническое содержание каждого из них. Как говорилось выше, оно существенно и не менялось. Цель разнообразных классификаций скорее состояла в том, чтобы облегчить статистику данных, чем обеспечить дефинитивные диагнозы [594]. Классические описания клиники боевых стрессовых расстройств были даны отечественными психиатрами во время и после русско-японской войны 1904-1905 гг. Все последующие наблюдения только дополняли и расширяли эти знания. Общими признаками являются преобладание тревоги, депрессии, астении, адинамии, апрозексии, угнетённости, отрешённости, навязчивых кошмаров и онирических переживаний, содержащих образы недавних событий. Характерны монотонная боязливость и ипохондричность, ограничение круга представлений, резкая возбудимость, лёгкое появление слёз, мыслей о самоубийстве, эксплозивных реакций и транзиторных диссоциативных расстройств. Длительно сохраняются повышенная впечатлительность к стимулам, ассоциирующимся с войной, реакции испуга на малейший шум, привычка постоянно осматриваться, ходить пригнувшись. Иногда на первый план выступают конверсионные симптомы, задержка интеллектуальной деятельности с картиной «кажущегося слабоумия» или апато-абулии, вплоть до ступора с «эмбриональной позой». Все эти состояния не имеют чётких границ и часто переходят друг в друга. В большинстве случаев они непродолжительны: при своевременном лечении обычно наступает быстрое восстановление функций [2, 19, 39, 47, 69, 78, 97, 104, 112, 235, 309, 341, 373, 396, 431, 597, 631].

На этом фоне могут развиваться психозы. Наиболее часты состояния острой спутанности по типу делириозного или сумеречного помрачения сознания с обилием устрашающих галлюцинаций, бредом окружения и пленения. Но «...обманы чувств из области пережитого не ярко выраженные, нет той живости и того вихреобразного течения идей, которые обыкновенно наблюдаются у аментиков»; у некоторых больных к ним сохраняется критическое отношение (Автократов П.М., 1906). В переживаниях часто фигурируют идеи самообвинения в симуляции и членовредительстве. Иногда они носят экспансивную окраску: больные «разрабатывают проекты» новой военной техники и ускоренного разгрома противника, приписывают себе подвиги и награды, «разоблачают» мнимых шпионов [60, 273, 313, 373]. Отражение в продуктивной симптоматике, в переживаниях больных необычных и потрясающих впечатлений боевой обстановки происходит независимо от конкретной формы психического расстройства [269, 309]. «Видеть в этих внешних признаках существенное отличие психических заболеваний военного времени было бы грубой ошибкой» (Сухарева Г.Е., 1945). Увы, преимущественно продуктивные симптомы (навязчивые воспоминания и ретроспекции, избегание стимулов, ассоциативно связанных с пережитыми событиями и др.) составили основу официальных критериев диагностики посттравматического стрессового расстройства (DSM-IV, МКБ-10).

Нетрудно заметить, что клиника расстройств, независимо от непосредственно предшествующей причины (психотравма, ранение), обнаруживает значительное сходство. Разница лишь в том, что боевая физическая травма действует одномоментно, а психическая - длительно [323]. Психиатры, занимавшиеся в годы войны лечением психических расстройств у раненых и пострадавших на фронте, подчёркивали суммирование и многомерное переплетение экзогенных, соматогенных (эндотоксических), психогенных этиологических факторов, невозможность элиминировать какой-либо из них в качестве ведущего, изолированно от других определяющего возникновение декомпенсации [18, 134, 191, 212, 236, 269, 609, 681]. В.К. Хорошко (1916), М.Я. Серейский (1943), В.А. Гиляровский (1944), Г.Е. Сухарева (1944; 1945) обосновали полифакторную природу реактивных состояний боевой обстановки (РС), характеризуя их как «полигении», «сомато-психогенные психозы». Указывалась значительная роль «общего вегетативного истощения», изменений витальной основы организма комбатантов под воздействием комплекса патогенных причин. Полиэтиологическая концепция «реакций изменённой почвы» получила развитие в трудах С.Г. Жислина (1965) на примере «параноидов внешней обстановки».

В отличие от вариабельных психопатологических картин психогений мирного времени, РС специфически стереотипны в своём развитии и клинических проявлениях. Одинаковые, но многократно действующие патогенные факторы создают патологически изменённую реактивность организма, новое физиологическое состояние ЦНС и нейрогуморального аппарата [109, 241]. В результате ослабляются активность коркового контроля и сила интегрирующих механизмов. При воздействии дополнительной вредности наступает дезинтеграция высших психических функций с высвобождением автоматических механизмов и витальной аффективности, чем обусловливается некоторое сходство проявлений РС с эндогенными и инволюционными психозами, постэнцефалитическими и постпроцессуальными психопатоподобными симптомокомплексами [84, 139, 295, 311, 313, 346, 552]. Однообразие поведения пострадавших, скованность, гипомимия, слабомодулированная тихая речь, маловыраженный аффект тоски на астеническом фоне «производят впечатление мозговой реакции с картиной экстрапирамидной недостаточности» [2, 118, 313, 597]. Различные сочетания экзо-, эндо- и психогенных факторов формируют однородные и повторяющиеся синдромы, которые одновременно содержат черты, характерные и для реакций экзогенного типа, и для психогений [72, 97, 128, 165, 166, 295, 323]. Картины РС у большинства пострадавших имеют настолько типичное сходство, что В.А. Горовой-Шалтан (1941), В.Н. Мясищев (1947) предлагали именовать их «физиопатиями»; A. Kardiner (1941) - «физионеврозом»; Г.Е. Сухарева (1945), по аналогии с известной концепцией K. Bonhoeffer (1908) - «психогенным типом реакций». Надо отметить, что данное понимание этиопатогенеза БПТ не является общепринятым. Сторонники монокаузального понимания принципов психиатрической нозографии постулируют единственное синдромообразующее значение либо психогенного фактора [116, 166, 431], либо факторов экзогенных (соматогенных), отводя психологическим компонентам роль «патопластического материала» в отрыве от субстрата патологии [44, 118, 206, 285, 346, 538]. На практике монокаузализм, догматические определения состояний типа «эндогенное», «психогенное», «органическое», «функциональное» и т.д. совершенно не удовлетворяют потребностям клинической диагностики, мешают установлению отношений между организмом и воздействующими на него патогенными факторами, затрудняют научные исследования в рассматриваемой области [213, 280, 287, 289], препятствуют реализации принципа «видеть не болезнь, а больного», ограничивают диапазон необходимых лечебно-восстановительных мероприятий. Полиэтиологичности БПТ, парадигме стресса более соответствует обобщающий термин «реактивные состояния» [73, 269]. Термином обозначается реакция на стресс, тогда как психогенией называют и сам психотравмирующий фактор [332], который может играть преципитирующую и патопластическую роль в развитии многих заболеваний - шизофрении, аффективных расстройств, кардиоваскулярной болезни и т.д. Для понимания природы БПТ, поиска оптимального подхода к её лечению необходимо учитывать комплекс биологических, психологических и социальных факторов [539, 592].

Вопрос о специфичности боевых стрессовых расстройств является одним из узловых. Одни авторы полагали, что война не служит причиной каких-то особенных, новых болезней, не наблюдаемых в мирной жизни, хотя ею накладывается особый патопластический отпечаток, дающий массовый приток однородных наблюдений [39, 97, 235, 241, 309, 373]. Этот постулат был принят в резолюции VI международного конгресса по военной медицине (Гаага, 1931) [78]. Ещё более категорично высказывались Л.М. Пуссепп (1916), В.П. Осипов (1941), С.П. Рончевский (1941), L. Ljungberg (1965), утверждая, что и патогенез боевой психической травмы остаётся прежним. Этот вывод обосновывался тем, что в условиях войны этиологические причины те же: наследственность, инфекции, интоксикации, переутомление, истощение, физическая и психическая травматизация; всё отличие состоит в их количественном увеличении. Авторы, однако, не учли, что боевые стрессоры содержат витальную угрозу, имеют модальную специфичность и многократную повторяемость, необычны по силе и сложности; готовых фило- и онтогенетических программ, способных обеспечить оптимальный адаптивный ответ организма, не существует. Этим БПТ в корне отличается от «мирных» неврозов, генез которых определяется сугубо индивидуальной антиципационной несостоятельностью и особенностями системы отношений [202, 212, 215, 323, 541]. Неспецифический стрессорный эффект одинаков, если его не перекрывает специфическое свойство раздражителя (Selye H., 1974). Конечно, и вовсе неизвестный сверхмощный стрессор вряд ли вызовет формирование нового синдрома. Набор типовых реакций на внешние вредности выработан в процессе филогенеза и довольно ограничен. Не синдром как таковой (он неспецифичен), а особенности его структуры позволяют определить, какая болезнь лежит в его основе [32, 169, 286]. О.В. Кербиков считал, что по мере прогресса науки, изучения психопатологической структуры и динамики заболеваний доля экзогенных форм будет возрастать [146]. По мнению А.С. Кронфельда (1940), о «патопластике», а точнее - о «гетеротипизирующих компенсаторных комплексах» корректно говорить лишь в случаях, когда они противостоят патогномоничному, реконструируют картину заболевания иного генеза. Следовательно, рассмотрение боевых стрессоров в качестве «патопластических факторов» фактически есть отрицание их самостоятельной этиопатогенетической роли в происхождении боевой психической травмы.

Некоторые врачи видят специфику психопатологии военного времени в том, что сознательное подавление страха дается ценой нервного напряжения, переходящего в «низшие этажи» и проявляющегося в соматовегетативной сфере [73, 573, 631]. С этим связана высокая частота различных психосоматических расстройств. Так, среди ветеранов афганской войны в возрасте до 30 лет на одного в среднем приходится 2,9 хронических соматических болезней; в возрасте 31-45 лет - 3,8, что значительно превышает аналогичные показатели в остальном населении [147].

По A. Kardiner (1941), наиболее существенными отличиями психопатологии военного времени являются: возбудимость, раздражительность, нарушения сна; фиксация на травмирующем событии; симптомы «ухода» от реальности; склонность к неуправляемой агрессии. Г.Е. Сухарева (1945) таковыми считала: 1) различные варианты изменённого сознания (делириозные, аментивные, сумеречные и онейроидные состояния с кататимной окраской); 2) синдромы, имеющие основой нарушение витальной аффективности (приступы безотчётного страха с ощущением нарастающей угрозы и сужением сознания, своеобразная астеническая депрессия с маловыразительным аффектом тоски, истощаемостью, персеверативностью, апатией, адинамией); 3) синдромы вегето-сосудистой неустойчивости; 4) расстройства сна; 5) расторможение низших влечений и наклонности к антисоциальным поступкам. К.М. Кандаратская (1945) к типичным проявлениям РС относила астенические синдромы (от лёгких динамических форм до ступорозных и апатических картин), волнообразные колебания витального тонуса с беспредметными тягостными переживаниями, упорной бессонницей, гиперестезией, приступами озноба, удушья, жжения, болей и других гиперпатий, а также шизоформные проявления в виде кататоноподобных симптомов, прогрессирующей отгороженности и отчуждённости, затруднения контакта с окружающими и враждебности.

В настоящее время для обозначения психических расстройств в условиях ТВД используется термин «реакции боевого стресса» (combat stress reactions) (РБС). Официальная доктрина использует идеологию «нормальной поломки». РБС понимаются как транзиторный кризис, возникающий под воздействием боевого стресса в неблагоприятных внешних условиях - таких, как слабая социальная поддержка со стороны сослуживцев или командиров, недостаток сна, пищи и др. Причинная модель фокусируется на ситуации, а не на «предиспозиционной слабости» отдельных солдат. Отсюда вытекает стратегия лечения: «не стремление изменить личность солдата путём продолжительной терапии, но короткое терапевтическое вмешательство вблизи передовых рубежей» [654]. Клиника РБС характеризуется лабильными полиморфными симптомами с преобладанием тревоги; депрессия рассматривается как их конечное состояние [669, 715].

1.4. Организация психиатрической помощи в передовом районе

В целом «процент излечения от душевных заболеваний, развивающихся в военное время, превышает общий процент выздоровлений, наблюдающихся в психиатрических заведениях» (Аствацатуров М.И., 1916). Но исходы боевой психической травмы определяются степенью выраженности расстройств и поэтому очень многое зависит от организации психиатрической помощи, от своевременности терапевтического вмешательства. Более перспективны для возвращения в строй пострадавшие, у которых психические изменения рудиментарны, не структурированы в рамки синдрома [282, 457]. В русско-японской войне 1904-1905 гг., впервые давшей массовое число психиатрических потерь, русские психиатры быстро поняли необходимость приближения помощи к действующей армии. По их инициативе достаточно оперативно были созданы психиатрические амбулатории, расположенные рядом с передовой; в Харбине развернулся центральный психиатрический госпиталь [130, 357, 495].

В I Мировую войну успехов добились французские военные психиатры. Обнаружив, что эвакуация пострадавших в глубокий тыл уменьшает шансы для их возвращения в строй, они сумели организовать лечение во фронтовых условиях [432, 596]. После войны во Франции оказалось гораздо меньше «военных невротиков», чем в Англии, где они составили 20% от числа ветеранов, получавших пенсии по инвалидности [78]. Систему эвакуации в английской и французской армиях изучил T.W. Salmon (1919). Обобщив их опыт, он сформулировал принципы психиатрической помощи в боевых условиях и внедрил их в армии США. Эти принципы поныне считаются основополагающими. Они таковы: 1) максимальная приближённость психиатрической помощи к линии фронта (в пределах расположения частей) ("proximity"); 2) стратегия безотлагательности (насколько возможно, в ранней стадии «поломки») ("immediacy") и простоты лечебных мероприятий ("simplicity"); 3) прогностический оптимизм (внушение пострадавшему надежды на выздоровление) ("expectancy") [112, 345, 500, 539, 594, 609, 689]. Эмпирический опыт многократно подтверждал, что нарушение этих принципов резко ухудшает исходы [78, 172, 180, 284, 289, 449, 561, 649, 654, 663, 703].

Однако, - констатируют С.В. Литвинцев (1994), Z. Solomon (1995), - в разных государствах уроки войны по проблемам БПТ каждый раз забывались и новые войны заставляли проходить эти уроки заново.

В I Мировую войну русская армия лишь к 1917 г. отчасти смогла реанимировать свой опыт организации психиатрической помощи в полевых условиях [271]. Должности дивизионных психиатров, введённые в армии США в январе 1918 г. [78, 689], по экономическим соображениям в 1941 г. были сокращены. Когда войска США в 1943 г. впервые приняли участие в боях в Северной Африке, военнослужащие с БПТ эвакуировались в глубокий тыл, где признавались негодными к военной службе и только 5% возвращались в строй. Число уволенных в запас по поводу «психоневрозов» вскоре превысило число призванных на военную службу. Психиатры были окончательно возвращены в штат соединений лишь в ноябре 1943 г. После этого в строй стало возвращаться до 70% пострадавших [385, 495, 520, 538, 539, 671, 689]. В начале Великой Отечественной войны не было единой системы психиатрической помощи и в Красной Армии. Почти до конца 1942 г. она оказывалась преимущественно в госпиталях глубокого тыла [323]. К 1943 г. на всех фронтах были сформированы психоневрологические госпитали, а также госпитали и специализированные отделения для контуженных [114]. Если за первое полугодие 1942 г. было уволено 38% из числа лечившихся по поводу РС, то за аналогичный период 1943 г. - вдвое меньше [265]. В целом за период войны выздоровление и улучшение наступило у 77,2% лечившихся [114].

Благодаря наличию психиатров в дивизиях США во время войны в Корее возвращалось в строй более 80% военнослужащих, перенёсших РС [500, 520]. Тем не менее, пострадавшие с БПТ составили 49% от всех уволенных по состоянию здоровья [609].

В армии США во Вьетнаме были созданы три звена психиатрической службы: дивизионное, госпитальное и армейское. На каждые 50 тыс. личного состава приходилось в среднем 3 психиатра, 2 психогигиениста и 12 социальных работников. На дивизионное звено возлагалась лечебно-эвакуационная и психопрофилактическая работа. Госпитальные психиатрические бригады имелись в шести 200-400-коечных госпиталях. Эвакуировать пострадавших им разрешалось в психиатрические отделения одного из трёх развёрнутых армейских лечебных центров. Из них при необходимости осуществлялась эвакуация на госпитальную базу в Японии. Кроме того, две специализированные психиатрические бригады располагались на базе армейских медицинских отрядов, где они имели 30-коечные отделения. В каждой из бригад было 3-6 психиатров, 2-4 психогигиениста, клинический физиолог, невропатолог, психиатрические сёстры и не менее 25 чел. вспомогательного персонала. Из числа лиц с «боевым истощением» в строй было возвращено 78% [112, 196, 445, 689].

Не столь удачным было положение дел с «нетрадиционной» психопатологией. Усилия командования по предотвращению наркотизма и пресечению путей доставки наркотиков оказывались безрезультатными [391, 698]. Лицам, злоупотребляющим наркотиками и не выполняющим реабилитационную программу, предлагалось удлинять на 30 дней срок службы во Вьетнаме [534]. Президент США Никсон призывал Конгресс принять акт о наказании военнослужащих, употребляющих наркотики и о срочной разработке специальных методов выявления таких лиц [610]. Для этого использовались методы обнаружения психоактивных веществ и продуктов их метаболизма в биосредах организма. Лица с положительными результатами проб направлялись на стацобследование. Наконец, в 1969 г. медицинская служба ВС США разработала программу предупреждения наркомании и борьбы с ней, предусматривающую отказ от административного воздействия в отношении лиц, добровольно заявивших об употреблении наркотиков, с обязательным направлением их на лечение и последующим восстановлением в прежней должности [391, 525]. Неэффективность директивных противонаркоманических мероприятий в войсках подтвердил опыт афганской войны

[180]. А.Г. Софронов (1995) предлагает поэтому организацию доступной и своевременной детоксикации нуждающимся непосредственно в боевых условиях, а психопрофилактику осуществлять при выводе контингента из зоны военного конфликта в рамках реабилитационной программы.

В израильской армии отрицание БПТ как проблемы общественного здоровья просуществовало вплоть до войны 1973 г. - пятой войны за 25 лет существования государства, хотя в каждой из них массовость психиатрических потерь заставляла срочно создавать структуры помощи [671]. В итоге последовавших реорганизационных мероприятий при дивизиях были созданы отделы психического здоровья. В их составе - специалисты трёх дисциплин: психиатры, клинические психологи и социальные работники. В боевых условиях они образуют подвижные полевые психиатрические бригады, располагающие транспортом и средствами связи. Лечение военнослужащих с РБС продолжительностью от 1-2 до 48-72 часов проводится в передовых медпунктах и медбатальонах. Нуждающиеся в более длительном лечении направляются в специальные военные лагеря, где они находятся до 2-х недель, будучи обязанными носить военную форму, содержать в порядке личное оружие, подчиняться уставным требованиям и заниматься боевой подготовкой. Персонал избегает ношения белых халатов и употребления слова «больной». Недельный срок считается определяющим для дальнейшего прогноза. Эвакуация в психиатрические стационары осуществляется централизованно и только при неэффективности лечения. На социальных работников возлагается обеспечение социальной поддержки и реадаптации перенёсших РБС в их прежних подразделениях [172, 259, 396, 539, 568, 617, 635, 654, 663].

По опыту последних вооружённых конфликтов, соблюдение вышеизложенных принципов позволяет в течение 3-4 дней вернуть в строй примерно 70% пострадавших с РБС. Этот хорошо обученный, «обстрелянный» контингент является важным резервом пополнения войск [172, 516]. Ещё выше процент выздоровлений при более активной тактике психиатрических бригад, налаженной диагностике инициальных стадий дистресса. Так, в ходе войны в Персидском Заливе в 7-м корпусе армии США после краткого вмешательства вернулись в боевые подразделения 99% лечившихся солдат [588].

Военно-психиатрический опыт, накопленный в разных странах ко времени ввода советских войск в Афганистан, казалось бы, обязывал извлечь из него полезные уроки. Однако в ту пору бытовали представления о том, что эпоха «обычных» войн миновала. Прежние клинико-организационные подходы расценивались скорее как анахронизм. Учебные пособия постулировали: «... в будущей войне медицинской службе придется иметь дело с психопатологическими синдромами сложной структуры, редко или вообще не встречавшимися в войнах прошлого». «Психические расстройства, связанные с переживанием устрашающей ситуации, - утверждалось далее, - могут проявляться различными формами аффективных реакций, истерической слепотой, сурдомутизмом, сумеречными состояниями сознания с психомоторным возбуждением или ступором, псевдодеменцией, реактивной депрессией и реактивным параноидом». Конечно же, для выявления пострадавших со столь грубыми нарушениями психики вовсе не требовалось иметь специальные познания в области психиатрии, а с задачами купирования возбуждения вполне мог справиться врач общей практики. Поэтому о создании структур психиатрической помощи в дивизионном звене не шло и речи. Должности психиатров предусматривались только на уровне крупных войсковых объединений. Проблему профилактики «запредельных форм психического напряжения» предлагалось решать «воспитанием у воинов твердой идейно-политической убеждённости» - ей приписывалась роль «иммунного барьера» против боевого стресса. Соответственно, причину возникшего у комбатанта психического расстройства следовало усматривать исключительно в его конституциональной неполноценности, в моральных изъянах, как результат «индивидуальной панической реакции» (Барабаш В.И. и др., 1968).

Теоретические заблуждения и организационные просчеты усугублялись системой тотальной идеологической цензуры. В истории войн советского периода психиатрических проблем как будто и не существовало; психиатрические потери во всех прочих войнах всецело объяснялись низким боевым духом и безыдейностью войск; экстраполяция «империалистического» опыта на Советскую Армию считалась совершенно недопустимой. Единственным клиническим изданием тех лет по военно-психиатрической тематике была монография Ф.И. Иванова (1970). Но и она освещала узкую, отнюдь не самую актуальную проблему реактивных психозов военного времени. За все годы афганской войны в отечественных изданиях не было опубликовано ни одной статьи с описаниями встречавшейся там психической патологии. Длительно расплачиваясь лечебно-диагностическими ошибками, каждый вновь прибывший в Афганистан военный психиатр проходил свою собственную школу познания боевой психической травмы. Увы, очень многое в данной области удалось переосмыслить и понять уже после войны, когда появилась возможность заняться серьёзным научным анализом клинического материала.

Система психиатрической помощи военнослужащим ОКСВА стала складываться лишь на втором году войны, когда в штат Кабульского госпиталя было введено психиатрическое отделение на 10 коек с двумя должностями психиатров. Только в июне 1985 г. штат госпиталя был увеличен до двух 20-коечных отделений с четырьмя должностями психиатров. По одному психиатру появилось в дивизиях. Но и это усиление штата было явно недостаточным, ибо с каждым годом возраставшая в войсках психическая заболеваемость требовала гораздо более значительных сил и средств, способных решать не только лечебно-эвакуационные, но и профилактические задачи [180]. Всего за годы войны из числа военнослужащих, выписавшихся из психиатрического отделения Кабульского

ВГ, в строй было возвращено 79,4% рядового состава и 86,5% офицеров и прапорщиков, в т.ч. продолжили службу в Афганистане, соответственно, 63,7% и 68,4%. Однако большинство пострадавших с психическими расстройствами предболезненного уровня своевременно не выявлялись и не получали необходимой помощи.

Боевые действия в «первой чеченской войне» показали, что и афганский опыт нашим военно-медицинским ведомством был предан забвению. Штатные структуры психиатрической помощи в зоне военного конфликта отсутствовали. Практикуемые прикомандирования психиатров в составе групп медицинского усиления из числа специалистов ВМедА и других центральных военно-медицинских учреждений, разумеется, не решали всего многосложного комплекса психиатрических проблем в войсках. Относительно небольшие цифры санитарных потерь психиатрического профиля среди контингентов войск, ведущих боевые действия в Афганистане и несколькими годами позже – в Чечне абсолютно не отражали истинного положения дел, а впоследствии обернулись беспрецедентно высокой частотой «отсроченных синдромов» среди ветеранов.

Врачи нередко испытывают чувство вины и внутренний конфликт, возвращая военнослужащих, перенёсших РС и уже достаточно настрадавшихся, снова туда, где они могут быть убиты или искалечены. J.W. Stokes (1984) обосновывает тактику возвращения пострадавших в строй тем, что «эвакуация в безопасное место способствует развитию ощущения собственной неполноценности и фиксации симптомов психического расстройства на всю оставшуюся жизнь». N.M. Camp (1993), G.W. Mellsop et al. (1995) поднимают вопрос об этике военной психиатрии, балансе вреда и пользы от перечисленных принципов лечения, «принуждающих солдат с симптоматикой боевого стресса полагать, будто дальнейшее столкновение с боевым риском наиболее полно отвечает их самым заветным интересам или интересам нации». Очевидна необходимость более гибких, прогностически обоснованных подходов, учитывающих степень боевого повреждения и вероятность формирования ПТСР.

«Вопрос об излечимости психогенных реакций сложен; большую роль играют общие ресурсы и весь тонус психики» (Ганнушкин П.Б., 1933). По оценкам одних авторов, перенесённые РБС не увеличивают риск их рецидива; 80-90% возвращённых в строй успешно справляются с обязанностями [396, 532, 536, 561, 609, 705]. По данным A. Kardiner (1947), хорошо функционируют как комбатанты лишь 25% таковых. Исследования A.C. McFarlane (1988), Z. Solomon et al. (1990), M.J. Friedman et al. (1994) показали, что после перенесённой РБС ухудшается качество адаптированности, а повторные реакции протекают более тяжело и длительно. С внешне сохранным психическим функционированием в военной зоне ещё рельефнее контрастируют явления «запоздалой реактивности» после возвращения ветеранов в обыденную мирную ситуацию [186].

II. ПСИХОГЕННО-РЕАКТИВНЫЕ СОСТОЯНИЯ

2.1 Зависимость клинических проявлений реактивных состояний от характера боевых действий

Сопоставление опыта наблюдений РС в Афганистане и в Чечне показало, что их клинические проявления в общей массе имеют определённые различия. Как уже указывалось выше, по темпу и интенсивности боевых действий в г. Грозном их влияние на личный состав следует квалифицировать как острый стресс. Длительное пребывание в условиях афганского ТВД, наряду с наличием спорадических экстремальных ситуаций, в целом оказывало хроническое стрессорное воздействие. Для проверки эмпирического вывода о различиях в патогенном влиянии острого и хронического боевого стресса на клинику РС проведён сравнительный статистический анализ клиники реакций, наблюдавшихся среди военнослужащих в Афганистане и в Чечне.

В группе исследуемых с РС, развившимися в условиях Северо-Кавказского ТВД, тяжесть стрессорного воздействия чаще оценивалась как экстремальная, тогда как в условиях афганского ТВД РС чаще развивались под воздействием стрессоров выраженной тяжести. Однако выраженность расстройств психического функционирования была противоположной: в Чечне преобладали РС с умеренным снижением функционирования; в Афганистане они сопровождались расстройствами выраженной и тяжёлой степени. Выявленные закономерности следует связывать с нарастающим истощением компенсаторных процессов, обеспечивающих механизмы долгосрочной адаптации в условиях хронического стресса.

В ситуации острого стресса чаще отмечалось конструктивное копинг-поведение, направленное на поиск поддержки и сотрудничество с окружающими; хронический боевой стресс приводил к преобладанию неадаптивных стратегий его преодоления, направленных на избегание психотравмирующей ситуации и враждебность к внешнему окружению. В эмоциональной сфере у представителей обеих групп преобладали импунитивные и экстрапунитивные стратегии, очевидно, характерные для состояний боевого стресса вообще. Вместе с тем, у участников боевых действий в Чечне чаще встречались установки на подавление эмоций; у военнослужащих ОКСВА - самообвинение и аутоагрессивные тенденции. Если острый стресс обычно сопровождался чувством страха с развитием соматоформной, психовегетативной симптоматики, то хронический боевой стресс способствовал общему снижению адаптивности и нарушениям в сфере межличностных контактов.

В условиях высокоинтенсивных боевых действий возрастает частота состояний острого эмоционального стресса, протекающего на предпатологическом уровне с преобладанием тревожной симптоматики; регрессия затрагивает низшие «слои» психики - сенсомоторные, аффективные. Повреждающая роль хронического боевого стресса заключается в присоединении дефицитарных расстройств, характерологических изменений, заострении агрессивности, ухудшении межличностного взаимодействия, возрастании риска саморазрушающего поведения. Соответственно, в структуре боевой психической травмы происходит сдвиг в сторону более частого формирования синдромально очерченных расстройств и их структурирования в нозоспецифическую патологию в отдалённом периоде. Это подтверждает анализ динамики реактивных состояний.

2.2 Динамика и катамнез реактивных состояний

Динамика РС в период пребывания пациентов на обследовании и лечении в условиях ТВД была различной. В большинстве случаев (64,7%) происходило критическое или литическое исчезновение симптоматики и в короткие сроки наступало практическое выздоровление. Сравнительно редко (в 2,3% случаев) болезненные симптомы, несмотря на все терапевтические усилия, длительно удерживались, иногда частично смягчаясь, иногда - обостряясь и приобретая черты нозоспецифического расстройства. Между этими полярными по клиническому течению группами имелась немалая (32,9%) группа состояний без чётко определившегося исхода, о которых можно говорить как о субкомпенсированных с «остаточными симптомами». Здесь уменьшалась аффективная насыщенность переживаний, выравнивалось поведение, восстанавливалось обычное самочувствие, но наряду с этим стойко сохранялась фиксация на психотравмирующих обстоятельствах, одно упоминание о которых могло вызвать возобновление прежних симптомов.

Обобщение катамнестических сведений ветеранов Афганистана показало, что различались между собой и отдалённые исходы РС (спустя 4-5 лет после возвращения с войны). В 46,5% случаев (33 чел.) прослеживалась выраженная социально-психологическая дизадаптация с симптоматикой ПТСР в виде тревожности, раздражительности, эмоциональной отчуждённости, ангедонии, навязчивых репереживаний, бессонницы, кошмарных сновидений, импульсивности, враждебности, жалоб на ухудшение памяти и головные боли.

При этом оказалось, что только 3 чел. (4,2%) имеют группу инвалидности и 6 чел. (8,4%) находятся под врачебным наблюдением, тогда как хроническими заболеваниями страдает каждый третий. У одного из них развилось биполярное аффективное трасстройство. 13 чел. (18,3%) указали на разочарование и отсутствие жизненных целей с наличием суицидальных мыслей; 5 чел. (7,0%) злоупотребляют алкоголем; 1 бывший пациент покончил жизнь самоубийством. Из всех лиц с изученным катамнезом 28,2% (20 чел.) не обеспечены жилплощадью, 5,6% (4 чел.) - безработные, 16,9% (12 чел.) утратили семьи. Кроме того, у 14 чел. (19,7%) имеют место выраженные конфликты с окружающими, 4 чел. (5,6%) совершили уголовные преступления. Попутно приведём данные L.F. Sparr et al. (1994): из более чем 26 млн. американских ветеранов войн 13,5% имеют первичную психиатрическую инвалидность; приблизительно 2,2 млн. получают денежно-кредитные компенсации; только в 1991 г. им было выплачено 9,6 млрд. долларов.

В 38% случаев (27 чел.) бывшие пациенты отметили, что по возвращении домой они несколько месяцев привыкали к обычной жизни, «продолжали воевать», вздрагивали от внезапного шума, страдали от кошмаров и бессонницы, нередко конфликтовали с окружающими. В дальнейшем подобные нарушения сгладились и к моменту сбора катамнеза уровень социальной адаптированности этих лиц был достаточно удовлетворительным и устойчивым.

15,5% (11 бывших пациентов) указали на то, что благодаря службе в ДРА они стали более уверенными в себе, настойчивыми и целеустремлёнными, появилось иное, зрелое понимание жизни, личный смысл которой им теперь видится исключительно в принесении добра и пользы окружающим. Следовательно, их мотивации приобрели гиперсоциальную и альтруистическую направленность.

Таким образом, отдалённые исходы РС можно сгруппировать по трём вариантам: повышение адаптивности личности;

отсутствие долгосрочных психологических последствий; развитие стойкой социально-психологической дизадаптации («ПТСР»). Мы попытались проанализировать предикторы ближайших и отдалённых исходов.

Наиболее благоприятными оказались исходы РС - как в условиях ТВД, так и в катамнезе - при отсутствии акцентуаций характера. Ближайшие исходы были благоприятны также у гипертимных, неустойчивых и конформных личностей. Однако именно среди них чаще развивались ПТСР в отдалённом периоде. В противоположность тому, наличие шизоидной, сенситивной, астеноневротической, лабильной и психастенической акцентуации предрасполагало к затяжности реактивных состояний в ближайшем периоде, тогда как ПТСР в катамнезе при названных типах акцентуаций развивались реже. Эпилептоидная акцентуация способствовала затяжности РС в условиях ТВД, а в отдалённом периоде ПТСР на её фоне формировались наиболее часто. Для истероидных акцентуантов развитие ПТСР оказалось нехарактерно.

Наиболее значимым фактором затяжности и последующей генерализации РС являлась недостаточность компенсаторно-приспособительных ресурсов. Клинически это проявлялось в переживании неспособности адаптироваться к условиям боевой обстановки, тоски по дому, эмоционального отвержения со стороны сослуживцев, неудовлетворённости собой, отчаяния, безысходности, развитием на астеническом фоне тревожной и диссоциативной симптоматики. Стенические эмоции - злоба, желание отомстить, взрывное реагирование - быстро компенсировались в стационарных условиях, но вместе с тем играли роль предиспонирующего фактора в развитии ПТСР. Предиктором развития ПТСР являлся и пограничный уровень интеллектуального функционирования. Пассивный паттерн поведения в допризывном периоде, напротив, оказался в этом плане менее значимым. По нашему мнению, это скорее связано с непродолжительностью пребывания лиц пассивного склада в условиях боевой обстановки. Как указывалось выше, дизадаптация в форме НР и ОАР интра- и импунитивного типа развивалась у них в первые месяцы пребывания в боевой обстановке, а после лечения большинство признавались негодными к прохождению службы в составе ОКСВА и переводились для дальнейшей службы во внутренние округа.

Не менее актуальным представляется выяснение влияния на динамику РС тяжести стрессорного воздействия и выраженности психической дисфункции. Ближайшие исходы были менее благоприятны при наличии индивидуально значимых психотравм; более благоприятны - после воздействия стрессоров либо умеренной тяжести («условно-патогенных» для изучаемой популяции), либо экстраординарных, выходящих за рамки обычного опыта. Однако вероятность развития ПТСР возрастала пропорционально тяжести стрессорного воздействия, достигая максимума после пережитых в условиях ТВД экстремальных ситуаций. РС с выраженными дисфункциональными явлениями оказались менее обратимы, нежели реакции с умеренным либо тяжёлым (и, как правило, острым) расстройством. Достоверной взаимосвязи между тяжестью РС в боевой обстановке и развитием ПТСР в катамнезе не выявлено.

Благоприятным исходам в условиях ТВД способствовали поиск поддержки в социальной среде, активный протест или демонстративное отреагирование, установка на активную переработку проблем, подавление эмоций либо экстрапунитивное поведение. Затяжность в значительной мере обусловливалась стратегиями избегания, установками на изменение ситуации и «бегство» из неё или на отказ от преодоления трудностей. Протест, возмущение, направленность аффекта на окружающих являлись предиспозицией к развитию дизадаптации в отдалённом периоде. Наконец, мрачность прогноза, направленность тревожных опасений в будущее, самообвинение и аутоагрессивные тенденции ухудшали прогноз как ближайших, так и отдалённых исходов.

Весьма существенное влияние на динамику РС оказывала продолжительность пребывания в боевой обстановке.

Параллельно ей возрастала тенденция к затяжности и к последующей трансформации расстройств в дизадаптирующий реактивный процесс

Патогенное влияние хронического стресса не менее убедительно прослеживается на сопоставлении различных вариантов катамнеза ветеранов с продолжительностью пребывания их в боевой обстановке. Средняя продолжительность службы в Афганистане у лиц с адаптивной трансформацией характера в катамнезе составила лишь 3,5 мес., лиц с отсутствием долгосрочных психологических последствий - 6,1 мес., лиц с последующим развитием ПТСР - 7,4 мес. ($p<0,05$).

По-видимому, 6-месячный срок пребывания в ситуации хронического боевого стресса является «критической точкой», вслед за которой риск формирования отдалённых психопатологических последствий становится максимальным. Примечательно, что после II Мировой войны к аналогичному выводу пришли американские специалисты [172].

Среди ветеранов, непосредственно участвовавших в боях, развитие ПТСР прослеживалось в 48,7% случаев; среди не принимавших в них участия - в 20%. Соотносительно с формами перенесённых в Афганистане РС вероятность развития ПТСР в катамнезе составила (при полной вероятности, принятой за 1): среди перенесших ОАР и ОТРП - 0,17; НР - 0,28; ПХР - 0,56. При этом клинический радикал реакций, перенесённых в боевой обстановке, в большинстве случаев сохранился в картине развёрнутых расстройств, где можно выделить два ведущих симптомокомплекса - характеропатический (аффективно-эксплозивный), и невропатический (тревожно-обсессивный). Отсюда следует, что выработанные в боевой обстановке ситуационные радикалы тревожности и враждебности во многих случаях сохраняются после прекращения стрессового воздействия, прочно усваиваются личностью и становятся устойчивым эмоционально-поведенческим стереотипом, что позволяет говорить о наличии у ветеранов войн «нажитой», следовой реактивности.

Резюме

1. Реактивные состояния в условиях боевой обстановки представлены, преимущественно, предпатологическими и доболезненными расстройствами в виде преневротических, острых аффективных, невротических и патохарактерологических реакций, а также значительно реже встречающихся острых реактивных психозов. В основе их патогенеза лежит сложное взаимодействие психогенных, физиогенных, соматогенных, личностных и психосоциальных факторов, приводящее либо к диссоциации психической деятельности, либо к истощению защитных механизмов и формированию патологически изменённой реактивности.

2. Непосредственно в бою реактивные состояния патологического уровня возникают исключительно редко; преобладают «отставленные» во времени реакции. Однако значительная распространённость предпатологических реакций боевого стресса существенно снижает боеспособность подразделений, является дополнительным источником санитарных и безвозвратных потерь, а несвоевременное оказание психокоррекционной помощи нередко приводит к трансформации этих реакций в менее курабельные, затяжные психические расстройства.

3. Среди феноменологии боевого стресса выделяются два ведущих кластера реагирования: пассивный (бегство от реальности) и активно-разрушительный (импульсивная враждебность).

    Первый, превалируя в начальный период пребывания в экстремальных условиях, на синдромальном уровне реализуется в виде невротических, соматоформных, диссоциативных и бредовых расстройств, а в поведенческой сфере может проявляться суицидальными тенденциями, самовольным оставлением места службы, членовредительством, аддиктивным поведением. Психические нарушения в этом периоде обнаруживают связь с факторами личностной уязвимости и могут быть отнесены к расстройствам адаптации.

По мере увеличения продолжительности пребывания в боевой обстановке нарастает частота агрессивных и иных девиантных форм поведения. Враждебность к внешней среде обычно проявляется на невербальном уровне, характеризуясь брутальностью, импульсивностью, жестокостью, подчас бессмысленностью. Агрессивное поведение лиц с реактивными состояниями, как правило, отражает формирование нажитых импульсивных способов реагирования, вторичных по отношению к состоянию хронической тревоги и являющихся результатом, «ценой» адаптации.

Оба кластера реагирования выражают поиск выхода из травмирующей ситуации и, в то же время, носят деструктивный, саморазрушающий, регрессивный характер.

4. С увеличением продолжительности пребывания в боевой обстановке возрастает тенденция к формированию более однотипных картин реактивных состояний, к их затяжному течению и к генерализации боевой психической патологии в катамнезе. В условиях афганского ТВД предельным для сохранения компенсаторных ресурсов личности был шестимесячный срок службы (тогда как фактически для большинства военнослужащих он составлял 1,5-2 года).

5. Ближайшие исходы реактивных состояний, развившихся под воздействием экстремальных, выходящих за рамки обычного человеческого опыта, стрессоров более благоприятны в сравнении с ближайшими исходами реактивных состояний, возникших под влиянием психотравм, значимость которых определяется индивидуальными личностными особенностями. Вероятность стойкой социально-психологической дизадаптации в отдалённом периоде возрастает по мере увеличения степени тяжести перенесённого стрессорного воздействия.

6. У непосредственных участников боевых действий, в сравнении с военнослужащими подразделений обеспечения, достоверно чаще формируется симптоматика хронической тревоги, с которой связаны девиации поведения в виде агрессивности и склонности к употреблению психоактивных веществ, а выраженность психической дисфункции оказывается более тяжёлой. Приобретённые в боевой обстановке радикалы тревожности и импульсивности сохраняются и после прекращения стрессорного воздействия, прочно усваиваясь личностью и формируя устойчивый эмоционально-поведенческий стереотип в виде сочетающихся аффективно-эксплозивного и тревожно-обсессивного симптомокомплексов.

7. Вероятность развития реактивных состояний в условиях боевого стресса увеличивается у лиц более молодого возраста и с меньшим уровнем профессиональной подготовки. Фактор искажённого типа семейного воспитания, наличие в характере черт эпилептоидности, гипертимности, неустойчивости или конформности, аффективная ригидность, неадекватность в отношении к фрустрации, преобладание тревожной или диссоциативной симптоматики, переживания вины, проявления импульсивности, враждебности, подозрительности и/или аутоагрессивных тенденций в клинике реактивных состояний статистически достоверно предиспонируют развитие хронических последствий БПТ в катамнезе.

8. Клинические проявления реактивных состояний тесно связаны с условиями ТВД, характером боевых действий, а также длительностью пребывания в боевой обстановке.
В условиях непродолжительных, но высоких по темпу ведения и интенсивности боевых действий увеличивается частота состояний острого эмоционального стресса, сопровождающихся преимущественным развитием тревожной симптоматики, проявляющейся психическим реагированием на онтогенетически более ранних, по В.В. Ковалёву (1992), уровнях: соматовегетативном,

психомоторном, элементарно-аффективном. Клиника этих расстройств в общей массе пострадавших не отличается большим разнообразием и имеет тенденцию к обратимости при своевременном терапевтическом вмешательстве.

Повреждающая роль хронического боевого стресса более значительна. В клинике реактивных состояний всё отчётливее проявляются стабилизированные дефицитарные изменения, отчасти затрагивающие когнитивно-идеаторные уровни. Связанная с долгосрочным приспособлением к экстремальным условиям перестройка психологических, нейрогуморальных и психофизиологических процессов в ряде случаев способствует формированию приобретённой дисгармонии личности с заострением витального компонента аффективности и деформацией поведенческих паттернов эмоционально-мотивационной деятельности. На фоне этих изменений ухудшается межличностное взаимодействие, возрастают риск агрессивного и саморазрушающего поведения, вероятность развития патологических реакций и их структурирования в психические расстройства нозоспецифического регистра в отдалённом периоде.

9. Организация психиатрической помощи (доктрина, штат, оснащённость) и психосоциальные условия (смысловой контекст войны, социальная поддержка участников боевых действий) являются факторами, оказывающими существенное модифицирующее влияние на количественные и качественные показатели психической заболеваемости - как в ходе военной кампании, так и после возвращения ветеранов к мирной жизни.

III. СУЩНОСТЬ БОЕВОЙ ПСИХИЧЕСКОЙ ТРАВМЫ И ОБОСНОВАНИЕ ЛЕЧЕБНО-РЕАБИЛИТАЦИОННОЙ СТРАТЕГИИ

3.1 Общие закономерности формирования и динамики

На сроках развития боевых стрессовых расстройств прежде всего сказывались врождённые, биологически обусловленные факторы: задержка психомоторного развития в раннем детстве, пограничное интеллектуальное функционирование, пассивный паттерн поведения. Декомпенсация в этих случаях происходила в среднем на 7-9 месяце службы в зоне боевых действий. Несколько позже, в среднем на 9-10 месяце, обнаруживалась значимая связь сроков возникновения симптоматики с личностными особенностями, обусловленными отрицательными социальными влияниями: инфантилизмом, слабой школьной успеваемостью, искажёнными типами родительского воспитания. У лиц с отсутствием названных факторов клиника расстройств появлялась в среднем на 11-ом месяце службы. Таким образом, «конституциональную» предрасположенность следует рассматривать в качестве фактора, преципитирующего манифестацию боевых стрессовых расстройств.

Согласно формулировке А.Е. Личко (1977), акцентуации характера - это крайние варианты нормы, при которых отдельные черты характера чрезмерно усилены, вследствие чего обнаруживается избирательная уязвимость к определённого рода психогенным воздействиям при хорошей и даже повышенной устойчивости к другим. Интегральным выражением личностной уязвимости являются повышенная тревожность и дефицитарность копинг-навыков (Lazarus R.S., 1977). Среди исследуемых, испытывавших сильные опасения перед направлением в район вооружённого конфликта и серьёзные затруднения в адаптации к боевой обстановке, психические дисфункции возникали в среднем на 8-ом месяце службы в этих условиях. При отсутствии данных признаков психопатологическая симптоматика проявлялась на 11-12 месяце, когда достигало критического уровня истощение компенсаторных процессов. Статистически значимое различие в сроках манифестации стрессовых расстройств связано также и с фактором непосредственного участия в боевых действиях. Среди участников боёв декомпенсации происходили позже (в среднем на 12-ом месяце службы в боевом районе), чем среди военнослужащих подразделений обеспечения (в среднем на 10-ом месяце). Это можно объяснить более высокой адаптивностью представителей данной категории: слабых, робких, некоммуникабельных в состав боевых групп командиры старались не назначать. Однако напомним, что фактор непосредственного участия в боевых действиях обусловливал развитие наиболее тяжёлой психопатологии и высокий риск дизадаптаций в катамнезе. Средняя продолжительность службы в боевой зоне лиц с усилением адаптивных возможностей в катамнезе составила 3,5 мес., с отсутствием долгосрочных психопатологических последствий - 6,1 мес., с развитием стойкой социально-психологической дизадаптации - 7,4 мес. ($p<0,05$). Это также свидетельствует о значительной роли приспособительных процессов в формировании боевой психической патологии. Полная противоположность реалий войны условиям мирной жизни является причиной того, что полноценная адаптация к боевой обстановке за пределами её оказывается патологической, а многие адаптивные признаки становятся основой «ядерных» симптомов ПТСР. Чем совершеннее, устойчивее специфическая адаптация к условиям боевой обстановки, тем более выражена и менее обратима последующая социально-психологическая дизадаптация в обычной мирной среде.

Чтобы выжить в боевой обстановке, нужно к ней приспособиться. Чтобы приспособиться, нужно «спуститься вниз по лестнице цивилизации». Нужно изменить прежние представления о социальных нормах поведения и о ценности жизни, нужно стать агрессивным и ожесточённым, нужно подавить в себе чувствительность. Перестройка характера и мировосприятия происходит на фоне накапливающихся патопсихологических и патофизиологических изменений. Их прогредиентностью в условиях продолжающегося стрессорного воздействия объясняются выявленные закономерности в сроках проявления тех или иных поведенческих девиаций, наблюдаемых в структуре боевых стрессовых расстройств (ОАР, ПХР, аддиктивного поведения) В среднем на 9-10 месяце пребывания в зоне боевых действий существенно ухудшалось межличностное взаимодействие. Достоверно чаще проявлялись конфронтация в коллективе и импунитивные стратегии «бегства из ситуации»: суицидальные попытки, уходы из расположения части. Неприязнь к окружающим, ценностно-нравственный кризис и направленность поведения на разрушение экстремальной среды достигали апогея на 11-12 месяце. В этот период увеличивалась склонность к агрессии, вплоть до совершения убийств, и к аутоагрессии с завершёнными самоубийствами. В дальнейшем в психопатологических проявлениях всё больше нивелировались индивидуальные различия и возрастали установки на групповую сплочённость, как на единственно перспективный способ выживания. При этом, на фоне прогрессирующего углубления личностной деформации, снижения критичности, деструкции прежних ценностей, к 15-17 месяцу службы в условиях ТВД преобладающими формами поведенческих девиаций становились участие в групповых правонарушениях, кражах военного имущества, бесчинствах по отношению к местному населению. Таким образом, параллельно стрессорной экспозиции поведение становилось всё более регрессивным; пассивные дизадаптивные реакции сменялись активно-разрушительными насильственными действиями. Хотя эти формы поведенческого реагирования противоположны, своим личностным смыслом они чаще всего имеют неприятие и отвержение угрожающей внешней среды [17].

Картина нарастающей личностной дисгармонии будет выглядеть неполной без уточнения особенностей её структуры. Достаточно объективным методом, позволяющим проанализировать механизмы симптомообразования и личностные аспекты дизадаптации, являются психодиагностические исследования [9,122,142]. Корреляции показателей тестовых методик с продолжительностью пребывания в условиях ТВД при анализе различных вариантов боевых стрессовых расстройств показывали нарастание тревоги, подавленности, снижения критики, склонности к реализации эмоционального напряжения в непосредственном поведении.

Наиболее характерным оказалось нарастание дефензивных черт: особой ранимости и сенситивности, повышенной чувствительности к несправедливостям, потребности в щадящей социальной нише наряду с такими особенностями, как недоверчивость, индивидуалистичность, нонконформность и импульсивность (положительные корреляции по 5-ой шкале MMPI, факторам F, N и Q_1 теста Кеттелла). Параллельно нарастали ощущение вины (методика незаконченных предложений), оппозиционность и склонность к алкоголизации (ПДО А.Е. Личко). Всё это, очевидно, и является тем самым качественно новым стабилизированным ингредиентом, который наслаивается на личностную структуру «устойчивых» к боевому стрессу индивидов стенического склада, обусловливая её глубокую дисгармонию. У лиц с акцентуациями тревожно-астенического круга конституциональные и ситуационные факторы «действуют в одном направлении»; в этом - одно из объяснений меньшей вероятности формирования у них хронического ПТСР. Тревожность у стеничного субъекта квалифицируется как болезненное состояние; её усиление у тревожно-мнительного не воспринимается как перемена ни им самим, ни окружающими. Более того, у тревожно-астеничных наблюдается «эустрессовый» вариант изменений характера - по типу роста личности, в направлении «от патологии к норме». «Мы часто видим, как субъекты, бывшие дотоле выраженными психическими астениками, становятся активными, деятельными, социально ценными людьми» (Левинсон А.Я., 1934).

Ошибочно усматривать в «военной» трансформации личности некий неизбежный потенциал «аморальности» и «криминогенности». Сформированные в войне установки на братство и справедливость, самоотверженная, альтруистическая направленность инициативного поведения во многих случаях определяют всю последующую жизнь основной массы ветеранов. Но их реактивное, защитное поведение может искажаться нажитыми, идущими с «периферии» личности [326] чертами уязвимости и взрывчатости. Истинная же склонность к антиобщественным действиям среди участников войн не выше и не ниже, чем в остальном населении.

Необходимо учесть, что при возрастающей интенсивности стрессорного воздействия сроки формирования БПТ значительно сокращаются. Так, в Афганистане РС среди военнослужащих развивались в среднем через 8,4 мес. после прибытия на ТВД, в Чечне - всего через 1,8 мес. ($p<0,001$). Различались и их клинические проявления. В условиях высокоинтенсивных боевых действий преобладала тревожная, соматоформная, психовегетативная симптоматика. Хронический боевой стресс способствовал нарастанию дефицитарных изменений личности, склонности к агрессивному и саморазрушающему поведению, ухудшению межперсонального взаимодействия (см. гл. III). При статистическом анализе среди обследованных в условиях афганского ТВД обнаружились достоверно более высокие значения показателей 6-й и 8-й шкал MMPI-СМОЛ в сравнении с группой обследованных в Чечне (табл. 6.4). Это позволяет уточнить структуру личностных изменений, происходящих в условиях пролонгированного боевого стресса. Их составляющими компонентами являются своеобразие мировосприятия, подозрительность, ранимость, нарушение социальной коммуникации, повышенная чувствительность к несправедливости, «застревание» на негативных переживаниях, повышенный риск возникновения брутальных агрессивных вспышек, сверхценных и бредовых образований.

При рассмотрении различных факторов, влияющих на динамику и исходы БПТ, нельзя обойти стороной организационные аспекты психиатрической помощи. Вековой опыт военной психиатрии доказал, что её доктрина, штат, оснащённость существенно влияют на количественные и качественные показатели психической заболеваемости в действующей армии. Наше исследование лишь ещё раз подтвердило, что недостатки в организации психиатрической помощи серьёзно сказываются на своевременности терапевтического вмешательства, способствуя тем самым развитию более тяжёлой, необратимой патологии.

Приведённые в предыдущих главах доказательства мы дополним рядом других установленных фактов.

Анализ основных показателей психического здоровья в войсках 40-й армии в Афганистане только за один 1987 год свидетельствует, что показатели психической заболеваемости и госпитализации по поводу психических расстройств в мотострелковых дивизиях (МСД), в штате которых имелись психиатры, были в 1,9 раз выше, чем в мотострелковых бригадах (МСБр), где должностей психиатров не было. Зато частота самоубийств среди личного состава в МСБр превысила аналогичный показатель по МСД в 4,9 раза. Это нельзя объяснить иначе, чем отсутствием в МСБр квалифицированной психопрофилактической работы.

Слаборазвитая организационно-штатная структура психиатрической помощи негативно сказалась и в госпитальном звене. По данным 13.854 архивных историй болезни пострадавших хирургического и терапевтического профиля участников боевых действий в Чечне, психопатологическая симптоматика была диагностирована лишь в 1,2% случаев, тогда как по литературным данным психические расстройства различной тяжести имеются примерно у 40% раненых и у 25-30% соматически больных комбатантов. При проведённом нами пилотажном исследовании раненых реактивные состояния патологического уровня были выявлены в 30,3% случаев (см. гл. V). Только в 10,5% случаев сопутствующую психическую патологию диагностировали и лечили психиатры. Между тем, минимум в 6-8% историй болезни записи лечащих врачей свидетельствовали о наличии у раненых и больных грубых поведенческих изменений - вызывающего поведения, агрессивности, алкоголизации и др. Стрессогенный характер этих расстройств не вызывает сомнений. Так, если средняя продолжительность пребывания в боевой обстановке раненых со стрессовыми реакциями невротического типа составила 40 дней, то у раненых с наличием диссоциальных нарушений этот показатель составил 83 дня (p<0,001). Однако по причине отсутствия в гарнизонных госпиталях психиатров эти расстройства не диагностировались, а пострадавшие, соответственно, не получали необходимой помощи. Безусловно, тем самым увеличивался риск дизадаптаций в катамнезе. Качество оказываемой помощи существенно повлияло на исходы психических расстройств, осложнивших течение полученных ранений, травм и соматических болезней. В случаях, когда лечение психопатологических осложнений осуществлял психиатр, негодными к военной службе были признаны 19% пострадавших; когда его проводили специалисты иного профиля - 48% ($p<0,001$). Таким образом, участие в лечебном процессе психиатров, применение адекватных методов лечения заметно сказывается на исходах. Поэтому при планировании медицинского обеспечения нужно ориентироваться не только на предполагаемые размеры потерь психиатрического профиля, но прежде всего на размер и структуру БПТ в целом. Более боеспособна в современной войне не та армия, в которой мало военнослужащих с диагностированными психическими расстройствами, а та, в которой налажены своевременное выявление пострадавших и оказание им квалифицированной помощи. С этим же напрямую связано сохранение психического здоровья ветеранов.

3.2 Новые подходы к систематике и терминологии

В посвящённых психиатрическим аспектам войн публикациях термины «боевой стресс», «боевая психическая травма», «боевая психическая патология» встречаются довольно часто. Однако обнаружить их научных дефиниций нам не удалось, а в содержательной трактовке эти понятия зачастую смешиваются или искажаются. Семантика терминов, между тем, предполагает, что травма (повреждение) и патология (болезненное нарушение функций) могут быть возможным следствием стресса; патология, в свою очередь, - клиническим проявлением травмы. Проблема уточнения терминологии в данном случае не ограничивается устранением разночтений и разработкой унифицированной системы понятий. В раскрытии сущности иерархически взаимосвязанных приспособительных процессов стресса и повреждения лежит ключ к пониманию закономерностей формирования боевой психической патологии. Попытаемся дать определения и проанализировать их содержание.

*Под **боевым стрессом** следует понимать многоуровневый процесс адаптационной активности человеческого организма в условиях боевой обстановки, сопровождаемый напряжением механизмов реактивной саморегуляции и закреплением специфических приспособительных психофизиологических изменений.*

Состояние боевого стресса в условиях ТВД переносит каждый. Возникая ещё до прямого контакта с реальной витальной угрозой, боевой стресс продолжается вплоть до выхода из зоны военных действий. Благодаря стрессовому механизму закрепляется памятный след новых эмоционально-поведенческих навыков и стереотипов, первостепенно значимых для сохранения жизни, решения диктуемых средой и поставленных задач. Разнообразные психовегетативные проявления стресса: психическое напряжение, тревога, эйфория, внушаемость, угнетение болевой чувствительности, тахикардия, тремор и т.д. отражают адекватные экстремальным условиям количественные изменения физиологических процессов. Хотя в пределах адаптивного регистра они являются нормой, боевой стресс в то же время является состоянием дестабилизирующим, предпатологическим, ограничивающим функциональный резерв организма, увеличивающим риск дезинтеграции психической деятельности и стойких соматовегетативных дисфункций.

Динамику состояний боевого стресса и выраженность их проявлений определяет взаимодействие стрессоров боевой обстановки с непрерывно меняющимся под их влиянием психобиологическим субстратом личности. Роль личностного адаптационного потенциала [189], как показали результаты нашего исследования, далеко не однозначна. Исходы реактивных состояний, развивающихся преимущественно в период срочной адаптации к боевой обстановке (в 32,8% случаев - в первые 3 мес.) гораздо благоприятнее в сравнении с таковыми при наличии сформированного механизма долговременной адаптации, возникающими на втором (23,9%) и, особенно, на третьем (18%) полугодиях службы в зоне военных действий. Совокупность экологических и психосоциальных факторов (интенсивность и продолжительность боевых действий, условия ТВД, переносимые болезни, травмы и ранения, оперативная обстановка, смысл войны, общественная поддержка, сплочённость подразделения, отношение местного населения и др.) оказывает модифицирующее влияние на состояние личностного адаптационного потенциала, на темп истощения функциональных резервов организма, приводящего в итоге к неблагоприятным последствиям.

На угрозу срыва компенсации указывают нарастание личностной уязвимости, тревожности, возбудимости, снижения критики, склонности к реализации эмоционального напряжения в непосредственном поведения. Продолжающееся стрессорное воздействие на этом фоне может обусловить дисфункцию ответственных за адаптацию структур ЦНС с последующим запуском метаболических тканевых повреждений. Оптимальная, физиологическая гомеостатическая саморегуляция переходит на патофизиологический уровень; адаптивная перестройка психологических процессов - в дизадаптирующие патопсихологические изменения. Формируется механизм боевого стрессорного повреждения психобиологического субстрата личности - боевой психической травмы, который проявляется болезненными расстройствами психического функционирования с частичной или полной утратой боеспособности (рис. 3.1).

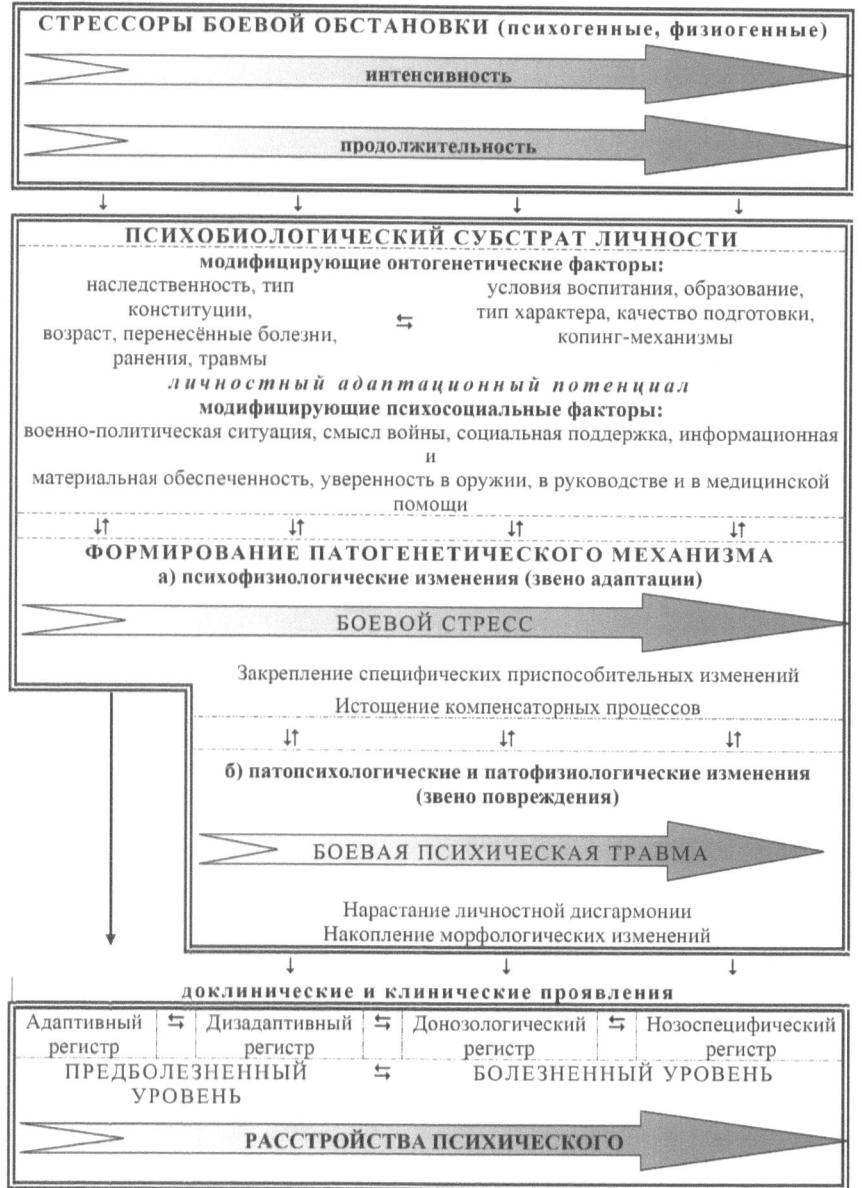

Рис. 3.1 Схема формирования боевых стрессовых расстройств

На начальном этапе патофизиологические изменения носят динамический характер, а психопатологические симптомы имеют смешанную, транзиторную, синдромально неочерченную картину. Они могут включать сужение поля сознания, неполную ориентировку, тревогу, угнетённость, агрессивность, гиперактивность, нарушение способности адекватно реагировать на внешние стимулы и взаимодействовать с окружающими и др. Эти расстройства могут быть острыми или более длительными и диагностируются, соответственно, как острые аффективные реакции («острые реакции на стресс» МКБ-10) или как преневротические состояния. В связи с неоформленностью болезненных проявлений в структурную систему синдрома эти расстройства также являются предпатологическими, но относятся к дизадаптивному регистру. Диагностика доклинических расстройств, признаков начинающейся психической дисгармонии представляется исключительно важной с практической точки зрения, ибо на этом этапе естественные саногенетические механизмы преобладают над патогенетическими. Их своевременная коррекция способствует восстановлению функционального резерва и предотвращению развития менее курабельных состояний.

При накоплении морфологических изменений, достижении ими некого критического объёма психические расстройства переходят на следующий уровень, клинически квалифицируемый как патологический. Симптомы уже объединяются в статически и динамически закономерную совокупность - синдром. Но первичные синдромы крайне неустойчивы. Несмотря на отчётливый патологический радикал, предболезнь (донозология) отличается от болезни тем, что ей недостаёт одного или нескольких необходимых компонентов для постановки нозологического диагноза (Семичов С.Б., 1987). Такие синдромально очерченные состояния, как невротические и патохарактерологические реакции («расстройства адаптации» МКБ-10), острые транзиторные реактивные психозы («диссоциативные состояния»), синдромы психической зависимости в рамках аддиктивного поведения («поведенческие расстройства вследствие употребления ПАВ») протекают в тесной связи с вызвавшими их внешними условиями и не имеют определённого прогноза ни в отношении полного выздоровления, ни в отношении возможного структурирования в конкретную нозоформу. Поэтому симптоматику этих патологических расстройств правомерно относить к донозологическому регистру.

Нозологическую специфичность психического расстройства определяют структурирование дефицитарных нарушений, относительная стабилизация личностной патологии, кристаллизация стереотипа болезненного процесса, его «саморазвитие» с меньшей зависимостью от внешних влияний и снижением доли симптомов, отражающих первопричину. В условиях ТВД нозоспецифические психические расстройства встречаются довольно редко - тогда как значительная распространённость расстройств предпатологического и донозологического регистров является главным фактором ослабления боеспособности войск. Зато нозоспецифические расстройства (хронические постреактивные изменения личности с синдромом ПТСР, аффективные и бредовые расстройства, наркомании и алкоголизм, органические психические расстройства, психосоматозы) приобретают значительную распространённость и нередко прогрессируют после выхода из жизнеопасной обстановки. Здесь нет ничего общего ни с механизмом истерической фиксации, ни с пресловутыми рентными установками. Причина в том, что приспособительные изменения, полезные и целесообразные в боевых условиях, в противоположной им обычной среде оказываются негативными, дизадаптирующими.

Выделенные уровни и регистры перехода симптоматики от физиологической нормы к состоянию болезни можно рассматривать как стадии формирования патологического процесса. В основе их лежат компенсаторные процессы, переводящие функционирование нарушенной психики на другой, патологический, но более совместимый с сохранением существования уровень регуляции [230,327]. Между ними не существует жёстких границ, возможны взаимопереходы, но всё же по мере усложнения симптоматики нарастают нозонаправленные тенденции, а вероятность её обратимости уменьшается. Сказанное не означает, что симптоматика всегда развивается поэтапно. Манифестация нозоспецифического заболевания может произойти остро, на фоне внешнего благополучия, но «по преформированному пути», будучи «реакцией изменённой почвы» (Жислин С.Г., 1965). Структурно-морфологический субстрат в процессе формирования БПТ претерпевает лишь количественные изменения. Однако соответствующие им расстройства психического функционирования имеют определённую дискретность. С помощью клинического и психофизиологического методов уровни и регистры патологического процесса могут быть идентифицированы с достаточно высокой степенью надёжности.

Таким образом, *боевая психическая травма представляет собой патологическое состояние ЦНС, формируемое в результате боевого стресса, превысившего адаптационный потенциал конкретной личности и образующее pathos боевой психической патологии*. Сущность БПТ состоит во включении патофизиологических механизмов регуляции гомеостаза, накоплении морфологических изменений в структурах ЦНС, нарастании специфической личностной дисгармонии и готовности к психопатологическому синдромообразованию. Связанные с БПТ функциональные нарушения (боевые стрессовые расстройства) включают широкий спектр состояний дезинтеграции психической деятельности - от кратковременных дизадаптивных реакций предпатологического, предсиндромного регистра до устойчивых, нозологически сложившихся болезненных процессов.

Боевая психическая патология - *это синдромально и нозологически структурированные клинические проявления боевой психической травмы, возникновение которых обусловлено срывом компенсации и генерализацией патогенетического механизма*.

Оба взаимосвязанных звена патогенеза - звено адаптации и звено повреждения - вносят свой вклад в специфику клинического оформления и динамики боевых стрессовых расстройств. Адаптационный механизм определяет типичные черты нажитых личностных трансформаций и подлежащих нейрометаболических сдвигов, несоответствие закрепившихся в боевой обстановке защитно-приспособительных эмоционально-поведенческих стереотипов условиям мирной жизни. Высокий темп, большой объём и особая архитектура структурно-динамических изменений в функциональных системах головного мозга обусловливают известное своеобразие, однотипность и интернозоморфоз клинической симптоматики, её «витализацию» и «эндогенизацию», тенденцию к затяжности. Эти специфические признаки присутствуют в клинических проявлениях БПТ независимо от известных нозологических форм, в рамках которых они в том или ином случае рассматриваются.

Формирование БПТ затрагивает не только глубинные эмоционально-аффективные «слои» психики, но и онтогенетически более поздние, а поэтому - более ранимые когнитивно-идеаторные уровни, мировоззренческие установки, систему мотиваций, индивидуальные отношения, т.е. собственно структуру личности, её адаптационный потенциал. Это сопровождается повышением личностной тревожности, напряжённости и конфликтности, нарушением адекватности самооценки, снижением устойчивости к психогенным и иным внешним воздействиям. По существу, БПТ является тем самым «сенсибилизизирующим психику воинов» «приобретённым предрасположением», о котором говорили М.И. Аствацатуров (1912), В.К. Хорошко (1916), Н.М. Добротворский (1919), В.П. Осипов (1934), Н.И. Бондарев (1944), другие психиатры. Декомпенсацию на этом фоне может вызвать любая вредность, иногда объективно незначительная. Пусковым фактором может послужить ранение или вынужденная бессонница, конфликт с сослуживцем или неприятная весть из дома. Но в симптоматике всегда присутствует характерный отпечаток её однородной этиологии. Эти обстоятельства свидетельствуют о необходимости разработки методов обнаружения патогенетического механизма в его латентной, доманифестной стадии.

На наш взгляд, ведущий этиопатогенетический фактор должен отражаться в диагностических формулировках. Во-первых, это будет стимулировать патогенетически обоснованную тактику лечения и реабилитации пострадавших с БПТ. Во-вторых, это будет способствовать их социально-юридической реабилитации, приравниванию их в правах на льготы и компенсации с ветеранами, получившими физические травмы и ранения. Примерами подобных диагностических формулировок могут быть следующие.

1. БПТ. Преневротическая стрессовая реакция.

2. БПТ. Астено-депрессивная невротическая реакция у сенситивной личности.

3. БПТ. Патохарактерологическая реакция аффективно-эксплозивного типа на фоне гипертимной акцентуации.

4. БПТ. Реактивный делирий с исходом в выздоровление.

5. Последствия боевой психической травмы (посттравматическое стрессовое расстройство) с циркадно-ремиттирующим течением, фаза обострения. Тревожно-обсессивный синдром.

6. Последствия боевой психической травмы с изменением личности по дефензивно-эпилептоидному типу, синдромом посттравматического стрессового расстройства и вторичной алкогольной зависимостью.

7. Последствия БПТ в виде дисметаболической энцефалопатии с микроочаговой неврологической симптоматикой, психопатизацией личности по дефензивно-эксплозивному типу и умеренным нарушением когнитивно-мнестических функций.

8. Непрерывно текущая шизофрения сложного генеза (наследственная отягощённость, боевая психическая травма) на органически изменённом фоне с гебоидными и

субкататоническими расстройствами. Апато-абулический тип дефекта.

Можно, конечно, предположить, что у какой-то части участников боевых действий те или иные психические расстройства возникли бы и без всякой причинной связи с войной. Хотя на данном этапе развития науки этот вопрос звучит риторически, он утратит свою остроту при налаженном отборе пополнения войск по научно обоснованным психологическим и психофизиологическим критериям профессиональной пригодности. Сложнее обстоит дело с установлением причинно-следственных отношений в случаях, когда по механизму «запоздалой реактивности» клинические проявления манифестируют после длящегося месяцы и даже годы латентного периода БПТ. При квалификации таких состояний следует учитывать не столько реактивный компонент болезненных переживаний, но главным образом специфические патопсихологические, нейропсихологические и патофизиологические изменения. Уточнение маркеров боевой психической травмы представляется актуальной задачей дальнейших исследований в этой области.

3.3 Лечебно-реабилитационные принципы

Проведённый анализ причин и условий формирования боевой психической травмы позволяет утверждать, что развитие у комбатантов необратимых личностных деформаций и затяжных стрессовых расстройств в значительной мере связано с недочётами в организации психиатрической помощи. Ни высокоэффективные препараты, ни новейшие методы лечения не смогут исправить положения дел без налаженной ещё в мирное время полноценной системы охраны психического здоровья военнослужащих. Поэтому мы сочли необходимым остановиться главным образом на клинико-организационных аспектах лечения и реабилитации участников войн.

Ориентированность доктрины военно-полевой психиатрии на «санитарные потери» себя не оправдала. Боеспособность действующей армии снижается прежде всего за счёт высокой распространённости доболезненных стрессовых расстройств. Среди них преобладают не полностью выводящие из строя острые реактивные состояния и психозы, как это трактовалось в учебниках, а протрагированные преневротические и невротические реакции, диссоциальное и аддиктивное поведение. Кроме того, в категорию «санитарных потерь психиатрического профиля» не входят раненые и соматически больные, тогда как нуждаемость практически каждого из них в помощи психиатров и психологов вполне очевидна. Высокая вероятность перехода доболезненных расстройств в хронические, малокурабельные нозоспецифические состояния делает проблему своевременного оказания психиатрической помощи ещё более актуальной. Но и этим не ограничивается круг стоящих перед военной психиатрией задач. Их нельзя свести только к лечению уже возникших расстройств. Во многих случаях патология сформированной в военных условиях БПТ манифестирует уже после возвращения ветеранов к обычной жизни. Следовательно, на первый план выдвигается задача реабилитации, реадаптации и ресоциализации участников войн - своего рода ортопедии БПТ, имеющей целью смягчение нажитых патопсихологических и патофизиологических изменений, устранение готовности к болезни, восстановление их личного и социального статуса. Ошибочно рассматривать медико-психологическую реабилитацию только как завершающий этап лечения. В принципе, она должна проводиться всем комбатантам. Наряду с совершенствованием лечебно-эвакуационных мероприятий психиатрической помощи акцент должен быть перенесён на профилактическую и реабилитационную работу. Это требует создания более гибкой, научно обоснованной её организации и тактики.

Речь не идёт о развёртывании в передовом районе громоздких психиатрических стационаров: это ненужно и нереально. Не решают проблему и временные прикомандирования психиатров в составе групп медицинского усиления. Накопленный со времён русско-японской войны опыт военной психиатрии доказал насущную необходимость войскового, профилактического звена психиатрической помощи. Наиболее приемлемым вариантом нам представляется создание штатных дивизионных отделов психического здоровья, призванных объединить усилия представителей трёх дисциплин: психиатров, медицинских психологов (психофизиологов) и специалистов по социальной психогигиене (военных психологов). Тем самым можно будет обеспечить построение комплексной системы реальной психопрофилактики, этапного лечения и реабилитации военнослужащих как в мирных условиях, так и в условиях боевой обстановки.

В мирное время на специалистов названных отделов возлагается обеспечение полного комплекса мероприятий по психолого-психиатрическому обследованию молодого пополнения войск, своевременной диагностике психических расстройств, изучению причин и условий психической дизадаптации, подготовке предложений командованию по их устранению. На этом этапе должен осуществляться профотбор, цель которого - определение конституциональных особенностей реактивности, копинг-ресурсов, вероятности развития стрессовых расстройств, прогнозирование риска дисфункциональных состояний в экстремальных условиях [252,275, 360,493,551]. Для этого необходимо разработать критерии и методы диагностики психологической пригодности по различным уровням психического здоровья, использовать скрининговые методы, батареи тестов [252,336]. По нашему мнению, лица с низкими показателями стрессоустойчивости не могут направляться в части, предназначенные для выполнения боевых задач. Программа боевой подготовки должна предусматривать регулярное проведение занятий с личным составом по разъяснению природы боевого стресса, психологическому тренингу, распознаванию начальных проявлений БПТ и отработке взаимодействия в боевых условиях. Офицеры отделов психического здоровья должны иметь подготовку по общевойсковой тактике, необходимые укладки для оказания помощи и находиться в высокой боеготовности.

В боевой обстановке отдел психического здоровья образует подвижную группу специализированной психолого-психиатрической помощи, находящуюся в непосредственном подчинении начальнику медицинской службы дивизии. Группа должна иметь средства транспорта, связи, защиты и жизнеобеспечения. Вблизи передовых позиций войск группа развёртывает пункт психологической помощи (ППП), являющийся первым звеном в двухэтапной системе эвакуации. Сюда из подразделений будут поступать военнослужащие с боевыми стрессовыми расстройствами различной тяжести. Эффективность работы ППП будет определяться степенью профессиональной подготовленности и взаимозаменяемостью специалистов, оснащённостью, мобильностью и относительной автономностью, способностью налаживать взаимодействие с частями и подразделениями.

Диагностика боевых стрессовых расстройств должна опираться на уровневую и феноменологическую оценку. Разработанная нами систематика состояний боевого стресса позволяет интегрировать профилактические и лечебно-эвакуационные задачи.

Наблюдающиеся фактически у всех комбатантов физиологические проявления боевого стресса, не выходящие за пределы адаптивного диапазона и не нарушающие оптимального психического функционирования, являются в то же время предпатологическими, увеличивающими вероятность развития патологии состояниями. Поэтому здесь важна роль мероприятий первичной психопрофилактики, ответственность за реализацию которых возлагается в основном на командиров и их заместителей по работе с личным составом. Медицинская служба должна обеспечить проведение превентивной психокоррекции, мониторинг боевого стресса у военнослужащих, своевременное выявление лиц с признаками начавшейся дезинтеграции психической деятельности или латентной БПТ.

Поскольку риск формирования БПТ и хронизации стрессовых расстройств пропорционален интенсивности и продолжительности боевого стресса, максимальный для конкретного ТВД срок пребывания военнослужащих в боевой обстановке должен определяться специалистами психолого-психиатрических групп. При этом необходимо сменять подразделения, а не пополнять их отдельными солдатами, ибо этим наносится урон моральному состоянию и единству воинских коллективов.

Применение методов превентивной фармакологической коррекции состояний боеспособности военнослужащих, бесспорно, является одним из важных и перспективных направлений. Однако следует иметь в виду следующие моменты.

1. Практика показывает, что процент военнослужащих, желающих и соглашающихся принимать фармакологические средства коррекции, довольно невелик. В силу культурально-средовых традиций большинство из них предпочитает алкоголь, как более действенное и, по распространённому мнению, «безвредное» средство. Однако «узаконивание» приёма алкоголя в боевой обстановке неприемлемо прежде всего по причине риска развития алкоголизма в отдалённом периоде и сочетания его с синдромом ПТСР.

2. Для лиц, склонных к аддиктивному поведению, ни один стресс-протектор не сможет по своей привлекательности превзойти психоактивные вещества, если он не будет обеспечивать искомый эффект - «уход от реальности». Создание препарата, обладающего таким эффектом, будет означать создание нового наркотика с соответствующим риском формирования зависимости.

Предлагаемая нами квантификация состояний боевого (травматического) стресса позволяет оптимизировать прогностическую сортировку пострадавших. Дизадаптивные стрессовые расстройства предпатологического уровня (дисгармоничные психовегетативные реакции, сопровождаемые снижением боеспособности) в разные периоды боевых действий развиваются у 15-25% личного состава. В силу транзиторности и психологической понятности - с одной стороны, недочётов в организации психиатрической помощи - с другой, эти расстройства очень часто не диагностируются. Между тем, именно на этом этапе восстановление функциональных резервов, устранение предпосылок к переходу предпатологических состояний в патологические, снижение вероятности рецидивов и развития социально-психологической дизадаптации после возвращения к мирной жизни является наиболее перспективным. Следовательно, на своевременном выявлении пострадавших с предпатологическими реакциями боевого стресса, на безотлагательном оказании им помощи как раз и должны быть сосредоточены усилия всех сил и средств, ответственных за психопрофилактику в войсках.

Пострадавших со стрессовыми расстройствами патологического уровня следует направлять в психиатрическое отделение военного госпиталя войскового тыла. Военнослужащие с донозологическими расстройствами (с невротическими и патохарактерологическими реакциями, с острыми транзиторными реактивными психозами, с аддиктивным поведением) проходят в них полный курс обследования и лечения, после чего возвращаются в свою часть. Лиц с психическими расстройствами нозоспецифического регистра, как малоперспективных для возвращения в строй, целесообразно эвакуировать в военно-лечебные учреждения, находящиеся за пределами района боевых действий (в тыл страны).

Необходимо подчеркнуть, что в локальных войнах весь комплекс мероприятий психиатрической помощи должен быть нацелен не только на период пребывания военнослужащих в боевой обстановке, но и на не менее сложный период реадаптации их к мирной жизни. Диагностические и экспертные подходы должны иметь не только текущую, но и прогностическую направленность - с приоритетом принципа сохранения здоровья над принципом максимального возврата в строй. По данным нашего исследования, факторами риска хронических последствий БПТ в катамнезе являются искажённые типы семейного воспитания, наличие чрезмерно усиленных эпилептоидных, гипертимных, неустойчивых или конформных черт характера, аффективная ригидность, неадекватность в отношении к фрустрации, преобладание тревожной или диссоциативной симптоматики, переживания вины, аутоагрессивные тенденции, проявления импульсивности, враждебности, подозрительности. Мы считаем, что в случае выявления этих признаков, даже при условии полного купирования продуктивной симптоматики, таких военнослужащих следует направлять в специализированный реабилитационный санаторий. По завершении курса медико-психологической реабилитации они могут продолжить военную службу, но уже за пределами зоны боевых действий, находясь под динамическим наблюдением психиатра соединения или гарнизонной поликлиники. Нуждаемость во временном ограничении степени годности к военной службе должна определяться при этом индивидуально.

После вывода подразделения из района боевых действий все военнослужащие должны пройти скрининговое психолого-психиатрическое обследование. Лица с выявленными симптомами дистресса и с наличием факторов риска социально-психологической дизадаптации с целью создания оптимальных условий для быстрейшего восстановления собираются в одно подразделение, где распорядком дня выделяется достаточное время для отдыха, сна, проведения диагностических и реабилитационных процедур, решения врачебно-экспертных вопросов. Задачей реабилитационного цикла является коррекция нажитых стереотипов поведения, перестройка самооценки и системы отношений, оптимизация общения, выработка конструктивных установок и адекватных форм психологической компенсации, восстановление личного и социального статуса ветеранов. Эта цель достигается путём активизации когнитивной деятельности, анализа неотреагированных переживаний, эмпатийной поддержки, ориентации на позитивные стороны боевого опыта, мобилизации ресурсов личности. Эффективны методы личностно-ориентированной и социоцентрированной направленности (рациональная, реконструктивная психотерапия, групповая психотерапия по Роджерсу, коммуникативный, поведенческий тренинг и др.) [30,136,277,636]. Длительность пребывания в этих подразделениях не должна превышать двух недель. В дальнейшем ветераны, продолжающие военную службу, должны находиться под динамическим наблюдением в дивизионных отделах психического здоровья, а уволенные в запас - получать медицинскую помощь и психологические консультации в специализированных реабилитационных центрах, создание которых является важной, но ещё нерешённой государственной задачей сегодняшнего дня.

Требует реорганизации и госпитальное звено психиатрической помощи. Анализ историй болезни военнослужащих федеральных войск в Чечне, госпитализированных в период боевых действий по поводу заболеваний психиатрического профиля, показал, что только 33,7% из них прошли обследование и лечение в условиях специализированных психиатрических отделений. Остальные госпитализировались в непрофильные отделения (в основном, в неврологические). Вследствие этого объём проводимых диагностических исследований и лечебно-реабилитационных мероприятий зачастую был недостаточным. Причина непрофильной госпитализации состоит в отсутствии психиатрических отделений открытого типа (психосоматических отделений, отделений неврозов). В структуре психической заболеваемости как в мирное время, так и в боевых условиях преобладают непсихотические, пограничные формы расстройств. Для помещения таких больных в закрытый стационар не имеется ни медицинских показаний, ни правовой основы. Представляется насущно необходимым создание в крупных госпиталях вторых психиатрических отделений, функционирующих как стационары открытого типа. Наряду с психиатрами в их штат должны войти психотерапевты и клинические психологи. Число специалистов должно быть таким, чтобы обеспечивать помощь всем нуждающимся, включая раненых, контуженных и больных с соматической патологией. Кроме того, в условиях массового поступления раненых дистрессовая симптоматика очень часто развивается даже у опытных медицинских работников. Следовательно, им также требуется оказание систематической психокоррекционной помощи.

В числе первоочередных задач следует назвать разработку простых и эффективных скрининговых методов экспресс-диагностики стрессовых реакций с уровневой и феноменологической оценкой состояния, поскольку малый штат психиатров не позволяет в условиях потока обеспечить консультативное клиническое обследование всех раненых и контуженных помимо поступающих пострадавших психиатрического профиля. Нуждаются в совершенствовании биологические, в т.ч. психофармакологические, методы лечения и коррекции, способные оптимизировать психическое состояние у раненых с учётом конкретных особенностей течения раневого процесса. Особое внимание должно быть уделено разработке адекватных психотерапевтических методов.

Не следует снимать с повестки и вопрос о введении в штат военных госпиталей священнослужителей. По нашим наблюдениям, посещения ими лечебных отделений оказывают весьма благотворное влияние на раненых и пострадавших, способствуют смягчению их душевных и физических страданий.

Мы намеренно не касаемся более подробного обсуждения собственно методов лечения и реабилитации пострадавших с БПТ, ибо при отсутствии соответствующей организационно-штатной базы это лишено всяческого смысла. Многие методы только предстоит создавать и отрабатывать.

Вышеизложенное позволяет сформулировать основные принципы лечения и реабилитации пострадавших с БПТ.

1. Консолидация сил и средств психолого-психиатрической помощи на единой организационно-методической основе, учитывающей реальный объём необходимых психопрофилактических и лечебно-реабилитационных мероприятий.
2. Мониторинг динамики боевого стресса среди комбатантов с использованием простых и надёжных экспресс-методов, унификация и прогностическая направленность диагностики БПТ и сортировки пострадавших.
3. Своевременное выявление латентной стадии и начальных (предпатологических) проявлений БПТ, безотлагательность психокоррекционных и восстановительных мероприятий.
4. Широкое использование внегоспитальных и полустационарных форм оказания помощи; экоцентризм вместо изоляции пострадавших от окружающей среды.
5. Патогенетическая обоснованность терапевтических подходов с учётом специфики биологических, психологических и социальных факторов, определяющих формирование и динамику БПТ.
6. Комплексность, последовательность и преемственность лечебно-реабилитационных программ.
7. Обеспечение социальной поддержки, ориентация на позитивные стороны боевого опыта и индивидуальные ресурсы пациента, реадаптация к условиям мирной жизни, устранение готовности к психопатологическому синдромообразованию.

Предлагаемая система организации психиатрической помощи представляется вполне реализуемой. Тем более, что она тысячекратно окупит себя укреплением морально-психологического состояния, дисциплины, боеготовности и боеспособности войск, сохранением психического здоровья наших военнослужащих. Следует подчеркнуть, что проблема боевой психической травмы затрагивает не только интересы боеспособности армии, но и интересы сохранения здоровья нации. «Нажитая инвалидность есть нечто такое, что наживается, но что точно так же может быть целым рядом мероприятий и предупреждено. Изучение генеза и развития этой формы должно иметь своим последствием не панику или пессимизм, а бодрость и уверенность в возможности справиться с этим заболеванием» (Ганнушкин П.Б., 1930).

ЛИТЕРАТУРА

1. Абаскулиев А. О природе так называемых шизофренических реакций // Клиника, патогенез и лечение нервно-психических заболеваний. - М., 1970. - С. 45-50.
2. Автократов П.М. Призрение, лечение и эвакуация душевно-больных во время Русско-Японской войны в 1904-1905 годах // Обозр. психиат., неврол. и эксперим. психол. - 1906. - N 10. - С. 665-688; - N 11. - С. 721-742.
3. Адаптация молодого воина к условиям воинской службы и профилактика дезадаптационных расстройств: Метод. руководство / П.О. Вязицкий и др. - М., 1990. - 28 с.
4. Адо А.Д. Вопросы общей нозологии. - М.: Медицина, 1985. - 239 с.
5. Айрапетянц М.Г., Вейн А.М. Неврозы в эксперименте и в клинике. - М.: Наука, 1982. - 272 с.
6. Александровский Ю.А. Состояния психической дезадаптации и их компенсация. - М.: Наука, 1976. - 272 с.
7. Александровский Ю.А., Лобастов О.С., Спивак Л.И., Щукин В.П. Психогении в экстремальных условиях. - М.: Медицина, 1991. - 96 с.
8. Александровский Ю.А. Социально-стрессовые расстройства // Обозр. психиат. и мед. психол. - 1992. - N 2. - С. 5-10.
9. Александровский Ю.А. Пограничные психические расстройства: Руководство для врачей. - М.: Медицина, 1993. - 400 с.
10. Александровский Ю.А. Диагностика социально-стрессовых расстройств // Актуальные вопросы военной и экологической психиатрии: Учебн. пособие. - СПб., 1995. - С. 15-21.
11. Алексеев Б.Е. Системный подход к изучению развития алкоголизма и наркомании // Обозр. психиат. и мед. психол. - 1992. - N 1. - С. 48-57.
12. Аляпкин С.Ф. К проблеме профилактики психогенных расстройств в экстремальных условиях // Психиатрические и медико-психологические вопросы диагностики и оказания помощи при катастрофах и экологических кризисах: Тез. докл. конф. - СПб., 1992. - С. 55-56.

13. Амбрумова А.Г., Постовалова Л.И. Социальные и клинико-психологические аспекты самоубийств в современном обществе // Обозр. психиат. и мед. психол. - 1991. - N 1. - С. 26-38.
14. Андрес Л. К вопросу об организации психоневрологической помощи в Красной Армии в военное время («Военные неврозы») // Военно-санитарный сборник Украинского военного округа. - Харьков, 1928. - Вып. 5. - С. 62-78.
15. Анохин П.К. Принципиальные вопросы общей теории функциональных систем. - М.: Медицина, 1971. - 61 с.
16. Анохина И.П. О единстве патогенетических механизмов алкоголизма и наркоманий // VIII Всесоюз. съезд невропатологов, психиатров и наркологов: Тез. докл. - М., 1988. - Т. 3. - С. 307-310.
17. Антонян Ю.М., Гульдан В.В. Криминальная патопсихология. - М.: Наука, 1991. - 248 с.
18. Аствацатуров М.И. Душевные болезни в связи с условиями военной службы. I. Статистические данные о душевных заболеваниях в различных армиях // Воен.-мед. журн. - 1912. - Т. CCXXXV. - С. 68-88.
19. Аствацатуров М.И. Статистические данные о душевных заболеваниях в прошлые войны // Психиатр. газета. - 1916. - N 11. - С. 217-218.
20. Аствацатуров М.И. Современные неврологические данные о сущности эмоций // Сов. невропсихиатрия. - 1936. - N 1. - С. 41-47.
21. Аствацатуров М.И. Об истерической глухоте в связи со слуховыми травмами военного времени (истеротравматическая глухота) // Тр. Воен.-мед. акад. РККА им. С.М. Кирова. - 1939. - Т. XX. - С. 345-354.
22. Ашмарин И.П. Возможное участие нейропептидов и неспецифических белков в механизмах кратковременной памяти // Фармакология нейропептидов. - М., 1982. - С. 102-112.
23. Бажин Е.Ф., Эткинд А.М. Цветовой тест отношений: Метод. рекомендации. - Л., 1985. - 18 с.
24. Бай-Балаева Е.К. К вопросу о социальной ситуации развития личности воинов-интернационалистов, нёсших службу в Афганистане // Психологические исследования в практике врачебно-трудовой экспертизы и социально-трудовой реабилитации. - М., 1989. - С. 66-70.
25. Балинский И.М. Лекции по психиатрии. - Л.: Медгиз, 1958. - 216 с.
26. Банщиков В.М., Невзорова Т.А. Психиатрия: Учебник. - М.: Медицина, 1969. - 344 с.
27. Барабаш В.И., Баронов В.А., Лобастов О.С. Психоневрологическая помощь в условиях современной войны. - Л., 1968. - 104 с.
28. Барабаш В.И. Особенности течения острых и затяжных форм психогений // Труды госпиталя Балт. флота. - Калининград, 1971. - С. 280-284.
29. Барабаш В.И. Острые реактивные состояния: Метод. пособие. - Л.: Воен.-мед. акад., 1979. - 14 с.

30. Бараш Б.А. Третья революция в психотерапии // Обозр. психиат. и мед. психол. - 1993. - N 2. - С. 48-57.
31. Баронов В.А. Нервно-психические расстройства при сотрясении головного мозга в военное время // Воен.-мед. журн. - 1966. - N 5. - С. 21-25.
32. Бачериков Н.Е., Петленко В.П., Щербина Е.А. Философские вопросы психиатрии. - Киев.: Здоров'я, 1985. - 192 с.
33. Бачериков Н.Е. Психогенные (реактивные) заболевания // Клиническая психиатрия. - Киев: Здоров'я, 1989. - С. 381-413.
34. Бачериков Н.Е., Харченко Е.Н. О дифференциальной диагностике острых психогенных непсихотических реакций с аномальными формами поведения // Журн. невропатол. и психиатр. - 1989. - Вып. 11. - С. 1671-1676.
35. Белов Ю.А., Андрюшкин В.Н. Характер и содержание первой медицинской помощи раненым на догоспитальном этапе // Специализированная медицинская помощь при боевой патологии: Тез. докл. - М., 1991. - С. 151-152.
36. Бердяев Н.А. Психология войны и смысл войны // Судьба России. - М., 1918. - С. 177-210.
37. Березин Ф.Б., Мирошников М.П., Рожанец Р.В. Методика многостороннего исследования личности. - М.: Медицина, 1976. - 186 с.
38. Бехтель Э.Е. Донозологические формы злоупотребления алкоголем. - М.: Медицина, 1986. - 272 с.
39. Бехтерев В.М. Война и психозы // Обозр. психиат., неврол. и эксперим. психол. - 1914/1915. - Т. 19, N 4/6. - С. 317-335.
40. Битенский В.С., Херсонский Б.Г., Дворяк С.В., Глушков В.А. Наркомании у подростков. - Киев: Здоров'я, 1989. - 216 с.
41. Блейхер В.М., Боков С.Н. Предпочтение цвета в тесте Люшера и функциональное состояние вегетативной нервной системы // Обозр. психиат. и мед. психол. - 1994. - N 2. - С. 99-102.
42. Бобков Ю.Г., Виноградов В.М., Катков В.Ф. и др. Фармакологическая коррекция утомления. - М.: Медицина, 1984. - 208 с.
43. Боброва И.Н. Реактивные психозы // Руководство по психиатрии. - В 2-х т. - М.: Медицина, 1988. - Т.II. - С. 262-301.
44. Богаченко В.П. Психические расстройства при экстрацеребральных ранениях и ожоговой болезни // Военная психиатрия: Учебник / Под ред. Ф.И. Иванова. - Л., 1974. - С. 187-200.
45. Бондарев Н.И. К вопросу о влиянии боевых впечатлений на солдат // Научная медицина. - 1919. - N 3. - С. 299-303.
46. Бондарев Н.И. О классификации психических заболеваний в действующей армии // Военно-санитарное дело. - 1942. - N 7. - С. 39-41.

47. Бондарев Н.И. Условия возникновения и развития реактивных состояний // Труды Военно-морской медицинской академии. - Л.: ВММедА, 1944. - С. 46-52.

48. Бровчинский А.В. Случай воздушно-контузионного нервного симптомокомплекса // Психиатр. газета. - 1916. - N 12. - С. 237-240.

49. Булаев В.М. Применение пептидов в психиатрии и неврологии (Обзор) // Журн. невропатол. и психиатр. - 1987. - Вып. 8. - С. 1244-1248.

50. Бурно М.Е. Терапия творческим самовыражением. - М.: Медицина, 1989. - 304 с.

51. Вальдман А.В., Александровский Ю.А. Психофармакотерапия невротических расстройств. - М.: Медицина, 1987. - 288 с.

52. Вартанян М.Е., Лидеман Р.Р. Опиатные рецепторы и эндогенные морфины: новый подход к исследованию мозга // Журн. невропатол. и психиатр. - 1978. - Вып. 4. - С. 519-529.

53. Васильев П.В., Глод Г.Д., Сытник С.И. Фармакологические средства коррекции процессов восстановления работоспособности лётного состава // Воен.-мед. журн. - 1993. - N 12. - С. 45-47.

54. Вассерман Л.И., Беребин М.А., Косенков Н.И. О системном подходе в оценке психической адаптации // Обозр. психиат. и мед. психол. - 1994. - N 3. - С. 16-25.

55. Введенский И.Н. К вопросу о психогенных параноидах // Проблемы современной психиатрии / Под ред. Л.Л. Рохлина, Т.П. Симсона. - М., 1948. - С. 385-394.

56. Величко М.А., Лихачёв Л.В. Особенности минно-взрывной травмы по патологоанатомическим данным // Специализированная медицинская помощь при боевой патологии: Тез. докл. науч.-практ. конф. - М., 1991. - С. 228-229.

57. Владычко С.Д. Душевные заболевания в Порт-Артуре во время осады // Воен.-мед. журн. - 1907. - Т. 218, Кн. 1. - С. 108-118; Кн. 2. - С. 318-326.

58. Воробьев А.И. Синдром посттравматического стресса у ветеранов войны, перенёсших боевую психическую травму // Воен.-мед. журн. - 1991. - N 8. - С. 71-74.

59. Воробьев А.И. Разработка методов и средств профилактики боевой психической травмы в армии США // Воен.-мед. журн. - 1993. - N 12. - С. 61-62.

60. Вырубов Н.А. К постановке вопроса о психозах и психоневрозах войны // Психиатр. газета. - 1915. - N 5. - С. 70-72.

61. Вырубов Н.А. Клиника расстройств голоса и речи при контузионном психозе и психоневрозе // Психиатр. газета. - 1915. - N 19. - С. 303-305.

62. Вязицкий П.О., Волчек И.А., Новоженов В.Г., Коломоец Н.М. Характер изменений иммунитета у здоровых людей в условиях горно-пустынной местности и жаркого климата // Специализированная медицинская

помощь при боевой патологии: Тез. докл. науч.- практ. конф. - М., 1991. - С. 169-170.

63. Ганнушкин П.Б. Об одной из форм нажитой психической инвалидности // Труды психиатрической клиники (Девичье Поле). - М.: Изд-во М. и С. Сабашниковых, 1926. - Вып. 2. - С. 52-59.
64. Ганнушкин П.Б. Об эпилептоидном типе реакции // Вестник соврем. медицины. - 1927. - N 23. - С. 1427-1473.
65. Ганнушкин П.Б. Клиника психопатий. Их статика, динамика, систематика. - М.: Север, 1933. - 143 с.
66. Ганнушкин П.Б. Постановка вопроса о границах душевного здоровья / Избранные труды. - М.: Медицина, 1964. - С. 97-108.
67. Гаррик Дж. Двенадцать шагов: Руководство. Программа самостоятельной реабилитации для ветеранов войны в Афганистане. - New York, 1992. - 31 с.
68. Генайло С.П. Особенности преморбида больных наркоманиями // Журн. невропатол. и психиат. - 1990. - Вып. 2. - С. 42-47.
69. Гервер А.В. О душевных расстройствах на театре военных действий // Русский врач. - 1915. - N 34. - С. 793-800; - N 35. - С. 817-821; - N 36. - С. 841-844.
70. Герман К.И. Материалы к изучению особенностей клинической картины шизофрении военного времени // Проблемы психиатрии военного времени. - М., 1945. - С. 272-281.
71. Гиляровский В.А. О классификации и номенклатуре душевных заболеваний // Невропатология и психиатрия. - 1943. - Т. 12, N 6. - С. 16-25.
72. Гиляровский В.А. Сомато-психогенные параноиды военного времени // Труды Военно-морской медицинской академии. - Л.: ВММедА, 1944. - С. 15-23.
73. Гиляровский В.А. Старые и новые проблемы психиатрии. - М.: Медгиз, 1946. - 197 с.
74. Гиляровский В.А. Динамика невротических состояний в военное время и проблема их лечения // Травматические поражения центральной и периферической нервной системы. - Киев; Харьков: Госуд. мед. изд-во УССР, 1946. - С. 285-288.
75. Гиляровский В.А. Психиатрия: Руководство для врачей и студентов. - 4-е изд. - М.: Медгиз, 1954. - 520 с.
76. Гиндикин В.Я. Неврозы // Ранняя диагностика психических заболеваний / Под ред. В.М. Блейхера, Г.Л. Воронкова, Вл. Иванова. - Киев: Здоров'я, 1989. - С. 65-77.
77. Глазников Л.А., Баранов Ю.А., Гофман В.Р., Бутко Д.Ю. Структура психологических нарушений у пострадавших от взрывных факторов // Вестн. гипнол. и психотер. - 1991. - N 1. - С. 52-54.

78. Глекель М. Организация невропсихиатрической помощи в американской и английской армиях во время Мировой войны // Военно-санитарное дело. - 1938. - N 1. - С. 68-78.
79. Глекель М.С. Психиатрическая практика в иностранных армиях во время мировой войны 1914-1918 гг. // Вопросы психиатрической практики военного времени / Под ред. В.П. Осипова. - Л., 1941. - С. 189-219.
80. Глушко А.Н., Овчинников Б.В., Яньшин Л.А. и др. О проблеме психофизиологической реабилитации // Воен.-мед. журн. - 1994. - N 3. - С. 46-47.
81. Годфруа Ж. Что такое психология: Пер. с франц.- В 2-х т. - М.: Мир, 1992. - Т. 1. - 496 с.; - Т. 2. - 376 с.
82. Гольденберг С.И. О закрытых травмах мозга с картиной так называемого травматического невроза // Невропатология и психиатрия. - 1943. - Т. XII, N 5. - С. 30-35.
83. Гольденберг С.И. Травма мозга и шизофрения // Тр. Центр. ин-та психиатрии МЗ РСФСР. - М., 1947. - Т.3. - С. 137-147.
84. Гольдовская Т.И. Депрессивно-астенические состояния, связанные с каузалгическим синдромом // Невропатология и психиатрия. - 1943. - Т. XII, N 6. - С. 51-53.
85. Гольман С.В. Неврозы военного времени (по материалам империалистической войны 1914 - 1918 гг. // Психозы и психоневрозы войны / Под ред. В.П. Осипова. - Л.: Госуд. изд-во мед. литературы, 1941. - С. 189-219.
86. Горовой-Шалтан В.А. Психоневрозы войны // Вопросы психиатрической практики военного времени / Под ред. В.П. Осипова. - Л.: Госуд. изд-во мед. литературы, 1941. - С. 91-126.
87. Горовой-Шалтан В.А. О психозах при раневых инфекциях // Невропатология и психиатрия. - 1943. - Т. 12, N 4. - С. 11-14.
88. Горовой-Шалтан В.А. Реактивные неврозы // Опыт советской медицины в Великой Отечественной войне 1941-1945 гг. - М.: Медгиз, 1949. - Т. 26. - С. 91-97.
89. Грицанов А.И. Минно-взрывная травма как острый нейродистрофический процесс. Принципы адекватного лечения // Специализированная медицинская помощь при боевой патологии : Тез. докл. науч.- практ. конф. - М., 1991. - С. 42-43.
90. Грицанов А.И., Рыбаченко П.В., Фомин Н.Ф. и др. Нейродистрофические расстройства при минно-взрывной травме и возможности их коррекции // Воен.-мед. журн. - 1993. - N 1. - С. 31-39.
91. Губачев Ю.М., Иовлев Б.В., Карвасарский Б.Д. и др. Эмоциональный стресс в условиях нормы и патологии человека. - М.: Медицина, 1976. - 221 с.

92. Губин В.А., Лыткин В.М. Об информативности теста Люшера при обследовании ветеранов войны в Афганистане // Актуальные вопросы военной и экологической психиатрии: Учебн. пособие. - СПб., 1995. - С. 119-120.
93. Гуревич И.С. Сравнительная оценка различных методов лечения сурдомутизма // Травматические поражения центральной и периферической нервной системы. - Киев; Харьков: Госуд. мед. изд-во УССР, 1946. - С. 327-335.
94. Гуревич М.О., Серейский М.Я. Учебник психиатрии. - М.: Медгиз, 1946. - 440 с.
95. Гуревич М.О., Сухарева Г.Е. Достижения советской психиатрии за годы Отечественной войны // Тр. Центр. ин-та психиатрии МЗ РСФСР. - М., 1947. - Т. 3. - С. 42-59.
96. Гурьева В.А., Гиндикин В.Я. Юношеские психопатии и алкоголизм. - М.: Медицина, 1980. - 272 с.
97. Давиденков С.Н. К вопросу об острых психозах военного времени. 1. Истерические формы // Психиатр. газета. - 1915. - N 20. - С. 321-325.
98. Давиденков С.Н. Дизартрия и мутизм после воздушной контузии // Психиатр. газета. - 1916. - N 10. - С. 190-194.
99. Давиденков С.Н. Введение // Опыт советской медицины в Великой Отечественной войне 1941-1945 гг. - М., 1949. - Т. 26. - С. 15-38.
100. Давиденков С.Н. Истерия и истеро-органические сочетания // Клинические лекции по нервным болезням. - Л.: Медгиз, 1957. - С. 5-27.
101. Давыдовский И.В. Проблема причинности в медицине (этиология). - М.: Медицина, 1962. - 120 с.
102. Давыдовский И.В., Снежневский А.В. О социальном и биологическом в этиологии психических болезней // Социальная реадаптация психически больных. - М., 1965. - С. 7-15.
103. Дмитриева Т.Д., Положий Б.С. Социальная психиатрия: современные представления и перспективы развития // Обозр. психиат. и мед. психол. - 1994. - N 2. - С. 39-49.
104. Добротворский Н.М. Душевные заболевания в связи с войной (по литературным данным за 1915-1918 гг.) // Научная медицина. - 1919. - N 1. - С. 378-386.
105. Дюркгейм Э. Самоубийство: Социологический этюд / Пер. с фр. - М.: Мысль, 1994. - 399 с.
106. Ерышев О.Ф. Биологическая терапия психозов в военные годы // Советская психиатрия в годы Великой Отечественной войны: Сб. науч. тр. / Под ред. М.М. Кабанова, В.В. Ковалева. - Л., 1985. - С. 72-77.
107. Ерюхин И.А. Травматическая болезнь. Конкретная нозологическая форма или общепатологическая категория? // Общая патология боевой травмы / Под ред. Ю.Л. Шевченко. - СПб., 1994. - С. 4-16.

108. Жариков Н.М., Урсова Л.Г., Хритинин Д.Ф. Психиатрия: Учебник. - М.: Медицина, 1989. - 496 с.
109. Жислин С.Г. Очерки клинической психиатрии. - М.: Медицина, 1965. - 320 с.
110. Жмуров В.А. Психопатология. Часть I. Симптоматология: Учебное пособие. - Иркутск: Изд-во Иркут. ун-та, 1994. - 240с.
111. Жоголев К.Д., Згода Н.В., Долгий О.Д. Особенности иммунного статуса военнослужащих в период прохождения службы в Республике Афганистан // Опыт советской медицины в Афганистане: Тез. докл. Всеарм. науч. конф. - М., 1992. - С. 96-97.
112. Жуков Г.А. Медицинские аспекты войны во Вьетнаме. - М.: ВНИИМИ, 1973. - 228 с.
113. Завьялов В.Ю. Психологические аспекты формирования алкогольной зависимости. - Новосибирск: Наука, 1988. - 198 с.
114. Зайцев Р.З. К организации психоневрологической помощи в 1941-1945 гг. // Воен.-мед. журн. - 1995. - N 5. - С. 62-65.
115. Залкинд А.Б. К вопросу о нервных болезнях военного времени // Психиатр. газета. - 1916. - N 5. - С. 76-78.
116. Залкинд И.А. Психогенные и соматические факторы в патогенезе паранойяльно-депрессивных реакций, возникающих у военнослужащих в условиях современной войны // Проблемы психиатрии и невропатологии. - Уфа, 1944. - Вып. 5.- С. 238- 254.
117. Залкинд Э.М. О глухонемоте // Невропатология и психиатрия. - 1943. - Т. XII, N 5. - С. 18-21.
118. Залкинд Э.М., Шабанова Г.П. О клинике и структуре соматогенного параноида в условиях военного времени // Невропатология и психиатрия. - 1944. - Т. XIII, N 5. - С. 24-29.
119. Залкинд Э.М. О клинике и структуре психопатологических синдромов у тяжело увечных // Тр. Центр. ин-та психиатрии МЗ РСФСР. - М., 1947. - С. 271-279.
120. Запускалов С.В., Положий Б.С. Новые подходы к динамической оценке психического здоровья // Обозр. психиат. и мед. психол. - 1991. - N 2. - С. 20-25.
121. Захаров В.И., Стрельников А.А., Цыган В.Н. Клинико-патофизиологические особенности периода реабилитации у раненых // Общая патология боевой травмы / Под ред. Ю.Л. Шевченко. - СПб., 1994. - С. 140-147.
122. Зейгарник Б.В. Экспериментально-психологическое исследование больных с травмами головного мозга // Нервные и психические заболевания военного времени: Сб. науч. тр. / Под ред. А.С. Шмарьяна. - М.: Медгиз, 1948. - С. 124-136.

123. Зиньковский А.К., Цикулин А.Е., Сорокина Т.Г. Многомерная (факторная) оценка формирования пограничных нервно-психических расстройств // Журн. невропатол. и психиатр. - 1990. - Вып. 5. - С. 80-84.
124. Знаков В.В. Психологическое исследование стереотипов понимания личности участников войны в Афганистане // Вопр. психол. - 1990. - N 4. - С. 108-116.
125. Иванова Т.В. Клинико-психологическое исследование подростков, употребляющих гашиш // Саморазрушающее поведение у подростков: Сб. научн. тр. - Л., 1991. - С. 82-87.
126. Иванова Т.В. Психологические методы прогноза при гашишизме у подростков // Обозр. психиат. и мед. психол. - 1991. - N 1. - С. 101-102.
127. Иванов Н.В. О позитивных критериях диагностики неврозов // Диагностические проблемы психиатрии: Сб. науч. тр. - М., 1973. - С. 49-57.
128. Иванов-Смоленский А.Г. О нарушениях нервной деятельности контузионно-коммоционного происхождения // Военно-медицинский сборник. - М.: Изд-во АН СССР, 1945. - N 2. - С. 193-198.
129. Иванов Ф.И. Формы психогенных реакций в условиях войны // Воен.-мед. журн. - 1964. - N 2. - С. 45-47.
130. Иванов Ф.И. Реактивные психозы в военное время. - Л.: Медицина, 1970. - 168 с.
131. Иванов Ф.И. Психические расстройства при черепно-мозговых травмах // Военная психиатрия: Учебник. - Л., 1974. - С. 107-128.
132. Иванов Ф.И. Предупреждение стрессовых реакций // Военные знания. - 1976. - N 6. - С. 38-39.
133. Ивашкин В.Т. Изменения внутренних органов у раненых // Воен.-мед. журн. - 1993. - N 1. - С. 25-29.
134. Ивашкин В.Т., Новоженов В.Г. Актуальные проблемы организации терапевтической помощи // Воен.-мед. журн. - 1995. – N 1. - С. 15-20.
135. Иутин В.Г. Психические расстройства в остром периоде боевой хирургической травмы в экстремальных условиях: Автореф. дис. ... канд. мед. наук. - М., 1994. - 22 с.
136. Кабанов М.М., Свердлов Л.С. Проблемы отечественной психиатрии в контексте современного социального развития // Социальн. и клинич. психиат. - 1992. - N1. - С. 56-62.
137. Каменева Е.Н. Теоретические вопросы психопатологии и патогенеза шизофрении. - М.: Медицина, 1970. - 96 с.
138. Каминский Л.С., Новосельский С.А. Потери в прошлых войнах (1756-1918). - М.: Медгиз, 1947. - 212 с.
139. Кандаратская К.М. Протрагированно текущие психозы на почве истощения // Нервно-психические заболевания военного времени (По

материалам ленинградских конференций 1942-1943 гг.). - Л.: Госуд. изд-во мед. литературы, 1945. - С. 34-37.

140. Канторович Н.В. Психогении. - Ташкент: Медицина, 1967. - 263 с.
141. Каплан Г.И., Сэдок Б.Дж. Клиническая психиатрия: Пер. с англ. - В 2-х т. - М.: Медицина, 1994. - Т. 1. - 673 с.
142. Карвасарский Б.Д. Неврозы. - 2-е изд., перераб. и доп. - М.: Медицина, 1990. - 576 с.
143. Карпов И.Е. Работа военно-врачебных комиссий тыловых эвакогоспиталей и некоторые вопросы военно-врачебной экспертизы // Военная медицина глубокого тыла в Отечественную войну. - Ташкент, 1943. - С. 41-45.
144. Кеннон В. Физиология эмоций: Пер. с англ. - Л.: Прибой, 1927. - 175 с.
145. Кербиков О.В., Коркина М.В., Наджаров Р.А., Снежневский А.В. Психиатрия: Учебник. - М.: Медицина, 1968. - 448 с.
146. Кербиков О.В. Избранные труды. - М.: Медицина, 1971. - 312 с.
147. Киндрас Г.П., Тураходжаев А.М. Влияние посттравматических стрессовых расстройств на адаптацию воинов - ветеранов войны в Афганистане // Социальн. и клинич. психиат. - 1992. - N 1. - С. 33-36.
148. Китаев-Смык Л.А. Психология стресса. - М.: Наука, 1983. - 386 с.
149. Клинический опросник для выявления и оценки невротических состояний: Метод. рекомендации / Сост. К.К. Яхин, Д.М. Менделевич. - Казань, 1978. - 24 с.
150. Ковалёв В.В. Неврозы и реактивные состояния в свете динамического изучения // Неврозы и их лечение. - Л., 1969. - С. 221-226.
151. Ковалёв В.В. Ситуационные реакции, проявляющиеся в нарушениях поведения, как форма психогенных (реактивных) расстройств у детей и подростков // Журн. невропатол. и психиатр. - 1979. - Вып. 10. - С. 1386-1391.
152. Ковалёв В.В. Некоторые общие механизмы начального этапа пограничных состояний // IV Всерос. съезд невропатологов и психиатров: Тез. докл. - Уфа, 1980. - С. 204-208.
153. Ковалёв В.В. Патоморфоз психических болезней: его типы и причины // Журн. невропатол. и психиат. - 1989. – Вып. 12. - С. 51-55.
154. Ковалёв В.В. Онтогенетический аспект психической патологии // Социальн. и клинич. психиатрия. - 1992. - N 1. - С. 2-5.
155. Кокс Т. Стресс: Пер. с англ. - М.: Медицина, 1981. - 216 с.
156. Колупаев Г.П., Пятницкая И.Н., Ураков И.Г., Найдёнова Н.Г. Клиника, диагностика, лечение и профилактика наркоманий: Метод. руководство для врачей. - М., 1991. - 156 с.
157. Комиссарова Р.А., Комиссаров И.В. Серотонинергические механизмы тревоги и действие транквилизаторов (Обзор) // Журн. невропатол. и психиатр. - 1990. - Вып. 5. - С. 140-144.

158. Комплексная оценка тяжести травм: Метод. рекомендации ГВМУ / Сост. Е.К. Гуманенко, Т.Ю. Супрун, В.В. Ващенков, В.В. Бояринцев. - М., 1993. - 32 с.
159. Копшицер И.З. О реадаптационном влиянии военных условий на поведение психически больных // Советская психиатрия в годы Великой Отечественной войны. - Л., 1985. - С. 96-97.
160. Коркина М.В., Лакосина Н.Д., Личко А.Е. Психиатрия: Учебник. - М.: Медицина, 1995. - 608 с.
161. Королёв В.В. К проблеме разграничения психопатий и так называемых преклинических состояний в пограничной психиатрии // Журн. невропатол. и психиатр. - 1983. - Вып. 11. - С. 1695-1699.
162. Короленко Ц.П. Психофизиология человека в экстремальных условиях. - Л.: Медицина, 1978. - 272 с.
163. Короленко Ц.П. Аддиктивное поведение. Общая характеристика и закономерности развития // Обозр. психиат. и мед. психол. - 1991. - N 1. - С. 8-15.
164. Корольков А.А., Петленко В.П. Философские проблемы теории нормы в биологии и медицине. - М.: Медицина, 1977. - 391 с.
165. Краснушкин Е.К. Неврозы военного времени и их лечение // Военная медицина на Западном фронте в Великой Отечественной войне: Материалы первой конф. психиатров Западного фронта: Стеногр. докл. - М., 1944. - N 8. - С. 64-75.
166. Краснушкин Е.К. Психогенный фактор душевных расстройств в военное время // Проблемы психиатрии военного времени. - М., 1945. - С. 207-218.
167. Краснушкин Е.К. Психогении военного времени // Нервные и психические заболевания военного времени: Сб. науч. работ / Под ред. А.С. Шмарьяна. - М., 1948. - С. 245-252.
168. Краснянский А.Н., Морозов П.В. Посттравматическое стрессовое расстройство у ветеранов афганской войны // Русский медицинский журнал. - 1995. - N 4. - С. 32.
169. Кронфельд А.С. Проблемы синдромологии и нозологии в современной психиатрии // Тр. ин-та им. П.Б. Ганнушкина. - М., 1940. - Вып. 5. - С. 5-147.
170. Крыжановский Г.Н., Глебов Р.Н. Пептиды мозга и эпилептическая активность (Обзор) // Журн. невропатол. и психиатр. - 1983. - Вып.6. - С. 918-925.
171. Кудрявцев И.А. Судебная психолого-психиатрическая экспертиза. - М.: Юрид. лит., 1988. - 224 с.
172. Кузнецов В.Б., Нечаев А.П., Шпиленя Л.С. Психиатрические возвратные потери в современной войне // Информ. бюлл. по вопросам воен.-мед. службы иностр. армий и флотов. - 1993. – N 88. - С. 151-158.

173. Кузнецов О.Н., Лыткин В.М. Динамически-ситуативная акцентуация личности у участников локальных войн // Актуальные вопросы военной и экологической психиатрии: Учеб. пособие. - СПб., 1995. - С. 115-116.
174. Курпатов В.И. Профилактика, лечение и реабилитация психогенно обусловленных расстройств у плавсостава Военно-морского флота: Автореф. дис. ...д-ра мед. наук. - СПб., 1994. - 41 с.
175. Курпатов В.И., Иутин В.Г. Патоморфоз психогенных заболеваний у военнослужащих в условиях афганской войны // Актуальные вопросы военной и экологической психиатрии: Учеб. пособие. - СПб., 1995. - С.38-45.
176. Лакосина Н.Д., Трунова М.М. Неврозы, невротические развития личности и психопатии: Клиника и лечение. - М.: Медицина, 1994. - 192 с.
177. Левинсон А.Я. О роли «переживания» в структуре психических реакций // Памяти П.Б. Ганнушкина / Тр. психиатрической клиники I ММИ. - Вып. IV. - М.; Л.: Гос. изд-во биол. и мед. литературы, 1934. - С. 292-309.
178. Ленц А. Война и истерические стигматы // Психиатр. газета. - 1915. - N 10. - С. 152-155.
179. Лещинский А.Л. Реактивный параноид военного времени // Травматические поражения центральной и периферической нервной системы. - Киев; Харьков: Госуд. мед. изд-во УССР, 1946. - С. 311-322.
180. Литвинцев С.В. Клинико-организационные проблемы оказания психиатрической помощи военнослужащим в Афганистане: Дис. ... д-ра мед. наук. - СПб., 1994. - I т. - 371 с., II т. - 271 с.
181. Личко А.Е. Психопатии и акцентуации характера у подростков. - Л., 1977. - 208 с.
182. Личко А.Е. Подростковая психиатрия. - Л., 1985. - 416 с.
183. Личко А.Е., Битенский В.С. Подростковая наркология: Руководство. - Л.: Медицина, 1991. - 304 с.
184. Лобастов О.С., Барабаш В.И. Военно-медицинский аспект панических реакций // Воен.- мед. журн. - 1968. - N 8. - С. 86-89.
185. Лобастов О.С. Организация психиатрической (психоневрологической) помощи в Советской Армии в военное время // Военная психиатрия: Учебник / Под ред. Ф.И. Иванова. - Л., 1974. - С. 386-411.
186. Лыткин В.М. Особенности пограничных нервно-психических расстройств у ветеранов войны в Афганистане // Психиатрические и медико-психологические вопросы диагностики и оказания помощи при катастрофах и экологических кризисах: Тез. докл. конф. - СПб., 1992. - С. 50-51.
187. Лыткин В.М., Лукманов М.Ф., Курынкина Л.И. и др. К вопросу о структуре нервно-психической заболеваемости у ветеранов войны в Афганистане // Там же. - С. 53-54.

188. Любан-Плоцца Б., Пельдингер В., Крегер Ф. Психосоматический больной на приёме у врача: Пер. с нем. - СПб.: изд-во ин-та им. В.М. Бехтерева, 1994. - 245 с.
189. Маклаков А.Г. Основы психологического обеспечения профессионального здоровья военнослужащих: Автореф. дис. ... д-ра психол. наук. - СПб., 1996. - 37 с.
190. Малкин П.Ф. Психические заболевания в связи с экстрацеребральными ранениями // Невропатология и психиатрия. - 1945. - N 4. - С. 14-17.
191. Малкин П.Ф. Вопросы психиатрии военного времени и задачи клинической психиатрии в послевоенный период // Вопросы психиатрии военного времени. - Свердловск, 1947. - С. 3 -15.
192. Малкин П.Ф. Ещё раз о шизоформном и шизофрении // Клиника, патогенез и лечение нервно-психических заболеваний. - М., 1970. - С. 105-108.
193. Мгалоблишвили Б.И., Чиркова С.К. Характер нейрогормональных перестроек у больных неврозами // Журн. невропатол. и психиатр. - 1988. - Вып. 11. - С. 87-92.
194. Медведев В.А. Война как источник поведенческой деструкции // Актуальные вопросы военной и экологической психиатрии: Учебн. пособие. - СПб., 1995. - - С. 62-64.
195. Медведев Н.П. Психогенные реакции у военнослужащих в период адаптации к военной службе (клинико-психологическое исследование): Дис. ... канд. мед. наук.- СПб., 1992. - 168 с.
196. Медицинская служба дивизий, отдельных бригад и бронекавалерийского полка: Устав армии США ФМ 8-15: Пер. с англ. - Л., 1970. - 156 с.
197. Меерсон Ф.З., Пшенникова М.Г. Адаптация к стрессорным ситуациям и физическим нагрузкам. - М.: Медицина, 1988. - 256 с.
198. Международная классификация болезней (10-й пересмотр). Классификация психических и поведенческих расстройств: Клинические описания и указания по диагностике. - СПб.: «Адис», 1994. - 304 с.
199. Мелехов Д.Е. О классификации шизофренического типа реакций // Памяти П.Б. Ганнушкина / Тр. психиатрической клиники I ММИ. - Вып. IV. - М.; Л.: Гос. изд-во биол. и мед. литературы, 1934. - С. 86-97.
200. Мельниченко П.И. Некоторые особенности при изучении хронического стресса // Сб. науч. тр. / Под ред. А.Л. Носова. - Саратов, 1990. - Вып. 2. - С. 97-99.
201. Меллер М.М. Почему контуженные теряют способность речи // Психиатр. газета. - 1916. - N 21. - С. 474-478.
202. Менделевич В.Д. Психотравма, личность и неврозогенез (антиципационный подход) // Социальная и клиническая психиатрия. - 1995. - N 2. - С. 114-118.

203. Методические указания по выявлению и лечению психических расстройств у раненых на этапах медицинской эвакуации / Сост. В.Г. Иутин, Б.С. Фролов. - Ташкент, 1982. - 14 с.
204. Миннуллин И.П. Патогенетическое обоснование применения ГБО в комплексном лечении огнестрельных и минно-взрывных ранений // Специализированная медицинская помощь при боевой патологии: Тез. докл. науч.-практ. конф. - М., 1991. - С. 33-34.
205. Михайленко А.А. Некоторые аспекты оказания неврологической помощи военнослужащим в Афганистане // Воен.-мед. журн. - 1992. - N 4-5. - С. 28-31.
206. Моефес С.М. К вопросу о границах реактивного бредообразования // Журн. невропатол. и психиатр. - 1985. - Вып. 2. - С. 277-281.
207. Мороз Б.Т., Нуллер Ю.Л., Устимова И.Н., Андреев Б.В. Исследование болевой чувствительности по показателям электроодонтометрии у больных с деперсонализацией и депрессией // Журн. невропатол. и психиатр. - 1990. - Вып.10. - С. 81-82.
208. Морозов В.М. К вопросу о нажитой психической инвалидности по П.Б. Ганнушкину // Журн. невропатол. и психиатр. - 1990. - Вып. 8. - С. 101-103.
209. Морозов Г.В., Боголепов Н.Н. Морфинизм. - М.: Медицина, 1984. - 176 с.
210. Москети К.В., Моховиков А.Н., Годлевский А.Г. Психологическая характеристика мотивации потребления алкоголя у подростков // Журн. невропатол. и психиат. - 1990. - Вып. 2. - С. 51-55.
211. Мякотных В.С. Особенности патогенеза и клинической манифестации эпилептического процесса у участников войны в Афганистане // XII съезд психиатров России: Материалы. - М., 1995. - С. 339-340.
212. Мясищев В.Н., Белозерский Г.Г., Зарубина Е.Н., Яковлева Е.К. Реактивные состояния военного времени по данным невро-психиатрических диспансеров // Нервно-психические заболевания военного времени (По материалам ленинградских конференций 1942-1943 гг.). - Л.: Госуд. изд-во мед. литературы, 1945. - С. 53-59.
213. Мясищев В.Н. Психогении и энцефалопатии // Тр. Центр. ин-та психиатрии МЗ РСФСР. - М., 1947. - С. 307-315.
214. Мясищев В.Н. Пограничные состояния военного времени // Проблемы современной психиатрии / Под ред. Л.Л. Рохлина, Т.П. Симсона. - М., 1948. - С. 374-384.
215. Мясищев В.Н. Личность и неврозы. - Л.: Изд-во ЛГУ. - 1960. - 426 с.
216. Наку А.Г., Ревенко М.Г., Михлин В.М. Аномальное развитие характера // Ранняя диагностика психических заболеваний / Под ред. В.М. Блейхера, Г.Л. Воронкова, Вл. Иванова. - Киев: Здоровья, 1989. - С. 130-138.
217. Неврозы и неврозоподобные состояния / Под ред. Н. Антонова. - София: Медицина и физкультура, 1983. - 244 с.

218. Некоторые данные об организации лечебно-эвакуационного обеспечения боевых частей американской армии после 2-ой мировой войны // Зарубеж. воен. медицина. - 1956. - N 3. - С. 1-6.
219. Немчин Т.А. Состояния нервно-психического напряжения // Л.: Изд-во Ленингр. ун-та, 1983. - 167 с.
220. Нечаев Э.А., Тутохел А.К., Грицанов А.И., Косачёв И.Д. Хирургические аспекты уроков войны в Афганистане // Воен.-мед. журн. - 1991. - N 8. - С. 7-12.
221. Нечаев Э.А. Опыт медицинского обеспечения советских войск в Афганистане и вопросы дальнейшего развития военной медицины // Опыт советской медицины в Афганистане: Тез. докл. Всеарм. науч. конф. - М., 1992. - С. 3-4.
222. Нечаев Э.А., Захаров В.И., Захаров Ю.М. Медицинская реабилитация участников войн и локальных вооружённых конфликтов // Воен.-мед. журн. - 1994 - N 2. - С. 4-7.
223. Нечипоренко В.В. Психопатии молодого возраста (клиника, диагностика, военно-врачебная экспертиза): Дис. ... д-ра мед. наук. - Л., 1989. - 335 с.
224. Никитин М.Н. Война и истерия // Неврология, невропатология, психология, психиатрия: Сборник. - М.: Наркомздрав-Главнаука, 1925. - С. 420-432.
225. Новиков В.С., Горанчук В.В. Психофизиологическая характеристика и коррекция экстремальных состояний информационно-семантического генеза // Воен.-мед. журн. - 1994. - N 9. - С. 53-58.
226. Новиков В.С., Шанин В.Ю., Цыган В.П. Поведенческие и нейропептидные компоненты эмоционально-стрессорных реакций при травмах в экстремальных условиях // Клинич. медицина и патофизиол. - 1995. - N 1. - С. 39-43.
227. Новицкий А.А. Формирование и клинико-физиологические проявления синдрома хронического эколого-профессионального перенапряжения // Воен.-мед. журн. - 1989. - N 46. - С. 81-88.
228. Новицкий А.А., Лихушин П.П., Гриценгер В.Р. Клинико-статистический анализ заболеваемости военнослужащих, проходивших службу в Афганистане // Опыт советской медицины в Афганистане: Тез. докл. Всеарм. науч. конф. - М., 1992. - С. 108.
229. Новые аспекты психотерапии посттравматического стресса: Метод. рекомендации / Сост. М.Ш. Магомед-Эминов и др. - Харьков, 1990. - 32 с.
230. Нуллер Ю.Л., Михаленко И.Н. Аффективные психозы. - Л.: Медицина, 1988. - 264 с.
231. Нуллер Ю.Л. Смена парадигмы в психиатрии // Обозр. психиатр. и мед. психол. - 1992. - N 1. - С. 13-19.

232. Нуллер Ю.Л. Новая парадигма в психиатрии: понятие регистров. // Обозр. психиатр. и мед. психол. - 1993. - N 1. - С. 29-38.
233. Овчинников Б.В. Боевой стресс и его фармакологическая коррекция // Актуальные вопросы военной и экологической психиатрии: Учебн. пособие. - СПб., 1995. - С. 136-140.
234. Одинак М.М. Патогенез изменений нервной системы при взрывной травме // Актуальные вопросы военной и экологической психиатрии : Учебное пособие / Под ред. Ю.Л. Шевченко. - СПб., 1995. - С. 104-106.
235. Озерецковский А.И. О душевных заболеваниях в связи с русско-японской войной за первый год её // Воен.-мед. журн. - 1905. - Т. 3, Кн. 10. - С. 361-373; Кн. 11. - С. 568-582.
236. Озерецковский А.И. О душевных заболеваниях в связи с русско-японской войной за второй год её // Воен.-мед. журн. - 1906. - Т. 217, Кн. 10. - С. 262-271; Кн. 11. - С. 496-506.
237. Озерецковский С.Д., Иванов Н.Я., Личко А.Е. Выявление депрессии у подростков при патохарактерологическом исследовании // Аффективные расстройства. Диагностика. Лечение. Реабилитация. - Л., 1988. - С. 47-52.
238. Орлов В.Н. О некоторых проблемах поддержания санитарно-эпидемиологического благополучия в советских военно-лечебных учреждениях, дислоцировавшихся в Афганистане // Опыт советской медицины в Афганистане: Тез. докл. Всеарм. науч. конф. - М., 1992. - С. 220.
239. Осипов В.П. Руководство по психиатрии. - М.; Л., 1931. - С. 348-466.
240. Осипов В.П. Введение // Психозы и психоневрозы войны: Сб. - Л.; М., 1934. - С. 6-13.
241. Осипов В.П. Основы распознавания психозов и психотических состояний в практике военного врача // Вопросы психиатрической практики военного времени. - Л.:Госуд. изд-во мед. литературы, 1941. - С. 3-37.
242. Осипов В.П. К вопросу о воздушно-коммоционном психотравматизме // Труды Военно-морской медицинской академии. - Л.: ВММедА, 1944. - С. 11-14.
243. Основы физиологии человека: Учебник для высших учебных заведений / Под ред. Б.И. Ткаченко. - В 2-х т. - СПб., 1994. - Т.1. - 567 с., Т. 2. - 413 с.
244. Павлов И.П. Полное собрание трудов. - М.; Л.: Госиздат, 1949. - 1431 с.
245. Павлов И.П. Проба физиологического понимания симптомологии истерии // Полн. собр. соч. - М.; Л., 1951. - Т. 3, ч. 2. - С. 195-218.
246. Петров В.Ф., Лукомский М.И., Коваленко П.А., Курбангалиев Р.И. Комплексное лечение и реабилитация больных с посттравматическими стрессовыми реакциями // Специализированная медицинская помощь при боевой патологии: Тез. докл. науч.-практ. конф. - М., 1991. - С. 206-207.

247. Петров Ф.И. Опыт ЛОРхирургической работы в одной боевой операции // Военная медицина в Великую Отечественную войну. - М.: Изд-во ГВСУ Красной Армии, 1944. - Вып. 1. - С. 85-93.
248. Пирогов Н.И. Военно-врачебное дело и частная помощь на театре войны в Болгарии и в тылу действующей армии в 1877-1878 гг. - СПб.: Главное управление Общества попечения о раненых и больных воинах, 1879. - С. 1-9.
249. Попов Ю.В. Патохарактерологические реакции в юношеском возрасте // Журн. невропатол. и психиатр. - 1986. - Вып. 11. - С. 1659-1662.
250. Попов Ю.В. Лонгитудинальное изучение психопатий и психопатоподобных нарушений непсихотического характера // Психопатические расстройства у подростков: Республик. сб. науч. тр. - Л.: НИИ им. В.М. Бехтерева, 1987. - С. 8-11.
251. Попов Ю.В., Иванов Н.Я. Система шкал социальной дезадаптации (ШСД) Патохарактерологического Диагностического Опросника для подростков // Саморазрушающее поведение у подростков: Сб. научн. тр. - Л., 1991. - С. 118-122.
252. Попов Ю.В. По поводу социальных и клинико-психологических аспектов самоубийств // Обозр. психиат. и мед. психол. - 1991. - N 1. - С. 38-40.
253. Попов Ю.В. Этнические конфликты: психиатрия в обществе перемен // Обозр. психиат. и мед. психол. - 1992. - N 4. - С. 5-10.
254. Попов Ю.В. Концепция саморазрушающего поведения как проявления дисфункционального состояния личности // Обозр. психиат. и мед. психол. - 1994. - N 1. - С. 6-13.
255. Портнов А.А., Федотов Д.Д. Психиатрия: Учебник. - 3-е изд. - М.: Медицина, 1971. - 472 с.
256. Преображенский С.А. Материалы к вопросу о душевных заболеваниях воинов и лиц, причастных к военным действиям в современной войне: Дис. ... д-ра мед. наук. - СПб., 1917. - 184 с.
257. Преображенский С.А. Военная психиатрия в период первой мировой войны // Воен.-мед. журн. - 1946. - N 1-2. - С. 41-43.
258. Протоколы заседаний секции военно-полевой хирургии хирургического общества г. Москвы и Московской области // Воен.-мед. журн. - 1994. - N 9. - С. 79.
259. Психиатрическое обеспечение британских войск в зоне Персидского залива // Зарубеж. воен. медицина. - 1991. - N 6. - С. 7-8.
260. Психические расстройства при стихийных бедствиях и катастрофах (Диагностика и терапия): Метод. рекомендации / Под ред. Ю.А. Александровского. - М., 1990. - 46 с.
261. Психологические методы исследования личности в клинике / Под ред. М.М. Кабанова. - Л., 1978. - 154 с.

262. Пузин М.Н., Кушлинский Н.Е., Рушанов М.И., Селезнев А.Н. Роль биологически активных веществ в реализации болевого синдрома (Обзор) // Журн. невропатол. и психиатр. - 1989. - Вып. 11. - С. 129-135.
263. Пуссепп Л.М. Травматический невроз военного времени (клинический очерк на основании собственных наблюдений). - Петроград: «Практическая медицина», 1916. - 84 с.
264. Пятницкая И.Н. Наркомании: Руководство для врачей. - М.: Медицина, 1994. - 544 с.
265. Ребельский И.В. Состояние психиатрической помощи на Западном фронте ко второй годовщине Отечественной войны и её очередные задачи // Военная медицина на Западном фронте в Великой Отечественной войне. - М., 1944. - N 8. - С. 18-40.
266. Резник М.И. Философский анализ теории нормы в медицине: Автореф. дис. ... канд.философ.наук. Л., 1981. - 21 с.
267. Решетников М.М. Психопатология героического прошлого и будущие поколения // Актуальные вопросы военной и экологической психиатрии: Учебн. пособие. - СПб., 1995. - С. 38-45.
268. Рончевский С.П. Вопросы психопатологии военного времени (по материалам войны 1914-18 гг.) // Психозы и психоневрозы войны / Под ред. В.П. Осипова. - ОГИЗ, 1934. - С. 14-66.
269. Рончевский С.П. Психогенные реакции, психопатии и основные психозы в военное время // Вопросы психиатрической практики военного времени / Под ред. В.П. Осипова. - Л., 1941. - С. 38-91.
270. Руководство по фармакологической коррекции боеспособности и трудоспособности личного состава Вооруженных Сил СССР / Под ред. И.Г. Чурсина. - М.: Воен. изд-во, 1989. - 128 с.
271. Санитарная служба русской армии в войне 1914-1917 гг.: Сб. документов. - Куйбышев: Воен.-мед. акад., 1942. - 464 с.
272. Саркисов Д.С., Гельфанд В.Б., Туманов В.П. Теоретические и практические аспекты соотношения структуры и функции // Руководство по психиатрии / Под ред. Г.В. Морозова. - В 2-х т. - М.: Медицина, 1988. - Т.1. - С. 51-74.
273. Свядощ А.М. Неврозы. - М.: Медицина, 1982. - 336 с.
274. Селье Г. Очерки об адаптационном синдроме: Пер. с англ. -М.: Медгиз, 1960. - 254 с.
275. Семичов С.Б. Предболезненные психические расстройства. - Л.: Медицина, 1987. - 184 с.
276. Семке В.Я., Нохрина Л.Я. Динамика основных форм неврозов // Журн. невропатол. и психиатр. - 1986. - Вып. 11. - С. 1662-1667.
277. Семке В.Я., Судаков В.Н., Нохрина Л.Я. К проблеме ранней диагностики и реабилитации больных с начальными проявлениями пограничных нервно-психических расстройств // Реабилитация больных

нервно-психическими заболеваниями и алкоголизмом: Тез. докл. - Л., 1986. - С. 127-129.
278. Семке В.Я. Истерические состояния. - М.: Медицина, 1988. - 224 с.
279. Семке В.Я. Экологическая психиатрия: настоящее и будущее // Социальная и клиническая психиатрия. - 1992. - N 3. - С. 5-13.
280. Серейский М.Я. К проблеме «органического» и «функционального» в трудных диагностических случаях военных травм // Военная медицина глубокого тыла в Отечественную войну. - Ташкент, 1943. - С. 403-407.
281. Серейский М.Я. Трудности при исследовании и оценке военно-травматического материала // Проблемы психиатрии военного времени. - М., 1945. - С. 296-308.
282. Серейский М.Я. Принципы лечения травматических поражений головного мозга // Нервные и психические заболевания военного времени: Сб. науч. работ / Под ред. А.С. Шмарьяна. - М.: Медгиз, 1948. - С. 167-172.
283. Симонов П.В. Эмоциональный мозг. - М.: Наука, 1981.- 216 с.
284. Слетер Э. Успехи английской психиатрии в военное время // Невропатология и психиатрия. - 1944. - Т. XII, N 5. - С. 59-63.
285. Случевский И.Ф. О некоторых наблюдениях над течением душевных заболеваний во время Отечественной войны // Проблемы психиатрии и невропатологии. - Уфа, 1946. - Вып. 6. - С. 8-14.
286. Сметанников П.Г. Психиатрия: Краткое руководство для врачей. - СПб.: Изд-во СПбМАПО, 1994. - 304 с.
287. Смирнов В.К. Психогигиена и психическое здоровье. (Некоторые направления исследований) // Психическое здоровье и пограничные состояния. - Горький, 1983. - С. 38-58.
288. Смирнов В.К. «Пограничные состояния» и «малая психиатрия»: актуальность понятий // Актуальные проблемы психогигиены и психопрофилактики: Тез. докл. конф. - Л., 1988. - С. 5-6.
289. Смирнов В.К., Нечипоренко В.В., Рудой И.С. и др. Психиатрия катастроф // Воен.-мед. журн. - 1990. - N 4. - С. 49-56.
290. Смирнов В.К., Смирнов А.В. Посттравматические стрессовые расстройства // Психиатрические и медико-психологические вопросы диагностики и оказания помощи при катастрофах и экологических кризисах: Тез. докл. конф. - СПб., 1992. - С. 62-64.
291. Смирнов В.К., Шпиленя Л.С. Оказание медицинской помощи при боевой психической патологии // Специализированная медицинская помощь при боевой патологии: Тез. докл. науч.-практ. конф. - М., 1991. - С. 203-205.
292. Снедков Е.В. Психогенные реакции боевой обстановки (клинико-динамическое исследование на материале афганской войны): Дис. ... канд. мед. наук. - СПб., 1992. - 325 с.

293. Снедкова Л.В. Нифедипин как средство профилактики рецидивов аффективных и шизоаффективных психозов: Автореф. дис. ... канд. мед. наук. - М., 1996. - 20 с.
294. Снежневский А.В. К клинике травмы головного мозга взрывной волной // Тр. Центр. ин-та психиатрии МЗ РСФСР. - Т.3. - М., 1947. - С. 162-178.
295. Снежневский А.В. Опыт работы фронтового невропсихиатрического госпиталя в Великую Отечественную войну // Воен.-мед. журн. - 1947. - N 2. - С. 23-31.
296. Снежневский А.В. Nosos et pathos schizophreniae // Шизофрения: Мультидисциплинарное исследование. - М.: Медицина, 1972. - С. 5-15.
297. Собчик Л.Н. Невротический и психопатический варианты дезадаптации как разные формы индивидуально-типологического реагирования // VIII Всесоюз. съезд невропатологов, психиатров и наркологов: Тез. докл. - М., 1988. - Т. 1. - С. 132-134.
298. Собчик Л.Н. Стандартизованный многофакторный метод исследования личности: Метод. руководство. - М., 1990. - 76 с.
299. Собчик Л.Н. Метод цветовых выборов - модифицированный цветовой тест Люшера: Метод. руководство. - М., 1990. - 88 с.
300. Солдатенков Н. Война, которую не могут забыть // Аргументы и факты. - 1991. - N 28. - С. 6.
301. Софронов А.Г. Клинико-экспериментальное обоснование новых подходов к оказанию психиатрической и токсикологической помощи при злоупотреблении опиатами: Автореф. дис. ... д-ра мед. наук. - СПб., 1995. - 41 с.
302. Софронов А.Г. Возможна ли профилактика наркомании у ветеранов локальных войн? // Актуальные вопросы военной и экологической психиатрии: Учебн. пособие. - СПб., 1995. - С. 69-72.
303. Спивак Л.И. Проблемы военной психиатрии в армии США // Информ. бюлл. по вопросам воен.-мед. службы иностр. армий и флотов. - 1959. - N 12. - С. 52-58.
304. Стрельчук И.В. Клиника и лечение наркоманий. - М.: Медгиз, 1956. - 346 с.
305. Судаков К.В. Системные механизмы эмоционального стресса. - М.: Медицина, 1981. - 229 с.
306. Сукиасян С.Г. Особенности посттравматических стрессовых нарушений после землетрясения в Армении // Обозр. психиат. и мед. психол. - 1993. - N 1. - С. 61-70.
307. Суханов С.А. Психопатии военного времени // Русский врач. - 1915. - N 34. - С. 800-804.
308. Суханов С.А. Влияние воздушной контузии на центральную нервную систему // Русский врач. - 1915. - N 43. - С. 1011-1013.

309. Суханов С.А. Материалы к вопросу о психозах военного времени // Психиатр. газета. - 1915. - N 7. - С. 106-108; - N 11. - С. 165-167; N 13. - С. 204-207; N 17. - С. 271-272.
310. Сухарева Г.Е. Психогенные типы реакций военного времени // Невропатология и психиатрия. - 1943. - Т. 12, N 2. - С. 3-10.
311. Сухарева Г.Е. Соматогенные астенические депрессии и параноиды военного времени // Невропатология и психиатрия. - 1944. - Т. XIII, N 5. - С. 18-23.
312. Сухарева Г.Е. Психогенный тип реакций с депрессивно-бредовым синдромом // Проблемы психиатрии военного времени. - М., 1945. - С. 219-226.
313. Сухарева Г.Е. Роль вредностей военного времени в клинике психических заболеваний (на материале гражданских отделений больницы им. Кащенко) // Проблемы психиатрии военного времени. - М., 1945. - С. 255-271.
314. Сухарева Г.Е. Соматогенные и соматопсихогенные психозы // // Нервные и психические заболевания военного времени: Сб. науч. работ / Под ред. А.С. Шмарьяна. - М.: Медгиз, 1948. - С. 228-244.
315. Сухарева Г.Е. Учение о реактивных состояниях в свете данных военно-психиатрического опыта // Проблемы клиники и терапии психических заболеваний (в свете данных военно-психиатрического опыта) / Под ред. И.Н. Кагановича. - М., 1949. - С. 7-18.
316. Тарабрина Н.В. Экспериментально-психологическая методика изучения фрустрационных реакций: Метод. рекомендации. - Л.: Изд. инст. им. Бехтерева. - 1984. - 23 с.
317. Тегза В.Ю., Топорков А.Т. Величина и структура санитарных потерь федеральных войск в ходе локального вооруженного конфликта на Северном Кавказе // Актуальные вопросы военной и экологической психиатрии: Учебн. пособие. - СПб., 1995. - С. 88-89.
318. Телешевская М.Э. Истерические реакции военного периода // Травматические поражения центральной и периферической нервной системы. - Киев; Харьков: Госуд. мед. изд-во УССР, 1946. - С. 323-326.
319. Терентьев Л.П., Логинова И.В. Проблемы профилактики тепловых поражений в условиях жаркого климата и пути их решения // Опыт советской медицины в Афганистане: Тез. докл. Всеарм. науч. конф. - М., 1992. - С. 188-189.
320. Тимофеев А.В. Где заболевают душевной болезнью воинские чины действующей армии? // Психиатр. газета. - 1915. - N 16. - С. 261-262.
321. Тимофеев Н.Н. О задачах психиатрии во время войны // Военно-санитарное дело. - 1942. - N 9. - С. 34-36.
322. Тимофеев Н.Н. Опыт и задачи военной психиатрии // Военная медицина на Западном фронте в Великой Отечественной войне: Материалы

первой конференции психиатров Западного фронта: Стеногр. докл. - М., 1944. - N 8. - С. 9-17.
323. Тимофеев Н.Н. Предварительные итоги из опыта организации невропсихиатрической помощи в Великую Отечественную войну // Тр. Центр. ин-та психиатрии МЗ РСФСР. - М., 1947. - Т. 3. - С. 60-80.
324. Тимофеев Н.Н. Контуженные. Контузии // Энциклопедический словарь военной медицины / Под ред. Е.И. Смирнова. - М.: Госуд. изд-во мед. литературы, 1948. - Т.3. - С. 19-43.
325. Тимофеев Н.Н. Очерки военной психиатрии. - Л.: Изд-во ВМедА, 1962. - 280 с.
326. Тихоненко В.А. К пониманию личностного подхода в психиатрии: этико-психологический аспект // Социальн. и клинич. психиатрия. - 1992. - N 1. - С. 32-37.
327. Тупицын Ю.Я. Клинико-патогенетические основы оптимизации диагностики, лечения неврозов и организации психотерапевтической помощи: Науч. докл. ... д-ра мед.наук. - СПб., 1992. - 48 с.
328. Усовершенствованный метод патохарактерологического исследования подростков: Метод. рекомендации. - Л., 1983. - 40 с.
329. Ушаков Г.К. Пограничные нервно-психические расстройства. - М.: Медицина, 1987.- 304 с.
330. Фелинская Н.И. О понятии и классификации пограничных состояний // Проблемы судебной психиатрии (пограничные состояния) / Под ред. Г.В. Морозова. - М., 1971. - С. 19-35.
331. Фелинская Н.И. О соотношении понятий психогений и психопатий // Диагностические проблемы психиатрии: Сб. науч. тр. - М., 1973. - С. 88-95.
332. Фелинская Н.И. Современное учение о реактивных состояниях и узловые вопросы этой проблемы (критический обзор) // Журн. невропатол. и психиатр. - 1980. - Вып. 11. - С. 1717-1729.
333. Франкл В. Человек в поисках смысла: Пер. с англ. и нем. - М., 1990. - 368 с.
334. Фролов Б.С. Оценка и прогнозирование нервно-психического здоровья при массовых психопрофилактических обследованиях: Автореф. дис. ... д-ра мед.наук. - Л., 1988. - 42 с.
335. Фролов Б.С., Шпиленя Л.С., Рудой И.С. Наркомании и алкоголизм в армиях зарубежных стран // Воен.-мед. журн. - 1977. - N 9. - С. 86-87.
336. Фролов Б.С., Павлов В.А., Ященко Ю.В. и др. Результаты массового психопрофилактического обследования с использованием ЭВМ в соединении // Воен.-мед.журн. - 1991. - N 6. - С.60-62.
337. Фролов Б.С., Рустанович А.В. О нозоцентрической и функциональной диагностике в военной психиатрии // Актуальные вопросы военной и экологической психиатрии: Учебн. пособие. - СПб., 1995. - С. 12-15.

338. Фрумкин Я.П., Лившиц С.М. Следовые влияния в психопатологии. - Киев: Здоровья, 1979. - 112 с.
339. Ханин Ю.Л. Краткое руководство к применению шкалы реактивной и личностной тревоги Ч.Д. Спилбергера. - М., 1976. - 40 с.
340. Хвиливицкий Т.Я. Медико-психологическая ситуация в Ленинграде в 1941-1945 гг. // Журн. невропатол. и психиатр. - 1988. - Вып. 5. - С. 130-134.
341. Хорошко В.К. О душевных расстройствах вследствие физического и психического потрясения на войне // Психиатр. газета. - 1916. - N 1. - С. 3-10.
342. Хохлов Л.К. О социальных аспектах патоморфоза психических заболеваний // Социальн. и клинич. психиат. - 1992. - N 1. - С. 70-76.
343. Хроника // Психиатр. газета. - 1915. - N 1. - С. 14-18.
344. Циркин С.Ю. Концептуальная диагностика функциональных расстройств: диатез и шизофрения // Социальная и клиническая психиатрия. - 1995. - N 2. - С. 114-118.
345. Чиж И.М., Макаров Н.И. Опыт медицинского обеспечения локальных войн и проблемы эвакуации раненых и больных по воздуху // Воен.-мед. журн. - 1993. - N 1. - С. 22-24.
346. Чистович А.С. Послераневые психозы // Тр. Военно-морской медицинской академии. - Л.: ВММедА, 1944. - С. 37-45.
347. Шайкевич М.О. К вопросу о душевных заболеваниях в войске в связи с Русско-Японской войной // Воен.-мед. журн. - 1907. - Июнь. - С. 276-292; - Июль. - С. 445-467; - Август. - С. 629-641; - Сентябрь. - С. 81-94.
348. Шамрей В.К., Савенков В.П. Сурдомутизм (вопросы диагностики и лечения) // Актуальные вопросы военной и экологической психиатрии: Учебн. пособие. - СПб., 1995. - С. 106-110.
349. Шанин Ю.Н., Захаров В.И., Стрельников А.А., Грызунов В.В. Психосоматические расстройства у участников военных действий в отдалённом периоде боевых стрессорных повреждений // Клинич. медицина и патофизиол. - 1995. - N 1. - С. 53-57.
350. Шанин Ю.Н., Шанин В.Ю., Цыган В.Н. Изменение регуляторных процессов при боевой травме // Общая патология боевой травмы / Под ред. Ю.Л. Шевченко. - СПб., 1994. - С. 17-36.
351. Шанин Ю.Н. Раневая болезнь // Раневая болезнь и медицинская реабилитация / Под ред. Ю.Н. Шанина, В.И. Захарова. - СПб.: «Глаголъ», 1995. - С. 8-34.
352. Шарко Ж.-М. Клинические лекции по нервным болезням: Пер. с франц. - Харьков, 1885. - 120 с.
353. Шевалёв Е.А. О запоздалой реактивности // Советская психоневрология. - 1935. - N 4-5. - С. 196-207.

354. Шевалёв Е.А. Течение и исход реактивных состояний, связанных с психической травмой // Невропатология и психиатрия. - 1937. - Т. VI., Вып. 9. - С. 3-20.
355. Шевченко Ю.Л. Предисловие // Общая патология боевой травмы. - СПб., 1994. - С. 3-4.
356. Шевченко Ю.Л., Захаров В.И., Шанин Ю.Н. Проблема реабилитации // Раневая болезнь и медицинская реабилитация. - СПб.: «Глаголъ», 1995. - С. 4-7.
357. Шерешевский А.М. Организация специализированной психиатрической помощи в русско-японскую войну и создание военной психиатрии // Воен.-мед. журн. - 1970. - N 11. - С. 86-88.
358. Шишмарев Ю.Н., Гайдук В.А., Закурдаев В.В. Особенности течения заболеваний терапевтического профиля // Воен.- мед. журн. - 1992. - N 4/5. - С. 67-68.
359. Шмарьян А.С. Общие и частные закономерности психопатологии травмы головного мозга // Невропатология и психиатрия. - 1943. - Т. XII, N 6. - С. 3-16.
360. Шостак В.И. Военная психофизиология - теоретические основы, практические аспекты // Теоретические основы военной психофизиологии. - Л.: ВМедА, 1991. - С. 3-8.
361. Шостакович Б.В., Матвеев В.Ф. Психопатии и патохарактерологические развития // Руководство по психиатрии / Под ред. Г.В. Морозова. - В 2-х т. - М.: Медицина, 1988. - Т. II. - С.301-349.
362. Шпиленя Л.С. К вопросу о выделении акцентуированных психологических реакций в экстремальных условиях // Актуальные вопросы совершенствования и лечения пострадавших в районах массовых бедствий : Тез. докл. Всеарм. науч. конф. - Л., 1991. - С. 98-99.
363. Шумков Г.Е. Душевное состояние воинов в ожидании боя. (По наблюдениям офицеров). Военно-психологический этюд // Военный сборник. - 1913. - N 5. - С. 99-106.
364. Шумков Г.Е. Душевное состояние воинов в ожидании боя. (По наблюдениям врачей). Военно-психологический этюд // Военный сборник. - 1913. - N 6. - С. 89-94.
365. Шумков Г.Е. По вопросу о «числе» душевно-больных на войне // Психиатр. газета. - 1915. - N 22. - С. 363-366.
366. Эйдемиллер Э.Г., Кулаков С.А., Черемисин О.В. Исследование «образа Я» у подростков с аддиктивным поведением // Психологические исследования и психотерапия в наркологии: Сб. науч. тр. - Л.: НИИ им. В.М. Бехтерева, 1989. - С. 74-79.
367. Эмдин П.И. Закрытые черепно-мозговые повреждения и психогенные феномены // Военная медицина глубокого тыла в Отечественную войну. - Ташкент: Госуд. изд-во УзССР, 1943. - С. 400-402.

368. Эпштейн А.Л. Паратравматические синдромы военного времени и их патогенез // Травматические поражения центральной и периферической нервной системы. - Киев; Харьков: Госуд. мед. изд-во УССР, 1946. - С. 302-310.
369. Эткинд А.М. Цветовой тест отношений // Общая психодиагностика. - М., 1987. - С. 221-227.
370. Юдин Т.И. Аменция и неврастения // Советская психоневрология. - 1935. - N 4-5. - С. 78-82.
371. Юдин Т.И. Очерки истории отечественной психиатрии. - М.: Медгиз, 1951. - 479 с.
372. Юнсон М. Толерантность к психологическому стрессу и экспериментальное измерение защитных механизмов // Эмоциональный стресс. Физиологические и психологические реакции. Медицинские, индустриальные и военные последствия стресса / Под ред. Л. Леви. - Л.: Медицина, 1970. - С.80-84.
373. Юрман Н.А. Неврастенические психозы военного времени // Психиатр. газета. - 1915. - N 9. - С. 139-142.
374. Юрьев А.И. Оценка отрицательных праксических состояний человека-оператора на основе данных теста Люшера // Проблемы инженерной психологии. - Л., 1984. - Вып. 2. - С. 239-241.
375. Якубович Л.Ф. Психиатрическая помощь на Дальнем Востоке в Русско-Японскую войну (1904-1905 г.) // Журн. невропатол. и психиатр. - 1907. - Кн. 4. - С. 588-622; - Кн. 5. - С. 819-874.
376. Ялтонский В.М., Абшаихова У.А., Сирота Н.А. Патохарактерологическое исследование подростков, злоупотребляющих гашишем и больных гашишной наркоманией // Саморазрушающее поведение у подростков: Сб. науч. тр. - Л., 1991. - С. 78-81.
377. Ялтонский В.М., Сирота Н.А. Исследование особенностей самооценки и условий ее формирования при аддиктивном поведении и гашишной наркомании у подростков // Обозр. психиат. и мед. психол. - 1991. - N 2. - С. 79-80.
378. Ялтонский В.М., Абшаихова У.А., Сирота Н.А. Вербально-невербальный диссонанс в структуре коммуникативного поведения наркотизирующихся подростков // Обозр. психиат. и мед. психол. - 1992. N 1. - С. 68-70.
379. Янов Ю.К., Глазников Л.А., Баранов Ю.А. Эмоционально-мотивационные установки, особенности психического состояния и поведения пациентов с акубаротравмой // Клин. медицина и патофизиол. - 1995. - N 1. - С. 44-48.
380. About our Army fight on drug // Med. Tribune. - 1970. - Vol. 11, N 35. - P. 30.
381. Adams D.M., Overholser J.C. Suicidal behavior and history of substance abuse // Am. J. Drug Alcohol Abuse. - 1992. - Vol. 18, N 3. - P. 343-354.

382. Adams-Silvan A., Silvan M. «A dream is the fulfillment of a wish»: traumatic dream, repetition compulsion, and the pleasure principle // Int. J. Psychoanal. - 1990. - N 71, Pt. 3. - P. 513-522.
383. Agrell J. Stress: Military implications psychological aspects // Rev. Int. Serv. Sante Armees. - 1965. - T. 38, N 38.- P. 787-788.
384. Angst - Furcht - Panik / Hrsg. von U. Faust. - Stuttgart: Verlag Hippokrates, 1986. - 302 s.
385. Appel J.W. Incidence of neuropsychiatric disorders in World War II // Amer. J. Psychiatry. - 1946. - Vol. 102, N 4. - P. 433-466.
386. Archibald H.C., Tuddenham R.D. Persistent stress reaction following combat: a twenty-year follow-up // Arch. Gen. Psychiatr. - 1965. - Vol. 13, N 12. - P. 475-481.
387. Armfield F. Preventing post-traumatic stress disorder resulting from military operations // Milit. Med. - 1994. - Vol. 159, N 12. - P. 739-746.
388. Babinski J. Demembrement de l'hysterie traditionelle pithiatisme. - Paris, 1909. - 30 p.
389. Baddoura C. Sante mentale et guerre libanaise // Bull. Acad. Natl. Med. - 1990. - Vol. 174, N 5. - P. 583-590.
390. Bailey J.E. Differential diagnosis of posttraumatic stress and antisocial personality disorders // Hosp. Commun. Psychiatry. - 1985. - Vol. 36, N 8. - P. 881-883.
391. Baker S.L. US Army heroin abuse identification program in Vietnam: Implication for a metadone program // Am. J. Publ. Health. - 1972. - Vol. 62, N 6. - P. 857-860.
392. Barret L., Bourhis F., Buffet H. et al. Determination of b-endorphine in alcoholic patients in the acute stage of intoxication: Relation with naloxone therapy // Drug Alcohol Depend. - 1987. - Vol. 19, N 1. - P. 71-78.
393. Bartemeier L.H. Combat exhaustion // J. Nerv. Ment. Dis. - 1946. - Vol. 104. - P. 359-425.
394. Baum A. Stress, intrusive imagery, and chronic distress // Health Psychol. - 1990. - Vol. 9, N 6. - P. 653-675.
395. Belenky G.L., Newhouse P., Jones F.D. Prevention and treatment of psychiatric casualties in the event of a war in Europe // Rev. Int. Serv. Sante Armees. - 1982. - Vol. 55, N hors serie.- P. 303-307.
396. Belenky G.L., Tyner C.F., Sodetz F.G. Israeli battle shock casualties: 1973 and 1982. - USA: Walter Reed Army Institute of Research. - 1983. - 38 p.
397. Belland K.M., Bissell C. A subjective study of fatigue during Navy flight operations over southern Iraq: Operation Southern Watch // Aviat. Space Environ. Med. - 1994. - Vol. 65, N 6. - P. 557-561.
398. Benedict R.A., Kolb L.C. Preliminary findings on chronic pain and posttraumatic stress disorder // Amer. J. Psychiatry. - 1986. - Vol. 143, N 7. - P. 908-910.

399. Berg G.E., Watson C.G., Nugent B. et al. A comparison of combat's effects on PTSD scores in veterans with high and low moral development // J. Clin. Psychol. - 1994 - Vol. 50, N 5. - P. 669-676.
400. Bille D.A. Road to recovery. Post-traumatic stress disorder: the hidden victim // J. Psychosoc. Nurs. Ment. Health Serv. - 1993. - Vol. 31, N 9. - P. 19-28.
401. Binder H. Стойкие психопатические состояния, патологические реакции и развития // Клиническая психиатрия / Под ред. Г. Груле и др.: Пер. с нем. - М.: Медицина, 1967. - С. 143-165.
402. Bisson J.I. Automatism and post-traumatic stress disorder // Br. J. Psychiatry. - 1993. - N 163. - P. 830-832.
403. Blair D.T., Hildreth N.A. PTSD and the Vietnam veteran: the battle for treatment // J. Psychosoc. Nurs. Ment. Health Serv. - 1991. - Vol. 29, N 10. - P. 15-20.
404. Blanchard E.B., Kolb L.C., Prins A. et al. Changes in plasma norepinephrine to combat-related stimuli among Vietnam veterans with posttraumatic stress disorder // J. Nerv. Ment. Dis. - 1991. - Vol. 179, N 6. - P. 371-373.
405. Blatt S.J., Berman W., Bloom-Feshbach S. et al. Psychological assesment of psychopathology in opiate addicts // J. Nerv. Ment. Dis. - 1984. - Vol. 172, N 3. - P. 156-165.
406. Bleich A., Attias J., Zinger Y. Psycho-neuro-physiological assessment of post-traumatic stress disorder using event-related potentials // Harefuah. - 1994. - Vol. 127, N 10. - P. 364-368.
407. Bleich A., Dolev A., Koslowski M. et al. Psychiatric morbidity following psychic trauma of combat origin // Harefuah. - 1994. - Vol. 126, N 9. - P. 493-496.
408. Bleuler E. Руководство по психиатрии: Пер. с нем. - Берлин: изд-во т-ва «Врачъ», 1920. - 542 с.
409. Bonhoeffer K. Die exogenen Reaktionstypen // Arch. Psychiat. Nervenkrankh. - 1917. - Bd. 58. - S. 58-79.
410. Boudewyns P.A. Posttraumatic stress disorder: conceptualization and treatment // Progress in Behavior Modification. - 1996. - N 30. - P. 165-189.
411. Bourne P.G. Men, stress and Vietnam. - Boston: Little Brown & Co, 1970. - 233 p.
412. Bourne P.G. Psychological aspects of combat // Psychological aspects of stress. - Springfield, 1970. - P. 70-85.
413. Bourne P.G. Military psychiatry and the Vietnam experience // Amer. J. Psychiatry. - 1970. - Vol. 127. - P. 123-130.
414. Bourne P.J. The Vietnam veteran: Psychosocial casualties // Psychiatry in Medicine. - 1972. - N 3. - P. 481-488.
415. Bradshaw S.L. Jr., Ohlde C.D., Horne J.B. The love of war: Vietnam and the traumatized veteran // Bull. Menninger Clin. - 1991. - Vol. 55, N 1. - P. 96-103.

416. Bradshaw S.L. Jr., Ohlde C.D., Horne J.B. Combat and personality change // Bull. Menninger Clin. - 1993. - Vol. 57, N 4. - P. 466-478.
417. Bremner J.D., Southwick S.M., Johnson D.R. et al. Childhood physical abuse and combat-related posttraumatic stress disorder in Vietnam veterans // Am. J. Psychiatry. - 1993. - Vol. 150, N 2. - P. 235-239.
418. Bremner J.D., Randall P., Scott T.M. et al. MRI-based measurement of hippocampal volume in patients with combat-related posttraumatic stress disorder // Am. J. Psychiatry. - 1995. - Vol. 152, N 7. - P. 973-981.
419. Breslau N., Davis G.C. Posttraumatic stress disorder. The stressor criterion // J. Nerv. Ment. Dis. - 1987. - Vol. 175, N 5. - P. 255-264.
420. Brom D., Kleber R.J., Witztum E. The prevalence of posttraumatic psychopathology in the general and the clinical population // Isr. J. Psychiat. Relat. Sci. - 1992. - Vol. 28, N 4. - P. 53-63.
421. Brophy M.H. Cyproheptadine for combat nightmares in post-traumatic stress disorder and dream anxiety disorder // Milit. Med. - 1991. - Vol. 156, N 2. - P. 100-101.
422. Brunner J. Psychiatry, psychoanalysis, and politics during the First World War // J. Hist. Behav. Sci. - 1991. - Vol. 27, N 4. - P. 352-365.
423. Bullman T.A., Kang H.K. Posttraumatic stress disorder and the risk of traumatic deaths among Vietnam veterans // J. Nerv. Ment. Dis. - 1994. - Vol. 182, N 11. - P. 604-610.
424. Bunk D., Eggers C. Die Bedeutung beziehungsdynamischer Faktoren fur die Psychopathogenese von im Kindesalter Naziverfolgten // Fortschr. Neurol. Psychiatr. - 1993. - Bd. 61, N 2. - S. 38-45.
425. Burchfield S.R. The stress responce: a new perspective // Psychosom. Med. - 1979. - Vol. 41, N 8. - P. 661-672.
426. Burstein A. Treatment noncompliance in patients with post-traumatic stress disorder // Psychosomatics. - 1986. - Vol. 27, N 1. - P. 37-40.
427. Buydens-Branchey L., Noumair D., Branchey M. Duration and intensity of combat exposure and posttraumatic stress disorder in Vietnam veterans // J. Nerv. Ment. Dis. - 1990. - Vol. 178, N 9. - P. 582-587.
428. Cannon W.B. The James-Lange theory of emotions: a critical examination and an alternative theory // Amer. J. Psychol. - 1927. - Vol. 39, N 2. - P. 106-119.
429. Camp N.M. The Vietnam War and the ethics of combat psychiatry // Am. J. Psychiatry. - 1993. - Vol. 150, N 7. - P. 1000-1010.
430. Cattell R.B., Eber H.W., Tatsuoka M.M. Handbook for sixteen personality factor questionnaire. - Illinois: Champain, 1970. - 700 p.
431. Charon R. Психопатология военного времени (Реферат С. Суханова) // Психиатр. газета. - 1915. - N 22. - С. 367-368.
432. Chavigny P. Психиатрия и судебная медицина во французских армиях (Реферат С. Суханова) // Психиатр. газета. - 1915. - N 15. - С. 242-244.

433. Chavigny P. О душевных болезнях во французских армиях (Реферат С. Суханова) // Психиатр. газета. - 1915. - N 22. - С. 366-367.
444. Cohen M.R., Cohen R.M., Pickar D. et al. High-dose naloxone infusions in normals. Dose-dependent behavioral, hormonal, and physiological responses // Arch. Gen. Psychiatry. - 1983. - Vol. 40, N 6. - P. 613-619.
445. Colbach E.M., Parrish M.D. Army mental health activities in Vietnam: 1965-1970 // Bull. Menninger Clin. - 1970. - Vol. 34, N 6. - P. 333-342.
446. Cooper S.J. Benzodiazepine - opiate antagonist interactions and reward processes: Implications for drug dependency // Neuropharmacology. - 1983. - Vol. 22, N 4. - P. 535-538.
447. Cordray S.M., Polk K.R., Britton B.M. Premilitary antecedents of post-traumatic stress disorder in an Oregon cohort // J. Clin. Psychol. - 1992. - Vol. 48, N 3. - P. 271-280.
448. Costedoat A. La panique // Bull. d'information du Ministere de la Sante publique et de population. - 1956. - P. 64-67.
449. Cozza K.L., Hales R.E. Psychiatry in the Army: a brief historical perspective and current developments // Hosp. Community Psychiatry. - 1991. - Vol. 42, N 4. - P. 413-418.
450. Crocq L. Guerre NBC // Revue des Corps de Sante des Armees. - 1970. - N 4. - P. 483-490.
451. Dahl J., O'Neal J. Stress and coping behavior of nurses in Desert Storm // J. Psychosoc. Nurs. Ment. Health Serv. - 1993. - Vol. 31, N 10. - P. 17-21.
452. Danieli Y. The treatment and prevention of long-term effects an intergenerational transmission of victimization: A lesson from holocaust survivors and their children // Trauma and it's wake. The study and treatment of PTSD / Ed. Ch.R. Figley. - New York: Brunner & Mazel, 1985. - P. 295-313.
453. Davidson J.R., Kudler H.S., Saunders W.B., Smith R.D. Symptom and comorbidity patterns in World War II and Vietnam veterans with posttraumatic stress disorder // Compr. Psychiatry. - 1990. - Vol. 31, N 2. - P. 162-170.
454. Davidson J.R., Kudler H.S., Saunders W.B. et al. Predicting response to amitriptyline in posttraumatic stress disorder // Am. J. Psychiatry. - 1993. - Vol. 150, N 7. - P. 1024-1029.
455. Deahl M.P., Gillham A.B., Thomas J. et al. Psychological sequelae following the Gulf War. Factors associated with subsequent morbidity and the effectiveness of psychological debriefing // Br. J. Psychiatry. - 1994. - N 165. - P. 60-65.
456. De Boer M., Op-den-Velde W., Falger P.J. et al. Fluvoxamine treatment for chronic PTSD: a pilot study // Psychother. Psychosom. - 1992. - Vol. 57, N 4. - P. 158-163.
457. Defayolle M., Savelli A. The psychological role of the physician in the field // Rev. Int. Serv. Sante Armees. - 1980. - T. 53, N 5. - P. 435-447.

458. Del Jones F. Experiences of a division psychiatrist in Vietnam // Milit. Med. - 1967. - Vol. 132, N 12. - P. 1003-1008.
459. Diagnostic and statistical manual of mental disorders. 3 ed., revisted (DSM-III-R). - Washington: Amer. Psychiatr. Ass., 1987. - 567 p.
460. Diagnostic and statistical manual of mental disorders: DSM-IV. - 4th ed. - Washington: Amer. Psychiatr. Ass., 1994. - 886 p.
461. Diseases: Vietnam's «Time bombs» // Time (Atlantic Edition). - 1967. - Vol. 89, N 6. - P. 61.
462. Dobbs D., Wilson W.P. Observations on persistence of war neurosis // Dis. Nerv. Syst. - 1960. - N 21. - P. 686-691.
463. Eberly R.E., Engdahl B.E. Prevalence of somatic and psychiatric disorders among former prisoners of war // Hosp. Community Psychiatry. - 1991. - Vol. 42, N 8. - P. 807-813.
464. Eiseman B. Combat casualty management in Vietnam // J. Traum. Stress. - 1967. - Vol. 7, N 1. - P. 53-63.
465. Emrich H.M. Endorphins in psychiatry // Psychiatr. development. - 1984. - Vol. 2, N 1. - P. 97-114.
466. Engdahl B.E., Page W.F., Miller T.W. Age, education, maltreatment, and social support as predictors of chronic depression in former prisoners of war // Soc. Psychiatry & Psychiatr. Epidemiol. - 1991. - Vol. 26, N 2. - P. 63-67.
467. Engel C.C. Jr., Campbell S.J. Revitalizing division mental health in Garrison: a post-Desert Storm perspective // Milit. Med. - 1993. - Vol. 158, N 8. - P. 533-537.
468. Engel C.C. Jr., Engel A.L., Campbell S.J. et al. Posttraumatic stress disorder symptoms and precombat sexual and physical abuse in Desert Storm veterans // J. Nerv. Ment. Dis. - 1993. - Vol. 181, N 11. - P. 683-688.
469. Engel G. Conversion symptoms // Signs and symptoms. Applied physiology and clinical interpretation / Ed. C.M. McBride. - Philadelphia; Toronto, 1970. - P. 650-668.
470. Escobar J.I. Posttraumatic stress disorder and the perennial stress-diathesis controversy // J. Nerv. Ment. Dis. - 1987. - Vol. 175, N 5. - P. 265-266.
471. Everly G.S. Jr. Psychotraumatology: a two-factor formulation of posttraumatic stress // Integr. Physiol. Behav. Sci. - 1993. - Vol. 28, N 3. - P. 270-278.
472. Ey H., Bernard P., Brisset Ch. Manuel de Psychiatrie. - 3-me ed. - Paris, 1967. - 1211 p.
473. Eysenck H.J. A dimensional system of psychodiagnostics // New approaches to personality classification / Ed. A.D. Mahrer. - New York; London, 1970. - P. 169-208.
474. Eysenck H. Neurotizismusforschung // Handbuch der Psychologie. 1 Hb.: Klinische Psychologie. - Gottingen; Toronto; Zurich: Hogrete Verlag, 1978. - S. 565-598.

475. Fairbank J.A., Hansen D.J., Fitterling J.M. Patterns of appraisal and coping across different stressor conditions among former prisoners of war with and without posttraumatic stress disorder // J. Consult. Clin. Psychol. - 1991. - Vol. 59, N 2. - P. 274-281.
476. Falger P.R., Op-den-Velde W., Hovens J.E. et al. Current posttraumatic stress disorder and cardiovascular disease risk factors in Dutch Resistance veterans from World War II // Psychother. Psychosom. - 1992. - Vol. 57, N 4. - P. 164-171.
477. Faust С. Психические расстройства после черепно-мозговых травм // Клиническая психиатрия / Под ред. Г. Груле и др.: Пер. с нем. - М.: Медицина, 1967. - С. 347-410.
478. Janet P. Неврозы: Пер. с франц. - М.: Космос, 1911. - 315 с.
479. Feinstein A., Dolan R. Predictors of post-traumatic stress disorder following physical trauma: an examination of the stressor criterion // Psychol. Med. - 1991. - Vol. 21, N 1. - P. 85-91.
480. Fesler F.A. Valproate in combat-related posttraumatic stress disorder // J. Clin. Psychiatry. - 1991. - Vol. 52, N 9. - P. 361-364.
481. Feuerlein W. Alkoholismus Mibrauch und Abhangigkeit. - 3. Auflage. - Stutgart; New York: Thieme Verlag, 1984. - 328 s.
482. Figley Ch.R. Introduction // Trauma and it's wake. The study and treatment of PTSD / Ed. Ch.R. Figley. - New York: Brunner & Mazel. - 1985. - 457 p.
483. Fischer H. Bisherige arztliche Erfahrungen bei den kampten in Vietnam // Wehrmed. Mschr. - 1968. - Bd. 12, N 10. - S. 463-467.
484. Fontana A., Rosenheck R., Brett E. War zone traumas and posttraumatic stress disorder symptomatology // J. Nerv. Ment. Dis. - 1992. - Vol. 180, N 12. - P. 748-755.
485. Fontana A., Rosenheck R. A causal model of the etiology of war-related PTSD // J. Traum. Stress. - 1993. - Vol. 6, N 4. - P. 475-500.
486. Fontana A., Rosenheck R. Posttraumatic stress disorder among Vietnam Theater Veterans. A causal model of etiology in a community sample // J. Nerv. Ment. Dis. - 1994. - Vol. 182, N 12. - P. 677-684.
487. Fontana A., Rosenheck R. Traumatic war stressors and psychiatric symptoms among World War II, Korean, and Vietnam War veterans // Psychol. Aging. - 1994. - Vol. 9, N 1. - P. 27-33.
488. Forrissier R., Darmandieu M. La guerre du « Grand pardon» et le service de sante de l'armee d'Israel // Med. Armees. - 1976. - T. 4, N 7. - P. 633-642.
489. Frankl V.E. Theorie und Therapie der Neurosen. - Wien: Urban, 1956. - 200 s.
490. Frankl V.E. Man's search for meaning. - Boston: Beacon Press, 1959. - 212 p.
491. Frank R.G., Kashani J.H., Kashani S.R. et al. Psychological response to amputation as a function of age and time since amputation // Brit. J. Psychiat. - 1984. - Vol. 144, N 5. - P. 493-497.
492. Freud S., Breuer J. Etudes sur l'hysterie. - Paris: PUF, 1956. - 247 p.

493. Friedman M.J., Schnurr P.P., McDonagh-Coyle A. Post-traumatic stress disorder in the military veteran // Psychiatr. Clin. North. Am. - 1994. - Vol. 17, N 2. - P. 265-277.
494. Fuller R.B. War Veterans PTSD and the U.S. Congress // PTSD and the War veteran patient / Ed. W.E. Kelly. - New York: Brunner & Mazel, 1985. - P. 3-11.
495. Gabriel R.A. Soviet military psychiatry. The theory and practice of coping with battle stress. - New-York; London: Greenwood Press, 1986. - 173 p.
496. Garland F.N., Robichand M.R. Knowledge of battle fatigue among division combat medics and the effectiveness of training // Milit. Med. - 1987. - Vol. 152, N 12.- P. 608-612.
497. Gerra G., Caccavari R., Marcato A. et al. Alpha-1- and 2-adrenoceptor subsensitivity in siblings of opioid addicts with personality disorders and depression // Acta Psychiatr. Scand. - 1994. - Vol. 90, N 4. - P. 269-273.
498. Gianutses S., Lal H. Narcotic analgetics and agression // Med. Probl. Pharmacopsychiat. - 1978. - Vol. 13. - P. 113-138.
499. Girard V., Landry G. Essais d'analyse sur l'eclosion de certains syndromes psychiatriques au cours du service militaire // Revue des Corps de Sante des Armees. - 1964. - Vol. 37, N 9-10. - P. 623-624.
500. Glass A.G. Psychotherapy in the combat zone // Amer. J. Psychiatry. - 1954. - Vol. 110. - P. 725-731.
501. Glover H. A preliminary trial of nalmefene for the treatment of emotional numbing in combat veterans with post-traumatic stress disorder // Isr. J. Psychiatry Relat. Sci. - 1993. - Vol. 30, N 4. - P. 255-263.
502. Goderes B.J. The survivor syndrome. Massive psychic trauma and posttraumatic stress disorder // Bull. Menninger Clin. - 1987. - Vol. 51, N 1. - P. 96-113.
503. Grasset. Психоневрозы военного времени (Реферат А. Грачевой) // Психиатр. газета. - 1915. - N 12. - С. 188-189.
504. Grasset. Лечение психоневрозов военного времени (Реферат В. Полевой) // Психиатр. газета. - 1915. - N 22. - С. 367.
505. Green B.L., Lindy J.D., Grace M.C. Posttraumatic stress disorder. Toward DSM-IV // J. Nerv. Ment. Dis. - 1985. - Vol. 173, N 7. - P. 406-411.
506. Green B.L., Grace M.C., Lindy J.D. et al. Risk factors for PTSD and other diagnoses in a general sample of Vietnam veterans // Am. J. Psychiatry. - 1990. - Vol. 147, N 6. - P. 729-733.
507. Gurvits T.V., Lasko N.B., Schachter S.C., et al. Neurological status of Vietnam veterans with chronic posttraumatic stress disorder // J. Neuropsychiatry Clin. Neurosci. - 1993. - Vol. 5, N 2. - P. 183-188.
508. Guttmacher M.S. The mental deviant in the military // Milit. Med. - 1961. - Vol. 126, N 2. - P. 81-99.

509. Hagnell O., Lanke J., Rorsman B., Ohman R. Predictors of alkoholism in the Lundby study. Pt. II. Personality traits as risk factors for alkoholism // Europ. Arch. Psychiat. neurol. Sci. - 1986. - Vol. 235, N 4. - P. 192-196.
510. Haley S.A. Treatment implications of post-combat stress responce syndromes for mental health professionals // Stress disorders among Vietnam veterans / Ed. Ch.R. Figley. - New York: Brunner & Mazel, 1978. - P. 254-267.
511. Halikas J.A., Rimmer J.D. Predictors of multiplie drug abuse // Arch. Gen. Psychiat. - 1974. - Vol. 31, N 3. - P. 414-421.
512. Hamner M.B., Hitri A. Plasma beta-endorphin levels in post-traumatic stress disorder: a preliminary report on response to exercise-induced stress // J. Neuropsychiatry Clin. Neurosci. - 1992. - Vol. 4, N 1. - P. 59-63.
513. Hamner M.B. Exacerbation of posttraumatic stress disorder symptoms with medical illness // Gen. Hosp. Psychiatry. - 1994. - Vol. 16, N 2. - P. 135-137.
514. Hanson F.R. The factor of fatigue in the neuroses of combat // Army Med. Bull. - 1949. - Suppl. 9. - P. 147-150.
515. Harper E.O., Schift E. Military psychiatry // Amer. J. Psychiatry. - 1953. - Vol. 109, N 7. - P. 536-538.
516. Hazen S., Llewellyn C. Battle fatigue identification and management for military medical students // Milit. Med. - 1991. - Vol. 156, N 6. - P. 263-267.
517. Hendin H., Haas A.P. Suicide and guilt as manifestations of PTSD in Vietnam combat veterans // Am. J. Psychiatry. - 1991. - Vol. 148, N 5. - P. 586-591.
518. Hibler R.J. Battlefield stress: management techniques // Milit. Med. - 1984. - Vol. 149, N 1. - P. 5-8.
519. Hierholzer R., Munson J., Peabody C., Rosenberg J. Clinical presentation of PTSD in World War II combat veterans // Hosp. Community Psychiatry. - 1992. - Vol. 43, N 8. - P. 816-820.
520. Hiester M.W. Changing concepts in military medicine concerning psychiatric casualties // Milit. Med. - 1957. - Vol. 121, N 5. - P. 312-318.
521. Hobfoll S.E., Spielberger C.D., Breznitz S. et al. War-related stress. Addressing the stress of war and other traumatic events // Am. Psychol. - 1991. - Vol. 46, N 8. - P. 848-855.
522. Hocking F. Extreme environmental stress and it's significance for psychopatology // Amer. J. Psychotherapy. - 1970. - N 24. - P. 4-26.
523. Hoheisel P. Insights in Vietnam medical care. Described at Naval Reserve seminar // Milit. Med. - 1967. - Vol. 66, N 13. - P. 850.
524. Hollister L.E., Overall J.E. Dimensions of marijuana experience // Drug. Alcoh. Depend. - 1975. - Vol. 1, N 2. - P. 155-164.
525. Holloway H.C. Epidemiology of heroin dependence among soldiers in Vietnam // Milit. Med. - 1974. - Vol. 139, N 2. - P. 108-113.
526. Horowitz M.J., Solomon G.F. Delayed stress response syndromes in Vietnam veterans // Stress disorders among Vietnam veterans / Ed. Ch.R. Figley. - New York: Brunner & Mazel, 1978. - P. 268-280.

527. Horowitz M.J., Weiss D.S., Marmar Ch. Diagnosis of posttraumatic stress disorder // J. Nerv. Ment. Dis. - 1987. - Vol. 175, N 5. - P. 267-268.
528. Hume F., Summerfield D. After the war in Nicaragua: a psychosocial study of war wounded ex-combatants // Med. War. - 1994. - Vol. 10, N 1. - P. 4-25.

Глава 9

Литвинцев С.В., Снедков Е.В., Резник А.М.
БОЕВЫЕ СТРЕССОВЫЕ РАССТРОЙСТВА.
УСЛОВИЯ РАЗВИТИЯ, ПАТОГЕНЕЗ,
КЛИНИЧЕСКИЕ ПРОЯВЛЕНИЯ, ПОДХОДЫ, К
ОКАЗАНИЮ ПСИХИТАРИЧЕСКОЙ ПОМОЩИ

Основные понятия и методологические подходы

В истории психиатрии систематика психических расстройств строилась на основе выявления общих клинико-психопатологических проявлений и построения связи между ними и видимыми или предполагаемыми причинными факторами. Со времен Первой мировой войны, когда стало очевидным патогенное влияние психической травмы и принятия на съезде немецких психиатров в 1920 году классификации психических расстройств стали изучаться и прочно вошли в научные классификации психические нарушения, вызванные неблагоприятными психическими факторами. В настоящее время в принятых классификациях несколько психических расстройств среди своих диагностических признаков имеют указание на влияние сильного психического стрессора: острое стрессовое расстройство, посттравматическое стрессовое расстройство (ПТСР) и расстройства адаптации.

Эпидемиологические исследования показали, что потенциально травмирующие события происходят в жизни большинства людей – примерно у 50–70% популяции [Breslau N. et al., 1998; Kessler R.C. et al., 1995]. При этом встречаемость посттравматического стрессового расстройства (ПТСР) по приблизительным оценкам находится на уровне 6,4–6,8%

населения США [Kessler R.C. et al., 2005; Pietrzak R.H. et al., 2011]. У лиц, страдающих ПТСР, повышен риск выявления других психических расстройств, в том числе эмоциональных (61,5%) и тревожных расстройств (59%), различных форм зависимости (41,8%) [Pietrzak R.H. et al., 2011]. Общий уровень коморбидности ПТСР с другими психическими расстройствами колеблется от 60 до 92% [Glenn D.M. et al., 2002; Perkonigg A. et al., 2000]. Замечены отличия в распространенности ПТСР и отдельных значимых симптомов ПТСР (partial PTSD) у женщин (8,6% и 8,8%) и мужчин (4,1% и 4,5%) [Pietrzak R.H. et al., 2011]. Установлено, что травмирующие события военного времени представляют собой один из основных источников ПТСР в популяциях стран, население которых вовлекается в боевые действия [Perkonigg A. et al., 2000]. Так, по разным данным, среди американских ветеранов частота боевого ПТСР на момент изучения колеблется от 2,2% до 17,1%, а его распространенность в течение жизни – от 6% до 31% [Richardson L.K. et al., 2010; Milliken C.S. et al., 2007].

Признаки стрессовых расстройств, возникающих у людей, переживших чрезвычайные травмирующие события мирного времени (физическое насилие, опасные для жизни ситуации и болезни, техногенные катастрофы и стихийные бедствия), схожи с симптоматикой ПТСР, развивающейся у ветеранов войн [Волошин В.М., 2004; Литвинцев С.В. и др., 2005; Пушкарев А.Л. и др., 2000]. Основные симптомы укладываются в определенные в принятых диагностических классификациях кластеры признаков – интрузии, избегания и повышенной реактивности. Особенностями психопатологических последствий боевой психической травмы, в основном, являются частота и выраженность проявлений повышенной возбудимости, агрессивного поведения и характерных изменений личности [Снедков Е.В., 1999; 2007]. Данные психические отклонения возникают вследствие длительного воздействия специфических боевых стресс-факторов, к влиянию которых со временем наступает своеобразное приспособление с заострением присущих ранее и выработкой новых свойств личности, представляющее собой своеобразную условную норму. Однако после возвращения к мирной жизни эти новые персональные свойства перестают выполнять адаптивную функцию, вступают в противоречие с окружающей действительностью, сами по себе становятся почвой для развития психогенных реакций и расстройств адаптации.

Появление психических нарушений у участников войн были замечено давно. Еще в XIX веке в своих произведениях их описывали русские писатели Лев Толстой, Владимир Гаршин, Денис Давыдов. Самые ранние из известных нам данных о возрастании частоты психических расстройств у солдат воюющей армии относятся к временам франко-прусской войны 1870-1871 годов. Так, в отчетах медицинской службы прусской армии службы число заболевших психическими расстройствами возросло с 0,37 человек на 1000 личного состава перед началом войны до 0,93 на 1000 человек к концу войны, с последующим уменьшением этого показателя до 0,21 на 1000 человек спустя год после победного ее окончания. Эти сведения подтверждались материалом испано-американской войны 1898 года и англо-бурской войны 1899-1902 годов, во время которых также регистрировалось 2-3 кратное увеличение числа заболевших психическими расстройствами [Рончевский С.П., 1941]. Распространенность и клинико-психопатологическе особенности психических расстройств у солдат участников русско-японской войны 1904-1905 годов привела к выделению на III Съезде психиатров России в 1909 году особого направления – военной психиатрии [Литвинцев С.В., Кузнецов Ю.М., 1998]. Во время первой мировой войны русскими врачами военные неврозы диагностировались у 70% офицеров и 19% солдат в лазаретах Петрограда [Иванов Ф.И., 1970]. В годы Великой Отечественной войны в Красной Армии нервные и психические болезни, включая контузии, составили 3,0–6,0% общей заболеваемости, или 20–25 случаев на 1000 личного состава, а психические заболевания, в свою очередь – 4,3–4,5%, или

9 случаев на 1000 личного состава. За время второй мировой войны в сухопутных войсках США в районах боевых действий психозы и психоневрозы составили до 38% всех санитарных потерь. Так, на Средиземноморском и Европейском театре военных действий (ТВД) соотношение числа пострадавших от боевого истощения к общему количеству раненых составляло 1:4. Однако в особенно ожесточенных и длительных боях этот коэффициент достигал 1:2. В английской армии на психические расстройства приходилось 10% всех санитарных потерь. При этом уволенные в связи с психическими расстройствами составляли от 15% до 25% всех признанных негодными к военной службе [Иванов Ф.И., 1970; Тимофеев Н.Н., 1956]. Во время войны в Корее (1950–1953 гг.) в американской армии психические расстройства составили 6% от боевых санитарных потерь и 15% от всех потерь [Gabriel R.A., 1986; Price H.H., 1984]. В годы войны США и их союзников во Вьетнаме (1964–1973 гг.) санитарные потери за счет «боевого шока» составили 12% от всех потерь [Gabriel R.A., 1986]. В конце войны, когда в американской армии распространилось употребление наркотиков и алкоголя, на долю больных с психическими и аддиктивными расстройствами приходилось до 60% всех эвакуированных с ТВД по медицинским показаниям [Price H.H., 1984]. В Чеченской Республике (1994-1996 гг.) реакции боевого стресса (РБС), предболезненные и клинически выраженные, наблюдались более чем у 70% военнослужащих [Литвинцев С.В. и др., 2005]. Разброс показателей психиатрических санитарных потерь объясняется тем, что их уровень и выявляемость зависят не только от конкретных факторов боевой обстановки, но и от принятой доктрины военно-полевой психиатрии, её организационных структур, этапности и содержания психиатрической и психологической помощи [Литвинцев С.В., Снедков Е.В., 1997].

Надо сказать, что, несмотря на длительную историю изучения психических расстройств боевой обстановки, до сих пор имеется много нерешенных проблем, связанных с оценкой их величины и структуры у комбатантов, типологией, диагностикой. Нет единого взгляда на роль и соотношение психогенных, экзогенно-органических и конституционально-личностных факторов, темпов и продолжительности стрессорного воздействия в процессе синдромообразования и патогенеза БПТ. Сохраняются противоречия во взглядах на отдалённые последствия БПТ для здоровья. Недостаточность теоретической разработки проблемы реактивных состояний боевой обстановки, неопределенность их границ, отсутствие бесспорных диагностических и прогностических критериев, различия в терминологии и методологических подходах создают значительные трудности при диагностике, вносят противоречия в подходы к организации сортировки, эвакуации, лечения и реабилитации пострадавших.

Изучение боевой психической травмы позволило нам сделать вывод, что это понятие объединяет широкий спектр психических нарушений, развивающихся вследствие воздействия разнообразных патогенных факторов боевой обстановки: ранений, травм, заболеваний и психического стресса.

Под **боевым стрессом** *понимается частная разновидность психического стресса, формирующаяся вследствие воздействия комплекса патогенных факторов боевой обстановки.* **Боевые стрессовые расстройства** – это *различные острые и хронические психические нарушения, возникающие вследствие воздействия на психику индивида стресс-факторов боевой обстановки, ведущие к снижению боеспособности и социальной дизадаптации.*

Таким образом, боевые стрессовые расстройства (БСР) – это все виды острых и хронических стрессовых нарушений, в развитии которых значение имеют боевые стресс-факторы. Среди БСР встречаются ранние, относительно кратковременные и наименее специфические расстройства (реакции боевого стресса) и многообразные отсроченные, длительные психические нарушения, среди которых наиболее специфическими являются боевые ПТСР. В качестве стрессовой, по нашему мнению, также следует рассматривать и формирующуюся в боевых условиях аддиктивную патологию. У раненых и травмированных наблюдаются особые варианты БСР, в развитии которых особое значение имеют экзогенно-органические факторы.

Реакции боевого стресса – *это преходящие, различной тяжести психические реакции, возникающие непосредственно в боевой обстановке и ведущие к временному снижению или утрате боеспособности.*

Среди РБС встречаются предболезненные нарушения (реакции эмоционального возбуждения, преневротические реакции), болезненные реакции пограничного регистра (острые стрессовые реакции, расстройства адаптации с нарушением эмоций и поведения) и психотического регистра (острые преходящие психотические расстройства).

Боевые посттравматические стрессовые расстройства – *это затянувшиеся или отсроченные психические нарушения, возникающие вследствие воздействия факторов боевой обстановки. Некоторые из этих психических изменений на войне могут носить приспособительный характер, однако в мирной жизни они ведут к различным формам социальной дизадаптации.*

При этом, кроме указанных в принятых диагностических классификациях симптомов вторжения, избегания/оцепенения и возбудимости, осевыми расстройствами выступают: изменения аффективности с постоянной тревогой и импульсивностью, настороженно-враждебное восприятие действительности, дефицит интрапсихической переработки с формированием категоричности и полярности суждений, переход к шаблонному реагированию на внешние раздражители, ведущие к затруднению интерперсональных контактов, регрессу личностного функционирования и вторичным невротическим, поведенческим и аддиктивным нарушениям.

Проявления РБС и боевых ПТСР занимают широкий диапазон психических реакций от психологически понятных и адаптивных изменений до тяжелых и хронических психических расстройств, которые в некоторых случаях могут достигать психотического уровня. Причем выраженность и структура симптомов БСР колеблется во времени в зависимости от внешних условий. Однако до сих пор нет общепризнанной классификации стрессовых реакций. Разными исследователями выделяются реакции простые и сложные [Медведев Н.П., 1992], гомономные и гетерономные типологическим особенностям личности [Семке В.Я., 1988; Шостакович Б.В., Матвеев В.Ф., 1988], конституциональные, шоковые и ситуационные [Ганнушкин П.Б., 1933; Краснушкин Е.К., 1945; Семке В.Я., 1988; Ушаков Г.К., 1987; Фелинская Н.И., 1971].

При различении реакций на стресс используются временные параметры. Согласно МКБ-10, острые реакции на стресс длятся от нескольких часов до 2-3 дней; адаптационные реакции – не более 6 месяцев (кроме пролонгированных депрессивных, которые могут продолжаться до 2 лет).

Уровневая диагностика подразумевает определение выраженности нарушений с учетом, что они могут носить адаптивный характер, выходить на уровень предболезненных отклонений и, наконец, достигать степени нозологически выраженных пограничных или психотических расстройств [Снедков Е.В. и др., 1997].

Функциональная диагностика подразумевает определение уровня социальной деятельности (боеспособности). Прежде всего, такая оценка необходима для диагностики предболезненных дистрессовых реакций, характеризующихся синдромальной незавершенностью, нестабильностью и транзиторностью проявлений [Рустанович А.В., 1997; Фролов Б.С., Рустанович А.В., 1995].

Нам представляется, что временная, уровневая и функциональная оценки психических расстройств боевой обстановки являются наиболее рациональными и удобными, а отсюда и перспективными. Они довольно успешно могут быть включены в принципы определения количества санитарных потерь, правила медицинской сортировки, в содержание лечебных мероприятий на разных этапах эвакуации [Литвинцев С.В. и др., 2005; Снедков Е.В. и др., 2007].

Замечено, что тяжесть клинических проявлений и динамика психических расстройств в определенной мере связана с мощностью стрессоров. Но создать унифицированную шкалу стрессоров оказалось затруднительным ввиду чрезвычайной вариабельности в апперцепции различных событий, в разные периоды у разных людей.

При рассмотрении предпосылок развития стрессовых расстройств и при постановке экспериментов с провокацией симптомов ПТСР в зарубежной литературе используются понятия «персонально *травмирующего* события» и «персонально *стрессового* события». С травмирующим событием связывается появление ПТСР, и его тема звучит в болезненных переживаниях пострадавшего. Персональное стрессовое событие вызывает у индивида психологический дистресс и специфические физиологические реакции, но само по себе не является причиной ПТСР [Линдауэр Р.Й.Л. и др., 2003].

На практике в развитии БСР значение имеют не одна лишь психическая травма, занимающая особое место в переживаниях пострадавшего, но и целый ряд других патогенных факторов (стрессовых событий), которые не обязательно оставляют после себя мучительные следы в памяти больного. То есть, к числу патогенных факторов войны относится не только участие в боях и прямая угроза жизни. Значительная часть личного состава воюющей армии не подвергается психической травме как таковой, но, тем не менее, испытывает множество отрицательных воздействий, связанных с пребыванием на ТВД. Существует точка зрения, что при высоком уровне фонового стресса вероятность развития дисфункциональных реакций после травмы значительно выше. Это привело американских исследователей к использованию термина «боевая зона», подразумевающего совокупность условий, в которых приходится жить и работать личному составу войск, развернутых вблизи ТВД, для выполнения миротворческой миссии, а также и для оказания помощи в случае стихийных бедствий и техногенных катастроф [Dobson M., Marshall R.P., 1997].

Как уже говорилось, нарушение социального функционирования подчас еще более отчетливо проявляется после возвращения ветеранов войн в мирную жизнь. В этот период на здоровье участников и ветеранов войн оказывают существенное влияние социальные стрессоры. Так, глобальные перемены общественного устройства и экономические кризисы в России в 90-е годы повлекли среди всего населения стремительный рост распространённости социально-стрессовых расстройств со сдвигом границ нормативности поведения, всплеском психогений, делинквентности, наркотизации, гетеро- и аутоагрессивности [Александровский Ю.А., 1997]. Ветераны войн никак не защищены и нередко еще более уязвимы к воздействию неблагоприятных факторов изменившейся действительности. Отчасти по этой причине манифестация ПТСР происходит у бывших комбатантов спустя некоторое время после возвращения с войны.

Мы считаем, что только всеобъемлющий, комплексный анализ патогенетических факторов, феноменологических проявлений, ближайших и отдаленных исходов боевой психической травмы в сочетании с многоосевой, уровневой и функциональной оценкой может обеспечить системный подход к пониманию происхождения, клинического оформления и прогноза боевых стрессовых расстройств.

Психические расстройства в отдаленном периоде после участия в боевых действиях

Наблюдения за ветеранами войн XX века показали, что главной проблемой боевой психической травмы становятся ее последствия, сохраняющиеся на протяжении многих лет после войны [Bramsen I., van der Ploeg H.M., 1999; Glenn D.M. et al,

2002; Prigerson H.G. et al., 2002]. В 1965 году Х.К. Арчибальд и Р.Д. Таденхам (H.C. Archibald и R.D. Tuddenham) описали «персистирующие стрессовые реакции» у ветеранов второй мировой войны. Вывод авторов гласил: «Война не заканчивается для значительной части её участников. Синдром боевого истощения оказался у некоторых участников боёв хроническим, а может, и необратимым». Так, спустя 5 лет после окончания войны США во Вьетнаме (1964–1973), число страдающих психическими расстройствами американских ветеранов составляло около 250 000 человек [Wilson J.P., 1978]. В 1988 году различные психические расстройства и межличностные проблемы имели от 800 тыс. до 1,5 млн. человек [Parsons J.P. et al., 1988], т.е. около половины ветеранов Вьетнама [Figley Ch.R., 1985; Girolamo G., 1992; Niles D., 1991]. Исследования, выполненные в США в 2002 году показали, что среди ветеранов войн в течение 12 месяцев наблюдались: у 7,4% – большое депрессивное расстройство, у 8% – злоупотребление психоактивными веществами (ПАВ), у 11,7% – потеря работы, у 8,95% – длительная текущая незанятость, у 7,8% – развод или раздельное проживание с супругом, у 21% – насилие или другое злоупотребление (abuse) по отношению к супругу или партнеру [Prigerson H.G. et al., 2002].

Со временем в разнообразных авторских понятиях типа «синдром выжившего», «вьетнамский синдром», «отставленный стресс» стали видеть обозначение одного и того же симптомокомплекса, в отношении которого сейчас используется диагностическое понятие «Посттравматическое стрессовое расстройство» (ПТСР). При этом надо отметить, что разрушающему воздействию боевого стресса подвергаются не только военнослужащие и гражданские служащие воюющих армий, но и масса мирного населения, большое число сотрудников неправительственных и международных организаций, журналистов, то есть все люди, которые по разным причинам оказываются в зоне ведения боевых действий.

По мере изучения психопатологических последствий войны появилось немало публикаций, показывающих неспособность диагноза ПТСР охватить все многообразие психических нарушений у ветеранов [Blair D.T., Hildreth N.A., 1991; Breslau N., Davis G.C., 1987; Everly G.S.Jr., 1993; Green B.L. et al., 1985; Horowitz M.J. et al., 1987; Long N. et al., 1992; McFarlane A.C., 1988]. Одновременно стали отмечаться некоторые качественные отличия «военного» или «боевого» ПТСР (combat-related PTSD) [Литвинцев С.В. и др., 2005; Fontana A., Rosenheck R., 1994; Glenn D.M. et al., 2002; Long N. et al., 1994].

Посттравматическое стрессовое расстройство

По данным разных исследователей, ПТСР составляет от 10 до 50 % всех медицинских последствий участия в войне, и его признаки сохраняются на протяжении многих лет и даже десятилетий [Лыткин В.М., 2002; Archibald H.E., Tuddenham R.D., 1965; Bramsen I., van der Ploeg H.M., 1999; Lee K.A. et al., 1995]. Так по разным данным, симптомы ПТСР обнаруживаются у 2-17% американских ветеранов войны во Вьетнаме, у 4-17% американских ветеранов войны в Ираке и у 3-6% британских ветеранов войны в Ираке [Richardson L.K. et al., 2010]. Среди ветеранов Вьетнама, получивших боевые ранения и увечья, частота ПТСР достигает 42 % [Niles D., 1994]. Только в 2001 году производственные потери США в связи с заболеваемостью ПТСР достигали трех миллиардов долларов [Brunello N. et al., 2001].

В МКБ-10 феноменология ПТСР представлена в виде трех групп симптомов: проявления интрузии или вторжения (персистирующих воспоминаний и оживления стрессора), избегание обстоятельств, ассоциирующихся со стрессом, психогенная амнезия либо персистирующие симптомы повышения психологической чувствительности или возбудимости. Среди обследованных нами ветеранов, поступавших на лечение в психиатрические отделения военных госпиталей в 1992–2010 годах, симптомы кластера Б признаков ПТСР (симптомы «вторжения», интрузии или повторных переживаний травмирующих событий) выявлялись у 20,5%. Чаще всего встречались повторяющиеся сновидения военной тематики, стереотипно всплывающие в представлениях сцены и навязчивые воспоминания о наиболее пугающих, трагических или неприятных для индивида событиях, реже – оживление под влиянием обстоятельств привычных для боевой обстановки действий. Симптомы вторжения встречались с наибольшей частотой у ветеранов с диагностированным ПТСР (92,9%). Реже они имели место у лиц с другими невротическими расстройствами (34%), аффективными расстройствами (33,3%), органическими психическими расстройствами в связи с травмой головного мозга (21,5%), другими органическими психическими расстройствами (23,5%). Лишь изредка симптомы интрузии встречались у больных алкоголизмом (5,5%). У пациентов с шизофренией и другими бредовыми расстройствами и расстройствами личности этих симптомов не прослеживалось. Среди ветеранов, никогда не обращавшихся за психиатрической помощью, прошедших анонимное анкетирование, о наличии навязчивых воспоминаний военной тематики сообщали 24,3% опрошенных. Ветераны, которые проходили лечение в различных терапевтических и хирургических отделениях в связи с ранениями и заболеваниями, полученными в период боевых действий, при анонимном анкетировании о наличии симптомов интрузии сообщали в 21% случаев. Таким образом, симптомы повторных переживаний могут встречаться при психических расстройствах, в основе которых лежат разнообразные биологические механизмы, а клиническая картина может быть полиморфной, но их выявление, вне всякого сомнения, свидетельствует об опыте исключительного для конкретной личности психотравмирующего воздействия.

Психические отклонения, включенные в В-кластер признаков ПТСР и обозначаемые как симптомы избегания/оцепенения, были зарегистрированы всего у 11% ветеранов, обследованных в госпитале. Как и проявления вторжения, они чаще всего присутствовали у пациентов с диагнозом ПТСР (57,1%). Значительно реже их выявляли при других невротических (9,4%), аффективных (11,1%), органических психических расстройствах в связи с травмой головного мозга (7,6%), шизофрении и иных эндоформных психозах (6,7%). Также в виде исключения симптомы избегания встречались у больных алкоголизмом (3,6%). Среди психических отклонений, относимых к этому кластеру признаков, обычно наблюдается отказ от довоенных интересов и увлечений, чувство изменения своего внутреннего мира, несоответствия интересов и личных качеств тому, что ждут окружающие, стремление уклониться от обсуждения или воспроизведения в памяти событий боевого прошлого, в том числе избегание встреч с бывшими сослуживцами.

Наибольшую трудность в оценке распространенности представляет собой группа признаков, относящихся к Г-кластеру признаков ПТСР, – стойкие симптомы повышенной возбудимости. Среди них чаще всего выявляются раздражительность и вспышки гнева. Всего возбудимость имела место у 39,8% госпитализированных ветеранов. Однако «возбудимость» в том виде, как она представлена в диагностической рубрике ПТСР, может наблюдаться при разных психопатологических синдромах и при расстройствах самого разного генеза – психогенных, органических и даже эндогенных. При сопоставлении частоты симптомов раздражительности, в том числе проявлений раздражительной слабости, и отдельно проявлений эксплозивности (склонности к внезапному возникновению аффекта взрывного характера, порой сопровождающегося агрессивными поступками) было установлено, что эксплозивность встречается у 17,4% ветеранов, а раздражительность – у 22,4%. Доля пациентов, которые имели симптомы возбудимости, самой высокой оказалась среди больных ПТСР – 85,7%. У них преобладали симптомы раздражительности (78,6%), а симптомы эксплозивности лишь – у

7,1%. Возбудимость почти так же часто отмечалась у ветеранов с диагнозом расстройство личности (в 83,3% случаев). Однако в этой группе обследованных преобладали симптомы эксплозивности (у 50%). Довольно частой оказалась возбудимость среди больных органическими психическими расстройствами в связи с травмой головного мозга (57%), среди которых эксплозивность прослеживалась в 31,7% случаев, а раздражительность — в 25,3%. Несколько реже признаки возбудимости отмечались у больных неврозами (41,5%). При этом эксплозивность выявлена у 9,4%, раздражительность — у 32,1%. Относительно нечасто признаки возбудимости отмечались у больных с эндоформными психозами (20%) и алкоголизмом (18,2%). Среди ветеранов, никогда не обращавшихся за психиатрической помощью, прошедших анонимное анкетирование, о своей возбудимости сообщали 12,9% опрошенных. Ветераны, которые проходили лечение в различных терапевтических и хирургических отделениях в связи с ранениями и заболеваниями, полученными в период боевых действий, при анонимном анкетировании о частом возникновении гнева и раздражительности сообщали в 9,2% случаев. Представленные данные показывают, что для собственно стрессовых расстройств чаще свойственны симптомы раздражительности и раздражительной слабости. Эксплозивность присуща, в основном, органическим психическим расстройствам различного генеза, а нажитые комбатантные черты личности усиливают риск ее проявления, особенно в обстоятельствах, напоминающих о перенесенной психической травме.

Завершая обсуждение данных о частоте основных диагностических признаков стрессовых расстройств, следует заметить, что симптомы вторжения прослеживаются примерно у 20-25% ветеранов, получающих стационарное лечение, а также не обращающихся за медицинской помощью. Симптомы избегания выявляются у 10% стационарных больных и 20-25% ветеранов, не обращающихся за помощью. Проявления возбудимости отмечаются с разной частотой у ветеранов, которые получают стационарное психиатрическое лечение (до 40%) и никогда не обращаются за помощью (в пределах 10%). Такие различия в частоте выявления разных признаков стрессовых расстройств объясняются тем, что наличие возбудимости и недержания аффекта становится одной из причин выраженного нарушения социальной адаптации ветеранов и предпосылок их направления на стационарное лечение. Напротив, симптомы избегания влекут за собой другую форму нарушения адаптации – социальную изоляцию, выступающую препятствием к получению медицинской и любой другой помощи. Наиболее содержательно специфичные симптомы вторжения, вероятно, не имеют столь существенного значения для социального функционирования ветеранов. Кстати, многие из бывших комбатантов, имеющие отчетливые симптомы интрузии, вообще не считают свои воспоминания о войне проблемой, отмечают их появление от случая к случаю, и воспринимают как тягостные лишь в отдельные периоды жизни, когда обстоятельства оживляют их.

Коморбидные психические расстройства пограничного регистра

Изучение клиники психических расстройств у ветеранов локальных войн на территории России и сведений о психических расстройствах, наблюдавшихся в войнах первой половины XX века, убеждают нас, что перечисленные в диагностической рубрике ПТСР признаки не исчерпывают всего богатства симптомов боевых стрессовых расстройств. Более того, подчас к дизадаптации ветерана приводят иные, не указанные в данной диагностической рубрике психические отклонения. Изучая психическое здоровье ветеранов многочисленных локальных войн разные исследователи [Литвинцев С.В., 1994, 2005; Лыткин В.М., 2002; Ротштейн В.Г., 1999; Снедков Е.В., 1997, 2007; Brewin C.R. et al., 2003; Calhoun P.S., 2002; Cosgrove D.J. et al., 2002; Feinstein A. et al., 2002; Halligan S.L. et al., 2002; Kaufman M.L.

et al., 2002; Leskela J. et al., 2002; McNally R.J., 2003; Roca V., Freeman T.W., 2002; Simms L.J. et al., 2002] в качестве типичных указывали следующие признаки:
- тревогу, депрессию и дисфорию;
- «психологически токсическую вину», включающую чувство вины за жестокость, проявленную на войне, чувство вины перед оставшимися воевать, а также «вину выжившего» перед погибшими, переживание стыда за поражение (в том числе личное);
- приступы гнева и неконтролируемую враждебность к окружающим;
- склонность к привычному, выработанному на войне реагированию на фрустрацию с выполнением автоматизированных действий, направленных на избежание или устранение источника опасности;
- проявления так называемой «перитравматической диссоциации» с феноменами отчуждения, оцепенения, безразличия и утраты интересов, дереализации и деперсонализации.
- мучительные искаженные и неполные произвольные воспоминания о травме,
- «диссоциативные» феномены типа «флэшбэк» («flashback») с легким непроизвольным воспроизведением травмирующих событий, часто в ответ на сенсорную провокацию; причем сопровождающие их эмоциональные переживания могут быть настолько сильными, как будто трагические события происходят в настоящий момент в реальности;
- расстройства сна в виде плохого засыпания и кошмарных сновидений, в искаженном виде воспроизводящих пережитые угрожающие события и негативные чувства;
- нигилизм и идеологическое разочарование, отчужденность;
- настороженность, недоверие и враждебное отношение к окружающим или, наоборот, детская зависимость от родных.

Перечисленные психические нарушения ведут к затруднению интерперсональных контактов, проблемам с адаптацией в обществе (в том числе к распаду семьи, одиночеству и безработице), а также влекут за собой появление вторичных невротических, поведенческих и аддиктивных нарушений.

Как уже ранее говорилось, после возвращения к мирной жизни ветераны войн переживают стресс, связанный с трудностями приспособления. Несоответствие новых, нажитых в боевой обстановке психических свойств обстоятельствам мирной жизни ведет к возникновению вторичного стресса [Лазебная Е.О., Зеленова М.В., 1999; Литвинцев С.В. и др., 2005; Маклаков А.Г. с соавт., 1998; Рыбников О.Н., Манихин В.В., 2004]. В этой связи А. Перкониг с соавт. (Perkonigg A. et al., 2000) подчеркивает: «Травмирующие события и способы, которыми люди с ними справляются, играют роль не только в развитии посттравматического стрессового расстройства, но и в развитии других форм психической патологии».

В клинической практике военное ПТСР обычно имеет сопутствующие диагнозы, что отмечается очень многими исследователями [Breslau N. et al., 1991; Cottler L.B. et al., 1992; Davidson J.R.T. et al., 1991; Shore J.H. et al., 1989]. Эпидемиологические исследования в США и Австралии показали, что уровень коморбидности у женщин, страдающих ПТСР, достигает 78-80%, а у мужчин – 85-88% [Creamer M. et al., 2001; Kessler R.C. et al., 1995]. При этом уровень коморбидности в течение жизни у ветеранов войн колеблется от 62% до 92% [Perkonigg A. et al., 2000].

Среди сопутствующих психических нарушений наиболее часто называются аффективные и тревожные расстройства, фобии, обсессивно-компульсивное расстройство, диссоциативные и соматоформные расстройства, алкогольная и другие формы зависимости, а также разные типы расстройств личности (пограничное, диссоциальное, параноидное, шизоидное и др.) [Литвинцев С.В. и др., 2005; Feinstein A. et al., 2002; Perkonigg A., et al., 2000; Yehuda R., McFarlane A.C., 1995].

По наблюдениям Л.К. Хохлова (1998), коморбидная патология иногда маскирует проявления собственно ПТСР.

На наш взгляд, взаимоотношения между типичными симптомами стрессовых расстройств и так называемыми коморбидными симптомами значительно сложнее. Они не исчерпываются присоединением или осложнением факультативными симптомами основных, сквозных стрессовых расстройств. Представляется, что, во-первых, прямые последствия воздействия боевых стресс-факторов намного разнообразнее тех, что приведены в принятой диагностической рубрике. Многие из таких последствий не имеют феноменологической специфичности по отношению к пережитому, неотличимы от симптомов любого пограничного психического расстройства и, поэтому, их трудно напрямую увязать с боевым стрессом. Во-вторых, психическая патология ветеранов обусловлена не только непосредственным влиянием боевых стрессоров, но и их воздействием на подчас изначально неблагоприятную почву. Среди солдат, идущих на войну, есть люди, которые уже имеют психические отклонения или им суждено заболеть психическим расстройством вне связи с войной. У них реактивные состояния могут протекать по-особенному, не так, как у здоровых изначально. В-третьих, ветераны проживают долгую жизнь, их опыт и впечатления не исчерпывается одной войной. Они нередко переносят серьезные потрясения в мирной жизни, которые сами по себе могут вызвать развитие психогенных реакций. Причем прежний боевой опыт и связанные с ним психобиологические изменения могут способствовать возникновению таких реакций, накладывать на них своеобразный отпечаток, предупреждать их или вовсе не иметь к ним отношения. В связи со всем этим Н. Бреслау с соавт. (Breslau N. et al., 1997) и Р. Кесслер с соавт. (Kessler R.C. et al., 1999) полагают, что важными направлениями исследований должны стать, во-первых, изучение того, как первичные психические расстройства влияют на способность переносить травмирующие события и, с другой стороны, каковы особенности формирования психических расстройств после появления ПТСР.

В качестве примера можно привести то, как в связи с необходимостью адаптироваться к условиям войны происходят радикальные изменения характера, коренной перелом во взаимоотношениях с окружающим миром, изменение смыслового ядра личности [Александровский Ю.А., 1997; Лыткин В.М., 2002; Магомед-Эминов М.Ш., 1998; Пушкарев А.Л. с соавт., 2000; Сидоров П.И. с соавт., 1999; Снедков Е.В., 1999, 2007]. В описании данного процесса используются такие термины, как «патохарактерологические расстройства» [Александровский Ю.А., 1997], «трансформация личности» [Магомед-Эминов М.Ш., 1998; Goderez B.I., 1987], «дезинтеграция личности» [Arthur R.J., 1978], «комбатантная акцентуация» [Лыткин В.М., 2002]. Личностные изменения могут появляться как после клинически выраженных острых стрессовых и постстрессовых расстройств (вариант постреактивного развития личности), так и без предшествовавших симптомов ПТСР [Снедков Е.В., 1997, 1999]. На наш взгляд, изменения личности чаще, чем другие психические нарушения, предрасполагают к социальной дизадаптации.

Отечественные специалисты, как и их американские коллеги во Вьетнаме, отмечали различные варианты личностных изменений у ветеранов войны в Афганистане. Например, П.О. Лабунский (1996) выделяет группы лиц агрессивно-активных (использующих для достижения целей насилие и агрессию), агрессивно-пассивных (невротиков, подавляющих агрессию в себе), «пассивно-нулевых» (решившие забыть военные события) и «активных приспособленцев» (добивающиеся социального роста за счет привилегий). Наиболее распространенным у российских ветеранов, и чаще всего попадающим в сферу внимания специалистов по психическому здоровью, оказывается активно-агрессивный, точнее дефензивно-эпилептоидный тип личностных девиаций [Снедков Е.В., 1997, 1999]. Он характеризуется доминированием явлений возбудимости, склонностью к агрессивному поведению, низкой толерантностью к интерперсональным конфликтам при довольно высокой устойчивости к специфически боевым стрессорам. При этом клиническом типе характерно отчетливое сочетание личностной и эмоциональной патологии, которая чаще всего проявляется депрессивно-дисфорическими нарушениями и недержанием эмоций. Приобретенные на войне возбудимые и стеничные черты характера ветеранами обычно оцениваются как позитивные качества. К врачам пациенты обращаются лишь при комбинации дефензивно-эпилептодиных черт характера и гетерономного им тревожного радикала или по настоянию родных или начальства.

Отчасти признаки дефензивно-эпилептоидного варианта личностной трансформации в МКБ–10 отражены в кластере «Г – симптомы повышенной возбудимости», а также в диагностической рубрике F62.0 – «Хроническое изменение личности после переживания катастрофы». Более подробно особенности изменений личности у участников и ветеранов войн показаны нами в предшествующем разделе.

Многими исследователями подчеркивается, что при стрессовых расстройствах, развившихся вслед за любым типом травмы, установлена особенно высокая коморбидность с депрессией [Bleich A. et al., 1997; Brady K.T., 1997; Bryant R.A. et al., 2003; Feinstein A. et al., 2002] или дисфорией [Kaufman M.L. et al., 2002]. Депрессивный синдром обнаруживается у половины всех госпитализированных ветеранов. В частности, у пациентов с диагностированным ПТСР депрессия определялась в 50%, у ветеранов с невротическими расстройствами – в 75% случаев, у больных с последствиями черепно-мозговой травмы – в 51,9% случаев, при других органических психических расстройствах – в 52,9%, у больных алкоголизмом – в 20%. Обычно имеет место депрессивная симптоматика умеренной тяжести, изредка – средней тяжести. Дисфорическая симптоматика наблюдается примерно у 8% всех ветеранов. Причем, обычно это случаи со средне-тяжелым течением болезни. Обычно угрюмо-злобное настроение сочетается с проявлениями эксплозивности, когнитивными нарушениями. Чаще всего она имеет место у больных с органическими психическими расстройствами (17,7%), и расстройствами личности (16,7%).

Среди всех психопатологических симптомов и синдромов у ветеранов чаще всего выявляется астения – в 68,9% случаев. В частности, у пациентов с диагностированным ПТСР ее проявления отмечались в 78,6%, у ветеранов с невротическими расстройствами – в 86,9% случаев, у больных с последствиями черепно-мозговой травмы – в 88,6% случаев, у больных алкоголизмом – в 50,9%, аффективными расстройствами – в 22,2%, шизофренией – в 13,3%.

К числу наиболее часто встречающихся у ветеранов симптомов относится тревога. Она была выявлена у 29,6% госпитализированных, в том числе у 50% больных ПТСР, 34,2% больных органическими психическими расстройствами в связи с травмой головного мозга, 23,5% больных другими органическими психическими расстройствами, 45,3% ветеранов с невротическими расстройствами, 77,8% больных аффективными расстройствами, 3,6% больных алкоголизмом.

Высокая частота сочетающихся психических нарушений у ветеранов вызвала интерес к сопоставлению частоты симптомов и синдромов психических расстройств у ветеранов войн и военнослужащих кадра и запаса, которые не принимали участия в боевых действиях. Такое сопоставление, в частности, показало, что встречаемость депрессивной симптоматики у ветеранов локальных войн оказались меньше, чем у стационарных больных группы сравнения, подобранных методом рандомизации с последующей стратификацией по возрасту (47,4% и 60%, соответственно). Также у ветеранов встречались реже, чем в группе сравнения симптомы тревоги (29,6% и 36,8%, соответственно), раздражительности (39,8% и 53,6%), инсомнии (44,7% и 58,4%), обсессивно-компульсивного расстройства (0,4% против 1,6% в группе сравнения). Примерно с равной частотой отмечались астения (68,9% и 64%), соматформные расстройства

(9,4% и 12%), ипохондрия (14,8% и 17,6%). Чаще, чем в группе сравнения, выявлялись симптомы недержания аффекта (17,4% и 12,8%), дисфория (8% и 5,6%), проявления демонстративного поведения (7,2% и 3,2%). Диссоциативные расстройства психических и двигательных функций встречались только в группе ветеранов (1,9%), среди больных, попавших в группу сравнения, они не наблюдались. Особо следует отметить то, что у ветеранов значимо чаще встречались симптомы ослабления памяти (26,9% против 16% в группе сравнения) и инертности психических процессов (36,4% и 24%, соответственно), судорожные припадки (9,1% и 5,6%). Распространенность когнитивных нарушений и судорожного синдрома объясняется большим числом ветеранов, которые в период участия в боевых действиях перенесли черепно-мозговые травмы. Но, несмотря на это, у ветеранов и в группе сравнения оказались примерно одинаковой частота объективно выявляемых случаев снижения уровня мышления (8,7% и 10,4%, соответственно), деменции и синдрома Корсакова (3,3% и 2,4%). Последнее, вероятнее всего, связано с объективно более ранним обращением за помощью ветеранов из числа офицеров кадра и запаса, и своевременно начинаемым лечением. Эти данные требуют уточнения. Однако ранее проводившиеся нами исследования, в том числе анонимные опросы ветеранов с использованием почты, также показали, что мнение об их низкой комплаентности требует проверки. Чаще всего они не отвергают предложенную помощь, а не видят ее необходимости или не могут ее получить.

Сравнение частоты коморбидных симптомов и синдромов у ветеранов демонстрирует разную вероятность появления симптомов пограничного регистра в зависимости от наличия признаков ПТСР. В частности, у ветеранов с симптомами кластеров II (интрузии) и III (избегания) по сравнению с ветеранами без признаков ПТСР и изменений личности выявлялись чаще: астенический синдром, тревога, депрессия, дисфория, нарушения сна, соматоформные расстройства, проявления демонстративности и диссоциативные симптомы.

Высокая вероятность сочетания признаков ПТСР и других «невротических» симптомов свидетельствует не только о высокой степени их коморбидности, но наводит на мысль о вероятной схожести патогенетических механизмов этих нарушений или, как минимум, о предрасположенности определенной группы людей к развитию под влиянием боевых стресс-факторов широкого спектра пограничных психических расстройств. Вместе с тем, интересным представляется отсутствие заметных отличий между сравниваемыми группами ветеранов в частоте выявления ипохондрии (12,5% и 12% соответственно), признаков панического расстройства и агорафобии (7,8% и 6,4%). Также в обеих группах ветеранов нами не было выявлено ни одного пациента с обсессивно-компульсивной симптоматикой. Скорее всего, ипохондрия, навязчивости и тревожно-фобические расстройства имеют значительно меньшее сродство с остальными психогенными нарушениями. Возможно даже, стресс-факторы не имеют того значения в развитии этой патологии, которое традиционно им приписывалось.

Ранее отмечалось, что острой проблемой последствий БПТ становится совершение ветеранами войн общественно-опасных действий. Обычно агрессивные действия, в том числе преступления против личности, совершаются ветеранами в моменты эксплозивных реакций и на фоне стресс-индуцированных диссоциативных состояний, сопровождаемых высвобождением усвоенных до автоматизма военных навыков. Готовность к экзацербации таких состояний пропорциональна экспозиции перенесённого боевого стресса. Она также имеет связь с полученными во время войны черепно-мозговыми травмами [Фастовцов Г.А., 2009; Hyer L.A. et al., 1993].

Нередкой чертой ветеранов войн в Афганистане и Чечне оказывается склонность к «ордилистическому» поведению [Ахмедова Х.Б., 2003]. Этот термин, видимо, произошел от английского слова «ordeal» – суровое испытание, испытание огнем и водой, «суд божий». Данным понятием обозначено неоднократное осознанное или непроизвольное попадание в ситуации, связанные с угрозой для жизни, и получение удовлетворения при выходе из них невредимым. Таким стремлением в ряде случаев объясняется то, что ветераны одной войны нередко становятся добровольными или, на первый взгляд, невольными участниками других вооруженных конфликтов и рискованных предприятий [Литвинцев С.В. и др., 2005].

Особую проблему представляет не только агрессивное или рискованное, но и аутодеструктивное поведение ветеранов войн. В частности, шокирующим оказалось количество американских ветеранов Вьетнама покончивших жизнь самоубийством в мирное время, достигшее к началу 90-х годов 58 тыс. человек, что превысило число погибших в годы войны [Тукаев Р.Д., 2003; Begic D., Jokic-Begic N., 2001; Kramer T.L. et al., 1994; Niles D., 1994]. Однако среди ветеранов, обследованных нами в госпиталях, суицидальное поведение встречалось редко (менее 2%).

Ряд исследователей подчеркивает, что стрессовые расстройства у ветеранов войн неблагоприятно сказываются на физическом здоровье [Barrett D.H. et al., 2002], им часто сопутствуют различные соматические дисфункции [Бай-Балаева Е.К., 1989; Магомед-Эминов М.Ш., 1998; Sutker P.B. et al., 1991]. Есть данные, что в популяции ветеранов, страдающих ПТСР, значительно увеличен уровень общей заболеваемости, причём психическая и соматическая патология взаимно отягощают течение [Friedman M.J. et al., 1994; Long N. Et al., 1992]. При явной относительности такого показателя, нами было установлено, что среднее число соматических диагнозов у ветеранов оказалось значимо больше среднего числа диагнозов у офицеров кадра и запаса, не принимавших участия в боевых действиях. Число вынесенных диагнозов не имело связи с фактом прохождения военно-врачебной комиссии, то есть глубиной медицинского обследования. Также мы не смогли его объяснить наличием ипохондрической симптоматики у ветеранов.

Перенесенный боевой опыт и симптомы ПТСР оказывают существенное негативное влияние на социальное функционирование и качество жизни пострадавших [Barrett D.H. et al., 2002; Feinstein A. et al., 2002; Prigerson H.G. et al., 2002; Zatzick D.F. et al., 1997]. У них нередко наблюдается трудность приспособиться к мирной жизни, нежелание общаться с прежними друзьями, семейное неблагополучие, разрыв межличностных отношений, смущающие их реакции испуга, которые ведут к реакциям избегания [Feinstein A. et al., 2002]. Наиболее достоверным показателем адаптационных способностей и социального статуса может стать размер почасовой оплаты труда, который у бывших американских военнослужащих с ПТСР значительно уступает среднему заработку ветеранов без психической патологии [Savoca E., Rosenheck R., 2000]. По данным, которые приводит Л.Ф. Спарр с соавторами (L.F. Sparr et al., 1994), из более чем 26 миллионов американских ветеранов войн 13,5% имеют первичную психиатрическую инвалидность, приблизительно 2,2 млн. человек получают денежно-кредитные компенсации. По данным Рыбникова О.Н. и Манихина В.В. (2004), лишь около половины российских участников локальных войн, получивших ранения, работают. При этом большинство работающих заняты физическим трудом низкой квалификации. У трети опрошенных ветеранов источником дохода является пенсия, более половины живут за чертой бедности. Как подчеркивает А. Фейнстеин с соавторами (A. Feinstein et al., 2002), данные о социальной дизадаптации и низком качестве жизни соответствуют критерию «Е» по DSM-IV, по которому «симптомы должны быть причиной значительного дистресса или нарушения в социальной, профессиональной или другим областях функционирования». Оценка профессионального и личностного функционирования считается принципиально важной при определении выраженности боевого ПТСР [Руководство ..., 1999].

Клинические варианты пограничных психических расстройств

Несмотря на полиморфизм выявляемых при БПТ психопатологических расстройств, в том числе где-то и кросскультурально обусловленных, исследования показали качественное сходство клинической картины у ветеранов различных национальностей и разных войн [Литвинцев С.В. и др., 2005; Dirkzwager A.J. et al., 2001; Solomon Z., Flum H., 1986; Solomon Z., 1987, 1989; Simms L.J. et al., 2002]. В целом же, у ветеранов, перенесших боевую психическую травму, развивается довольно ограниченное число клинических вариантов постстрессовых расстройств. В связи с этим Дж.Ф. Борус (Borus J.F., 1973, 1976) по характеру реагирования выделил три группы комбатантов: «успешно преодолевающие» (с адекватным «преобразованием травмы»), «импульсивные» или «социопаты» (дисциплинарно дизадаптированные, преимущественно с патохарактерологическими расстройствами) и «эмоционально нестабильные» (ветераны дизадаптированные в связи с возникновением невротической симптоматики).

Многие имеющиеся отличия в клинических описаниях, использованных понятиях и представлениях о причинах психических расстройств у участников различных войн XIX–XX вв. можно объяснить степенью развития медицинской науки, изменениями природы войны и социо-культурными влияниями. Проведенный Е. Джонсом с соавт. (Jones E. et al., 2002) кластерный анализ симптомов позволил выделить три послевоенных (post-combat) синдрома: синдром истощения, слабости (debility syndrome), часто наблюдавшийся в XIX веке и начале XX века; соматический синдром (somatic syndrome), преимущественно регистрировавшийся в первую мировую войну; нейро-психиатрический синдром (neuropsychiatric syndrome), ассоциированный со второй мировой войной и войной в Персидском заливе. Однако все эти симптомокомплексы наблюдаются и в настоящее время.

Формирование подобных вариантов хронического ПТСР (тревожного или тревожно-астенического, дисфорического или тревожно-дисфорического, астено-апатического или астено-депрессивного, соматоформного) было совсем недавно выявлено В.М. Волошиным (2003, 2004) и Г.А. Фавстовцовым (2009) у российских ветеранов локальных войн.

Клинический вариант боевого ПТСР с преобладанием тревожной симптоматики в наибольшей степени соответствует описанию ПТСР в МКБ-10. При нем максимально представлены симптомы навязчивого вторжения (интрузии). По мнению В.М. Волошина (2004), им часто сопутствуют проявления панического расстройства, флоттирующая тревога и другие тревожные симптомы. По нашим данным, в отличие от хронической тревоги, которая на самом деле выражена, симптомы панического расстройства встречаются у ветеранов даже этой группы довольно редко, во всяком случае, не чаще, чем у других военнослужащих, обращающихся за психиатрической помощью. Вместе с тем, при наличии интрузии чаще, чем при доминировании других симптомов ПТСР, отмечались нарушения сна, астения, проявления инертности психических процессов. По многим своим особенностям данный вариант ПТСР близок к генерализованному тревожному расстройству. Именно в случае преобладания тревожной симптоматики, сочетающейся с повторными переживаниями перенесенной психической травмы, врачи обычно диагностируют ПТСР.

В работах В.М. Волошина (2004) отмечается, что по сравнению с тревожным вариантом ПТСР реже встречается астено-апатический, который характеризуется преобладанием астении, апато-депрессивного синдрома и симптомов избегания с меньшим удельным весом явлений интрузии. По нашим данным, симптомы вторжения здесь также присутствуют, однако, являясь по существу расстройствами меньшей тяжести, поглощаются симптоматикой, которая преимущественно определяет психический статус и уровень социального функционирования субъекта. Причем в абсолютном большинстве случаев (72,4%) поведение избегания возникает у лиц с имеющимися симптомами вторжения. Кстати тревога, депрессия и астения у госпитализированных ветеранов почти в одинаковой степени сопутствует явлениям избегания и интрузии. Т.о., симптомы вторжения и проявления избегания/оцепенения не только обнаруживают сильную связь между собой, но и весьма схожий спектр сопутствующей психической патологии. Несколько чаще у лиц с признаками избегания, по сравнению с группой интрузии, нами отмечались типичные для комбатантов изменения личности, ипохондрия и дисфория. Также чаще прослеживалась алкогольная зависимость. Сопутствующая феномену избегания относительно более тяжелая симптоматика пограничного регистра косвенно дает основание относить его к кругу более тяжелых психических отклонений, а выявление избегания в каждом конкретном случае считать признаком прогредиентности болезни и прогнозировать ее вероятную резистентность.

Выделяемый в прежних работах соматоформный тип психических расстройств, по нашим данным, встречается очень редко. Типичные симптомы стрессовых расстройств при этом бывают представлены минимально. Все сказанное, на наш взгляд, ставит под сомнение правомочность отнесения этой психической патологии к вариантам ПТСР.

В связи с полиморфизмом психических проявлений, которые не ограничиваются набором критериев диагностики ПТСР, большинство ветеранов, проходивших лечение в военных госпиталях, имели диагноз иного психического расстройства. Это касалось даже тех случаев, когда симптомы ПТСР присутствовали и были настолько выражены, что влияли на адаптацию индивида.

Просмотр диагнозов, установленных госпитализированным ветеранам, имеющим наиболее специфичные симптомы кластеров Б (интрузии) и В (избегания), показал, что диагноз ПТСР имели 20,3% обследованных, диагноз другого невротического расстройства – 29,7%, органического психического расстройства вследствие травмы головного мозга – 28,1%, алкогольной зависимости – 4,7%, шизофрении – 1,6%. Напротив, среди ветеранов, не имевших симптомов, указанных диагностических кластеров, диагноз ПТСР не устанавливался вовсе, диагноз «невротическое расстройство» или «невротическое состояние» имели 17,7% обследованных, органического психического расстройства вследствие травмы головного мозга – 22%, алкогольной зависимости – 29,1%, шизофрении – 9,9%. Различия в частоте тех или иных диагнозов дает основание предполагать, что симптомы стрессовых расстройств имеют высокую коморбидность с другими невротическими расстройствами, они также часто возникают у лиц, перенесших травмы головы и, напротив, значительно реже выявляются у больных с алкогольной зависимостью и эндогенными психозами. Высокая корреляция симптомов ПТСР и некоторых других невротических синдромов дает еще одно основание предполагать наличие у них единых патогенетических механизмов развития.

Органические психические расстройства

Комплекс патогенных факторов боевой обстановки наряду с психическими стрессорами включает в себя влияние полученных ранений и травм, перенесенных болезней, длительной усталости, неблагоприятных климатических факторов. Поэтому в клинической практике психопатологические проявления стрессовых расстройств часто сочетаются с другими психическими нарушениями. Еще в первой половине прошлого века, изучая ветеранов двух мировых войн, русские психиатры заметили, что возникшие под влиянием боевого стресса психопатологические реакции в случае хронического течения приобретают черты органических психических расстройств [Ганнушкин П.Б., 1926; Гиляровский В.А., 1944; Мясищев В.Н., 1947, 1948; Сухарева Г.Е., 1943, 1945, 1949]. Рассматривая динамику ПТСР В.Г. Ротштейн (1999) подчеркивает, что часто «первоначально возникшее функциональное расстройство сменяется органическим поражением головного мозга с формированием различных психоорганических изменений ...». Нам представляется, что основной причиной появления у ветеранов признаков когнитивного дефицита все же является не само по себе ПТСР, а сопутствующая органическая психическая патология, которая, кстати, может облегчать возникновение стресс-индуцированных симптомов.

Многие из симптомов, ныне причисляемых к диагностическим признакам посттравматического стрессового расстройства (ПТСР), в середине прошлого века рассматривались в качестве симптомов органической психической патологии вследствие полученной минно-взрывной травмы [Гиляровский В.А., 1944; Снежневский А.В., 1947]. Уже тогда отмечалось, что дифференциальный диагноз между невротическими и неврозоподобными расстройствами в таких случаях затруднен из-за схожести клинических проявлений и частоты комбинации в военных условиях психогенного влияния с механической травмой мозга [Сухарева Г.Е., 1943; Тимофеев Н.Н., 1945]. Диагностические трудности стали одной из предпосылок того, что в годы Великой Отечественной войны в Красной Армии для обозначения большинства психических расстройств, развившихся в боевой обстановке, стало применяться собирательное понятие «контузия». В него включались почти все формы боевой психической патологии, вне зависимости от преобладания т.н. «органических» или «функциональных» нарушений [Тимофеев Н.Н., 1945]. На лечение и восстановление боеспособности «контуженных» была ориентирована вся система оказания психиатрической помощи в Красной Армии. И она показала высочайшую эффективность: в 1944–1945 годах до 75% пострадавших с психическими расстройствами возвращались в строй [Лобастов О.С., Спивак Л.И., 1985]. В последней четверти XX века в литературе, посвященной проблеме боевой психической патологии, возобладали психологические объяснения ее генеза, а данные о частоте черепно-мозговой травмы (ЧМТ) и ее влиянии на развитие психических расстройств у ветеранов локальных войн встречались редко. Лишь последние годы в зарубежных публикациях появились сообщения о высокой степени сопряженности симптомов последствий ЧМТ (postconcussive symptoms) и ПТСР, а также высоком риске стрессовых расстройств у лиц, перенесших травмы мозга [Kennedy J.E. et al., 2007; Koren D. Et al., 2006; Morissette S.B. et al., 2011; Ruff R.L. et al., 2012; Vasterling J.J. et al., 2009]. Более того, ЧМТ умеренной тяжести или сотрясение мозга (mild traumatic brain injury/ concussion) назвали «фирменной травмой» («signature injury») войны в Ираке и Афганистане [Taylor B.C. et al., 2012]. Сообщается, что от 6,7% до 17% ветеранов этих военных операций в период командировки переносили ЧМТ умеренной тяжести, из них 56% сообщали, что получали более одного сотрясения мозга [Taylor B.C. et al., 2012; Wilk J.E. et al., 2012]. Среди ветеранов, которые переносили в боевой обстановке ЧМТ, у 52% отмечалась неврологическая симптоматика (neurological deficits), у 89% имелся какой-либо психиатрический диагноз, от 66% до 73% имели признаки ПТСР, в 50% случаев – комбинацию ПТСР и неврологических нарушений [Ruff R.L. et al., 2012; Taylor B.C. et al., 2012]. Причем повторные травмы головного мозга повышали риск развития и ПТСР и появления неврологической симптоматики [Ruff R.L. et al., 2012], становились предпосылкой более тяжелого течения ПТСР и депрессии [Morissette S.B. et al., 2011]. Напротив, отсутствие черепно-мозговой травмы в анамнезе в пять раз снижало риск сочетания ПТСР с болевым синдромом [Taylor B.C. et al., 2012]. В других исследованиях отмечается, что у ветеранов, переносивших ЧМТ умеренной тяжести, психосоциальные последствия в большей степени определяются имеющимися симптомами стрессовых расстройств, чем самой по себе травмой головы или ее неврологическими проявлениями [Polusny M.A.]. Отмечается также, что повышение частоты симптомов ПТСР наблюдается лишь в случае ЧМТ легкой степени тяжести, тогда как травма головы с тяжелыми неврологическими последствиями, напротив, характеризуется весьма низкой встречаемостью стрессовых симптомов. В этой связи высказывается суждение, что психопатология у ветеранов, получавших на войне травмы головы легкой тяжести, обусловлены чаще воздействием психического стресса, чем непосредственно механической травмой мозга [Zatzick D.F. et al., 2010]. Одновременно в англоязычной литературе чаще стали обращать внимание на сложность дифференциальной диагностики, опирающейся на присутствие тех или иных признаков, которые традиционно относятся к функциональным или «неврологическим», и даже подчеркивать неспецифический характер психопатологической симптоматики, возникающей при ПТСР и неврозоподобных расстройствах в рамках органического психического расстройства в связи с травмой головного мозга [Morissette S.B. et al., 2011; Wilk J.E. et al., 2012]. Для объяснения частой коморбидности ПТСР и неврологических симптомов у ветеранов войн предложены разные объяснения. Во-первых, особенности боевой обстановки, предопределяют одновременное получение минно-взрывной травмы головного мозга и психологической травмы; во-вторых, особенности церебрального функционирования после черепно-мозговой травмы способствуют уязвимости индивида к дополнительному психотравмирующему воздействию [Ruff R.L. et al., 2012]; в третьих, легкая травма головы может не оставлять после себя существенных последствий, а имеющиеся симптомы полностью обусловлены психотравмирующим действием боевой обстановки [Zatzick D.F. et al., 2010]. Таким образом, реальные медицинские последствия войны заставили психиатров вернуться к изучению боевой психической патологии, имеющей связь с черепно-мозговой травмой.

При изучении психической патологии у ветеранов, поступающих на лечение в психиатрические стационары в отдаленном периоде после воздействия боевых стресс-факторов, выяснилось, что психические расстройства в связи с травмой головного мозга у них были диагностированы в 30,3% случаев. У военнослужащих кадра и запаса, которые не принимали участия в боевых действиях, психические расстройства в связи с травмой головного мозга диагностировались реже – в 7,4% случаев. Кроме ветеранов с диагностированными органическими психическими расстройствами черепно-мозговую травму перенесли 7,1% ветеранов с диагнозом ПТСР, 9,4% имеющих диагноз невротического расстройства, 8,8% больных алкогольной зависимостью. Всего же травмы головы прослеживались в анамнезе у 33,7% ветеранов. Поэтому черепно-мозговую травму следует считать одной из ведущих причин развития психической патологии.

У ветеранов и других военнослужащих с последствиями травмы головного мозга доминировали синдромы непсихотического регистра – у ветеранов они диагностировались в 87,5%, а у остальных обследованных – в 77,3%. Группа ветеранов с органическими психическими расстройствами в связи с травмой головного мозга отличалась от остальных пациентов наличием симптомов повторного переживания травмы («вторжения»), которые имели место у 21,3%, и проявлений избегания стимулов, связанных с ней, которые отмечались у 7,5% ветеранов. Симптомы повторного переживания отмечались всего у 6,7% военнослужащих, не имевших боевого опыта, но перенесли исключительные по силе травмирующие события в мирное время. Также у 30% ветеранов с органическими психическими расстройствами в связи с травмой головного мозга наблюдались характерные изменения личности, которые не встречались у лиц с органическими психическими расстройствами в связи с травмой головного мозга, которые не имели боевого опыта. К ним относились ощущение отчуждения, чувство изменения смысла жизни и системы ценностей и их несоответствия принятым в мирном обществе; хроническая настороженность и недоверие к людям; сужение диапазона эмоциональных проявлений с легким проявлением враждебности; своеобразная чувствительность к несправедливости; категоричность и односторонность суждений, полярность моральных оценок, бескомпромиссность и нетерпимость; готовность к импульсивному реагирования на угрожающие стимулы и другие черты, описанные отечественными и зарубежными исследователями.

Наиболее трудной представлялась оценка такого диагностического критерия ПТСР, как «симптомы повышения психологической чувствительности или возбудимости, не наблюдавшиеся до действия стрессора и провоцируемые стимулами, вызывающими воспоминания о травме или о первоначальной реакции на нее» (Критерий Г 2 признаков ПТСР по МКБ-10). Следует подчеркнуть, что реакции раздражения и гнева у ветеранов возникают не только в ответ на раздражители, связанные с перенесенной травмой. Часто они проявляются в ответ на любые иные эмоционально значимые раздражители. Кроме того, у ветеранов психическая травма и черепно-мозговая травма совпадали по времени, и симптомы возбудимости стали отмечаться после них. Точно также и в группах сравнения эти симптомы стали отмечаться уже после перенесенной травмы головы и проявлялись в ответ на самые различные проблемы. Поэтому фактическая дифференциация повышенной возбудимости, как признака ПТСР, и симптомов повышенной возбудимости иной этиологии на практике весьма затруднена. Причем симптомы повышенной возбудимости (раздражительности) у ветеранов отмечались врачами несколько реже (у 56,3%), чем у пациентов, не имевших боевого опыта (68,2%), хотя данные различия не имели статистической значимости. Однако у ветеранов, в отличие от остальных пациентов, в большинстве случаев имели место проявления недержания аффекта с внезапными эксплозивными вспышками, которые, по самоотчетам или по объективным сведениям, сопровождались агрессивными высказываниями, а иногда и действиями. Важным отличием ветеранов от групп сравнения оказалось сочетание возбудимости со специфическими изменениями личности (у 25%).

Другие симптомы невротического регистра у ветеранов с органическими психическими расстройствами в связи с травмой головного мозга прослеживались чаще (у 91,3%), чем у военнослужащих, ранее не принимавших участия в боевых действиях (72,7%). Данные отличия в основном определялись распространенностью астенической симптоматики, которая у ветеранов наблюдалась чаще (87,5%), чем у пациентов группы сравнения (72,7%). Другие симптомы невротического регистра, в том числе и диссоциативные, у ветеранов и военнослужащих, не имевших боевого опыта, встречались в единичных случаях. Не было значимых отличий и в частоте депрессии, тревоги, расстройств памяти и психотических симптомов.

Т.о. полученные данные не позволяют утверждать, что обследованная группа ветеранов с органическими психическими расстройствами в связи с травмой головного мозга характеризуется более тяжелой психической патологией, чем пациенты, перенесшие травмы головы, но не имевшие боевого опыта. Напротив, у ветеранов отличия от других пациентов, в основном, ограничивались высокой частотой диагностики органических психических расстройств в связи с травмой головного мозга и присутствием в их психопатологической картине сугубо психогенных нарушений, типичных для стрессовых расстройств – симптомов «вторжения» или повторного переживания травмы и симптомов избегания стимулов, связанных с психической травмой.

Сравнение психопатологии у ветеранов с диагностированными органическими психическими расстройствами в связи с травмой головного мозга умеренной тяжести, которая не повлекла развития деменции и выраженного когнитивного дефицита, и у ветеранов с диагностированными невротическими расстройствами показало, что большинство психопатологических симптомов у них встречались с равной частотой. При этом различия оказались значимыми лишь при сравнении симптомов повторного переживания травмы («вторжения») – они у ветеранов с невротическими расстройствами отмечались в два раза чаще (35,3%), чем у ветеранов с органическими психическими расстройствами

(16,3%), а также при сопоставлении частоты соматоформных нарушений, которые у ветеранов с невротическими расстройствами отмечались в 21,6%, а у ветеранов с последствиями травмы головы – у 7,3%. В целом полученные нами данные не дают оснований утверждать, что перенесенная в боевой обстановке травма головы формирует особую уязвимость индивида к воздействию боевых ментальных стресс-факторов и повышает у него риск развития ПТСР. У получавших черепно-мозговую травму, в сравнении с остальными ветеранами, не прослеживалось увеличения частоты и выраженности типичных проявлений стрессовых расстройств. **Аддиктивные расстройства**

Изучение опыта военной психиатрии показывает, что злоупотребление алкоголем и наркотиками, зависимость от них представляет собой самостоятельную проблему психического здоровья ветеранов войн [Литвинцев С.В. и др., 2005; Снедков Е.В. и др., 2007; Софронов А.Г., 1995]. К сожалению, до настоящего времени имеется слишком мало сведений, каким образом боевой стресс и фронтовое злоупотребление алкоголем и ПАВ влияет на развитие наркологической патологии у ветеранов в отдаленном периоде после войны. На этот счет имеются самые противоречивые представления. Так, из числа американских военнослужащих, злоупотреблявших наркотиками во время войны Вьетнаме, только 5% сразу после возвращения домой обнаружили себя наркоманами и еще 16% возобновили наркотизацию в дальнейшем [Личко А.Е., Битенский В.С., 1991]. Сведения о том, что злоупотребление ПАВ, имевшее место в период участия в боевых действиях, часто прекращается после возврата к мирной жизни, предоставляют отечественные исследователи [Снедков Е.В., 1997, 1999; Снедков Е.В. и др., 2007; Софронов А.Г., 1995]. Напротив, по некоторым американским данным, высокий уровень злоупотребления ПАВ среди солдат подразделений, развернутых в зоне военных действий в Персидском Заливе в 1993 г., ещё более вырос после возвращения их на родину [Rothberg J.M. et al., 1994; Sutker P.B. et al., 1994].

Аналогичная тенденция прослеживается среди американских военнослужащих, вернувшихся из Ирака [Milliken C.S. et al. 2007]. Злоупотребление и зависимость от ПАВ и алкоголя часто прослеживается у ветеранов многих других локальных войн [Baker D.G. et al., 2009], а по данным некоторых исследователей имеет место у 60-80% респондентов [Keane T.M. et al., 1988]. При этом алкогольная проблема чаще выступает у ветеранов, подвергшихся воздействию боевых стресс-факторов в более молодом возрасте [Seal K.H. et al., 2009]. Обращение к алкоголю и другим ПАВ после войны обычно объясняется наличием тревоги и других проявлений психического дистресса [Miller M.W. et al., 2008]. По мнению Дж. Бремнера с соавт. (Bremner J.D. et al., 1996), злоупотребление спиртным и другими ПАВ обычно присоединяется к уже имеющимся симптомам ПТСР, особенно часто после появления повышенной возбудимости, а усиление аддикции происходит параллельно нарастанию симптомов основной болезни. Однако имеются и другие точки зрения. В ряде публикаций опровергается наличие убедительной связи между наличием и тяжестью симптомов ПТСР и интенсивностью влечения к алкоголю, выраженностью абстинентного синдрома или частотой рецидивов алкоголизма [Freeman T., Kimbrell T., 2004; Norman S.B. et al., 2007]. Также отвергается связь между самим фактом перенесенной травмы и формированием алкогольной зависимости [Scherrer J.F. et al., 2008]. Высказывается мнение, что наличие зависимости от алкоголя характеризуется наименьшим уровнем стресса по сравнению с больными ПТСР и лицами, имеющими одновременно симптомы ПТСР и алкогольную зависимость [Tate S.R. et al., 2007]. Анализ психического здоровья близнецов, один из которых участвовал в войне во Вьетнаме, дает основание предполагать, что в развитии алкогольной зависимости более существенную роль играют генетические факторы [Scherrer J.F. et al., 2008]. Так или иначе, но алкогольная аддикция повышает риск агрессивного поведения ветеранов [Zoricic Z. et al., 2003], негативным образом влияет на результаты любого лечения [Norman S.B. et al., 2007; Ouimette P.C. et al., 2000].

Среди ветеранов, обследованных в военных госпиталях, синдром зависимости от алкоголя был выявлен у 37,9%. Алкогольную зависимость в качестве основного диагноза имели 20,8%. Для сравнения, наркомания имела место всего у одного ветерана (0,4%), зависимость от барбитуратов – еще у одного (0,4%). Кроме диагностированных случаев, признаки алкогольной зависимости были выявлены у 21,3% ветеранов, имеющих другие психиатрические диагнозы. Например, у ветеранов с ПТСР – в 28,6% случаев, больных неврозами – в 24,5%, больных с органическими психическими расстройствами в связи с травмой головного мозга – в 29,1%, другими органическими психическими расстройствами – в 17,7% случаев. Кроме того у 9,9% ветеранов имело место злоупотребление алкоголем, при котором отсутствовали общепризнанные критерии зависимости, но отмечались последствия для здоровья или социальной адаптации. Таким образом, общая доля ветеранов с аддиктивным поведением достигала 47,8% проходивших лечение в психиатрическом стационаре. Этот показатель практически равнялся числу больных алкоголизмом и злоупотребляющих алкоголем среди военнослужащих кадра и запаса, никогда не принимавших участия в боевых действиях (48%).

При изучении анамнеза было выяснено, что типичные боевые стресс-факторы в развитии алкогольной зависимости имели меньшее значение, чем при невротических, связанных со стрессом расстройствах и последствиях черепно-мозговой травмы. Например, всего 18% начали злоупотреблять спиртными напитками, находясь в зоне боевых действий. Однако не оказалось ни одного ветерана, который бы в период участия в боевых действиях проходил лечение по поводу алкоголизма или любого другого психического расстройства. У подавляющего большинства (76% всех больных изучаемой группы) развитие алкогольной зависимости происходило уже в мирное время. Средний возраст ветеранов с диагностированной алкогольной зависимостью на момент первой госпитализации составляла 42,5 года. Для сравнения, средний возраст первой госпитализации пациентов с ПТСР оказался равным 32,1 лет, ветеранов с невротическими расстройствами – 39,2 лет, органическими психическими расстройствами в связи с травмой головного мозга – 38,3 лет. При этом средний возраст, в котором ветераны подвергались воздействию боевых стресс-факторов, оказался практически одинаковым при всех названных психических расстройствах. Среднее число госпитализаций у больных с алкогольной зависимостью оказалось больше, чем у ветеранов с психогенными расстройствами, но меньше, чем у пациентов с различными органическими и эндогенными психическими расстройствами. Алкогольная зависимость оказалась единственным психическим расстройством, при котором среднее число поступлений в стационар после увольнения в запас оказалась в два раза больше, чем в период службы. В отличие от большинства других психических расстройств, число госпитализаций больных с алкогольной зависимостью со временем неуклонно растет.

Т.о., алкогольная зависимость оказалась самым частым психическим расстройством у ветеранов войн. Исключительная редкость диагностики наркомании и других видов химической зависимости объясняется, в основном, тем, что основной контингент ветеранов, проходящих лечение в военных госпиталях – это офицеры кадра и запаса. Очень редко в военных госпиталях получают лечение ветераны из числа рядовых и сержантов запаса. Представленные данные об условиях формирования и динамике обращаемости за стационарной помощью позволяют рассматривать злоупотребление алкоголем и алкогольную зависимость в качестве заболевания, становление которого, как правило, происходит уже после прекращения действия боевых стресс-факторов, причем между датой возвращения из зоны боевых действий и первой госпитализацией проходит, в среднем, более 11 лет.

Шизофрения и другие психозы

Психиатры прошлого века дали довольно подробное описание и развернутую систематику психотических состояний, которые наблюдались у военнослужащих непосредственно на фронте и на этапах медицинской эвакуации [Иванов Ф.И., 1970]. Анализ данных обеих мировых войн и ряда локальных войн и вооруженных конфликтов прошлого века позволил сделать вывод, что частота психозов, возникающих на театре военных действий, колеблется в пределах от 1 до 2,5% от общего числа реакций боевого стресса. В связи с этим выдвигалась гипотеза о нейробиологической предрасположенности к развитию эндоформных психозов у относительно постоянной части участников войн [Литвинцев С.В. и др., 2005]. Однако распространенность и клиническая картина шизофрении и других психотических расстройств спустя время после воздействия боевых стресс-факторов долгое время интереса не вызывала. Лишь последние 10-15 лет в литературных источниках стали отмечать, что клинические проявления посттравматического стрессового расстройства у ветеранов войн подчас включают тяжелые синдромы, сочетающиеся с психотическими симптомами. В частности, приводятся данные, что от 17% до 40% ветеранов локальных войн и вооруженных конфликтов, страдающих ПТСР, имеют психотические симптомы [Auxemery Y., Fidelle G., 2011; Hamner M.B. et al., 1999; Kastelan A. Et al., 2007; Pivac N., Kozarić-Kovacić D., 2006; Shear K.M., 2002]. Описания подобных случаев, в основном, придерживаются феноменологии, изложенной в официальных классификациях, а их клинический полиморфизм анализируется преимущественно в рамках концепции коморбидности. Вместе с тем, отмечается, что боевое ПТСР с психотическими симптомами отличается значительной тяжестью [Hamner M.B. et al., 1999, 2000; Ivezić S. et al., 2000]. Две трети таких больных имеют комбинацию слуховых и зрительных галлюцинаций с бредовыми идеями, а 32% – только бредовые идеи преследования [Pivac N., Kozarić-Kovacić

D., 2006]. По мнению авторов, несмотря на сходство боевого ПТСР, осложненного психозом, и шизофрении [Hamner M.B. et al., 2000; Pivac N., Kozarić-Kovacić D., 2006], в первом случае у пациентов не наблюдается грубых эмоциональных нарушений, структурных расстройств мышления, сохранена связь переживаний с реальностью и перенесенной травмой [David D. et al., 1999; Frueh B.C. et al., 2002; Ivezić S. et al., 2000; Pivac N., Kozarić-Kovacić D., 2006]. Отмечается, что симптомы психоза у ветеранов имеют положительную корреляцию с повышенной возбудимостью [Kastelan A. et al., 2007], а возникновение «псевдогаллюцинаций»[4] часто имеет связь с диссоциативными симптомами [Brewin C.R., Patel T., 2010]. Поэтому сделан вывод о существовании особого психотического варианта боевого ПТСР [Bleich A., Moskowits L., 2000; Pivac N., Kozarić-Kovacić D., 2006]. Высказываются самые разные предположения: и что психическая травма и развитие ПТСР способствуют уязвимости индивида к последующему возникновению психоза и ухудшению критики к своим переживаниям, и что, может быть, наоборот, психическая травма обнажает присущую изначально психотическую организацию личности или предиспозицию,

---

[4] В работе C.R. Brewin & T. Pattel (2010) обсуждается связь «голосов» с диссоциативными расстройствами, а понятие «псевдогаллюцинация» применяется для обозначения т.н. «непсихотических галлюцинаций». Напротив, в немецкой и русской психиатрии понятие «псевдогаллюцинация» применяется в отношении «галлюцинаций», которые подчас трудно отличимы от расстройств мышления и в отличие от истинных галлюцинаций характеризуются чувством субъективности переживания и меньшей сенсорной яркостью; интрапроекцией галлюцинаторного образа (внутрь головы, сознания или тела) или проекцией его в пространство, недоступное органам чувств; возможным отсутствием связи образа с реальной обстановкой; чувством неотступности, насильственности и, как правило, переживаются как результат воздействия посторонней силы. Таким образом, с точки зрения русской психиатрии псевдогаллюцинации представляют собой сенсорную форму расстройства мышления, связаны с феноменом психического автоматизма и бредом воздействия, и наиболее характерны для шизофрении..

и что само возникновение психоза отражает повышенную склонность к развитию симптомов ПТСР [Auxemery Y., Fidelle G., 2011; Bleich A., Moskowits L., 2000; Campbell M.L., Morrison A.P., 2007]. В этой связи отмечается, что у 47% ветеранов, страдающих шизофренией, имеются отдельные симптомы ПТСР и 14% – диагноз ПТСР [Campbell M.L., Morrison A.P., 2007].

Однако, в недавно опубликованном исследовании Б.А. Гаудиано и М. Зиммермана (Gaudiano B.A., Zimmerman M., 2010) отвергается высокая частота психотической симптоматики у ветеранов локальных войн и не подтверждается существование психотического подтипа ПТСР. В частности, после исключения случаев, когда психотическая симптоматика оказывалась ассоциированной с другими основными психическими нарушениями, показатель встречаемости психозов у ветеранов снизился с 17% до 2,5%. Напротив, частота встречаемости большого депрессивного расстройства с психотическими симптомами оставалась неизменной. На связь психотических симптомов у ветеранов войн с депрессией указывают и некоторые другие исследователи [David D. et al., 1999; Hamner M.B., 1997].

Следует отметить, что ограниченное число наблюдений психозов у ветеранов локальных войн в отдаленном периоде после участия в боевых действиях позволяет делать лишь предварительные выводы относительно их встречаемости, психопатологической структуры и клинической динамики. Среди ветеранов, поступавших на стационарное лечение в военный госпиталь, частота диагностированных психотических расстройств оказалась меньше (5,7%), чем среди пациентов, не принимавших участия в боевых действиях (10,8%). Эти различия оказались значимыми ($z = 0,015$) и они могут объясняться старшим возрастом группы сравнения, что давало больше времени для проявления эндогенной болезни. Меньшая частота выявления психозов у ветеранов также может быть связана с более высокими требованиями к уровню психического здоровья у военнослужащих, которые направляются в командировки в зону военных действий. Вместе с тем, частота выявления непосредственно шизофрении у ветеранов и в группе сравнения оказалась одинаковой (3,8% и 4,4%), тогда как другие острые и хронические психотические расстройства у ветеранов диагностировались в несколько раз реже (0,8%), чем у пациентов из групп сравнения (5,4%). Такое странное соотношение может быть связано с тем, что у части ветеранов с непродолжительными и неразвернутыми эндоформными психозами, которые на войне переносили травмы головного мозга, были диагностированы органические психотические расстройства. В группах сравнения обычное отсутствие травмы головы в анамнезе определяло иную каузальную атрибуцию первого психотического приступа – он или увязывался с психогенными факторами или диагностировалось острое полиморфное психотическое или бредовое расстройство. В связи с этим приходится признать, что диагностика манифестных психозов в реальной практике госпитальной психиатрии нередко строится не на анализе психопатологической структуры и динамики приступа, а на основе построения простой и с логической точки зрения ошибочной причинно-следственной связи – «после того, значит по причине того».

Изучение выявленных синдромов у пациентов с диагностированной шизофренией показало, в основном, ее схожесть у ветеранов и пациентов из групп сравнения. Во всех группах обследованных преобладала параноидная и галлюцинаторно-параноидная симптоматика. Каких-либо существенных качественных ее отличий в изучаемых группах не выявлено.

Оценка динамики шизофрении также не имела существенных отличий: во всех группах обследованных чаще всего отмечалось приступообразно-прогредиентное течение. В половине случаев у ветеранов и в 38,5% наблюдений группы сравнения шизофрения диагностировалась лишь после повторных обострений. Причем к этому времени не всегда психотическая симптоматика претерпевала существенную динамику в виде явного усложнения психопатологической структуры ведущего синдрома или его смены, проявления отрыва бредовых переживаний от реальности или присоединения не имевшейся ранее негативной симптоматики, которая бы давала больше оснований для диагностики шизофрении. Часто очевидные признаки этой болезни были заметны врачам еще в период манифестного приступа, который, тем не менее, получал иное диагностическое обозначение. Таким образом, у всех категорий обследованных диагностика острых психотических расстройств нередко имела характер «этапной» и была связана с субъективными или объективными трудностями обоснования диагноза эндогенного психоза в конкретном случае и на конкретном этапе болезни.

Анализ психопатологической симптоматики у ветеранов войн показал, что уровень коморбидности симптомов ПТСР и психоза едва превышал 1% всех обследованных ветеранов. Кроме того, такое сочетание встречалось меньше, чем у 5% ветеранов, имеющих признаки ПТСР, и всего у 20% ветеранов, больных психозами. Симптомы ПТСР у ветеранов, переносивших психотические приступы, встречались реже, чем у всех остальных ветеранов, у которых эти симптомы наблюдались в 46,9% случаев (z = 0,036). Между симптомами психоза и ПТСР была выявлена слабая корреляционная связь. Таким образом, у обследованных нами ветеранов коморбидность психотической симптоматики и симптомов ПТСР оказалась довольно низкой, что не позволяет рассматривать стрессовые расстройства в качестве ведущего предиктора развития психоза. Показатели среднего возраста возникновения первого психотического эпизода во всех трех сравниваемых группах не имели значимых отличий (35,2 лет и 39,7 лет). У обследованных ветеранов психотические симптомы, как правило, возникали, сохранялись и рецидивировали вне связи с боевыми стресс-факторами: чаще всего по прошествии значительного периода времени (4,8 лет). Кроме того, психотравмирующие события военного времени не отражались на сюжете галлюцинаторных и бредовых переживаний обследованных нами бывших участников боевых действий. Все это не дает достаточных оснований рассматривать стресс-факторы военного времени в качестве ведущих предикторов развития психозов, впервые возникающих или рецидивирующих у ветеранов в послевоенном периоде.

Психозы чаще всей другой психической патологии становились причиной повторного поступления ветеранов на стационарное лечение. Риск обострения болезни при них не зависел от влияния экстремальных факторов военной службы. Кроме того, у ветеранов, переносивших психозы, отмечен более высокий процент лиц, не имевших работы после увольнения из Вооруженных Сил, по сравнению с ветеранами с другими психическими расстройствами. Вместе с тем показатели военно-профессиональной и социальной адаптации при психотических расстройствах не отличались у ветеранов и пациентов из группы сравнения эквивалентного возраста.

Литература
1. Линдауэр Р.Й.Л., Карльер И.В.Е., Герсонс Б.П.Р. Нейробиология посттравматического стрессового расстройства // Социал. и клинич. психиатрия. – 2003. – Т.13, вып.1. – С.146-150.
2. Литвинцев С.В., Кузнецов Ю.М. Страницы истории военной психиатрии. – СПб.,1998. –56с.
3. Литвинцев С.В., Снедков Е.В. Психиатрическая помощь военнослужащим в Афганистане (1979-1989): Учебное пособие. – СПб.: ВМедА, 1997. – 54 с.
4. Литвинцев С.В., Снедков Е.В., Резник А.М. Боевая психическая травма: Руководство для врачей. – М.: ОАО «Издательство «Медицина», 2005. – 432 с.
5. Лобастов О.С., Барабаш В.И. Военно-медицинский аспект панических реакций // Воен.-мед. журн. – 1968. - № 8. – С.86-89.
6. Лыткин В.М. Посттравматические стрессовые расстройства у ветеранов локальных войн // Война и психическое здоровье (Юбилейная научная конференция, посвященная 90-летию со дня рождения профессора Ф.И.Иванова). – СПб., 2002. – С.45-52.
7. Магомед-Эминов М.Ш. Трансформация личности. – М.: Психоаналитическая ассоциация, 1998. – 496 с.

8. Маклаков А.Г., Чермянин С.В., Шустов Е.Б. Проблемы прогнозирования психологических последствий локальных военных конфликтов // Психологический журнал. – 1998. - № 2. – С.15-26.
9. Нуллер Ю.Л. Новая парадигма в психиатрии: понятие регистров // Обозр. психиатр. и мед. психол. – 1993. - № 1. – С.29-38.
10. Пушкарев А.Л., Доморацкий В.А., Гордеева Е.Г. Посттравматическое стрессовое расстройство: диагностика, психофармакотерапия, психотерапия / Под ред. Б.А. Казаковцева. – М.: Изд-во Института психотерапии, 2000. – 128 с.
11. Резник А.М. Субъективная оценка военнослужащими условий и способов снижения боевого стресса // Журн. невролог. и психиатр. – 2009. № 12. – С. 38–40.
12. Ротштейн В.Г. Посттравматический стрессовый синдром: Руководство по психиатрии в 2-х т. / Под ред. А.С. Тиганова. – М.: Медицина, 1999. – Т.2. – С.517-526.
13. Руководство для командиров по контролю над боевым стрессом (Полевой Устав Сухопутных войск США FM 22-51): сокр. пер. с англ. А.П. Нечаева // Зарубежная военная медицина (Информационный сборник). – № 96. – СПб, 1999. – С.8-84.
14. Рустанович А.В. Многоосевая диагностика психических расстройств у военнослужащих. Автореф. дис. ... д-ра мед. наук. – СПб, 1997. – 40 с.
15. Рыбников О.Н., Манихин В.В. Особенности социально-психологической адаптации военнослужащих, получивших ранение в боевых действиях // Военно-медицинский журнал. – 2004. – № 3. – С.70–71.
16. Сидоров П.И., Литвинцев С.В., Лукманов М.Ф., Нечипоренко В.В., Софронов А.Г., Снедков Е.В., Лыткин В.М. Психическое здоровье ветеранов афганской войны / Под ред. П.И.Сидорова. – Архангельск: Издательсткий центр АГМА, 1999. – 384 с.
17. Снедков Е.В., Литвинцев С.В., Нечипоренко В.В., Лыткин В.М. Медико-психологические последствия боевой психической травмы: клинико-динамические и лечебно-реабилитационные аспекты // Современная психиатрия. – 1999. - № 1. - С.21-25.
18. Снедков Е.В., Резник А.М., Трущелев С.А. Реакции боевого стресса: Учебное пособие. – М.: «Медкнига», 2007. – 272 с.
19. Снежневский А.В. К клинике травмы головного мозга взрывной волной // Тр. Центр. Ин-та психиатрии МЗ РСФСР. – Т.3. – М., 1947. – С.162-178.
20. Софронов А.Г. Возможна ли профилактика наркомании у ветеранов локальных войн // Актуальные вопросы военной и экологической психиатрии: Учебн. пособие. – СПб., 1995а. – С.69-72.
21. Aardal-Eriksson E., Eriksson T.E., Thorell L.H. Salivary cortisol, posttraumatic stress symptoms, and general health in the acute phase and

during 9-month follow-up // Biol. Psychiatry. – 2001. – Dec. 15; 50. (12). – P. 986–993.
22. Ahearn E.P., Juergens T., Cordes T et al. A review of antipsychotic medication for posttraumatic stress disorder // Int. Clin. Psyshopharmacol. – 2011. – Jul; 26 (4). – P. 193-200.
23. Ahearn E.P., Krohn A., Connor K.M., Davidson J.R. Pharmacologic treatment of posttraumatic stress disorder: a focus on antipsychotic use // Ann. Clin. Psyshiatry. – 2003. – Sep/ Dec. 15 (3–4). – P. 193–201.
24. Ahearn E.P., Mussey M., Johnson C., et al. Quetiapine as an adjunctive treatment for post-traumatic stress disorder: An 8-week open-label study // Int. Clin. Psychopharmacol. – 2006. – Vol. 21. – P. 29–33.
25. Alexander W. Pharmacotherapy for post-traumatic stress disorder in combat veterans: focus on antidepressants and atypical antipsychotics agents // Pharmacy and Therapeutics. – 2012. – Vol. 37 (1). – P. 32–38.
26. Archibald H.E., Tuddenham R.D. Persistant stress reaction after combat: A twenty-year follow-up // Arch. Gen. Psychiat. – 1965. – Vol. 12. – P. 475–481.
27. Arthur R.J. Reflections on Military Psychiatry // Amer. J. Psychiat. – 1978. – Vol. 135. – P. 2–7.
28. Asnis G.M., Kohn S.R., Henderson M., Brown N.L. SSRIs versus non-SSRIs in post-traumatic stress disorder: an update with recommendations // Drugs. – 2004. – Vol. 64 (4). – P. 383–404.
29. Psychosoc. Nurs. Ment. Health Serv. – 1991. – Vol. 29, N 10. – P. 15–20.
30. Blanchard E.B., Kolb L.C., Prins A. et al. Changes in plasma norepinephrine to combat–related stimuli among Vietnam veterans with posttraumatic stress disorder // J. Nerv. Ment. Dis. – 1991. – Vol. 179, N 6. – P. 371–373.
31. Bleich A., Attias J., Zinger Y. Psycho-neuro-physiological assessment of post–traumatic stress disorder using event-related potentials // Harefuah. – 1994a. – Vol. 127, N 10. – P. 364–368.
32. Bleich A., Koslowsky M., Dolev A., Lerer B. Posttraumatic stress disorder and depression: an analysis of comorbidity // Brit. J. Psychiatry. – 1997. – Vol. 170. – P. 479–482.
33. Borus J.F. The re-entry transition of the Vietnam veteran // In N.L.Goldman & D.R.Seagal (Eds.), The Social Psychology of Military Service. – 1976. – P.97–114.
34. Bradshaw S.L. Jr., Ohlde C.D., Horne J.B. The love of war: Vietnam and the traumatised veteran // Bull. Menninger Clin. – 1991. – Vol. 55, N 1. – P. 96–103.
35. Brady K.T. Posttraumatic stress disorder and comorbidity: recognizing the many faces of PTSD // J. Clin. Psychiatry. – 1997. – Vol. 58, suppl. 9. – P. 12–15.
36. Brady K.T., Clary C.M. Affective and anxiety comorbidity in post-traumatic stress disorder treatment trials of sertraline // Compr. Psychiatry. – 2003. – Vol. 44, N 5. – P. 360–369.

37. Bramsen I., van der Ploeg H.M. Use of medical and mental health care by World War II survivors in The Netherlands // J. Traum Stress. – 1999. – Vol.12. – P. 243–261.
38. Bremner J.D., Southwick S.M., Darnell A., Charney D.S. Chronic PTSD in Vietnam veterans: course of illness and substance abuse // Am. J. Psychiatry. – 1996. – Mar. 153 (3). – P. 369–375.
39. Bremner J.D., Vermetten E. Neuroanatomical changes associated with pharmacotherapy in posttraumatic stress disorder // Ann. N. Y. Acad. Sci. – 2004. – Vol.
40. Brewin C.R., Andrews B., Rose S. Diagnostic overlap between Acute Stress Disorder and PTSD in victims of violent crime // Amer. J. Psychiatry. – 2003. – Vol. 160, N 4. – P. 783–785.
41. Brunello N., Davidson J.R., Deahl M., Kessler R.C., Mendlewicz J., Racagni G., Shalev A.Y., Zohar J. Posttraumatic stress disorder: Diagnosis and epidemiology, comorbidity and social consequences, biology and treatment // Neuropsychobiology. – 2001; 43 (3). – P. 150–162.
42. Bryant R.A., Moulds M., Guthrie R., Nixon R.D.V. Treating Acute Stress Disorder Following Mild Traumatic Brain Injury // Amer. J. Psychiatry. – 2003. – Vol. 160, N 3. – P. 585–587.
43. Calhoun P.S., Beckham J.C., Feldman M.E. et al. Partners' ratings of combat veterans' anger // J. Trauma. Stress. – 2002. – Apr; 15 (2). – P. 133–136.
44. Calhoun P.S., Bosworth H.B., Grambow S.C., Dudley T.K., Beckham J.C. Medical service utilization by veterans seeking help for posttraumatic stress disorder // Am. J. Psychiatry. – 2002. – Vol. 159, N 12. – P. 2081–2086. .
45. Cosgrove D.J., Gordon Z., Bernie J.E. et al. Sexual dysfunction in combat veterans with post-traumatic stress disorder // Urology. – 2002. – Vol. 60, N 5. – P. 881–884.
46. Cottler L.B., Compton W.M., Mager D. et al. Post-traumatic stress disorder among substance users from the general population // Am. J. Psychiatry. – 1992. – Vol. 149. – P. 664–670.
47. Creamer M., Burgess P., McFarlane A.C. Post-traumatic stress disorder: Findings from the Australian National Survey of Mental Health and Well-being // Psychol. Med. - 2001; 31 (7). – P. 1237–1247.
48. Creamer M., Forbes D., Biddle D., Elliott P. Inpatient versus day hospital treatment for chronic, combat-related posttraumatic stress disorder: a naturalistic comparison // J. Nerv. Ment. Dis. – 2002. – Vol. 190, N 3. – P. 183–189.
49. Davidson J.R. Treatment of posttraumatic stress disorder: the impact of paroxetine // Psychopharmacol. Bull. – 2003. – Vol. 37. – P. 76–88.
50. Davidson J.R. Pharmacologic treatment of acute and chronic stress following trauma: 2006 // J. Clin. Psychiatry. – 2006. – Vol. 67. Suppl 2. – P. 34–39.

51. Davidson J., Baldwin D., Stein D.J. Treatment of posttraumatic stress disorder with venlafaxine extended release: a 6-month randomized controlled trial // Arch. Gen. Psychiatry. – 2006. – Oct; 63 (10). – P. 1158–1165.
52. Davidson J, Rothbaum BO, Tucker P. et al. Venlafaxine extended release in posttraumatic stress disorder: a sertraline- and placebo-controlled study // J. Clin. Psychopharmacol. – 2006. – Jun; 26 (3). – P. 259–267.
53. Davidson J.R., Weisler R.H., Butterfield M.I. et al. Mirtazapine vs. placebo in posttraumatic stress disorder: a pilot trial // Biol. Psychiatry. – 2003. – Jan. 15; 53 (2). – P. 188–191.
54. Davis L.L., Davidson J.R., Ward L.C. et al. Divalproex in the treatment of posttraumatic stress disorder: a randomized, double-blind, placebo-controlled trial in a veteran population // J. Clin. Psychopharmacol. – 2008. – 28 (1). – P. 84–88.
55. Fillion J.S., Clements P.T., Averill J.B., Vigil G.J. Talking as a primary method of peer defusing for military personnel exposed to combat trauma // J. Psychosoc. Nurs. Ment Health. Serv. – 2002. – Vol.40, N 8. – P.40-49.
56. Forbes D., Creamer M., Allen N, Elliott P., McHugh T., Debenham P., Hopwood M. The MMPI-2 as a predictor of symptom change following treatment for posttraumatic stress disorder // J. Pers. Assess. – 2002. – Vol.79, N 2. – P.321-336.
57. Forbes D., Phelps A.J., McHugh T., Debenham P., Hopwood M., Creamer M. Imagery rehearsal in the treatment of posttraumatic nightmares in Australian veterans with chronic combat-related PTSD: 12-month follow-up data // J. Trauma Stress. – 2003. – Vol.16, N 5. – P.509-513.
58. Freeman T., Kimbrell T. Relationship of alcohol craving to symptoms of posttraumatic stress disorder in combat veterans // J. Nerv. Ment. Dis. – 2004. – May; 192 (5). – P. 389–390.
59. Friedman M.J., Marmar C.R., Baker D.G. et al. Randomized, double-blind comparison of sertraline and placebo for posttraumatic stress disorder in a Department of Veterans Affairs setting // J. Clin. Psychiatry. – 2007. – May; 68 (5). – P. 711–720.
60. Frueh B.C., Hamner M.B., Bernat J.A. et al. Racial differences in psychotic symptoms among combat veterans with PTSD // Depress. Anxiety. – 2002. – Vol.16, N 4. – P.157-161.
61. Glenn D.M., Beckham J.C., Feldman M.E., Kirby A.C., Hertzberg M.A., Moore S.D. Violence and hostility among families of Vietnam veterans with combat-related posttraumatic stress disorder // Violence Vict. – 2002. – Vol. 17(4). – P.473-489.
62. Glover H. A preliminary trial of nalmefene for the treatment of emotional numbing in combat veterans with post-traumatic stress disorder // Isr. J. Psychiatry Relat. Sci. – 1993. – Vol.30, N 4. – P.255-263.

63. Goderez B.I. The Survivor Syndrom. Massive psychic trauma and PTSD // Bull. Menninger Clin. - 1987. – Vol.51, N 1. – P.96-113.
64. Green B.L., Lindy J.D., Grace M.C. Posttraumatic stress disorder. Toward DSM–IV // J. Nerv. Ment. Dis. – 1985. – Vol. 173, N 7. – P. 406–411.
65. Gurvits T.V., Lasko N.B., Repak A.L., Metzger L.J., Orr S.P., Pitman R.K. Performance on visuospatial copying tasks in individuals with chronic posttraumatic stress disorder // Psychiatry Res. – 2002. – 15;112(3). – P.263-268.
66. Harvey A.G., Bryant R.A. Two-year prospective evaluation of the relationship between acute stress disorder and posttraumatic stress disorder following mild traumatic brain injury // Amer. J. Psychiatry. – 2000. – Vol.157. – P.626-628.
67. Hendler T., Rotshtein P., Hadar U. Emotion-perception interplay in the visual cortex: "the eyes follow the heart" // Cell. Mol. Neurobiol. – 2001. - Dec;21(6). – P.733-752.
68. Hertzberg M.A., Feldman M.E., Beckham J.C. et al. Lack of efficacy for fluoxetine in PTSD: a placebo controlled trial in combat veterans // Ann. Clin. Psychiatry. – 2000. – Jun; 12 (2). – P. 101–105.
69. Hull A.M. Neuroimaging finding in post-traumatic stress disorder // Brit. journ. Psychiatry. – 2002. – Vol. 181. – P. 102–110.
70. Hull A.M. Neuroimaging finding in post-traumatic stress disorder // Brit. journ. Psychiatry. – 2002. – Vol.181. – P.102-110.
71. Ipser J., Seedat S., Stein D.J. Pharmacotherapy for post-traumatic stress disorder - a systematic review and meta-analysis // S. Afr. Med. J. – 2006. – Oct; 96 (10). – P. 1088–96.
72. Ivezić S., Bagarić A., Oruc L., Mimica N., Ljubin T. Psychotic symptoms and co-morbid psychiatric disorders in Croatian combat-related posttraumatic stress disorder patients // Croat. Med. J. – 2000. Jun; 41 (2). – P. 179–183.
73. Jakovljevic M., Sagud M., Mihaljevic-Peles A. Olanzapine in the treatment-resistant, combat-related PTSD – a series of case reports // Acta Psychiatrica Scand. – 2003. – 107 (5). – P. 394–396.
74. Kennedy J.E., Jaffee M.S., Leskin G.A. et al. Posttraumatic stress disorder and posttraumatic stress disorder-like symptoms and mild traumatic brain injury // J. Rehabil. Res. Dev. – 2007. – Vol. 44 (7). – P. 895–920.
75. Kessler R.C., Sonnega A., Bromet E., Hughes M., Nelson C.B., Breslau N. Epidemiologic risk factors for trauma and PTSD. In: Yehuda R. ed. Risk factors for post-traumatic stress disorder. – Washington, DC: American Psychiatric Association Press, 1999. – P. 23–59.
76. Kilpatrick D.G., Ruggiero K.J., Acierno R. et al. Violence and risk of PTSD, major depression, substance abuse/dependence, and co-morbidity: results from the National Survey of Adolescents // J. Consult. Clin. Psychol. – 2003. Aug; 71 (4). – P. 692–700.
77. Kim Y., Asukai N., Konishi T. et al. Clinical evaluation of paroxetine in post-traumatic stress disorder (PTSD): 52-week, non-comparative open-label

study for clinical use experience // Psychiatry Clin. Neurosci. – 2008. – Dec; 62 (6). – P. 646–652.
78. Koren D., Hemel D., Klein E. Injury increases the risk for PTSD: an examination of potential neurobiological and psychological mediators // CNS Spectr. – 2006. – Aug; 11 (8). – P. 616–624.
79. Kozaric-Kovacic D., Pivac N. Quetiapine treatment in an open trial in combat-related post-traumatic stress disorder with psychotic features // Int. J. Neuropsychopharmacol. – 2007. – Apr; 10 (2). – P. 253–261.
80. Krystal J.H., Rosenheck R.A., Cramer J.A. et al. Adjunctive risperidone treatment for antidepressant-resistant symptoms of chronic military service-related PTSD: a randomized trial // JAMA. – 2011. – Vol. 306 (5). – P. 493–502.
81. Leskela J., Dieperink M., Thuras P. Shame and posttraumatic stress disorder // J. Trauma Stress. – 2002. – Vol.15, N 3. – P.223-226.
82. Leslie D.L., Mohamed S., Rosenheck R.A. Off-label use of anti-psychotic medications in the Department of Veterans Affairs health care system // Psychiatr. Serv. – 2009. – Vol. 60. – P. 1175–1181.
83. Lindley S.E., Carlson E.B., Hill K. A randomized, double-blind, placebo-controlled trial of augmentation topiramate for chronic posttraumatic stress disorder // J. Clin. Pharmacology. – 2007. – Dec. 27 (6). – P. 677–681.
84. Marshall G.N., Schell T.L. Reappraising the link between peritraumatic dissociation and PTSD symptom severity: evidence from a longitudinal study of community violence survivors // J. Abnorm. Psychol. – 2002. – Vol.111, N 4. – P.626-636.
85. Marshall R.D., Beebe K.L., Oldham M., Zaninelli R. Efficacy and safety of paroxetine treatment for chronic PTSD: a fixed-dose, placebo-controlled study // Am. J. Psychiatry. – 2001. – Dec; 158 (12). – P. 1982–1988.
86. Marshall R.D., Olfson M., Hellman F. et al. Comorbidity, impairment, and suicidality in subthreshold PTSD // Am. J. Psychiatry. – 2001. – Vol.158, N 9. – P.1467-1473.
87. Martényi F. Three paradigms in the treatment of posttraumatic stress disorder // Neuropsychopharmacol. Hung. – 2005. – Mar; 7 (1). – P. 11–21.
88. Mason J.W., Wang S., Yehuda R. et al. Marked lability in urinary cortisol levels in subgroups of combat veterans with posttraumatic stress disorder during an intensive exposure treatment program // Psychosom. Med. – 2002. - Mar-Apr; 64 (2). – P.238-246.
89. May F.S., Chen Q.C., Gilbertson M.W. et al. Cavum septum pellucidum in monozygotic twins discordant for combat exposure: relationship to posttraumatic stress disorder // Biol. Psychiatry. – 2004. Mar 15; 55 (6). – P. 656-658.
90. McNally R.J. Progress and controversy in the study of posttraumatic stress disorder // Annu. Rev. Psychol. – 2003. – Vol.54, N 1. – P.229-252.

91. Miller M.W., Fogler J.M., Wolf E.J. et al. The internalizing and externalizing structure of psychiatric comorbidity in combat veterans // J. Trauma Stress. – 2008. – Feb; 21 (1). – P. 58–65.
92. Milliken C.S., Auchterlonie J.L., Hoge C.W. Longitudinal assessment of mental health problems among active and reserve component soldiers returning from the Iraq war // JAMA. – 2007. – Nov 14; 298 (18). – P. 2141–2148.
93. Mohamed S., Rosenheck R.A. Pharmacotherapy of PTSD in the U.S. Department of Veterans Affairs // J. Clin. Psychiatry. – 2008. – Vol. 69. – P. 959–965.
94. Monnelly E.P., Ciraulo D.A., Knapp C., Keane T. Low-dose risperidone as adjunctive therapy for irritable aggression in posttraumatic stress disorder // J. Clin. Psychopharmacology. – 2003. – Vol. 23 (2). – P. 193–196.
95. Morissette S.B., Woodward M., Kimbrel N.A. et al. Deployment-related TBI, persistent postconcussive symptoms, PTSD, and depression in OEF/OIF veterans // Rehabil. Psychol. – 2011. Nov; 56 (4). – P. 340–350.
96. Neylan T.C., Lenoci M., Maglione M.L. et al. The effect of nefazodone on subjective and objective sleep quality in posttraumatic stress disorder // J. Clin. Psychiatry. – 2003. – Apr. 64 (4). – P. 445–450.
97. Niles D. War trauma and posttraumatic stress disorder (PTSD) // American family physician. – 1991. – Vol. 44, N 5. – P. 1663–1669.
98. Norman S.B., Tate S.R., Anderson K.G., Brown S.A. Do trauma history and PTSD symptoms influence addiction relapse context? // Drug Alcohol Depend. – 2007. – Sep. 6; 90 (1). – P. 89–96.
99. Noy S. Prevalence of psychological, somatic, and conduct casualties in war // Mil. Med. – 2001. - Dec; 166 (12 Suppl.). – P. 31–33.
100. Nugent N.R., Amstadter A.B., Koenen K.C. Genetics of Post-Traumatic Stress Disorder: Informing Clinical Conceptualizations and Promoting Future Research // Am. J. Med. Genet. C. Semin. Med. Genet. – 2008. May 15; 148C (2). – P. 127–132.
101. Opler L.A., Grennan M.S., Opler M.G. Pharmacotherapy of post-traumatic stress disorder // Drugs Today. – 2006. – Dec; 42 (12). – P. 803–809.
102. Ouimette P.C., Moos R.H., Finney J.W. Two-year mental health service use and course of remission in patients with substance use and posttraumatic stress disorder // J. Stud. Alcohol. – 2000. – Mar; 61 (2). – P. 247–253.
103. Orcutt H.K., Erickson D.J., Wolfe J. A prospective analysis of trauma exposure: the mediating role of PTSD symptomatology // J. Trauma Stress. – 2002. – Vol. 15, N 3. – P. 259–266.
104. Pae C.U., Lim H.K., Peindl K. et al. The atypical antipsychotics olanzapine and risperidone in the treatment of posttraumatic stress disorder: a meta-analysis of randomized, double-blind, placebo-controlled clinical trials // Int. Clin. Psychopharmacol. – 2008. – Jan. 23 (1). – P. 1–8.

105. Pae C.U., Marks D.M., Han C. Pregabalin augmentation of antidepressants in patients with accident-related posttraumatic stress disorder: an open label pilot study // Int. Clin. Psychopharmacol. – 2009. – Jan; 24 (1). – P. 29–33.
106. Perkonigg A., Kessler R.C., Storz S., Wittchen H-U. Traumatic events and post-traumatic stress disorder in the community: prevalence, risk factors and comorbidity // Acta Psychiatr. Scand. – 2000. – Vol. 101. – P. 46–59.
107. Pietrzak R.H., Goldstein R.B., Southwick S.M., Grant B.F. Prevalence and Axis I Comorbidity of Full and Partial Posttraumatic Stress Disorder in the United States: Results from Wave 2 of the National Epidemiologic Survey on Alcohol and Related Conditions // J. Anxiety Disord. – Apr 2011. 25 (3). – P. 456–465.
108. Pissiota A., Frans O., Fernandez M., von Knorring L., Fischer H., Fredrikson M. Neurofunctional correlates of posttraumatic stress disorder: a PET symptom provocation study // Eur. Arch. Psychiatry. Clin. Neurosci. – 2002. – Vol. 252, N 2. – P. 68–75.
109. Pivac N., Kozarić-Kovacić D. Pharmacotherapy of Treatment-resistant Combat-related Posttraumatic Stress Disorder with Psychotic Features // Croat. Med. J. – 2006. June; 47(3). – P. 440–451.
110. Pivac N., Kozaric-Kovacic D., Muck-Seler D. Olanzapine versus fluphenazine in an open trial in patients with psychotic combat-related post-traumatic stress disorder // Psychopharmacology (Berl.). – 2004. – Oct. 175 (4). – P. 451–456.
111. Polusny M.A., Kehle S.M., Nelson N.W. et al. Longitudinal effects of mild traumatic brain injury and posttraumatic stress disorder comorbidity on postdeployment outcomes in national guard soldiers deployed to Iraq // Arch. Gen. Psychiatry. – 2011. Jan; 68 (1). – P. 79–89.
112. Prigerson H.G., Maciejewski P.K., Rosenheck R.A. Population attributable fractions of psychiatric disorders and behavioral outcomes associated with combat exposure among US men // Am. J. Public. Health. – 2002. – Vol. 92, N 1. – P. 59–63.
113. Richardson L.K., Frueh B.C., Acierno R. Prevalence Estimates of Combat-Related PTSD: A Critical Review // Aust. N. Z. J. Psychiatry. – 2010; 44 (1). – P. 4–19.
114. Roca V., Freeman T.W. Psychosensory symptoms in combat veterans with posttraumatic stress disorder // J. Neuropsychiatry. Clin. Neurosci. – 2002. – Spring; 14 (2). – P. 185–189.
115. Rothbaum B.O., Davidson J.R., Stein D.J. et al. A pooled analysis of gender and trauma-type effects on responsiveness to treatment of PTSD with venlafaxine extended release or placebo // J. Clin. Psychiatry. – 2008. – Dec; 69 (10). – P. 1529–1539.
116. Ruff R.L., Riechers R.G. 2nd, Wang X.F. et al. A case-control study examining whether neurological deficits and PTSD in combat veterans are related to episodes of mild TBI // BMJ Open. – 2012. Mar 18; 2 (2). 000312.

117. Sautter F.J., Cornwell J., Johnson J.J., Wiley J., Faraone S.V. Family history study of posttraumatic stress disorder with secondary psychotic symptoms // Am. J. Psychiatry. – 2002. – Oct; 159 (10). – P. 1775–1777.
118. Savoca E., Rosenheck R. The civilian labor market experiences of Vietnam-era veterans: the influence of psychiatric disorders // J. Ment. Health. Policy. Econ. – 2000. – Dec.1; 3 (4). – P. 199–207.
119. Scherrer J.F., Xian H., Lyons M.J. et al. Posttraumatic stress disorder; combar exposure; and nicotine dependence, alcohol dependence, and major depression in male twins // Compr. Psychiatry. – 2008. – May-Jun; 49 (3). – P. 297–304.
120. Schneiderman A.I., Braver E.R., Kang H.K. Understanding sequelae of injury mechanisms and mild traumatic brain injury incurred during the conflicts in Iraq and Afghanistan: persistent postconcussive symptoms and posttraumatic stress disorder // Am. J. Epidemiol. – 2008. –Vol. 167 (12). – P. 1446–1452.
121. Seal K.H., Metzler T.J., Gima K.S. et al. Trends and risk factors for mental health diagnoses among Iraq and Afghanistan veterans using Department of Veterans Affairs health care // Am. J. Public Health. – 2009. – Sep; 99 (9). – P. 1651–1658.
122. Shear K.M. Building a Model of Posttraumatic Stress Disorder // American Journal of Psychiatry. – 2002. – Vol. 159, N 10. – P. 1631–1633.
123. Shin L.M., Orr S.P., Carson M.A. et al. Regional cerebral blood flow in the amygdala and medial prefrontal cortex during traumatic imagery in male and female Vietnam veterans with PTSD // Archive General Psychiatry. – 2004. – Vol. 61, N 2. – P. 168–176.
124. Siddiqui Z., Marcil W.A., Bhatia S.C. et al. Ziprasidone therapy for posttraumatic stress disorder // Int. Clin. Psychopharmacol. – 2006. – May; 21 (3). – P. 185–187.
125. Simms L.J., Watson D., Doebbeling B.N. Confirmatory factor analyses of posttraumatic stress symptoms in deployed and nondeployed veterans of the Gulf War // Journal Abnorm. Psychol. – 2002. – Vol. 111, N 4. – P. 637–647.
126. Simon N.M., Connor K.M., Lang A.J. et al. Paroxetine CR augmentation for posttraumatic stress disorder refractory to prolonged exposure therapy // J. Clin. Psychiatry. – 2008. –Mar; 69 (3). – P. 400–405.
127. Sokolski K.N., Denson T.F., Lee R.T., Reist C. Quetiapine for treatment of refractory symptoms of combat-related post-traumatic stress disorder // Mil. Med. – 2003. – Vol. 168, N 6. – P. 486–489.
128. Solomon Z. Combat-related posttraumatic stress disorder among Israeli soldiers. A two-year follow-up // Bull. Menninger Clin. – 1987. – Vol.51, N 1. – P.80-95.
129. Sparr L.F., White R., Friedman M.J., Wiles D.B. Veterans' psychiatric benefits: enter courts and attorneys // Bull. Amer. Academy of Psychiatry & the Law. – 1994. – Vol. 22, N 2. – P. 205–222.

130. Spivak B., Maayan R., Kotler M. et al. Elevated circulatory level of GABA(A)--antagonistic neurosteroids in patients with combat-related post-traumatic stress disorder // Psychol. Med. – 2000. – Sep; 30 (5). – P. 1227–1231.
131. Steckler T., Risbrough V. Pharmacological Treatment of PTSD – Established and New Approaches // Neuropharmacology. – Feb 2012; 62 (2). – P. 617–627.
132. Stein M.B., McAllister T.W. Exploring the convergence of Posttraumatic Stress Disorder and Mild Traumatic Brain Injury // Am. J. Psychiatry. – 2009. – Vol. 166 (7). – P. 768–776.
133. Sullivan G.M., Neria Y. Pharmacotherapy in post-traumatic stress disorder: Evidence from randomized controlled trials // Curr. Opin. Investig. Drugs. – Jan 2009; 10 (1). – P. 35–45.
134. Tate S.R., Norman S.B., McQuaid J.R., Brown S.A. Health problems of substance-dependent veterans with and those without trauma history // J. Subst. Abuse Treat. – 2007. – Jul; 33 (1). – P. 25–32.
135. Taylor B.C., Hagel E.M., Carlson K.F. et al. Prevalence and costs of co-occurring traumatic brain injury with and without psychiatric disturbance and pain among Afghanistan and Iraq War Veteran V.A. users // Med. Care. – 2012. Apr; 50 (4). – P. 342–346.
136. Taylor F.B., Martin P., Thompson C. Prazosin effects on objective sleep measures and clinical symptoms in civilian trauma posttraumatic stress disorder: a placebo-controlled study // Biol. Psychiatry. – 2008. – Mar 15; 63 (6). – P. 629–632.
137. The Management of Post-Traumatic Stress Working Group VA/DoD Clinical Practice Guideline: Management of Post-traumatic Stress. – Washington, D.C: Department of Veterans Affairs and Department of Defense; Oct, 2010. – 251 p.
138. Vasterling J.J., Verfaellie M., Sullivan K.D. Mild traumatic brain injury and posttraumatic stress disorder in returning veterans: perspectives from cognitive neuroscience // Clin. Psychol. Rev. – 2009. Dec; 29 (8). – P. 674–684.
139. Wilk J.E., Herrell R.K., Wynn G.H. et al. Mild traumatic brain injury (concussion), posttraumatic stress disorder, and depression in u.s. Soldiers involved in combat deployments: association with postdeployment symptoms // Psychosom. Med. – 2012. Apr; 74 (3). – P. 249–257.
140. Yehuda R., Southwick S.M., Giller E.L.Jr. et al. Urinary catecholamine excretion and severity of PTSD symptoms in Vietnam combat veterans // J. Nerv. Ment. Dis. – 1992. – Vol. 180, N 5. – P.321–325.
141 Zatzick D.F., Rivara F.P., Jurkovich G.J. et al. Multisite Investigation of Traumatic Brain Injuries, Posttraumatic Stress Disorder, and Self-reported Health and Cognitive Impairments // Arch. Gen. Psychiatry. – 2010. – 67 (12). – P. 1291–1300.
142 Zoricic Z., Karlovic D., Buljan D., Marusic S. Comorbid alcohol addiction increases aggression level in soldiers with combat-related post-traumatic stress disorder // Nord J. Psychiatry. – 2003. – Vol. 57 (3). – P. 199–202.

Глава 10

Решетников М.М.
ПСИХОЛОГИЧЕСКИЕ АСПЕКТЫ В ЭТИОЛОГИИ И ПАТОГЕНЕЗЕ ПТСР

ЧАСТЬ I. История, теория, патогенез, диагностика, течение и терапия

Глава 1. Когда психических травм еще не было...

Понятие «психической травмы» впервые появилось в научной литературе в конце XIX века, но ее признание в качестве самостоятельной нозологической единицы растянулось почти на 100 лет, а дискуссия вокруг этой проблемы была настолько захватывающей, что заслуживает отдельного изложения и анализа.

Современная история психиатрии, начало которой обычно связывается с именем Эмиля Крепелина и изданием его учебника «Введение в психиатрическую клинику» [26], не так уж велика. Но уже мало кто помнит, что, являясь выдающимся учеником гениального психолога Вильгельма Вундта, Крепелин вначале предпринял попытку создать свою концепцию психиатрии на основе методов экспериментальной психологии. Однако в последующем (и очень скоро) он оставил эти подходы. Ю. Каннабих, к монографии которого я буду преимущественно обращаться в этом разделе, так пишет об этом: «В позднейших изданиях «Учебника» психология занимает хотя и почетное, но чисто декоративное место. Это в буквальном смысле «психология без души», без души самого Крепелина, интересы которого уже давно обратились в совершенно иную сторону» [18: 462].

И на это были конкретные причины. Как мне представляется, определенную негативную роль здесь сыграли эпоха и умонастроения того периода, когда осуществлялась интеграция психиатрии в медицину. Новая область медицинских знаний должна была институироваться только с собственной нозологией и, в соответствии с духом времени, только на основе естественнонаучной методологии. Приняв естественнонаучную парадигму в качестве основной (а позднее — единственной) и постулировав клиническую классификацию как этиопатогенетическую (для которой пока просто не найдено соответствующих морфологических, биохимических или инфекционных коррелятов), психиатрия начала постепенно отдаляться от лежавших в ее основе гуманитарных концепций (то есть — гипотез) о психике и, в результате, с этой точки зрения — оказалась внеконцептуальной.

Были и другие причины, вплоть до причин сугубо межличностного характера, но в целом нужно признать, что постепенно Крепелин-врач (с естественнонаучными установками) одержал верх над Крепелином-психологом и его прежними гуманитарными концепциями и индивидуальнопсихологическими подходами. В итоге ключевым понятием в психиатрии становится не пациент с его глубоко личностно-окрашенным страданием, а симптом, а затем — сопоставление симптомов сотен и тысяч клинических случаев в целях выявления синдромологически общего.

Постепенно накопление клинических данных привело к существенному расширению представлений о психических страданиях. Для легких и «стертых форм» психических нарушений стало использоваться определение «малая психиатрия», а грубые формы, в центре которых лежал тот или иной тяжелый симптом или синдром, стали более «размытыми», так как «концентрические круги», расходящиеся вокруг «нозологического ядра» (депрессии, паранойи, шизофрении и т. д.), многократно пересекались.

И очень скоро нозологический подход снова стал преобладающим. В результате на многие десятилетия было «заморожено» развитие профилактического и психотерапевтического направлений в психиатрии, а центр активности сместился в область диагностики и психофармакологической коррекции симптомов, все больше удаляясь от страданий конкретного пациента.

Тем не менее именно этому краткому периоду развития психиатрии мы обязаны появлением таких понятий, как «тревожно-мнительный характер» (Суханов, [69]), «психастеническая конституция» (Жане, [114]), «мифоманическая конституция» (Дюпре, [100]) и некоторых других. Само понятие «психической конституции», как представляется, наиболее точно было определено Краузом [117], который объединял этим термином главным образом унаследованные, органически присущие и определяющие стиль поведения и деятельности субъекта признаки, влияющие на развитие его личности, а также степень его сопротивляемости негативным влияниям среды. Соперничество клинико-анатомического направления (возглавляемого Крепелином) и конституциональной психиатрии было, как уже отмечалось, недолгим, хотя и достаточно жестким. Один из ярких приверженцев Крепелина — знаменитый психиатр Ф. Ниссль, например, был уверен, что даже для истерии со временем будет найдена гистологическая основа, а всяческие психологические исследования неврозов называл непроизводительной тратой времени, сравнимой с изучением психологии прогрессивного паралича [123].

Тем не менее бурная полемика начала XX века фактически ничем не завершилась, а точнее — после серии взаимных упреков в непонимании увенчалась серией взаимных уступок, одной из которых стало признание главенства двух ведущих факторов психопатологии: конституционального (наследственной предрасположенности) и экзогенного (провоцирующего момента), сочетание которых может вызывать самые разнообразные симптомокомплексы. Наиболее четко эта позиция была сформулирована уже упомянутым Гохе [110], считавшим, что этиологические моменты (внешние или внутренние) являются лишь провоцирующими «толчками», которые приводят в действие специфические механизмы, имеющиеся в каждой психике, включая нормальную. Ему же принадлежит знаменитое высказывание о том, что поиски раз и навсегда установленных процессов, однородных по этиологии, течению и исходу, представляют собой не что иное, как погоню за фантомом. Казалось бы, нозологическая школа, исчерпав все возможности и доказательства, потерпела поражение. Но этого не произошло. И поиски анатомических, нейроэндокринологических и биохимических патогенетических факторов психопатологии продолжаются до настоящего времени.

Тем не менее в далеко не простом психиатрическом знании продолжало развиваться несколько новых подходов. Появление первых представлений о пограничных состояниях и «малых» психозах вызвало вроде бы не такой уж заметный, но, безусловно, значительный шаг в психиатрической науке. На рубеже 20-х годов XX века психиатры все чаще обращаются к понятию «психогении», а социальный фактор начинает выдвигаться в качестве одного из объяснительных принципов психопатологии. Многие из этих идей существовали и ранее. В частности, необходимо напомнить гипотезу Шарко (1825–1893) о психогенном происхождении истерии [97], идею Мебиуса (1853–1907) о «болезнях, возникающих от представлений» [120] (кстати, ему же принадлежит и идея об эндогенных и экзогенных этиологических факторах психопатологии), книгу основателя рациональной (когнитивной) психотерапии Дюбуа «Психоневрозы и их психическое лечение» [99], двухтомник Жане «Обсессии и психастении» [114], где основное внимание сосредоточивалось на объяснении симптомов исходя из свойств личности пациентов.

Но только трагический опыт Первой мировой войны со всей очевидностью поставил вопрос о травматическом неврозе, причем — сразу с признанием функционального характера и сугубо психологического происхождения последнего (то есть — без какого-либо анатомического субстрата, гистологических изменений, предшествующей интоксикации, инфекционного или травматического повреждения мозговой ткани). До этого понятия «психическая травма» в официальной психиатрии фактически не существовало. Казалось бы — это было так давно! Но еще лет пять назад в процессе одного из консилиумов по поводу тяжелой психопатологии у молодого мужчины — участника Афганской войны (с яркой клиникой посттравматического стрессового расстройства) — один из моих уважаемых коллег недоуменно вопрошал: «Откуда такая клиника? Ни травм, ни ранений, ни контузий, ни даже падения с грузовика у него не было…».

Глава 2. Общебиологические и общепсихологические закономерности травм

Уже в процессе работы над этой книгой мой американский друг и коллега профессор Генри Лотан предоставил мне ряд дополнительных идей для осмысления, которые позволили несколько расширить уже изложенные представления на основе сопоставления физических и психических травм, а также путем проекции этих общих закономерностей на большие группы людей и социум в целом. Эти идеи, с одной стороны — предыстория, а с другой — обобщение, мне представляется уместным представить именно здесь, когда многие частности уже в той или иной мере были обозначены. Одновременно я попытаюсь расширить представления читателя о некоторых аспектах психоаналитической теории травмы.

В обыденном, впрочем как и в сугубо медицинском, понимании определение «травма» соотносится преимущественно с телесным повреждением или нарушением целостности тела, следствием чего является «раневой процесс», завершающийся выздоровлением или (в тяжелых случаях) приводящий к инвалидизации. R уже достаточно давно изучал хирургию, но еще помню, что раны бывают открытыми и закрытыми, зияющими, асептическими и осложненными вторичной (присоединившейся) инфекцией, заживающими первичным или вторичным натяжением, не оставляющими последствий или завершающимися тяжелыми (келоидными) рубцами, требующими дополнительного хирургического вмешательства (с нанесением по сути новой раны, но уже в безопасных условиях хирургического отделения и при минимизации боли). Некоторые (легкие и поверхностные) травмы остаются фактически незамеченными. Любой психотерапевт найдет здесь множество аналогий. Но мы не должны упустить главное: основное различие между легкой и требующей лечения травмой заключается в том, был ли превышен некий порог воздействия и нарушен некий защитный «барьер» — тела или психики. И, безусловно, не случайно такой «барьер психики» получил у Фрейда первоначально метафорическое наименование «покрытия».

Апеллируя к общебиологическим закономерностям, мы не можем не вспомнить физиологическую концепцию Клода Бернара [89] о стабильности внутренней среды организма, получившую дальнейшее развитие в работах Уолтера Кеннона [96] о гомеостазе. Если сформулировать суть этих концепций предельно кратко: все, что нарушает стабильное состояние внутренней среды, вызывает реакцию, направленную на восстановление этого стабильного состояния. При этом попавшие в организм инородные тела и ткани отторгаются (и психоаналитик легко найдет еще одну метафорическую аналогию — «вытесняются»).

Примечательно, что Кеннон, будучи физиологом, существенно расширил диапазон своих исследований и гипотез, и вслед за его сугубо физиологическими работами последовали: «Телесные изменения при боли, голоде, страхе и ярости» [94], «Травматический шок» [95] и затем широко известная

— «Мудрость тела» [96], где физические, физиологические и психологические факторы рассматриваются как равнозначные.

Применив понятие гомеостаза к феномену испуга, Кеннон обобщенно интерпретирует реакцию на него также в поведенческих терминах: «бегство или борьба». Фрейд в своих теоретических подходах также исходит из принципа константности психики, которая, как и внутренняя среда организма, стремится к поддержанию стабильного состояния и характеризует реакции психики на внешние воздействия в терминах «удовольствия — неудовольствия» с естественным стремлением к первому и избеганием второго, крайним вариантом которого является душевная боль. Специфично, однако, что в отличие от физической травмы, которая всегда является внешней, психическая травма может иметь интрапсихическую природу, то есть фактически психика наносит травму сама себе («продуцируя» определенные мысли, чувства, воспоминания, переживания и аффекты). И второе существенное отличие — психическая травма невидима, в некотором смысле — неверифицируема и объективизируется для окружающих лишь по ее «косвенным» признакам (вербальным, мимическим, идеомоторным и поведенческим).

Главным — и клиническим, и бытовым — признаком травмы является боль, причем и для физической, и для психической травмы. При этом интенсивность душевной боли, которую, как и физическую, мы пока не умеем измерять, ничуть не меньше, скорее наоборот: она может буквально разрывать тело на части, человек корчится и кричит от этой боли, наносит себе физические повреждения, страдание от которых ничто по сравнению с болью психической. Иногда он готов даже убить себя — лишь бы избавиться от этой боли.

Рефлекторная реакция на физическую боль — отстранение, избегание, бегство. Но основная функция боли все-таки информационная — она сообщает нам, что произошла травма, и одновременно запускает механизмы, направленные на исцеление или обеспечивающие выживание, а также формирует соответствующий опыт («защитные поведенческие реакции») для предотвращения подобных эксцессов в будущем. Психическая боль также информирует о чем-то. О каком-то внешнем или интрапсихическом неблагополучии. Впервые теория травмы, как уже отмечалось в предшествующих главах, появляется в 1893 году в «Предуведомлении» Фрейда и Брейера к книге «Исследование истерии», которая только через 112 лет была впервые полностью издана на русском языке, и я уверен, что эта работа, определившая целую эпоху в современной психиатрии и психологии, все еще незнакома подавляющему числу специалистов. Примечательно, что все исследования Фрейда и Брейера базировались в тот период исключительно на «обыденных жизненных ситуациях» или, как сказали бы сейчас — «бытовой психической травме», нюансы которой столь малы, что разглядеть их общие закономерности можно было только через призму гениальности. В этой же работе впервые описываются психологические защиты, в частности — феномен вытеснения. Уже после Первой мировой войны, легализовавшей понятие травматического невроза, Фрейд вновь возвращается к концепции травмы в работе «По ту сторону принципа удовольствия» [78], которая в 70-х годах XX века стала одним из основных источников для разработки диагностических критериев посттравматического стрессового расстройства (DSM-III). Мы можем сколько угодно гордиться нашими современными достижениями, но знаниями о том, что наши пациенты страдают преимущественно от воспоминаний, что для исцеления необходимы воспроизведение травмы как бы «здесь и сейчас» и ее отреагирование с разрядкой заблокированных эмоций, что психическую травму может вызвать любое переживание, провоцирующее аффект, и прежде всего — ситуации утраты, страх и стыд, что исход пережитого всегда зависит от уязвимости конкретного человека, что ряд мелких или частичных травм может суммироваться и затем оказывать кумулятивный эффект, — всем этим мы обязаны Фрейду.

Для большинства конверсионных симптомов характерно символическое значение, что находит свое тысячекратное подтверждение в практике: обида, которую человек не смог «проглотить», может вызывать нарушения именно в сфере глотания; то, что другой не смог «переварить», проявится в симптомах заболевания желудочно-кишечного тракта; принятое «близко к сердцу» будет иметь ту же локализацию; а за нарушениями речи нередко скрывается то, о чем невозможно рассказать, или тяжелая психическая травма, полученная в довербальный период развития ребенка, которая исходно вообще не могла быть осмыслена и выражена словами (в разделе, посвященном массовой психической травме, мы увидим реальные примеры именно такого «отреагирования»).

Часть II. Посттравматическое стрессовое расстройство

Глава 3. Посттравматическое стрессовое расстройство, как частный случай психической травмы

Меня, впрочем как и автора книги «Мир психической травмы» Д. Калшеда, искренне удивило, что ведя свою «родословную» от начала научного периода изучения психической травмы, психоанализ впоследствии почти 100 лет страдал «своего рода профессиональной амнезией относительно этого предмета» [16: 23], что, естественно, привело к множеству «заимствований» (без ссылок на приоритеты). Это явилось причиной существенного упрощения и понимания, и подходов к терапии психической травмы.

Возобновление исследований, посвященных психической травме, в значительной степени связано с одной из наиболее непопулярных войн, а именно — американо-вьетнамской войной, в которой США не удалось победить.

И именно с высокой частотой последствий боевой психической травмы у американских ветеранов Вьетнама связано появление того, что сегодня всему миру известно под названием PTSD

(Post Traumatic Stress Disorder), русским эквивалентом которого является Посттравматическое стрессовое расстройство (ПТСР).

Я еще раз напомню то, о чем говорилось в самом начале. Еще в 80-е годы XIX века военные врачи обратили внимание на появление у солдат своеобразного синдрома психического «истощения», который появлялся вследствие тяжелого переживания индивидуального или группового стресса. По этому поводу было много дискуссий, но при всем многообразии мнений в конечном итоге довлеющими оказывались достаточно примитивные представления о том, что «настоящие солдаты должны сражаться, не испытывая страха». Поэтому во всех подобных случаях говорилось не о психической травме, а о «боевом истощении», а единственным и достаточным способом «лечения» этого истощения считалась временная переброска в тыл, после чего солдаты вновь возвращались действующие части.

Характерно, что о травматическом психическом синдроме, для' описания которого использовались самые различные определения, не хотели говорить не только военные. Например, почти в это же время в Англии был описан «железнодорожный синдром», который проявлялся у пострадавших в железнодорожных катастрофах даже при отсутствии у них каких бы то ни было физических травм. Чуть раньше (1876) появилось понятие «сердце солдата» (по автору — «синдром Де Коста»): оно включало в себя симптомы испуга, сверхбдительности и аритмию сердца и просуществовало под этим «соматическим» наименованием вплоть до окончания Первой мировой войны. И хотя мы видим, что как минимум два ведущих симптома относились к психическим расстройствам, представления об обязательности органической природы страдания оставались преобладающими.

М. Фридман [106], статьи и книги которого были чрезвычайно популярны в США в 90-х годах XX века, приводит малоизвестные данные, согласно которым в процессе Первой мировой войны «синдром хронического переутомления» был диагностирован у 60 000 британских военных, при этом 44 000 из них покинули вооруженные силы, так как больше не могли принимать участие в боевых действиях, то есть — инвалидизация по этому синдрому достигала 73 %! И, вероятно, эта цифра занижена, так как во время Первой мировой войны появляется еще одна новая форма боевой патологии — «контузия», которая могла «поглощать» часть боевой психической травмы. Учитывая такой объем психопатологии, мы не можем исключать и механизмы психического заражения, которые хорошо известны с времен Э. Крепелина [26] и, если обратиться к современности, приобретают особое значение в эпоху масс-медиа, о чем еще будет сказано в главе 24. О том, какими методами осуществлялось «лечение» таких синдромов уже упоминалось в разделе, посвященном Фрейду и неврозам военного времени.

Во время Второй мировой войны терминология немного модифицируется, и вводится такой диагноз, как «боевое переутомление», который применялся к солдатам, если у них наблюдались тяжелый стресс и повышенная тревожность, препятствующие ведению боевых действий. Но в большинстве случаев тактика «лечения» оставалась прежней — временный отвод в тыл с последующим возвращением на фронт.

Необходимость учета и жесткой классификации (все более нечетких) психических расстройств явилась основной причиной создания в 1952 году (в США) первого Диагностического и статистического справочника по психическим заболеваниям, сейчас (после многочисленных пересмотров и всемирного признания) более известного нам как DSM (Diagnostic and Statistical Manual of Mental Disorders). Иногда его называют также библией психиатрии, так как без апелляции к нему в наше время не ставится ни один психиатрический диагноз. То, что сейчас известно нам как ПТСР, в 1952 году еще не обозначалось как психическая травма, а упоминалось в этом справочнике как «синдром отклика на стресс» вследствие «резкой стрессовой реакции». Здесь, безусловно, сказывались популярность (в то время — еще новой) физиологической теории Ганса Селье [65] и приверженность старым представлениям о невозможности неорганической природы психических страданий.

В 1968 году во втором издании (DSM-II) расстройства, связанные с психической травмой, были объединены в категорию «ситуационных расстройств». В отечественной психиатрии того же периода они обозначались как «реактивные состояния», «реактивные психозы», «шоковые психогенные реакции» [23: 344–345], иногда называемые также «эмоциональными» неврозами, которые мало чем отличались от вошедших в DSM-II «ситуационных расстройств». Характерно, что уже в тот период, хотя соматическая природа психических нарушений еще не подвергалась сомнению, ряд отечественных психиатров, пусть косвенно, но обходили это табу даже в учебниках по психиатрии. В частности, при обсуждении психогенных неврозов и психозов отмечалось, что они «возникают при внезапных сильных потрясениях, тяжелых известиях, в обстановке, угрожающей жизни, одним словом, при всех тех обстоятельствах, которые по силе воздействия на человека могут вызвать так называемую эмоцию-шок (землетрясение, катастрофа на транспорте, ужасающее зрелище, пожар в многолюдном помещении и т. д.)» [23: 344]. Самое главное здесь, на что хотелось бы обратить внимание, — упоминание в едином контексте таких событий, как «землетрясение» и «ужасающее зрелище». Не могу не упомянуть и яркое клиническое описание теми же авторами «эмоционального паралича» и «реактивного возбуждения», которые мне неоднократно приходилось наблюдать в очагах массовых психических травм. Эмоциональный паралич: «Все чувства на какой-то момент атрофируются, человек становится безучастным и никак эмоционально не реагирует на происходящее вокруг. В то же время его мыслительные способности почти полностью сохраняются, человек все видит, все замечает, но, нередко несмотря на смертельную опасность, за всем наблюдает как бы со стороны». Реактивное (психогенное) возбуждение: «Характеризуется внезапно наступившим хаотическим, бессмысленным двигательным беспокойством. Человек мечется, совершает массу ненужных движений, бесцельно размахивает руками, кричит, молит о помощи, не замечая подчас при этом реальных путей к спасению. Иногда бросается бежать без всякой цели..., нередко в сторону новой опасности. Если несколько человек охвачены таким психогенным возбуждением, то подобное явление называется паникой». И далее: «Реактивное возбуждение, так же как и ступор, сопровождается состоянием помраченного сознания и последующей амнезией. При шоковых реакциях характерны и вегетативные нарушения в виде тахикардии, резкого побледнения, потливости, профузного поноса» [23]. Как представляется, на фоне изложенного в этом абзаце становится более понятным, почему психиатрия уделяла так много внимания боевым неврозам, методам их профилактики и терапии...

После этого представляющегося важным отступления вернемся в середину 60-х годов XX столетия, к разработкам единой классификации психических расстройств, включая те, которые возникали в процессе и после участия в боевых действиях, ибо легализация психической травмы в медицинской науке (отчасти — вынужденная) связана именно с этим периодом.

Вьетнамская война еще продолжалась (1959–1975, США участвовали в войне с 1964 по 1973), ветеранов было много, а недовольства в обществе по поводу непопулярной войны — еще больше, и по понятным причинам официально провозглашалось, что психические расстройства, связанные с участием в боевых действиях, не могут длиться более 6 месяцев после их прекращения. А если они длятся дольше, то значит, это либо нечто другое (то есть — «новое», появившееся уже в период мирной жизни), либо «обострение» психопатологии, которой человек страдал и ранее (до войны), а следовательно, это «ситуационное расстройство» не связано со службой в армии.

Это, безусловно, было политическим решением и одновременно — одним из первых «крупных» случаев экономического подхода к психиатрии, так как государство не хотело оплачивать лечение ветеранов, психические страдания которых были полностью на его совести (позднее этот «экономический подход» приобрел массовый характер в форме последовательной коммерциализации психиатрии после ее слияния с фармакологическими компаниями. В итоге, как отмечали затем сами американские психиатры, многие психические травмы оказались «незалеченными», следствием чего стало обилие алкоголизма, наркоманий, разводов, преступности и суицидов среди ветеранов Вьетнама, что в совокупности унесло больше жизней, чем вся Вьетнамская война. Аналогичные тенденции появились и в России — сразу после начала необъявленной Афганской войны (1979–1989), и нет оснований предполагать, что их развитие будет более благоприятным.

В качестве официального термина «Посттравматическое стрессовое расстройство» (ПТСР) появилось только в 1980 году, когда было опубликовано третье издание Диагностического и статистического справочника по психическим заболеваниям (DSM-III). В этом справочнике ПТСР было отнесено к субкатегории «тревожных расстройств», которые развиваются в ответ на «редкие внешние события». То есть вначале травма определялась исключительно как результат внешнего воздействия и в терминах катастрофических событий. Или, если перевести это на обыденный язык: «Кому-то просто очень не повезло, и он оказался в недобрый час в плохом месте».

Исходя из этих теоретических представлений считалось, что каждый, кто пережил такое «не слишком часто случающееся» трагическое событие (например, плен, пытки, изнасилование или внезапное стихийное бедствие), обязательно будет травматизирован и имеет риск развития ПТСР. Однако, согласно DSM-IV (1994 года), где ПТСР остается в той же категории, но входит в новую рубрику «откликов на стресс», этот подход качественно трансформируется, и уже не на основе умозрительных заключений или экономических императивов, а исходя из обобщения клинических данных.

Оказалось, что большинство людей, переживших катастрофические события, не проявляли никаких признаков этого расстройства. Оно отсутствовало у 54 % изнасилованных женщин, 91 % попавших в автопроисшествия и т. д. В итоге были обоснованы представления о том, что — с точки зрения развития ПТСР — участие в катастрофическом событии является необходимым, но недостаточным условием. И это качественно меняет подход к ПТСР, *так как критическим фактором становится не «внешнее событие», а эмоциональный отклик на него*, и «впервые» формулируется идея о том, что если катастрофическое для личности происшествие не сопровождалось чувством непреодолимого страха, беспомощности или ужаса, то оно, скорее всего, не может быть причиной ПТСР. Это, в принципе, возвращает нас к известной психоаналитической идее о том, что любое негативное событие может как пройти совершенно незамеченным (для одного субъекта), так и вызвать любую форму психопатологии (у другого) в зависимости от его индивидуальной истории развития и состояния его психики. Определение «впервые» (чуть выше) не случайно поставлено в кавычки. Здесь уместно напомнить, что еще в одном из своих писем В. Флиссу Фрейд писал, что вначале он ошибался и определял этиологию неврозов слишком узко, не заметив, что фантазии играют здесь гораздо большую роль [104]; а позднее это привело создателя психоанализа к еще более значимому выводу о том, что к «расщеплению психики» приводит не сама травматическая ситуация, а устрашающий смысл, который событие приобретает для конкретного индивида.

Учитывая, что в медицинских и психологических кругах почти с равной частотой используется определения ПТСР и как расстройства, и как синдрома, нужно сказать несколько слов о понятиях синдром, расстройство и болезнь. Синдром — это группа признаков (или симптомов), которые в совокупности характеризуют какое-либо заболевание или указывают на какую-то группу заболеваний, при которых этот синдром встречается (в психиатрии — синонимом заболевания являются аномальные состояния или психические расстройства). Поскольку наша книга адресована не только врачам, мы поясним наши рассуждения на конкретном примере. В медицине хорошо известен синдром Иценко — Кушинга, который клинически проявляется в нарушении жирового обмена и легко опознается по ряду внешних признаков: лунообразное лицо, толстые шея и туловище в сочетании с угревой сыпью, полосами сизо-багрового цвета на животе и бедрах, ломкостью костей, нарушениями роста волос (у женщин — по мужскому типу, и наоборот) и т. д. При этом такой синдром может быть результатом очень разных заболеваний — мозга, надпочечников, яичников и т. д., предполагающих различные схемы и тактику лечения.

Точно так же одни и те же синдромы и симптомы (в различных сочетаниях и различной степени выраженности) могут быть при разных, выражаясь медицинским языком, психических «заболеваниях», и что особенно существенно — «заболеваниях», предполагающих разные схемы терапии. Но поскольку в психике нет аналогов таких органов, как мозг, надпочечники или яичники, то уточнить диагноз (в медицинском смысле) никогда не представляется возможным — он остается «синдромологическим» (именно так, через черточку, в отличие от общепринятого слитного написания, так как синдром существует сам по себе, а логика конкретного диагноста — сама по себе). В итоге диагноз (в психиатрии) всегда оказывается отчасти конвенциальным, но для каждого случая психического расстройства, квалифицированного как болезнь, в каждый период истории медицины существовали и существуют относительно стандартные схемы лечения, в том числе — все более интенсивные медикаментозные, как правило, далеко не безвредные и весьма протяженные (на месяцы и годы). Некоторые авторы считают, что «расстройство», «аномальное состояние» и «болезнь» — это синонимы. Не согласен с этим и никогда не употребляю их применительно к психиатрической патологии и вообще ко всему, что относится к личности, термин «болезнь» — только «расстройство». Мной уже не раз отмечалось, что я готов сменить свое мнение, как только появятся препараты «от плохой личности», «от коммунизма» или «от фашизма», «от неразделенной любви» или «от горя». Но уверен, что мне не придется этого делать.

Подчеркнем еще раз, что, согласно DSM-IV, посттравматическое стрессовое расстройство впервые (в современной психиатрии) стало не элементом рубрики, а отдельным «заболеванием», что весьма существенно, и, несмотря на высказанный в предыдущем абзаце скепсис, может быть оценено как позитивный факт, так как позволило включить ПТСР в систему страховой медицины, а следовательно, сделать квалифицированную помощь более доступной для десятков тысяч ветеранов (в США). А также организовать подготовку специалистов по этой форме патологии, которая ранее как бы не существовала, не диагностировалась и соответственно — не требовала никакого лечения (что в целом все еще характерно для современной России, несмотря на то что мы также пользуемся DSM). И я уверен, что и здесь многие американские психиатры психодинамического направления, не разделяющие тезис о «психических болезнях», покривили душой. Но это было сделано уже в интересах пациентов, а не государства; впрочем, как и в случае включения определение ВОЗ здоровья понятия «социальное здоровье», которое ни в одной стране ни от психиатрии, ни от медицины в целом никак не зависит. Но все мы — врачи и, получая диплом, клялись действовать в интересах наших пациентов и никому другому не присягали...

Перечень того, что может быть отнесено к ПТСР, в DSM-III был весьма ограниченным, в частности учитывались только те ситуации, когда изменения в психическом состоянии человека были связаны с чрезвычайными травматическими событиями, далеко выходящими за пределы обыденной жизни, такими как война, вооруженный разбой, захват в заложники и пытки, изнасилование, техногенная катастрофа или внезапное стихийное бедствие. Психические реакции на «обычные» житейские проблемы типа развода, тех или иных неудач, отвергнутой любви или финансового краха относились к «расстройствам адаптации».

Однако в последующем (DSM-IV) перечень ситуаций, которые могут приводить к ПТСР, был существенно расширен, что, возможно, отчасти было связано с некоторым «перепроизводством» психиатров и психотерапевтов в США и их заинтересованностью в пациентах (со страховым обеспечением). Но в принципе в этом было рациональное зерно — в силу того, что, как уже отмечалось, любое травматическое событие может как остаться совершенно незамеченным (для одного индивида), так и оказаться причиной любых форм психопатологии (для другого), включая самые тяжелые, на всю оставшуюся жизнь. Поэтому следовало бы поддержать небезосновательное мнение американских коллег о том, что в случаях, если психическая травма не преодолевается самостоятельно в течение месяца, это прямое показание для обращения за помощью специалиста — психиатра, психотерапевта или психолога (желательно, конечно, чтобы он был подготовлен к работе с этой формой психических расстройств).

Нужно отметить еще одну диагностическую «тонкость»: если человек предъявляет страдание и тяжело переживает ту или иную психическую травму, но это длится менее месяца, ему не может быть установлен клинический диагноз ПТСР, даже несмотря на то, что все симптомы будут налицо и он нуждается и ему реально оказывается квалифицированная помощь. В таких случаях в соответствии с действующими диагностическими критериями эти симптомы должны рассматриваться как нормальная человеческая реакция на катастрофическое событие, а ее клиническим эквивалентом будет «острое стрессовое расстройство» (ОСР). Для установления последнего диагноза вполне достаточно наличия даже одного из синдромов, характерных для ПТСР (повторного переживания, избегания или гипервозбуждения — см. ниже). Специфично, что симптомы диссоциации (нарушения памяти, чувства времени, собственной идентичности и т. д.) чаще наблюдаются при ОСР. Само собой разумеется, что далеко не у каждого, кто проявляет признаки ОСР, неизбежно развивается ПТСР, хотя отсутствие признаков ОСР вовсе не является негативным прогнозом для формирования ПТСР (в его отсроченном варианте развития). Тем не менее установлено, что те, у кого были явные признаки ОСР, имеют большую степень риска относительно ПТСР. Вначале понятие ПТСР употреблялось почти исключительно в отношении боевой психопатологии, что нашло отражение в перечне причин этого расстройства. Считалось, что ПТСР может развиваться во всех случаях, когда человек подвергался тому или иному, но оцениваемому им как травматическое событию, в котором присутствовало следующее:

а) он переживал, наблюдал или сталкивался с событием или событиями, которые предполагали смерть или угрозу смерти или серьезного повреждения (например, бой, попадание под «дружественный» огонь своих, минометный или ракетный обстрел, ранение, захват в заложники или плен, езда по заминированной дороге; полет на вертолете, подвергающемся обстрелу; прыжок с парашютом в «горячей точке» и другие);

б) он видел, как его друга ранили в бою, он потерял одного из членов своей семьи или своей команды; видел, как кто-то был убит или получил тяжелые повреждения, в том числе — если он был врачом или санитаром в спасательной операции или даже в травматологическом отделении; сталкивался с выносом сильно поврежденных, мертвых или расчлененных тел; видел, как кто-то неизвестный погиб, наблюдал захват заложников, убийство детей и женщин, других мирных граждан, подвергавшихся унижению и насилию и т. д.;

в) если индивидуальный отклик человека на все упомянутые выше ситуации включает в себя чувство неизбывной тревоги, страха, беспомощности или ужаса. Учитывая, что все эти представления появились еще до 11 сентября 2001 года в США, после которых были не менее ужасающие события в России с захватом родильного дома в Буденновске и школы в Беслане, а также десятки других, в процессе трансляции которых по всем телеканалам мира постепенно развивалась рутинизация травматических «эпизодов», этот перечень, скорее всего, будет постепенно сокращаться, а диагностические критерии — дополняться, но это никак не изменит положение о том, что даже наблюдение подобных событий, в том числе по телевидению, за сотни и тысячи километров, может вызывать ПТСР. То, что большинство авторов при описании ПТСР апеллируют именно к войне, обусловлено, по моим представлениям, только тем, что клинические проявления здесь более наглядны, демонстративны, спрессованы во времени и более выражены, хотя те же тенденции и феномены опытный взгляд легко находит и в обычной жизни.

В клинической картине ПТСР, как правило, выделяют три основные группы симптомов [19; 106; 113]: а) симптомы повторного переживания; б) симптомы избегания; в) симптомы повышенной возбудимости. Раскроем их содержание более подробно.

Симптомы повторного переживания включают в себя:
— повторяющиеся воспоминания, образы или мысли о травматическом событии, вызывающие страдание;

— повторяющиеся сновидения, воспроизводящие образы травматического события, вызывающие страдание;

— чувства или действия, испытываемые или совершаемые, как если бы травматическое событие повторялось прямо сейчас (flashback), включая возникающие в измененных состояниях сознания, например, в просоночном состоянии (при пробуждении или перед засыпанием) и при интоксикации (в том числе постоянное возвращение к этой «тематике» после приема алкоголя);

— переживание интенсивных чувств при появлении внешних или внутренних стимулов, символизирующих или напоминающих (ассоциативно) какой-либо аспект травматического события;

— повышенная физиологическая реактивность (покраснение или побледнение кожи, учащение пульса, повышение АД, потливость, тремор и т. д.) при наличии внешних или внутренних стимулов, символизирующих или напоминающих какой-либо аспект травматического события.

Симптомы избегания» проявляются в отношении любых стимулов, которые ассоциируются с травмой, иногда — вплоть до реакций замирания или оцепенения в ответ на эти стимулы. Наиболее часто наблюдаются в следующих вариантах:

— стремление избегать любых мыслей, чувств, разговоров, кинофильмов, литературных произведения и т. д., связанных с травмой, в том числе: если вы пытаетесь не думать о войне или другом трагическом происшествии, участником которого вы оказались по воле случая; если вы избегаете любви и привязанностей, поскольку потеряли человека, которого любили; если стараетесь больше ни перед кем не быть виноватым, поскольку ощущаете, что вы настолько переполнены этим чувством, что уже никогда не будете счастливы; если вы избегаете любых конфликтных ситуаций, поскольку опасаетесь того, что можете при этом сделать;

— стремление избегать видов деятельности, мест или людей, которые могут вызывать воспоминания о травме, например: никогда не ходить в театр (после событий «Норд-Оста» в Москве в 2002 году); навсегда покинуть родные места (например, в городе Гумридо Спитакского землетрясения 1988 года было 260 тыс. жителей, погибло около 30 тыс., но через два года в городе осталось всего 150 тыс. человек); полностью отказаться от таких хобби, как охота; переключать программу ТВ, когда там транслируют фильмы о войне или военные парады; избегать встреч с ветеранами или товарищами по несчастью; испытывать резкий негативизм по отношению к представителям власти (на которых обычно проецируется вина за то, что не смогли своевременно предупредить, предотвратить или защитить от травматического события);

— неспособность ясно вспомнить ситуацию острой психической травмы, условия и время ее возникновения и развития, тех, кто был в это время рядом, погибли ли эти люди или только получили повреждения и т. д.;

— существенное снижение интереса к тем видам деятельности, которые ранее были значимыми (профессия, карьера, спорт, увлечения, чтение художественной литературы, научные исследования, воспитание детей и все остальные варианты поведения, объединяемые тем, что «обычно эти люди делали раньше», а после психической травмы утратили всякую мотивацию к этому); многие демонстрируют специфическую реакцию ухода в виртуальный мир, проводя большую часть времени у экранов ПК или ТВ, при этом избегая общения даже с домашними и с трудом отвечая на вопрос о том, какие передачи они смотрели; в других случаях возникает своеобразный феномен «бродяжничества» — люди практически каждый день уходят из дома, бесцельно бродят по улицам, избегая, таким образом, общения с близкими и всех домашних обязанностей, и часто вообще не помнят — где они были, по каким улицам ходили;

— чувство отстраненности или отчужденности от других людей, за которым нередко скрывается убежденность, что никто не может понять — каково пережить такое, ощущение себя «по другую сторону» от всей окружающей жизни и людей;

— истощение аффективной сферы, например в форме уже упомянутой неспособности любить и вообще выражать сильные эмоции как радости, так и горя, в том числе оплакивать близких, утраченных после травмы (родителей, жену или детей); преобладающим ощущением является отсутствие всех чувств.

В эту же группу включается такой симптом, как «крах жизненной перспективы», когда отменяются все планы на будущее — карьеры, брака, детей или даже просто долгой жизни, что (как показывают наши собственные наблюдения. — М. Р.) со временем легко трансформируется в ярко выраженное влечение к смерти, в том числе: в форме алкоголизма и наркоманий, никаких проявлений которых не было ранее; в виде занятий экстремальными видами спорта или деятельности. Эти перемены и влечение к смерти вне терапии обычно остаются неосознаваемыми. Один из моих пациентов, высокоинтеллектуальный и преуспевающий человек, переживший несколько личных утрат, характеризуя свою «злость» на «весь мир» как-то сказал: «Вдруг откуда-то появляется желание мчаться «на пределе» одним колесом по «сплошной осевой» и испытывать удовольствие от «разбегающихся» машин». И только в процессе аналитической работы он осознал природу этой «злости» и истинное содержание этой потребности.

«Симптомы гипервозбудимости», что очень важно — не проявлявшиеся до травмы, в частности:

— нарушения сна, включая бессонницу, трудности с засыпанием, прерывистый сон (пробуждения среди ночи, после которых трудно уснуть вновь), неприятные и кошмарные сновидения, отсутствие чувства отдыха после ночного сна;

— повышенная раздражительность и периодические вспышки гнева без особых внешних причин;

— нарушения концентрации внимания и снижение функции памяти, когда прочитанное, увиденное или услышанное, порученное кем-либо или намеченное самостоятельно для обязательного выполнения постоянно забывается; человек становится как бы парциально «глухим» и «слепым», не замечая обращенных к нему вопросов, взглядов или предложений; одновременно проявляется недостаточное внимание к бытовым опасностям, но ни в коем случае к аналогичным или даже отдаленно (ассоциативно) связанным с той, что и являлась причиной психической травмы, то есть все сенсорные входы находятся в «преднастроечном» состоянии для отслеживания только одной — и вполне конкретной — опасности; этим же объясняется сверхбдительность, которая выражается в вечном страхе повторения травматической ситуации; повышенный уровень и неадекватность (иногда — запредельность) реакций на любые угрозы; беспокойство о том, как бы ни причинить вред другим людям (поэтому «лучше вообще с ними не общаться»); склонность занимать положение спиной к стене в служебных помещениях, кинотеатрах, ресторанах, «только второй салон» в такси и т. д., избегание людных мест и крайний негативизм к тем, кто по тем или иным причинам идет сзади — по пустынной улице, по лестнице, по коридору, вплоть до убийств только за это;

— повышенные реакции на любые внезапные раздражители, например падение на землю при звуке даже отдаленного взрыва или просто хлопка, резкий разворот на любой громкий звук за спиной, вскакивание от любого прикосновения во сне, крики и двигательные реакции нападения или защиты при неприятных и кошмарных сновидениях.

В отдельную группу симптомов сверхбдительности у бывших участников боевых действий следует отнести потребность постоянно носить огнестрельное или холодное оружие, иметь его дома, в том числе — во время ночного сна («под подушкой»), регулярно проверять его исправность и наличие достаточного количества боеприпасов.

Было бы неверно не указать на всегда сопутствующие психосоматические нарушения, преимущественно со стороны сердечно-сосудистой, пищеварительной и эндокринной систем. В отличие от вышеупомянутых трех групп симптомов (относительно которых пациенту чаще всего неизвестно: «Что делать и куда идти?») с соматическими реакциями обычно обращаются к врачам общей практики, которые, не вникая особенно в природу страдания, в отдельных случаях назначают симптоматическое лечение, а в ряде случаев, после множества анализов, сообщают пациентам, что у них ничего нет. И с точки зрения биологического подхода это можно признать совершенно верным (но — верным только с учетом, мягко говоря, неосведомленности врачей в области этой формы патологии).

Мной уже не раз отмечалось [43; 58; 62], что современная клиника психических расстройств качественно изменилась: если в XIX веке и даже первой половине XX культура позволяла и принимала непосредственное выражение душевного страдания как нечто естественное, то уже со второй половины прошедшего столетия на любые публичные проявления даже субъективных переживаний (а не то что страданий) постепенно налагается все более строгий запрет («это не наши проблемы»). В итоге кричит у человека душа, но заявить о боли и тем самым проявить потребность в понимании и сочувствии могут только сердце, желудок и т. д. Этот феномен хорошо известен под названием «соматизации тревоги» и другими подобными терминами, столь же аморфными и мало что проясняющими или хоть что-то изменившими в отношении этой категории пациентов.

Наличие всех или части отмеченных выше групп симптомов может квалифицироваться как расстройство, требующее лечения, в случае если они присутствуют, как уже отмечалось, не менее одного месяца, сопровождаясь клинически выраженными (то есть — замечаемые окружающими!) страданиями и (или) нарушениями в социальной, профессиональной или других общественно значимых областях функционирования личности, включая семью. Поставленный восклицательный знак подчеркивает, что страдания пациента должны быть настолько непереносимыми (а все защиты — соответственно — настолько нарушенными), что «позволяют» человеку преодолеть действующие запреты и ограничения, налагаемые культурой, чтобы окружающие, психиатр, психотерапевт или психолог могли обнаружить «клинически выраженные страдания». И это уже вопрос не к медицине или психотерапии, а к сострадательности современной культуры.

Еще один конвенциальный критерий: если при обращении за помощью установлено, что длительность симптомов не превышает трех месяцев, то имеющееся психическое расстройство оценивается как острое (ОСР — острое стрессовое расстройство). Если симптомы проявляются уже более трех месяцев, то обычно говорят о хроническом течении.

В случаях (и далеко не редких), когда симптомы впервые появляются не сразу, а через какой-то промежуток времени после травмы, диагностируется посттравматическое расстройство с отсроченным началом, о чем еще будет сказано ниже (в качестве «порогового» критерия принят срок в 6 месяцев). Но примечательно, что, если расстройство не возникло в течение 6 месяцев после тяжелого травматического события, этот диагноз устанавливается только в исключительных случаях, когда нет никакой возможности идентифицировать наблюдаемые симптомы как тревожное расстройство личности, обсессивно-компульсивное расстройство или депрессивный эпизод.

Почему было подчеркнуто — «далеко не редких»? Когда травма не массовая (о которой сообщили все ведущие СМИ и право на ее отреагирование всем известно и как бы санкционировано), а глубоко индивидуальная, обращение мучительно страдающего человека к терапии на протяжении длительного периода «откладывается» из-за уже упомянутого отношения культуры и страха быть признанным «сумасшедшим» или оказаться на «учете в ПНД». Этот страх присутствует в обществе, и мы пока не так много сделали для его преодоления. Поэтому всем пациентам еще при первом их обращении, как бы патологичны ни были их симптомы и синдромы, целесообразно разъяснять, что их страдание не имеет никакого отношения к безумию — даже наоборот: это нормальная человеческая реакция на ненормальные или даже выходящие за пределы человеческого понимания события. И чем чаще мы будем это делать, тем реже мы будем встречать «запоздалых» пациентов, у которых собственные ресурсы личности истощены до предела, а психические защиты уже переходят или перешли на патологический уровень функционирования.

Само установление диагноза ПТСР в ряде случаев сопряжено с дополнительными и, можно было бы сказать

— унизительными, во всяком случае — явно не медицинскими «процедурами». Например, в США Департамент дел ветеранов, который курирует ветеранов, может поддержать или не поддержать установление диагноза ПТСР (предоставляющего существенные пожизненные льготы). Для поддержки кроме наличия явных симптомов страдания обязательно требуются достоверные доказательства того, что заявленная психическая травма была действительно получена на воинской службе, что может быть подтверждено участием ветерана в сражениях или награждением его орденами, или — он должен быть упомянут хотя бы в списках отличившихся в том или ином сражении. В качестве дополнительных объективных данных учитывается нахождение в плену (но не сдача в плен). Таким образом, если вы попали под минометный обстрел и при этом после двух часов свистящих над вашими головами снарядов и раздающихся то там, то здесь взрывов не получили никаких ранений, психической травмой, которая могла бы стать причиной ПТСР, это считаться не будет. Как говорится, будьте счастливы, что выжили. Но вероятность развития ПТСР даже у таких счастливцев ничуть не меньше.

Установление диагноза ПТСР в западных странах во всех случаях апеллирует к перечню симптомов, указанных в DSM, так как это предполагает материальную ответственность за здоровье пострадавшего от травмы. Диагноз, не соответствующий клиническим критериям, приведенным в справочнике, не принимается, и на эту ошибку в диагностике будет особо указано тому врачу, который проводил обследование (в том числе — в случае гипердиагностики). Дифференциальная диагностика проводится с обычными дисфориями, повышенной тревожностью, депрессиями, озабоченностью своим состоянием при наличии физической недееспособности, неудовлетворенностью ситуацией на работе, «комплексом безработного» и т. д.

В большинстве руководств по ПТСР не отрицается возможность спонтанного выздоровления, так же как и хронического течения, приводящего к устойчивым изменениям личности. Тем не менее всегда целесообразно особо подчеркивать возможность спонтанного выздоровления — на основе собственного ресурса личности, даже если выздоровление будет сочетаться с теми или иными характерологическими изменениями, которые долгое время (а иногда — и всю жизнь) могут быть компенсированными. Безусловно, намного лучше, когда имеется хотя бы поддерживающая терапия, но при огромном дефиците профессионалов в России — где ж ее взять? Чтобы не быть обвиненным в косвенной рекламе того или иного метода психотерапии, еще раз скажу, что эффективным будет любой профессиональный, и одновременно отмечу, что самой лучшей терапевтической системой при субклинических проявлениях является семья, безусловно, если она психически сохранна и имеет достаточный потенциал, чтобы справиться с этой терапевтической ролью.

Характерно, и не устану повторять это, что большинство специалистов — психиатров и психологов — считают, что все, что ими же написано о ПТСР — это не о них. Почему они скрывают наличие симптомов (которые очевидны даже неспециалисту, например после работы в Беслане) даже от самих себя — для меня загадка. Становлюсь ли я хуже оттого, что признаю наличие у себя симптомов ПТСР? Могло ли их не быть после Афганистана, Спитакского землетрясения, Уфимской железнодорожной катастрофы и других, не менее трагических для меня событий и потерь? Могло и не быть. Но они есть. И мне не раз приходилось, хотя и не без труда и не без помощи коллег (включая психотерапию и легкую психофармакологическую поддержку), справляться с моими симптомами. И оттого, что я это признаю, не чувствую себя слабым или униженным. Я не раз рассказывал об этом моим студентам и моим друзьям, описывая те признаки ПТСР, которые находил у себя. Я говорил моим коллегам, которым «повезло» участвовать в тех же событиях, что и у них могут быть сходные симптомы, и в этом случае лучше обратиться к психотерапии, но, конечно, не ко мне — мы не работаем с близкими нам людьми, так как в этом случае контакт остается дружеским, а требуется терапевтический подход. Далеко не все верили мне. И очень обидно сознавать, что некоторые из тех, кто пережил вместе со мной не самые радостные дни в Афганистане, Ленинакане или Уфе, достигнув всех возможных научных и карьерных высот, вдруг, «ни с того, ни с сего», допивались до лобного синдрома и полной деградации. Если это не так уж редко в научной среде, то можно представить частоту такого развития событий в усредненном социуме. Я пишу это заключение исключительно для своих коллег, которым еще не раз придется встречаться с психической травмой — и как специалистам, и как просто людям, возможности которых далеко не безграничны, какими бы высокими профессионалами они ни были.

Часть III ОБОБЩЕНИЕ ОПЫТА РАБОТЫ В ОЧАГАХ СТИХИЙНЫХ БЕДСТВИЙ И КАТАСТРОФ

Глава 4. Эпидемиология катастрофических событий

Около 50 % европейской популяции на протяжении жизни хотя бы один раз подвергаются воздействию травматических событий, среди которых ведущими являются: дорожно-транспортные происшествия, аварии на производстве или техногенные катастрофы, вплоть до национального масштаба (типа Чернобыльской), стихийные бедствия (землетрясения, цунами, смерчи, наводнения, лесные пожары и т. д.), социальные кризисы, войны, терроризм и локальные военные конфликты, утрата близких, нападение, сексуальное и домашнее насилие и т. д.

Хотя большинство людей способны самостоятельно преодолеть возникающие при этом (нередко — чрезвычайно тяжелые) переживания и постепенно вернуться к нормальной жизни, в настоящее время признано, что достаточно значимая часть пострадавших (от 3 до 10 %) будет нуждаться в. неотложной и затем длительной психиатрической, психотерапевтической и (или) психологической помощи и поддержке в связи с развитием стойких посттравматических нарушений в социальной, профессиональной, семейной, сексуальной или соматической сфере. То есть на каждые 100 пострадавших или на 100 несвязанных случаев психической травмы мы можем ожидать, что до 10 из них будут нуждаться в специализированной помощи (и исходя из этого производить расчеты сил и средств для ее оказания).

Н. В. Тарабрина [70], ссылаясь на публикацию Р. Кесслера с соавторами [118], приводит данные о вероятности различных психических травм и частоте развития ПТСР в их результате (по американской репрезентативной выборке). Безусловно, в отечественной практике мы бы имели несколько иные данные, но всегда целесообразно иметь возможность сравнения

Как свидетельствуют данные автора, наиболее патогенными являются изнасилование, участие в боевых действиях, плохое обращение в детстве и пренебрежение ребенком, а также сексуальное домогательство. Таким образом, мы еще раз возвращаемся к хорошо известному в психоанализе положению, что наиболее тяжелые последствия характерны для детских и сексуальных травм.

Здесь нужно сделать примечание, что эти данные были получены преимущественно на основе изучения случаев индивидуальной и массовой психической травмы в до-террористический период, когда они были связаны преимущественно со «случайными» событиями обыденной жизни, и не носили характера преднамеренных злодеяний, не имеющих аналогов в обозримых периодах европейской истории (в данном случае имеются в виду: террористическая атака 11 сентября 2001 года в США, события на Дубровке, в Буденновске, Беслане и др.). Не многие исследователи обратили внимание на это различие.

Случайные события или экологические, техногенные и даже социальные кризисы (такие, как революция или мятеж), когда пострадавшими являются все (в конкретном регионе) — так или иначе, сознательно или бессознательно, независимо от религиозных воззрений (включая атеизм), в конечном итоге приобретают в индивидуальном сознании пострадавших форму типичного защитного тезиса: «Бог посылает нам новые испытания». А само событие и связанная с ним психическая травма в этом случае становятся тем, чего нельзя было предотвратить или невозможно избежать. Совершенно иное отношение к психическим травмам, когда они имеют конкретное «авторство» (Бен Ладен, Басаев и им подобные или, например, ошибка диспетчера авиалинии), а пострадавшей от злодеяний или катастроф оказывается лишь определенная группа ни в чем не повинных людей, как уже отмечалось, случайно «оказавшихся в недобрый час в плохом месте». Жестокое уничтожение безвинных террористами или случайная смерть, особенно — детей («вследствие чьей-то ошибки или халатности»), не находят у пострадавших и их родных рационального объяснения и обладают запредельной унизительностью, провоцируя мучительное чувство вины и жажду отмщения у всех близких.

В силу этого вероятность развития посттравматических расстройств в этих случаях намного выше, в том числе — даже у интактных представителей того социума или сегмента социума, который подвергся неспровоцированному нападению и унижению. Наши наблюдения и исследования наших сотрудников показали, что в случаях массовых психических травм (в частности — террористических актов), активно транслируемых СМИ, те или иные эквиваленты ОСР и ПТСР с идеями мести и возмездия выявляются в 50–70 % случаев даже у тех, кто не являлся непосредственным участником трагедии, а наблюдал ее за сотни и тысячи километров по телевизору.

Главной характеристикой таких событий является их катастрофичность (для конкретного человека или для большей или меньшей социальной группы). И это относится не только к современному терроризму, катастрофические события

— не такая уж редкость. Исследования, проведенные в такой относительно благополучной стране, как США, показали, что не менее 60,7 % мужчин и 51,2 % женщин на протяжении своей жизни хотя бы раз подвергались катастрофическому событию (авария, пожар, нападение, ограбление, сексуальное насилие и т. д.). Безусловно, это число значительно больше в тех странах, которые находятся в состоянии войны, переживают социальные кризисы или подвергаются геноциду, впрочем, как и во внешне благополучных тоталитарных государствах, где полицейское, политическое и моральное насилие присутствует повсеместно.

Как уже отмечалось, не все даже мощные психические травмы провоцируют развитие ПТСР. Теоретически мы могли бы предполагать, что, например, в случае Спитакского землетрясения в Армении (1988) или тем более — после Бесланской трагедии (2004), ПТСР должно было бы развиться у 100 % пострадавших, но реально этого не происходит. Объяснений этому можно привести несколько. Во-первых, психическая травма — это не внешнее событие, а его психическая репрезентация, и понимание этого нашло отражение в изменении классификационно-диагностического подхода. Напомним, что если в DSM-III психическая травма описывалась как «редкое внешнее событие», то DSM-IV апеллирует уже к «психологическому отклику индивида на подавляющее его событие». И это существенная разница. Во- вторых, чем тоньше и выше психическая организация индивида, подвергшегося психической травме, тем больше вероятность развития ПТСР. В-третьих, особую роль играют культура и религиозные представления, доминирующие в социуме (например, после цунами в Юго-Восточной Азии в декабре 2004 года, где большинство населения исповедуют буддизм, смерть тысяч соотечественников, безусловно, была трагедией, но принимаемой с полным смирением). И четвертое (хотя можно было указать еще несколько факторов) — уровень психотерапевтической культуры населения. Например, в уже упоминавшемся городе Гумри (Армения) долговременная помощь психиатров и психотерапевтов была востребована всего 734 пострадавшими (взрослыми и детьми), то есть — около 1,5 %. А за последующие 10 лет общее количество первичных обращений составило 3600 человек, то есть — 2,4 % [122]. Это, конечно же, существенно ниже, чем реальное количество нуждающихся, но здесь также нужно учитывать, что армянская культура имеет строгие ограничения на саму возможность предъявления каких-либо личных проблем как в семье, так и тем более — вне нее. Одновременно с этим, типичная армянская семья сохраняет патриархальный уклад жизни, имеет многочисленные и крепкие «вертикальные» и «горизонтальные» связи между родственниками, старшими и младшими, как правило, связана условиями совместной деятельности и проживания нескольких поколений, и в этом смысле (в отличие от современной европейской семьи) она сохраняет традиционные функции главной терапевтической системы. В США, например (в случае аналогичной ситуации), где «ментальные расстройства» доброжелательно принимаются социумом и культурой и легко могут стать причиной инвалидности (с достаточно высоким пособием), безусловно, были бы иные данные.

Глава 5. Общие закономерности состояния и поведения людей при массовой психической травме с витальной угрозой

Проблема состояния, поведения и деятельности людей в экстремальных ситуациях с витальной угрозой по понятным причинам вызывает особую озабоченность ученых и практиков всего мира. Однако до настоящего времени основное внимание исследователей было направлено преимущественно на изучение последствий подобных ситуаций — медико-психологических, экономических, социально-политических и т. д. Вероятно, следует признать, что, несмотря на значительный объем достаточно обоснованных данных о воздействии различных экстремальных факторов и особенностях организации спасательных и антитеррористических операций, ряд аспектов проблемы, в частности динамика состояния и поведения пострадавших и заложников, до настоящего времени принадлежат к наименее исследованным. Вместе с тем именно специфика «острых» реакций, а также их динамика во времени во многом определяют стратегию и тактику антитеррористических операции, спасательных, медицинских и медико-психологических мероприятий как непосредственно в период чрезвычайной ситуации, так и в последующем.

В данном разделе нами излагаются обобщенные результаты изучения состояния, психических и поведенческих реакций, а также деятельности людей, подвергшихся воздействию экстремальных факторов. Основные данные были получены в процессе исследований, проведенных во время и после войсковых операций, сопровождавшихся значительными потерями, в Афганистане (1986), после Чернобыльской катастрофы (1986), Спитакского землетрясения в Армении (1988), крушения двух пассажирских поездов в результате взрыва газа под Уфой (1989), спасения экипажа подводной лодки «Комсомолец» (1989), захвата заложников в Беслане (2004), а также обследования военнослужащих, спасателей, врачей-психиатров, психотерапевтов и психологов, находящихся на реабилитации или дебрифинге после антитеррористических операций.

Несмотря на огромное количество работ в области посттравматического стрессового расстройства (ПТСР), в отечественной литературе наиболее известны исследования уже неоднократно упоминавшихся М. Фридмана [105; 106] и М. Горовица [111; 112; 113].

Воздавая должное этим выдающимся исследователям и практикам, следует признать, что применительно к современной ситуации эти разработки имеют определенные ограничения, так как в основу этих ценных работ зарубежных коллег были положены наблюдения ПТСР в обыденной жизни и клинический анализ отдельных (изолированных) случаев, а в более поздних исследованиях

— изучение ситуаций, связанных с боевыми действиями, техногенными катастрофами, экологическими кризисами и захватом заложников. Однако практически во всех этих случаях пострадавшие были относительно немногочисленны, существовали достаточно сепаратно, не были объединены временем и местом трагических событий и условиями последующего проживания, имели адекватные возможности для получения квалифицированной психологической и медицинской помощи в относительно интактной (здоровой) среде. Поэтому западный опыт имеет определенные ограничения применительно к событиям, например, в Буденновске или Беслане.

Кроме того, резко возросшая террористическая опасность вносит в эту феноменологию ряд новых составляющих, пока мало осмысленных. Например, в качестве особого, но еще мало учитываемого фактора следует отметить, что в зарубежных данных практически отсутствуют наблюдения, связанные с национальной, этнической и религиозной принадлежностью пострадавших и «враждебной группы», а также то, что в современных российских условиях

заложники, как правило, являются средством реализации заведомо недостижимых целей и практически во всех случаях обречены на уничтожение независимо от переговорного процесса. А в подготовке террористов-смертников переговоры вообще не предусматриваются.

Отметим также, что динамика состояния пострадавших в большинстве известных работ описывалась преимущественно с момента их контакта со спасателями или специалистами психологических и психотерапевтических служб, а все происходившее до этого оставалось за пределами исследований и знания. Впервые обобщенная реконструкция трагических событий и выделение в поведении людей в подобных ситуациях специфических стадий была проведена мной в 1990 году (и тогда же опубликована); и было более чем удивительно, когда несколько лет спустя мне было предъявлено их описание в одном из солидных изданий в качестве классического без ссылки на автора.

Эта реконструкция явилась результатом нескольких собственных наблюдений и исследований, проведенных непосредственно в очаге стихийного бедствия, в ряде случаев — задолго до прибытия спасательных и врачебных бригад. В связи со спецификой условий и с учетом этических принципов к обследованию привлекались преимущественно потерпевшие, военнослужащие и спасатели, которые либо не нуждались в оказании неотложной медицинской помощи, либо принадлежали к категории пострадавших с легкими и средними степенями тяжести поражений.

В силу этого большинство полученных данных характеризовалось определенной фрагментарностью, а целостные представления, как уже было отмечено, формировались путем сопоставления разрозненных наблюдений.

Многолетние исследования позволили выделить в динамике состояния пострадавших, подвергшихся внезапному воздействию тех или иных экстремальных факторов, шесть последовательных стадий.

1. «Стадия витальных реакций» — длится от нескольких секунд до 5—15 минут, когда поведение практически полностью подчинено императиву сохранения собственной жизни, с характерными сужением сознания, редукцией моральных норм и ограничений, нарушениями восприятия временных интервалов и силы внешних и внутренних раздражителей (включая явления психогенной гипо- и аналгезии даже при травмах, сопровождавшихся переломами костей, ранениях и ожогах 1—2-й степени до 40 % поверхности тела). В этот период характерна реализация преимущественно инстинктивных форм поведения, в последующем переходящих в кратковременное (тем не менее — с очень широкой вариативностью) состояние оцепенения. Длительность и выраженность витальных реакций в существенной степени зависят от внезапности воздействия экстремального фактора. Например, при внезапных мощных подземных толчках, как это было при землетрясении в Армении, или взрыве газа и крушении поезда под Уфой в ночное время, когда большинство пассажиров спали, имели место случаи, когда, реализуя инстинкт самосохранения, люди выпрыгивали из окон шатающихся домов или горящих вагонов, на несколько секунд (иногда — на минуты и даже часы) «забывая» о своих близких. Но если при этом они не получали существенных повреждений, через некоторое время социальная регуляция восстанавливалась, и они вновь бросались в обрушивающиеся здания или пылающие вагоны на спасение прежде всего — своих родных, а затем — всех других. Если спасти близких не удавалось, это определяло течение всех последующих стадий, специфику состояния и прогноз психопатологии на весьма протяженный период. Последующие попытки рационального разубеждения в том, что инстинктивным формам поведения невозможно противостоять или противодействовать, оказывались малоэффективными, и нами применялись другие специальные методы. Апеллируя к недавним трагическим событиям в Беслане, следует признать, что отчасти аналогичная ситуация наблюдалась после внезапного взрыва мины и начала массового расстрела заложников, когда люди, до этого на протяжении нескольких дней находившие единственную поддержку в присутствии рядом ближайших родных, внезапно теряли друг друга.

При пролонгированном воздействии экстремальных факторов (в том числе связанных с длительным ограничением или полным лишением удовлетворения витальных потребностей, например, в пище или воде) постепенно формируются аналогичные реакции, в основе которых лежат властно побуждающие императивы выживания, которые в ряде случаев не могут быть реализованы как коллективные.

2. «Стадия острого психоэмоционального шока с явлениями сверхмобилизации». Эта стадия, как правило, развивается вслед за «завершающим» период «витальных реакций» кратковременным состоянием оцепенения, длится от 3 до 5 часов и характеризуется общим психическим напряжением, предельной мобилизацией психофизиологических резервов, обострением восприятия и увеличением скорости мыслительных процессов, проявлениями безрассудной смелости (особенно при спасении близких) при одновременном снижении критической оценки ситуации, но сохранении способности к целесообразной деятельности. В эмоциональном состоянии в этот период преобладает чувство отчаяния, сопровождающееся ощущениями головокружения и головной боли, а также сердцебиением, сухостью во рту, жаждой и затрудненным дыханием. Поведение в этот период подчинено почти исключительно императиву спасения близких с последующей реализацией представлений о морали, профессиональном и служебном долге (включая подвергшихся психической травме представителей силовых и властных структур). Несмотря на присутствие рациональных компонентов, именно в этот период наиболее вероятны проявления панических реакций и заражение ими окружающих, что может существенно осложнять проведение спасательных операций. До 30 % обследованных при субъективной оценке ухудшения состояния одновременно отмечали в этот период увеличение физических сил и работоспособности в 1,5–2 и более раз. Окончание этой стадии может быть как пролонгированным, с постепенным нарастанием чувства истощения, так и наступать внезапно, мгновенно, когда только что активно действующие люди оказывались в состоянии, близком к ступору или обмороку, вне зависимости от ситуации.

3. «Стадия психофизиологической демобилизации» — ее длительность до 3 суток. В абсолютном большинстве случаев наступление этой стадии связывалось с пониманием масштабов трагедии («стресс осознания») и контактами с людьми, получившими тяжелые травмы, и телами погибших, а также прибытием спасательных и врачебных бригад. Наиболее характерными для этого периода являлись резкое ухудшение самочувствия и психоэмоционального состояния с преобладанием чувства растерянности (вплоть до состояния своеобразной прострации), отдельных панических реакций (нередко — иррациональной направленности, но реализуемых без какого-либо энергетического потенциала), понижение моральной нормативности поведения, отказ от какой-либо деятельности и мотивации к ней. Одновременно наблюдались выраженные депрессивные тенденции, нарушения функций внимания и памяти (как правило, пострадавшие вообще не могут сколько-нибудь ясно вспомнить, что они делали в это время, но, естественно, эти пробелы затем «заполняются»). Ярко выражены бледность, потливость, тремор конечностей. Из жалоб в этот период ведущими являлись тошнота, «тяжесть» в голове, дискомфорт со стороны желудочно-кишечного тракта (в том числе — рвота и диарея), полное отсутствие аппетита (отказ от пищи), резкая слабость, замедление и затруднение дыхания, вплоть до приступов удушья. Высока вероятность асоциального и антисоциального поведения, реализуемого в виде «тусклого» аффекта с признаками неадекватности оценки ситуации.

4. Последующая динамика состояния и самочувствия пострадавших во многом определяется спецификой воздействия экстремальных факторов, полученными поражениями и морально-психологической ситуацией после трагических событий. Вслед за «психофизиологической демобилизацией» (при относительно высокой вариативности ее сроков) с достаточным постоянством наблюдалось развитие 4-й стадии — *стадии разрешения* (от 3 до 12 суток). В этот период, по данным субъективной оценки, постепенно стабилизировались настроение и самочувствие. Однако по результатам объективных данных и включенного наблюдения, у абсолютного большинства обследованных сохранялись пониженный эмоциональный фон, ограничение контактов

с окружающими, гипомимия, снижение интонационной окраски речи, замедленность движений, нарушения сна и аппетита, а также различные психосоматические реакции (преимущественно со стороны сердечнососудистой системы, желудочно-кишечного тракта и эндокринной сферы). К концу этого периода у большинства пострадавших появлялось желание «выговориться», реализуемое избирательно, *направленное преимущественно на лиц, не являвшихся очевидцами трагических событий*, и сопровождавшееся некоторой ажитацией. Этот феномен, входящий в систему естественных механизмов психологической защиты («отторжение воспоминаний путем их вербализации»), в ряде случаев приносил пострадавшим существенное облегчение (что является прямым показаниям для дебрифинга). Одновременно восстанавливались сны, как правило, отсутствовавшие в предшествующие периоды, в том числе — тревожного и кошмарного содержания, в различных вариантах трансформировавшие впечатления трагических событий.

На фоне субъективных признаков некоторого улучшения состояния объективно отмечалось дальнейшее снижение психофизиологических резервов (по типу гиперактивации), прогрессивно нарастали явления переутомления, существенно уменьшались показатели физической и умственной работоспособности.

5. «Стадия восстановления» психофизиологического состояния начиналась преимущественно с конца второй недели после полученной психической травмы и первоначально наиболее отчетливо проявлялась в поведенческих реакциях: активизировалось межличностное общение, начинала нормализоваться эмоциональная окраска речи и мимических реакций, впервые появлялись шутки, вызывавшие эмоциональный отклик у окружающих, восстанавливались сновидения у большинства обследованных. В состоянии физиологической сферы позитивной динамики и на этой стадии выявлено не было. Клинических форм психопатологии,

за исключением транзиторных и ситуационных реакций, в «острый» период (до двух недель) после воздействия экстремальных факторов не наблюдалось. Основными формами транзиторной психопатологии (по ведущему признаку) у пострадавших, как правило, являются: астенодепрессивные состояния — 56 %; психогенный ступор — 23 %; общее психомоторное возбуждение — 11 %; выраженный негативизм с явлениями аутизации — 4 %; бредово-галлюцинаторные реакции (преимущественно в просоночный период) — 3 %; неадекватность, эйфория — 3 %.

6. В более поздние сроки (через месяц) у 12–22 % пострадавших выявлялись стойкие нарушения сна, немотивированные страхи, повторяющиеся кошмарные сновидения, навязчивости, бредово-галлюцинаторные состояния и некоторые другие, а признаки астеноневротических реакций в сочетании с психосоматическими нарушениями деятельности желудочно-кишечного тракта, сердечно-сосудистой и эндокринной систем определялись у 75 % пострадавших (*стадия отставленных реакций*), которая для определенной части пострадавших — до 10 % случаев — может оцениваться как ОСР или как манифестация начала ПТСР). Одновременно нарастала внутренняя и внешняя конфликтогенность, требующая специальных подходов. Отдаленные последствия, которые можно было бы выделить в самостоятельную, седьмую, стадию, нами не изучались, однако этой теме уже посвящена 17-я глава, где приводятся данные наших коллег.

Обращаясь к недавним трагическим к событиям в Беслане, следует признать, что тяжесть и динамика состояния пострадавших может быть существенно иной. Когда человек лишается родителей, мир пустеет, но, тем не менее, как это ни горько, — это соответствует обыденным представлениям и естественному ходу событий. Когда умирают дети, все краски мира меркнут на многие годы и десятилетия, а порой — навсегда.

Глава 6. Временная администрация, бригады спасателей и бщество

Еще в период работы в Армении в 1988 году нами было обосновано, что в ситуациях массовых психических травм и возникновения массовых жертв в результате экологических или техногенных катастроф (а сейчас добавим — и крупных терактов) в компактных населенных пунктах обязательно требуется срочное введение («десант») временной (кризисной) администрации. Это положение обосновывалось тем, что при воздействии мощных экстремальных факторов и массовых жертвах в ближайший последующий период (до 3 суток) поведение всех людей, включая статусных лиц (например, руководителей подразделений МВД, воинских частей, медицинских учреждений и т. д., как это было в Ленинакане), подчинено уже упомянутым выше (общим для всех) закономерностям реакций на психическую травму и направлено почти исключительно на розыск или спасение близких. Но даже если близких в короткий период времени удавалось отыскать, спасти или эвакуировать и их состояние не внушало опасений, наши многочисленные контакты с представителями местной администрации свидетельствовали, что они, как и все другие пострадавшие, находятся в состоянии тяжелого стресса и не вполне способны к осуществлению рациональной организаторской, мобилизационной или спасательной деятельности. Возможно, что отчасти это сказалось и на организации спасательной операции в Беслане, где ряд руководителей штаба из числа представителей местной администрации имели родственников среди заложников.

Наши исследования также показали, что во многом аналогичная стадийность и динамика характерны и для специалистов спасательных бригад. Эти данные, естественно, нуждаются в уточнении, но через 3 суток систематической работы с пострадавшими, телами и фрагментами тел погибших отдельные психопатологические проявления и признаки психофизиологической демобилизации наблюдались почти у 50 % спасателей. Все это предполагает разработку специального режима деятельности этих уникальных специалистов и осуществление систематической психопрофилактики, включая дебрифинг и реабилитацию в специализированных терапевтических центрах после каждой спасательной операции.

С точки зрения «группы риска» по ПТСР, не менее уязвимыми, чем спасатели, являются врачи и специалисты психолого-психиатрических бригад, где, как правило, до 50 % — женщины, подверженность которых ПТСР почти в два раза выше, чем у мужчин. При этом резистентность к психической травме и психическому заражению у обоих полов начинает повышаться лишь после 25–30 лет, а многие из известных мне постоянных участников спасательных и реабилитационных мероприятий принадлежат как раз к этой возрастной группе. В западной психиатрии весьма распространено понятие «забота клинициста о себе». У нас эта проблема пока лишь обозначена, и преимущественно как теоретическая, и — за исключением психоаналитических кругов, — такая процедура, как супервизия, может быть отнесена к исключительно редким явлениям.

Работа с психической травмой поставила под сомнение ряд традиционных психотерапевтических принципов, и в частности — принцип нейтральности. Например, израильские психоаналитики после убийства Исаака Рабина, так же как американские — после террористической атаки 11 сентября 2001, которые стали общенациональными трагедиями и никого не оставили интактным, начали обсуждать: уместно ли терапевтам умалчивать о собственных переживаниях и травмах, связанных с этими событиями, демонстрируя ложную аналитическую нейтральность? Не является ли «принятие роли всемогущих родителей» в подобных ситуациях в большей степени демонстрацией обычной человеческой неискренности, чем приверженности своей терапевтической позиции? Не уместно ли в таких случаях проявлять сочувствие и интересоваться судьбой родных пациента, а также раскрывать информацию о себе и позволять физический контакт с пациентом в форме рукопожатий, прикосновений и даже раскрытия объятий для рыдающего? Эти дискуссии пока ничем не завершились, но со всей очевидностью стимулировали специалистов на более серьезное отношение к известному тезису Ш. Ференци «об эластичности психоаналитических техник».

Безусловно, в ситуации общенациональных травм чувства терапевтов (травмированных, как и все другие члены общества) модифицируются, а отношения с пациентами могут приобретать защитный характер, самым негативным образом влияя на терапевтический процесс. Но даже в этих случаях терапевт не должен принимать на себя роль Спасителя или пытаться решить проблему за пациента (и проблема, и способ ее решения — всегда принадлежат пациенту). Потому что, когда терапевт пытается решать за пациента (или подсказывает ему решение), это подразумевает, что последний не мог (и никогда не сможет) справиться с ней самостоятельно, и чем больше терапевт демонстрирует (таким образом), что его клиент бессилен что-либо сделать сам, тем больше укрепляется чувство его беспомощности. Однако это не имеет ничего общего с теми ситуациями, когда терапевт предоставляет психологическую поддержку, сочувствие и дает «подпитку» пациенту из ресурсов собственной личности. Но всегда нужно помнить, что эти ресурсы не безграничны. Мы можем помочь только тем, кому можем помочь. Терапевт, уверенный в том, что может помочь всем, вне сомнения, страдает «комплексом Спасителя» и сам нуждается в терапии.

Работа с посттравматическими состояниями чрезвычайно сложна. Трагические истории пациентов неизбежно вызывают интенсивный эмоциональный отклик, даже если терапевт профессионально контролирует его в процессе сессий. Но вне сессий нередко появляется чувство отчаяния, ощущение бессилия, невозможности помочь пациенту или защитить его и даже переживание вины за то, что самому терапевту не довелось испытать таких ужасных потрясений. На этом фоне вполне возможно возникновение у специалиста «вторгающихся воспоминаний» о событиях, участником которых он не был, а также неприятных и кошмарных сновидений, являющихся безусловным свидетельством опосредованной травматизации, профессионального переутомления и грядущего профессионального сгорания. Как правило, в последующем к этому присоединяются искаженные контртрансферные реакции, в которые постепенно вовлекается собственный травматический или иной личный опыт терапевта, что делает терапию заведомо обреченной на неудачу. И это будет уже косвенным показанием не только к супервизиям, но и к повторной собственной терапии. По непонятным причинам в нашей среде чрезвычайно распространен комплекс всемогущества, и мной не раз наблюдались ситуации, когда терапевт предпочитает сделать несколько шагов вниз по лестнице профессионализма (вплоть до периодических запоев и даже наркотизации), чем обратиться за помощью к коллеге. Это огромный недостаток нашей цеховой культуры.

Есть ли меры профилактики? В первую очередь: регулярные супервизии и отторжение (таким образом) травматического опыта. Второе — это постоянная взаимная поддержка в профессиональной среде на уровне обычных человеческих отношений. Увы, здесь также не все так уж ладно, и я уже писал об этом, констатируя, что те негативные эмоции и отношения и все иное, что по каплям сочится в наших кабинетах, нередко мутным потоком выливается в кулуары ординаторских и терапевтических конференций. Третье — разумное ограничение количества пациентов, особенно с психическими травмами, принимаемых одновременно. У каждого есть свой «порог» переносимости, но в целом, как показывает опыт, если терапевт принимает более 6 пациентов в день, нужно подумать, чего здесь больше — профессиональной вовлеченности, «невротического бегства в работу» или обычной человеческой жадности (конечно, это не относится к работе в очагах массовых психических травм, где прием всегда бывает более интенсивным, а сессии — короче, но и в этих случаях 10 пациентов в день в течение не более 3 дней должны быть пределом, затем день отдыха, и общий срок такой работы целесообразно ограничивать максимум 3 неделями с последующей реабилитацией специалистов).

Самостоятельным фактором является поддержание границ между профессиональной деятельностью и личной жизнью терапевта. Это многогранный аспект, включающий в себя территориальное разделение места приема пациентов и места проживания (в том числе при работе в очагах массовой психической травмы), приоритеты межличностных, семейных и супружеских отношений над профессиональными (и в этом смысле всегда лучше, когда в семье только один терапевт и в ней есть другие темы для совместных обсуждений, занятий или хобби), постоянно тренируемая способность к переключению внимания и стимуляция конкурентных эмоций (в том числе в процессе общения с природой, кратких, но регулярных путешествий и поездок, посещения выставок, вернисажей, театров, кино и т. д.). Возможно, кому-то это покажется кощунственным, но даже после боевых операций с массовыми потерями мы рекомендовали командирам устраивать просмотры комедийных фильмов для оставшихся в живых. И уже через некоторое время после начала фильма люди, которые всего несколько минут назад боялись взглянуть друг другу в глаза от бесконечной печали и вины за то, что выжили, начинали падать на пол от неудержимого хохота. Конечно, это было аффективным, но все-таки — отреагированием. Я надеюсь, все поймут, что в данном случае это приводится в качестве варианта эмоциональной разрядки для специалистов спасательных бригад и терапевтов, а не для родных пострадавших.

Несколько слов о модификации социума в очаге массовой психической травмы и (или) всего общества — в случаях общенациональных травм. Усиление базисной тревоги и ухудшение психофизиологического состояния людей, даже находящихся в тысячах километров от трагедии, — это общеизвестный факт, в основе которого лежит неизбежное психоэмоциональное включение субъекта в любое наблюдение. Стоило бы особо подчеркнуть — именно «наблюдение» (или «визуальный ряд», трансляцию которого, как представляется, стоило бы «дозировать» на фоне полного содержательного освещения событий). Неизбежное психоэмоциональное включение формирует феномен «соучастия» и последующие идентификации. Основной формой идентификации в культурном сообществе является идентификация с жертвами и пострадавшими, что тут же провоцирует соответствующие, хотя и не слишком отчетливые психопатологические феномены, и предполагает необходимость широкой социальной терапии. Однако в некоторых случаях возможна защитнобессознательная «идентификация с агрессором» (особенно у молодых людей), что может приводить к росту правонарушений и преступности.

После подобных трагических ситуаций, как правило, усиливается сплоченность людей или нации в целом, и одновременно люди испытывают потребность в каких-то ярких переменах, чтобы в жизни все стало честнее, благороднее, искреннее, лучше, чем было раньше, что налагает особые обязательства на представителей всех государственных органов.

Не следует забывать и о неизбывной потребности в отреагировании психической травмы у пострадавших и формировании идей возмездия, особенно при персонифицированных психических травмах, то есть — имеющих конкретное «авторство». И если эти идеи не будут реализованы в краткие сроки государством, право которого на санкционированное насилие и наказания является безусловным, тогда всегда можно ожидать индивидуальных вариантов возмездия, как это было в печально известном случае со швейцарским авиадиспетчером.

Кратко остановимся на еще одной существенной феноменологии. Мы уже отметили, что при массовых психических травмах весь социум оказывается «поврежденным», но особенно страдает ближайшая к травмированной часть общества, то есть — принадлежащая к той же региональной, этнической или религиозной группе. Именно в этой среде начинают спонтанно возникать и распространяться бредоподобные слухи и убеждения, которыми психологически травмированные люди (даже если у них нет явных признаков ПТСР) легко заражаются, вплоть до психических эпидемий, возникновения новых движений и т. п. Исходно такие идеи или эпидемии продуцируются или провоцируются (нередко) всего одним человеком и затем начинают лавинообразно распространяться, по принципу известной житейской мудрости: «Скорее один помешанный убедит сотню здоровых, чем наоборот».

Если локализовать такие эпидемии в краткие сроки не удается, они могут приобретать очень широкий характер и дополняться идеями мученичества, которое отличается от обычного страдания его содержательным (обычно привнесенным) наполнением и публичностью, тем самым усиливая психическое заражение. Таким образом, в основе психических эпидемий лежат какие-то общепсихологические механизмы, которые не утрачены (с развитием культуры, как предполагалось ранее, а находятся в латентном состоянии) и при соответствующих условиях могут активироваться, при этом распространение эпидемии происходит информационным путем, то есть — возможно не только в результате непосредственного контакта с источником (индуктором) психического заражения, но и на основе любых средств передачи информации.

По результатам обследования населения и военнослужащих, подвергшихся воздействию экстремальнрых факторов, моделирующих применение оружия массового поражения, нами было выделено семь последовательных стадий изменения их психического состояния и восстановления военно-профессиональной работоспособности.

1. «Стадия витальных реакций» — длится от нескольких секунд до 5–15 минут, когда поведение практически полностью подчинено императиву сохранения собственной жизни, с характерными сужением сознания, редукцией моральных

норм и ограничений, нарушениями восприятия временных интервалов и силы внешних и внутренних раздражителей (включая явления психогенной гипо- и аналгезии даже при травмах, сопровождавшихся переломами костей, ранениями и ожогами 1–2-й степени до 40 % поверхности тела). В этот период характерна реализация преимущественно инстинктивных форм поведения, в последующем переходящих в кратковременное (тем не менее — с широкой вариативностью) состояние оцепенения.

Длительность и выраженность витальных реакций в существенной степени зависят от внезапности воздействия экстремального фактора. Апеллируя к недавним трагическим событиям в Беслане (2004), следует признать, что отчасти аналогичная ситуация наблюдалась после внезапного взрыва мины и начала массового расстрела заложников, когда люди, до этого на протяжении нескольких дней находившие единственную поддержку в присутствии рядом ближайших родных, внезапно теряли друг друга.

При пролонгированном воздействии экстремальных факторов (в том числе связанных с длительным ограничением или полным лишением удовлетворения витальных потребностей, например, в пище или воде) постепенно формируются аналогичные реакции, в основе которых лежат властно побуждающие императивы выживания, которые в ряде случаев не могут быть реализованы как коллективные.

2. «Стадия острого психоэмоционального шока с явлениями сверхмобилизации». Эта стадия, как правило, развивается вслед за завершающим период «витальных реакций» кратковременным состоянием оцепенения, длится от 3 до 5 часов и характеризуется общим психическим напряжением, предельной мобилизацией психофизиологических резервов, обострением восприятия и увеличением скорости мыслительных процессов, проявлениями безрассудной смелости (особенно при спасении близких) при одновременном снижении критической оценки ситуации, но сохранении способности к целесообразной деятельности. В эмоциональном состоянии в этот период преобладает чувство

отчаяния, сопровождающееся ощущениями головокружения, «бега мыслей» и головной боли, а также сердцебиением, сухостью во рту, жаждой и затрудненным дыханием. Поведение в этот период подчинено почти исключительно императиву спасения близких с последующей реализацией представлений о морали, профессиональном и служебном долге. Эти представления (в стадии «витальных реакций») становятся на какой-то период «отставленными» практически у всех пострадавших, включая подвергшихся психической травме представителей силовых и властных структур. Несмотря на присутствие рациональных компонентов, именно в этот период наиболее вероятны проявления панических реакций и заражение ими окружающих, что может существенно осложнять проведение спасательных операций. До 30 % обследованных при субъективной оценке ухудшения состояния одновременно отмечали в этот период увеличение физических сил и работоспособности в 1,5–2 и более раз. Окончание этой стадии может быть как пролонгированным, с постепенным нарастанием чувства истощения, так и наступать внезапно, мгновенно, когда только что активно действовавшие люди оказывались в состоянии, близком к ступору или обмороку, вне зависимости от ситуации.

3. «Стадия психофизиологической демобилизации» — ее длительность до 3-х суток. В абсолютном большинстве случаев наступление этой стадии связывалось с пониманием масштабов трагедии («стресс осознания») и контактами с людьми, получившими тяжелые травмы, и телами погибших, а также прибытием спасательных и врачебных бригад. Наиболее характерными для этого периода являлись резкое ухудшение самочувствия и психоэмоционального состояния с преобладанием чувства растерянности (вплоть до состояния своеобразной прострации), и специфических панических реакций (нередко — иррациональной направленности, но реализуемых без какого-либо энергетического потенциала), снижение моральной нормативности поведения, отказ от какой-либо деятельности и мотивации к ней. Одновременно

наблюдаются выраженные депрессивные тенденции, нарушения функций внимания и памяти (как правило, пострадавшие вообще не могут сколько-нибудь ясно вспомнить, что они делали в это время, но, естественно, эти пробелы затем «заполняются»). Ярко выражены бледность, потливость, тремор конечностей. Из жалоб в этот период ведущими являются тошнота, «тяжесть» в голове, дискомфорт со стороны желудочно-кишечного тракта (в том числе — рвота и диарея), полное отсутствие аппетита (отказ от пищи), резкая слабость, замедление и затруднение дыхания, вплоть до приступов удушья. Высока вероятность асоциального поведения, реализуемого в виде «тусклого» аффекта с признаками неадекватности оценки ситуации.

4. Последующая динамика состояния и самочувствия пострадавших во многом определяется спецификой воздействия экстремальных факторов, полученными поражениями и морально-психологической ситуацией после трагических событий. Вслед за «психофизиологической демобилизацией» (при относительно высокой вариативности ее сроков) с достаточным постоянством наблюдалось развитие 4-й стадии — «стадии разрешения» (от 3 до 12 суток). В этот период, по данным субъективной оценки, постепенно стабилизировались настроение и самочувствие. Однако по результатам объективных данных и включенного наблюдения, у абсолютного большинства обследованных сохранялись: пониженный эмоциональный фон, ограничение контактов с окружающими, гипомимия, снижение интонационной окраски речи, замедленность движений, нарушения сна и аппетита, а также различные психосоматические реакции (преимущественно со стороны сердечно-сосудистой системы, желудочно-кишечного тракта и эндокринной сферы). К концу этого периода у большинства пострадавших появлялось желание «выговориться», реализуемое избирательно, направленное преимущественно на лиц, не являвшихся очевидцами трагических событий, и сопровождавшееся некоторой ажитацией. Этот феномен, входящий в систему естественных механизмов психологической

защиты («отторжение воспоминаний путем их вербализации»), в ряде случаев приносил пострадавшим существенное облегчение (что является одним из показаний для дебрифинга). Одновременно восстанавливались сны, как правило, отсутствовавшие в предшествующие периоды, в том числе — тревожного и кошмарного содержания, в различных вариантах трансформирующие впечатления трагических событий.

На фоне субъективных признаков некоторого улучшения состояния объективно отмечалось дальнейшее снижение психофизиологических резервов (по типу гиперактивации), прогрессивно нарастали явления переутомления, существенно уменьшались показатели физической и умственной работоспособности.

5. «Стадия восстановления» психофизиологического состояния начиналась преимущественно с конца второй недели после полученной психической травмы и первоначально наиболее отчетливо проявлялась в поведенческих реакциях: активизировалось межличностное общение, начинала нормализоваться эмоциональная окраска речи и мимических реакций, впервые появлялись шутки, вызывавшие эмоциональный отклик у окружающих, восстанавливались сновидения у большинства обследованных. В состоянии физиологической сферы позитивной динамики и на этой стадии выявлено не было. Клинических форм психопатологии, за исключением транзиторных и ситуационных реакций, в «острый» период (до двух недель) после воздействия экстремальных факторов не наблюдалось.

6. В более поздние сроки (через месяц) у 12—22 % пострадавших выявлялись стойкие нарушения сна, немотивированные страхи, повторяющиеся кошмарные сновидения, навязчивости, бредово-галлюцинаторные состояния и некоторые другие, а признаки астеноневротических реакций в сочетании с психосоматическими нарушениями деятельности желудочно-кишечного тракта, сердечно-сосудистой и эндокринной систем определялись у 75 % пострадавших

{«стадия отставленных реакций», которая для определенной части пострадавших — до 10 % случаев — может оцениваться как острое стрессовое расстройство или как манифестация начала ПТСР). Одновременно нарастала внутренняя и внешняя конфликтогенность, требующая специальных подходов.

Седьмая стадия отдаленных последствий подробно описывалась в монографии «Психическая травма».

Обобщая опыт работы в очагах стихийных бедствий и катастроф, нами было предложено создать специально подготовленные и укомплектованные (с учетом психологических критериев отбора) аварийно-спасательные части в составе:

1) подразделений для организации управления, охраны порядка, осуществления связи и контроля за снабжением (во всех случаях в районы стихийных бедствий и катастроф «стекается» определенное количество авантюристов, имеют место мародерство и отсутствие должного взаимодействия органов управления и охраны порядка в течение первых 2–3-х суток, значительная часть поступающих в районы бедствий и катастроф материальных средств, медицинского имущества и остродефицитных препаратов расхищаются);

2) подразделений для проведения аварийно-спасательных работ непосредственно в очаге бедствия (аварии) и эвакуации пострадавших (опыт показал, что до 25–30 % прибывавших для проведения таких работ, в том числе — из состава частей ГО, доставляемых иногда за сотни и тысячи километров, как это было в Армении, в силу индивидуальных особенностей и состояния нервно-психической сферы, оказывались совершенно неэффективными, а применительно к Уфимской катастрофе — возникновение рвоты и предобморочных состояний при транспортировке обожженных наблюдалось даже у санитаров медицинских учреждений);

3) медицинских подразделений из числа врачей всех специальностей, имеющих опыт медицинской сортировки пострадавших и оказания помощи на различных этапах

эвакуации, а также психологически подготовленных к работе в очаге массовых санитарных потерь;

4) подразделений военных психологов и психиатров для:

а) оказания психологической помощи пострадавшим, проведения психотерапевтической и психофармакологической коррекции, а также разработки мероприятий по социально-психологической реабилитации тех, кто в этом нуждается;

б) оказания социально-психологической помощи родным и близким пострадавших и погибших;

в) психологического обеспечения деятельности врачебных бригад, личного состава частей и подразделений, привлекаемых к аварийно-спасательным работам;

г) для информационно-психологической поддержки населения.

В случаях даже ограниченного военного конфликта с применением оружия массового поражения потребность в таких подразделениях неизмеримо возрастет. Учитывая оборонное значение таких подразделений, решение об их формировании предлагалось принять в ближайшее время. Такие подразделения были созданы и, теперь хорошо всем известны под наименованием МЧС.

Было также предложено разработать и внести на рассмотрение правительства специальную долговременную государственную программу по проблеме социально-психологической реабилитации участников боевых действий в Республике Афганистан, пострадавших в результате экологических и техногенных катастроф, а также террористических актов, включая создание и расширение сети действующих центров анонимного лечения психогенных расстройств. Однако это предложение в силу последовавших социально-политических изменений и экономических проблем до настоящего времени не было реализовано.

Глава 7. Военноприкладные психологические исследования

В период с 5 по 13 июня 1989 года нами (совместно с Ю. А. Барановым, А. П. Мухиным и С. В. Чермяниным) проведено социально-психологическое изучение и психофизиологическое обследование пострадавших, а также военнослужащих частей, осуществлявших аварийно-спасательные работы.

Всего было обследовано 72 военнослужащих в/ч 55120 (школа младших авиационных специалистов), привлекавшихся к аварийно-спасательным работам 4–12 июня непосредственно на месте катастрофы; изучено (в том числе — ретроспективно — в момент катастрофы) психическое состояние и поведение 71 пострадавшего; проведено углубленное психологическое обследование в динамике со 2 по 10 день после катастрофы 15 пораженных с сочетанными ожогами различной (I–III-а) степени тяжести; социально-психологическим изучением было охвачено более 200 очевидцев, участников трагедии и спасательных работ.

Исследования выполнялись в подразделениях в Уфимском гарнизонном госпитале и Уфимском ожоговом центре. Обследование военнослужащих проводилось групповым методом. Индивидуальные обследования пострадавших сочетались с проведением психотерапевтических и психокоррекционных мероприятий.

На следующий день после катастрофы останки и фрагменты тел около 250 погибших были доставлены в морг, 897 госпитализированы, из которых в течение первой недели скончались от ожогов 92 человека. Количество лиц, не подлежавших госпитализации, составляло не более 5 %, то есть — около 100 человек. Во многих случаях тела погибших вообще не были обнаружены или же их фрагментарные останки не подлежали идентификации.

Изучение историй болезни 184 пострадавших позволило установить, что у 79 % оставшихся в живых ожогами было поражено до 50 % поверхности тела. С учетом данных непосредственного наблюдения и оценки состояния пострадавших (в том числе пассажиров-военнослужащих), лишь лица с общей площадью ожоговых поражений до 20 % поверхности тела (и только I–II степени тяжести) могли в создавшихся условиях сохранять достаточную боеспособность в течение примерно 2-х часов. Количество таких лиц, по полученным данным, составляло около 15 % среди оставшихся в живых или 1,5–2 % от всех подвергшихся воздействию объемного взрыва.

При оценке психического состояния 71 человека с легкой (33 %) и средней (67 %) степенями тяжести поражений, находившихся на лечении в военном госпитале и ожоговом центре, было установлено, что те или иные изменения в психической сфере обнаруживаются у 100 % пострадавших. Среди наблюдаемых психопатологических синдромов преобладали психическая заторможенность с выраженными астено-депрессивными проявлениями и аффектогенный ступор. Таким образом, наблюдаемые ведущие синдромы совпадали с данными, полученными ранее при обследовании пострадавших от землетрясения в Армении. В остром периоде после психической травмы практически полностью редуцировалось чувство стыда (у полураздетых или даже полностью обнаженных людей), однако уже через 15–20 минут социальная регуляция восстанавливалась, мужчины отдавали свои майки, рубашки и остатки другой одежды женщинам и детям.

Если рассматривать два поезда (18 и 20 вагонов) как обычные полевые фортификационные сооружения общей протяженностью до 1 км, то экстраполяция полученных данных на боевые условия позволяет сделать предположение, что применение объемного взрыва или тактического ядерного оружия такой мощности (при взрыве в атмосфере) приведет к 40–50 % безвозвратных и 30–40 % санитарных потерь. С учетом поражающих, в том числе — психогенных факторов, общее количество личного состава, частично сохраняющего военно-профессиональную бое- и работоспособность (на период до 2-х часов) составит не более 3–5 %.

Существенный научный и практический интерес представляют данные о поведении и деятельности пострадавших в период катастрофы и в ближайший последующий период. В момент взрыва абсолютное большинство пострадавших спали. Сразу после взрыва и мгновенно последовавшего воспламенения вагонов поведенческие реакции имели преимущественно витальную направленность, обусловленную инстинктом самосохранения. В последующем у спасшихся из числа лиц, следовавших в дороге вместе с родственниками (в случаях гибели последних), формировался «комплекс вины», сопровождавшийся выраженной психопатологической симптоматикой, вплоть до бредово-галлюцинаторных состояний. При многократном повторном воспроизведении событий (на 4-е, 6-е, 8-е сутки после катастрофы) рассказы этих пострадавших все более дополнялись (бесспорно, привнесенными) «воспоминаниями» о попытках оказать помощь близким (т. е. осуществлялась бессознательная реализация механизмов психологической защиты).

В процессе психотерапевтических бесед такие пострадавшие чрезвычайно внимательно следили за мимикой терапевта и его речью, тестируя уровень доверия к излагаемому материалу и ожидая явного или скрытого осуждения. Некоторые самостоятельно вербализовали причину такого чувства вины: «За то, что остался жив…». Установление контакта с этой группой пациентов (в отличие от большинства других) отличалось достаточной легкостью. У них отмечался выраженный настрой на длительные и повторные беседы, что интерпретировалось как проявление типичного психологического феномена, в частности, «потребности в отторжении воспоминаний». Получение искренних (без излишней фиксации) заверений, что «в данной ситуации они сделали все, что могли», демонстрация полного доверия к практически ежедневно дополняемым рассказам о происшедшем, способствовало существенному улучшению состояния пациентов и купировало психопатологические нарушения, в том числе — бредовые симптомы, в отдельных случаях сменяемые ситуационной эйфорией (развивавшейся как реакция на «снятие чувства вины»).

Ретроспективный анализ предоставил ряд дополнительных сведений. Весьма характерной являлась психогенная анестезия в течение первых 5–10 минут после взрыва, получения травм и ожогов, при сохранении ясного сознания и способности к рациональной деятельности (преимущественно витальной направленности) практически у 100 % обследованных с легкими и средними степенями поражений. У лиц с повышенным чувством ответственности (например, у должностных лиц поездной бригады) длительность психогенной анестезии в отдельных случаях достигала 15 минут (даже при общей площади ожоговых поражений I–III-а степени до 40 % поверхности тела). Одновременно отмечалась значительная мобилизация психофизиологических резервов и физических сил — некоторые пострадавшие (из перевернувшихся на бок составов с заклинившимися выходами купе) выбирались из вагонов, в прямом смысле раздирая руками щели, образовавшиеся в перегородках крыши вагонов.

Сразу после покидания горящих вагонов, пострадавшие собирались в небольшие группы (до 10–15 человек), в последующем действующие достаточно «автономно». В каждой группе выделялся свой лидер, и реализовались социальные феномены взаимной поддержки и помощи. При этом сознание отдельных членов таких групп «замыкалось» лишь на ближайшем окружении и собственном лидере; мнение лидеров других групп игнорировалось. Например, один лидер считал, что ближайшая станция находится в одной стороне по ходу поезда, а другой показывал в противоположную сторону, и каждая группа без какой-либо критической оценки следовала за своим лидером. Какие-либо воспоминания о других группах в целом являлись чрезвычайно размытыми или фрагментарными. Характерно также значительное торможение воспоминаний о событиях от момента образования группы и выхода из очага пожара до периода встречи со спасательными и врачебными бригадами. Этот период (около 2-х часов) весьма смутно воспроизводился в рассказах пострадавших или упоминался как нечто припоминаемое как «в тумане». Примерно в 70 % случаев образовавшиеся группы первоначально старались «укрыться» в лесу, и лишь заметив его возгорание, возвращались к железнодорожному полотну. Достаточно типичными для этого периода были предположения о возможности применения ядерного оружия. Однако большая часть пострадавших осознавала связь взрыва с утечкой газа, запах которого ощущался в вагонах до катастрофы. Опасаясь повторных взрывов, большинство пострадавших старались как можно быстрее покинуть место катастрофы и двигались вдоль железнодорожного полотна.

В первичных и повторных беседах с пациентами полностью отсутствовали упоминания о трупах и останках погибших, словно их не было на месте катастрофы. Редко упоминалось и о перенесенной боли. Гораздо чаще говорилось об ознобе. Во всех случаях до прибытия спасательных и врачебных бригад отмечалось существенное изменение восприятия временных интервалов («казалось, что время вообще остановилось»).

В течение первых дней нахождения в клиниках Уфы пострадавшие не отмечали каких-либо сновидений. Большей частью наблюдался поверхностный фракционный сон продолжительностью 1–3 часа. Для периода бодрствования были характерны малоподвижность, вынужденная (щадящая) поза и закрытые глаза. Восстановление сновидений относилось преимущественно к 5 дню после катастрофы. Характерно, что чем меньше была тяжесть физических поражений, тем раньше проявлялась психопатологическая симптоматика в состоянии бодрствования, особенно при легких и средней тяжести ожогах лица, рук и ног. Это позволяло сделать заключение о наличии «конкурентных» отношений между тяжестью соматических и психических нарушений в остром периоде после сочетанной (психической и физической) травмы. Уместно отметить, что до прибытия нашей группы понятие «психическая травма» при оказании помощи пострадавшим вообще не употреблялось.

Применение тазепама и феназепама (на тот период времени — табельные седативные препараты Советской армии), по 1 табл. 2 раза в день, в целом позитивно сказывалось на состоянии и поведении пострадавших в периоды бодрствования, но не оказывало какого-либо влияния на характер сновидений, в 70 % случаев сопровождавшихся кошмарами и воспроизводивших события катастрофы. Более позитивными были отзывы пациентов на применения кортексина.

У обследованных пациентов со средними степенями поражений были установлены весьма незначительные повышения АД (до 130–140/80–90 мм рт. ст.) и тахикардия — 100–110 уд. в 1 мин. Уместно также отметить, что первые жалобы, связанные с баротравмами (отсутствие которых с учетом характера поражающего фактора удивляло военных специалистов) появились лишь на 7-е сутки после катастрофы (снижение слуха, боли в ушах и носоглотке, «сухость», затрудненное дыхание), и вначале — лишь у больных с легкими и средней тяжести поражениями. Это позволило высказать еще одно предположение, в данном случае, о «маскирующем» эффекте более тяжелых ожоговых поражений и необходимости построения терапевтического процесса не только на основе жалоб пострадавших, но и с учетом всего комплекса возможных поражающих факторов.

С учетом установленной специфики и динамики психического состояния пораженных было предложено провести ряд организационных и психопрофилактических мероприятий, в частности:
— во всех клиниках города приступить к психофармакологической коррекции состояния больных;
— в кратчайшие сроки осуществить радиофикацию и оборудовать телевизорами каждую палату (с целью заполнения «информационного вакуума» и отвлечения

внимания пациентов от концентрации на содержании собственных переживаний);
— усилить психиатрическую настороженность медицинского персонала и внимание к баро-поражениям;
— вызвать для проведения психотерапевтической работы достаточное количество квалифицированных психотерапевтов.

Все указанные предложения были встречены с пониманием и реализованы еще в период работы нашей исследовательской группы в Уфе.

Глава 13. Уфимские ликвидаторы

Существенную военно-профессиональную значимость имеют данные о состоянии и деятельности военнослужащих, привлекавшихся к ликвидации последствий катастрофы, оказанию помощи и эвакуации пострадавших.

Особенностью обследованного контингента являлось то, что он лишь весьма условно мог быть отнесен к категории ликвидаторов, спасателей и даже военнослужащих. Срок службы у абсолютного большинства солдат (92 %) составлял к моменту катастрофы от нескольких часов до 2–4 суток. Таким образом, правильнее будет рассматривать полученные результаты как характеризующие призывную популяцию гражданского населения.

Полученные данные свидетельствовали, что участие в аварийно-спасательных работах существенно отразилось на психическом состоянии военнослужащих. 98 % обследованных отмечали, что испытали парализующий «страх и ужас от увиденного», 62 % указывали на чувство растерянности, дрожание и слабость в конечностях. В 20 % случаев собственное состояние по прибытии на место катастрофы и в последующие 2–3 часа военнослужащими характеризовалось как предобморочное. Все 100 % опрошенных (ретроспективно оценивая свое самочувствие в период аварийно-спасательных работ) отмечали многочисленные соматические жалобы, в частности, такие, как головокружение, головная боль, боли в области желудка, тошнота, рвота, расстройства стула. Эти психосоматические проявления сохранялись на протяжении нескольких дней и после завершения спасательных работ. 54 % военнослужащих в последующие дни предъявляли жалобы на нарушения сна, сопровождавшиеся кошмарными сновидениями, повышенную раздражительность и угнетенное состояние. У 10 % обследованных установлено наличие умеренно выраженных гипертензивных реакций и тахикардии; в 22 % случаев наблюдалось снижение показателей кистевой динамометрии на 25–30 % (по сравнению с нормативными для этой возрастной группы данными). Ориентировочная оценка снижения уровня работоспособности составляла около 50 %.

Уместно воспроизвести некоторые записи на диктофон рассказов участников аварийно-спасательных работ.

Военнослужащий Б.:

«Мы знали, что произошла катастрофа на нефтепроводе. Больше ничего не знали, ни о каких поездах. Сначала не видно было ничего, так как мы ехали по лощине. А когда поднялись на возвышенность, тогда все и увидели: обгоревший лес, дым везде, вагоны опрокинутые... Тогда нам и сказали, что будем выносить трупы... Самая такая..., знаете, работа... Дали нам рукавички, носилки, разбили по четыре человека...»

Сержант Ж.:

«...Когда ехали на место аварии, я все пытался себе представить — как это все будет выглядеть? Первый труп сильного впечатления на меня не произвел, я его как бы издалека видел. Потом мы прошли по лесу. "Акклиматизировались". ...Я думаю, нас специально по лесу провели, чтобы мы немного привыкли... Со мной были еще три молодых солдата. И вот первый труп, как бы в воронке такой неглубокой. Я спокойно к нему подошел. Солдаты рядом стояли. Видно было, что им не по себе, молодые ведь совсем... Да и мне было не по себе, но выбирать не приходилось — я ведь старший. Пришлось взяться за труп первым. Не хотелось, конечно, но выбора не было. Молодые ведь, только два дня как прибыли. Перед тем, как начать работать, я им просто сказал: "Мужики, за нас этого никто не сделает. Мы — единственные, кто это будет делать. Поэтому хочешь — не хочешь, надо…". Сначала я, правда, сам себе это сказал, а потом уже им. Ну, а когда сказал, по-другому уже было нельзя… Самое тяжелое, когда тащил первый труп. Я его из воронки вытаскивал. А там галька или щебенка. Поскользнулся и чуть было на труп не лег. Было такое ощущение, что меня сейчас не просто вырвет, а вывернет всего. Уже и в горле стояло… Но как-то стыдно стало. Скажут молодые: "Сержант — слабак", — а мне их учить еще. Я отполз, потный был, отдышался, одел респиратор. Потом взялся за труп и вроде никаких ощущений особых не было. Как бы выключился. Только потом, когда несли, очень тяжело было переносить трупный запах. Или это не трупный был, а горелого мяса? Не знаю. Ребят послабее я вперед поставил, чтоб не видели, что несут».

Офицер Р.:

«Когда прибыли на место катастрофы, то первое, что увидели — это искореженные поезда. На вагонах живого места не было. Они были какого-то грязно-красного цвета. Многие вообще ни на что не похожи, так, груда металла. Никогда раньше такого не видел. Даже сердце застучало. Пошли с группой офицеров смотреть — что там на месте. Первое, что бросилось в глаза — трупы обгоревших. Мы прямо оцепенели. Такого даже представить себе нельзя. Никогда мы не видели трупов, на которых полностью сгорела одежда, сгорели волосы, другие части тела, такие, например, уши, нос, губы. Невозможно себе этого представить. Многие трупы были "перекорежены", как вагоны, без кожи, просто обгорелое мясо на костях… Трудно было отвести взгляд… Когда получили команду сносить трупы поближе к месту погрузки, не каждый мог решиться на эту работу. Начали их собирать… С первого раза многие даже не могли взяться… Непонятно было — что это? — руки или ноги, а иногда торчал просто кусок кости с мясом, такого обгорелого.

Очень трудно было взяться, почувствовать в руках части человеческого тела... Особенно тяжело было смотреть на трупы детей. Одного мне самому пришлось выносить. Маленького, совсем грудного ребенка, примерно 3–4 месяцев. Было очень трудно все это воспринять. Я до этого мертвых детей не видел. А у самого трое. Младший примерно того же возраста. У меня даже руки затряслись. Но вроде неловко звать кого-то на помощь. Пришлось самому вытаскивать его из-под вагона, брать на руки, нести. Тяжело, даже не то слово. Там идти-то всего... Несколько раз останавливался... Приходилось класть его на землю, завернутого в тряпку какую-то, какая под руку попалась. Очень трудно было. И не только морально, физически трудно было. Как ослабел вдруг. Хорошо тут ребята подошли, положили его на носилки, укрыли и унесли... А солдаты... По-разному, конечно, было, но ни о ком плохого сказать не могу...».

Часть IV. Терапевтический и жизненный прогноз

Так же как и большинство других психических расстройств, выраженность ПТСР может широко варьировать от легкой до очень тяжелой степени страдания, вплоть до инвалидности, но большинство пациентов, опять же — как и при соматических заболеваниях, оказываются способными вести вполне полноценную жизнь, особенно если они своевременно получили квалифицированную помощь и периодически имеют адекватную психотерапевтическую поддержку. Терапия при клинических формах ПТСР всегда длительная — она длится годы, с перерывами, иногда — также на годы (на период ремиссий), и, как правило, затем требуются повторные курсы при обострениях (чаще именуемых «срывами»). Эти «срывы» весьма многолики — от обычных депрессивных эпизодов, провоцируемых житейскими разочарованиями и неудачами, до криминальных, включая убийства и попытки самоубийств. Естественно, что и общество, и терапевты заинтересованы в достижении как можно более длительной ремиссии, но для этого требуются адекватное кадровое обеспечение и достаточное количество средств, включая доступность психофармакологической поддержки, а большая часть страдающих ПТСР не способны самостоятельно оплачивать терапию. Некоторые западные коллеги (применительно к ремиссии) отмечают роль «сообществ ветеранов» (по типу «анонимных алкоголиков»), но ни на Западе, ни у нас они не получили распространения, и на это имеются объективные причины, о которых уже упоминалось и еще будет сказано, в частности: специфическая ориентация при рассказе об имевших место травмах и событиях исключительно на лиц, не являвшихся их участниками. Так что, скорее всего, это мнение исходит из традиционных представлений о комплексе реабилитационных мероприятий.

Большинство авторов вслед за М. Фридманом [105; 106] выделяют три основных варианта течения и клинического прогноза ПТСР.

1. Не требующее терапии ПТСР. В этом случае все клинические симптомы представлены, хотя большая их часть находится на субклиническом уровне, а пострадавший обладает достаточным внутренним ресурсом, полностью сохраняет способность к профессиональной деятельности и выполнению своих социальных ролей, а кроме того — не имеет мотивации к терапии, осуществление которой в принудительном варианте всегда будет неуспешным.

2. Прогредиентное (инкурабельное) течение ПТСР. К сожалению, до 40 % пациентов (подчеркнем — не пострадавших, а пациентов, которые обычно составляют, как уже отмечалось, около 10 % от подвергшихся психической травме) не имеют никакой надежды вернуться к прежнему состоянию независимо от того, проходят они терапию или нет. У них периодически может наблюдаться некоторое улучшение или снижение выраженности отдельных симптомов, но течение остается хроническим и непрерывным со склонностью к усилению тяжести страдания.

3. Интермиттирующее течение ПТСР. Наиболее частый вариант, при котором фазы ремиссий сочетаются с периодическими срывами, при этом последние могут быть как связаны с провоцирующими ситуациями, так и возникать спонтанно, «активизируя» полный «набор» симптомов ПТСР. Особенно легко обострения провоцируются ситуациями, повторяющими (хотя бы в отдельных чертах) или напоминающими травматическое событие, которое и привело к развитию страдания. Характерно, что интенсивность провоцирующего фактора может быть минимальной и одновременно не подвластной рациональной переработке. Например, одна пациентка, пережившая в 1988 году землетрясение в Армении, затем — после смены места жительства и получения квартиры рядом с метро — начала испытывать панические реакции всякий раз, когда улавливала легкие колебания почвы от проходящих поездов — колебания, никем другим не замечаемые. В другом случае ПТСР, связанное с невосполнимой утратой близкого человека в автокатастрофе, где присутствовал, но не пострадал и сам пациент, резко обострилось после утраты работы. Обострения обычно выражаются в истерических, психопатических и депрессивных реакциях и состояниях.

4. Течение с отсроченным началом. В этих случаях пережившие травматическое событие вначале могут не иметь никаких проявлений ПСТР в течение многих месяцев или даже лет. Однако затем они появляются, в одних случаях — как бы «спонтанно», хотя чаще — после каких-либо новых травматогенных ситуаций, иногда — совершенно незначительных, но особенно — после «моделирующих» хотя бы отдельные компоненты первоначальной травмы. Например, мой пациент, потерявший ближайшего друга, когда тот, по его выражению, «нагло увел у него бизнес», не имел явных признаков ПТСР, хотя и прошел длительную терапию, протяженность которой определялась только одним симптомом — его страхом своей потребности в отмщении (вплоть до фантазий о самых криминальных формах ее реализации в отношении бывшего друга) при полном сохранении адекватности всех других уровней функционирования личности. Но тем не менее симптомы ПТСР в их почти классическом варианте «неожиданно» появились через несколько лет, после обретения нового друга и его предложения сделать крупные вложения в новый перспективный бизнес, который стал бы общим для обоих компаньонов (что уже однажды было).

Глава 8. Кризисная интервенция и дебрифинг при психической травме

Различия между кризисной интервенцией и дебрифингом весьма несущественны, и фактически дебрифинг является одним из вариантов кризисной интервенции или «неотложной психологической помощи» при острой психической травме. Общепризнано, что вся психопрофилактическая работа в этих случаях должна быть «центрирована» исключительно на проблеме, на актуальной ситуации и актуальных переживаниях, а не па личности, и при полном отсутствии оценочных суждений со стороны терапевта. При массовой психической травме в силу понятных оснований такая работа осуществляется в группе, с соблюдением некоторых общих принципов, заимствованных из групповой психотерапии.

Мы не будем здесь останавливаться на индивидуальном варианте работы с пациентом, применительно к которой достаточно простого выполнения упомянутых выше правил, и перейдем к изложению особенностей дебрифинга при групповой или массовой психической травме. Практический опыт показывает, что правило «проблем-центрированности» в группе (впрочем, как и в случае кризисной интервенции в индивидуальном варианте) всегда оказывается чрезвычайно трудно выполнимым, так как острая травма провоцирует резкое снижение защит и «регресс» к другим (предшествующим) травматическим переживаниям, вплоть до раннего детства. При этом характерно, что чем меньше интенсивность реакции на актуальную психическую травму, тем чаще пострадавшие регрессируют к глубоким личностным проблемам. Поэтому во всех случаях целесообразно сочетать групповую работу с индивидуальной и деликатно выводить старые (глубоко индивидуальные) проблемы за пределы группы (которая, и это очень существенно, по сути — не является терапевтической!). Кроме того, в процессе дебрифинга нужно стараться методически четко разделять не только актуальные переживания и личностные проблемы («вплетенные» в кризисную ситуацию), но и (организационно) распределить время и место их предъявления, а также — специалистов, с которыми проводится их обсуждение (то есть — специалист в области групповой работы не должен совмещать ее с индивидуальной, чтобы не привносить свои установки из одной ситуации в другую).

Еще раз повторим, что дебрифинг не является терапией и не преследует терапевтических задач. Он направлен лишь на минимизацию последствий тяжелой психической травмы. Можно не любить или не принимать концепцию З. Фрейда, но нельзя не признать, что одно из его величайших открытий тысячекратно подтверждено практикой и является основой всех существующих психотерапий. В частности, имеется в виду распространение закона сохранения энергии на психику, а именно — идея сохранения психических содержаний. Согласно этому закону, любое психическое содержание, особенно эмоционально значимое, однажды вошедшее в психику, никогда и никуда не исчезает, а, Как уже отмечалось, трансформируется в другие содержания, при этом тяжелые негативные переживания, как правило, трансформируются в патологические психические и психосоматические феномены. А одним из ведущих способов предотвращения такой трансформации является отторжение аффективных или обычных негативных психических содержаний путем их вербализации (как правило, многократной и высоковариативной, включая творчество и т. д.).

Считается, что оптимальным для дебрифинга является период около 48 часов после полученной психической травмы.

Но, скорее, это отражает длительность организационного периода и появления возможности для начала такой работы. В целом, повторим еще раз, чем раньше начат дебрифинг, тем лучше для пострадавших. Дополнительным обоснованием дебрифинга является установленный нейропсихологией феномен, состоящий в том, что после формирования воспоминаний существует определенный период времени (от нескольких часов до нескольких дней), когда ответственные за них изменения (в психике и/или нейронных цепях) остаются обратимыми. И именно в этот период возможна их модификация с точки зрения содержания и интенсивности аффективных следов.

Следующее существенное примечание. Индивидуальная работа специалиста или деятельность группы совершенно не преследует цели восстановления объективной последовательности или объективного содержания травматического события (это удел следственных органов и т. п. структур). Мы работаем только с психической реальностью, которая, как известно (благодаря тому же Фрейду), отражает или замещает объективную реальность, но никогда полностью не соответствует последней. Задача дебрифинга — не установление истины, не критический разбор ситуации, не сопоставление различных мнений, а именно обсуждение актуальных (большей частью — эмоциональных) проблем и отторжение актуальных переживаний, в какой бы форме оно ни осуществлялось. И даже если мы видим, что рассказ кого-то из пострадавших и нюансы событий, которых, возможно, не было и не могло быть, «творятся» прямо сейчас, то и эта психическая реальность принимается как объективная (для конкретной личности). Этот подход также основывается на известном открытии создателя психоанализа, что само течение этих рассказов, их внутренняя динамика и содержание всегда не случайны и не умышленны, а закономерно детерминированы содержанием бессознательной сферы говорящего. Именно поэтому темы для обсуждения предлагает не терапевт, а члены группы (которые говорят не о том, что было бы интересно узнать «дирижеру», а о том, что им хотелось бы высказать).

Все, что касается проработки проблем, переструктурирования травматического опыта, работы с горем, оплакивания и отреагирования эмоций — это уже специальные темы, требующие длительной индивидуальной работы с квалифицированным терапевтом. Дебрифинг обычно бывает достаточно кратким (6—10 сессий) и, естественно, он не отменяет необходимость последующей терапии и реабилитации.

Наиболее трудным представляется дебрифинг с различными категориями врачей и психологов, которые хотя и осуществляют его сами с пострадавшими, чаще всего демонстрируют высочайший уровень сопротивления личной психопрофилактической работе и демонстрируют такой же уровень иллюзорной уверенности, что «синдром профессионального сгорания», «профессиональное истощение» или «психическое заражение» — это все не о них. Сказывается и ощущение (нередко — ложное) определенного превосходства над коллегами, привлекаемыми к осуществлению дебрифинга, которые не были вовлечены в работу с пострадавшими и поэтому воспринимаются работавшими в «очаге» как менее опытные профессионально, что, безусловно, также относится к сопротивлению (к нашему счастью, большинство психотерапевтов чаще всего не имеют всего травматического опыта своих пациентов, но это не мешает им быть полезными для них). Поэтому до начала и параллельно дебрифингу специалистов целесообразно проводить семинары, разъясняющие суть и содержание психопрофилактической работы. При работе с психологами, психиатрами и психотерапевтами из Беслана нам неоднократно приходилось использовать ряд образных сравнений. Например, задавался вопрос: «А стали бы вы участвовать в психопрофилактической работе с пострадавшими, если бы они находились на территории радиоактивного загрязнения или в очаге особо опасных инфекционных заболеваний?» Некоторые отвечали утвердительно, другие говорили, что, скорее всего, нет. Тогда предлагался другой вопрос: «А если бы вы все-таки участвовали в такой работе, считали бы вы необходимой последующую реабилитацию и лечение?» Большинство отвечали утвердительно. И тогда было уместно спросить: «Почему же вы, специалисты, не хотите признавать возможность «психического заражения»?» В целом результаты проведенных исследований показывают, что все 3 группы симптомов, характерных для ПТСР (той или иной степени выраженности), наблюдались у 100 % специалистов, до этого на протяжении как минимум месяца работавших с пострадавшими в Беслане и Владикавказе. А через неделю работы с этой группой у специалистов «второго уровня дебрифинга» (то есть — вообще не контактировавших с пострадавшими) также стали проявляться отдельные симптомы травматического генеза, что свидетельствует о необходимости многоступенчатого дебрифинга.

Наряду с проведением дебрифинга в острый период некоторые авторы считают его показанным и в более поздние сроки (до 4 месяцев после полученной психической травмы). При этом цель такого отсроченного дебрифинга остается прежней — отторжение воспоминаний и уменьшение вероятности развития отставленных реакций и отдаленных последствий, что достигается путем вербализации болезненных переживаний на фоне групповой поддержки с соблюдением всех вышеупомянутых правил.

Основы психологического дебрифинга были заложены военной психиатрией еще в годы Второй мировой войны [115]. Его основные принципы в тот период включали в себя: приближенность, оперативность и удовлетворение ожиданий. В частности, применительно к боевым условиям было обосновано, что дебрифинг должен быть максимально (географически) приближен к месту получения психической травмы, осуществляться как можно скорее после травматического событий и предоставлять пострадавшим информацию о том, что их состояние (в данном случае — «боевое истощение») является нормальной (и преходящей) реакций в ответ на боевой стресс.

В последующем дебрифинг активно применялся у пострадавших в результате стихийных бедствий, техногенных катастроф и террористических актов. В процессе этого практического опыта и исследований были выработаны основные правила проведения дебрифинга, часть из которых уже была приведена выше и здесь будет лишь немного дополнена. Одной из главных составляющих успеха таких мероприятий является личность дебрифера, который должен обладать достаточным опытом работы с нарушенными пациентами (в том числе — в группе) и обладать рядом специфических качеств: располагающей внешностью, соответствующим тембром голоса и способностью исходно вызывать доверие.

После знакомства с группой и краткой самопрезентации дебрифер разъясняет цель предстоящей работы (в терминах, соответствующих образовательному и культурному уровню участников), а также сообщает, что все происходящее в группе будет подчинено принципам терапевтической этики и конфиденциальности, поэтому никто не должен опасаться проявления своих чувств, мыслей, ассоциаций и высказываний, каковы бы они ни были. К участию в группе не должны допускаться никакие «внешние» наблюдатели и вообще любые лица, не имевшие непосредственного отношения к травматической ситуации.

Следующая задача дебрифера состоит в удовлетворении ожиданий группы. Если он имел предшествующий личный травматический опыт, целесообразно кратко поделиться им с группой, тем самым поощряя участников к рассказу об их собственных чувствах и переживаниях и трагическом опыте, у которого нет аналогов. Несмотря на почти всегда присутствующий негативизм группы, очень важно в этот период демонстрировать свою толерантность и не столько говорить, сколько предъявлять себя группе в роли того, кто готов терпеливо выслушать каждого.

Дебрифер должен быть готов к тому, что кроме легко прогнозируемых чувств горя, вины, страха, беспомощности или ужаса с равной вероятностью в группе будут проявляться ярость, гнев и ненависть, которые могут переноситься и на него, и на других членов группы, и уметь управлять подобными ситуациями. В подобных случаях целесообразно также информировать группу о том, что такие реакции после тяжелых психических травм обычны и могут проявиться у каждого, и, если это уместно, дать более широкое пояснение возможных симптомов ОСР, сделав при этом акцент на их преходящем характере (как мы помним, лишь у 3—10 % пострадавших в последующем может развиться ПТСР), а также роли мобилизации внутренних ресурсов личности и социальной поддержки (в том числе — в наличной группе) для преодоления последствий травмы.

В период между групповыми сессиями рекомендуется ознакомление с литературой, где в доступной форме, как обычные и нормальные описываются реакции людей на тяжелый стресс (лучше без конкретных примеров), и одновременно не рекомендуется (даже если члены группы связаны на какой-то период совместным проживанием и времяпрепровождением) обсуждать те или иные проблемы вне группы (хотя в той или иной степени это все равно будет присутствовать). Чтобы максимально снизить негативное влияние внегруппового общения, расписание дебрифинга и дополнительных (медицинских, оздоровительных и любых других отвлекающих) мероприятий должно быть достаточно «плотным». Весьма позитивное действие оказывают эстетотерапия, музыкотерапия и общение с природой.

Тем, кто в процессе групповой работы демонстрирует ярко выраженный регресс к личностным (дотравматическим) проблемам, рекомендуются параллельные сессии индивидуальной работы с терапевтом и дается информация о том, где и когда они могут быть получены. Все члены группы должны знать, что интенсивные реакции, о которых говорят и которые проявляются в группе, предположительно должны пройти в течение нескольких недель. Однако одновременно членов группы предупреждают, что если эти симптомы будут сохраняться более месяца, им следует подумать о возможности получения дополнительной профессиональной помощи специалистов.

Весьма существенное примечание: проведенные исследования показали, что у пострадавших, которые прошли дебрифинг, вероятность развития ПТСР остается прежней (3—10 %), что, казалось бы, ставит под сомнение целесообразность этого вида неотложной психологической помощи. Однако в тех же исследованиях [91] указывается, что от 50 до 90 % участвовавших в дебрифинге считают, что это существенно способствовало их освобождению от эмоциональных последствий травматического события и преодолению травматического опыта. Таким образом, можно сделать предварительное заключение, что дебрифинг наиболее эффективен в отношении субклинических форм посттравматических реакций, и это ни в коей мере не снижает его практическую ценность.

Глава 9. Новое в терапевтической технике

В качестве одной из тенденций развития значительной части современной психотерапии нельзя не замечать ее ориентацию на деперсонализацию отношений с пациентом, которые опосредуются самыми различными способами — от психофармакологической «защиты» терапевта от переживаний пациента до самых изощренных технических систем. Эти пути, конечно же, не станут главными, более того, уверен, что их значимость будет постоянно снижаться, но мы должны знать о них, и в тех случаях, когда к ним есть показания (одним из которых является вера пациента в их эффективность), применять их в комплексной терапии. В этом разделе мы приведем всего три относительно новые разработки, не так уж давно появившиеся в терапевтической практике или принадлежащие к новейшим исследованиям в смежных областях знания.

К популярным в современной психотерапии направлениям в первую очередь следует отнести неожиданно приобретшую широкую распространенность на Западе (при лечении депрессий и ПТСР) терапевтическую технику — Eye Movement Desensitization Reprocessing (EMDR), название которой на русский переводится весьма интригующе — как «Десенситизация и проработка движениями глаз». Если перевести это название более понятным русским языком — речь идет о снижении чувствительности (de-sensitivity) и усилении способности к переработке (re-processing) психической травмы путем косвенного воздействия на психодинамику (в частности, в результате движений глаз). То есть русским эквивалентом аббревиатуры могло бы быть нечто типа «ПДГ» — «психотерапия движениями глаз», вместо уже получившей распространение «кальки» — ЕМДР.

Психотерапия с использованием биологической обратной связи (Biofeedback therapy) – этот подход известен очень давно, и В. С. Лобзин и я описывали его еще в 1986 году в нашей монографии «Аутогенная тренировка» [30], изданной небывалым по тем временам тиражом 250 тыс. экз., так что большинство специалистов старшего поколения хотя бы в общих чертах знакомы с ней. С тех пор эта методика получила очень широкое распространение в поведенческой терапии и существенно модифицировалась (в связи с развитием техники), поэтому также приведу лишь наиболее общие сведения о ней.

К этой же группе — технических методов — можно было бы отнести стимуляцию на основе электроэнцефалографических показателей или использование звуковых раздражителей определенной частоты для воздействия на нейродинамику (так называемые «стимуляция» и «релаксация» мозга), а также лечение с помощью цвета и светового облучения поверхности тела. Вне всякого сомнения, в теплой атмосфере оранжево-зеленых тонов с ярким светом, приятной музыкой и ощущением, что тобой занимаются, ничего плохого для пациента быть не может. Следовало бы упомянуть еще и хорошее питание. Но если к этим, вполне применимым и в ветеринарной практике, техникам добавить еще и адекватное психотерапевтическое воздействие, то эффект, конечно, будет лучше. Увы, психические проблемы, сколько бы усилий ни тратили материалисты от медицины, не имеют (и, думаю, никогда не будут иметь) химического или физического варианта решения.

При анализе результатов обследования боевых контингентов было выделено три группы военнослужащих: наиболее эффективных, обычных (средних) по показателю качества боевой деятельности (основная группа) и наименее эффективных.

При сравнительном анализе установлено, что группа наиболее эффективных военнослужащих («лучших») достоверно отличалась от наименее эффективных («худших») практически по всем структурно-комплексным критериям, в то время как отличия группы обычных (от «лучших») состояли преимущественно в социально-психологических показателях, что позволило сформулировать вывод о том, что группа лучших (в массовых профессиях и специальностях) формируется в средней массе и развивается из нее, что, в свою очередь, определяет необходимость особого внимания к проблеме формирования личности солдата-профессионала.

Анализ полученных данных позволил установить содержательно обоснованные и статистически достоверные зависимости между рядом индивидуально-психологических особенностей личности и эффективностью боевой деятельности и успешностью боевой адаптации военнослужащих, что составило основную военно-прикладную значимость проведенных исследований.

Предложенный популяционный подход и разработанный автором математико-статистический аппарат позволили установить, что связь показателей общего интеллектуального развития и эффективности боевой деятельности является нелинейной. В частности, при повышении показателя общего интеллектуального развития от 1 до 7 стэнов величина прогнозируемого внешнего критерия повышается, а при общем интеллектуальном развитии, составляющем 8 и более баллов, качество боевой деятельности существенно и статистически значимо снижается, достигая уровня, характерного для лиц, у которых показатель интеллектуального развития составлял 1–3 стэна. Аналогичная нелинейность и специфика взаимосвязей установлена также между интегральным показателем физиологических резервов и внешним критерием успешности боевой адаптации.

При анализе внутренних взаимосвязей личностных показателей установлено наличие, как минимум, трех относительно независимых групп признаков:

однонаправленно изменяющихся и взаимосвязанных на совокупной выборке («количественных»), включающих преимущественно социально-психологические показатели;

невзаимосвязанных и дискретно представленных на совокупной выборке (качественных), характеризующих преимущественно психофизиологические резервы личности и выраженность отклонений по шкале интро-экстраверсии;

средних по степени внутренней взаимосвязи на популяционной выборке, включающих преимущественно психопатологические показатели.

Полученные данные о различиях в популяционной представленности различных групп личностных признаков предполагают необходимость различных методических подходов к их исследованию, оценке прогностической значимости и коррекции в процессе обучения и воспитания.

Математическое моделирование с использованием регрессионных и дискриминантных решающих правил позволило установить, что ведущими прогностическими признаками эффективности боевой деятельности и успешности боевой адаптации являются показатели: а) общего интеллектуального развития (в данном случае — не превышающего средне-популяционный уровень); б) социометрического статуса в воинском коллективе (как проекция личностных особенностей на специфическую референтную группу); в) самооценки личности и г) состояния физиологических резервов. Надежность полученных моделей составила от 70 до 74 %. Тем не менее, с учетом содержательной валидности было обосновано, что (применительно к отбору боевых контингентов) перечень прогностических показателей во всех случаях должен дополняться критериями общей физической подготовленности и нервно-психической устойчивости, вклады которых в формирование высокого социометрического статуса юношей в воинском коллективе чрезвычайно велики.

Изучение личностных особенностей и групповой динамики в процессе боевой деятельности показало, что наиболее существенными и весьма специфическими (ранее не встречавшимися в подобном сочетании) психологическими феноменами являются повышение общей эмоциональной устойчивости с преобладанием явлений эмоциональной холодности и стеничности при одновременном формировании предрасположенности к астено-депрессивным состояниям и реакциям на фоне: общей психопатизации, эксплозивности, повышения групповой сплоченности и снижения моральной нормативности, в последнем случае — проявляющейся как в форме индивидуального, так и в процессе группового поведения.

Установлено, что одним из наиболее негативных психологических факторов боевой деятельности (наряду с психическими травмами и постоянной угрозой смерти) является дефицит позитивных эмоциональных переживаний, являющийся основой развития психологического феномена «поиска ощущений», нередко приобретающего в специфических условиях боевых действий асоциальные формы реализации.

В процессе проведенных исследований была выдвинута и обоснована гипотеза о наличии аналоговых эквивалентов некоторых нейрофизиологических и психологических феноменов. В частности, установлено, что преобладание физиологической симпатотонии и склонность к гипертензии коррелируют с отсутствием предрасположенности к депрессивным и тревожным реакциям; физиологический показатель детренированности сердечной мышцы обнаруживает статистически значимые связи с ригидностью мышления и склонностью «накапливать» аффективные эмоциональные переживания; уровень артериального давления (в пределах статистической нормы) коррелирует с показателем общей эмоциональной устойчивости. Полученные данные позволили сформулировать положение об общих закономерностях функционирования разноуровневых систем в едином комплексе адаптивного реагирования, в основе которого лежит единство субстрата и наиболее общих механизмов нервной регуляции.

На заключительном этапе работы материалы были дополнены исследованиями особенностей психологической и социально-психологической реадаптации военнослужащих, прибывших из Республики Афганистан и уволенных в запас из числа боевых контингентов. При этом были установлены: ярко выраженная негативная динамика показателей нервно-психической устойчивости, фиксация на полученных психических травмах, склонность к повышенной фрустрации, снижение уровня коммуникативной активности, определенная замкнутость в пределах собственной референтной группы, формирование стереотипа решения проблем «с позиции силы», в абсолютном большинстве случаев — отсутствие позитивных жизненных программ, а также ряд других специфических феноменов, нуждающихся в самостоятельном систематическом исследовании.

Исследования, проведенные в условиях стихийных бедствий, аварий и катастроф, моделирующих применение оружия массового поражения (ОМП), показали, что реактивные состояния, приводящие к частичной или полной утрате военно-профессиональной работоспособности, наблюдаются в 70–80 % случаев.

В целом, в течение первых 15–20 минут после применения ОМП, даже у лиц, не получивших физических травм и не имеющих радиационных поражений, в 60–70 % случаев можно прогнозировать развитие неконтролируемых панических реакций с характерным сужением сознания и выраженным двигательным возбуждением, еще около 10–15 % в этой ситуации будут демонстрировать явления аффектогенного ступора.

Общая длительность эмоционального шока у личного состава после применения ОМП силой до 300 килотонн тротила может достигать 2,5 часов.

В последующие 3–5 часов преимущественно по причинам психологического характера («острый эмоциональный шок») боеспособность, даже у лиц не получивших никаких физических травм или радиационных поражений, будет составлять не более 25–50 %, с постепенным прогрессивным ее снижением («стадия демобилизации»). В отделенный период те или иные изменения в психической сфере будут обнаруживаться у 100 % подвергшихся ОМП, и как минимум, у 70 % тех, кто участвовал в боевых действиях с применением обычного оружия. Среди наблюдаемых в подобных ситуациях психопатологических синдромов преобладающими являются: астено-депрессивные проявления и псевдодеменция в сочетании с нарушениями сна, немотивированными страхами, повторяющимися кошмарными сновидениями, навязчивостями и бредово-галлюцинаторными состояниями, а также психосоматические нарушения деятельности желудочно-кишечного тракта, сердечно-сосудистой и эндокринной систем. В качестве характерного феномена следует подчеркнуть, что чем меньше тяжесть физических поражений, тем раньше проявляется психопатологическая симптоматика, для развития которой в отдельных случаях достаточно лишь слухов, например, о радиоактивном поражении.

В 2003 году в журнале «ABC Science Online» прошло сообщение о том, что израильские ученые под руководством профессора Эйзенберга в опытах на животных открыли новые данные о функционировании мозга, и недалек тот день, когда тяжелые травматические воспоминания и переживания можно будет просто удалять из памяти, так же как это делают хирурги с чреватыми воспалением тканями [125].

Эйзенбергу и его исследовательской группе якобы удалось обнаружить условия и механизмы, которые позволяют стирать именно «доминирующие» воспоминания. Они использовали для этого обонятельные раздражители у крыс и вспышки света у рыб, условнорефлекторно связывая их с хорошими и плохими воспоминаниями. В обоих случаях в авторских экспериментах (что всегда требует подтверждения в независимых исследованиях) было установлено, что доминирующим воспоминанием было именно то, которое можно стереть при помощи соответствующего препарата в течение ближайших нескольких минут после того, как оно актуализировалось в памяти. По мнению авторов, это открытие может привести к созданию качественно новых методов стирания нежелательных воспоминаний, а следовательно, лечению некоторых видов психической травмы, хотя исследования на людях пока не проводились.

Несколько лет назад мой друг из Бостона доктор Гари Голдсмит написал своему коллеге в связи с утратой сына: «Я знаю, что ты сейчас наполнен горечью, и, возможно, на всю оставшуюся жизнь, но также знаю, что ты никогда бы не согласился, чтобы его вообще не было». Очень точные слова. В большинстве случаев невосполнимых утрат горечи никогда не становится меньше, потому что есть вещи, которые нельзя пережить, и приходится учиться жить с ними. Но вряд ли кто-то согласится стереть эти воспоминания, как бы мучительны они ни были, потому что это последнее, что связывает с утраченным, а следовательно — эта утрата еще не полная и будет такой до тех пор, пока в памяти живет любимый и бесконечно дорогой образ. Мы остаемся людьми, пока сохраняем способность радоваться и страдать. И, по моим представлениям, в последнем — гораздо больше того, что отличает человеческое от животного.

Часть V. Отдаленные последствия и организация реабилитационных мероприятий

Эта работа была написана уже после 1 сентября 2004 года, и, несмотря на стремление к обобщению, последние события, безусловно, определили ее построение и содержание.

Бесланская трагедия не имеет аналогов, потому что еще никогда и нигде не было такой массовой гибели детей в одном небольшом городе, где, по сути, все знают друг друга. Ближайшим, хотя и очень условным аналогом может быть только Спитакское землетрясение 1988 года, которое позволяет выделить хотя бы некоторые существенные направления планирования и осуществления реабилитационной работы с пострадавшими.

Прагматических сведений в этой области терапевтических знаний не так уж много, и единственное найденное мной системное (пролонгированное) исследование заслуживает особого внимания. В этом разделе я обращусь к последней статье своего американского коллеги Л. Наджаряна [122] и позволю себе некоторые дополнения и комментарии.

В этой статье автор описывает американскую программу, которая была инициирована в 1989 году (при поддержке армянских и американских фондов) в целях обеспечения реабилитации пострадавших после землетрясения в Армении. В начале статьи автор указывает, что на 1988 год в Армении было всего 150 психиатров и лишь около 25 специализирующихся в детской психиатрии (на 3,5–4 млн человек населения), одновременно отмечая, что эти специалисты были ориентированы преимущественно на работу с пациентами, страдающими шизофренией, большой депрессией и эпилепсией, а основным методом терапии являлась психофармакология. Понятие детской психиатрии и детской психотерапии, так же как и адекватные представления о посттравматическом стрессовом расстройстве, в то время в СССР практически отсутствовали. С тех пор ситуация, конечно, изменилась, но не так уж существенно. Среди «фоновых» факторов, усиливающих проявление посттравматического синдрома, Л. Наджарян отмечает, что армяне (христиане с 301 года новой эры) существовали в мусульманском окружении ближайших соседей — Турции и Азербайджана — и являлись разделенным народом (имеется в виду Азербайджанский Карабах), что в целом характерно и для современной Северной Осетии, впрочем, как и для русского народа.

Основные исследования и реабилитационные мероприятия американских специалистов осуществлялись в городе Гумри, где до землетрясения проживало 260 тыс. человек, а сразу после него осталось лишь 50 тыс.: около 20 тыс. взрослых и 10 тыс. детей погибли, а остальные были эвакуированы из разрушенного города в различные регионы Армении и Советского Союза (но даже при отсутствии организованной эвакуации «исходы» из пострадавших регионов достаточно характерны). В 1989 году население города начало восстанавливаться и достигло 80 тыс. человек, а к 1990 году — 150 тыс. По данным автора публикации, до прибытия американских специалистов в городе действовали только 9 психиатров, из которых 1 специализировался в детской психиатрии, при этом психиатрическая клиника на 100 мест была полностью разрушена, поэтому пациенты, нуждавшиеся в стационарной помощи, направлялись в Ереван. В 1990 году было открыто 40-коечное отделение для пациентов с ПТСР, а в 1991 году — еще одно 30-коечное отделение для страдающих шизофренией и депрессией. Одновременно две группы французских психиатров начали вести групповую терапию детей с ПТСР. Все зарубежные психиатры принадлежали к психоаналитическому направлению, но, не владея армянским, были вынуждены работать с переводчиком, что, естественно, существенно снижало эффективность всех мероприятий в городе, где практически каждый понес те или иные непоправимые утраты.

Работа американских психиатров и психологов началась с посещения школ, сбора интервью и консультирования, предоставлявшего возможность детям и учителям (в группе по 6–8 человек) рассказывать их собственные истории, связанные с трагическими событиями. Большинство учителей также имели признаки ПТСР, что создавало в школах своеобразную психопатологическую среду (здесь мы также можем сделать определенную экстраполяцию на Беслан). После 2–3 групповых сессий учителям было предложено пройти краткосрочную индивидуальную терапию. Сессии длились по 45 минут и проводились непосредственно в школах — в часы, свободные от занятий с учащимися. Часть родителей также получали такую же групповую и индивидуальную терапию в школах. В качестве ведущей использовалась фокусная психоаналитическая терапия с ориентацией на «здесь и сейчас» и направленная на восстановление предшествующего трагедии уровня психического функционирования. Основное внимание обращалось на отреагирование печали и горя, страха и гнева, и особенно — вытесненных чувств. Характерно, что до 30 % опрошенных американскими коллегами считали, что именно президент М.Горбачев является ответственным за это землетрясение. Ранее (в 1988 году, когда наша группа специалистов Военномедицинской академии работала в Ленинакане и Спитаке) мы встречались с аналогичными высказываниями, включая различные варианты слухов и домыслов об искусственно вызванном землетрясении с помощью направленного ядерного взрыва в недрах Кавказских гор советскими военными или Турцией. Адресация любых негативных переживаний к первому лицу государства в целом вообще характерна для населения России, как достаточно патриархального общества, Осетия не является исключением. И эти негативные чувства, безусловно, требуют адекватной и методически обоснованной социальной терапии.

В процессе этой работы требовались особые разъяснения родителям, чтобы они позволяли детям говорить обо всем, включая их индивидуальные способы избегания негативного аффекта. Наиболее эффективная модель выявления травматического опыта включала в себя пять основных этапов: а) установление контакта и раскрытие пациента для обеспечения возможности максимально подробного рассказа о событиях, б) стимуляция воспоминаний, в) противопоставление, а также г) развивающее влияние терапевта и д) проработка горя.

К январю 1990 года стало ясно, что малыми силами зарубежных волонтеров проблема вряд ли может быть решена, поэтому к терапевтической и реабилитационной деятельности начинают привлекаться педагоги школ, которые в процессе постоянного контакта с американскими специалистами в качестве помощников и переводчиков по сути прошли подготовку как психодинамически ориентированные социальные работники. А в сентябре 1990 года начался реальный профессиональный психотерапевтический тренинг, который проводился в течение года под руководством

Л. Наджаряна. Это, безусловно, было очень важным решением, так как, во-первых, обеспечивало осуществление терапевтических и реабилитационных мероприятий на языке пострадавших, а во вторых — эти люди обладали собственным опытом преодоления трагедии, что является чрезвычайно важным фактором (то, что лежит за пределами собственного опыта, это всегда известное «понаслышке»). В последующем из числа лиц, прошедших вышеупомянутую подготовку, был сформирован терапевтический центр, где работали три школьных учителя, два психолога и логопед, а через некоторое время штат центра увеличился до 13 человек, включая двух детских психиатров, администратора и секретаря. На базе этого центра на протяжении 10 лет велась терапевтическая и исследовательская работа, результаты который представляют значительный интерес, и мы еще обратимся к некоторым наиболее существенным из полученных данных. Вне сомнения, аналогичные подходы были бы целесообразны и применительно к ситуации в Беслане.

В последующем на базе терапевтического центра был организован учебно-методический центр по психодинамической психотерапии. Особое внимание уделялось систематическим супервизиям и формированию адекватного взаимодействия врачей и психологов, Консультирование детей осуществлялось как индивидуально, так и с участием родителей, все данные наблюдений фиксировались, включая назначения психофармакологических средств, а также реакции на их применение. И это очень важное примечание, так как, вопреки широко распространенному мнению, психоанализ не против применения медикаментозной терапии — он против ее необоснованного назначения, изолированного и бесконтрольного применения. А такой контроль может осуществляться только в процессе систематического психотерапевтического контакта с пациентом.

Основные результаты многолетних наблюдений, выполненных под руководством Л. Наджаряна, достаточно наглядные

Во-первых, обращает внимание существенное различие форм посттравматической психопатологии в различных возрастных группах. Если у детей младшего возраста и младенцев (0 — 5 лет) преобладающими были нарушения речи или ее развития, которые в совокупности с другими формами проявления ПТСР, неврологическими синдромами, поведенческим негативизмом и энурезом «покрывали» более 70 % всей наблюдаемой патологии, то у детей 6 — 12 лет ведущими становятся ПТСР и энурез, дополняемые расстройствами речи, неврологическими нарушениями и тиками (которые в совокупности охватывали 78 % патологии). Во многом аналогичное распределение наблюдалось и у подростков (13 — 18 лет), однако на 4-м месте у них уже появляется депрессия, которая становится ведущим синдромом во всех группах взрослых пациентов (19 — 30 и 31 — 50 лет). Затем (в этих двух последних группах взрослых пострадавших) следуют ПТСР, шизофрения, алкоголизм и эпилепсия. Эти данные еще раз подтверждают известное положение психоанализа, что форма психопатологии зависит не столько от травмирующего фактора, сколько от возраста, на который приходится травматогенное воздействие.

Во многом аналогичные данные, которые существенно проигрывают в связи с отсутствием «возрастной динамики», но содержат некоторые сведения по половому «диморфизму» патологии, приводит М.Фридман [105]; в частности, он отмечает, что после тяжелых психических травм депрессии в сочетании с ПТСР (в качестве коморбидных расстройств) встречаются в 48 % случаев, фобии в 30 %, социальные фобии 28 %, дистимии 22 %, тревожные расстройства 16 %; панические реакции: 12,6 % у женщин и 7,3 % у мужчин; агорафобия: 22,4 % у женщин и 16,1%у мужчин; алкогольная зависимость: 51,9 у мужчин и 27,9 % у женщин; наркомании: 34,5 % у мужчин и 26,9 % у женщин. Обратившись к публикации Н. В. Тарабриной [70], дополним эти данные тем, что суицидальная предрасположенность наблюдается у 38 % ветеранов локальных войн, синдром «утраты жизненной перспективы» был выявлен у 71 % ликвидаторов аварии на Чернобыльской АЭС.

Возвращаясь к анализу данных Л. Наджаряна, попытаемся сделать главный вывод, который, по нашему мнению, состоит в том, что чем больше возраст пострадавших на момент тяжелой психической травмы, тем больше вероятность развития психотических расстройств. К сожалению, мы не имеем анамнестических данных о том, какие именно психические травмы, личные потери и утраты понесли те или иные пострадавшие, и вынуждены оперировать лишь обобщенными данными, но, безусловно, чем более травматичным был их личный трагический опыт, тем больше вероятность развития тяжелых форм патологии. Эти данные американских коллег, хотя, возможно, и имеют некоторые «погрешности» (в силу различных подходов к диагностике и классификации психопатологии в Европе, России и США), тем не менее, являются чрезвычайно важными с точки зрения планирования и осуществления всего комплекса долговременных терапевтических, профилактических и реабилитационных мероприятий.

Здесь не случайно употребляется определение «долговременных». Данные о первичных обращениях и общем количестве проведенных курсов лечения в Психологическом центре Армении свидетельствуют, что число первичных обращений за психиатрической и психотерапевтической помощью последовательно нарастает в течение всех прошедших после трагедии лет, увеличившись почти в два раза через десятилетие.

Особенно следовало бы подчеркнуть, что в первые три года демонстрируемые пострадавшим населением потребности в терапии могут быть успокаивающе невелики, так как многие травматические воспоминания вытесняются из сознания, но это, естественно, не значит, что они «исчезают». Их дальнейшая динамика может идти как в направлении автономного «разрешения» и адаптации к проблемам и трагическим воспоминаниям (как к тому, что нельзя пережить и с чем приходится учиться жить, что нередко удается, особенно при соответствующей психологической поддержке социума и ближайшего окружения), так и приводить к постепенному вызреванию тяжелых клинических форм психопатологии.

Хотя Л. Наджарян в своей чрезвычайно актуальной статье не акцентирует на этом внимание, нужно подчеркнуть, что в большинстве случаев их группа ориентировалась на краткосрочную психодинамическую терапию, которая чрезвычайно популярна в США (отчасти в силу экономических факторов, так как страховыми кассами обычно оплачивается не более 6 сессий). Я думаю, что в подобных ситуациях было бы целесообразно сочетать и краткосрочные, и долгосрочные методы индивидуальной и групповой динамической терапии (или любой другой, адаптированной к посттравматическим расстройства). При этом, учитывая временной прогноз, организацию работы с пострадавшими и центра по подготовке специалистов из числа местных профессионалов (психиатров, психологов, психотерапевтов, педагогов и социальных работников) при массовой психической травме целесообразно осуществлять в местах компактного проживания нуждающихся в психотерапевтической помощи.

Некоторых из моих коллег, с которыми я обсуждал этот материал, поразили наши статистические данные - более 120 тыс. терапевтических сессий, проведенных в маленьком армянском городке. Но эта цифра только кажется умопомрачительно большой, так как 126 576 часов за 9 лет это 14 064 сессии в год, или всего 38 сессий в день (при ежедневной работе), если не учитывать групповые занятия, где участвуют сразу несколько пациентов. Для примера, специалисты Учебно-методического и консультативного центра Восточно-европейского института психоанализа проводят ежедневно как минимум в два раза больше (от 70 до 100) терапевтических сессий с пациентами (в 14 кабинетах).

Здесь уместно сделать еще один вывод: при расчете сил и средств для работы с пострадавшими от массовой психической травмы нужно учитывать не только потребность в специалистах, но и количество специально оборудованных мест (кабинетов) для их эффективной деятельности.

Литература

1. Александер, Ф., Селесник, Ш. Человек и его душа: познание и врачевание от древности до наших дней / Пер. с англ. М.: Прогресс-Культура, 1995. — 608 с.
2. Арьес, Ф. Человек перед лицом смерти / Пер. с фр. М.: Прогресс, 1992. - 528 с.
3. Бинсвангер, Л. Бытие-в-мире. Введение в экзистенциальную психиатрию. М.: Ювента, 1999. — 300 с.
4. Блейлер, Е. Руководство по психиатрии. Берлин: Изд-во товарищества «Врач», 1920. — 542 с.
5. Боулби, Дж. Создание и разрушение эмоциональных связей / Пер. с англ. В. Старовойтова. М.: Академический проект, 2004. - 232 с.
6. Буш, Ф. Новый взгляд на психоаналитическую терапию. СПб.: ВосточноЕвропейский Институт Психоанализа, 2005.- 196 с.
7. Верморель, А. Быть или не быть? Значение травмирующих событий детского возраста для психоаналитического лечения. // Французская

психоаналитическая школа / Под ред. А. Жибо, А. В. Рассохина. СПб.: Питер, 2005. С. 362–382.

8. Винникотт, Д. В. Семья и развитие личности. Мать и дитя. М.: Литур, 2004.
9. Вырубо, Н. А. К вопросу о генезе и лечении невроза тревоги комбинированным гипно-аналитическим методом // Классика русского психоанализа и психотерапии. Т. 1. М.: Изд-во СИП РИА, 2004. С. 72–81.
10. Тронов, В. Filiations: Будущее Эдипова комлекса / Пер. с фр. СПб.: Восточно-Европейский Институт Психоанализа, 2001.-344 с.
11. Грин, А. Мертвая мать // Французская психоаналитическая школа / Под ред. А. Жибо и А. Рассохина. СПб.: Питер, 2005. С. 333–362.
12. Гринсон, Р. Техника и практика психоанализа. Воронеж: Модэк, 1994.491с.
13. Джонс, Э. Жизнь и творения Зигмунда Фрейда / Пер. с англ. М.: Гуманитарий, 1996. — 448 с.
14. Жибо, А. Введение к разделу «Работа горя» // Французская психоаналитическая школа / Под ред. А. Жибо, А. В. Рассохина. СПб.: Питер, 2005. С. 315–317.
15. Дмитриева Т. Б. (ред). Клиническая психиатрия. М.: Медицина, 1998.
16. Калшед, Д. Внутренний мир травмы / Пер. с англ. М.: Академический проект, 2001. — 368 с.
17. Каннабих Ю. В. История психиатрии. М.: ЦТР МШ ВОС, 1994. - 527 с.
18. Каннабих Ю. В. Эволюция психотерапевтических идей в XIX веке // Классика русского психоанализа и психотерапии. Т. 1. М.: Изд-во СИП РИА, 2004. С. 45–51.
19. Каплан, Г., Сэдок, Б. Клиническая психиатрия. Т. 1–2. М.: Медицина, 1994.
20. Карвасарский Б. Д. Неврозы. М.: Медицина, 1990. — 576 с.
21. Карелии Я. Я.//Инновации. 2001. €9-10. С. 115–116
22. Кернберг, О. Агрессия при расстройствах личности и перверсиях / Пер. с англ. М.: Класс, 1998. — 368 с.
23. Кербиков О. В., Коркина М. В., Наджаров Р. А., СнежневскийА. В. Психиатрия. М.: Медицина, 1968. — 448 с.
24. Кохут, Х. Восстановление самости. М.: Когито-Центр, 2002.
25. Краснов В. Н., Юркин М. М., Войцех В. Ф. с соавт. Психические расстройства у участников ликвидации последствий аварии на Чернобыльской АЭС // Социальная и клиническая психиатрия. 1993. €. 1. С. 5—10.
26. Крепелин Э. Введение в психиатрическую клинику / Пер. с нем. М.: Народный комиссариат здравоохранения, 1923. — 458 с.
27. Куттер П. Современный психоанализ. — СПб.: Б. С. К., 1997. - 348 с.

28. Куттер П. Любовь, ненависть, зависть, ревность. Психоанализ страстей / Пер. с нем. СПб.: Б. С. К, 1998. — 115 с.
29. Кэхеле Х., Нойбургер Р., Пайнз М., Резник С, Решетников М., Розен Д., Стерн Х., Стоун М., Хейнц Дж. Психоанализ депрессий / Сб. статей под ред. М. М. Решетникова. СПб.: Восточно-Европейский Институт Психоанализа, 2005. — 164 с.
30. Лобзин В. С, Решетников М. М.Аутогенная тренировка. Л.: Медицина, 1986. - 280 с.
31. Московичи С. Век толп. Исторический трактат по психологии масс / Пер. с фр. М.: Центр психологии и психотерапии, 1996. — 478 с.
32. Нюрберг Г. Принципы психоанализа и их применение к лечению неврозов / Пер. с англ. М.: Институт общегуманитарных исследований, 1999. — 360 с.
33. Осипов Н. Е. О психоанализе // Классика русского психоанализа и психотерапии. Т. 1. М.: Изд-во СИП РИА, 2004. — С. 52–72.
34. Психология и психопатология терроризма. Гуманитарные стратегии антитеррора / Сб. статей под ред. М. М. Решетникова. СПб.: ВосточноЕвропейский Институт Психоанализа, 2004. - 352 с.
35. Райх В. Характероанализ: техника и основные положения для обучающих и практикующих аналитиков / Пер. с нем. М.: Республика, 1999. - 461 с.
36. Раков Д. Работая с клиническими последствиями травмы. М.: Материалы Российско-Американской психоаналитической конференции, 2005. С. 69—102.
37. Резник С. Зеркала, коридоры, слезы // Резник С. Ментальное пространство. Киев: УАП-МИГП, 2004. С. 97. Решетников М. М., Баранов Ю. А., Мухин А. П., Чермянин С. В.
38. Психофизиологические аспекты состояния, поведения и деятельности пострадавших в очаге стихийного бедствия (Спитакское землетрясение) // Психологический журнал АН СССР. 1989. Т. 10. € 4. С. 125–129.
39. Решетников М. М., Баранов Ю. А., Мухин А. П., Чермянин С. В. Уфимская катастрофа: особенности состояния, поведения и деятельности людей // Психологический журнал АН СССР. 1990. Т.Н. € 1. С. 95–101.
40. Решетников М. М., Баранов Ю. А., Мухин А. П., Чермянин С. В. Психофизиологические аспекты состояния, поведения и деятельности людей в очагах стихийных бедствий и катастроф // Военно-медицинский журнал МО СССР. 1991. €9. С. 11–16.
41. Решетников М. М. Влечение к смерти // Рязанцев С. Танатология (учение о смерти). СПб.: ВЕИП, 1994. С. 5–12.
42. Решетников М. М. Психопатология героического прошлого и будущие поколения // Актуальные вопросы военной и экологической психиатрии. СПб.: Военно-медицинская академия, 1995. С. 38–45.

43. Решетников М. М. Современная российская ментальность. 2-е изд. М.: Российские вести, 1996. — 102 с.
44. Решетников М. М. Как построить индивидуальную программу антикризисного поведения // Психологическая газета. 1998. € 10 (37). С. 12
45. Решетников М. М. Методологическое значение классификации, понятий нормы и патологии // Вестник психоанализа. 1999. € 1.С. 56–71.
46. Решетников М. М. Интерперсональный психоанализ Гарри Салливана // Салливан Г. С. Интерперсональная теория в психиатрии/ Пер с англ. СПб.: Ювента, 1999. С. 6—20.
47. Решетников М. М. «Психологические» аспекты локальных войн // Россия и Кавказ — сквозь два столетия. СПб.: Звезда, 2001. С. 269–277.
48. Решетников М. М. О филиации... с болью и благодарностью// Гранов В. Filiations: Будущее Эдипова комплекса/Пер. с фр. СПб.: Восточно-Европейский Институт Психоанализа, 2001. С. 7—10.
49. Решетников М. М. Глобализация — самый общий взгляд //Телескоп. 2002. € 1. С. 3–9.
50. Решетников М. М. Элементарный психоанализ. СПб.: Восточно-Европейский Институт Психоанализа, 2003. — 152 с.
51. Решетников М. М. Бедность в современной России: анализ проблемы. М.: Научно-экспертный совет при Председателе Совета Федерации РФ Федерального Собрания РФ, 2003. С. 131–142.
52. Решетников М. М. Современная демократия: тенденции, противоречия, исторические иллюзии //Телескоп. 2004. € 1.С. 3-13.
53. Решетников М. М. Психология и психопатология терроризма. Статьи. СПб.: Восточно-Европейский Институт Психоанализа, 2004. — 34 с.
54. Решетников М. М. Общие закономерности в динамике состояния, поведения и деятельности людей в экстремальныхситуациях с витальной угрозой. Отдаленные последствия и реабилитация пострадавших // Методическое пособие для врачей, психологов и педагогов. СПб.: Восточно-Европейский Институт Психоанализа, 2004. — 26 с.
55. Решетников М. М. Наброски к психологическому портрету террориста // Психология и психопатология терроризма. СПб.: Восточно-Европейский Институт Психоанализа, 2004. С. 34–37.
56. Решетников М. М., Федоров Я. О. Переговорный процесс //Общие закономерности в динамике состояния, поведения и деятельности людей в экстремальных ситуациях с витальной угрозой. Отделенные последствия и реабилитация пострадавших / Методическое пособие для врачей, психологов и педагогов. СПб.: Восточно-Европейский Институт Психоанализа, 2004. С. 25–26.
57. Решетников М. М. Современная демократия: тенденции, противоречия, исторические иллюзии // Психология власти. Материалы международной

конференции «Психология власти» / Под. ред. проф. А. И. Юрьева. СПб.: Изд- во СПбГУ, 2004. С. 68–76.
58. Решетников М. М. Психодинамика депрессии // Психоанализ депрессий: Сб. статей под ред. проф. М. М. Решетникова. СПб.: Восточно-Европейский Институт Психоанализа, 2005. С. 13–31.
59. Решетников М. М. Общие принципы терапии депрессий // Там же С. 140159.
60. Решетников М. М. О концепции и стратегии борьбы с наркоманиями в России. СПб.: Восточно-Европейский Институт Психоанализа, 2005. — 39 с.
61. Решетников М. М. Неочевидный образ будущего: социальные процессы и терроризм в Европе. СПб.: Восточно-Европейский Институт Психоанализа, 2005. — 48 с.
62. Решетников М. М. Психодинамика и психотерапия депрессий. СПб.: Восточно-Европейский Институт Психоанализа, 2003.
63. Роджерс, К. Взгляд на психотерапию. Становление человека / Пер. с англ. М.: Прогресс, 1994. — 480 с.
64. Салливан, Г. С. Интерперсональная теория в психиатрии / Пер. с англ. СПб.: Ювента, 1999. - 347 с.
65. Селье, Г. Стресс без дистресса /Пер. с англ. М.: Прогресс, 1979.-124 с.
66. Селье, Г. От мечты к открытию. Как стать ученым / Пер. с англ. М.: Прогресс, 1987.
67. Спотниц, Х. Современный психоанализ шизофренического пациента. СПб.: Восточно-Европейский Институт Психоанализа, 2004. - 296 с.
68. Сукиасян С. Г. История болезни цивилизации: диагноз терроризм. Ереван: Асогик, 2005. — 266 с.
69. Суханов С. А. О патологических характерах // Практикующий врач. 1907. € 41–42.
70. Тарабрина Н. В. Практикум по психологии посттравматического стресса. СПб.: Питер, 2001. — 272 с.
71. Томэ, Х., Кэхеле, Х. Современный психоанализ: исследования (случай Амалии Х.). СПб.: Восточно-Европейский Институт Психоанализа, 2001. — 304 с.
72. Торок, М. Болезнь траура и фантазм чудесного трупа//Французская психоаналитическая школа / Под ред. А. Жибо, А. В. Рассохина. СПб.: Питер, 2005. С. 317–332.
73. Фенихель, О. Психоаналитическая теория неврозов / Пер, с англ. А. Б. Хавина. М.: Академический проект, 2004. — 848 с.
74. Французская психоаналитическая школа / Под ред. А. Жибо, А. В. Рассохина. СПб.: Питер, 2005. - 576 с.
75. Фрейд, 3. Введение в психоанализ. Лекции. М.: Наука, 1991. - 456 с.

76. Фрейд, З. Толкование сновидений. Репринт с изд. 1913 года. Ереван: Камар, 1991. — 448 с.
77. Фрейд, З. Исследования истерии / Пер. с нем. С. Панкова; научная редакция М. Решетникова и В. Мазина // Фрейд З. Собр. соч.: В 26 т. Т. 1. СПб.: Восточно-Европейский Институт Психоанализа, 2005. — 464 с.
78. Фрейд, З. По ту сторону принципа наслаждения / Фрейд З. Я и оно. Труды разных лет / Пер. с нем. Тбилиси: Мерани, 1991. С. 143–199.
79. Фрейд, З. Массовая психология и анализ человеческого «Я» // Фрейд З. По ту сторону принципа удовольствия: Пер. с нем. М.: Прогресс. Литера, 1992.
80. Фрейд, З. Своевременные мысли о войне и смерти // Russian Imago-2001. Исследования по психоанализу культуры. СПб.: Алетейя, 2002. С. 30–48.
81. Фрейд, З. Скорбь и меланхолия // Вестник психоанализа. — СПб.: Восточно-Европейский Институт Психоанализа. 2002. € 1.С. 13–30.
82. Фромм, Э. Психоанализ и этика. М.: Республика, 1993. — 415 с.
83. Хорни, К. Женская психология. СПб.: Восточно-Европейский Институт Психоанализа, 1993. — 221 с.
84. Шерток, Л., де Соссюр, Р. Рождение психоаналитика. М.: Прогресс, 1991.288 с.
85. Ярошевский М. Г. История психологии. М.: Мысль, 1966. — 565 с.
86. Юнг, К. Г. Психоз и его содержание. СПб., 1909.
87. Ясперс, К. Общая психопатология / Пер. с нем. М.: Практика, 1997. - 1056 с.
88. Ясперс, К. Смысл и назначение истории / Пер. с нем. М.: Республика, 1994. — 527 с.
89. Bernard, C. Lecons sur la Physiologie et la Pathologie du Systeme Nerveux. Elibron Classics, 2001.
90. Bernard, C Principes de medecine experimental / Ed. by Delhoume L. Paris: Presses Universitaires, 1947.
91. Bisson, J., McFarlane A., Rose 5. Psychological Debriefing//Foa E. Keane T., Friedman M. Effective Treatments for PTSD: Practical Guidelines from the International Society for Traumatic Stress Studies. NY: Guilford.
92. Bonhoeffer, K. Zur Frage der exogenen Psychosen // Zentralbl. Nervenheilkd., 1909.
93. Bonhoeffer, K. Die Psychosen im Gefolge von akuten Infektionen, Allgemeinerkrankungen und inneren Erkrankungen. Franz Deuticke. Leipzig; Wien, 1911.
94. Cannon, W. B. Bodily Changes in Pain, Hunger, Fear and Rage. New York: Appleton, 1915.
95. Cannon, W. B. Traumatic Shock. New York; London: D. Appleton and Co., 1923.
96. Cannon, W. B. The Wisdom of the Body. New York: Norton, 1932.

97. Charcot, J.-M. Lecons sur les maladies du systeme nerveux. Ed. Progres Medical, 1890.
98. Davidson, J., Smith R., Kudler H. Validity and reliability of the DSM-HI criteria for PTSD//Journ. of Nervous and Mental Disease. 1989. Vol. 177. P. 336–341.
99. Dubois, P. Les psychonevroses et leur traitement moral. Lecons faites a l'Universite de Berne. Paris: Masson, 1904.

Глава 11

Шабанов П.Д.
КЛИНИЧЕСКАЯ ФАРМАКОЛОГИЯ АНТИГИПОКСАНТОВ И АДАПТОГЕНОВ

Раздел посвящен проблеме адаптогенов, их месту в современной фармакологии, перспективам развития концепции и поиску новых фармакологических средств, обладающих адаптогенными свойствами. Автор обосновывает положение, что в определенном смысле концепция адаптогенов предшествовала появлению современных представлений о ноотропах, психоэнергизаторах и актопротекторах, теоретическое развитие которых шло в сторону конкретизации отдельных положений концепции адаптогенов. В качестве примера рассматривается опыт использования в медицинской практике метапрота, нового отечественного противоастенического психоактивирующего препарата с метаболическим типом действия. В частности, в обзор включены клинические данные по влиянию метапрота на течение вирусного гепатита А, хронических неспецифических заболеваний органов дыхания, по применению метапрота в комплексном лечении лучевой болезни, для лечения больных с нервно-мышечными заболеваниями, ишемической болезнью сердца, для профилактики ишемических и реперфузионных повреждений при аортокоронарном шунтировании, профилактики тугоухости, в качестве средства метаболической защиты головного мозга при острых нарушениях мозгового кровообращения, для коррекции послеоперационной диффузной гипоксически-ишемической энцефалопатии, для профилактики гипоксии плода вследствие гестоза у беременных, для восстановительного лечения после перенесенных черепно-мозговых травм и в постабстинентном периоде у больных с алкоголизмом. Приведены данные по фармакокинетике метапрота. Сделан вывод о высокой эффективности метапрота при рассматриваемых видах патологии.

Предисловие

В 1958 г. Н. В. Лазарев, в то время возглавлявший кафедру фармакологии Военно-медицинской академии, сформулировал концепцию о существовании особого состояния организма, характеризующегося повышенной резистентностью к действию очень многих повреждающих агентов (состояние неспецифически повышенной сопротивляемости). Он постулировал, что этого состояния можно добиться двумя путями: постепенно приучая организм к воздействию неблагоприятных факторов внешней среды или однократным (курсовым) введением некоторых лекарственных препаратов. Последние Н. В. Лазарев назвал адаптогенами. Требования к адаптогенам в уточненном виде следующие [Брехман И. И., 1968]: 1) адаптоген должен быть совершенно безвредным для организма, обладать большой широтой терапевтического действия, вызывать минимальные сдвиги в нормальных функциях организма или вовсе их не вызывать и проявлять свое адаптогенное действие только на соответствующем фоне; 2) действие адаптогена должно быть неспецифично в том смысле, что должна повышаться сопротивляемость к вредному влиянию весьма широкого набора факторов физической, химической и биологической природы; 3) действие адаптогена должно быть тем более выражено, чем более глубоки неблагоприятные сдвиги в организме; 4) адаптоген должен обладать нормализующим действием независимо от направленности предшествующих сдвигов. Этим требованиям удовлетворяет ряд препаратов растительного и животного происхождения (настойка плодов лимонника, корня женьшеня, экстракт левзеи, родиолы розовой, элеутерококка, настойка заманихи, аралии, стеркулии, экстракт из пантов марала пантокрин, из рогов сайгака сайтарин, рогов северного оленя рантарин), а также синтетических препаратов, в частности производных бензимидазола (дибазол и аналоги).

В определенном смысле концепция адаптогенов предшествовала появлению современных представлений о ноотропах, психоэнергизаторах и актопротекторах, теоретическое развитие которых шло в сторону конкретизации отдельных положений концепции адаптогенов.

В качестве примера можно рассмотреть представления об актопротекторах как соединениях, повышающих умственную и физическую работоспособность. Основы этой концепции были заложены в начале 1960-х гг. В. М. Виноградовым и впоследствии развиты его учениками (Ю. Г. Бобков, А. В. Смирнов, Е. Б. Шустов и др.). Итак, в соответствии с этими представлениями [Бобков Ю. Г. и др., 1984] для актопротекторов характерны: 1) способность повышать резистентность организма к острому кислородному голоданию; 2) снижение потребления кислорода и температуры тела; 3) облегчение приобретения навыков и консолидации следов памяти; 4) повышение резистентности организма к воздействию высоких температур и физических нагрузок; 5) повышение умственной работоспособности; 6) проявление специфического эффекта при однократном введении препаратов; 7) низкая токсичность (более 1,5–2 г/кг). Видно, что положения 1, 2, 4 и 5 прямо вытекают из положения 2 концепции адаптогенов, положение 7 идентично положению 1 концепции адаптогенов, а положения 3 и 6 являются уточнением или расшифровкой положения 4 концепции адаптогенов. Сам В. М. Виноградов (2001) считает, что выделение концепции актопротекторов в отдельное теоретическое представление является не совсем удачным, и что оно было сформировано под влиянием стоявших в то время задач кафедры фармакологии Военно-медицинской академии по разработке средств для нужд военной медицины.

То же самое можно сказать и о концепции ноотропов, предложенной К. Джурджеа в 1972 г. В соответствии с первоначальными представлениями автора этой концепции, ноотропы должны: 1) ускорять консолидацию следов, улучшая сохранение энграммы в долговременной памяти; 2) улучшать интегративные функции мозга и повышать скорость мыслительных процессов у человека; 3) повышать устойчивость организма и специально центральной нервной системы к повреждающим внешним воздействиям, таким как электрошок, травма мозга, интоксикация этанолом и другими ядами; 4) сглаживать межполушарную асимметрию. За исключением не особенно понятного положения 4 первые три положения концепции вполне укладываются в концепцию адаптогенов или следуют из нее.

Возникает закономерный вопрос: если есть концепция адаптогенов, пусть несколько забытая, со смещенными акцентами на препараты растительного и животного происхождения, с некоторыми положениями (3, 4), требующими уточнения, нужно ли далее изобретать новые теоретические построения в этой области, или же пытаться как-то объединить или упростить их? К концепции адаптогенов часто возвращаются, усиливая, уточняя или детализируя один или несколько ее положений. Например, публикуются данные о быстродействующих адаптогенах [Гречко А. Т., 1994], об адаптогенных эффектах ноотропов [Глущенко В. В., 2002] и др. Но эти изменения являются уточнением основных положений концепции адаптогенов, а не их принципиальной трансформацией. Поэтому, по-видимому, мало целесообразно изобретать «новое» на основе хорошо забытого старого, а необходимо наполнять современным содержанием уже существующие концептуальные построения, тем более, что они остаются основополагающей базой для целостного восприятия действия многих фармакологических препаратов, оказывающих оптимизирующее действие на нормальные и патологические изменения в организме и специально в центральной нервной системе. Именно к таким основополагающим концепциям в фармакологии и относятся представления об адаптогенах как веществах, неспецифически повышающих устойчивость организма к действию многих повреждающих факторов.

Адаптогены как универсальные средства, повышающие адаптивные возможности организма

Если открыть популярный справочник М.Д. Машковского «Лекарственные средства» [Машковский М.Д., 2000], то вы не найдете в нем группы лекарственных средств, именуемой «адаптогены». Те препараты, которые Н.В. Лазарев относил к адаптогенам, в настоящее время включены в группу «Препараты, тонизирующие центральную нервную систему» подраздела «Средства, стимулирующие центральную нервную систему» раздела «Психотропные лекарственные средства». Из описания этой группы явствует, что в нее включены разные лекарственные средства природного (растительного и животного) происхождения, нашедшие применение в качестве тонизирующих средств. Далее отмечается, что, несмотря на недостаточную изученность механизма действия этих средств, их влияния на физиологические и нейрохимические процессы, не вызывает сомнений наличие у них фармакологических свойств, обеспечивающих их стимулирующее (тонизирующее) действие на функции центральной нервной системы и функции организма в целом. Об этом свидетельствует длительный опыт их применения в медицине. Подчеркивается, что, как правило, препараты этой группы не оказывают резко выраженных эффектов, они наиболее действенны при пограничных расстройствах, в качестве средств поддерживающей терапии, при общем ослаблении функций организма, при перенапряжении и перенесенных заболеваниях. Такие средства повышают выносливость при физических и психических нагрузках. Кроме того, отмечается, что обычно эти препараты малотоксичны, при соблюдении необходимых условий хорошо переносятся больными, в том числе лицами пожилого возраста.

К числу препаратов, тонизирующих центральную нервную систему, М. Д. Машковский (2000) отнес корень женьшеня, гинсану (стандартизованный экстракт женьшеня), настойку «Биоженьшень», экстракт элеутерококка жидкий, плод лимонника, экстракт родиолы жидкий, настойку заманихи, настойку аралии, настойку стеркулии, экстакт левзеи жидкий, экдистен (препарат из корней левзеи сафроловидной), сапарал (препарат из корней аралии манчжурской), пантокрин (экстракт из неокостенелых рогов марала), рантарин (экстракт из пантов самцов северного оленя).

Безусловно, в данном случае речь идет о давно выделенной Н.В. Лазаревым группе адаптогенов. Возникает закономерный вопрос: почему же М.Д. Машковский не употребляет термина «адаптогены», описывая их в той редакции, которую давал Н.В. Лазарев? Далее. Чем не устраивает известного фармаколога-систематика концептуальное построение Н.В. Лазарева? Дает ли что-либо дополнительное к пониманию этой группы препаратов без теоретического объяснения с позиции концепции адаптогенов для практического врача? И, наконец, насколько целесообразно давать фармакологическую систематику без должной теоретической основы, в данном случае, используя теоретические разработки автора (Н.В. Лазарева), но не упоминая о нем? Попытаемся в этом разобраться более подробно.

Итак, опять вернемся к вопросу о формальных требованиях к адаптогенам. Первое требование сформулировано так: *адаптоген должен быть совершенно безвредным для организма, обладать большой широтой терапевтического действия, вызывать минимальные сдвиги в нормальных функциях организма или вовсе их не вызывать и проявлять свое адаптогенное действие только на соответствующем фоне.* Речь идет о низкой токсичности и, соответственно, большой широте терапевтического действия. Это требование малооригинально и подходит к большому числу фармакологических препаратов. В справочнике М.Д. Машковского (2000) отмечается, что препараты, тонизирующие центральную нервную систему обычно малотоксичны и хорошо переносятся больными. Но с таким же успехом о низкой токсичности можно говорить и в отношении ноотропов, психоэнергизаторов, пептидов и многих других фармакологических агентов, которые условно можно рассматривать как адаптогены.

Вторая часть требования касается положения, что действие адаптогена возможно только на соответствующем фоне. Имеется в виду, что адаптоген проявляет свою фармакологическую активность не столько в отношении здорового организма, сколько при патологических сдвигах. Это так же, как и первая часть требования, характерна для многих препаратов, чье действие практически не проявляется в отношении практически здоровых лиц, например, упомянутых ноотропов, психоэнергизаторов, пептидов, а также витаминов, цитомединов и других [Ашмарин И.П., Каразеева Е.П., 1997].

Второе требование к адаптогенам следующее: *действие адаптогена должно быть неспецифично в том смысле, что должна повышаться сопротивляемость к вредному влиянию весьма широкого набора факторов физической, химической и биологической природы*. Это требование отражает философскую составляющую взглядов Н. В. Лазарева, который в 1950-е годы активно пропагандировал оригинальное направление в фармакологии, названное фармакологией типовых патологических процессов. В настоящее время этот термин и его содержание прочно вошли в обиход фармакологов. Н.В. Лазарев по своему научному воспитанию в значительной степени впитал представления патолога А.А. Кронтовского, чьим учеником и ассистентом он являлся в 1920-е гг. Более того, фармакология типовых патологических процессов – это почти единственный раздел фармакологии, который основан на данных патологической физиологии и привлекает соответствующий понятийный аппарат. Большинство же разделов фармакологии объясняет действие лекарственных средств на организм в основном с позиций нормальной физиологии.

Итак, возвращаясь к сформулированному требованию, следует подчеркнуть, что оно наиболее созвучно современному представлению о ноотропах как веществах, повышающих устойчивость организма и специально центральной нервной системы к повреждающему действию различных факторов биологической (инфекция), химической (интоксикация) и физической (травма, шок) природы. Понятие и концепция ноотропов (от греч. «ноос» – мышление, разум и «тропос» – стремление и сродство) появились в начале 1970-х гг. и были введены в фармакологию бельгийским исследователем К. Джурждеа [Giurgea, 1972], в то время работавший в университете г. Лувэна (Бельгия). Согласно его определению, ноотропы – это вещества, оказывающие прямое активирующее влияние на интегративные механизмы мозга. К. Джурджеа постулировал, что данные вещества должны обладать следующими свойствами: 1) улучшать процессы памяти и мышления; 2) повышать устойчивость организма и специально центральной нервной системы к повреждающим внешним воздействиям (травма мозга, шок, интоксикация); 3) усиливать процессы передачи информации в конечном мозгу и, наконец, 4) сглаживать межполушарную асимметрию. Концепция ноотропов была сформулирована на основании фармакологических свойств фактически одного препарата – ноотропила (пирацетама), синтезированного в 1963 г. фирмой UCB (Бельгия). За последние годы представления о ноотропах претерпели определенные изменения, и сейчас все чаще говорят о соединениях с ноотропным типом действия, подразумевая группу препаратов (или их отдельные свойства), улучшающих процессы памяти и обучения и повышающих устойчивость центральной нервной системы к повреждающим воздействиям.

Состав группы ноотропов окончательно не определился. Сюда относят представителей разных классов фармакологических веществ, обладающих способностью улучшать высшие функции мозга и повышать адаптивные возможности организма. Это, прежде всего, производные оксипирролидона, или рацетамы (пирацетам, оксирацетам, этирацетам, анирацетам, дупрацетам, прамирацетам); амииноэтанола (деанол, ацефен, или центрофеноксин, мефексамид); ГАМК (аминалон, фенибут, баклофен, фепирон, пантогам); оротовой кислоты (натрия оротат, тиооротин, MGO); феноксиуксусной кислоты (меклофеноксат, феноксидил, фипексид); алкалоиды спорыньи (нисерголин);

алкалоиды Vinca minor L. (винкамин, винпосетин, винканол, винкамон); некоторые пурины (пентифиллин, пентоксифиллин, этофиллин); производные никотиновой кислоты (ксантинола никотинат); производные антифеина (этимизол, этиразол); некторые пептиды (лизин-вазопрессин, аргинин-вазопрессин, их производные); энцефабол (пиридитол); некоторые метаболиты. Видно, что многие фармакологические вещества, проявляющие ноотропные свойства, привнесены в группу ноотропов искусственно, это касается, например, вазоактивных соединений (алкалоиды спорыньи, винка-алкалоиды, производные пурина). Следствием этого стало превращение ноотропов из группы с довольно четкой очерченностью на начальном этапе их изучения в своего рода фармакологическую «помойку», куда относят многие препараты, положительно влияющие на высшие функции мозга.

Из-за неоднородности группы механизм действия неодинаков, хотя имеется ряд общих черт:

- препараты не оказывают прямого синаптотропного действия (за исключением производных ГАМК). В то же время они улучшают синаптическую эффективность для многих нейромедиаторов (ацетилхолина, дофамина, норадреналина, серотонина, ГАМК), влияя на разные звенья передачи нервного импульса;
- улучшают энергетический и пластический обмен в разных тканях, включая центральную нервную систему и периферические органы. Стимулируют улитизацию глюкозы мозгом, синтез макроэргов, РНК, белков, фосфолипидов мембран;
- улучшают кровообращение и микроциркуляцию в центральной нервной системе и внутренних органах (миокард, печень, почки).

Ноотропы называют активаторами и восстановителями высших функций мозга. Для них присущи следующие эффекты:

1) улучшение показателей памяти, внимания, мышления. Препараты повышают концентрацию внимания, сокращают

время и число ошибок при решении задач, улучшают обучаемость, оперативную и долговременную память, способность к воспроизведению информации. Ноотропы лучше действуют при астениях, хроническом утомлении, у детей с дефектами обучения и развития;

2) восстановление сниженных и нарушенных функций у здоровых людей после тяжелых стрессовых ситуаций или истощающих нагрузок или у лиц с невротическими состояниями, нарушенной психической и социальной адаптацией;

3) ускорение функциональной реабилитации после черепно-мозговых травм, инсультов, нейроинфекций, интоксикаций нейротропными препаратами, алкоголем, наркотическими анальгетиками, свинцом, другими ядами. Основой реабилитации является активация пластического и энергетического обмена в нервной ткани, компенсаторных механизмов мозга;

4) повышение общего тонуса и функциональной активности у пожилых лиц, профилактика нарушений эмоциональной сферы, мышления, памяти;

5) отсутствие заметного влияния на сердечно-сосудистую систему, на функции паренхиматозных органов.

Показания к применению ноотропов исходят из спектра фармакологической активности. Это:

- у здоровых лиц после истощающих психоэмоциональных и физических нагрузок, при астении, синдроме хронической усталости;
- в качестве восстановительного лечения и в процессе реабилитации при черепно-мозговых травмах, инсультах, нейроинфекциях, интоксикациях нейротропными препаратами, ядами, в абстинентном периоде у больных наркоманией и алкоголизмом;
- в геронтологии и геронтопсихиатрии для профилактики и лечения нарушений мышления, памяти, аффективной сферы;
- в педиатрии для лечения умственной отсталости легкой и средней степени, других нарушений развития.

Рассмотрим возможности клинического использования ноотропов на примере их классического представителя пирацетама (ноотропила). Клиническое применение пирацетама в настоящее время чрезвычайно разнообразно. Можно выделить пять основных направлений применения пирацетама [Ковалев Г.В., 1990]. В первую очередь – это традиционное применение пирацетама для лечения преимущественно психоорганических расстройств сосудистого, травматического и токсического генеза. Установлена его эффективность при лечении острой фазы травматических поражений мозга, постсинаптической церебральной гипоксии, астении при постконтузионном синдроме, при восстановлении психоневрологического статуса после острого нарушения мозгового кровообращения. Отмечают, что эффективность пирацетама наиболее высока при органических заболеваниях центральной нервной системы и эндогенных заболеваниях, осложненных органическим поражением головного мозга. Сюда относят также различные психоорганические синдромы, имеющие сходство в клинической картине астений, проявляющихся психической и физической слабостью, истощаемостью, рассеянностью внимания, несобранностью, аффективной лабильностью и т. д., ослаблением способности к запоминанию и воспроизведению информации, снижением мыслительных способностей. Эти состояния характерны для начального периода церебрального атеросклероза при черепно-мозговой травме, инфекционных поражениях нервной системы, при интоксикациях (алкоголизм, бытовые отравления, профессиональная интоксикация и т. д.).

Показания для применения пирацетама как нейрометаболического стимулятора – купирование астенических состояний у практически здоровых лиц в условиях чрезмерных нагрузок, истощающих функциональные возможности нервной системы [Бобков Ю.Г. и др., 1984], у учащихся и студентов как при обычных, так и при повышенных (экзаменационная сессия) академических нагрузках [Новиков В.С. и др., 1998].

Выбор препаратов определяется состоянием пациента, стадией и течением заболевания. Выбор ноотропов при разных неврологических и психических заболеваниях

Противопоказаний и осложнений лечения для данной группы препаратов практически нет. Может быть раздражительность, нарушения сна, диспепсические расстройства (тошнота, боли в эпигастральной области, поносы) у лиц, длительно применяющих пирацетам.

Возвращаясь к рассуждению об истоках появления концепции ноотропов, следует напомнить ряд важных и исторически значимых моментов. К. Джурджеа в начале 1950-х годов в своих исследованиях использовал раздражение двигательной коры в области сигмовидной борозды (безусловный) и затылочно-теменной коры (условный раздражитель) синусоидальным током частотой 5 Гц. Стимуляция чувствительной зоны не вызывала заметной реакции животного, в то время как раздражение моторной коры приводило к появлению двигательной реакции, различной у каждой собаки. Сочетанное раздражение обеих зон производили, следуя обычному приему условнорефлекторного метода, повторяя его с промежутками в 4-6 минут. После 18-21 сочетания у собак вырабатывался условный рефлекс на раздражение корковой чувствительной зоны. Условный рефлекс на прямое раздражение сенсорной коры заключался в воспроизведении движения как при раздражении двигательной зоны. Следует отметить, что во время выработки такого рефлекса ЭЭГ животных, записанная между сочетаниями или непосредственно после электрической стимуляции, не отличалась от ЭЭГ у собак с уже выработанным рефлексом. В специальной серии экспериментов было показано, что укороченные рефлексы вырабатываются как в пределах одного полушария, так и межполушарные [Джурджеа К.М., 1959].

Работа была закончена в 1955-1956 гг., по материалам был опубликован ряд статей, которые впоследствии вошли в монографию П.С. Купалова «Механизмы замыкания временной связи в норме и патологии» (1978). Монография была опубликована по материалам, полученным в лаборатории П. С. Купалова, через 13 лет после его смерти (1964).

К. Джурджеа выполнял исследования в период расцвета Института экспериментальной медицины АМН СССР, когда в нем работало много выдающихся ученых, оставивших заметный вклад в науку. Это академики АМН СССР физиологи П. С. Купалов и Д. А. Бирюков, биохимик В. А. Энгельгардт, иммунолог В. И. Иоффе, фармаколог С. В. Аничков и другие. Текла активная научная жизнь, работали научные общества, на которых регулярно делали доклады не только иэмовцы, но и исследователи из других учреждений Ленинграда. Регулярно организовывались и проходили всесоюзные научные конференции по разным аспектам медицинской науки. Трудно допустить, что жизнь аспиранта К. Джурджеа шла спокойно, без треволнений и участия в текущих научных мероприятиях, которые организовывал Институт экспериментальной медицины АМН СССР.

В это же время Н. В. Лазарев, в то время начальник кафедры фармакологии Военно-морской медицинской академии, формулировал свои идеи о фармакологии типовых патологических процессов. Н. В. Лазарев был заметной фигурой в научном мире и регулярно выступал с научными сообщениями на обществах фармакологов и физиологов. Общества неизменно собирали большое количество присутствующих. Вероятно, и К. Джурджеа посещал эти собрания. Там он мог услышать новые веяния в области физиологической и фармакологической науки, которые пригодятся ему впоследствии. Жизнь продолжалась. К. Джурждеа возвращается на родину, в Румынию, и в начале 1960-х гг. эмигрирует в Бельгию, где устраивается по специальности в одну из фармацевтических фирм. Там он работает в качестве фармаколога в лаборатории скрининга лекарственных веществ. И уже значительно позже, в конце 1960-х гг., когда ноотропил (пирацетам) активно продвигался на фармацевтический рынок, К. Джурджеа сформулировал концепцию ноотропов. Безусловно, в ней были использованы идеи, о которых он услышал в середине 1950-х гг. в СССР, где жил и работал. Таким образом, идея оотропов, по-видимому, имела истоки из учения Н. В. Лазарева об адаптогенах.

Третье требование к адаптогенам звучит так: *действие адаптогена должно быть тем более выражено, чем более глубоки неблагоприятные сдвиги в организме*. Тезис, который также исходит из общефилософского восприятия Н. В. Лазарева и учения о состоянии неспецифически повышенной сопротивляемости (СНПС) организма. Речь идет, безусловно, о неглубоких, функциональных нарушениях. В этом смысле адаптогены должны нормализовать неблагоприятное отклонение от физиологической нормы. Например, если артериальное давление повысилось на 20 мм рт. ст., или же снизилось на эту ж величину, то адаптоген должен нормализовать эти отклонения. Вряд ли адаптоген нормализует артериальное давление, если оно повысится на 80-100 мм рт. ст. Здесь необходимы мощные антигипертензивные средства типа клофелина. То же самое можно говорить о существенно сниженном давлении (выраженной гипотонии), когда эффективны только мощные аденомиметики типа норадреналина или мезатона.

Таким образом, тезис об эффективности адаптогена при глубоких неблагоприятных сдвигах в организме нужно понимать как устранение этих сдвигов при условии, если они носят умеренный, функциональный характер. В противном случае адаптогены не эффективны.

И, наконец, четвертое требование к адаптогенам: *адаптоген должен обладать нормализующим действием независимо от направленности предшествующих сдвигов*. Принципиально важное положение, иллюстрирующее универсальность действия адаптогенов независимо от направленности (повышении или снижении) функционального отклонения. Выше мы уже частично останавливались на этом положении в примере с повышением или снижением артериального давления. Это пример иллюстрирует универсальность действия адаптогена. Другим примером можно назвать умеренную тахикардию или умеренную брадикардию. В данном случае адаптоген должен нормализовать эти отклонения в рамках физиологической нормы или в размере величин отклонения, не носящих стойкого патологического характера. Действительно, пароксизм тахикардии или нарушение атриовентрикулярной проводимости выраженной степени вряд ли можно нормализовать с помощью адаптогена, когда нужны мощные антиаритмические средства.

Итак, мы рассмотрели основные положения учения Н. В. Лазарева об адаптогенах с их краткой характеристикой. В фармакологии принципиально важное значение имеет механизм действия препаратов. Вкратце осветим и этот вопрос.

Защитное действие адаптогенов может являться результатом как опосредованного их влияния через нейрогуморальные механизмы на эффекторные исполнительные органы, так и непосредственного влияния на клеточные структуры. Эти механизмы можно свести к следующему [Новиков В.С. и др., 1998]:

- непосредственное действие на центральную нервную систему;
- действие через эндокринную систему и периферические железы внутренней секреции;
- непосредственное взаимодействие с клеточными рецепторами разного типа и модуляция их чувствительность к нейромедиаторам и гормонам;
- непосредственное воздействие на биологические мембраны клеток с влиянием на их избирательную проницаемость и активность связанных с ними ферментов;
- проникновение в клетку, непосредственная активация различных внутриклеточных систем, например, систем метаболизма ксенобиотиков;
- пополнение эндогенного фонда антиокислительной системы (многие адаптогены, являясь редоксактивными соединениями, обладают антиокислительными свойствами, благодаря чему препятствуют развитию патологических состояний, обусловленных накоплением

в организме свободнорадикальных продуктов и липидных перекисей).

Таким образом, многообразное действие адаптогенов на различные клеточные системы вызывает адаптационную перестройку метаболизма. Такая перестройка может осуществляться в разных направлениях. Одно из важнейших – это более экономное расходование субстратов и появление у организма способности оптимального функционирования при меньших затратах энергии, что может обеспечить адаптацию к повышенным нагрузкам. Другое – оптимизация защиты организма от вредных воздействий, включая действие токсинов, инфекционных агентов, стрессовых воздействий. Результатом адаптационных перестроек становится формирование состояния неспецифически повышенной сопротивляемости (СНПС) к разным экстремальным воздействиям. Оно может формироваться с разной скоростью. При действии фармакологических средств, оптимизирующих энергетические траты, – довольно быстро (это дало повод говорить о «быстродействующих адаптогенах», по А.Т. Гречко), при действии на белковый обмен и синтез РНК в разных тканях, включая иммунную и центральную нервную систему, – значительно медленнее. Тогда говорят о веществах, способных активировать консолидацию памятного следа и долговременную память, как в случае с введением препаратов типа этимизола или алмида, в результате чего формируется своего рода новое устойчивое состояние на основе сформированной матрицы памяти, обеспечивающей оптимальное его (состояния) функционирование [Шабанов П.Д., Бородкин Ю.С., 1989; Шабанов П.Д. и др., 2002, 2012].

Как мы уже отмечали, важный аспект действия адаптогенов на организм состоит в повышении пластического обмена, усилении синтеза белков и РНК, активации обмена ДНК, то есть генетического аппарата клеток, в том числе нейронов. Этот тезис был высказан Н.В. Лазаревым задолго до открытий в молекулярной биологии 1950-х гг. и появившихся в 1960-70-е годы положения, что в основе действия многих фармакологических веществ лежит активация генетического аппарата клеток. Еще в 1947 г., изучая пуриновые и пиримидиновые стимуляторы регенерации и иммунитета, Н.В. Лазарев предсказал роль азотистых оснований и их производных в качестве активаторов синтеза нуклеиновых кислот и белка (выступление на VII Всесоюзном съезде физиологов, биохимиков и фармакологов). Благодаря работам Н.В. Лазарева и его учеников были выделены наиболее эффективные стимуляторы регенерации из числа производных пиримидина – метилурацил и пентоксил. Эти препараты, относящиеся к нестероидным анаболическим средствам, до настоящего времени успешно используются как стимуляторы регенерации (при угнетении кроветворения, включая лучевую болезнь, трофических язвах, плохо заживающих ранах, ожогах и др.), а также как неспецифические иммуномодуляторы. В последние годы выделено отдельное направление в фармакологии – фармакогеномика, изучающее действие фармакологических веществ на генетический аппарат клеток [Рейхардт Б.А. и др., 2002].

С соответствии с современными представлениями, нестероидные анаболические средства представляют биохимические предшественники пуриновых и пиримидиновых оснований нуклеиновых кислот и некоторые синтетические вещества, созданные по принципу сходства с естественными метаболитами. Сюда относят препараты нуклеиновых кислот (нуклеинат натрия), производные пурина (рибоксин, инозие-F), производные пиримидина (оротат калия, метилурацил, пентоксил), из синтетических – производные бензимидазола (бемитил).

По своему механизму действия нестероидные анаболические средства принципиально отличаются от стероидных. Они служат прямыми предшественниками пуриновых и пиримидиновых оснований ДНК и РНК или тормозят дефосфорилирование уридинмонофосфата. Первый путь характерен для рибоксина, оротата калия, нуклеината натрия. Эти препараты способствуют накоплению пуриновых и пиримидиновых нуклеотидов в клетке, что облегчает текущие синтезы ДНК и РНК и клеточное деление. Второй путь характерен для метилурацила и пентоксила. Эти препараты способствуют сохранению фонда D-уридинмонофосфата в клетке, необходимого для обеспечения ключевой реакции в синтезе ДНК – образования дефицитарного D-тимидинмонофосфата, количество которого лимитирует скорость редупликации. Рассмотрим отдельные препараты этой группы.

Рибоксин (рибозид гипоксантина) в клетке в результате фосфорилирования превращается в инозиновую кислоту, которая является общим предшественником адениловых и гуаниловых нуклеотидов. Благодаря этому рибоксин обеспечивает фосфорилирование основных макроэргов (АТФ, ГТФ) и участвует в формировании пула пуриновых нуклеотидов для синтеза РНК и ДНК. Наиболее благоприятное действие рибоксин оказывает на функции миокарда и печени. При заболеваниях сердца улучшается энергетика органа, что проявляется снижением тахикардии, потребности больного в гликозидах, уменьшением нарушений проводимости, повышением функционального резерва и устойчивости к перенапряжению миокарда, улучшением внутрисердечной и общей гемодинамики. При ишемической болезни сердца (стабильная стенокардия) курсовое применение рибоксина урежает частоту приступов, число приемов нитроглицерина, улучшает динамику ЭКГ и переносимость больными физических нагрузок. Рибоксин ускоряет течение процесса реабилитации после инфаркта миокарда, способствует ликвидации недостаточности сердца, нарушений ритма, восстановлению функциональных возможностей миокарда. В качестве средства дополнительной терапии рибоксин применяют при коронарной недостаточности, инфаркте миокарда, миокардитах, кардиосклерозе, острой и хронической сердечной недостаточности. В среднем, рибоксин назначают 600-800 мг/сутки в течение трех-четырех недель. Препарат малотоксичен.

При заболеваниях печени (острый и хронический гепатит, холангит, отравления гепатотоксическими ядами, лекарственными средствами, алкоголем) рибоксин уменьшает нарушения метаболической и антитоксической функций, ускоряет регенерацию ткани печени. Дозировка и продолжительность лечения те же, что и при заболеваниях сердца.

Калия оротат является предшественником всех пиримидиновых оснований нуклеиновых кислот. Отличается от рибоксина тем, что не содержит остатка рибозы, требует привлечения пентозофосфатного цикла для синтеза пиримидиновых нуклеотидов, что связано с повышенным расходом АТФ. Целесообразно сочетать применение калия оротата и рибоксина. Калия оротат облегчает создание фонда нуклеотидов для оперативного синтеза РНК и редупликации ДНК. Улучшается регенерация тканей и адаптация организма к внешним вредным воздействиям. Препарат применяют при различных формах гепатита. Препарат ускоряет регенерацию печеночной ткани, восстанавливает антитоксическую функцию органа, способность печени регулировать углеводный и азотистый обмен, уменьшать отложение триглицеридов и липидов в гепатоцитах. Клинически функциональные показатели печени улучшаются, боли стихают, происходит нормализация массы печени.

На миокард калия оротат действует подобно рибоксину, но медленнее и слабее. У больных, перенесших инфаркт миокарда, под влиянием препарата улучшается динамика ЭЭГ, ослабляется токсическое действие сердечных гликозидов. Калия оротат комбинируют с рибоксином и витаминами. При таком сочетании препарат улучшает адаптацию здоровых людей к значительным физическим нагрузкам, уменьшает вероятность развития и облегчает проявления перенапряжения миокарда. Калия оротат переносится хорошо, суточная доза препарата 0,5-1 г, которую, однако, не следует превышать из-за возможных нежелательных последствий в виде ухудшения энергетического баланса печени и миокарда, жирового перерождения печени.

Метилурацил является пиримидиновым основанием подобно оротату калия. Был первым средством, предложеннным Н. В. Лазаревым, из группы стимуляторов регенерации. В отличие от выше рассмотренных препаратов метилурацил не включается в обмен в качестве предшественника пиримидиновых нуклеотидов ДНК и РНК. Действие метилурацила, также как и пентоксила, связано с угнетением уридинфосфатазы, в результате чего увеличивается продукция D-тимидинмонофосфата, лимитирующего синтез ДНК, но не РНК. Следствием является ускорение редупликации ДНК и клеточного деления. Этот основной механизм действия препарата лежит в основе регенерационного эффекта, особенно в быстро обновляющихся тканях (слизистая желудка и кишечника, костный мозг, печень). В других тканях (например, миокарде) метилурацил способствует образованию рубца на месте некроза. Обмен РНК метилурацил активирует слабее, чем рибоксин и оротат калия. Используется для лечения лейкопений (алиментарно-токсических, лекарственных, аллергических), в терапии язвенной болезни, для активации иммунитета при хронических инфекциях, местно (5-10%-ную мазь) при лечении ожогов, трофических язв, вяло гранулирующих ран. Назначают метилурацил внутрь в суточных дозах 1-1,5 г в течение 2-3 недель. Препарат переносится хорошо.

Основные принципы применения нестероидных анаболических средств. Поскольку препараты действуют не как депрессоры ДНК, а в виде индукторов функциональных нагрузок, особенно в тканях, где синтезы идут активно, они показаны для ускорения репарации поврежденных тканей, на начальном этапе иммуногенеза, при адаптации организма к систематическим и значительным функциональным нагрузкам. При этом действие препаратов пропорционально скорости синтеза нуклеотидов. Так, в печени, иРНК обновляются в течение нескольких часов (от 1-3 ч и выше), это намного быстрее, чем в миокарде и скелетных мышцах. То же самое следует отметить и для быстро обновляющихся тканей, таких как кроветворная, эпителий желудочно-кишечного тракта, дыхательных путей, клетки иммунной системы. В условиях здорового организма и при оптимальных функциональных нагрузках наблюдается баланс скорости обновления тканей, пропорциональный нагрузкам. В условиях максимальных нагрузок, неблагоприятного воздействия среды (гипоксия), в пожилом возрасте скорость биосинтеза нуклеотидов лимитирована, поэтому показаны анаболические препараты. Они оказывают медленное действие, эффект препаратов, как правило, проявляется лишь через 3-4 недели применения. Несколько быстрее (в течение первых дней назначения) действует рибоксин и его инъекционная форма инозие-F. Важно комбинировать препараты, действующие на пуриновый и пиримидиновый обмен, то есть рибоксин и оротат калия, а также витамины группы В (B_{12}, B_c, B_6, B_1), которые потенцируют действие нестероидных анаболических средств на пластический обмен. Стероидные и нестероидные анаболические средства, как правило, не комбинируют.

Таким образом, открытие и подробное изучение стимуляторов регенерации и иммунитета является крупнейшим событием в фармакологии XX века, в которое внес свой неоценимый вклад и Н. В. Лазарев.

Некоторые современные концепции, сформулированные на основе учения об адаптогенах. Фармакология антигипоксантов

Выше было частично обосновано положение, что учение об адаптогенах послужило отправной точкой в разработке ряда современных концепций, включая концепции ноотропов, актопротекторов, антигипоксантов. Остановимся более подробно на двух последних теоретических построениях, которые активно развивались, начиная с начала 1960-х гг., на кафедре фармакологии Военно-медицинской академии под руководством проф. В.М. Виноградова, прежде всего, на антигипоксантах.

Гипоксия является наиболее частым, повседневным в реаниматологической практике, но не единственным фактором, вызывающим энергетический дефицит с тяжелыми, часто драматическими последствиями для клеток, органов и организма в целом. Поэтому, когда говорят об антигипоксантах, речь идет главным образом о препаратах, способных с помощью разных механизмов сгладить этот дефицит, защитить клетки на обратимой стадии их повреждения и активировать становление структуры и функций [Виноградов В.М., Криворучко Б.И., 2001]. Поскольку гипоксия является наиболее удобной моделью для исследования подобных средств, имеющих отношение преимущественно к фактору энергетического дефицита, В. М. Виноградов стал называть такие средства (прежде всего, аминотиолы) «антигипоксантами», под которым оно фигурирует и сегодня, причем, не только в России. В последующие годы антигипоксанты иной химической структуры (триметазидин и др.), богатые энергией соединения (креатинфосфат или неотон) и некоторые естественные переносчики электронов (цитохром С, убихинон) существенно расширили класс антигипоксантов.

К антигипоксантам В.М. Виноградов отнес вещества различного химического строения с общеклеточным (не медиаторным, тканеспецифичным или системным) действием, способные корригировать нарушения энергетического обмена и их последствия и повышать таким путем устойчивость клеток, органов и организма в целом к недостатку кислорода и другим воздействиям, нарушающим энергопродукцию. Первыми препаратами данной группы стали антигипоксанты аминотиолового ряда, большинство которых было синтезировано сотрудником В.М. Виноградова химиком Ф.Ю. Рачинским, в течение ряда лет возглавлявшим синтетическую лабораторию кафедры фармакологии. Начальной посылкой к синтезу большого ряда аминотиолов на основе тиомочевины был поиск возможных радиопротекторов по типу предложенного еще в 1950-е гг. бета-меркаптоэтиламина (меркамина), защищавшего до 100% мышей при облучении их летальными дозами ионизирующей радиации. После этого открытия синтез аминотиолов широко развернулся во многих странах, но фармакологическим свойствами их (помимо радиозащитного действия) почему-то никто не занимался. Они просто считались неперспективными, поскольку на стандартных фармакологических тестах не проявляли активности.

На разных моделях гипоксии В.М. Виноградовым и сотрудниками [Виноградов В.М. и др., 1970; Виноградов В.М., Гречко А.Т., 1973; Виноградов В.М., Руднев М.И., 1973] был изучен большой ряд алифатических аминотиолов, из которых для углубленного изучения была отобрана N-амидинотиомочевина (гутимин). Хотя в этом ряду имелись и более активные вещества, у гутимина были определенные преимущества (низкая токсичность, хорошая растворимость в воде, дешевизна). Функциональной «антигипоксической» группой в молекуле гутимина являлась именно тиомочевина с возможностью внутреннего перехода в меркаптосоединение.

Атом серы оказался необходимым и замена его изостерным атомом кислорода или селена вела к утрате антигипоксической активности. Предложение В.М. Виноградова синтезировать дисульфид гутимина неожиданно для химиков привело к циклизации молекулы в 3,5-диамино-1,2,4-тиодиазол. Его изучение выявило более высокую антигипоксическую активность этого соединения. При наличии восстановителей (в гипоксической клетке они в избытке) это вещество легко превращается в гутимин. Тем не менее, на моделях гипоксии диаминотиодиазол также представлялся перспективным и превосходил гутимин. Как самостоятельный препарат он был изучен и предложен под названием амтизол и с успехом прошел клинические испытания в ряде направлений, в том числе при угрозе или возникновении инсультов.

Следующим этапом разработки антигипоксантов явилась попытка (весьма успешная) получить такие вещества с той же функциональной группой в составе имидазольного ядра 2-тиомеркаптобензимидазола. На этом пути и было получено более 20 веществ, из которых три подвергнуты подробному изучению и доведены до стадии клинических испытаний: этилтиоимидазол (бемитил, или метапрот), аллилтиобензимидазол (алмид) и 5-этоксибемитил (этомерзол). Производство бемитила было освоено еще в 1980-е гг. Следует отметить одно важное обстоятельство: на первых этапах экспериментального изучения внимание было сосредоточено не на антигипоксантной активности препаратов, а на их способности сохранять физическую выносливость в осложненных условиях (дефицит кислорода, высокая температура среды, интоксикации и т.п.), а также существенно ускорять восстановление дееспособности после предельных нагрузок, в стрессовых ситуациях, после отравления ФОС и т. д. [Смирнов А. В. и др., 1997].

Поскольку такая способность действительно имелась и была выражена весьма сильно, а лекарств с подобными свойствами в фармакологии ранее не фигурировало, В.М. Виноградов предложил называть эти препараты «актопротекторами» (защищающими дееспособность организма). Название было принято, утвердилось, и авторы препаратов попали в своего рода «терминологический капкан». Дело в том, что аналогичными свойствами, но в меньшей мере, обладали также гутимин и его соли с субстратами цикла Кребса, амтизол, а тиобензимидазолы обладали также антигипоксической активностью. Эти две группы аминотиолов были разделены фактически искусственно. Но исследование выявило, что у них гораздо больше общего, чем различий. В настоящее время В.М. Виноградов считает, что оба класса соединений следует объединить в один класс общим названием «антигипоксанты» [Виноградов В.М., Криворучко Б.И., 2001]. Данные авторы отдают себе отчет, что и это название не вполне описывает свойства подобных препаратов.

Всем алифатическим и циклическим аминотиолам – гутимину, амтизолу, бемитилу, алмиду, этомерзолу и многим их аналогам присущи три основных вида активности, которые по-разному выражены у каждого из препаратов, что позволяет профилировать их применение в разных клинических ситуациях

и у здоровых людей. Все эти направления были не только изучены в эксперименте, но и подтверждены в практике. Это:
- антигипоксический эффект;
- антиоксидантный эффект — он выражен у всех препаратов и изначально обусловлен общими свойствами аминотиолов;
- способность ускорять репарационный и адаптивный синтез РНК, ферментов, функциональных и структурных белков при различного рода повреждениях — гипоксических, инфекционных, токсических, стрессовых, также в процессе адаптации к осложненным условиям.

Были выполнены обстоятельные исследования по изучению препаратов гутимин и амтизол, в которых отмечена их способность повышать резистентность мозга к острому кислородному голоданию, вызванному нарушением регионарного кровообращения, дыхательной недостаточностью вследствие временной остановки дыхания или разрежения атмосферы. Эти выводы послужили основанием для рекомендации препаратов к клиническим испытаниям. Кратко эти выводы можно свести к следующему [Виноградов В.М., Криворучко Б.И., 2001]:

На разных моделях критической гипоксии (аноксии) мозга гутимин и амтизол в 1,5-3 раза повышает переносимость воздействия, время переживания мозгом гипоксии и выживаемость подопытных животных в заданных границах времени. При этом препараты ни в коей мере не заменяют кислород, а лишь временно повышают устойчивость тканей мозга к его дефициту.

Профилактическое действие препаратов выражено сильнее, чем лечебное, хотя и последнее имеет место, особенно при умеренных значениях гипоксии. Место аминотиоловых антигипоксантов авторы определили как дополнительное средство лечения в системе реанимационных мероприятий, в медицине катастроф, а также в определенных клинических ситуациях, где ожидается (или присутствует) выраженная и нарастающая гипоксия мозга.

Представленный ниже клинический материал позволяет конкретизировать возможные показания к практическому применению антигипоксантов гутимина, амтизола и метапрота при нескольких очевидных ситуациях, сопровождаемых гипоксией мозга той или иной степени. К ним можно отнести: внутриутробную гипоксию плода, утолщения миометрия, менингококковый менингоэнцефалит, острые расстройства мозгового кровообращения, включая ишемический инсульт.

В последние годы были проведены обстоятельные исследования антиоксидантных свойств производных аминотиола, в частности, бемитила (метапрота) при активации перекисного окисления липидов гипоксическим фактором [Зарубина И.В., 2000; Миронова О.П., Зарубина И.В., 2002; Зарубина И.В., Шабанов П.Д., 2002, 2003; Шабанов и др., 2012]. Остановимся более подробно на этих данных.

Свободнорадикальное окисление играет существенную роль в развитии многих заболеваний и экстремальных состояний, в том числе и кислородной недостаточности, которая остается одной из центральных проблем медицины, служит основой разнообразных патологических процессов и часто наблюдается в клинике. Поиск новых эффективных антиоксидантных средств для защиты организма от окислительного стресса в экстремальных ситуациях и лечения патологии, характерной для военной медицины и гражданского здравоооохранения, остается актуальной задачей. В фармакологической коррекции повреждений, вызванных свободнорадикальными процессами, наибольший успех приносят средства метаболического типа действия, способные предупреждать развитие энергодефицита, процессов перекисного окисления липидов (ПОЛ) и угнетение активности антиоксидантных систем (АОС). Спектр лекарственных средств с подобными свойствами широк и, как правило, принадлежат они к различным фармакологическим классам. Проявляемыми ими антиоксидантные эффекты могут быть вторичными по отношению к энергостабилизирующим свойствам. О наличии самостоятельной антиоксидантной активности у этих препаратов и особенностях механизма этого действия следует судить по результатам комплексного изучения их влияния на свободнорадикальные процессы в неметаболизирующих и метаболизирующих модельных системах in vitro в совокупности с проявляемой препаратом in vivo выраженной антиоксидантной защитой. Использование такого методического подхода позволяет установить наличие у препаратов истинных антиоксидантых свойств, расширить их применение по новым показаниям и пополнить ряд антиоксидантов [Миронова О.П., Зарубина И.В., 2002].

Метаболические протекторы как антиастенические средства

Высокий темп жизни, присущий современному человеку, неизменно приводит к снижению, а нередко и к истощению физических и психических сил человека. Для нашего современника, особенно проживающего в большом городе, стал типичным синдром хронической усталости, характеризующийся системным снижением защитных механизмов адаптации, иммунитета, работоспособности. Основной причиной развития состояния хронического утомления является длительное выполнение истощающих нагрузок (физических и психических) средней и высокой интенсивности. Подобные состояния относят к нервно-психической астении разной степени выраженности, которая требует лечения с применением антиастенических средств [Островская Р.У, 1982; Ковалев Г.В., 1990; Wass C.T., Lanier W.L., 1996; Нурмхаметов Р., 1999; Лесиовская Е.Е., Пастушенков Л.В., 2003; Шабанов П.Д., 2008, 2012]. Кроме того, после прекращения напряженной и длительной деятельности развивается период снижения работоспособности, или период восстановления. Период восстановления после острого утомления может продолжаться от десятков минут до нескольких часов, после хронического утомления – от нескольких дней до нескольких недель [Цыган В.Н. и др., 2007, 2008]. Для фармакологической коррекции острого и хронического утомления применяют разнообразные средства: транквилизаторы, ноотропы и ноотропоподобные препараты (нейропротекторы), психостимуляторы, средства метаболической коррекции, пептидные препараты, витамины, биогенные стимуляторы, анаболические средства [Шабанов П.Д., 2008]. Появилось новое направление восстановительной и реабилитационной медицины – фармакология актопротекторов, то есть средств, повышающих работоспособность человека [Смирнов А.В., 1993; Смирнов А.В., Криворучко Б.И., 1997].

Итак, метапрот относится к группе антиастенических средств с выраженными психоактивирующими свойствами. Он обладает ноотропной, антигипоксической, антиоксидантной, иммуномодулирующей активностью, способностью усиливать регенерацию и репарацию [Смирнов А.В., Криворучко Б.И., 1997; Зарубина И.В., Миронова О.П., 2002; Шабанов П.Д., 2002; Лукк М.В. и др., 2008; Евсеева М.А. и др., 2008; Новиков В.Е. и др., 2008; Зарубина И.В. и др., 2009; Шабанов П.Д. и др., 2009, 2012].

Механизм действия метапрота

Механизм действия препарата заключается в активации синтеза РНК, а затем белков, в том числе ферментных и имеющих отношение к иммунной системе. Происходит активация синтеза ферментов глюконеогенеза, которые обеспечивают утилизацию лактата (фактора, ограничивающего работоспособность) и ресинтез углеводов – источника энергии при интенсивных нагрузках, что ведет к повышению физической работоспособности. Усиление синтеза митохондриальных ферментов и структурных белков митохондрий обеспечивает увеличение энергопродукции и поддержание высокой степени сопряженности окисления с фосфорилированием. Сохранение высокого уровня синтеза АТФ при дефиците кислорода способствует выраженной антигипоксической и противоишемической активности. Метапрот усиливает синтез антиоксидантных ферментов и обладает выраженной антиоксидантной активностью. Повышает устойчивость организма к воздействию экстремальных факторов – физической нагрузке, стрессу, гипоксии, гипертермии. Особенностью препарата является то, что он повышает работоспособность при физической нагрузке и обладает выраженным антиастеническим действием, ускоряя процессы восстановления после экстремальных воздействий [Зарубина И.В., Миронова О.П., 2002; Зарубина И.В., Шабанов П.Д., 2003; Миронова О.П. и др., 2003; Зарубина И.В. и др., 2006; Шабанов П.Д. и др., 2005, 2006, 2009].

После приема внутрь метапрот хорошо всасывается из желудочно-кишечного тракта, активно метаболизируется в печени. После однократного приема обнаруживается в крови через 30 мин, максимальный эффект достигается через 1-2 ч, продолжительность действия 4-6 ч. Фармакокинетика метапрота (капсула 250 мг), исследованная на добровольцах методом высокоэффективной жидкостной хроматографии с УФ-детекцией, представлена на рис. 2 и 3. Препарат детектировался в плазме крови здоровых добровольцев в концентрациях выше 4 нг/мл не дольше 10 ч. Как следует из литературных данных [Зарубина И.В., Шабанов П.Д., 2004], у части добровольцев наблюдался второй, менее выраженный, пик концентраций.

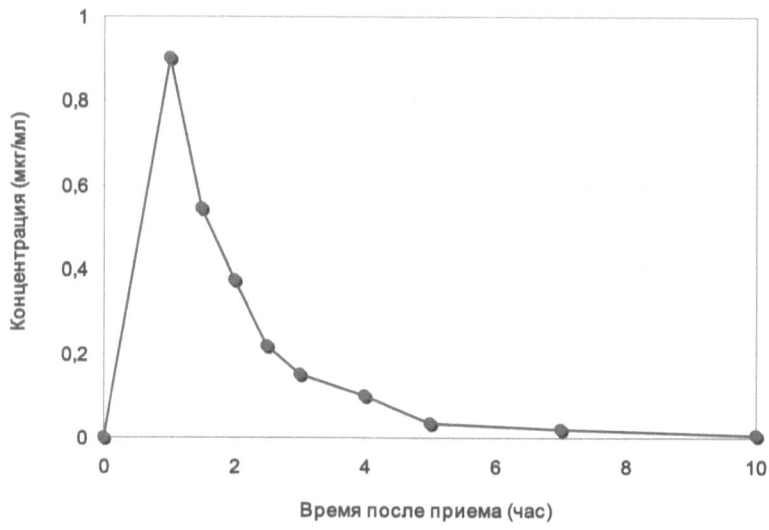

Рис. 2. Средние фармакокинетические профили 2-этилтиобензимидазола гидробромида у здоровых добровольцев после однократного приема внутрь метапрота (250 мг)

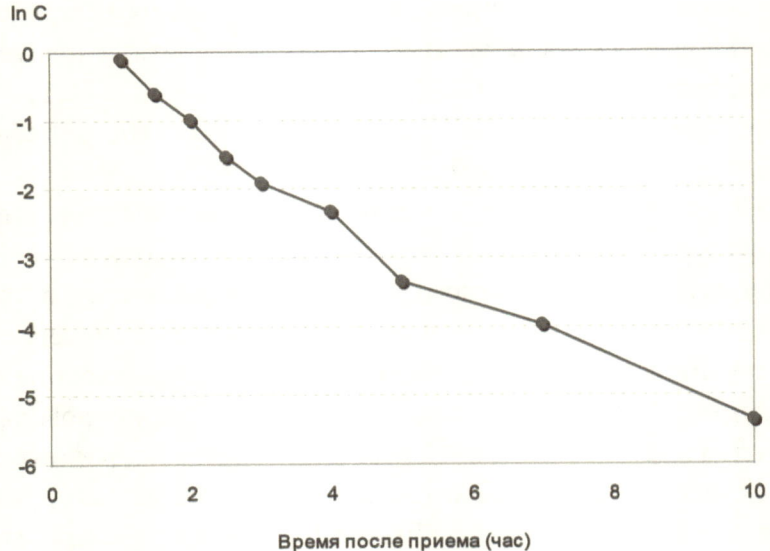

Рис. 3 Ln-преобразованные средние фармакокинетические профили этилтиобензимидазола гидробромида у здоровых добровольцев после однократного приема внутрь препарата метапрот (250 мг)

На фоне курсового приема эффект обычно нарастает в первые 3-5 дней, затем устойчиво поддерживается на достигнутом уровне. При длительном курсовом непрерывном приеме, особенно в больших дозах, может отмечаться тенденция к кумуляции препарата с повышением его концентрации в крови к 10-12 дню применения.

Показаниями к применению метапрота являются повышение и восстановление работоспособности, в том числе в экстремальных условиях (тяжелые физические нагрузки, гипоксия, перегревание) [Зарубина И.В., 2002; Зарубина И.В., Миронова О.П., 2002; Зарубина И.В., Шабанов П.Д., 2002]. Метапрот применяется в качестве средства повышения адаптации к воздействию различных экстремальных факторов [Гречко А.Т., 1994; Шабанов П.Д., 2002; Ганапольский В.П. и др., 2007]. Незаменим для коррекции астенических расстройств различной природы (при неврастении, соматических заболеваниях, после перенесенных тяжелых инфекций и интоксикаций, пред- и послеоперационном периоде при хирургических вмешательствах) [Востриков В.В. и др., 2006; Шабанов П.Д. и др., 2006; Болехан А.В. и др., 2007].

Востребован в составе комплексной терапии, в частности, при перенесенной черепно-мозговой травме, менингите, энцефалите, нарушениях мозгового кровообращения, когнитивных расстройствах [Зарубина И.В. и д., 2005, 2006; Зарубина И.В., Шабанов П.Д., 2006; Шабанов П.Д. и др., 2005, 2007; Хабаров И.Ю. и др., 2007].

Безусловно, каждый препарат имеет свои недостатки. К ним относятся возможная гиперчувствительность к приему препарата, гипогликемия (снижение уровня сахара в крови), период лактации (вскармливания), артериальная гипертензия, глаукома (повышение глазного давления).

Препарат назначают внутрь, после еды, по 0,25 г 2 раза в день. При необходимости суточную дозу повышают до 0,75 г (0,5 г утром и 0,25 г – после обеда), а лицам с массой тела свыше 80 кг – до 1 г (по 0,5 г 2 раза в день). Курс лечения – 5-6 дней, затем 2-дневный перерыв во избежание кумуляции препарата, и курс повторяют. Количество курсов зависит от эффекта и в среднем составляет 2-3 (реже 4-6) курсов [Шабанов П.Д. и др., 2009].

Для повышения работоспособности в экстремальных условиях препарат принимают за 40-60 мин до предстоящей деятельности в дозе 0,5-0,75 г. При продолжении работы повторный прием производят через 6-8 ч в дозе 0,25 г. Максимальная суточная доза – 1,5 г, а в последующие сутки 1 г.

Для поддержания высокого уровня работоспособности в течение длительного времени (несколько недель) и для активации адаптационных процессов препарат назначают по схеме: 5-дневные курсы приема с 2-дневными перерывами в дозе 0,25 г 2 раза в сутки.

Учитывая, что инструктивные показания к применению метапрота ограничены, мы сочли необходимым привести более расширенные данные по клиническому использованию метапрота в разных областях медицины. Данные исследования были выполнены в разное время в основном в клиниках Военно-медицинской академии им. С.М.Кирова, Санкт-Петербург. Они, несомненно, имеют важное значение при назначении препарата по иным, не предусмотренным инструкцией, показаниям.

Клиническое исследование метапрота у разных категорий больных

В настоящее исследование включены оригинальные данные по влиянию метапрота на течение вирусного гепатита А, хронических неспецифических заболеваний органов дыхания, по применению метапрота в комплексном лечении лучевой болезни, для лечения больных с нервно-мышечными заболеваниями, ишемической болезнью сердца, для профилактики ишемических и реперфузионных повреждений при аортокоронарном шунтировании, профилактики тугоухости, в качестве средства метаболической защиты головного мозга при острых нарушениях мозгового кровообращения, для коррекции послеоперационной диффузной гипоксически-ишемической энцефалопатии, для профилактики гипоксии плода вследствие гестоза у беременных, для восстановительного лечения после перенесенных черепно-мозговых травм.

Применение метапрота для восстановительной терапии у больных с последствиями черепно-мозговой травмы

Черепно-мозговая травма (ЧМТ) относится к числу наиболее распространенных и тяжелых видов повреждений. Среди причин ЧМТ 50-78% в России занимает бытовой травматизм, 10-30% транспортный, 12-15% производственный и 1-2% – спортивный [Новиков В.Е. и др., 2008]. Количество пострадавших с ЧМТ во время локальных вооруженных конфликтов последнего времени превысило в 2 раза данные по итогам Великой Отечественной войны. ЧМТ занимает ведущее место среди травм нервной системы в формировании инвалидности. Социальное значение травмы головного мозга обусловлено преимущественно молодым возрастом пострадавших, длительностью временной нетрудоспособности, значительным экономическим ущербом. С современных позиций последствия ЧМТ травмы рассматриваются как «эволюционно предопределенный и генетически закрепленный комплекс дистрофических, дегенеративных, резорбтивных и других процессов, развивающихся в ответ на повреждение головного мозга» [Лихтерман Л.Б. и др., 2003]. Важное место в патогенезе ЧМТ занимают обусловленные гипоксией метаболические нарушения в виде энергодефицита и сопутствующих ему чрезмерной активации процессов перекисного окисления липидов и угнетения активности антиоксидантных систем. Степень восстановления метаболизма и функций высшей нервной деятельности, в частности, зависит от индивидуальной устойчивости организма к гипоксии [Зарубина И.В., Шабанов П.Д., 2003]. Нередко продолжительный период удовлетворительной клинической компенсации у лиц, перенесших травму мозга, в отдаленном периоде сменяется ухудшением состояния здоровья, приводящим к социально-трудовой дезадаптации. В связи с этим проблема адекватной фармакологической коррекции последствий ЧМТ, основанная на индивидуальной чувствительности организма к гипоксии, остается актуальной задачей медицины. В лечении посттравматических последствий чаще всего применяются фармакологические средства ноотропного типа действия, позволяющие эффективно устранять психопатологические расстройства личности и метаболические нарушения. Однако, как правило, курс лечения ноотропами длительный, а сами препараты применяются в достаточно больших дозах [Новиков В.Е. и др., 2008]. Учитывая гипоксическую компоненту ЧМТ и ее повреждающее действие на метаболизм нервной ткани, целесообразно применение антигипоксических средств защиты. Несмотря на то, что антигипоксанты не служат средствами этиотропного лечения ЧМТ, они могут применяться в комплексной терапии последствий мозговой травмы. Наиболее эффективны препараты метаболического типа действия, обладающие энергостабилизирующими и антиоксидантными свойствами. Этим требованиям отвечают производные бензимидазола – метапрот и этомерзол, разработанные на кафедре фармакологии Военно-медицинской академии им. С.М.Кирова.

В исследование включены 127 пациентов, перенесших ЧМТ разной степени тяжести (преимущественно средней степени) и проходивших стационарное лечение на базе клиники нервных болезней Военно-медицинской академии им. С.М.Кирова. Все пациенты были рандомизированы и разделены на 6 групп (в каждой группе 15-25 больных), каждая из которых получала восстановительное лечение пирацетамом (400 мг 2 раза в день; I группа), метапротом (250 мг 2 раза в день; II группа), пиразидол (80 мг 2 раза в день; III группа), комбинацию пирацетама и метапрота (IV группа), комбинацию пиразидола и метапрота (V группа) или плацебо-терапию (VI группа). Продолжительность курса лечения составила 15 дней.

У пациентов с последствиями ЧМТ, не получавших фармакологических средств из классов антигипоксантов, ноотропов и антидепрессантов, выявлялась церебрастения. Признаки астено-невротического состояния у них заключались в повышенной психической и физической утомляемости, рассеянности, рассредоточенности внимания, снижении работоспособности, потребности в длительном отдыхе. Повышение психической истощаемости у пациентов сочеталось с чрезмерной возбудимостью, что сопровождалось увеличением уровня тревожности, свидетельствующем о нарушении психической адаптации.

В результате объективной оценки выраженности астено-невротического состояния с помощью методики М. Люшера у пациентов, перенесших в отдаленном периоде ЧМТ, исходно выявлены характерные для посттравматической церебрастении показатели вегетативного коэффициента в диапазоне 1 (от 0,20 до 0,49) описываемые, как астения, установка на отдых и восстановление сил, наличие признаков хронического утомления, временное истощение жизненного энергоресурса. Для этих пациентов характерно пассивное реагирование на трудности, неготовность к напряжению сил и адекватным действиям в стрессовых ситуациях. В экстремальной обстановке наиболее вероятна реакция заторможенности, депрессии .

У пациентов с отдаленными последствиями черепно-мозговой травмы в виде церебрастении

Терапевтическая динамика психопатологических расстройств у больных на фоне курсового лечения метапротом, пирацетамом, пиразидолом и их комбинациями характеризовалась однонаправленной редукцией собственно астенических проявлений. К окончанию 15-дневнного курса лечения пациентов с посттравматической церебрастенией пирацетамом у 70% больных уменьшалось чувство физической слабости, утомляемости, улучшался сон и настроение, увеличивалось значение вегетативного коэффициента на 45% по сравнению с периодом до лечения.

При применении метапрота у 78% больных, начиная с 10-го дня лечения, отмечалось уменьшение слабости, истощаемости и вегетативной дисфункции, улучшение настроения и сна. У 11% пациентов с гиперстенической формой астении наблюдались признаки гиперактивации, проявляющиеся в усилении раздражительности и уменьшении глубины ночного сна, нарастание вегетативных нарушений, регистрируемых по лабильности пульса и повышенной потливости. Курсовой прием метапрота сопровождался увеличением величины вегетативного коэффициента на 77% по сравнению с периодом до лечения ($p < 0,05$).

На фоне лечения астенического синдрома у пациентов с перенесенной ЧМТ пиразидолом вегетативный коэффициент достоверно возрастал на 72%. Через 12 дней после начала приема антидепрессанта у 75% пациентов отмечалось уменьшение проявлений астенического симптомокомплекса.

Назначение метапрота совместно с пиразидолом способствовало равномерному уменьшению выраженности всего комплекса астенической симптоматики у 94% больных. Противоастеническое действие метапрота в сочетании с пиразидолом проявлялось к 5 дню лечения. Признаков гиперактивации, наблюдаемых при монотерапии метапротом, в эти сроки не выявлено. При сочетанном применении метапрота с пиразидолом значение вегетативного коэффициента увеличивалось на 137% ($p < 0,05$).

отдаленном периоде черепно-мозговой травмы (1 – пиразидол+метапрот, 2 – пирацетам+метапрот, 3 – метапрот, 4 – пиразидол, 5 – пирацетам)

Назначение метапрота совместно с пирацетамом у 88% пациентов к 8 дню курсового приема отмечалось улучшение настроения, сна, повышение работоспособности. С окончанием курса применения метапрота в сочетании с пирацетамом значение вегетативного коэффициента достоверно увеличивалось на 91%. Значимым являлся второй выбор цветовых предпочтений, более точно отражающий функциональное состояние центральной нервной системы. Анализ данных, полученных при монотерапии пирацетамом, метапротом и пиразидолом, свидетельствует об улучшении состояния больных, что характеризуется по тесту М. Люшера как диапазон 2 – увеличение энергопотенциала достаточного для успешной деятельности в привычных условиях. Наряду с этим у пациентов возможна временная мобилизация, при этом можно ожидать наибольшей эффективности от реабилитационных мероприятий.

Данные, полученные при комбинированном применении метапрота с пирацетамом и пиразидолом, оцениваются по тесту Люшера, как диапазон 3. По окончанию курса лечения у пациентов, получавших комбинацию препаратов, наблюдалась психофизиологическая мобилизованность и умеренное деятельное возбуждение. Обследуемые пациенты не страшились столкновения с трудностями, демонстрировали высокую скорость ориентировки и адаптации, целесообразности и успешности выполняемых действий.

Анализ внутрипсихических конфликтов по сумме компенсаций и тревог у пациентов с посттравматической церебрастенией, прошедших курс лечения данными препаратами, свидетельствует о снижении их напряженности у больного .

У пациентов, принимавших плацебо, уровень работоспособности, оцениваемый по простой зрительной моторной реакции не изменялся. На фоне приема пирацетама он достоверно увеличивался на 87% по сравнению с периодом до лечения. Курсовой прием метапрота способствовал увеличению уровня работоспособности на 129%, а пиразидола – на 107% ($p<0,05$). На фоне комбинированного лечения у пациентов, принимавших метапрот с пирацетамом уровень работоспособности достоверно возрастал на 176%. Прием метапрота в сочетании с пиразидолом увеличивал работоспособность на 211% ($p< 0,05$).

Использование метода отыскивания чисел по таблицам Шульте показало, что до начала лечения церебрастении вследствие перенесенной ЧМТ у больных был снижен объем произвольного внимания, что проявлялось в достоверно большем количестве времени, затраченном на выполнение задания по каждой таблице. На фоне приема больными плацебо достоверной динамики затраченного времени не наблюдалось.

Результаты дополнительных методов обследования (электроэнцефалография, ультразвуковая допплерография, компьютерная и магнитно-резонансная томография), проводившиеся пациентам по показаниям на фоне лечения метапротом, пирацетамом, пиразидолом и их сочетанием динамики не имели.

В результате курса лечения у пациентов улучшилось самочувствие, активность, настроение. Обследуемые отмечали нормализацию сна, улучшение памяти, повышение работоспособности, снижение раздражительности. Наряду с улучшением самооценки состояния наблюдалось усиление поведенческой активности, изменение характера поведения, купирование невротических

Изучение процессов перекисного окисления липидов и состояния антиоксидантной системы у пациентов с посттравматической церебрастенией показало, что при поступлении в клинику в крови регистрировалось повышение содержания диеновых конъюгатов и малонового диальдегида на фоне снижения содержания восстановленного глутатиона и активности супероксиддисмутазы.

К окончанию курсового приема метапрота, пирацетама, пиразидола и их сочетания в крови снижалось содержание диеновых конъюгатов и малонового диальдегида и увеличивалось содержание восстановленного глутатиона и активность супероксиддисмутазы. Монотерапия метапротом, пирацетамом и пиразидолом сопровождалась снижением в крови пациентов продуктов перекисного окисления липидов в равной степени. На фоне действия пирацетама содержание в крови пациентов диеновых конъюгатов достоверно снижалось на 24%, малонового диальдегида – на 26%, на фоне метапрота – на 29% и 27%, на фоне пиразидола – на 24% и 21% соответственно. Монотерапия метапротом, пирацетамом и пиразидолом приводила к увеличению содержания в крови восстановленного глутатиона в среднем на 130% ($p<0,05$). На фоне действия метапрота активность супероксиддисмутазы в крови пациентов увеличивалась в два раза, а при приеме пирацетама возрастала сопоставимо с приемом пиразидола в среднем на 36% ($p<0,05$).

При сочетании метапрота с пирацетамом и пиразидолом антиоксидантный эффект был более выражен. По окончании курсового приема метапрота спирацетамом в крови пациентов содержание продуктов перекисного окисления липидов снижалось на 36%, при сочетании бемитила с пиразидолом – на 44% ($p<0,05$). Содержание в крови пациентов восстановленного глутатиона на фоне приема метапрота с пирацетамом достоверно возрастало на 165%, а на фоне приема метапрота в сочетании с пиразидолом – в 3 раза (p<0,05). Активность супероксиддисмутазы увеличивалась в два раза на фоне приема метапрота с пирацетамом и пиразидолом. Следует отметить, что к окончанию комбинированной терапии изучаемые показатели в крови пациентов достоверно не отличалось от значений нормы. В группе пациентов, принимавших плацебо, динамики процессов перекисного окисления липидов и активности антиоксидантных систем в крови не выявлено.

Таким образом, курсовое применение метапрота с пиразидолом и пирацетамом эффективно корригирует проявления посттравматической церебрастении у пострадавших с ЧМТ. Более конкретно можно сформулировать следующие положения. Монотерапия метапротом, пирацетамом и пиразидолом пациентов с астено-невротическим синдромом вследствие перенесенной закрытой ЧМТ сопровождается улучшением вегетативного и эмоционального статуса, повышением работоспособности, снижением утомления, повышением внимания, нормализацией процессов перекисного окисления и увеличением активности антиоксидантных систем крови. Наибольшей терапевтической эффективностью при лечении посттравматической церебрастении обладает метапрот в сочетании с пиразидолом. При коррекции астено-невротического состояния у пациентов с последствиями травмы мозга целесообразно применение в качестве противоастенических средств метапрота (250 мг 2 раза в сутки) в комбинации с пиразидолом (25 мг 2 раза в сутки) курсом 15 дней.

Заключение

В приведенном исследовании представлены данные о разнообразных эффектах метапрота, зарегистрированных при изучении его клинических эффектов. В целом, метапрот оказывает положительное действие в отношении многих патологических состояний, где патогенетическими компонентами выступают гипоксия, ишемия, снижение биосинтеза белка, дегенерация тканей. В основе клинических эффектов метапрота лежит его способность активировать синтезы РНК и белков в нервной и мышечной ткани, повышать микроциркуляцию важнейших органов (миокард, мозг, печень), оптимизировать энергопродукцию и энерготраты в основном за счет более экономного расходования энергии АТФ и стимуляции глюконеогенеза, усиливать репаративные процессы в тканях [Зарубина И.В. и др., 2001; Зарубина И.В., Шабанов П.Д., 2002; Шабанов П.Д. и др., 2009, 2012]. Все это и определяет показания к применению метапрота, ориентированные на преодоление последствий ишемии и гипоксии, восстановление энергетики, микроциркуляции и стимуляцию репарации в различных тканях и органах.

Деятельность современного человека осуществляется в условиях возрастания экстремальности общей и профессиональной экологической среды, когда организм нередко подвергается воздействием крайних колебаний барометрического давления, предельных температурных нагрузок и изменений газового состава вдыхаемого воздуха, интенсивных шумов и вибрации, ядовитых химических соединений, негативных информационно-семантических и других чрезвычайных факторов (Новиков В.С. и др., 1998).

Неуклонная химизация нашей повседневной жизни приводит к тому, что ежегодно в России госпитализируют около 200 тыс. лиц с отравлениями различными химическими веществами, более 30 тыс. из них погибают. Широкое использование и накопление в огромных объемах на предприятиях мирной индустрии высокотоксичных веществ чревато, с одной стороны, возможностью формирования очагов массовых санитарных потерь при химических авариях и катастрофах, а с другой – возможностью применения химикатов с диверсионными и/или террористическими целями (Белевитин А.Б. и др., 2008).

В научной литературе понятие «экстремальный» соотносят с крайним предельным, выходящим за рамки обычного, чрезвычайным воздействием. Выделяют три степени экстремальности: относительно экстремальные условия, в которых жизнь хотя и затруднена, но возможна; абсолютно экстремальные условия, когда для поддержания жизни требуются специальные системы защиты; суперэкстремальные условия, при которых существование человека как вида невозможно. В психологическом контексте экстремальными называют условия жизни человека, характеризующиеся непредсказуемостью, неупорядоченностью будущего при неясности для субъекта способов достижения цели.

Необходимо учитывать также то, что в конкретных условиях (кабина самолета, отсек подводной лодки, условия высокогорья) на организм человека действуют одновременно не изолированные, а комплекс факторов, суммарный эффект которых в значительной мере определяется характером их сочетания. Возможны следующие основные типы сочетанного действия: потенцированный, антагонистический и аддитивный, при которых соответственно суммарный эффект будет больше, меньше или равен сумме изолированных эффектов отдельных факторов. Различают полную аддитивность (комбинированное действие равно сумме эффектов отдельных факторов), частичную аддитивность (комбинированное действие превышает эффект каждого раздражителя, но не достигает их суммы). Чаще всего сочетание двух и более экстремальных факторов приводит к отягощению эффекта. В физиологии труда и медицине для характеристики такого потенцирования используются термины «синдром взаимного отягощения», «синдром эколого-профессионального перенапряжения». Очевидно, что даже при отсутствии экстремальности какого-либо одного фактора среды их комбинированное одновременное или последовательное действие может приобрести отрицательный для организма человека характер.

Литература

1. Арушанян Э.Б. Антидепрессанты. Ставрополь: СМГА, 2002. 331 с.
2. Белевитин А.Б., Евланов О.Л., Гребенюк А.Н. Значение токсикологии и радиобиологии в подготовке врачей // Медико-биологические проблемы токсикологии и радиологии. Мат. Рос. науч. конф. СПб., 2008. С. 3-9.
3. Воронина Т.А. Антиоксидант мексидол. Основные нейропсихотропные эффекты и механизм действия // Психофармакол. и биол. наркол. 2001. Т.1, № 1. С. 2 – 12.
4. Дубинина Е.Е., Сальникова Л.А., Ефимова Л.Ф. Активность и изоферментный спектр СОД эритроцитов в плазме крови человека // Лаб. дело. 1983. № 10. С. 30 – 33.
5. Загрядский В.П., Сулимо-Самуйло З.К. Методы исследования в физиологии труда. Л.: ВМедА, 1991. 111 с.
6. Зарубина И.В., Криворучко Б.И. Разделение и прямое количественное определение адениннуклеотидов на силуфоле // Укр. биохим. журнал. – 1982. Т.54, № 4. С. 437-439.
7. Зарубина И.В., Курицына Н.А., Нурманбетова Ф.Н., Шабанов П.Д. Восстановление показателей энергетического обмена головного мозга после черепно-мозговой травмы у крыс: сопоставление биохимических данных с расчетными на основе математической модели // Бюл. эксперим. биол. и мед. 2005. Т.140. №12. С.707-710.
8. Зарубина И.В., Нурманбетова Ф.Н., Агаджанян Е.Ф., Шабанов П.Д. Эффективность бемитила и пиразидола у больных с церебрастенией вследствие черепно-мозговой травмы // Клин. мед. 2005. Т.83. №11. С.59-62.
9. Зарубина И.В., Нурманбетова Ф.Н., Шабанов П.Д. Антигипоксанты при черепно-мозговой травме. СПб.: Элби-СПб, 2006. 208 с.
10. Зарубина И.В., Нурманбетова Ф.Н., Шабанов П.Д. Экспериментальное обоснование применения производных бензимидазола в качестве противоастенических средств после черепно-мозговой травмы // Эксперим. и клин. фармакол. 2005. Т.68. Т3. С.46-49.
11. Зарубина И.В., Ходченков А.С., Нурманбетова Ф.Н., Шабанов П.Д. Роль перекисного окисления липидов в механизмах посттравматических церебрастений в эксперименте // Мед. акад. журн. 2005. Т.5 №1. С.62-66.
12. Зарубина И.В., Шабанов П.Д. Молекулярная фармакология антигипоксантов. СПб.: Н-Л, 2004. 368 с.
13. Люшер М. Цвет вашего характера / Пер. с англ. М.: Вече–Персей–АСТ, 1996. 244 с.
14. Михеев В.В., Шабанов П.Д. Фармакологическая асимметрия мозга. СПб.: Элби-СПб, 2007. 272 с.

15. Мосолов С.Н. Клиническое применение современных антидепрессантов. – СПб: Медицинское информационное агентство, 1995. 568 с.
16. Одинак М.М., Емельянов А.Ю. Классификация и клинические проявления последствий черепно-мозговых травм // Воен.-мед. журн. 1998. № 1. С. 46 – 51.
17. Одинак М.М., Корнилов Н.В., Грицанов А.И. и др. Невропатология контузионно-коммоционных повреждений мирного и военного времени. СПб., 2000. 432 с.
18. Путилина Ф.Е. Определение содержания восстановленного глутатиона // Методы биохимических исследований / Под ред. М.И. Прохоровой. Л.: ЛГУ, 1982. С. 183 – 187.
19. Райгородский Д.Я. Практическая психодиагностика (методики и тесты): Уч. пособие. Самара: Бахрах, 1998. 672 с.
20. Самвелян В.М. Экспериментальная терапия отека головного мозга / Под ред. Л.А.Матиняна. Ереван: Айастан, 1981. 140 с.
21. Стальная И.Д. Метод определения диеновых конъюгатов ненасыщенных высших жирных кислот // Современные методы в биохимии / Под ред. В.Н. Ореховича. М.: Медицина, 1977. С. 63 – 64.
22. Стальная И.Д., Горишвили Т.Г. Метод определения малонового диальдегида с помощью тиобарбитуровой кислоты // Современные методы в биохимии / Под ред. В.Н. Ореховича. М.: Медицина, 1977. С. 66 – 68.
23. Шабанов П.Д. Психофармакология. СПб.: Элби-СПб, 2008. 364 с.
24. Шабанов П.Д., Зарубина И.В., Новиков В.Е., Цыган В.Н. Метаболические корректоры гипоксии. СПб.: Информ-навигатор, 2012. 912 с.
25. Шабанов П. Д., Лебедев А. А., Мещеров Ш. К. Дофамин и подкрепляющие системы мозга. СПб.: Лань, 2002. 208 с.
26. Bergmeyer H.U. Methods of enzymatic analysis. New York: Acad. Press, 1974. Vol.1. P. 438 – 444.
27. Frieboes R.-M., Muller U., Mirck H. et al. Nocturnal hormone secretion and the sleep EEG in patients several months after traumatic brain injury // J. Neuropsychiat. Clin. Neurosci. 1999. Vol. 11, № 3. P. 354 – 360.
28. Hall C.S. Emotional behavior in the rat // J. Compar. Psychol. 1934. Vol. 18. P. 385 – 391.
29. Lowry O.H., Rosebrough N.Y., Farr A.L., Randall R.J. Protein measurement with the Folin phenol reagent // J. Biol. Chem. 1951. Vol. 193, № 1. P. 265 – 275.
30. Zarubina I.V., Nurmanbetova F.N., Shabanov P.D. Bemithyl potentiates the antioxidant effects of intermittent hypoxic training // Bull. Exp. Biol. Med. 2005. Vol.140. №2. P.190-193.

31. Zarubina I.V., Nurmanbetova F.N., Shabanov P.D. Combination of bemithyl and pyrazidol as an antiasthenic tool in delayed posttraumatic period // Eur. Neuropsychopharmacol. 2005. V.15. Supl.2. P.S106.
32. Zarubina I.V., Nurmanbetova F.N., Shabanov P.D. The efficacy of nootropics and antihypoxants in correction of posttraumatic disorders of the brain // Eur. Neuropsychopharmacol. 2005. V.15. Supl.2. P.S229.

Глава 12

Potselueva T., Miner P.M.
ПРИМЕНЕНИЕ НАТУРОПАТИЧЕСКИХ СРЕДСТВ В ЧРЕЗВЫЧАЙНЫХ СИТУАЦИЯХ
NATUROPATHIC INTERVENTIONS AT THE EMERGENCY SITUATIONS

The purpose of current publication is to find ways how to deal with trauma at the war sites, natural and man-made disasters. Interventions during emergencies have to be rather quick, efficient, simple, gentle, practically manageable and cost effective.

Naturopathic Medicine can provide multiple remedies that fit those requirements. Skilled naturopath can do quick symptomatic assessment and find corresponding individual remedies for the persons involved in massive disasters.

This way, the traumatic experience can be met at the moment of impact before long standing and possibly irreversible symptoms of trauma take place on the alley of developing PTSD month later. These interventions can be amazingly efficient and save lives, destinies and families.

Naturopathy.

Naturopathy is a method of healing that employs various natural means to empower an individual to achieve the highest level of health possible.

The new paradigm in medicine also focuses on the interconnectedness of body, mind, emotions, social factors, and the environment.

While the old paradigm viewed the body basically as a machine that can be fixed best with drugs and surgery, the emerging new model considers these measures secondary to natural, noninvasive techniques that promote health by supporting the body's own healing processes. The relationship between the physician and patient is also evolving with patient-empowerment approach.

"'Naturopathy (to quote Benedict Lust) "is a distinct school of healing, employing the beneficent agency of Nature's forces, of water, air, sunlight, earth power, electricity, magnetism, exercise, rest, proper diet, various kinds of mechanical treatment, and mental and moral science. As none of these agents of rejuvenation can cure every disease (alone), the Naturopath rightly employs the combination that is best adapted to each individual case. The result of such ministrations is wholly beneficent. The prophylactic power of Nature's finer forces, mechanical and occult, removes foreign or poisonous matter from the system, restores nerve and blood vitality, invigorates organs and tissues, and regenerates the entire organism"

Dr. J. E. Cummins definition of Naturopathy: "Naturopathy is the science, art and philosophy of adjusting the framework, correcting the mental influences, and supplying the body with its needed elements. Osteopathy, chiropractic, mechano-therapy, dietetics, Christian Science and other 'single branch' systems all have their day. They all do some good and gain many adherents, but it cannot be denied that all such 'branches' have their limitations, and for that reason they will all eventually have to make room for a system that includes the best of the underlying principles of all of them- and that system is Naturopathy."

From a technical perspective, modern naturopathy can be defined as an eclectic system of healthcare, which integrates elements of alternative and conventional medicine to support and enhance self-healing processes. The different therapeutic interventions and modalities vary according to the jurisdiction of practice, but generally include the historical crafts of herbal or botanical medicine, hydrotherapy, dietetics, exercise, and meditation, clinical nutrition, homeopathy, spinal manipulation, iridology, acupuncture, pharmacotherapy, minor surgery, life-style counseling and traditional Chinese medicine.

Naturopathic medicine has been described as a science and an art. Proponents of evidence-based practices argue that in cases where unbiased evidence exists, science should prevail. Clinical practice is also an art, attending to characteristics of individual human beings. Naturopathic medicine takes into account individual attributes in the context of available evidence.

To a large extent, contemporary naturopathic practitioners have shored-up traditional naturopathic empiricism with the principles of evidence based medicine to diagnose and manage health conditions. Evidence-based medicine (EBM) can be contextually defined as "an approach to practicing medicine in which the clinician is aware of the evidence in support of clinical practice and the strength of that evidence."

Naturopathic medicine is vitalistic, holistic, and eclectic, as shown in the six principles that inform this practice of medicine:

PRIMUM NON NOCERE

First, do no harm .

This fundamental principle of naturopathic medicine is shared with allopathic physicians.

Utilize the most natural, least invasive and least toxic therapies.

VIS MEDICATRIX NATURAE

Cooperate with the healing power of nature

Underlying the practice of naturopathic medicine is a profound belief in the healing power of nature that recognizes an inherent, or natural, ability in the body to heal itself. The *Vis* is a vital force that promotes recovery from illness and restores wellness. Naturopathic physicians act to identify and remove obstacles to recovery, and facilitate and enhance this healing ability by following established therapeutic protocols.

TOLLE TOTUM

View the body as an integrated whole in all its physical and spiritual dimensions (holism).

Naturopathic physicians treat each patient by taking into account physical, mental, emotional, genetic, environmental,

social, and spiritual factors. They look for disturbances in the body-mind-spirit. Power of the spirit on the mind and emotions during active treatment offers the patient a sense of hope, and that hope is the medicine that patients need. Outcomes research has shown that this sense of hope not only impacts the patient's quality of life during active treatment if needed but also after the therapeutic protocol is completed.

TOLLE CAUSEM

Identify and treat the cause, look beyond the symptoms to the underlying cause.

The exploration of the cause in naturopathic medicine goes beyond focus on suppressing symptoms, it views symptoms as expression of the body's attempt to heal, but not the cause of disease. Naturopathy identifies and removes the underlying cause of the illness in order to establish and support conditions for health and healing.

PREVINARE

Practice preventive medicine, prevention is the best cure.

Naturopathic physicians focus on the principle of disease prevention. Naturopathic medicine strives to create a healthy world in which humanity may thrive in symbiosis with the planet. This constitutes wellness, the establishment and maintenance of optimum health and balance. Wellness is a state of being healthy in body, mind, and spirit, characterized by positive emotion, thought, and action. Wellness is inherent in everyone, no matter what disease is being experienced; it is the innate ability to heal oneself, the *Vis medicatrix naturae*. True primary prevention involves addressing a patient's risk for disease and instituting a course of action designed to reduce controllable risk factors. The health benefits and cost-effectiveness of disease prevention programs have been clearly demonstrated. Studies have consistently found that participants in wellness oriented programs had a reduced number of days of disability, a lower number of days spent in a hospital and a lower amount spent on health care.

DOCERE

Doctor as a teacher, teach the principles of healthy living

Naturopathic physicians educate patients about their health, empower, motivate and encourage self-responsibility for health and well being by adopting a healthful attitude, lifestyle and diet. This is the core principle of patient empowered medicine. This also acknowledges the therapeutic value inherent in the doctor-patient relationship and how that therapeutic milieu becomes part of the healing process for the patient.

Most naturopaths believe that each individual is responsible for making decisions about his/her own health. Naturopathic doctors do not prescribe treatments for disease. They educate (the word *doceō* means teach) and inform their clients about natural health and some of the options of which they know. They offer recommendations and accompany patients on their journey of the healing process. However, not everyone is willing and ready to take responsibility for their own health and prefer to look for "magic pill" taking their uncomfortable symptoms away.

Naturopathy is an eclectic mixture of modalities intended to encourage the body to heal itself.

Naturopathic practices include such modalities as lifestyle counseling, mind-body therapy, botanical medicine, homeopathy, clinical nutrition, physical medicine and hands- on modalities like Reiki and cranio-sacral therapy.

To stimulate the healing power of nature and self-healing processes therapist chooses modalities that are individualized for each specific patient: botanical medicine, physical medicine, homeopathy, nutrition, diet, counseling and health psychology, nature cure, detoxification and cleansing, natural hygiene, mind-body practices, spirituality and healing, other traditional and indigenous world medicine disciplines and practices.

Establishing and maintaining optimal health and promoting wellness are the primary goals of the naturopathic physician. While health is defined as the state of optimal physical, mental, emotional, and spiritual well-being, wellness is defined as a state of health characterized by a positive emotional state. The naturopathic physician strives to increase the level of wellness regardless of the disease or level of health. Even in cases of severe disease, a high level of wellness can often be achieved.

Salutogenesis.

Though modern medicine has increasingly come to ask about the origin of illness, an equally important question to pose is: "what is the origin of health?"

19th-century French scientist, Claude Bernard, believed that the state of a person's internal environment (*milieu intérieur*) was more important in determining disease than the pathogen itself. In other words, Bernard believed that the person's internal "terrain," or susceptibility to infection, was more important than the germ. Physicians, he believed, should focus more attention on making this internal terrain a very inhospitable place for disease to flourish.

Russian scientist Ilya Metchnikoff believed, like Bernard, that the correct way to deal with infectious disease was to focus on enhancing the body's own defenses.

Salutogenesis is an alternative medicine concept that focuses on factors that support human health and well-being rather than on factors that cause disease. The term salutogenesis comes from the Latin *salus* = health and the Greek *genesis* = origin. The "salutogenic model" is concerned with the relationship between health, stress, and coping.

Actually, WHO (World Health Organization) definition of health has salutogenic elements.

The term was first used by Aaron Antonovsky in 1979, who studied the influence of a variety of sources of stress on health and was able to show that relatively unstressed people had much more resistance to illness than those who were more stressed.

Antonovsky describes health-illness relationship as a continuous variable "health-ease versus dis-ease continuum"(1) The term solutogenesis is used in the medical fields of health care and preventive medicine. Since their origin, naturopathy, homeopathy and anthroposophic medicine have all been strongly oriented towards a salutogenetic approach that is, on strengthening the body or the human being's natural health and defenses.

Even in recent times, Antonovsky was not the first to attempt a reorientation towards health per se: health centers and wellness clinics have been known for some time, and many doctors have intuitively attempted to support the health of their patients. Antonovsky was successful in making new inroads on the conventional medical mindset, however, and salutogenesis has now become part of standard medical discourse.

The "sense of coherence" provides explanation for the role of stress in human functioning.

Perception and response to specific stress factors that one encounters in life do not determine whether stress will cause you harm, but that will depend whether the stress violates your sense of coherence or not.

Antonovsky defined Sense of Coherence (SOC) as:

"a global orientation that expresses the extent to which one has a pervasive, enduring though dynamic feeling of confidence that
1) the stimuli deriving from one's internal and external environments in the course of living are structured, predictable and explicable;
2) the resources are available to one to meet the demands posed by these stimuli; and
3) these demands are challenges, worthy of investment and engagement"(2).

This SOC is the result the collective effect of resources and processes conducive to health. Within the Salutogenic orientation there is a direct relationship between the strength of the SOC and the person's ability to employ cognitive, **affective (emotional) and instrumental strategies likely to improve coping, and thereby well-being.**

Aaron Antonovsky identifies three inherent prerequisites that determine a person's abilities to cope as:
- *Comprehensibility*: **a belief that things happen in an orderly and predictable fashion and a sense that you can understand events in your life and reasonably predict what will happen in the future.**

- *Manageability*: a belief that you have the skills or ability, the support, the help, or the resources necessary to take care of things, and that things are manageable and within your control.
- *Meaningfulness*: a belief that things in life are interesting and a source of satisfaction, that things are really worthwhile and that there is good reason or purpose to care about what happens.

Antonovsky considers the third element as the most important. If a person has no sense of meaning, then he will have no motivation to comprehend and manage events. Antonovsky has view that "salutogenesis" depends on experiencing a strong "sense of coherence" and that the sense of coherence predicts positive health outcomes. In salutogenic theory *there* are 2 other factors to be considered: *generalized resource deficits* (GRDs) and *generalized resistance resources* (GRRs), which are all of the resources that help a person cope and are effective in avoiding or combating a range of psychosocial stressors. GRDs will cause the coping mechanisms to fail when Sense of Coherence is not strong enough to meet the challenge. It can cause illness or even death. With strong Sense of Coherence stressor can be not harmful. So, balance between GRDs and GRRs determines the outcome of the effect of the stressor: pathogenic, neutral, or salutary. (1)

In the pathogenic model, the goal of the physical organism is homeostasis, a Greek-derived word indicating a similar or constant condition or state. Homeostasis is, of course, essential for health. The principle emphasized in salutogenesis is heterostasis (hetero=different), the organism's adaptive and transformative power needed when meeting varying conditions and overcoming conflict for creating homeostasis. In meeting that which is foreign, the human becomes stronger. What becomes essential, then, is recognizing the boundaries of physical and psychological endurance, and expanding them.

Salutogenesis asks: how do people learn to cope with all the various situations of life and remain inwardly flexible at the same time and how do people cope with frustration and stress and yet maintain stability and integrity of character?

After the Second World War there were many children who were burdened by intense anxiety coming from either their wartime experiences or from listening to adults speak about the atomic bomb that was dropped on Japan. In such cases it is essential to have at least one adult available who has some kind of understanding of the child's situation and is able to answer the child's questions. This helps the child to build a sense of coherence. At the very least, it makes it possible for the child to bear fears and anxieties of this sort. It also allows for some hope that the fear can be overcome and that something may even be able to be done to remedy the causes of war(4).

What is Resilience?

Resilience is a dynamic process whereby individuals exhibit positive behavioral adaptation when they encounter significant adversity, trauma, tragedy, threats or even significant sources of stress:

- **coping with stress and catastrophe**
- **bouncing back to homeodynamic balance after a disruption**
- **recovery from trauma**
- **developing "protective factors"**
- **developing emotional resilience, "resourcefulness"and "mental toughness"**
- **good outcomes regardless of high-risk status**

Factors that Promote Resilience:
- The ability to cope with stress effectively and in a healthy manner
- Having good problem-solving skills
- Seeking help
- Holding the belief that there is something one can do to manage your feelings and cope
- Having social support
- Being connected with others, such as family or friends
- Self-disclosure of the trauma to loved ones

- Spirituality
- Having an identity as a survivor as opposed to a victim
- Helping others
- Finding positive meaning in the trauma

10 Ways to Build Resilience (American Psychological Association):
- maintaining good relationships with close family members, friends and others
- avoid seeing crisis or stressful events as unbearable problems
- accept circumstances that cannot be changed
- develop realistic goals and move towards them
- take decisive actions in adverse situations
- look for opportunities of self-discovery after a struggle with loss;
- develop self-confidence
- keep a long-term perspective and consider the stressful event in a broader context
- maintain a hopeful outlook, expecting good things and visualizing what is wished
- take care of one's mind and body, exercising regularly, paying attention to one's own needs and feelings

Resilience programs.

Most service members coming from war zones will have stress reactions. But only a small number will develop PTSD. They may have unwanted memories of the war zone if something happens that reminds them of a war experience, they may have a range of reactions, from intrusive images and thoughts, all the way to a feeling of reliving their experiences ("flashbacks") that are so realistic service member will feel they're back in the war

They may get irritated or react more strongly to common family issues. Anger and aggression are common war zone stress reactions. Even minor incidents can lead to over-reactions.

The US Army produced the "Resilience Training" program (https://www.resilience.army.mil/) and the US Navy and Marine Corps produced the Combat Operational Stress Leaders Guide (www.usmc-mccs.org/LeadersGuide)to help service members

and families understand how a wartime mindset is useful at war but not at home.

Resilience training offers strength-based, positive psychology tools to aid Soldiers, Leaders and Families in their ability to grow and thrive in the face of challenges and bounce back from adversity. Training and information is targeted to all phases of the Soldier deployment cycle, Soldier life cycle and Soldier support system. Institutional (Life-Cycle) Resilience Training Modules provide Initial Military Training (IMT) and progressive Professional Military Education (PME) Resilience Training timed to the specific phases of the Soldier's career. Soldiers and Leaders are trained in the principles and skills that enhance Soldier and organizational resilience and reduce the barriers to seeking behavioral health care. Operational (Deployment-Cycle) Resilience Training Modules train Soldiers and Leaders in preparing for and managing the realities of the deployment and the transition back home. They are taught relaxation techniques: breathing, muscle relaxation, imagery, meditation, mindfulness, music, taking a walk, Loving Kindness, sending thoughts away on clouds, grounding, and yoga.

Responses to stressors:

Reactive response – attempts to correct or minimize the damage of a stressful event

Fight & Flight - Sympathetic nervous system

Passive response - emotional numbness & detachment or ignorance of a stressor

Freeze & avoidance - Parasympathetic nervous system

Proactive response - attempts to address and correct a stressor well in time

Creative & effective problem solving, adaptive resilience - Prefrontal & frontal cortex.

Rhythmic activity of the sympathetic and parasympathetic nervous system

Possible symptoms of trauma:
- Hyper- arousal (tension)

- Feeling overwhelmed with emotion
- Irritability, anxiety, anger, low mood and hopelessness
- Experiencing cognitive disorganization
- Emotional numbness & detachment
- Psychotic reactions
- Physical symptoms
- Substance abuse
- Paralysis of will
- Aggressive behavior

From Trauma to Post Traumatic Stress Disorder PTSD
'Acute Stress Reaction of Disorder' during first month:
- Exposure to traumatic event
- Persistent symptoms of emotional arousal not present before
- Persistent avoiding and emotional numbing
- Persistent re-experiencing ('flashbacks')
- Significant impairment of major domains of life activity

If these symptoms last for more than 1 months, then the same condition is diagnosed as Posttraumatic Stress Disorder (about 1 in 3 people)

Risk factors:
- Repeating early childhood trauma, poor attachment and the resulting toxic stress may predispose for PTSD
- Role of genetics and epigenetics

Posttraumatic Stress Disorder
Symptoms as coping strategies.
- Hyper- Arousal

Experience: Being on guard, feeling irritable, anxiety, fear and aggression.
Purpose: To be alerted to and prepared for any repetition of the event. Trying to be in control.
- Dissociation:

Experience: Retreating, emotional numbing, avoiding & denying

Purpose: **To cope better with the pain; to reduce the frequency of flash backs**
- **Flashbacks:**

Experience: **Memories return involuntarily, reliving of past emotional responses, psychotic episode.**
Purpose: **To learn from the event**
- **Sleep problems:**

Persistent nightmares, problems falling asleep and early waking. Sympathetic activation during sleep (5).

Psychiatrist and homeopath Dr. Edward Shalts describes his first encounter with Post traumatic Stress Disorder patient dating back to the early 80's in Moscow, USSR. He was a young family physician then: "One day, during routine home visits I meet a young man who just recently came back from Afghanistan. That young man apparently witnessed a number of atrocities. He was visibly anxious to the point of sheer panic. He also complained of frequent flashbacks and night terrors he experienced almost every night."

History of PTSD.

PTSD has always been there from the fact that human history is followed by wars.

1900 B.C. – Egyptian physicians report hysterical reaction.

VIII Century B.C. – Homer in The Odyssey describes flashbacks and survivor's guilt.

490 B.C. – Herodotus writes of a soldier going blind after witnessing the death of a comrade next to him.

1597 – Shakespeare vividly describes war sequelae in King Henry IV

1600 – Samuel Pepys describes symptoms in survivors of the great fire of London.

1879 - Rigler coins term *Compensation Neurosis*

1880's - Pierre Janet studies and treats traumatic stress. He describes "hysterical and dissociative symptoms", inability to integrate memories, by "phasic nature" of suppression and intrusion.

1899 – Helmut Oppenheim coins term Traumatic *Neurosis*

WW I: - "Shell Shock"
WW II: -"Battle fatigue", "Combat exhaustion", and, again, "Traumatic Neurosis"
1980 – PTSD becomes a diagnostic category in DSM III

Trauma freezes people in time. Years after a trauma is over, people are still living it: the Vietnam vet still looks for cover when a helicopter flies overhead, Treating trauma requires the best that is in us. Traumatized people can be the most rewarding people to treat, because the possibilities for recovery can be miraculous, but treating them may require us to face parts of life and of ourselves that most of us would rather avoid. Treating trauma is an intense confrontation with life and with oneself.

The world of trauma is a strange and tortured landscape. It is made up of <u>volcanoes of rage</u>, sagging mountains of sadness and despair, frozen seas of horror, streams of fear running throughout, <u>pits of depression</u>, black holes of frozen terror, blasted fields of shock and devastation, and <u>oceans of grief</u>. This is where people are stuck and what we can release them from with our remedies. But to choose the right remedy may require us to be willing to feel, at least briefly, these deep and intense feelings. Trauma is universal and devastating in its impact. The primary feature of all trauma is overwhelm. Trauma by its very nature presents the organism with more than it is accustomed to handle. By definition, trauma takes us beyond our ordinary capacity for coping. No matter what the trauma, all trauma shares some features in common.

Many of Vietnam vets shared features in common: a broiling, brooding rage, a sense of injustice, shock, an inability to move out of the past, mistrust, and difficulty maintaining relationships. (6)

- The terrorist attack on 9/11 produced vast numbers of patients suffering from PTSD compatible to the Vietnam War or a nuclear disaster in Japan during WWII, according to some researches.
- There are several Complementary and Alternative Therapies available:

Conventional psychotherapy, such as cognitive behavior therapy, is the main treatment for PTSD. However, with instruction by licensed professionals, several mind-body techniques may be used as supportive treatments:

- **Eye Movement Desensitization and Reprocessing (EMDR), in which you move your eyes rapidly from side to side while recalling the traumatic event, seems to help reduce distress for many with PTSD. Doctors aren't sure how it works, or whether it is any better than standard treatment. It's also not clear how long PTSD symptoms are reduced using EMDR.**
- **Biofeedback involves using a machine, at first, to see bodily functions that are normally unconscious and occur involuntarily (for example, heart rate and temperature). As you see how your body reacts to stress, you learn to control the reactions, and eventually you can perform the techniques to control the reactions without using a machine. Some studies suggest that biofeedback, among other forms of relaxation training, may be an effective treatment for some people with PTSD.**
- **Hypnosis has long been used to treat war-related post-traumatic conditions. More recently it has been used in cases of sexual assault (including rape), anesthesia failure, Holocaust survival, and car accidents. Hypnosis induces a deep state of relaxation, which may help people with PTSD feel safer and less anxious, decrease intrusive thoughts, and become involved in daily activities again. Hypnosis is usually used in conjunction with psychotherapy and requires a trained, licensed hypnotherapist.**
- **Emotional Freedom Technique (EFT), a process that combines tapping on acupuncture points while calling to mind traumatic events, has shown great promise in helping patients suffering with PTSD. More studies need to be done, but anecdotal evidence has been very encouraging.**

Nutrition and Supplements can be very supportive.

Although no studies have examined how nutrition can be used to treat PTSD, these general nutritional guidelines may be helpful:

- **Eliminate potential food allergens, including dairy, wheat (gluten), corn, soy, preservatives, and food additives. Your health care provider may want to test for food sensitivities.**
- **Avoid coffee and other stimulants, alcohol, and tobacco.**
- **Exercise lightly, if possible, 5 days a week.**
- **To address nutritional deficiencies with the following supplements:**
- **Omega-3 fatty acids, such as fish oil,**
- **A multivitamin daily, containing the antioxidant vitamins A, C, D, E, the B-vitamins, and trace minerals, such as magnesium, calcium, zinc, and selenium.**
- **Coenzyme Q10, for antioxidant, immune, and muscular support.**

We will refer later to homeopathic and herbal remedies that may provide relief from symptoms developed after any happened trauma.

Enormous amount of cases is published in books, assays, scientific reports and Internet sites of medical doctors, alternative medicine therapists, hospitals, healing centers and research groups.

We just try to put together what is well known, accepted by medical community and health oriented individuals.

References:
1. Antonovsky, A. "Health, Stress and Coping" San Francisco: Jossey-Bass Publishers, 1979.
2. Antonovsky, A. Unraveling The Mystery of Health - How People Manage Stress and Stay Well, San Francisco: Jossey-Bass Publishers, 1987.
3. Antonovsky, Aaron. Studying Health vs. Studying Disease, Lecture at the Congress for Clinical Psychology and Psychotherapy, Berlin, 19 February 1990.

Michaela Gloeckler, M.D. Salutogenesis. Promoting health or preventing illness? AnthroMedLibrary, www.anthromed.org
4. Dr Peter Gruenewald MD. Healing after Trauma & Stress. AAMTA & CAMA conference "Healing the Wound" Toronto, March 12-15, 2014
5. Ed Schmookler, Ph.D. The treatment of Trauma. thisisawar.com/TraumaTreatment.htm
6. Dr Edward Shalts. Homeopathic Treatment of PTSD. Homeopathy 4 Everyone, January, 2011.

Adaptogens.

Dr. Hans Selye is acknowledged as the "Father" of the field of stress research, having gained world-wide recognition for introducing the concept of "stress" in a medical context.

Dr Hans Selye developed the theory that stress plays a role in every disease, and that failure to cope with or adapt to stressors can produce "diseases of adaptation", including ulcers, high blood pressure and heart attacks. He called his theory the "General Adaptation Syndrome" (GAS).

"A Syndrome Produced by Diverse Nocuous Agents" was published in 1936 in Nature (1)

Selye was first to describe the system of how the body copes with stress, the **hypothalamic-pituitary-adrenal axis** (HPA axis). He also defined 3 stages of stress reaction: "alarm reaction", a "resistance/adaptation state", and an "exhaustion state", largely referring to glandular states.

Selye's multi-faceted work (2) and concepts have been utilized in medicine and in almost all biological disciplines from endocrinology to animal breeding and social-psychology.

In 1979, Dr. Selye founded the International Institute of Stress and the Hans Selye Foundation.

He published more than 1,700 articles and 40 books on stress. "The Stress of Life" and "Stress Without Distress" were international bestsellers. His work has been cited in over 362,000 scientific papers.

Similar to Hans Seyle's conclusion that the GAS, powered by adaptation energy, was the means by which organisms survived threats to well being, Eclectic physician Dr. Williams put forward the theory that the body had an in-built capacity to resist harmful influences powered by a force he called the *Vis Conservatrix*. (3) Like Selye, Williams noted that this innate power of conservation was limited. They both concluded that disease results from insufficient adaptation energy or *Vis Conservatrix*. Followers of Selye's and Williams' theories began looking for substances that increased the adaptation energy or *Vis conservatrix,* a drug that can increase resistance to stressor agents.

One such researcher was the Russian pharmacologist professor NV Lazarev, the head of medical research in experimental prophylaxis and treatment of malignant tumors at the Institute of Oncology. In 1947 he began experiments with the French drug dibazole (2-benzyl -1H-benzimidazole hydrochloride). Dr Lazarev discovered that when dibazole was administered to animals, they had an increased ability to resist stressors such as cold, toxins, bacteria, etc. (4). For ten years he worked with dibazole and related compounds to find and better understand drugs that can augment the GAS. In 1959, Dr Lazarev published his landmark findings which introduced a new concept that he termed the "state of non-specifically increased resistance"(SNIR).

The state was "non-specific" in the sense that resistance was raised to any and all systemic stressors. Dr Lazarev studied chemically synthesized compounds, and their ability to generate the SNIR (5, 6). He observed that certain chemicals could be used to induce the same state of super resistance initiated in the counter shock phase of the "alarm reaction" stage of stress (6).

Dr Nikolai Lazarev defined "adaptogen" in 1947 as an agent that allows the body to counter adverse physical, chemical, or biological stressors by raising non-specific resistance toward such stress, thus allowing the organism to *adapt* to the stressful circumstances. The term "adaptogen" is derived from the Latin word *adaptare*, meaning to fit or adjust.

In 1968, Lazarev's colleagues Israel Brekhman and I.V. Dardymov (8) gave a functional definition to adaptogens:

1. Adaptogen is nontoxic to the recipient. 2. Adaptogen produces a non-specific response in the body, an increase in the power of resistance against multiple stressors including physical, chemical, or biological agents. 3. Adaptogen has a normalizing influence on physiology, irrespective of the direction of change from physiological norms caused by the stressor.

Dr Israel I. Brekhman was a student of Dr NV Lazarev. Whereas Lazarev looked for adaptogens amongst chemical compounds, Brekhman focused on the natural substances from the plant kingdom.

Herbalists usually work with whole plant extracts as the whole herb has more value than the individual constituents and most phytochemicals work better together in their natural matrix rather than in isolation. Out of hundreds of constituents, even not active ones may contribute to herb's activity by increasing its absorption into the body, reducing toxicity, or preventing adverse effects.

Brekhman supposed that the herbs labeled "tonic" by traditional medicine could act as adaptogens. They had been used for thousands of years to increase vitality and promote well-being. Through experiments with lab animals and humans, he confirmed that several tonic plants of traditional medicine systems did cause a SNIR and acted as adaptogens (4,5).

Dr Brekhman has spent ten years researching botanical adaptogens. In 1969 he published articles with IV Dardymov "New substances of plant origin which increase non-specific resistance" appeared in the Annual Review of Pharmacology (8) and "Pharmacological Investigation of Glycosides from Ginseng and Eleutherococcus" in Lloydia. (9)

He isolated few tonic plants as potential adaptogens for further study, such as: Aralia manshurica, Aralia cordata, Aralia schmidtii, Kalopanax septumlobum, Echinopanax elatum,

Eleutherococcus senticosus, Panax ginseng, Rhodiola rosea, and Schizandra chinensis.

Criteriawere created to isolate adaptogens from traditionally used tonic drugs:
1. Adaptogen should be completely innocuous to the body, should have a wide range of therapeutic activity, cause minimal alteration of bodily functions or not cause them at all, and should manifest its adaptogenic action only against a corresponding challenge to the system.
2. Adaptogen's action should be non-specific in its capacity to increase resistance to the harmful influences of an extremely wide spectrum of physical, chemical, and biological factors.
3. Adaptogen should have a normalizing action irrespective of the direction of the foregoing pathological changes (5).

When the collection of traditionally used tonic plants were subjected to this criteria,

Dr Brekhman found the following:
- Some of the tonics were low in toxicity. Research revealed that doses of these tonics, large enough to increase non-specific resistance, did not cause significant changes in normal function of the organism.
- Some of the tonics increased organism resistance to radiation, alloxan induced diabetes, tumorgenesis, carcinogenesis, metastasis, narcotics, hypertension, catabolism, and physical and mental strain.
- Some of the tonics normalized abnormalities like: adrenal hyper- and hypofunction, thyroid hyper- and hypofunction, hyper- and hypoglycaemia, leukocytosis and leucopenia, erythrocytosis and erythropenia. (8)

Applying his criterion, Brekhman chose four tonics as adaptogens. Eleutherococcus senticosus was observed to have the strongest "adaptogenic" activity in the selected group. The other adaptogens, listed in order of their strength were: Panax ginseng, Raponticum carthamoides, and Rhodiola rosea (8).

Brekhman and his group studied these new adaptogens and found that:
- The crude extracts altered biochemical and anatomical manifestations of the "alarm reaction" phase of stress. When adaptogens were administered the organ damage usually associated with the AR did not occur.
- Non-specific resistance to stressors was increased when the adaptogens were given. Adaptogens of botanical origin were found to offer organisms "super resistance" as well as a reduction of the usual physiological damage associated with the AR.
- The adaptogenic effect of substances became apparent only when the organism was taxed with extra demands. In normal, unstressed organisms the adaptogens had no effect on the organs (5)
- The adaptogens worked on a cellular level as well as on a gross physiological level. For example, erythrocytes, treated with adaptogens, did not experience the anticipated damage from radiation. Cells treated with adaptogens experienced increased protein synthesis and DNA replication. Additionally, the adaptogens acted as antioxidants.
- The adaptogens contained saponins. (8)
- The adaptogenic effect of Eleutherococcus senticosus and Panax ginseng was, at least in part, due to the saponins found in the plants (eleutherosides and panaxosides). Those saponins had the adaptogenic effect. (9)
- The adaptogenic saponins found in Eleutherococcus senticosus and Panax ginseng had different degrees of adaptogenic activity. Some were more adaptogenic than others(10).

An animal model was created for testing adaptogens that involved opposite forms of stress: over-work and immobility. These two tests (rather cruel from the modern point of view), conducted on a given "adaptogen," became fundamental in Brekhman's research. In work stress model, animals were first treated with an "adaptogen." Rats or mice were then put onto an endless rope in a cage with an electrified floor. The time that it took the animals to reach complete exhaustion and to drop to the electrified floor, remaining on it despite the electrical current, was recorded. Untreated with adaptogens group of animals served as the control. For the immobility stress, animals were first treated with an "adaptogen" and then immobilised either by fixing their backs or by hanging them up for twenty four hours. Blood and urine were examined for stress markers including blood sugar levels and urinary 7 ketosteroid excretion, ascorbic acid and cholesterol levels of the adrenal glands, and liver glycogen stores. Animals were examined for gross physiological signs of stress including changes in the adrenals, thymus, spleen, and thyroid.

A team of more than 1,200 Soviet scientist, biologist and physicians were examining over 4,000 herbs for possible adaptogenic effects. One of the most useful tests to see if the herb can help an animal to adapt to stress is called the Swim Test.

A rat, when placed in water, will swim for 10-15 minutes and then will move only enough to stay afloat. Rats were given "adaptogenic" in question herbs and tested if they would swim longer. Herbs that could increase the swim time were then subject to rigorous tests to see if they could help the body adapt to all types of stresses. Rhodiola Rosea, for example, increased the rats swim time by 35-59%!

More than 3,000 clinical studies and experiments were conducted on adaptogens. The goal of the Soviet scientists at the time of Cold War was to find ways to increase the performance of Russian athletes, military and political leaders, cosmonauts and scientists. This research was considered of vital importance to the strength of the Soviet Union.

Research into adaptogenic herbs in Russia in 1960 became a field of biomedical study with 2 streams: screening of plants for biologically active substances and research into the effects of stress. By 1984, Russian scientists had published more than fifteen

hundred pharmacological and clinical studies on adaptogenic herbs. Studies on human subjects were conducted on hundreds and thousands of mine workers, long-distance truck drivers, auto factory employees, students and other diverse groups of populations. Results were consistently positive in showing less sick days taken, reduction of fatigue, insomnia, anxiety, enhancement of learning and memory with increase of mental speed and accuracy.

Further study of identified adaptogens showed that Acanthopanax sessiliflorum, Aralia cordata, Aralia manshurica, Aralia schmidtii, Carlina biebersteinii, Echinopanax elatus, Eleutherococcus senticosus, Kalopanax septumlobum, Raponticum carthamoides, Rhodiola rosea, and Schizandra chinensis caused a state of non-specifically increased resistance (SNIR).

Adaptogenic herbs were used by athletes to prepare for the Olympic Games in the late 1970s and early 1980s, in 1977 they were included in the space program for cosmonauts.

Scientists had reliably demonstrated the value of adaptogens for increasing endurance and shortening recovery time from both training and sport injuries. Some adaptogens have been shown to significantly increase ATP levels, increase strength and muscle mass by affecting the available oxygen amount for prolonged physical exertion. Other benefits include improvement in pulse rate, endurance and reduction of fatigue.

For first time at the 1972 Olympics in Munich Soviet athletes have used adaptogens. In 1980s adaptogenic formula Prime One was created by Dr Brechman with 7 adaptogenic herbs in it and then widely and successfully used by many athletes to improve physical performance. (11) At the summer Olympics in Atlanta in 1996 this formula was used by more than 150 American athletes as well. Since the time of creation and proof of efficiency many more studies were being performed and it is now easily available on Internet through different companies.

Prime One Ingredients:
1. Eleutherococcus senticosus.
2. Schizandra chinensis.
3. Rhaponticum carthamoides.
4. Rhodiola rosea.
5. Aralia mandshurica.
6. Glycyrrhiza uralensis.
7. Rosa majalis.

Adaptogens are not banned by any international sport organization and are natural and safe alternatives to anabolic steroids, there are no adaptogens on the 2006 list of prohibited substances published by World Anti-Doping Agency.

By the 1990s the Soviet Union initiated joint research project with the Swedish Herbal Institute to test adaptogen formulas. The goal was to find the best combination for improvement of mental and physical performance under stressful conditions. This collaboration has produced formula ADAPT from Eleuthero, Rhodiola and Schizandra. It is still a very good seller on the market under the name: Swedish Herbal Institute, Adapt-232, Herbal Adaptogen Formula.

Even a single dose application of this formula was shown to improve cognitive function in a study (12).

Early in development of the space program it became obvious that success depended on the ability of cosmonauts to overcome extreme conditions of stress. Institute of Medical and Biological Problems (IMBP) under the direction of Dr Victor M. Baranov extensively tested adaptogenic formula ADAPT for improvement of alertness and resistance to stress as well as maintaining high mental and professional capacity of cosmonauts at all stages of long-term flights. That was considered the most important task of space psychology. This herbal formula was tested on technology students and engineers- a highly motivated, competitive large group. About 12 hours into 24- hour period of continuous repetitive work requiring a high level of attention, the men in placebo group had developed somewhat negative attitude towards their task. At the end of 24 hours, they showed even greater negativity and diminished motivation. In contrast, the ADAPT group better held their focus through 12 hours of work. After 24 hours their outlook remained positive, also they managed to maintain a high level of productivity and satisfaction in completing the tedious work. Adaptogenic formula improved mental function, enhanced alertness, abstract thinking, reaction time and short-term memory, as well as reduction in mistakes made in comparison to placebo group.

As Dr. Baranov wrote, "The study of psycho-emotional states shows that the effect of the adaptogen was most evident in emotionally labile subjects (those who are prone to becoming upset, overreacting, or experiencing emotional extremes) with insufficient stress resistance. Adaptogen treatment changes positively their perception of the experiment conditions, their attitude toward work, and their self evaluation.... Herbal adaptogens are a reliable means for optimizing the psycho-physiological state and working capacity of operators in extreme conditions, especially during long work at night"(13, 14).

Dr. Polyakov was the famous physician-cosmonaut who spent 8 months aboard *Mir* in 1989 and then in 1994 to set the world record for spaceflight- 437 days in orbit. He later became the deputy director of the IMBP, taking part in more missions and testing new methods for providing medical assistance in space.

Dr. Polyakov stayed on *Mir* from January 1994 until March 1995, conducting more research on the effects of spaceflight on the human body. There is a belief that one of his projects involved testing the ADAPT formula. The first clue appeared in one of Dr. Baranov's 1994 reports, in which he compared his findings with those of tests performed on cosmonauts in space.

The only document found by Patricia Gerbarg, MD, author of "The Rhodiola Revolution"(15), about adaptogens used by Russian cosmonauts was abstract of Dr Valery Polyakov's presentation at the Symposium "Adaptogens" in Sweden in November 1996 "The use of a new Phytoadaptogen under condition of Space Flight'. He presented the results of extensive, complex studies of ADAPT, which he concluded by recommending the formula for use during spaceflight under a doctor's supervision. In his report, Dr. Polyakov confirmed that the adaptogen formula had been tested on cosmonauts during preflight training and onboard *Mir,* with positive effects on their general well-being. Specifically, it reduced fatigue-especially during the evening hours-and prolonged the cosmonauts' working time. And as Dr. Polyakov noted, "It also optimized their ability to endure the changes in (the) gas atmosphere of the spaceship." Undoubtedly, he was the one who had conducted the studies of ADAPT during his 1994 visit to *Mir* station (16).

Adaptogens have such a broad effect on the entire body that the health benefits cannot be completely known. The reality is that millions of people in the world use them daily for overall health. We all have to deal with emotional and physical stressors every day. The environmental stress we face anywhere we live or go: smoke in the air, pollutants in our food and water, toxins from our plastic bottles and enormous amounts of others, the body is under constant attack from a host of stressors. And adaptogens help us in dealing with it.

Based on their efficacy in clinical studies, adaptogens can be defined as a pharmacological group of herbal preparations that increase tolerance to mental exhaustion and enhance attention and mental endurance in situations of decreased performance. The beneficial stress-protective effect of adaptogens is related to regulation of homeostasis via several mechanisms of action associated with the hypothalamic-pituitary-adrenal axis and the control of key mediators of stress response such as molecular chaperons (e.g. Hsp70), stress-activated c-Jun N-terminal protein kinase (JNK1), Forkhead Box O transcription factor DAF-16, cortisol and nitric oxide (NO). The key point of action of phytoadaptogens appears to be their up-regulating and stress-mimetic effects on the "stress-sensor" protein Hsp70, which plays an important role in cell survival and apoptosis. Hsp70

inhibits the expression of NO synthase II gene and interacts with glucocorticoid receptors directly and via the JNK pathway, thus affecting the levels of circulating cortisol and NO. Prevention of stress-induced increase in NO, and the associated decrease in ATP production, results in increased performance and endurance. Adaptogen-induced up-regulation of Hsp70 triggers stress-induced JNK-1 and DAF-16-mediated pathways regulating the resistance to stress and resulting in enhanced mental and physical performance and, possibly, increased longevity (17).

There are quite a few dozens of claimed and identified adaptogens in our time.

Some Aurvedic Rasayanas and traditional Chinese herbs are in this category.

But only small group of these plants has had extensive scientific studies and clinical trials performed.

Actually, those highly studied herbs are the 3 members of the ADAPT formula.

For the purpose of our search for safe, simple, reliable, fast acting and non-expensive remedies, that can be practically applied in the extremely stressful situations of emergencies, whether it is a war, natural disaster or man- made catastrophe, these herbs have surely proved themselves during the last 70 years of modern times. Adaptogens can be used for general well-being and as prophylaxis of later developed problems such as anxiety, depression and insomnia.

So, our search has narrowed down to the choice and brief review of Eleuthero, Rhodiola and Schizandra. It is quite impossible, overwhelming and unnecessary to refer to hundreds of reports, articles, books and other publications in multiple languages to justify our choice.

Many scientific works were published by authors such as Brekhman II, Dardymov IV, Panossian A, Wikman G, Darbinyan V, Aslanyan G, Amroyan E, Gabrielyan E, Malstrom C, Wagner H, Farnsworth N, Saratikov S, Trusov M, Ramazanov Z and many others.

We will refer only to fundamental ones that directly relate to the features corresponding to coping with extreme situations mentioned above.

References:
1. Hans Selye. A Syndrome Produced by Diverse Nocuous Agents, Nature, vol. 138, July 4, 1936, p. 32
2. Selye, Hans. The Physiology and Pathology of Exposure to Stress. A treatise based on the concepts of the General Adaptation Syndrome and the Disease of Adaptation. Acta Inc. Medical Publishers. 1950. P. 55–60.
3. Williams, Charles JB. Principles of Medicine. Lea and Blanchard. Philadelphia. 1844. P. 38
4. Lazarev, NV. VII Vsesojuzniy s'ezd fiziologox, biokhimikov I farmakologov 1947 (7th all union congress of physiology, biochemistry, pharmacology). P. 579. Medgiz, Moscow.
5. Lazarev, NV. Farmacol.Toxicol (1958) 21, 3, 81–86.
6. Lazarev NV, Ljublina E, Rozin M. Patol.Fiziol.Eksperim. Terapia (1959). 3, 4, 16–21.
7. Brekhman, II. Man and Biologically Active Substances. Acad.Sci.USSR. Leningrad. (1966) Man and Biologically Active Substances. The Effect of Drugs, Diet and Pollution on Health. Pergamon Press. New York. 1980. P. 58.
8. Brekhman, II and Dardymov, IV. New substances of plant origin which increase non-specific resistance. Annual Review of Pharmacology. 1969.Volume 9. P. 410–426.
9. Brekhman, II and Dardymov, IV. Pharmacological Investigation of Glycosides from Ginseng and Eleutherococcus. II Lloydia, March 1969. Volume 32, Number 1. P. 46–51.
10. Lazarev, N.V. and Brekhman, I. I., Influence of preparations of Eleutherococcus senticosus Maxim on neoplastic disease. Med. Sci. Serv.(1967): 4, 9-13

www.adaptogens.org

Aslanyan, G.; Amroyan, E.; Gabrielyan, E.; Nylander, M.; Wikman, G.; Panossian, A. Double-blind, placebo-controlled, randomised study of single dose effects of ADAPT-232 on cognitive functions. <u>Phytomedicine: International Journal of Phytotherapy & Phytopharmacology</u>, June 1, 2010

Baranov V.B. "Experimental Trials of Herbal Adaptogen Effect on the Quality of Operation Activity, Mental and Professional Work Capacity", Phase I. Moscow, IMBP, 1994

Baranov V.B. "The Response of Cardiovascular System to Dosed Physical Load under the Effect of Herbal Adaptogens", Contract 93-11-615 Stage 2 Phase I. Moscow, Russia: Russian Federation Ministry of Health Institute of Medical and Biological Problems; 1994.

Polyakov V.V. "The Use of a New Phytoadaptogens under Conditions of Space Flight", abstract presented at symposium Adaptogens: Anew Group of Pharmacologically Active Substances which Increase the Non-specific Resistance of the Organism. Gothenburg, Sweden, November 4-5, 1966.

11. The Rhodiola Revolution. Richard P. Brown, M.D, Patricia L. Gerbarg, MD. Rodale, 2004.

<u>Panossian A</u>, <u>Wikman G</u>. Evidence-based efficacy of adaptogens in fatigue, and molecular mechanisms related to their stress-protective activity. <u>Curr Clin Pharmacol.</u> 2009 Sep;4(3):198-219

Homeopathy.

Homeopathy has a few traceable origins, but mainly began as a reaction against the Heroic over use of drugs, bleeding and cupping of 18th century medicine. The medical approach of homeopathy can be traced back to some of the theoretical ideas of medieval alchemists like Albertus Magnus [1193-1280], Agrippa von Nettsheim [1486-1535], and especially Theophrastus Paracelsus [1493-1541]. It also contains elements from the early Greeks, especially Hippocrates [468-377BC] and also Thomas Sydenham [1624-1689]. Hippocrates is generally known as the "father of medicine." He recognized the basic principle of homeopathy as a part of medicine. He understood the body's ability to heal itself. "By similar things a disease is produced and through the application of the like, it is cured."Hippocrates developed the practice of medicine into both an art and a science. He, and others of his school, postulated the theory of four elements - fire, earth, water and air – being present in everything. An imbalance of these elements will manifest in disease. It is the art of the practitioner to restore this balance. In the Hippocratic text 'Of The Places In Man', probably written around 350 BC, the writer holds that the general therapeutic rule is 'contraria contrariis curentur' but notes 'Another type is the following: through the similar the disease develops and through the employment of the similar the disease is healed'. Hippocrates was followed by another Greek physician, Galen, who became the official physician to the Gladiators in Rome. He believed in "natural cure by the likes." The practice of medicine continued uninterrupted for some time, but Galen's philosophy in healing differed from that of Hippocrates. He believed that introducing contrary remedies would help force out disease. Dr. Theophrastus Von Bombast, also known as Paracelsus, predates Samuel Hahnemann and stated that "sames may be cured by sames." He did not believe in the principle of opposite acting remedies. The problem he faced is that he lacked scientific evidence and most of his work was based on intuition. Paracelsus became a voice of dissent during the Renaissance period. He tried to dispel the superstitions of the times and tried to introduce a more rational method of healing and advance medical theory. Goethe called Hahnemann 'this new Theophrastus'. 'In the One of the most immediate precursors of Hahnemann was Anton von Stoerck [1731-1803] who, in the late 1760s, suggested the treatment of diseases with poisons according to the principle of similars.

Not until the work of German physician and chemist Samuel Hahnemann [1755-1843] all these separate features were combined to form the homeopathic system of medicine as we know it today. As the name implies, its key feature is the use of the similars principle [similia similibus curentur] rather than the use of opposites [contraria contrariis] in disease. This Law of Similars, or Similimum became the basic principle of Homeopathy. Homeopathic cure is achieved by administering substance which is capable of inducing similar (not the same) disease-like symptoms in the healthy person.

In 1810 Dr Hahnemann published his book entitled "Organon of the Rational Medicine", later renamed "Organon of the Healing Art", that is considered the official birth of Homeopathy as science and the art.

The first 4 paragraphs in this book immediately introduce the philosophy of healing of the new medicine:

1. The physician's high and *only* mission is to restore the sick to health, to cure, as it is termed
2. The highest ideal of cure is rapid, gentle and permanent restoration of the health, or removal and annihilation of the disease in its whole extent, in the shortest, most reliable, and most harmless way, on easily comprehensible principles.
3. If the physician clearly perceives what is to be cured in diseases, that is to say, in every individual case of disease (*knowledge of disease, indication*), if he clearly perceives what is curative in medicines, that is to say, in each individual medicine (*knowledge of medical powers*), and if he knows how to adapt, according to clearly defined principles, what is curative in medicines to what he has discovered to be undoubtedly morbid in the patient, so that the recovery must ensue - to adapt it, as well in respect to the suitability of the medicine most appropriate according to its mode of action to the case before him (*choice of the remedy, the medicine indicated*), as also in respect to the exact mode of preparation and quantity of it required (proper *dose*), and the proper period for repeating the dose; - if, finally, he knows the obstacles to recovery in each case and is aware how to remove them, so that the restoration may be permanent, *then he understands how to treat judiciously and rationally, and he is a true practitioner of the healing art* .
4. He is likewise a preserver of health if he knows the things that derange health and cause disease, and how to remove them from persons in health (1).

The principles of Homeopathy are crucial to successful prescribing:
- **Simillimum.** The remedy is capable of inducing similar symptoms in a healthy person to those symptoms exhibited by the patient.
- Single remedy. Remedies are tested (proven) one at a time and likewise prescribed on an individual basis.
- **Minimum dose**. Dilution and succession releases curative energy that is inherent in the substance.
- **Whole person. Homoeopathy is a holistic medicine; it means that its focus is on the whole person. Spiritual. Mental. Emotional and Physical factors are regarded as completely inter-connected and no single factor is taken in isolation. It is based on the idea that symptoms are not the cause of disease, they merely show that "dis-ease" exists. Symptoms are the body's way of warning us that all is not well and are attempting to restore balance. Instead of merely removing the symptoms. It removes the central disturbance in the individual's energetic balance. Once this has been done the symptoms disappear anyway, because the warnings they were trying to give have become unnecessary.**

THE LAW OF SIMILARS **states that we must match the symptom picture of an illness or injury to the symptom picture of the medicine**.

THE LAW OF THE MINIMUM DOSE **states that we must only use as little of a medicine as** possible to stimulate the body's own healing mechanism.

Homeopathy is a system of medicine which recognizes our uniqueness. We are all individuals with particular strengths and weaknesses, so it isn't surprising that when we become ill we each react in our own way. Even if we catch the "same" cold as our neighbor or colleague, our response to it may be quite different from theirs. Using the time –honored principle that like can be

cured with like, homeopathy has taken a wide range of natural substances and carefully
recorded the symptoms these substances cause in healthy people. Matching these substances, as closely as possible, to the individual and the particular symptoms that they are experiencing encourages their own healing energy to return them to health. The results are often remarkable,
bringing about cures that are rapid, gentle and permanent,
Homeopathy is a safe, gentle, and natural system of healing that works with your body to relieve symptoms, restore itself, and improve your overall health.

It is extremely safe to use, even with very small children and pets, has none of the side effects of many traditional medications, is very affordable, is made from natural substances, and is FDA regulated.

Homeopathy attracted support from many of the most respected members of society. Its advocates included William James, Henry Wadsworth Longfellow, Nathanial Hawthorne, Harriet Beecher Stowe, Daniel Webster, William Seward, Horace Greeley, and Louisa May Alcott. William Cullen Bryant, the famous journalist, was president of the New York Homeopathic Society.

Abraham Lincoln (1809-1865) showed a special interest in and appreciation for homeopathic medicine. In 1854, before Lincoln was elected president, he was retained as a lawyer to prepare a state legislative proposal to charter a homeopathic medical college in Chicago. Lincoln surrounded himself with advocates for homeopathy, especially his most trusted advisor and Secretary of State, William Steward. Lincoln was also known to appoint some homeopathic physicians to political positions. For instance, in 1863 he appointed Dr. J.G. Hunt, author of a book on homeopathy and surgery (Hill and Hunt, 1855), to be consul to Nicaragua (King, 1905, I, 177). Lincoln also signed a bill into law that gave the president the authority to make appointments to the Union army's medical department, including homeopaths (Haller, 2005, 187). However, orthodox physicians strongly asserted that they would not work with homeopaths in any way, thus creating new and more difficult problems in military medicine.

It should also be mentioned that the personal physician to Mary Lincoln (1818-1882) during the later part of her life was a homeopathic physician and surgeon from Chicago, Dr. Willis Danforth. Mary Lincoln was known to have experienced serious bouts of depression after her husband was assassinated and two of her children died, one at age 11 (1862) and the other at 18 (1871).

Today, the Pearson Museum at Southern Illinois University has an exhibit of a nineteenth-century doctor's office and drug store; included in this exhibit is a homeopathic medicine kit from the Diller Drug Store of Springfield, Illinois. The exhibit notes that Abraham Lincoln was a frequent customer of the drug store and a regular user of homeopathic medicines.

During World War I; almost 2,000 homeopathic physicians were commissioned as medical officers. Even the American Red Cross authorized a homeopathic hospital unit (Dearborn, 1923).

John D. Rockefeller referred to homeopathy as "a progressive and aggressive step in medicine"; the fact that he was under homeopathic care throughout the latter part of his life may be one reason he lived 99 years (2).

The British Royals are very closely related to the German Royals, all of whom used homeopathy. The Royal family has long been devoted to the practice of homeopathy - in fact, to this day, there is a Royal Homeopathic Physician. Indeed, Her Majesty is not only devoted to homeopathy, which she also uses on her animals, but the broader spectrum of alternative medicine - and it is said that her avoidance of illness during her 60 years on the throne is due to supplementing her conventional medical regime with herbal remedies. The Royal family have huge resources and access to everything medicine has to offer, yet they choose homeopathy. Royal London Homeopathic Hospital was renamed into Royal London Hospital for Integrated Medicine (RLHIM) and it is the largest public-sector provider of integrated medicine in Europe.

In 1900 there were 22 homeopathic colleges in US and few Homeopathic Hospitals. Middletown State Homeopathic Hospital was a hospital for the treatment of <u>mental disorders</u> located in <u>Middletown, New York</u> and opened on April 20, 1874. It was the first purely <u>homeopathic</u> hospital for mental disorders in the United States. The hospital employed a number of new techniques for the treatment of mental disorders, most notably the use of <u>baseball</u> as a therapy.

During the time homeopathy almost disappeared in the USA, in Europe it continued to be used and scientific work continued to be developed. These resulted in new therapeutic strategies using homeopathic remedies. New therapeutic approaches were introduced, such as the concept of drainage and individualized polypharmacy, developed by the French physician Dr. Leon Vannier, the Anthroposophic concept in medicine developed by the Austrian scientist and philosopher Rudolf Steiner, the concept of homotoxicology developed by the German physician Dr. Hans Reckeweg, among others. New developments can be expected in the near future since modern technology is used to investigate the whole domain of homeopathy, currently a field of research in quantum physics. Also clinical research is been performed and scientifically conducted clinical trials contribute to demonstrate all the virtues of Hahnemann's science and art.

Treatment of epidemics with Homeopathy.

From its earliest days, homeopathy has been able to treat epidemic diseases with a substantial rate of success, when compared to conventional treatments. It was these successes that placed the practice of homeopathy so firmly in the consciousness of people world-wide.

In 1900, Thomas Lindsley Bradford, MD, wrote a book called "The Logic of Figures" in which he collected the statistics he could find that would compare the conventional therapeutics with homeopathic ones. Many of the figures cited below are derived from Bradford's work.

One of the earliest tests of the homeopathic system was in the treatment of Typhus Fever in an 1813 epidemic following the Napoleon's army marching through Germany to attack Russia and its retreat. When the epidemic came through Leipzig as the army pulled back from the east, Samuel Hahnemann, the founder of homeopathy, was able to treat 180 cases of Typhus-- losing only two. The conventional treatments had a mortality rate of over 30%. In 1830 as the cholera epidemic was reported coming from the east, Hahnemann was able to identify the stages of the illness, and predict what remedies would be needed for which stages. When Cholera finally struck Europe in 1831 the average mortality rate was between 40% (Imperial Council of Russia) to 80% (Osler's Practice of Medicine). Out of five people who contracted Cholera, two to four of them died under regular treatment. Dr. Quin, in London, reported the mortality in the ten homeopathic hospitals in 1831-32 as 9%; Dr. Roth, physician to the king of Bavaria, reported that under homeopathic care the mortality was 7%; Admiral Mordvinow of the Imperial Russian Council reported 10% mortality under homeopathy; and Dr. Wild, editor of Dublin Quarterly Journal, reported that in Austria, the allopathic mortality was 66% and the homeopathic mortality was 33%.

Homeopathy continued to be effective in the treatment of Epidemic Cholera. In 1854 a Cholera Epidemic struck London. This was a historically important epidemic in that it was the first time the medical community was able to trace the outbreak to a source (a public water pump), and when the pump was closed, the epidemic soon ceased. The House of Commons asked for a report about the various methods of treating the epidemic. When the report was issued, the homeopathic figures were not included. The House of Lords asked for an explanation, and it was admitted that if the homeopathic figures were to be included in the report, it would "skew the results." The suppressed report revealed that under allopathic care the mortality was 59.2% while under homeopathic care the mortality was only 9%.

Many books were written about the Homeopathic treatment of Cholera during these times, among them: "Cholera and its

Homeopathic treatment", F. Humphreys (1849); "Homeopathic Treatment of Cholera", B.F. Joslin (1854); "Homeopathic Domestic Treatment of Cholera", Biegler (1858); "Epidemic Cholera", B. F. Joslin (1885); "Asiatic Cholera", Jabez Dake (1886).

The success of homeopathic treatment continued with the later cholera epidemics. In the Hamburg epidemic of 1892, allopathic mortality was 42%, homeopathic mortality was 15.5%. During the 1850s, there were several epidemics of Yellow Fever in the southern states. This disease was eventually found to be transmitted by mosquito. Osler, says that the allopathic mortality from Yellow Fever is between 15-85%. Holcome, a homeopath, reported in 1853 a mortality of 6.43% in Natchez, and Dr. Davis, another homeopath in Natchez, reported 5.73%. In 1878 the mortality in New Orleans was 50% under allopathic care, and 5.6% (in 1,945 cases in the same epidemic) with homeopathic care. The two best books on this topic were: "Yellow Fever and its Homeopathic Treatment", Holcome, (1856) and "The Efficacy of Crotalus Horridus in Yellow Fever", C. Neidhard, (1860).

Another epidemic disease which was treatable with homeopathy was Diphtheria. Since the advent of widespread vaccination, it is a disease not often seen in our modern world. Diphtheria appeared periodically, and rarely had the same presentation. It was, therefore, very important for the practitioner to individualize the treatment in each specific case or generalized epidemic. A remedy which had been effective in treating it one year might not be the same remedy needed the next year. In the records of three years of Diphtheria in Broome County, NY from 1862 to 1864, there was a report of an 83.6% mortality rate among the allopaths and a 16.4% mortality rate among the Homeopaths. (Bradford)

Perhaps the most recent use of homeopathy in a major epidemic was during the Influenza Pandemic of 1918. The Journal of the American Institute for Homeopathy, May, 1921, had a long article about the use of homeopathy in the flu epidemic. Dr.TA McCann, from Dayton, Ohio reported that 24,000 cases of flu treated allopathically had a mortality rate of 28.2% while 26,000 cases of flu treated homeopathically had a mortality rate of 1.05%. This last figure was supported by Dean W.A. Pearson of Philadelphia (Hahnemann College) who collected 26,795 cases of flu treated with homeopathy with the above result.(3)

Dr. Herbert A. Roberts from Derby, CT, said that 30 physicians in Connecticut reported 6,602 cases with 55 deaths, which is less than 1%.

Dr. Roberts was working as a physician on a troop ship during WWI. He had 81 cases of flu on the way over to Europe. He reported, "All recovered and were landed. Every man received homeopathic treatment. One ship lost 31 on the way." Closer to our present time, during the epidemic of typhoid in England in 1937death rate with homeopathic treatment was just 0.5%, the orthodox death rate more than ten times as much. (4) Dr. Francisco Eizayaga or Argentina, tells of a polio epidemic in Buenos Aires in 1957, where the symptoms of the epidemic resembled those of the remedy Lathyrus sativa. The homeopathic doctors and pharmacies prescribed *Lathyrus* 30c as a prophylactic, and "thousands of doses" were distributed. "Nobody registered a case of contagion."Eizayaga points out that in other epidemics of polio, *Gelsemium* was the indicated remedy-- emphasizing, again, the need for individualization.

Homeopathy has been very effective in treating many of the epidemics during the 19th and early 20th centuries. Unfortunately, these successes are not better known as most would rather not see the ineffectiveness of the conventional therapeutics nor accept the efficacy of homeopathy. From "Homeopathy in Influenza-A Chorus of Fifty in Harmony" by W. A.Dewey, MD (Journal of the American Institute of Homeopathy, May 1921). (3)

The first record of Homeopathy in Russia dates to 1824. Shtegeman and Bizhel may be considered the first Russian homeopaths. In 1827, Doctor Bizhel wrote the scholarly work "A theoretical and Practical Trial of Doctor Hahnemann's Treatment Methodology," for which the Legion of Honor order was conferred on him. During the 1830 cholera epidemic, homeopathic doctors actively rendered medical assistance to the victims of epidemic. The epidemic's intensification and the difficulties in treating cholera compelled the Russian medical community to send a letter to Hahnemann. The letter contained a detailed description of the symptoms of the disease, as well as a request to indicate appropriate remedies. *Camphora, Arsenicum, Veratrum, Cuprum* were indicated by Hahnemann. The effect of the first application of these remedies was remarkable and thereafter these remedies were extensively used during cholera epidemics all over the world. In 1830-31 statistics on cholera treatment by allopathic remedies were published the by Foreign Ministry (63 percent mortality) and by homeopathic treatment (11 percent mortality). Doctors practicing homeopathy must know the glorious names of the public figures who saved thousands of people in those disastrous times: Admiral S. I. Mardvinov, S. I. Korsakov, A. I. Lvov, D.I. Adam, Peterson, Cherminskiy. (5)

Semen Korsakov (1788—1853), has been known to the researchers of the history of world homeopathy for his invention of his own system of making homeopathic dilutions.

That method was approved by Hahnemann himself in private correspondence with Korsakov (Note sur un nouveau moyen de se procurer très facilemeut les solutions homœopathigues à un degré de division quelconque et sur quelques résultats obtenus avec des dissolutions poussées à des atten tions inouies jusqu'à ce jour). (5)

It is still used with success in mass production of remedies as well as in preparation of self made homeopathic remedies at home or at disaster site. This method is easy to apply at the field site when no remedies are at hand or one needs to make auto-isode or isode from toxic/biological agent in environment in case of biological, chemical or nuclear warfare emergency situation.

Isotherapy

At the beginning of the 19th century, William Lux (1773-1849), a veterinary surgeon and a contemporary disciple of Samuel Hahnemann, had the idea of taking nasal mucous from sick horses and giving it in 30C dilution to all the animals affected by this disease. The success of the treatment encouraged him to try several other diluted infectious secretions.

He had discovered isotherapy (from the Creek prefix *Isos* meaning equal/identical) which involves treating a disease by the agent responsible for causing it in homeopathic doses (isode). In 1833 he wrote that prophetic phrase fifty years before the discovery of vaccines by Louis Pasteur: "all diseases contain in their very products elements for their healing" [Lux W. 1833].

Auto-isotherapy

Forty years later, Denys Collet (1824-1909), a homeopath doctor and Dominican monk, was sent in 1873 to evangelize Mosul, in Mesopotamia. He had no medicines, but treated thousands of patients for four years using their secretions in homeopathic dilution. Back in France, in 1898 he published the results of his experiments in his treatise entitled "Isopathy, the internal use of the Pasteur method." It was in fact the so-called auto-isotherapy, that is to say, the treatment of the disease by homeopathic dilution of the patient's own secretions. Unfortunately, since November 1998 auto-isotherapy treatments have been banned in Europe in accordance with the regulations on products of human origin.

In the same vein, he also proposed using diluted and energized medicines which had become toxic through overuse or overdose. Thus he successfully prescribed *Sulfur* for animals poisoned by an excess of sulphur treatment. In so doing he invented hetero-isotherapy which, to treat a pathological condition, uses the agent directly responsible for this disorder in homeopathic dilution (from the Greek prefix *Heteros* meaning other/different). Hetero-isotherapy then uses the same agent (*iso*) as the one causing the disorder, but is other/ extraneous (*hetero*) as it is an agent from outside the patient's own body. This technique is still used today: hetero-isotherapies are prepared from samples from the patient's environment (dust, pollen, animal hair, chemicals, cosmetics, and of course medicines).

Hetero-isotherapy is only different from classical homeopathy in that it follows the law of the identical: "Aequalia aequalibus curantur" (the identical is cured by the identical) instead of the law of the similars: "Similia similibus curantur" (the similar is cured by the similar) (7).

The first experiments, conducted by Lise Wurmser in Strasbourg from 1955, made it possible to show that infinitesimal doses of *Arsenicum album* (4C, 5C and 7C) could "mobilize" some of the poison still stored in the body of guinea pigs poisoned by arsenic, several weeks after its natural elimination had stopped [Lapp CH, Wurmser L. 1955]. It was the first time the action of homeopathy had been measured directly. A body still intoxicated by a chemical product was able, several months later, to continue eliminating it thanks to hetero-isotherapy treatment.

Continuing her experiments, Lise Wurmser this time tried to give hetero-isotherapy at an early stage. Twelve hours after being poisoned by arsenic, 30 guinea pigs were given a homeopathic dilution of *Arsenicum* 7 C and 30 guinea pigs a homeopathic dilution of *Distilled water* at 7 C, for comparison purposes. Eight hours later, the guinea pigs treated with *Arsenicum* 7 C had excreted in urine and feces 39% more arsenic than the group which had received distilled water 7 C ($p < 0.001$).

Two questions remained:
1. Was this property specific to arsenic?
2. Was it possible to reproduce the experiment with other chemicals?

Lise Wurmser carried out a new experiment intoxicating guinea pigs with bismuth. She then formed three groups: one group treated with *Bismuth* 7C, one group treated with *Arsenicum* 7C and one group treated with *Distilled water* 7C. Only guinea pigs of the first group eliminated more Bismuth, showing that it was only the dilution of the poison which affected the amount of elimination; *Arsenicum* 7C had no more effect than water. This experiment was repeated with lead (*Plumbum*) giving the same results. (8)

15 years later, JC Cazin's team repeated these manipulations with radioactive arsenic to increase measurement accuracy. They came to the same conclusions [Cazin JC. 1987]. On this occasion,

they compared different dilutions from 4C to 30 C and found that it is the 7C and 5C dilutions which allow maximum elimination of toxic material. (9)

A meta-analysis looked at 135 publications on the subject [Linde K. 1994]. A beneficial effect from hetero isotherapies was found in 70% of the. studies, 30% being negative. In all, these studies not only suggest the possibility of increasing the natural elimination of a toxic foreign substance by the administration of its hetero-therapy but also a protective and healing action of the body in respect of the toxic effects of the various poisons used.

These experiments, performed on animals and also on plants which could be reproduced, clearly show the increase of the natural elimination of toxic material many times by hetero-isotherapy. Beyond the evidence of the action of homeopathy, this work opened the way to using hetero-isotherapy during chemotherapy or any toxic exposure, for example (10).

There are essentially 2 forms of isopathics- sarcodes and nosodes.

Sarcodes are remedies made from normal biological materials. In terms of clinical application, these materials have immense potential. Sarcodes are made from hormones, organs, and other physiologically useful bits and pieces and appear to have the capacity to exert a direct effect upon the materials from which they've been derived. They've been in use for generations and even the highly esteemed Constantine Hering advocated their use as early as 1834.

Nosodes are remedies made from the substance involved in the cause of a disease, or products of the disease. The word nosode means "from disease", and the use of these medicines was advocated by Samuel Hahnemann. Over the last 200 years, nosodes have been made from bacteria, viruses, fungi, parasites and all manner of infectious agents as well as the tissues and body fluids affected by them. Nosodes are also manufactured from commercially produced vaccines, such as Polio vaccines and the

Triple Antigen vaccine, and have also been made from things such as arthritic joints.

Isodes are highly specific in ability to stimulate the body's defenses against any offensive agent. They can be used for prophylaxis and treatment. They can be easily prepared even by lay person.

They can work against toxins for which there is no vaccination yet. There are the best when applied as early as possible to prevent development of the serious pathologies later on. There are companies which can create individual customized remedies, be that sarcodes or nosodes.

Homeopathy, if rightly applied, is capable of protecting against and treatment of consequences of toxicological agents and chemical warfare. Many isodes exist and many more need to be made for the cases of medical emergencies born out of chemical warfare, accidents, general pollution and under the circumstances of hostage rescue operations where noxious pharmacological agents are used. Example can be Russian rescue operation of October 2002 in Moscow theatre where over hundred hostages died as the result of the use of fentanyl, a strong narcoleptic gas. Losses could be minimal if homeopathic Fentanyl have been the available.

Numerous research studies demonstrate the successful use of homeopathic remedies against toxicological agents, such as: Arsenic, Bismuth, Cadmium, Lead, Copper, Mercury, Pesticides, Tetrachloride, Alloxan, Carcinogens, Ionizing Radiation, Snake Venom, Toxic Drugs etc.

Dr S Yurkovsky reports cases of homeopathic treatments in his office following September 11 tragedy. Environmental pollution caused numerous illnesses in people coming close to World Trade Center. Collapsed building released large amounts of the most toxic substances: asbestos, benzene, dioxin, fiberglass, mercury, lead, PBC's, silicon and sulfuric acids among others.

Asbestos and mercury toxicity, for example, were corrected with the corresponding *Asbestos* and *Mercury* remedies along with supporting essential organs.

Conventional medicine lacks the means of effectively addressing chronic chemical intoxications. Examples of this are the Gulf War Syndrome and "Ground Zero" victims. The use of homeopathic toxicological isodes in these cases becomes indispensible (11).

History repeats itself, humanity seems to not be learning its lessons.

There are still many places in the world today where war and internal strife are part of the present way of life. We see increasing violence in crime and in the powers of evil stirred up by the lower passions in man. Fears and emotions run riot and violent death marks each day for many people.

SURVIVAL

Some emergencies can affect large groups of people. It is a sad fact that in recent decades the following events have all been experienced by huge numbers of people: natural disasters including earthquakes, hurricanes and floods; manmade disasters including chemical leaks, explosions, hijackings; war with conventional weapons and biological and chemical warfare. Radiation fallout from both bombs and power plant leaks has also affected millions.

Obviously in all these situations, the initial response is pure survival. Getting away from the epicenter of the crisis and immediate first-aid are the prime factors. Survival will be related to timing, position, skill and will power.

The next stage is to effectively deal with injuries and shock. There may or may not be emergency services to assist. Following that, making the most of the resources available will be necessary: to find water, food and shelter, and to treat psychological trauma and physical injuries. Prevention of infection and taking steps to establish adequate sanitation thus preventing the outbreak of contagious diseases will be of key importance.

The use of natural remedies can be supremely helpful in such conditions. Obviously one will have to use what is available. If an aid-worker is going into an area they can take supplies with them.

NATURAL DISASTERS

Floods, hurricanes, earthquakes and wars can kill and injure people and also cause people to lose their homes and livelihood. The past few decades have seen many situations where whole communities have had to abandon their homes and seek refuge elsewhere.

In a case of a natural disaster, such as an earthquake or a hurricane, the majority of relatively healthy people are going to respond with a limited number of remedies. For example, victims of earthquakes in Honduras responded very well to Aconitum, while victims of hurricane Katrina frequently presented with a clinical picture of *Ignatia amara* as reported by psychiatrist and homeopath Dr. Edward Shalts.

POST-TRAUMATIC STRESS

In addition to the physical injuries that need treatment, the potential for psychological damage is immense. Following the trauma of a terrifying ordeal many have to face the loss of family member. Everyone suffers. There are various stages of shock, denial, insecurity. The people in the shelters are suffering from the psychological stress of being confined in a crowded place on the top of major shock and panic.

It is quite helpful in such situations to turn to Homoeopathy and find remedies of comfort and healing of the body and mind (12).

Roger Morrison and Nancy Herrick reported an amazingly good response by victims of the Bali terrorist attack to *Aconitum* and *Arnica*. (13).

Dr Dorothy Shepherd was active physician practicing Homeopathy in England during WWII which brought forth many new problems, the main one being the problems of adaptation.

She described her experience in treatment with Homeopathic remedies of the most common symptoms affecting people around her at those dark days.(14,15)

Air raids are a thing of the past for many places, but we have still nervous, fearful people around us, and their nervous symptoms will be relieved by the remedies mentioned, whatever *their* cause may be, provided the symptoms correspond.

Symptoms that people experience when involved in wars, whether civilians or army members, when natural disasters happen or man-made catastrophe, can be grouped into few categories.

People retain feelings and emotions, and react to events that threat their well-being (as they should).

When not addressed right away and relieved with attention, meeting basic needs, remedies, comfort etc, trauma develops later in a serious problem needing more intensive measures and often even irreversible.

So, first hours and days are the most crucial ones for whole life of the persons involved.

The more simple and gentle the remedy, the more readily accepted it can be.

Homeopathy was created as a healing art and as such can work wonders in critical situations of emergencies.

It is often necessary to put on mental armor to protect ourselves against the insidious enemy of fear and anxiety. Homoeopathy is a valuable friend and efficiently helps against the effects of fear which produces an empty feeling in the stomach, burning, gnawing sensation, shaking and trembling of limbs; all of it due to upset of the suprarenal gland.

Fear is probably the most prolific and predominant human emotion, that is so is evident from a study of history in folk lore, myth, and human experience down the ages. Fear is an underlying motive in religion, in politics, in social customs and behavior, stemming from man's determined desire for survival.

Fear, the sensation, in its various forms and degrees, is the psychological component of response to *threat*.

Any kind of threat calls forth an immediate response on the part of the individual thus put at risk. The threat may be to the *person,* endangering life or limb; it may be a threat to the *pocket,* presaging financial loss or ruin; it may be a threat to *prestige,* involving damage to reputation or social disgrace.

Faced by immediate threat the primitive reaction is a desire to run away, to escape, to take refuge in flight. An alternative, when escape is not feasible, is to resist, to fight, to take counter action. Perhaps neither course may be possible, but in any case the one threatened cannot but react to the situation. "Fight or Flight".

The first response will almost certainly be one of fear, which may give place later to anger. The threat may be real or imagined but, if it persists, will give rise to anxiety, which has been described as a state of chronic fear. A further outcome of fear is hate for it is natural to hate what is feared and to desire its removal or destruction. The response to threat has both a physical and a psychological component. The physical reaction is evidenced by endocrine activity giving rise to vasomotor and neuromuscular disturbance.

It is true that the best eliminator of fear is faith, confidence that engenders calm, but inasmuch as the physiological systems of the body are deeply involved, suitable medication is frequently called for.

There are several remedies in homeopathic pharmacopoeia which give us moral protection.

We will mention the most common ones that have to be individualized in order to find the right remedy for each state of nervousness.

Argentum nitricum fits the fidgety, nervous individual whose nerves are all to pieces. He is always in a hurry, anxious hurry, so hurried and scared, he feels he must run or walk quickly, he can never walk fast enough, he feels he must fly, feels as if all the 'furies of the underworld' were after him, and he runs and runs until he is dead beat, always anticipates the worst, lives in a perfect welter of fear and anticipation, breaks out in a sweat at the mere thought of a raid. With strong fear of death he may actually predict the hour or even minute of his impending demise. But this anxiety and fear brings on internal troubles and disturbances of the gastro-intestinal tract, the stomach refuses to digest anything, vomiting may come on quite suddenly when an air raid warning is sounded, or even diarrhea set in. The stomach is full of gas and quantities of wind pass upwards which usually relieves the distension. Silver nitrate would relieve such an over-anxious, frightened, hurried individual, so that he can face the inevitable with more equanimity.

Gelsemium *has* very similar effects. He is also in a state of shock from fear, sudden fearful surprises. In Kent repertory: A soldier going into battle gets diarrhea. He becomes weak and exhausted and faint, and tired in all his limbs from sudden fear, from sudden shock, such as being awakened at night by a raid warning. Palpitations of the heart accompany this sudden shock. He has no courage, his limbs tremble; but he is struck dumb, almost paralyzed with fear; These subjects when sick become so utterly low in mind and weak in body that the fear of death readily obtrudes. There is a dread of glistening objects, and also a liability to stumble if moving in the dark or even if attempting to walk with the eyes closed.

Arsenicum is another remedy for anxious, restless patient. Here you see great fear, great anxiety, great restlessness and prostration. Some people take the blackest view of any situation which might arise. These people do not feel safe anywhere and do not see reason to do anything.

He is so sure he is going to die that he refuses both medicine and food despite his feeling of utter exhaustion. Withal he is thirsty for sips of warm or hot water and incorrigibly restless in both mind and body. These over-anxious people, who are much worse when alone, will need *Arsenic,* and it will calm the troubled waters of their mental fear and unrest.

Aconite also has many symptoms of fear. He is frightened in a crowd, will not mix with people, afraid of public places and public shelters; full of anguish, afraid of the dark, much affected by the black-out, dark streets, darkened rooms. His fear is sheer panic, accompanied by extreme impatience and frantic restlessness. He gets violent palpitations of the heart; fear attacks the heart, not stomach, and the umbilicus as *Argentum nit.* and *Gelsemium* do. He predicts the next bomb will hit him, and predicts the time of death. He broods over this, and this fear makes him sleepless, restless and full of anxiety.

This remedy can work with fear to cross the road or going out of the house as well as panic attacks, in which the sufferer suddenly trembles violently, may be unable to remain standing, sweats, weeps, has a rapid pulse and feels extreme unreasoning fear. Some patients indeed refer to their supply of Aconite as their "panic powders" or "pills" as the case may be. This invaluable remedy is not only a pain-reliever; it is also a fear-allayer.

***Ignatia* is another valuable remedy for fear. This is the hysterical individual who faints at the slightest provocation, collapses into the arms of the nearest male for protection; is tearful, nervous, full of twitches and jerks, full of grief; her husband is away, she is always sighing, she has a feeling of emptiness in the stomach and abdomen, along with trembling, is continually sighing, sad at having said good-bye to her son, or fiancé or her husband. She is apprehensive all the time that something may happen. *Ignatia* is the best antidote we know for the stressed feeling one gets after a sudden bereavement, when the unfortunate person who is left behind to face the world lies there with dry, burning eyes, hour after hour, and can hardly believe that it is true that her dear one has left her. There is no better remedy to mend depression from a broken heart and betrayal, especially if it is still acute (fresh in the person's mind). An *Ignatia* person may also have psychosomatic symptoms such as sighing, choking, a stiff neck, and a *globus hystericus* . They often weep for help and attention.**

Stramonium is effective for nightmares and night terrors, especially when the child is afraid to be left alone in the dark. Helpful for anxiety disorders after experiencing violence; experiences anguish, fear, sleeplessness and imagines they are surrounded by danger. **Staphysagria** helps children and adults deal with nightmares after violence. People needing this remedy feel powerless and unable to defend themselves. They're often perceived as being very sweet; but, are unable to deal with grief or anger, suppressing it until they erupt in outbursts of rage. Feel angry and abused. Thoughts of blame go round and round, especially when trying to sleep at night.

Arnica exhibits a horror of imminent death in association with unbearable pain and a great fear of being touched or even approached. When you think shock, think Arnica (Leopard's Bane). It is excellent after any shock, trauma, or accident, particularly in cases of injury with bruising, soreness, or bleeding. It can be invaluable for injuries as minor as sprains and strains and as major as automobile accidents and other severe, life-threatening injuries. One interesting characteristic of those needing Arnica is that they may refuse help, insisting they are just fine despite serious injury. Arnica is the most important remedy to have at hand; it works wonders in injuries, falls, concussion, blast, fractures, dislocations, all are helped by it (16,17,18).

Dr Shepherd presents the case of air raid worker who was thrown by the blast from a high explosive bomb and his left arm and elbow were almost paralyzed and numb. *Arnica* applied externally and internally removed the stiffness and disability and pain in a few hours. Two days later, he could move his arm freely and exclaimed at the rapidity of the cure and sent several of his mates over for similar treatment (14,15).

PAIN, ACHING, BRUISING

Arnica

Pain due to mental and/or physical shock is relieved rapidly by *Arnica*, such as pain and swelling after a troublesome dental extraction; sprains of joints; fractured bones; even in concussions good results follow the internal administration of *Arnica*, If the patient is unconscious a small dose of *Arnica* in pilules or granules placed on the tongue or liquid applied on the lips or pulse points will expedite the return to consciousness. *Arnica* given 3 to 4 hourly after abdominal operations or after a confinement, after setting a fracture or reducing a dislocation, etc., removes pain, relieves the shock, and the patients recover much more rapidly than under Morphine. It is advisable to take *Arnica* (three doses in 24 hours) before going to a dentist to prevent shock and pain after an extraction. Hemorrhage is frequently much lessened by such preventive measures.

It has been found that *Arnica* given internally works wonderfully well in cases of blasts from bombs, and earache due to rupture of the eardrums from the effects of blasts; injuries to eyes from whatever causes, knocks, stones, pieces of grit in the eye are all quickly healed. Extensive bruising of face after boxing disappears within a few hours. Even blindness and cataract following on injuries to the eyes due to the throwing of stones can be prevented with 3 to 4 hourly doses of *Arnica* given for at least a week. *Arnica* can be used internally for bruised muscles, prevention of shock, concussion, apoplexy, falls and injuries to any part of the body.

Ledum

The next remedy for such accidents as stabs, punctured wounds from sharp pointed instruments as awls, rusty nails, not forgetting lancets and scalpels, bites from animals, dogs, horses, cats and rats; insect stings, septic wounds, whitlows caused by needle pricks, splinters under nails, etc., is *Ledum*. It takes the shooting and pricking pain out of these wounds, especially in those cases where the patient prefers cold dressings to hot fomentations, it prevents sepsis in the majority of these injuries, and if given early enough, it even prevents tetanus, without giving anti-tetanus serum. *Ledum* may be given every half hour, hourly, 2 hourly or 4 hourly as required, according to the severity of the injury, this means *repeat whenever the pain returns*.

Ledum is excellent for cases of severe bruising, black eye and extravasations of blood and hematomas, where *Arnica* is not sufficiently potent to absorb it.

Ledum should be remembered in punctured wounds, contusions, extravasations such as black eye, etc., injuries, where the affected part feels cold to the touch, yet is relieved by cold applications.

Hypericum

Hypericum is closely related to and follows well after *Ledum,* pain from a punctured wound begins to go up the limb, then *Hypericum* will take hold and finish the case by preventing further extension of sepsis. If a case is seen so late that early signs of lockjaw are already present-which may come on within a day or two of an injury due to particles of street dust, contaminated with horse manure, being carried into the *wound- Hypericum* will act similarly. The muscles develop cramp near the injury and later the jaw muscles become attacked, causing inability to open the mouth. Several cases have been reported where *Hypericum* given in repeated doses at 15 minutes to half hour intervals cured such an alarming state in 12 hours and no anti-tetanus serum was required.

After-effects or injury to the coccyx, concussion of the spine and so--called railway spine respond well to *Hypericum.*

Hypericum is also most successful for crushed fingers or toes or superficial abrasions, where sensitive nerve endings are left exposed. *Hypericum* used internally at 2 to 4 hourly intervals with *Hypericum* tincture applied locally will cure these cases rapidly.

Hypericum is useful in all stings, punctured wounds, bites, etc., if the pain shoots up the nerves of the limb from the wound.

At least one sergeant in the 1914-18 war used *Hypericum* at the battle front for shrapnel wounds in his platoon with gratifying results. He remarked that the effect of the *Hypericum* surprised him beyond words. "To see a man badly wounded by shrapnel through his shoulder joint and in terrible pain, to be transformed to laugh and joke with the men by two little pellets is something wonderful." (Published in *The Oban Times,* May, 1915) (21).

Grazes and abrasions of the knee, sometimes extensive, show no signs of inflammation or sepsis after one local dressing with *Hypericum* lotion and one dose of *Hypericum* internally, 12 hours later no gravel rash follows or sepsis, on an average the raw area is healed in 3 to 5 days, or at the worst, in a week.

Hypericum is of great use in alleviating the often agonizing pains in an amputated limb. The stump is largely a mass of sensitive nerve-endings. *Hypericum* ointment should be applied as soon as possible after the amputation to the healing area of the stump and *Hypericum* should be given internally 4 hourly at first and then 2 or 3 times a day, or whenever the pain returns. It is a well-known fact that a patient feels pains in his fingers or toes long after the limb has been amputated. The more advanced physician entrusted with a knowledge of spiritual science can give reasonable explanation, based on the invisible anatomy of the human being. The fact remains, however, that *Hypericum* will cure these pains better than Aspirin or even Morphine.

Good to remember *Hypericum* for lacerations, crushed fingers and toes, injured nerves, even tetanus, also for compound fractures, falls on the coccyx however long ago, and falls on the spine anywhere.

Ruta

Just as *Arnica* acts on bruised muscles so does *Ruta,* the common garden Rue, act predominantly on torn and wrenched tendons, on split ligaments of joints and on the bruised periosteum. Synovitis, inflammation of the ligaments, inflammation of the knee joints and the wrist joints will respond well to *Ruta.* Bruises and kicks on the shin in footballers and hockey players, etc., need *Ruta* for a speedy recovery and for prevention of the footballers nodules on the shin bone. A strained tendon which usually means partial detachment of the tendon from the bone will recover more rapidly under *Ruta* than if left to nature alone. Pain after osteopathic manipulations of the spine and pelvis will disappear quickly after a dose or two of *Ruta.* A partially detached tendon can be a serious drawback to an active person as it usually means rest of some weeks duration; with *Ruta* and a firm elastic bandage one is able to use the limb in moderation with the minimum of discomfort and without doing harm to it. A dose or two of *Arnica* first for the shock of the accident, followed by *Ruta* after the shock has subsided, and repeat the latter whenever the pain recurs in the torn tendon or the bruised periosteum.

Housemaid's knee, tennis elbow, ganglion of the wrist respond well to *Ruta* in potency. The swelling and limitation of movement and prolonged period of pain which are the effects following fracture can be improved and recovery hastened by *Ruta* every 2 to 4 hours.

Ruta ointment is of use in painful bunion and broken chilblains.

Symphytum

Symphytum or Comfrey is another remedy which acts both on the periosteum and the bones themselves. If *Ruta* should fail to relieve periosteal pain within 24 hours, *Symphytum* can be tried, it has a deeper action. *Symphytum* tincture applied locally as a dressing or *Symphytum* ointment will fortify the action of the *Symphytum* given internally. *Symphytum* contains a allantoin which has been found to be an excellent vulnerary and was used in the 1914-18 war as it was proved to have a powerful action in promoting cell proliferation; it was used therefore as a dressing for ulcers, chronic wounds, slow healing burns, etc., with great success. It is a well known fact in Herbology and Pharmacology that a salve concocted from the fresh herb, will certainly promote the healing of the bruised and broken bones. For centuries surgeons have used dressings of Comfrey mucilage from the powdered root dissolved in water for fractured bones, because it hastens the formation of callus, so necessary for the repair of bones. The knowledge of the action of this agent was originally based on folk lore; within the last hundred and fifty years it has been found that given internally, the healing action is even speedier.

Symphytum is also useful in injury to the eyeball and the surrounding bone (orbital periosteum) due to injury by stone or heavy stick, and will prevent cataract and ensuing blindness, which can happen. Another injury where it proves its value is the bruising of the cheek, the periosteum of the molar bone. A fall on the face causing extensive bruising and extravasation and discoloration of the face, produces a depressing effect on the patient, which if untreated, may persist for several weeks .

Symphytum should be used for bruised periosteum and fractured bones.

Rhus tox.

Rhus tox. is the remedy for ruptured ligaments and tendons of round joints. for strained muscles after lifting heavy weights.. Taken until stiffness and pain clears up.

Sprained wrists and sprained ankles are among the most common accidents, which should be treated with *Arnica* in repeated doses for the primary shock for about 24 to 48 hours, followed by *Ledum* for the extravasation of blood (bruising) which usually follows, and later with *Rhus tox.* 2 hourly, then 4 hourly for several days or until the patient has recovered from the sprain (22,23).

The homeopathic treatment of a fracture:

A simple fracture. Give *Arnica* immediately and repeat as required I to 2 to 4 hourly until the effects of shock have passed off, usually within 24 hours; then *Ledum* 4 hourly or 3 times a day to assist the absorption of the extravasation of blood which may take three to four days, followed by *Symphytum* 3 times a day until the bone has united. The whole process under this treatment usually takes about half the time necessary for the healing of the bones under the ordinary treatment, with added comfort to the patient over the whole period. There will be no rise of temperature, no acceleration of the pulse as is usual after fractures; the patient will sleep under the *Arnica* as well as and better than under the action of Aspirin or stronger sleeping drugs which palliate only without healing at the same time. The remedies that are mentioned not only help to comfort the patient but expedite the healing of the injury as well and there is no fear of producing a drug craving.

For compound fractures, accompanied by the bruising of the nerves *Hypericum* is needed immediately to alleviate the nerve pain, repeating whenever there is return of the pain. Then, when the nerve pain has ceased, give *Arnica* for I to 2 days for the shock, then *Ledum*, for a few days, if there is much bruising and swelling of the softer parts covering the bone, until this has become absorbed and then finish off with *Symphytum* 3 times daily to promote the healing of the bone.

These treatments for simple and compound fractures are in addition to and not in place of the usual surgical procedures, such as setting the bone in correct alignment as confirmed by X-ray examination, proper fixation of the joints above and below the seat of fracture by means of suitable splints, immediate gentle massage by professional combined with passive movements of fingers or toes in the case of arm, wrist or leg fractures respectively, followed later by active movements of the muscles by the patient himself. This obviates the long period of rigidity of the muscles, due to adhesions as a result of their prolonged inactivity (14,15).

Every physician is inclined to treat wounds and injuries, as well as diseases, more or less empirically. One's experience and the recorded experience of others is a helpful guide in selecting the treatment. But the Homeopath must ever keep in mind the totality of symptoms in selecting the similimum even for wounds and injuries, the variation of which effects, being due to constitutional differences of people, require individual medical attention.

The symptoms arising from injuries and wounds must be treated as a disease which it is. When there are no acute symptoms, the constitutional medicine must be sought. Every case must be treated individually, the medicine being selected according to the totality of symptoms.

For abrasions and wounds which were usually covered thickly with debris and dust from brick-dust of the blasted houses, and became septic at once, **Calendula** dressings were applied externally and internally assisted the healing process (14).

If sepsis had already set in, **Hypericum** was used with surprisingly quick healing of wounds.

In septic conditions with burning pains, restlessness and part becoming black **Arsenicum** should be used.

Septicemia, low fever, sore, heavy, aching muscles, drowsiness, confusion and prostration calls for **Baptisia**.

Belladonna will help in infections developing with redness, heat and throbbing pains, high temperature, delirium.

Pyrogen for rapidly fluctuating temperature, septicemia, foul discharge. Chronic complaints following sepsis.

Suppurating wounds, copious pus, abscess, touchy mentally and physically, respond well for **Hepar sulph** (19).

Gunpowder is used in cases of septic suppuration present or as a prophylactic. Also in the case of boils, carbuncles, and other skin affections, including eczema, abscesses, whether septic or not, blood poisoning from bites of insects, ptomaine poisoning from food that has been improperly preserved. (20)

Bathing with ***Calendula*** or ***Hypericum*** worked much better than iodine or other conventional methods.

Calendula lotion for septic eyes and eyes covered with grit, was found of the greatest use.

For burns, however extreme they are, *Urtica urens,* (mother tincture) can be used for external application, leaving the dressing on for days, and if necessary, only moistening it, whenever dry, with the *Urtica Urens.* Give *Causticum* remedy internally, every 15-30 minutes at first for the pain and shock accompanying a burn. For deep burns, use the *Calendula* lotion instead of the *Urtica urens.* Pain disappeared quickly and the bums healed rapidly without scarring. (14, Dr Shepherd's war experience).

Homeopathy for War and Injuries.

Homeopathy is potentially indispensable in the treatment of the wide variety of physical injuries which are caused by military combat engagements, terrorist acts, criminal assaults and accidents.

It can be used alone or in conjunction with other therapeutic modalities.

Here are brief examples of acute prescribing in such emergency situations:

burns- ***Cantharis, Causticum, Phosphorus, Urtica urens*** ointment

burns of electrical power and lightning-***Phosphorus***

burns from nuclear radiation- ***Apis mellifica, Cantharis, Phosphorus, Radium bromatum, Urtica urens*** ointment, ***X-ray***, nuclear radiation isode

chemical burns- *Arsenicum*

bruises, contusions, concussions, injuries-*Arnica, Bellis perennis, Ledum, Natrum sulphuricum, Opium, Rhus toxicodendron, Ruta*

injuries to the bones- ***Arnica, Ruta, Symphytum***

injuries to the nerves- ***Hypericum***

near- drowning- *Antimonium tartaricum, Carbo vegetablis, Lachesis*

wounds, gunshot, stabbing- *Arnica, Calendula, Ledum, Staphysagria*

wounds with unexpelled foreign objects- *Silica*
bone fractures- *Arnica, Calcarea phosphoric, Symphytum*
visible haemorrhage of bright red blood *Ipecac*;
suspected internal bleeding- *Bellis*;
severe loss of blood *China*;
bright red blood. with fear- *Aconite;*
hot. gushing. with delirium *-Belladonna;*
small wounds bleed a lot- *Phosphorus*;
scalp wounds- *Calendula*;
persistent, dark oozing bleeding - *Carbo veg* (11)

REMEDIES FOR RADIATION EXPOSURE

There is a great deal that can be done using natural remedies to treat someone who has received less than a fatal dose of radiation. Our information is based on recovery rates following the atomic bombs in Hiroshima and Nagasaki, the treatment of the side-effects of medical radiation therapy and the results of animal testing (which must obviously be used with caution). Since the Chernobyl nuclear reactor meltdown in 1986, there has also been much good work done with survivors and especially the children of the area, by both homeopaths and nutritionists. However, it should also be stated that whilst the remedies can help to reduce or modify the effects of radiation, nothing can totally undo those effects, and this is truly a case where prevention has to be better than cure.

Since the Gulf War in 1991, cancer, leukemia and birth malformations in Southern Iraq have risen by 66%. According to "Environmental and Health News", Kuwait and Saudi Arabia are experiencing similar problems in areas used by US soldiers for training, as are Gulf War veterans and their children in the UK and US. The most likely cause of all this is the depleted uranium (DU) used by the UK and US forces to make their deadly weapons even more lethal. Similar problems are projected in Serbia and Kosovo following the UN bombings there during 1999.

Nutritional Supplements

ANTIOXIDANTS:

One of the ionizing effects of radiation is to release free radicals and free electrons that cause a cascade of damage within the cells. Therefore it is the antioxidants, which absorb these molecules and electrons that are of most help. The key antioxidant vitamins are vitamin C (1-3g daily) and vitamin E (400-800iu). Other supplements of major importance in protecting against radiation damage are selenium, pantothenic acid, calcium and magnesium.

IODINE: Radioactive iodine is one of the cocktail of radioactive components that was released by Chernobyl. Because the thyroid gland in the neck will store iodine for use when required (for up to 4 months), it is considered beneficial to take iodine supplements (500-800mcg daily) to top up the available storage space before the radioactive variety comes along in the food chain.

Plants and Foods. Studies have shown Aloe vera to be effective in the prevention and treatment of radiation burns. The fresh leaf can be cut and the thick juice squeezed onto the affected area. Cold-pressed juice may also be purchased to use as a lotion.

The leaves of Buckwheat (Fagopyrum esculentum) are an important source of bioflavonoids, especially rutin, and are renowned in the treatment of radiation damage. Take as an infusion. Buckwheat is more commonly known for its grain (the Japanese make Soba noodles from it) and the grain does also contain some bioflavonoids.

Kelp (Fucus vesiculosis) and other types of brown seaweed are a natural source of iodine (see above). It is also possible that the lignin fibers in kelp and other seaweeds help to remove heavy metals and radiation from the body. Certainly supplements of sodium alginate, extracted from kelp, have been shown to remove radioactive strontium from the bones of laboratory rats. Because kelp is a natural food source, there is no safety limit, and it may be incorporated into the diet or taken as tablets or capsules. It is important to ensure that the kelp you take is sourced away from radiation contaminated areas.

Marigold (Calendula officinalis) is a healing and regenerative herb that is useful in the treatment of radiation damage. Internally the infusion is a lymphatic cleanser. Externally the herb is helpful in the treatment of radiation burns. See the entry in the Herbal Remedies section for further information.

Miso is a traditional Japanese food prepared from soya beans, cereals and sea salt. IUs used as a base for soups and sauces, and contains many nutrients. Dr Akizuki based at a hospital in Nagasaki at the time of the bomb believes that the intake of Miso daily as part of a traditional Japanese diet was very helpful in recovery. Although not a cure, Miso certainly does provide a wide range of nutrients in a form very readily assimilated by the body. This and the fact that it has been renowned in traditional Chinese medicine as 'strengthening to the blood', may indicate why it is so helpful.

Siberian ginseng.

This herb is used in traditional Chinese medicine to increase immune function, and to encourage resistance to free radical toxins and viruses. Studies in China have shown it to be effective in assisting recovery from radiation injury and to enable patients to tolerate higher doses of radiation therapy.

Dosage: 1/4 teaspoon powdered root in boiling water once a day, or lS0mg capsule three times daily.

Homeopathic Remedies

Dr Grimmer in his writing during the cold war recommended carrying *Arnica* 30 and *Phosphorus* 30. He suggested they would be helpful to any survivor not too close to the centre of an atomic explosion. *Arnica* should be taken for the immediate effects such as shock and bruising. This should be followed after half an hour by *Phosphorus* which he states, "meets the destructive effects produced on the capillary circulation and later on the blood elements as well. *Phosphorus* is a remedy for deep burns as well as for ulcerations of a serious nature.

The most commonly prescribed remedies for the nausea associated with radiation sickness are:

Arsenicum: Nausea, retching and vomiting after eating and drinking. Utter prostration. Extremely anxious and fearful. Restless.

Nux vomica: Most common remedy. Violent vomiting. Intense nausea slightly relieved after vomiting.

Phosphorus*:* Empty feeling in stomach. Nausea. Craves cold drinks which are vomited in a little while. Anxious and melancholic (12).

FOR EFFECTS OF RADIATION FALL-OUT

The type of radiation caused by different scenarios does vary, and the best results will be obtained by taking the remedy specific to the cause. For example, those exposed to depleted uranium from US missiles should take Depleted Uranium in potency.

Many types of radiation fallout contain a cocktail of radioactive components. Practitioners visiting Russia following the Chernobyl nuclear power station disaster were prescribed ***Strontium/ Caesium! /Radium bromide*** 30C to take once a week.

Dr. Gloria Dodd, DVM during the Chernobyl nuclear reactor biohazard, was able to obtain the homeopathic ***Detox Nosode for Nuclear Radiation*** 30C. She created a new homeopathic product: for the cleansing of noxious nuclear radiations that body has been exposed. Japan also does not stand alone in dealing with health threats to people and animals in its country. Dr Dodd has been detecting health problems in California animal patients that are likely being caused by this Nuclear Radiation and treating them with her homeopathic remedies.. Ingredients: ***Chernobyl Nuclear Radiation Nosode, Lymph Sarcode, Brain Sarcode, Nervous System Sarcode, Pituitary Sarcode, Circulation Sarcode.*** It has FDA Approval # 1457, 1458, 1459. (http://www.holisticvetpetcare.net) The fallout from a nuclear attack is likely to contain plutonium, so ***Plutonium*** in potency would be appropriate following exposure to fallout from a nuclear bomb.

As soon as you know what the cocktail of radiation particles you are dealing with contains, then it is advisable to get that made up into a combination remedy by your homeopathic pharmacy. If the exact components are not known, or for immediate use, the following combination remedy has been found to be useful by homeopaths for both effects on the organism and helping to prevent ongoing genetic effects **Cobalt/ Radium bromide/ X-Ray**. This should be taken in the 30C potency once a week for several weeks.

Remedies such as **Aconitum, Argentum nitricum, Arnica, Stramonium** and **Hypericum** for addressing fear, trauma, shock, panic and despair are absolutely necessary as well.

In homeopathy, we differentiate between fear, dread, anxiety, shock and trauma. These states of mind are triggered in response to a nuclear catastrophe. Radioactivity is an eerie energy. We cannot see, smell, hear or feel it, but we have a justified fear of the consequences when radiation affects the human organism for too long. In view of the nuclear catastrophe in high-tech Japan, the latent fears were suddenly rising to the surface and spreading hysteria in the media. It is an initial sign of healing when we look a fact in the eye and no longer suppress or ignore our fears and anxieties.

Homeopathic remedies will help public to prevent hysterical rash actions. What we need in the above-mentioned situations is a clear mind and level-headedness.

The effectiveness of *Aqua pluvia*, which is made from radioactive contaminated rainwater, is familiar from 1986 at the time of the Chernobyl catastrophe. For acute radiation exposure, Dr Rosina Sonnenschmidt also recommends taking *Aqua pluvia* every day and ***Diospyros kaki*** if you become fatalistic and think that any help would be too late or that you cannot survive, etc. This remedy is the homeopathic preparation of a radioactively contaminated kaki tree in Nagasaki that survived the atomic bomb catastrophe and once again grew leaves, blossoms and fruit one year later (24).

Japan, 2011.

The Tohoku earthquake and the subsequent tsunami, which occurred off the Sanriku coast of Japan at 14:46 JST on Friday 11 March 2011, caused enormous devastation, mainly in eastern Japan, earning the name: the Great East Japan Earthquake. Another unexpected situation occurred, however, at the Fukushima 1 Nuclear Power Plant.

Japanese Homeopaths with Dr Torako Yui as a head of *Japanese Homeopathic Medical Association (JPHMA)* initiated immediate response to the tragedy with homeopathic remedies specific for the situation as support for those in need..

- Radiation remedy '*RA*' was created to heal the after effects of radioactive substances.
- It is a combination of **Cadmium sulphuricum, Solium, Plutonium nitricum, Kalium iodatum, Radium bromide, Uranium nitricum, Caesium hydroxide, Thyreoidinum,** and **Parathyreoid gland.**
- 'AAA' (*Aconite, Arnica, and Arsenicum*) was another combination for broad spectrum of trauma, shock, fear, anxiety, panic, restlessness etc.
- JPHMA provided homoeopathic remedies free of charge with the cooperation of Homeopathy Japan Co. The College of Holistic Homoeopathy provided free advice by telephone.
- JPHMA organized a rescue team, which immediately delivered homoeopathic remedies and relief supplies of water and food from organic farm.
- JPHMA held free seminars on how to deal with disasters and provide emotional care, with cooperation from local JPHMA members.
- After the seminars, local JPHMA members provided free homoeopathic consultations.
- Remedies were also created to heal the land that was polluted by radioactive substances. Plant fermentation liquid was made that includes radioactive remedies. This liquid was sprinkled on the land, which will help the polluted land to recover. Sunflower seeds absorb Caesium 137. Japanese oleander, which blossomed for the first time in the land of Hiroshima after the atomic bomb, has the same effect. (25)

To read the full details of the reports, visit the JPHMA website: www.jphma.org/en/index.html

Chemical toxins.

There is a limit to what you can do to treat yourself for the effects of an environmental stress.

Alumina **(Alu.) Ill effects of aluminium or lead poisoning. Common symptoms include: slowness; sluggishness; dizziness; pallor, frequent (dry) coughs and colds; dry, itchy skin; constipation; joint pain; heaviness and weakness of anus and legs.**

Arsenicum album **(Ars.) General sensitivity to chemicals. tendency to colds, coughs and sore throats. Pale, anxious, exhausted and restless.**

Bromium **(Brom.) Ill effects of dust. Dry cough worse for taking a deep breath. With hoarseness and sore throat.**

Cadmium sulphuratum **(Cad-s.) Ill effects of cadmium; of radiation. Burning pains in stomach with nausea and salty taste in mouth. Vomiting with cold sweats. Sleep apnea, nose chronically blocked.**

Carbo vegetabilis **(Carb-v.) Ill effects of carbon monoxide poisoning, gas/coal/charcoal fumes, exhaust fumes. Sluggish, heavy and trembly. Very pale. Body feels cold (although head may be hot) and feels better for cool air or being fanned. Heavy headache with nausea, burping and dizziness. Choking cough.**

Carboneum sulphuratum **(Carbn-s.) Ill effects of gas/coal/ charcoal fumes. Sleepy, dizzy and trembly. Cold sweats with general weakness. Heavy headache, irritating cough and difficulty focusing the eyes.**

Causticum *(Caust.)*. Ill effects of lead. Indigestion, pains in joints with stiffness and general exhaustion.

Chlorum. **Ill effects of chlorine. Catarrh, headache and acid stomach. Difficulty breathing with feeling of constriction in the chest and the throat.**

Cuprum metallicum **(Cupr.) Ill effects of copper. Violent cramps anywhere in the body. Nervous trembling with exhaustion. Stomach ache with diarrhea or constipation. Hoarse cough.**

Electricitas **(Elect.) Ill effects of electricity. Anxiety with fear and restlessness. Terrible headache with dizziness. Palpitations with nervous trembling. General exhaustion and stiffness.**

Hepar sulphuris calcareum **(Hep-s.) Ill effects of mercury. Generally sensitive to chemicals. Low pain threshold. Tendency to abscesses anywhere. Catarrh, coughs, sore throats. Cuts are slow to heal. Feels the cold intensely.**

Ignatia amara **(Ign.) Ill effects of smoke, especially tobacco smoke, in sensitive people. Common symptoms from small amounts include: the shakes, headache, indigestion and insomnia (with very light sleep).**

Lycopodium **(Lyc.) Ill effects of aluminum. Constipation with hard, knotty stools. Bloating with rumbling and flatulence. Discomfort is better for passing wind.**

Mercurius solubilis **(Merc-s.) ill effects of mercury. Generally sensitive to chemicals. Exhaustion with heaviness and internal trembling. Depressed, apathetic and restless. Sore throat, cough, colds, thrush, abscesses with swollen glands. Profuse, smelly sweat with increased saliva, smelly breath, metallic taste in mouth and mouth ulcers.**

Niccolum **(Nicc.) Ill effects of nickel. Itchy rash from jewellery containing nickel. Itching is not relieved by scratching.**

Nitricum acidum **(Nit-ac.) Ill effects of mercury. Generally sensitive to chemicals. Mercury poisoning causes severe sore throat and mouth ulcers.**

Opium **(Op.). Ill effects of gas/coal/charcoal fumes. Drowsy and looks terrible -drugged. Sluggish (mentally and physically). Hot and sweaty.**

Petroleum *(Petr.)* Ill effects of exhaust fumes. Headache, nausea, dizziness, and vomiting. Head feels heavy and aches. Feels worse for fresh air and when getting up from sitting or lying."

Phosphorus *(Phos.)* Ill effects of electricity. These types are generally sensitive, especially to electrical charges -those that come before or during a storm as well as from high voltage power lines/ electric shock.

Plumbum *(Plb.)* Ill effects of aluminum; of exhaust fumes. Cramps in legs. Constipation with small black stools or watery diarrhea. Numbness and stiffness of limbs. Heaviness with weakness. Depressed and dull. Anemia, cuts slow to heal.

Radium bromatum *(Rad-br.)* Ill effects of radiation. Exhaustion with great sleepiness. Sleeps a lot but doesn't feel refreshed. Headache, aching in back, joints and muscles. Itchy rash. Depressed and irritable.

Silica *(Sil.)* Ill effects of inhaling fibre glass or dust, causing a cough, catarrh, sinusitis or sore throat. Silica aids the body's efforts to expel the dust or fiber glass. Generally sensitive to some chemicals.

Spigelia *(Spig.)* Ill effects of smoke, especially tobacco smoke. Common symptoms include: toothache, neuralgic headache, palpitations, dry, irritating cough, pains in the chest (16,22).

For our purpose of coping with emergency situations using safe and gentle medicine, Homeopathy seems the perfect finding in the hands of experiences Naturopath or Homeopath.

Simple homeopathic remedies can be also used for self-care as well in acute situations and then can become a lifesaver.

Many homeopathic pharmacies supply First Aid Kits containing the most useful remedies. One of the best is the "Basics" Kit supplied by Helios Pharmacy. If you want to put a kit together yourself, it should contain at least the following remedies in 30c potency: *Aconite, Arnica, Arsenicum, Belladonna, Gelsemium, Hypericum, Ledum, Nux vomica, Rhus tox*

Helios (http://www.helios.co.uk/) also provides Travel Kit, Accidents and Emergency Kit, Childbirth Kit and First Aid Kit.

Kits have detailed instructions for use of the basic remedies in variety of situations by lay people.

Boiron (www.boironusa.com/) has HomeoFamily Kit, HomeoTravel etc.

Hahnemann Laboratories (www.hahnemannlabs.com) has kits for practitioners as well as for lay people.

Every practitioner creates his own kit of remedies that he works with depending on the population that he sees and location of his practice.

References:
1. Hahnemann Samuel. Organon of the Medical Art. Palo Alto, CA, 1996
2. Dana Ullman, MPH. The Homeopathic Revolution. Berkeley: North Atlantic Books, 2007
3. Julian Winston. Some history of the treatment of epidemics with Homeopathy http://www.whale.to/v/winston.html
4. Dr Dorothy Shepherd. Homeopathy in Epidemic Diseases. The CW Daniel Company, UK, 2010.
5. Alexander Ostrovsky. The History of Homeopathy in Russia. http://ollo.norna.ru/
6. Д-р Карл Боянус. Гомеопатия в России. Москва, 1882. http://www.homeoint.ru
7. Dr Jean-Lionel Bagot. Cancer & Homeopathy. Unimedica. Germany. 2013, pg 163-5
8. Lapp Ch. et Wurmser L. Mobilisation de l'arsenic fixe chez lecobaye sous l'influence de doses infinitésimales d'arseniate de sodium. Therapie 1955, p 625-638. Edition Springer.
9. Cazin JC, Cazin M., Papapanayotou C. A study of the effect of decimal and centesimal dilutions of *Arsenic* on the retention and mobilization of arsenic in the rat. Human Toxicology, 1987, July; 315-320.
10. Linde K, Jonas WB, Melchart D, Worku F, Wagner H, Eitel F. Critical review and meta-analysis of serial agitated dilutions in experimental toxicology. Hum Exp Toxicol. 1994 Jul;13(7):481-92
11. Savely Yurkovsky, MD. Biological, Chemical and Nuclear Warfare. Science of Medicine Publishing, NY, 2003, pg 93, 117-137, 187
12. Susan Curtis RSHom. Surviving with Natural Remedies. Practical solutions for emergency situations. Winter Press, Kent, 2003, pg 6-7, 18-21 95-98
13. Dr Edward Shalts. Homeopathic Treatment of PTSD. Hpathy, January 19, 2011.

14. Dr Dorothy Shepherd. Magic of the Minimum Dose. Health Science Press. Essex. UK, 1979.
15. Dr Dorothy Shepherd. More Magic of the Minimum Dose. Health Science Press. Essex. UK, 1980.
16. Mirando Castro's Homeopathic Guide to Stress, Health Harmony, 2010.
17. MD Borland. Some Emergencies of General Practice. B.Jain Publishers, New Dehli, 2008
18. D.M.Gibson. Fear and Homoeopathy. Indian Books and Periodical Publishers. New Delhi, reprint from 1970
19. Dr.William H.Schwartz. Homoeopathic Medical Treatment of Wounds and Injuries. B.Jain Publishers, New Dehli, 2004, pg
20. John H.Clarke, MD. Gunpowder as a War Remedy. B.Jain Publishers, New Dehli, 2009
21. Dr Dorothy Shepherd. Homeopathy for the First Aider. The CW Daniel Company, UK, 1992.
22. Kent JT. Repertory of the Homoeopathic Materia Medica. B Jain Publishers, New Dehli, 2000.
23. R Morrison, MD. Desktop Companion to Physical Pathology. Huhnemann Clinic Publishing, 1998.
24. Rosina Sonnenschmidt. Homeopathy for Radioactivity, Holistic Prophylaxis and Treatment of Radiation Damage. Narayana Publishers, Germany, pg 6-9, 12-14
25. Dr Torako Yui. Homeopathic approach to catastrophe and radiations problems; Fukushima, Japan. June 2011. http://www.interhomeopathy.org/

Aromatherapy.

The word "aromatherapy" was coined at the beginning of the 20th century by the French chemist Rene-Maurice Gattefosse, who learned firsthand of the effectiveness of using *lavender* essential oils after suffering burns during a laboratory accident and gave the name "aromatherapy" to this approach to plant-based healing. It has long been recognized that aromatic oils are able to influence our emotional states and sense of well-being. Ancient civilizations such as the Egyptians and Greeks knew that some odors elevate mood, others have calming properties and help where anxiety states are a problem, whilst others encourage soporific states and improve mental functioning.

There are over 200 references to aromatics, incense and ointments in the Bible.

Aromatherapy is the application of this ancient knowledge of healing and enhancing well-being through the use of fragrant natural ingredients i.e. highly concentrated oils derived from all parts of plants including the seeds, fruit, roots, leaves, flowers and the bark and resin of some trees. Aromatherapy treats physiological and psychological problems, the latter taking place when an essence is inhaled and the individual responds to its odor.

The psychotherapeutic benefits of essential oils can be enjoyed as part of a number of physiological interventions such as massage or bathing, or quite simply can be savored by adding a few drops to water in a burner (vaporization) allowing the air to become scented in the oil of your choice. Acupuncture and acupressure can be dramatically increased in effectiveness by using essential oils. Cold and warm packs as well as compresses can be assisted by appropriately chosen oil. Toxic household cleaning agents can be substituted by self prepared dishwashing soaps, surface cleaners and as part of laundry liquids. There are very commonly used as safe insecticide repellent and deodorizers in the kitchen and bathrooms. Some essential oils can be safely used orally as a dietary supplements and certified as food additives by FDA.

Many studies have shown that some significant indicators of immune system function are affected by psychological factors such as mood and perceived levels of stress. Essential oils have been shown to have significant effects on mood states and these effects are believed to arise from stimulation of the olfactory nerve which sends signals into the limbic system, an area of the brain involved in the regulation of mood and emotions. Because the olfactory connections to the limbic system are very direct, inhaled odors can affect brain function, mood, and mental state almost instantly. In fact, an inhaled aroma affects the brain and its electrochemical signaling activity more quickly than an IV injection and one way in which essential oils may help to support healthy, balanced immune function is indirectly through the fairly rapid situational induction of the relaxation response and the reduction of anxiety and stress. Used consistently over time essential oils may promote lasting improvements in mood and reduction of stress levels, thereby aiding in the restoration of healthy immune system function (1).

Essential oils may also exert more direct effects on the immune system via their actions on the hypothalamus, the pituitary gland, the brain stem and other neural centers. The projections of the olfactory nerve are complex and one of the more interesting and relevant features of this system is that specific odors are routed to specific locations, depending on which olfactory receptors they bond with. Thus, one aroma may travel a specific pathway to the pituitary gland, where it triggers or inhibits the release of ACTH, while a different aroma may travel to a nucleus in the brain stem and stimulate the release of epinephrine. Though this phenomena has not been extensively studied with regard to essential oils, it supports the general idea that different essential oils may have different effects on both mood and immune system function.

In clinical practice, it was found that aromatherapy can be a used as adjunctive intervention in cases of chronic stress and/or depression with resulting immune system weakness, fatigue, low vitality and other symptoms. The ability of essential oils to act on both the mind and the body is what makes them truly unique among other natural therapies. They can also combat infectious disease by killing viruses, bacteria and other pathogens (2).

It is better when aromatherapy is integrated into a comprehensive treatment program with proper diet and exercise, stress management, counseling, alternative treatments under medical supervision and treatment of pre-existing medical conditions.

The use of essential oils in massage is very beneficial since massage has ability to reduce stress and promote relaxation. Essential oils can be used in diffusers and other devices, such as aromatherapy jewelry, that release essential oils into the air. There is plenty of information on the use of essential oils for improving mood, reducing stress and addressing specific emotional states. Some of those which.

Essential oils may be used singly or as blends. *Lavender* oil can be used alone to help promote relaxation and relieve stress. This is the first choice essential oil to calm a patient's anxiety during stressful procedures in the dentist office, blood draw, or to calm a child, or diffuse in stressful situations of any kind. If you were to have one oil on hands, most people would choose *Lavender*. You cannot possibly go wrong with it!

They are books written on separate essential oils and lots of research has been done on clinical application. We are briefly introducing *Lavender* that is easily accessible, very well known, reasonably priced and can be used in variety of situations without failure.

Aromatherapy for stress relief and/or dementia.
Accompanying the recent development of complementary and alternative medicine, rigorous scientific investigation needs to be carried out to confirm the purported effects (often anecdotal) of aromatherapy. In published literature, there is little evidence of the effects of aromatherapy on the endocrine system. Research was done on the effect of inhaled *lavender* on the endocrinological salivary stress markers, cortisol and chromogranin A (CgA) (5).

In this study, 30 healthy students completed a series of mathematical tests for 10 minutes and then rested for 10 minutes. During the resting period, the experimental group (16 students) inhaled essential oil of lavender. Results showed that the experimental group had statistically lower levels of CgA than the control group. These findings suggest inhaled lavender has a measurable stress relief effect, and thus could be clinically useful for treating mental stress.

Another study explored the effect of aromatherapy on patients with Alzheimer's disease (6). *Rosemary* and *lemon* essential oils were used in the morning, and *lavender* and *orange* essential oils were used in the evening. Patients were evaluated using the following four evaluation tools:
- Japanese version of the Gottfries, Brane, Steen scale (GBSS-J)
- Functional Assessment Staging of Alzheimer's disease (FAST)
- Revised version of Hasegawa's Dementia Scale (HDS-R)
- Touch Panel-type Dementia Assessment Scale (TDAS).

The evaluation tools were used four times: a) before the control period b) after the control period c) after aromatherapy d) after the wash-out period. All patients showed significant improvement in personal orientation related to cognitive function on both the GBSS-J and TDAS after therapy. Patients with AD showed significant improvement in total TDAS scores. The researchers concluded that aromatherapy has potential for improving cognitive function, especially in AD patients.

Aromatherapy in disaster situations

There were trials in Japan on aromatherapy action on individuals with mental stress and dementia. Effectiveness of aromatherapy was also investigated on anxiety during Post-traumatic stress disorder (PTSD that can develop after exposure to any event resulting in psychological trauma) (7). Following the 2011 earthquake off the Pacific coast of Tohoku, there were several reports concerning medical needs. It became obvious that, in addition to physical health problems, it was important to detect possible long-term mental problems (eg PTSD, depression, BPSD (Behavioural and psychological symptoms of dementia and delirium) triggered by the Tohoku disaster. To examine whether aromatherapy can be used safely with PTSD patients, there are currently trials exploring the effect of aromatherapy on patients from the train derailment accident that occurred on 25 April, 2005 on the Japan Railway (JR) Fukuchiyama Line.

Aromatherapy for cardiovascular disease

Cardiovascular disease has increased over the last decade to become the second most common cause of death. There are some studies that suggest aromatherapy could be useful to reduce the incidence of cardiovascular disease. Night-shift work, which causes mental stress and lifestyle changes, is recognized as posing to workers a potential risk of cardiovascular diseases associated with impaired endothelial function.(8) This research investigated the effect of aromatherapy on endothelial function . Study was carried out by inhaling essential oil of lavender. Flow-mediated dilation (FMD) of the brachial artery was measured in each subject three times: a) on a regular workday b) after night-shift work and before aromatherapy c) immediately after aromatherapy. A control study was performed to assess the effect of rest without aromatherapy. This study indicates that night-shift work impaired endothelial function in medical staff and this deleterious effect was alleviated by aromatherapy.

Another study was reported by (9). They evaluated the effect of inhaled lavender on coronary circulation by measuring coronary flow velocity reserve (CFVR) with noninvasive transthoracic Doppler echocardiography (TTDE). Coronary flow velocities in the left anterior descending coronary artery were recorded by TTDE at rest, and during hyperemia (increased blood flow). The hyperemia was induced with an intravenous infusion of adenosine triphosphate (ATP). CFVR was assessed at baseline and immediately after inhaling the lavender (four drops of essential oil diluted with 20ml of hot water and inhaled for 30 minutes. Simultaneously, serum cortisol was measured as a marker of stress hormones. Serum cortisol significantly decreased after inhaling lavender, but it remained unchanged in the control group. In addition, CFVR significantly increased after inhaling lavender, but did not increase in the control group. This showed that inhaling lavender reduced serum cortisol and improved CFVR in healthy men. These findings suggest that lavender may have a beneficial effect on coronary circulation(10).

References:
Joie Power, Ph.D. http://www.aromatherapy-school.com / aromatherapy-pni-psychoneuroimmunology.html

D Gary Young, ND.Essential Oils. Integrative Medical Guide. Essential Science Publishing. 2006, pg116-117.

Woelk, H.; Schläfke, S. (2010). "A multi-center, double-blind, randomised study of the Lavender oil preparation Silexan in comparison to Lorazepam for generalized anxiety disorder". *Phytomedicine* 17 (2): 94–99

Vakilian K, Atarha M, Bekhradi R, Chaman R.,"Healing advantages of lavender essential oil during episiotomy recovery: a clinical trial." *Complement Ther Clin Pract*. 2011 Feb;17(1):50-3

Masahiro Toda, Kanehisa Morimoto. (2008). Effect of lavender aroma on salivary endocrinological stress markers. Archives of Oral Biology. 53 (10): 964-968.

Jimbo D, Kimura Y, Taniguchi M, Inoue M, Urakami K. (2009). Effect of aromatherapy on patients with Alzheimer's Disease. Psychogeriatrics. 9 (4): 173-179

Takashi Takahashi, Katsuya Iijima, Masafumi Kuzuya, Hideyuki Hattori, Koichi Yokono, Shigeto Morimoto. (2011). Guidelines for non-medical care providers to manage the first steps of emergency triage of elderly evacuees. Geriatrics & Gerontology International. 11 (4): 383-394

Kenei Shimada, Shota Fukuda, Kumiko Maeda, Toshihiro Kawasaki, Yasushi Kono, Satoshi Jissho, Haruyuki Taguchi, Minoru Yoshiyama, Junichi Yoshikawa. (2011).

Aromatherapy alleviates endothelial dysfunction of medical staff after night-shift work: preliminary observations. Hypertension Research. 34: 264-267.

1. Kwangho Lee, Tomohiko Toyoda Tai Sekine, Sachiko Honjo, Rei Hasegawa, Takayuki Kawata, Yu Wakatsuki, Shinichiro Hayashi, Shio Murakami, Kazuo Koike,

Masao Daimon, Issei Komuro. (2008). Relaxation effects of lavender aromatherapy improve coronary flow velocity reserve in healthy men evaluated by transthoracic Doppler echocardiography. International Journal of Cardiology. 129 (2): 193-197.
2. Dr Kazuhisa Maeda, Toshinori Ito. Medical Aromatherapy Practice in Japan. In Essence, vol. 10 No 4, Spring 2012.

Nervous System Botanicals

Botanicals impact the nervous system in a variety of ways. Botanicals can be used to tonify, sedate, repair, and stimulate the nervous system. Both physiologic and energetic dosing strategies are highly effective in treating nervous system dysfunction. Deciding on which type of dosing and which herbs to use depends on your intent and also on the state of the patient.

Insightful assessment is invaluable in using herbs for the nervous system:

1. What is the overall energy level of this person? Are they fatigued to any degree? What is the pattern of their energy throughout the day? What is the quality of this person's energy-- are they "running on empty" [deficient], are they over- or under-stimulated [excess], do they display nervous energy or well-grounded energy [is there stagnation or good flow]?
2. What is the health of this person's nerves and nervous system? What is the state of their peripheral nervous system (assess with PNS phys. exam and history specific to peripheral neuronal complaints)? What is the level of their cognitive functioning (assess with orientation x4, memory, ability to concentrate, ease with problem solving/conversation)?
3. What is the level of stress in this person's life? What are their stressors? What are their coping mechanisms? Do they thrive on stress, or are they overwhelmed by stress?

4. What is this person's overall mood? What is this person's daily moods and mood patterns?
5. Is this person somatizing any of their emotions (this is especially true of anxiety)?
6. Does this person need energetic and/or physiologic intervention?

Nervines - Categories for Treatment

Avena sativa - anxiousness leading to exhaustion, trophorestorative.
Gelsimium - abdominal pain, menstrual cramps, insomnia, nervous tension.
Humulus - nervousness/anxiety manifesting in sexual and digestive dysfunction.
Lavendula - anxious, nervous, mental fuzziness, tropism to head.
Matricaria - irritability, especially in children, manifesting in digestive dysfunction.
Melissa - uplifting, joy to the heart, invigorating.
Passiflora - over alert, hyperaware of environment, edgy, intransigent insomnia.
Piper meth. - anxiety manifesting in sexual and urinary tract dysfunction.
Scutellaria - contained irritability leading to angry outbursts, anti-allergic/anti-inflammatory.
Valerian - anxious throughout the day with insomnia, and therefore a deep-seated anxiety.
Vervain - females, depression with irritability and, folk belief "deepens one's understanding of oneself and of the world".

In using botanicals for the nervous system, it is helpful to classify them according to category of action.

Nervine tonic/Trophorestorative **[provides nutrition to the nervous system, thus normalizing and optimizing nerve functioning]:**

Avena sativa (Oats)
Verbena officinalis (Vervain)
Turnera diffusa (Damiana)

Scutellaria spp. (Skullcap)
Hypericum perfoliatum (St. John's Wort)
Humulus lupulus (Hops)

Nervine relaxant [eases tension and anxiety secondary to over-stimulated nervous system; herbal tranquilizer]:

Cimicifuga racemosa (Black cohosh)
Scutellaria spp. (Skullcap)
Passiflora incarnata (Passion flower)
Eschscholzia californica (California Poppy)
Humulus lupulus (Hops)
Piscidia erythrina (Jamaican Dogwood)
Melissa officinalis (Lemon Balm)
Viscum album (Mistletoe)

Hypericum perfoliatum (St. John's Wort)
Anemone pulsatilla (Pasque flower)
Valeriana officinalis (Valerian)

Matricaria recutita (Chamomile)
Hyssopus officinalis (Hops)
Lavendula spp. (Lavender)

Tilia spp. (Linden)
Leonurus cardiaca (Motherwort)

Nervine stimulant [causes increased neuronal stimulation and increases general state of alertness]:

Camellia sinensis (Green tea)
Coffea spp. (Coffee)
Paullinia cupana (Guarano)

Cola spp. (Kola nut)
Hydrocotyle asiatica (Gotu Kola)

Hypnotic/ Sedative [similiar to nervine relaxants but induces sleep]:

Humulus lupulus (Hops)
Eschscholzia californica (California poppy)
Passiflora incarnata (Passion flower)

Lactuca virosa (Wild Lettuce)
Valeriana officinalis (Valerian)

Matricaria recutita (Chamomile)

Hallucinogenic [induce altered states of consciousness]:
Piscidia erythrina (Jamaican Dogwood)
Gelsemium sempervirens (Yellow Jasmine)
Turnera diffusa (Damiana)

Piper methysticum (Kava-kava)
Datura stramonium (Thorne Apple)

Anti-spasmodic [ease muscular spasm and tension by altering innervation to muscles]:
Viburnum spp. (Cramp bark)
Scutellaria spp. (Skullcap)

Stachys betonica (Wood betony)

Mentha spp. (Mints)
Passiflora incarnata (Passion flower)
Verbena officinalis (Vervain)

Valeriana officinalis (Valerian)
Piscidia erythrina (Jamaican Dogwood)
Cimicifuga racemosa (Black cohosh)
Nepeta cataria (Catnip)
Gelsemium sermpervirens (Yellow Jasmine)

Anti-depressant [enhances sense of well-being and elevates mood by various mechanisms]:
Hypericum perfoliatum (St. John's Wort)
Turnera diffusa (Damiana)
Melissa officinalis (Lemon balm)

Passiflora incarnate (Passion flower)
Artemesia vulgaris (Mugwort)
Avena sative (Oat)

Analgesic [reduces pain]:
Piscidia erythrina (Jamaican dogwood)
Stachys betonica (Wood betony)
Salix spp. (Willow)

Passiflora incarnata (Passion flower)

Valeriana officinalis (Valerian)
Dioscorea villosa (Wild Yam)
Gelsemium sermpervirens (Yellow Jasmine)
Humulus lupulus (Hops)

- *Avena sativa* **(Oat grass)**

Family: Gramineae.

Botanical description: an annual growing to height of 3-5 ft with flat narrow leaves a spikish flowering top.
Parts used: Dehusked and rolled starchy seed endosperm.
Active constituents: Starch (60%), Protein-amino acids (up to 15%), sugars (15%), saponins, alkaloids, asparagin, trace minerals.
Actions: Nervous system Trophprestorative, Antidepressive, Cardiac tonic.
Medicinal uses: Alkaloids stimulate the limbic system and motor ganglia increasing energy level and sense of well-being. Avena is nutritive, relaxant with a slight stimulating edge on the motor system particularly thereby increasing stamina and generating strength. Avena is THE trophorestorative, feeding debilitated, weakened nervous tissue. It is used in states of nervous exhaustion, exhaustion from drug addictions (Avena helps to decrease the taste and desire for drug substances), and exhaustion from overuse. Avena also feeds and activates cardiac mm. and is most indicated in weak and insufficient hearts. Avena lifts the spirits and is a nourishing tonic. Use in the tx of ALS, AML, and MS.
Pharmacy:
　Infusion:
　　1 tblsp/cup water tid-prn.
　　Steel cut oat gruel:
　　　1 oz avena in 3 pints water, simmer down to 2 pints.
　Tincture of fresh plant (1:5) 25% EtOH: 1-5 ml tid.
- *Passiflora incarnata* (**Passion flower**)

Family: Passifloracea.
Botanical description: Climbing plant, growing up to 9 m in length, bearing ovate or cordate leaves, palmately 3-lobed, coiled tendrils and white, cross-shaped flowers.
Parts used: Leaves, whole plant.
Active constituents: alkaloids (harman, harmine, harmaline, harmol, harmalol), flavone glycosides, sterols, sugars, gums.
Actions: Anti-spasmodic, Sedative, Hypnotic, Hypotensive, Anodyne, Anti-depressant, Nervine relaxant.

Medicinal uses: Passiflora is well-indicated in states of nervous tension and anxiety. It has anti-spasmodic effects making it useful in allaying any mm. cramping secondary to nervous tension (ie. vascular constriction with HTN, asthmatic bronchial spasm). It is especially useful for insomnia accompanied with or d/t excessive muscular tension and spasm, as it acts as a sedative, anti-spasmodic, and anodyne. Passiflora works best to ease both restlessness and exhaustion from overwork and anxiety. Weiss suggests that this herb is not effective on its own, but needs to be combined with other herbs for effect. This is due to the fact that Passiflora acts very gently and slowly, and thus if used singly, will not produce a dramatic effect. Passiflora is a good herb for children and elderly because it is so gentle, although it can exert mild toxic effects if used too chronically. This is due to the accumulation of alkaloids in the nerve and mm. tissue causing irritability of those tissues. If you use this over the long term, give a 1-2 day vacation every 2 weeks to avoid this toxicity.

Pharmacy: Infusion:
- 1 tsp to 1 tblsp/cup, sig.
- 1 cup tid-prn.

Tincture: (1:5-10) 25%EtOH: 1-3 ml tid.

- *Scutellaria laterifolia* **(Skullcap)**

Family: Labiatae.

Botanical description: Leaves opposite, cordate-lanceolate, shortly stalked, with blue flowers.

Parts used: Herba.

Active constituents: Flavonoid glycosides inc. scutellarin and scutellarien, bitter, trace volatile oil, minerals.

Actions: Sedative, Nervine relaxant, Antispasmodic, Nervine tonic.

Medicinal uses: Scutellaria works well for states of heightened anxiety with accompanying mm. tension, nervous tension. Scutellaria can be used acutely for this purpose (v. oils, flavonoids) and also long-term for states of nervous tension with an underlying condition of nervous exhaustion (minerals, flavonoids). Scutellaria tonifies the nervous system which makes it indicated in persons with run-down nervous systems. It is also indicated in persons who have general irritability and culminate their stress into angry outbursts. Scutellaria is also indicated for persons with muscular twitching and tremors. Scutellaria is a gentle herb, indicated for long-term use without toxicity.

<u>Pharmacy</u>:
   Powdered Herb: 1-2 g qd.
   Infusion: 1 tsp to 1 tblsp/cup, sig. 1 cup tid or hs.
   Tincture: (fresh or dried), sig. 2-4 ml tid.

- *Humulus lupulus* (Hops)

Family: Cannabinaceae.

<u>Botanical description</u>: Flower is yellowish-green, cone-like, about 2.5-3 cm long and 2-2.5 cm broad. There is a small seed-like fruit at the base of the flower.

<u>Parts used</u>: Flower.

<u>Active constituents</u>: Lupulin, bitters, resin, flavonoid glycosides, volatile oil (mainly humulene), phytoestrogens of undetermined structure.

<u>Actions</u>: Sedative, Hypnotic, Tonic, Diuretic, Anodyne, Aromatic bitter.

<u>Medicinal uses:</u> Hops is very relaxing to the central nervous system (humulene), eases tension and anxiety and is especially usefuls when this tension leads to restlessness, headache, and indigestion. Humulus is a bitter and has antimicrobial properties, is an astringent and a smooth muscle relaxant. Thus, humulus is useful for the treatment of IBS, Crohn's and nervous gastritis. Hops is well indicated for insomnia and to decrease sexual excitement. The main indications for Hops are sleeplessness from worry and anxiety, nervous gastropathies, and sexual neuroses (wet dreams, premature ejaculation, and as an anaphrodisiac). Hops can be used long-term without toxicity.

<u>Pharmacy</u>: Powder: 0.5-1 g qd.
   Infusion: 1-2 tsp/cup, 1 cup tid or hs.
   Tincture (1:5) 60%EtOH: 2-3 ml tid.

Hop pillow for insomnia (effective for some and for others will produce N/V/Headache).

- *Verbena officinalis* (**Vervain**)

Family: Verbenaceae.

Botanical description: A perennial herb with a square, erect stem which branches at the top. The leaves are opposite, oblong, coarsely toothed margins and pinnately divided. Flowers are small and blue and arranged in terminal spikes. Fruit is 4 red-brown nutlets.

Part used: Herba (esp. flowers), Radix.

Active constituents: glycosides (verbenine and verbenaline), volatile oil, bitter (verbenalol), tannins, mucilage, alkaloid.

Actions: Galactagogue, Anti-spasmodic, Bitter, Hepatic stimulant, Diuretic (mild), Tonic to reproductive organs, GI, and nervous systems.

Medicinal Uses: Verbena has diverse indications. It should be thought of primarily as a tonic herb. It is a reproductive organ tonic. The verbenaline glycoside and alkaloids increase uterine mm. tone and strengthens and makes more regular uterine contractions. Verbena will help to bring on menses that are delayed due to pelvic congestion. It is also a good tonic to use in pregnancy and dysmenorrhea (decreases mm. spasticity while increasing mm. tone). The bitter tonifies the GI system manifested by increased saliva, HCl, pancreatic enzymes, increase motility, increased bile and GB contractions. Finally, Verbena tonifies the nervous system through trophorestoration. Verbena works to calm anxiety and anger. It is especially indicated for women who hold their anger in their pelvis leading to pelvic congestion and stagnation by acting on the nervous system and by increasing pelvic circulation. The verbenine glycoside stimulates saliva secretion, breast and skin secretions. Verbena is a mild liver stimulant and mild diuretic. Verbena is said to deepen one's understanding of the world, and aids in meditation. It is useful in irritated, depressed states and acts to lift one's spirit and energy.

It is cool and nourishing. It potentizes and widens the range of formulations.

Pharmacy:
- Infusion: 1 tsp/cup water, 1 cup tid.
- Decoction: 1 tblsp/cup water, 1 cup tid.
- Tincture (1:5) 25% EtOH: 1-5 ml tid.
- Fluid extract (1:1) 25% EtOH: 1-3 ml tid.

- *Hypericum perfoliatum* (St. John's Wort)

Family: Hypericaceae.

Botanical description: Leaves opposite, sessile, oval to linear with transluscent oil glands on surface and black dots on the lower surface in some cases. Flowers are bright yellow, with numerous stamens, 5 petals.

Parts used: Herba.

Active constituents: essential oil, hypericins, flavonoids, epicatechin

Actions: Anti-depressant, Nerve tonic, Nervine relaxant, Anti-viral, Anti-bacterial, Vulnerary.

Medicinal uses: The hypericin inhibits both A and B monoamine oxidase (MAO). As a result, there are increased levels of brain biogenic amines (serotonin, melatonin, dopamine, epinephrine, and norepineprhine) thus mild to moderate depression may resolve to a more normal, even slightly euphoric mood. Depressive symptoms such as anxiety, apathy, hypersomnia and insomnia, anorexia, psychomotor retardation, depression and feelings of worthlessness respond can resolve with the use of Hypericum. Twenty-five double-blind controlled studies with a total of 1, 592 patients have demonstrated a 65-80% efficacy at treating mild-moderate depression without side-effects. This is in contrast the the 60-75% efficacy at treating mild-moderate depression obtained from tricyclic antidepressants all of which have significant side effects. Hypericum typically acts over a period of months (at least 2 or 3) before the anti-depressive action is firmly established. Hypericum combines well with Rauwolfia for the treatment of anxiety and restlessness combined with depressive moods. The antiviral activity of hypericin and psuedohypericin is evident against viruses such as: HSVI and II, Influenza A and B, and EBV. Hypericum is also antibacterial against both gm. neg. and gm. positive bacteria such as Staph. aureus, Strept. mutans, Proteus vulgaris, E. coli, and Psuedomonas. Hypericum is also a vulnerary especially for burns and wounds involving nerve damage. Hypericum massage oil decreases mm. pain.

Pharmacy:
    Standardized extract, containing 0.3% hypericin:
    300 mg tid cc (to avoid GI upset in sensitive individuals).
    Tincture (1:10) 25% EtOH: 2-5 ml tid.
    Oil topically.

Toxicity: Avoid foods and meds that negatively interact with MAO inhibitors (tyramine containing foods: cheese, beer, wine, pickeld herring, yeast, L-dopa and 5-hydroxytryptophan). Hypericum does cause photosensitivity, and thus sun exposure should be limited in fair skinned individuals.

- *Gelsemium sempervirens* (**Yellow jasmine**)

Family: Loganiaceae.

Botanical description: The root is tortuous, brown and smooth with a thin bark and woody center.

Parts used: Root, rhizome.

Active constituents: alkaloids (gelsemine), iridoids, coumarins, tannins.

Medicinal actions: Sedative, Hypnotic, Diphoretic, Antispasmodic, and Febrifuge, Anodyne, Hallucinogenic.

Medicinal uses: Gelsemium is a very strong botanical and must be used with caution. However, it is very effective for treating neuralgia, nervous excitment and anxiety, insomnia, and gastroenteritis and diarrhea. The alkaloids are CNS depressants. Gelsemium causes CNS depression and thus slows and inhibits nervous innervation, with resultant decreased end-organ activity. The Ecclectics used Gelsemium often in children with febrile seizures and diarrhea. Gelsemium is most indicated in states of acute inflammation, such as fever, convulsions, abdominal pain d/t gastrointeritis, diarrhea, chest inflammation such as in an asthmatic attack, nephritis, cystitis, dysmenorrhea, throbbing headache. Gelsemium acts as an anodyne when the pain is associated with nervous tension or irritability. Given in small drop doses, Gelsemium helps to allay fearful, anxious state. Gelsemium is extremely useful in labor to relax a rigid os and to help laboring women move through the fear and anxiety that can hamper effective contractions. Gelsemium is contraindicated in persons with poor circulation and weak hearts. The specific indications for Gelsemium, according to Scudder, are "flushed face, bright eye, contracted pupil, increased heat of the head, great restlessness and excitation".

<u>Pharmacy</u>: Tincture (fresh) (1:5) 60% EtOH: 0.3-1 ml tid or smaller doses more frequently.

<u>Toxicity</u>: Respiratory depression, giddiness, double vision; if dose is high enough convulsion and even death.

References:
1. David Hoffmann, FNIMH, AHG. Medical Herbalism. Healing Arts Press, Rochester, 2003.
2. PDR for Herbal Medicine. Third Edition. Thomson PDR. 2005.

Глава 13

Нигмедзянов Р.А.
ИННОВАЦИИ В РЕШЕНИИ ПРОБЛЕМ ОКАЗАНИЯ ПОМОЩИ ПОСТРАДАВШИМ В ЧРЕЗВЫЧАЙНЫХ СИТУАЦИЯХ

Проблема оказания помощи пострадавшим в чрезвычайных ситуациях чрезвычайно актуальна прежде всего тем, что от эффективности результатов помощи людям непосредственно в зонах бедствия, зависит, сколько из них в последующем вернется к полноценной жизни, без инвалидизации, без потери своей профессии, с надеждой на будущее.

Чрезвычайные ситуации, к сожалению, в большинстве своем, возникают внезапно, именно в первый момент их возникновения все сделанное с целью их предупреждения, обученность населения к само- и взаимопомощи, согласованность применения и взаимодействия национальных сил и средств, необходимой гуманитарной помощи, поступающей от мирового сообщества, спасает жизни людей, оказавшихся в чрезвычайных обстоятельствах, количество которых неизменно и повсеместно растет. Разногласия религиозного характера, разный уровень жизнеобеспеченности населения многих стран, значительная часть которого проживает за чертой бедности, социальные и политические проблемы усложняют процесс взаимодействия между странами и требуют дополнительных усилий для решения проблемы.

Не прекращаются войны, учащаются и становятся более изощренными террористические акты, возникают риски применения химического, бактериологического и ядерного оружия, глобальные климатические изменения в природе приводят к крупномасштабным стихийным бедствиям, а техногенные катастрофы и все бедствия в совокупности оказывают порой необратимые разрушительные действия в природе. Из всего следует, что имеющиеся силы и средства только одного государства, которые используются для ликвидации последствий крупномасштабных чрезвычайных ситуаций, не всегда оказываются эффективными, требуется помощь других государств. Вместе с тем, ученые, специалисты различных стран мира вынуждены признать, что далеко не всегда существующие проблемы по возвращению к полноценной жизни пострадавших в чрезвычайных ситуациях можно решить предоставлением только финансовой помощи.

Международное сотрудничество

Существующие и весьма авторитетные международные организации действуют в рамках своих возможностей, вместе с тем, и их действия не могут в полной мере решить всех проблем по оказанию помощи пострадавшим в чрезвычайных ситуациях.

В этой связи возникает потребность создания новой международной организации, которая сумела бы приступить к оказанию скоординированной с национальными силами и средствами, различными потоками гуманитарной помощи населению непосредственно в зоне бедствия, способствуя скорейшему восстановлению инфраструктуры, необходимой для оказания медицинской помощи, восстановления или создания необходимых медицинских центров для последующей реабилитации и возвращения пострадавших к полноценной жизни.

Всемирная организация здравоохранения (WHO), Организация объединенных наций (UN), в составе которых 194 страны мира, наряду с другими международными организациями (Международный Красный Крест и Красный Полумесяц, Врачи без границ, Международная организация гражданской обороны ICDO), а также национальными министерствами, департаментами, подразделениями в различных странах мира принимают непосредственное участие в ликвидации последствий чрезвычайных ситуаций различного происхождения, содействуют в разработке и реализации национальных программ по оказанию помощи пострадавшим и последующей их медицинской и социальной реабилитации. Существует целый ряд межправительственных, межведомственных соглашений, договоров, которыми руководствуются страны, организации по оказанию помощи пострадавшим в зонах бедствий, обеспечивая наибольшую эффективность в координации и взаимодействии сил средств. Вместе с тем, возникает потребность реабилитации и самих специалистов и их семей - спасателей, врачей, сотрудников международных организаций, оказывающих помощь пострадавшим.

Накопленный в мире опыт и использование современных достижений в науке и медицине для обеспечения медицинской и социальной реабилитации пострадавших в чрезвычайных ситуациях, позволяет добиться значительных положительных результатов в проведении указанных мероприятий в зоне бедствия и в последующем, в условиях мирной жизни. В каждой стране существуют национальные программы по медицинской и социальной реабилитации пострадавших в чрезвычайных ситуациях, однако до настоящего времени не создана международная Организация, которая могла бы не только объединить усилия, опыт и знания, накопленные в данной области в каждой из стран, но и обеспечить условия для развития международного сотрудничества, путем систематизации получаемых результатов, создания механизма постоянного сбора и анализа этих знаний с тем, чтобы выработать соответствующие унифицированные методические рекомендации, предоставляя возможность пользоваться этими навыками в любой из стран. До настоящего времени отсутствует унифицированная международная программа подготовки специалистов для оказания реабилитационной помощи пострадавшим в чрезвычайных ситуациях, что значительно снижает эффективность и координацию действий международных сил, задействованных в этих мероприятиях. Унификация необходима также для медицинских приборов, оборудования, методов диагностики и лечения, медицинской реабилитации. Современные инновационные технологии позволяют создать медицинские приборы и оборудование компактными и многофункциональными, которыми можно пользоваться в автономном режиме, в основе которых заложен принцип обратной связи с пациентом, такие приборы особенно эффективны для применения в зонах бедствий. Лекарственные препараты, с учетом потребности обеспечения пострадавших препаратами, способствующими адаптации пострадавших в чрезвычайных ситуациях, являются частью комплекса лечебных мероприятий, которые могут применяться непосредственно в зоне бедствия. Натуропатические средства все чаще привлекают внимание специалистов и могут быть использованы непосредственно в условиях чрезвычайных ситуаций, а также могут использоваться в качестве превентивных мер.

Международные организации ведут поиск новых решений в совершенствовании проблем кооперации в зонах бедствия. Одним из положительных примеров является деятельность INSARAG-International Search and Rescue Advisory Group (создана в 1991г.,руководствуется резолюцией Ген.Ассамблеи ООН 57/150 от 16 декабря 2002 г.)., по инициативе которой более 77 странами подписана Декларация (Hyogo Declaration - recognition and strengthening of international urban search and rescue operational standards"(Kobe, Japan, 2010).

Роль Всемирного Банка в оказании помощи государствам, где происходят крупномасштабные катастрофы, бедствия, очевидна. В качестве положительного примера, в феврале 2011 г. The World Bank и Asian Disaster Reduction Center (ADRC) (February 16, 2011)подписали Меморандум в целях укрепления сотрудничества и регионального партнерства, в рамках которого более $1,5 млрд. было выделено на обеспечение превентивных мер в борьбе с природными чрезвычайными ситуациями. Отдельные программы Всемирного Банка направлены на изучение проблем глобальных изменений климата, что приводит к крупномасштабным природным бедствиям, количество которых неизменно растет.

Одна из старейших, Международная организация гражданской обороны - МОГО (ICDO - International Civil Defense Organization, Geneva, Switzerland),созданная в 1931 году, способствует укреплению сотрудничества между странами в области защиты населения в любых ситуациях (в условиях ведения военных действий, стихийных бедствий и техногенных катастроф, террористических актов). С 1966 ICDO получила статус международной, межправительственной организации, «целью которой является объединять и представлять на международном уровне национальные службы гражданской защиты государств-членов Организации, обобщать опыт управления действиями в чрезвычайных ситуациях для повышения эффективности международного взаимодействия в случае бедствий, а также участвовать в распространении Международного гуманитарного права в части, касающейся защиты гражданского населения и оказания ему помощи». В.В.Кувшинов Генеральный секретарь МОГО 27 июня 2013 года избранный на этот пост, имеет более 20 летний опыт работы в международных организациях, оказывая помощь пострадавшим непосредственно в зонах бедствий, катастроф, содействую развитию в различных странах национальной службы гражданской защиты.

Приоритетным в деятельности МОГО, как считает В.В. Кувшинов, является предотвращение катастроф, для этого МОГО осуществляет свою работу по трем направлениям:

-укрепление национальных служб гражданской защиты государств, являющихся членами организации(53 постоянных, 18 государств-наблюдателей, 21 ассоциированных); формирование национальных кадров гражданской защиты; подготовка к защите, предотвращение катастроф, ликвидация последствий;

оказание технической помощи, укрепление материальной базы структур гражданской защиты;

-пропаганда и распространение знаний о гражданской обороне;

-развитие и укрепление международного сотрудничества в области

гражданской защиты.

Конвенция ICDO, которую признала 21 страна, способствует объединению усилий стран по «развитию сотрудничества в области гражданской обороны в сферах предотвращения, прогнозирования, подготовки, непосредственного реагирования и посткризисного управления ситуацией». Действия ICDO направлены также на объединение усилий и взаимодействие с учреждениями и организациями UN для достижения общей цели в гуманитарной области и ликвидации последствий стихийных бедствий. В перспективе получение ICDO статуса специализированного агенства UN. Активная позиция ICDO в налаживании сотрудничества с Европейским Союзом, Африканским Союзом, Шанхайской Организацией сотрудничества, БРИКС и с другими региональными организациями будет способствовать эффективному взаимодействию государств в зонах бедствий, в масштабных катастрофах и иных чрезвычайных ситуаций, сопровождающихся массовыми человеческими жертвами; предупреждение и готовность к этим ситуациям позволит сократить количество пострадавших, минимизирует экологические катастрофы и будет способствовать восстановлению благоприятных условий жизни в зонах бедствий.

Статистические данные, представленные ICDO, отражают глобальность и разрушительные действия природных бедствий, в которых только за последние 10 лет были вовлечены 2,7 млн. чел, а 1,1 млн. чел. погибших, разрушения оцениваются в 1,1 трлн.долл.США. При этом даже в развитых странах, отмечается значительный рост количества транспортных средств никак не может соответствовать модернизации старых и строительству новых дорог, что приводит к росту количества пострадавших в автотранспортных авариях; по данным ВОЗ в течение года до 1,5 млн. погибших и до 50 млн. пострадавших, что сопоставимо с человеческими жертвами, возникающими в ходе ведения локальных, порой крупномасштабных вооруженных конфликтов (Glenn R. Shiraldi, 1999).

Крупномасштабные техногенные катастрофы в Чернобыле (1988), Фукусиме (2011), разрушительные последствия урагана «Катрина» (2005), разлив нефти в Мексиканском заливе (2010), самый масштабный теракт в Нью-Йорке (2001), не прекращающиеся локальные войны, переходящие в полномасштабные боевые действия в различных странах мира свидетельствуют о необходимости привлечения к оказанию помощи пострадавшим дополнительных сил и средств, которыми обладают военные медицинские формирования. Известно, что пострадавшие, оставшиеся в живых вследствие природных катастроф (Aphrodite Matsakis, 1996), переносят страдания легче, чем те, кто оказался жертвой войны. Например, разрушительное воздействие торнадо длится не более 15 секунд, тогда как войны могут длится месяцы, а порой годы. Не случайно, особая роль в ликвидации последствий чрезвычайных ситуаций и вооруженных конфликтов предоставляется военно-медицинской службе, только за последние 20 лет военно-медицинская служба принимала участие в вооруженных конфликтах в Афганистане, Эфиопии, Мозамбике, Анголе, антитеррористических операциях в Чеченской Республике (1994-1996 гг., 1999-2000 гг.), ликвидации последствий более чем 130 катастроф и аварий с человеческими жертвами, в том числе с химическим и радиационным поражением населения (И.Быков, 2005). Необходимость скорейшего возвращения раненых и больных к военной службе и мирного населения к активному труду обусловливают высокие требования к медицинскому обеспечению войск и восстановлению здоровья населения. В столь неблагоприятных условиях могут быть значительно сокращены расходы на медицинское обеспечение пострадавших за счет совершенствования системы организации лечебно-эвакуационного обеспечения войск путем проведения комплекса патогенетически обоснованных мероприятий, объединенных понятием «реабилитация» (Шанин Ю.Н., 1997), а также вследствие модернизации сил и средств, используемых в зоне бедствия.

Военные медицинские формирования отличаются хорошим оснащением, слаженностью во взаимодействии, опытом быстрого развертывания в зонах бедствия полевых госпиталей и необходимой инфраструктуры для обеспечения гуманитарной помощи пострадавшим.

Эффективные и своевременные действия военных медиков при ликвидации последствий землетрясения в Ашхабаде (1948 г.) позволили за короткий период оказать помощь более 50 тыс. пострадавшим с тяжелыми травмами, при этом эвакуировать свыше 7 тыс. тяжелораненых.

Землетрясение и цунами в Юго-Восточной Азии (2004), унесшее жизни сотен тысяч жителей, оказалось разрушительным на территории более 10 тыс.кв.км., где потребовалась гуманитарная помощь и участие военного медицинского контингента из различных стран мира, в том числе, из России. Следует отметить, что координацию взаимодействия военного медицинского контингента в зонах бедствия осуществляют специалисты ВОЗ и ООН. Реакция мирового сообщества на бедствие в Индийском океане была беспрецедентной. По состоянию на 6 января 2004 года государства мира и международные организации объявили о том, что готовы перечислить жертвам катастрофы более $4,6 млрд.долл. Пожертвования частных лиц превысили $765 млн. По данным ООН финансовую помощь предоставили 46 государств.

Семибальное землетрясение в Гаити, случившееся в 2010 году, унесло жизни более 230 тыс. жителей, ранения получили боле 300 тыс. чел., без крова остались свыше 3 млн. населения, а материальный ущерб составил 5,6 млрд.евро. Мировое сообщество предоставило Гаити свыше $3 млрд. гуманитарной помощи. В оказании помощи населению большую роль сыграли военные подразделения из США.

Вместе с тем, необходима международная служба по координации и перераспределению оказываемой гуманитарной помощи, особенно в части восстановления инфраструктуры разрушенных медицинских учреждений, долгосрочных программ восстановления здоровья населения, оказавшегося в условиях чрезвычайных ситуаций, требуется изучение опыта стран и применения наиболее эффективных решений.

Обеспечение медицинской помощи пострадавшим в условиях чрезвычайных ситуаций

Профессор П.К.Котенко в своем разделе настоящей книги подробно изложил, какие существуют в настоящее время международные и национальные службы по обеспечению населения медицинской помощью в зонах бедствия. Безусловно, благодаря своевременному и четкому реагированию и взаимодействию всех служб по обеспечению медицинской помощи населению в условиях чрезвычайных ситуаций минимизируются потери, наибольшее внимание уделяется пострадавшим, получившим ранения, травмы, представляющие угрозу для жизни, при этом обеспечивается их своевременная сортировка, транспортировка и лечение на этапах эвакуации из зоны бедствия.

Известно, что пострадавшие, оставшиеся в живых вследствие природных катастроф (Aphrodite Matsakis, 1996), переносят страдания легче, чем те, кто оказался жертвой войны. Например, разрушительное воздействие торнадо длится не более 15 секунд, тогда как войны могут длится месяцы, а порой годы

Вместе с тем, более 70% пострадавших в чрезвычайных ситуациях различного происхождения по объективным причинам не могут получить специализированной и квалифицированной медицинской помощи, однако известно, что, если пострадавшие в течение первых шести месяцев с момента нахождения в зоне бедствия не получают своевременного лечения, то большая часть из них становится хроническими больными с Посттравматическими стрессовыми расстройствами (ПТСР - PTSD - Post Traumatic Stress Disorder). Коварство этого разрушительнього для организма человека процесса заключается в том, что пострадавшие, приобретая хроническую форму ПТСР, частично или полностью теряют трудоспособность, профессиональные навыки, среди них растет количество суицидов, злоупотребляющих алкоголем и наркотиками, следовательно, увеличивается количество нуждающихся в последующем в дополнительных социальных услугах, тем самым создается напряженность в обществе.

Мы считаем необходимым уделить должное внимание развитию служб по оказанию медицинской помощи населению непосредственно в зоне бедствия; требует совершенствования система взаимодействия международных сил и средств; необходимо дальнейшее совершенствование полевых госпиталей, где должны применяться недорогостоящие экспресс-методы ранней диагностики и лечения, выявление среди пострадавших потенциальных пациентов с ПТСР. Непосредственно в зонах бедствия необходимо оказывать помощь местному населению в восстановлении разрушенной инфраструктуры, прежде всего службы здравоохранения.

Учитывая значительный рост количества пострадавших с ПТСР, возникающего по причине поздней диагностики, необходимо выявлять признаки ПТСР как можно раньше, особенно в острую стадию, непосредственно в зоне бедствия, что приводит к необходимости поиска экспресс-методов раннего выявления признаков развития ПТСР; проблема становится все более актуальной (Glenn Shiraldi 2005, 2010, Blenda D.Phillips, 2009, Miriam J.J., 2013).

Разработанные методы экспресс-диагностики уровня психоэмоционального напряжения (ПЭН) и его источников (О.С.Копина, Е.А. Суслова, Е.В.Заикин, 2014) преимущественно среди мирного населения, в конечном итоге позволяют прогнозировать последствия ПЭН и могут способствовать выявлению ПТСР.

Ряд фармацевтических компаний приступил к производству комплектов для личного состава армии экспресс-пост травматических стресс-тестов, которые позволяют определять психологические расстройства на самой ранней стадии после перенесенного стресса, что в конечном итоге чаще всего приводит к

ПТСР (Neuro-Biotech, 2011, Joan Russo, Wayne Katon, Douglas Zatzick, 2013). Аналогичные комплекты тестов применимы и для гражданского населения с целью раннего выявления и предупреждения развития стресса и депрессий. Как известно, одним из признаков развития ПТСР является желание больного скрыть какие-либо проблемы со здоровьем, что приводит к запоздалым обращениям за медицинской помощью, возникающим осложнениям заболевания, порой необратимого характера(James Campbell, 2013). В настоящее время разработаны и применяются мини-устройства, индивидуального назначения, которое по 10 характеристикам дыхания, определяет приближение состояния стресса и оценивать состояние в реальном масштабе времени, а также передает по смартфону рекомендации, соблюдение которых позволяет использовать своевременно превентивные меры и купировать состояния (Spire, 2014).

Американских солдат обучают распознавать психические расстройства у сослуживцев по программе «цепного обучения», при которой вначале обучаются командиры, затем подчиненные, доступ к этой программе получают и семьи военнослужащих. Первая цель программы - обучить выявлению признаков ПТСР, вторая - разрушить стереотип мысли о том, что военнослужащий потеряет свою должность, наоборот, своевременное получение помощи является проявлением личного мужества и ведет к повышению боеготовности армии в целом. «Более боеспособна армия в современной войне не та армия, в которой мало военнослужащих с диагносцируемыми психическими расстройствами, а та, в которой налажены своевременное выявление пострадавших и оказание им квалифицированной помощи- Е.Снедков».

Полицейские и пожарные, люди, для которых исполнение профессиональной деятельности связано с риском для жизни, или сложными климатическими условиями, особенно нуждаются в раннем выявлении признаков ПТСР (Dean Scoville 2013; Andres Gutierres, 2014; National Center for PTSD, 2014, Whitten 2012, NCCMH, 2013, Ray Sanchez 2014). К сожалению, таким рискам подвержены и их семьи. Ситуации, порой необъяснимые, в которых полицейские, обладая правом применения боевого оружия, применяют его против своих сослуживцев или мирных граждан, и такие случаи, к сожалению, происходят в различных странах. Одной из главных причин, которую можно с большой уверенностью выделить, это недостаточное внимание к полицейским и их семьям в части обеспечения профилактических реабилитационных мер, несвоевременное выявление признаков ПТСР.

Следовательно, остается актуальной проблема предупреждения ПТСР. Как известно, ПТСР имеет генетическую природу. Носители двух вариантов генов TPH1 TPH2, влияющих на выработку серотонина, чаще демонстрировали признаки расстройства. В перспективе данные исследования позволят выявлять людей, предрасположенных к ПТСР до того, как они смогут получить травму. Крайне важно проводить такие обследования у тех, кто планирует свою дальнейшую профессиональную деятельность, где существует угроза жизни, прежде всего, полицейские, спасатели, пожарные и ряд других профессий, а также выполнение профессиональной деятельности в сложных климатических условиях.

Последствия несвоевременного оказания помощи пострадавшим с ПТСР, имеют социальную значимость. По данным японских ученых, спустя год после аварии, случившейся на АЭС «Фукусима-1» 11 марта 2011 года, более 90 тысяч жителей Фукусимы обратились за психологической помощью, в связи с возникшей радиофобией и психическими расстройствами (РСН, 2012). Однако следует отметить, что население Японии, обладает характерными для нации самодисциплиной, обучены приемам помощи и взаимопомощи, что в значительной степени облегчает им преодоление последствий стихийных бедствий и техногенных катастроф. Ряд специалистов(Judith Herman, 1992, Dena Rosenbloom, Mary Williams, Barbara Watkins, 1999, Frank Patkinsom 2000, Glenn R. Shiraldi, 1999, Aphrodite Matsakis, 1996) считает, что необходимо обучать мирное население приемами оказания само- и взаимопомощи, уметь настраивать себя на оптимистичный лад, даже в самых критических ситуациях, что в последующем позволит быстрее адаптироваться, оказавшись в условиях чрезвычайных ситуаций (Frank Parkinson, 2000; Robyn D. Walser, Darrah Westrup, 2007,Brenda A. Phillips, 2009, I.Ken Rogers, 2012, Ray Sanchuz, 2014, Andres Gutierres, 2014).

Среди военнослужащих, участвовавших в вооруженных конфликтах, которые по разным причинам не получили своевременной помощи, распространены случаи суицида (Matthew Tull, 2008, Craig Collins, 2012).

Каждый четвертый бездомный в США является ветераном войн (LRU, 2007). Эта тенденция сохраняется, при этом, ветераны испытывают стойкую алкогольную и наркотическую зависимость. Для любого государства социальное обеспечение ветеранов, возвращение их к полноценной жизни связано со значительными финансовыми расходами, которые могли бы использоваться для решения иных, не менее важных проблем в обществе, при условии развития профилактических мер, ранней диагностики, последующего лечения и реабилитации пострадавших в чрезвычайных ситуациях с ПТСР. В последующем, необходимо продолжить лечение нуждающегося в этом населения в специализированных реабилитационных центрах, которые в максимальной степени могли бы способствовать возвращению пострадавших в чрезвычайных ситуациях к полноценной жизни, восстановлению профессиональных навыков.

Как следует из сказанного, проблема обеспечения медицинской помощи пострадавшим в чрезвычайных ситуациях, кроме неотложных мер по сортировке и эвакуации пострадавших из зоны бедствия, обеспечения условий для квалифицированной и специализированной медицинской помощи пострадавшим, нуждается в дополнительных мерах по обеспечению выявления и лечения пациентов с ПТСР и не может быть решена самостоятельно в каждой стране.

Подготовка кадров - задача, которая становится все более актуальной, имеет важное и принципиальное значение, особенно в связи с необходимостью привлечения международных сил и средств к ликвидации последствий крупномасштабных бедствий, катастроф. Возникает потребность разработки унифицированных программ обучения специалистов и сертификация их знаний в области медицины катастроф, обладающих знаниями по диагностике и лечению ПТСР, ранней и последующей реабилитации, необходимой для возвращения к полноценной жизни максимального количества пострадавших в чрезвычайных ситуациях. Для разработки названной программы необходимо привлечь экспертов Всемирной организации здравоохранения, ведущих специалистов государственных организаций и формирований из различных стран мира. Далее необходимо определить базовые учебные центры, расположенные в различных странах, для обучения, специализации и подготовки специалистов врачебного и среднего звена медицинских учреждений, которые в повседневной жизни должны заниматься в том числе, обучением населения методам оказания помощи и взаимопомощи в чрезвычайных ситуациях. Следует отметить, что в каждой стране есть собственные достижения и решения проблем оказания помощи пострадавшим в чрезвычайных ситуациях, и эти уникальные знания и навыки должны быть включены в программу подготовки специалистов, стать достоянием всех стран.

Полевые госпитали формируются во всех странах, в какой-то степени отражая уровень экономических возможностей этих стран. Одним из лучших при оказании помощи населению в Гаити, где произошло мощное землетрясение (2010), признан экспертами Всемирной организации здравоохранения (WHO) Полевой многопрофильный госпиталь Всероссийского центра медицины катастроф «Защита» минздрава Российской Федерации, уникальные возможности которого обеспечиваются возможностью доставки в кратчайшие сроки к месту катастрофы, бедствия многопрофильного медицинского лечебного подразделения, имеет соответствующее оснащение для выполнения поставленных задач в автономном режиме в любых климатических условиях.

Одним из оригинальных решений можно назвать производство полевых госпиталей американской компании «MERF»-Medical Emergency Response Facility. Компания имеет собственные патенты на производство медицинского оборудования, отличающееся простотой в эксплуатации, прочностью, надежностью и возможностью применения в любых климатических условиях, с использованием систем автономного жизнеобеспечения – электроснабжения, кондиционирования–тепло холод, водоснабжения и очистной системы, из которых комплектуются, по мере необходимости, модули госпиталей любой конфигурации и назначения, готовые к транспортировке и незамедлительному развертыванию в любой стране. Комплектация госпиталей обеспечивается широкой сетью производителей и поставщиков оснащения, оборудования из различных стран мира. Унификация методов, оборудования для жизнеобеспечения и автономного режима работы, медицинского оснащения позволяет адаптировать данные госпитали к любым условиям. Следует отметить, что одним из условий при подборе оборудования для комплектации госпиталей учитывается простота в эксплуатации, стоимость, тем самым определяя экономическую целесообразность и себестоимость медицинского обеспечения пострадавших в условиях чрезвычайных ситуаций. Медицинские модули могут формироваться с использованием всевозможных материалов, изготовленных из специального негорючего материала, или щитовые трансформеры, объемом в один 20 футовый контейнер, конструкция которого позволяет развернуть полноценное помещение в течение 1-2-х часов размером в 8-12 раз больше, чем указанный контейнер, причем оснащенное оборудованием, необходимым для автономного функционирования. В данном случае имеет значение не только себестоимость самого контейнера-трансформера, но и возможность его длительного применения даже после завершения спасательных работ, ликвидации последствий чрезвычайных ситуаций. Именно такие подвижные модули, обладающие, в том числе, возможностью обеспечить безопасность пациентам и сотрудникам госпиталя, могут использоваться в качестве стационарного медицинского помещения

приобретающего особую значимость на период восстановления инфраструктуры служб здравоохранения, медицинских учреждений в зоне бедствия (Brenda D. Phillips, 2009, Paul A. Erickson, 2006, Lucien G. Canton, 2007, VDAP, 2011, R.Nigmedzyanov 2012, Hospitatl 2020, 2014). Доставка обеспечивается любым видом транспорта. Именно модули такой конструкции, оснащенные с использованием современных технологий и оборудования, необходимого для экспресс-диагностики и лечения, с применением современных инновационных технологий IT и взаимодействия со всеми службами полевого госпиталя, могли бы обеспечить психоневрологическую помощь значительному количеству пострадавших и стать составным звеном полевого госпиталя (омедоСпН), а также других госпиталей, в том числе полевых госпиталей для легкораненых. Полевые госпитали должны быть унифицированными и применимыми в любой стране, в этом случае они приобретают стратегическое значение для обеспечения медицинской помощи пострадавшим в чрезвычайных ситуациях.

Исходя из собственного опыта и данных специальной литературы, следует, что проблема совершенствования полевых госпиталей остается актуальной и существует особенно в части унификации оснащения, приборов, методов диагностики и лечения, а также подготовки специалистов с международной сертификацией их знаний и навыков, что особенно важно в условиях международного сотрудничества медицинских отрядов в крупномасштабных зонах бедствий. Вместе с тем, полевые госпитали, используемые в зонах бедствия, не в полной мере рассчитаны на планомерное и преемственное восстановительное лечение и медицинскую реабилитацию пострадавших, вследствие чего и возникают те самые многочисленные пострадавшие с ПТСР, которым не была оказана своевременно медицинская помощь. Не нарушая существующей единой и отработанной системы медицинского обеспечения пострадавших в чрезвычайных ситуациях (CIDI, 2011, FEMA, 2014, EMERCOM, 2014, ISDR, 2014, ICDO, 2014), с целью наибольшего охвата специализированной медицинской помощью пострадавших с признаками ПТСР, с обеспечением последующего восстановительного и реабилитационного лечения, мы, в составе группы специалистов, разрабатываем новые подходы к решению данной проблемы и предлагаем рассмотреть возможность включения нового элемента в структуре существующих полевых госпиталей - унифицированного, сертифицированного по международным стандартам модуля для диагностики и лечения пострадавших с ПТСР в зонах чрезвычайных

ситуаций. Данный модуль может стать дополнительным звеном в системе медицинского обеспечения госпиталя для легкораненых, также может стать дополнительным звеном в многопрофильном госпитале для оказания квалифицированной и специализированной медицинской помощи, а также может быть составной частью Отдельного многопрофильного госпиталя (омедоСпН) для восстановительного и реабилитационного лечения пострадавших с ПТСР в зоне бедствий. В зависимости от масштабов и количества пострадавших в зоне бедствия может быть выбран один из вариантов модуля для лечения ПТСР.

Модуль для лечения ПТСР представляет собой конструкцию, размещенную в 20-футовом контейнере, трансформируемом в стационарное здание, по площади 8-12 раз большем по сравнению с первоначальной площадью, наличием средств для автономного жизнеобеспечения (электричество, вода, «тепло-холод», утилизация отходов.). Модуль может быть доставлен вертолетом или путем десантирования непосредственно в зону бедствия, или же установлен на шасси автомобиля для транспортировки к месту назначения. Конструкция модуля, где используются современные строительные материалы и нанотехнологии, позволяет использовать помещение в различных климатических условиях (-55С + 55С), а оснащение специальными механизмами, позволяет установить здание, готовое к эксплуатации, в течение 1-2 часа, одним или двумя операторами (M.Memarzadeh, A.Loghmani, N.Jafari, 2004, Williams Scotsman, 2014, Vantem, 2014, Deployex 2014, MERF, 2014, Advanced Mobility, 2014). Современное медицинское оснащение предлагаемой конструкции модуля для ПТСР, компактное, надежное, многофункциональное, с системой обратной связи «пациент-прибор» состоит из недорогостоящего экспресс-диагностического и лечебного оборудования, системы управления с применением IT-технологий, планирования, обеспечения, хранения и анализа получаемых данных о каждом пациенте. Готовые к применению одноразовые комплекты для приема, диагностики и лечения пациентов позволяют значительно увеличить количество пациентов, которым оказывается помощь. Одновременно в модуле могут быть приняты для экспресс-дагностики и лечения одновременно 20 пациентов, каждому из которых уделяется не более 20 минут времени, при этом, работая до 10 часов в сутки, в одном модуле может быть оказана помощь пострадавшим с ПТСР до 400-600 пациентам. Штат модуля может формироваться в зависимости от объема оказываемой помощи, состоит из 3-6 врачей, 4-8 медицинских сестер, 4-8 санитаров, которые выполняют вспомогательные функции, в том числе, по

обеспечению жизнедеятельности модуля с использованием компактных механизированных средств (малотоннажные, обладающие повышенной проходимостью, транспортные средства, оснащенные универсальными приспособлениями всевозможных работ для применения в любых климатических условиях). С учетом вышеизложенного, модуль дожен быть унифицированным в части конструктивных характеристик, оснащения и оборудования, объема выполняемых услуг в автономном режиме тем самым, обеспечивая низкую себестоимость оказываемых услуг пострадавшим и преимущества по ряду указанных причин.

Модуль может быть использован не только как самостоятельная единица, но и быть подключенным к полевому госпиталю любой конфигурации для обеспечения функций осмотра пострадавших для экспресс-диагностики и лечения пациентов с ПТСР, которым в последующем лечение будет продолжено с учетом предыдущих результатов, сохраняемых в базе данных и передаваемых на этапах оказания медицинской помощи, тем самым создавая преемственность в лечении.

В качестве экспресс-диагностических методов должны применяться специальные тесты с применением датчиков, что позволит получать предварительные, но достоверные данные о наличии признаков ПТСР, вместе с тем, в качестве лечебных мероприятий должны применяться физические методы лечения, в сочетании с медикаментозным, включая натурпатические средства, лечебными мероприятия в объеме госпитального этапа медицинской реабилитации.

Для последующих этапов медицинской реабилитации, согласно нашей концепции, в странах, которые намерены участвовать в нашей программе будут созданы типовые стационарные унифицированные многопрофильные медицинские центры для восстановительной и реабилитационной помощи пациентов с ПТСР, оснащенные современным оборудованием для экспресс-диагностики, неинвазивных и малоинвазивных методов лечения (на 100 или 300 мест +поликлинический прием), функционирующими по принципу «отель-клиника», «клиника одного дня», включая полный комплекс реабилитационной помощи и целым рядом функций, которые позволяют принимать пациентов любого возраста, включая семьи с детьми, в последующем оказывая им помощь на дому, координируя и содействуя решению проблем со здоровьем в условиях выполнения профессиональной деятельности на рабочем месте, тем самым обеспечивая «замкнутый цикл услуг», предоставляемых пациентам с ПТСР, способствуя возвращению к полноценной жизни, обеспечивая профессиональное долголетие. В указанных медицинских центрах предусмотрено наличие гостиницы на 60 мест, научного и учебного центра, необходимых для обучения и стажировок специалистов, систематизации и анализа результатов лечебно-профилактической деятельности. Таковы функции медицинских центров WMRC и филиалов, которые будут взаимодействовать под единым названием и управлением, и осуществлять взаимодействие с национальными и международными службами здравоохранения, существующими специализированными медицинским центрами реабилитации для больных с ПТСР. В повседневной жизни медицинские центры WMRC функционируют в качестве многопрофильных медицинских центров, а в чрезвычайных ситуациях, возникших в стране бедствиях, названные центры и филиалы принимают на себя функции по обеспечению помощи пострадавшим непосредственно в зоне бедствия с использованием вышеописанных модулей, отдельно или в составе ММЦ для диагностики и лечения ПТСР, в последующем, по завершению восстановительных работ в зоне бедствия, пострадавшие будут направляться в стационарные медицинские центры WMRC для продолжения и завершения лечения.

Унифицированные многопрофильные медицинские центры могу размещаться в существующих на местах помещениях, приспособленных для выполнения своих функций или построены с применением новых технологий модульных конструкций (быстровозводимые здания медицинского назначения). Предварительные расчеты и дизайн проекта унифицированных медицинских центров согласно концепции WMRC были выполнены компанией Williams Scotsman, имеющей свои филиалы во многих странах мира.

В состав WMRC считаем необходимым включение мобильных медицинских центров (ММЦ), на условиях государственного-частного партнерства. Как было сказано, в чрезвычайных ситуациях применяются для своевременного оказания медицинских услуг населению непосредственно в зонах бедствия в тесном взаимодействии со всеми медицинскими подразделениями, оказывающими помощь пострадавшим. В повседневной жизни для максимального охвата населения региона современными высокотехнологичными медицинскими услугами, обеспечения профилактических обследований и раннего выявления заболеваний, требующих неотложного лечения, в том числе, пациентов с ПТСР.

Создание международной организации. Существующие международные организации осуществляют деятельность в рамках своих глобальных задач, координируя международное сотрудничество и распределение гуманитарной помощи в условиях чрезвычайных ситуаций. Вместе с тем, проблема восстановления здоровья пострадавших в чрезвычайных ситуациях, с учетом приобретенного ПТСР, не может быть решена только в отдельной стране-это проблема всеобщая, затрагивающая многие жизненно важные аспекты. При разработке концепции создания новой международной организации мы исходили из собственного опыта оказания медицинской помощи пострадавшим в чрезвычайных ситуациях, условиях ведения локальных вооруженных конфликтов, ликвидации последствий стихийных и техногенных бедствий и катастроф, террористических актов. Мы неоднократно решали проблемы с организацией этих услуг в зонах бедствия, ощущая на собственном опыте положительные и негативные стороны, постепенно вырабатывая собственную тактику организации медицинской помощи населению. Нам приходилось вести поиск новых методов в диагностике и лечении пострадавших в чрезвычайных ситуациях, обсуждать каждого сложного больного и находить решения, которые многим спасали жизнь. Оказание медицинской помощи населению в условиях полевых госпиталей, это большой опыт для тех, кто прошел этот путь, и у каждого есть свои идеи того, как можно было бы совершенствовать эту работу. Результаты научных исследований, публикуемых нашими коллегами в различных странах во многом совпадают с нашими выводами, еще раз убеждая в том, что необходима унификация программ подготовки специалистов, оказывающих помощь пострадавшим в чрезвычайных ситуациях, необходима унификация методов и оборудования для диагностики и лечения, нужны пути обеспечения обмена опытом, и взаимодействия. В условиях чрезвычайных ситуаций уделяют по праву основное внимание пострадавшим с травмами и ранениями, представляющими угрозу жизни, при этом обеспечивается своевременная эвакуация и проводится лечение с целью возвращения пациента к полноценной жизни. Вместе с тем, более 70% пострадавших, как было сказано выше, не могут по объективным причинам получить своевременную медицинскую помощь, у большинства из которых в последующем приобретенные ПТСР становятся главной причиной частичной или полной потери трудоспособности, что, безусловно, сказывается на качестве жизни.

Мы не пытаемся утверждать того, что сможем принципиально изменить ситуацию по данной проблеме, однако считаем, что сможем принести пользу своими решениями и практическими действиями. Вышеизложенные задачи, разработанные нами, группой ученых и врачей из различных стран, по личной инициативе, в рамках проекта WMRC (World Medical Rehabilitation Center), вошли в основу концепции создания международной организации, которая является международной, общественной, неправительственной. Структура Организации предполагает создание шесть региональных представительств, которые в свою очередь создают сеть медицинских центров с одноименным названием на всех континентах. Руководство Организации состоит из президента и четырех вице-президентов, семи членов попечительского совета который состоит из известных ученых, общественных деятелей, обсуждает и дает рекомендации по реализуемым и будущим проектам Организации; председателя совета директоров и совета директоров, в который входят руководители региональных представительств и пяти департаментов (финансовый, администрирования, научно-методический, лечебно-методический, международное сотрудничество). В основе формирования Организации заложены вопросы, требующие решения PEST: *официальные* – признание всеми странами проекта на официальном уровне, возможностью открывать медицинские центры, которые должны развивать сотрудничество с международными организациями в области здравоохранения, национальными медицинским центрами; находить пути сотрудничества в странах без каких-либо конфликтных ситуаций;

экономические – учитывать экологическую ситуацию, природные ресурсы, уровень развития промышленности, определяя разные подходы в зависимости от уровня развития экономики каждой страны, где планируется открытие медицинского центра; способствовать сокращению расходов страны на каждого пациента в результате деятельности создаваемого медицинского центра; *социологические* – сокращение количества пострадавших с ПТСР в чрезвычайных ситуациях, при этом повышение количества пострадавших, возвратившихся к полноценной жизни; *технологические* – обеспечить внедрение инновационных методов диагностики, лечения, реабилитации, содействие внедрению в практику новых научных и технических идей.

Основные направления деятельности WMRC:
1. Оказание реабилитационной помощи пострадавшим в чрезвычайных ситуациях, природных бедствий и техногенных катастроф, локальных вооруженных конфликтов и террористических актов.
2. Оказание реабилитационной помощи врачам, спасателям, полицейским, пожарникам, лицам, имеющим профессию, связанную с риском для жизни, их семьям.
3. Обучение специалистов-медиков по программе, согласованной с WHO, с вручением международного сертификата.
4. Проведение научных исследований в области диагностики, лечения, реабилитации пострадавших в чрезвычайных ситуациях, разработка методических рекомендаций, создание совета по присуждению ученых степеней.
5. Развитие сотрудничества с международными организациями UN, WHO, ICDO, другими международными и национальными организациями, учреждениями в области различных аспектов оказания помощи пострадавшим в чрезвычайных ситуациях.
6. Обеспечение анализа мониторинга чрезвычайных ситуаций, с использованием Информационно-аналитического центра Организации.

7. Сбор и анализ научных, клинических, методических материалов из опыта разных стран и по результатам оказания помощи пострадавшим в чрезвычайных ситуациях, необходимых при формировании новых рекомендаций, необходимых в целях совершенствования оказываемой помощи. Данная работа проводится в специальной библиотеке Организации.
8. Проведение международных конференций, симпозиумов, форумов по основным направлениям видов деятельности Организации. Публикации материалов в научных и специальных журналах, издание монографий, методических рекомендаций, использование IT, всех современных телекоммуникационных средств.
9. Развитие образовательных программ для оказания помощи в странах по подготовке национальных кадров, проведение мероприятий для населения по оказанию само- и взаимопомощи, знаниям по обеспечению индивидуальной и коллективной защиты и безопасности.
10. Развитие унифицированных многопрофильных медицинских центров и открытие филиалов через региональные представительства, сотрудничество с государственными и негосударственными организациями, деятельность которых связана с оказанием медицинской помощи пострадавшим в чрезвычайных ситуациях.
11. Предоставление грантов для проведения научных исследований в области оказания медицинской помощи пострадавшим в чрезвычайных ситуациях.
12. Присуждение ежегодных премий по четырем номинациям: спасателям, докторам, политическим или общественным деятелям, за личный вклад в ликвидации последствий чрезвычайных ситуаций в части медицинской помощи пострадавшим, ученым, за вклад в решении проблем восстановления здоровья пострадавшим в чрезвычайных ситуациях.

Официальный статус Организации - неприбыльная общественная международная организация, имеющая свои филиалы и структуры со смешанной формой собственности в том числе, деятельность которых може осуществляться независимо, вместе с тем, в рамках цели и задач Организации, которая аккумулирует средства, направленные в качестве безвозмездных денежных вкладов, использует средства, полученные в результате деятельности создаваемых медицинских центров со смешанной формой собственности, вследствие участия в совместных программах национальных, государственных и частных организаций, международных межправительственных и общественных организаций, совместных программах с учебными заведениями, компаниями по разработке и производству медицинских приборов, оборудования, фармацевтическими компаниями.

WMRC должна внести свой вклад в решении проблемы восстановления здоровья пострадавших с ПТСР в результате чрезвычайных ситуаций; Организация будет способствовать объединению специалистов из различных стран, позволит аккумулировать их положительный опыт и разработать наиболее эффективные меры по совершенствованию данного направления медицины. Совместными усилиями, используя опыт, накопленный в различных странах, будет разработана и сформирована программа подготовки специалистов международного уровня, программы специализации и повышения квалификации тех медицинских работников, чья профессиональная деятельность осуществляется в условиях чрезвычайных ситуаций. Такая программа должна быть согласована со Всемирной Организацией Здравоохранения и ведущими учебными заведениями в странах, где будет осуществляться этот вид деятельности.

В целях обеспечения восстановительной и медицинской реабилитационной помощи пострадавшим в чрезвычайных ситуациях путем создания сети унифицированных многопрофильных лечебно-оздоровительных учреждений в различных странах под единым брендом WMRC, с использованием инновационных технологий и оборудования для экспресс-диагностики и лечения, сотрудничества с медицинскими реабилитационными центрами, государственными и частными учебными заведениями и организациями, компаниями по разработке и производству медицинской техники, фармацевтическими компаниями. В основе взаимодействия названных медицинских центров WMRC-международное сотрудничество по всем вышеуказанным направлениям, а также участие в национальных государственных программах и профильных программах международных организаций.

В решении поставленных задач мы рассчитываем на сотрудничество со специалистами из различных стран мира в различных областях медицины, сотрудничество с международными организациями (ООН, ВОЗ, Врачи без границ, Красный Крести Красный полумесяц, МОГО, Гуманитарными Фондами и Ассоциациями), правительственными учреждениями, учебными заведениями, компаниями по разработке и производству медицинского оборудования, лекарств. Предлагаемая нами, в рамках концепции проекта WMRC, программа создания типовых, унифицированных, быстровозводимых многопрофильных медицинских центров восстановительной медицины и реабилитации, могла бы в значительной степени сократить количество пострадавших с ПТСР, способствуя возвращению их к полноценной жизни.

WORLD MEDICAL REHABILITATION CENTER (WMRC)

All extreme events - natural and man-made disasters produce victims of Post Traumatic Stress Disorder (PTSD). It is known that over 70% of the victims in a disaster zone cannot be provided with timely medical care.

However, if the victims do not receive timely treatment during the first six months from the moment of involvement in an emergency situation, most of them become chronic patients as a result of PTSD, which ultimately leads to partial or complete loss of earning capacity and professional skills. Consequently, victims will need additional social services. Of significant importance for any State suffering a sudden onset emergency is the rehabilitation of casualties and damage. The public health impact of such an event has to be met quickly and for a sustained time period

The United Nations (UN), World Health Organization, the International Red Cross and Red Crescent, Doctors Without Borders, the International Civil Defense Organization and many others, provide part of the costs for correction of consequences of emergency situations. However, the most serious consequence for any state is the emergence of a significant and increasing number of the population with PTSD, a problem that is addressed in each country, to the extent possible.

Even in the USA, with the most developed services of medical rehabilitation of survivors with PTSD, this problem can be solved only through international cooperation. Currently there is no International organization to ensure coordination on the use of forces and resources available in each country to restore the health of survivors with PTSD.

Based on the personal experience of rendering aid in emergency situations, on the results of long and rigorous scientific analysis of available published data, our team has developed a concept and an international organization called "World Medical Rehabilitation Center" (WMRC) non-profit, registered in New York City, NY and reregistered in Memphis, TN - Affiliated member of International Civil Defense Organization - 11.28.2012, Geneva, Switzerland.

The aims of WMRC are:
1. Assistance of countries and peoples to unite efforts to ensure the recovery and rehabilitation treatment of PTSD in victims in emergency situations
2. Organization of training for specialists according to unified curriculum developed with the cooperation of the World Health Organization, leading medical centers, and educational centers

3. Development of cooperation with leading manufacturers of medical equipment and pharmaceuticals, based on innovation and the created devices and methods of diagnosis and treatment with regard to unification and opportunities to use these achievements in each country.

MRC's Program provides assistance for the victims in disaster zones in special modules of our design with the opportunity of continuation of rehabilitation. Treatment is aimed at restoring health and disease prevention in standardized specialized medical centers. This form of activity under the Program of WMRC will ensure maximum coverage of care for the victims in disaster areas and significantly reduce the number of socially dependent population as a result of emergencies.

Our Project is now in the implementation phase. The administration of WMRC in cooperation with American and Russian medical experts along with several engineers and commercial partners, have prepared a Project Model of the standardized diversified Medical Center.

Rehabilitation will be achieved with the use of innovative technologies - not only in diagnosis and treatment, even in the production of the building. Construction will use modern technologies (modern construction materials and prefabricated modular design), which will almost halve the time required to set up the Medical Center, and significantly reduce the cost of its production and operation.

WMRC Medical Centers will, in particular, train specialists, conduct research, and provide the opportunity to interact with similar centers in other countries. To ensure maximum coverage and effectiveness of aid to the victims in disaster areas, we have developed the basic technical and conceptual solutions for the creation of a specialized module that can be incorporated in existing designs of field hospitals, and can also be used independently. In 2013-14, it we have plans to manufacture working prototype modules.

The WMRC Medical Centers have space for 100-150 patients in conditions close to the level of 3-and 5-star hotels, and outpatient reception. Centers include 38 rooms for specialists in all major areas, including PTSD specialists, two surgical rooms for minimally invasive surgical treatments, and 6 intensive care beds. In the rehabilitation offices, Physiotherapy uses the most modern methods and equipment. Plans are to provide 60 nearby hotel rooms for visitors and specialists undergoing training. The Center also holds scientific laboratories, research library, and classrooms. In addition, there will be resources for the provision of banking, transport and other services. The center has a single management system using IT - technologies. Such Centers should be standard, uniform, and able to be accommodated in existing premises or, as necessary, newly constructed. In this case, we will use advanced technology (modular, prefabricated) produced in the USA. It is also possible to deliver turnkey modules manufactured in the United States for installation on the territory of a State prepared for exploitation of the territory. Most of the equipment will be provided from the leading manufacturers of medical equipment in the world (preliminary agreement in place).

According to our program, WMRC intends to create in at least fifty countries of the world in the shortest terms (3-5 years) - its network of Medical Centers, united by a single concept, self-financing, with the possibility of accumulation of funds to be used for further development of the Project.

WMRC allows coordinate and effectively use material and financial resources, scientific and practical experience of various countries for the treatment and prevention of PTSD, thereby ensuring favorable conditions for the restoration of the victim's health in emergencies and conserving for the world community a full and active population.

WMRC Medical Center Project received recognition and support in International institutions and organizations:

VICTIMS IN EMERGENCY SITUATIONS

World Medical Rehabilitation Center

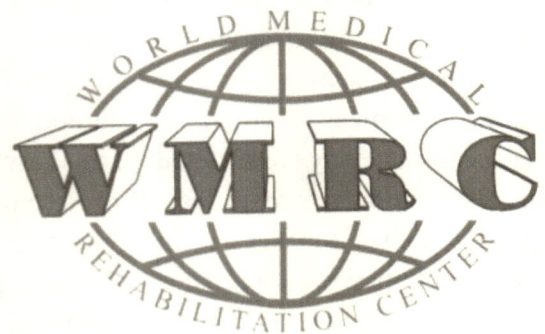

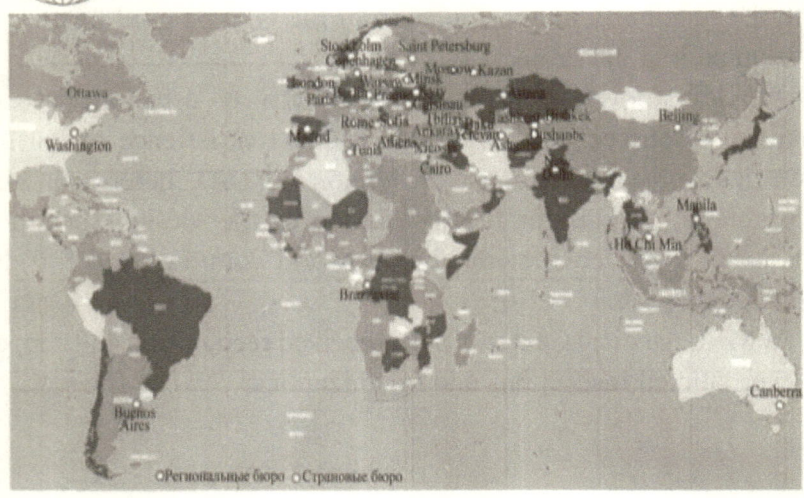

Potential Locations For Branches of WMRC

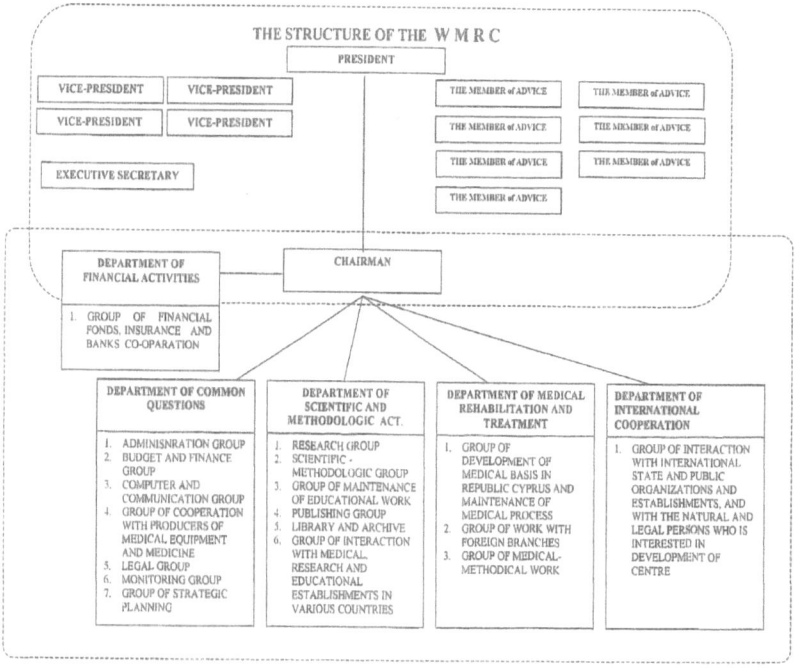

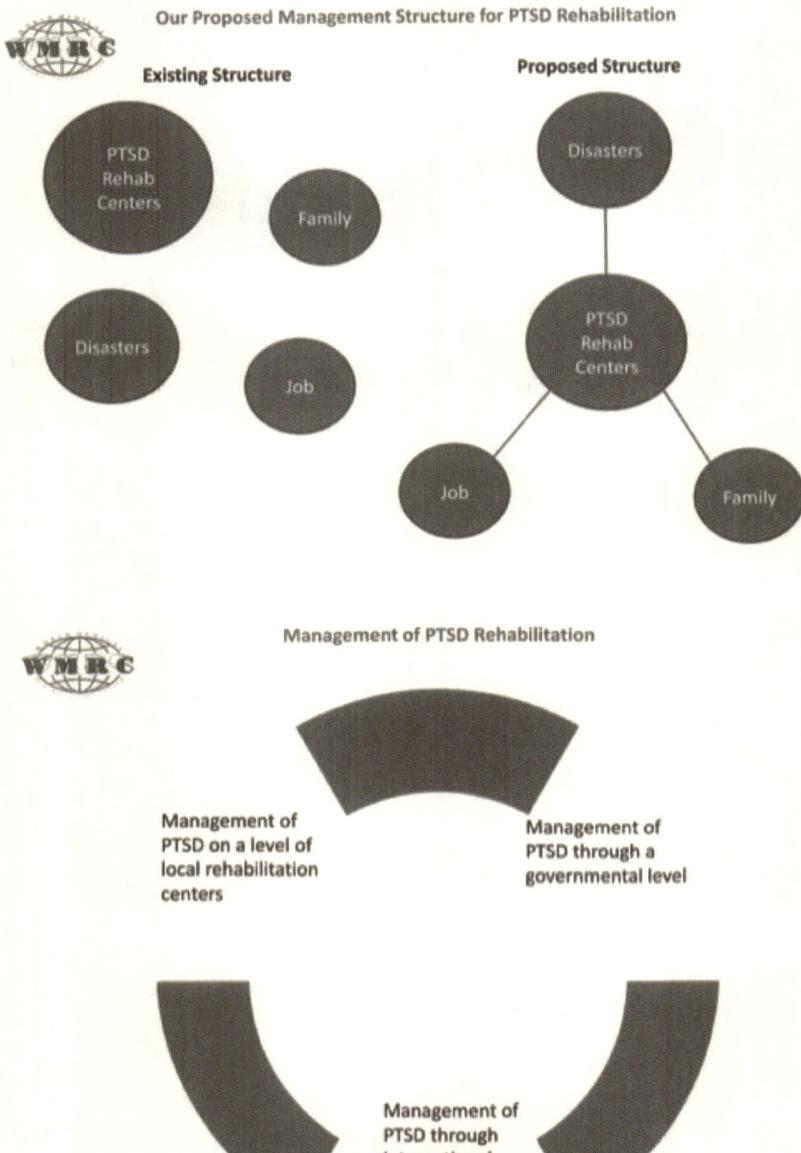

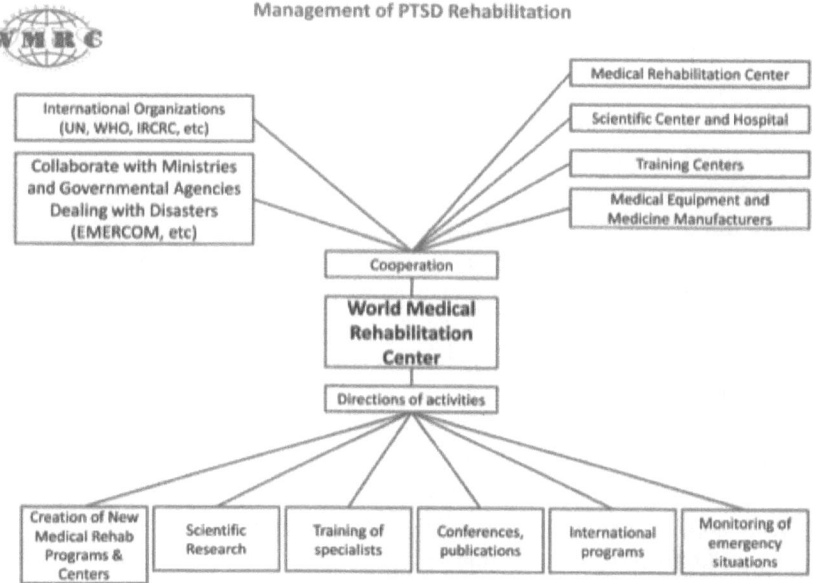

ЛИТЕРАТУРА

Anne Williams Terror Attacks, Futura, 2006, 576P.
Aphrodite Matsakis
I can't Get Over It
A handbook for Trauma Survivors
New Harbinger Publications, Inc., 1996, 395 p.
Andres Gutierres, Local Veteran With PTSD, KSHB, 2014
Brenda D. Phillips
Disaster Recovery
CRC Press, 2009, p. 521
Dena Rosenbloom, Mary Williams, Barbara Watkins
Life After Trauma
The Guilford press, 1999, 352 p.
Lucien G. Canton Emergency Management
Concepts and Strategies for Effective Programs
Wiley- Interscience A John Wiley & Sons, Inc. Publication
2007, p. 349
Erine Maynard, Matheuw Tull, Coping with your PTSD at work, 2010
Lautie B. Slone, Mathew J.Friedman
After the War Zone
A practical guide for returning troops and their families

De capo Life long, 2008, 279 p.
Practice Guideline
Management of Post-Traumatic Stress
2010, p. 251
International Strategy for Disaster Reduction, 2014
ICDO – strategy, 2014
FEMA –strategy, 2014
Matthew Tull, PTSD and Suicide, 2008
Miriam J.J. Lommen, Susceptibility to long-term misinformation
effect outside of the laboratory, Psychotrauma research in the Netherlands, 2013
M.Memarzadeh, A.Loghmani, N.Jafari, The field Hospital Setting in Earthquake, Joutnal of Recearch in Medical Sciences, 2004,5: 199-204/
National Collaborating Centre for Mental Health, UK;
Early interventions for PTSD in adults and Children,
NICE Clinical Guidelines, No26, 2013
Nigmedzyanov R.,Glaznikov L,Homutov V., Minnullin I.
Challenges in Treating Combat Injuries
Xlibris, 2012, 562 p, 409 p.
Frank, Parkinson Post-Trauma Stress
De Capo Life Long, 1993, 2000, 200p.
Glenn R. Shiraldi
The Post-Traumatic Sterss Disorder Sourcebook
A Guide to Healing, Recovery and Growth
Mc Graw-Hill, 1999, 441 P
Ray Sanchez, Susan Caudlotti, CNN, 2014
I.Ken Rogers PTSD a Police Officer's Report, 2012, 320 p.
Hospital 2020, Alliance for the Future of Healthcare, 2014
Judit Herman Trauma and Recovery
Basic Bocks, 1992, 290 p.
Randal L. Braddom (edited by)
Physical Medicine & Rehabilitation
Saunders Elsevier
Third edition 2007, c.1472
Paul A. Erickson Emergency Response Planning
For Corporate and Municipal Managers
Elsevier, 2006, 416 p.
Phillip P. Purpura Terrorism and Homeland Security
Elsevier, 2007, 495 p.
Robin D. Walser, Darrah Westrup
Acceptance &Commitment Therapy
For the Treatment of Post-Traumatic Stress Disorder & Trauma related problems

New Harbinger Publications Inc., 2007, 255 p.

Richard Engel, War Journal,

Simon&Schuster, 2009, p. 392

Volcano Disaster Assistance Program (VDAP), 2011

Whitten Health Individuals, Military News, Preventing Military Suicides, 2012

Брюсов П.Г. Значение опыта медицинского обеспечения боевых действий в Афганистане., ВМЖ.-1992.-№4-5.-С.18-22

Венедиктов Д.Д. Всемирная организация здравоохранения, история, проблемы, перспективы.-М.,Медицина,1975-247с.

Война в зоне Персидского залива 1991.Война в Корее 195-53 гг. Война сопротивления вьетнамского народа 1945-54 гг. «Военная энциклопедия.-М.:Воениздат,1994.-Т.2.-С. 235-239;244-247

Глазников Л.А., Баранов Ю.А., Гофман В.Р., Бутко Д.Ю. Структура психологических нарушений у пострадавших от взрывной травмы «Вестник гипнологии и психотерапии».-Л., 1991.-№1.,-С.52-54

Грицанов А.И., Мусса М., Миннулин И.П., Рахман М. Взрывная травма.-Кабул, 1987.-165с.

Гуманенеко Е.К., Самохвалов И.М. (под ред.) Военно-полевая хирургия локальных войн и вооруженных конфликтов.- ГЭТАР-Медиа.-2011, 672 с.

Ивашкин В.Т. Опыт организации медицинской помощи больным 40-й Армии в Афганистане.-ВМЖ.-1992.-№10,-С.12-18148

Ищук Ю.Г., Кожекин И.Г., Лямин М.В. Современные подходы к медицинской реабилитации больных психоневрологического на госпитальном этапе.-ВМЖ.-2000,-Т.321, №2.-С.49-55

Корбут В.Б. Проблемы совершенствования организации медицинской помощи раненым и больным в военное время»Доклад на заседании УМС.-М.1996.-16 с.

Литвинцев С.В. Клинико-организационные проблемы оказания психиатрической помощи военнослужащим в Афганистане: Дисс. Д-ра мед. наук.-СПБ, 1994. –Т71-371с.,Т.2.-271 с.

Медицинское обеспечение СА в операциях ВОВ 1941-1945 гг.-М.:Воениздат,1993.-Т.1.-344с.;Т.2.-415с.

Нечаев Э.А., Фаршатов М.Н. Военная медицина и катастрофы мирного времен.- М.:НИО «Квартет», 1994.-320 с.

Организационно-штатная структура госпитальной базы мирного времени, формируемой в период возникновения локальных войн и вооруженных конфликтов.Отчет НИР «Жилет»-СПб., ВМА.-1997.-66с.

Пономаренко Г.Н., Воробьев М.Г. Военно-полевая физиотерапия в годы ВОВ.- вопросы курортологии.-1995.-№2.-С.3-6.

Санаторно-курортное лечение: Справочник под ред. Г.Н.Пономаренко-СПб.:Мир Медицины, 1999.-С.208

Снедков Е.В. Психогенные реакции боевой обстановки: клинико-диагностическое исследование на материале Афганской войны.- автореферат дисс.канд.мед.наук.-СПб., 19922.-20с.

Трусов А.А. Особенности органиазции хирургической помощи раненым в соверемнных экстремальных ситуайиях:Автореф. Дисс.докт.мед.наук.-СПб., 1999.-37с.

Ушаков И.Б., Гришин В.И., Беленький В.М., Тенденции и перспективы развития мобильных военно-полевых медицинских форрмирований.-ВМЖ-2000.-№2.-С.4-11.

Цыганков Б.Д., Белкин А.И., Веткина В.А., Меланин А.А. Пограничные нервно-психические нарушения у ветеранов войны в Афганистане (ПТС нарушения):Метод.рекоменд. МЗ РФ.-М., 1992-16 с.

Чиж И.М. Современные тенденции развития военной медицины.-М.:Воениздат,1995.-32с.

Чиж И.М. Некоторые итоги и выводы из опыта медицинского обеспечения войск в вооруженных конфликтах._ВМЖ-2000.-№6.-Т.321.-С. 4-15

Шанин Ю.Н.(ред.) Медицинская реабилитация раненых и больных.-СПб.- Специальная литература, 1997.-959 с.

www.ingramcontent.com/pod-product-compliance
Lightning Source LLC
Chambersburg PA
CBHW020717180526
45163CB00001B/2